Thieme

Zahn-Mund-Kiefer-Heilkunde

Lehrbuchreihe zur Aus- und Weiterbildung

Allgemeine Chirurgie
Spezielle Chirurgie
Zahnärztliche Chirurgie
Konservierende Zahnheilkunde und Parodontologie

Georg Thieme Verlag
Stuttgart · New York

Konservierende Zahnheilkunde und Parodontologie

Herausgegeben von

Peter Gängler
Thomas Hoffmann
Brita Willershausen
Norbert Schwenzer
Michael Ehrenfeld

Mit Beiträgen von

Wolfgang H. Arnold
Rudolf Beer
Benjamin Briseño Marroquin
Stefan Burgemeister
Ann Babett Christoffers
Christof E. Dörfer
Kurt Alois Ebeleseder
Thomas Eger
Peter Eickholz
Claus-Peter Ernst
Jutta Fanghänel
Peter Gängler
Eike Glockmann
Karl Glockner
Bernd Heinz
Thomas Hoffmann
Norbert Hofmann
Ingrid Hoyer
Søren Jepsen
Walter Kamann
Martin J. Koch
Thomas Kocher
Adrian Lussi
Lutz Netuschil
Barbara Noack
Gregor Petersilka
Wolfgang Pfister
Alexander Pistorius
Ulrich Schlagenhauf
Anton Sculean
Peter Städtler
Doron Steinberg
Haki Tekyatan
Jens C. Türp
Brita Willershausen

2., völlig überarbeitete und erweiterte Auflage

977 meist farbige Abbildungen
66 Tabellen

Georg Thieme Verlag
Stuttgart · New York

Bibliographische Information
Der Deutschen Bibliothek

Die Deutsche Bibliothek verzeichnet diese Publikation in der Deutschen Nationalbibliographie; detaillierte bibliographische Daten sind im Internet abrufbar über http://dnb.ddb.de

1. Auflage 1985

Die 1. Auflage wurde von Norbert Schwenzer herausgegeben.

Wichtiger Hinweis: Wie jede Wissenschaft ist die Medizin ständigen Entwicklungen unterworfen. Forschung und klinische Erfahrung erweitern unsere Erkenntnisse, insbesondere was Behandlung und medikamentöse Therapie anbelangt. Soweit in diesem Werk eine Dosierung oder eine Applikation erwähnt wird, darf der Leser zwar darauf vertrauen, dass Autoren, Herausgeber und Verlag große Sorgfalt darauf verwandt haben, dass diese Angabe **dem Wissensstand bei Fertigstellung des Werkes** entspricht.
Für Angaben über Dosierungsanweisungen und Applikationsformen kann vom Verlag jedoch keine Gewähr übernommen werden. **Jeder Benutzer ist angehalten**, durch sorgfältige Prüfung der Beipackzettel der verwendeten Präparate und gegebenenfalls nach Konsultation eines Spezialisten festzustellen, ob die dort gegebene Empfehlung für Dosierungen oder die Beachtung von Kontraindikationen gegenüber der Angabe in diesem Buch abweicht. Eine solche Prüfung ist besonders wichtig bei selten verwendeten Präparaten oder solchen, die neu auf den Markt gebracht worden sind. **Jede Dosierung oder Applikation erfolgt auf eigene Gefahr des Benutzers.** Autoren und Verlag appellieren an jeden Benutzer, ihm etwa auffallende Ungenauigkeiten dem Verlag mitzuteilen.

Rüdigerstraße 14
D- 70469 Stuttgart
Telefon: + 49/ 0711/ 8931-0
Unsere Homepage: http://www.thieme.de

Printed in Germany

Zeichnungen: Martin Hoffmann, Thalfingen
Umschlaggestaltung: Thieme Verlagsgruppe
Umschlaggrafik: Martina Berge, Erbach
Satz: primustype Robert Hurler GmbH, Notzingen, gesetzt in UltraXML
Druck: Appl, Wemding

ISBN 3-13-593702-X 1 2 3 4 5 6

Vorwort

Ein Lehrbuch – ja! Neben dem Kolleg mit größerem Auditorium, der problemorientierten kleinen Diskussionsgruppe, den propädeutischen und klinischen interdisziplinären Praktika und den vielen inhaltsreichen elektronischen Lehrmodulen und Datenbanken behält das Buch für die Aus- und Weiterbildung – wohl für immer – eine besondere Faszination und einen unersetzlichen praktischen Wert.

Dieses Lehrbuch in der erfolgreichen Reihe *Zahn-Mund-Kiefer-Heilkunde* des Georg-Thieme-Verlages, die sich von Beginn an interdisziplinär und integrativ verstand, ist deshalb weder ein Propädeutik-Skriptum noch ein Handbuch für klinische Kurse und es ersetzt auch keine Atlanten. Vielmehr versteht es sich als Denkschule kritischer Reflexion und als Argumentationskette bekannten Wissens und umfasst deshalb die evolutions- und strukturbiologischen Grundlagen der Entwicklung des Gebisses als Voraussetzung der Aufklärung der naturwissenschaftlichen und medizinischen Grundzüge der 4 Haupterkrankungen der Zähne: Anomalien der Entwicklung, Traumata, Zahnkaries und Parodontalerkrankungen. Alle 10 Einzelkapitel stellen in Wort und Bild eine folgerichtige Argumentation des derzeitigen Wissenstands dar, die zu weitgehend evidenzgestützten klinischen Schlussfolgerungen führen. Im besten Sinne des Wortes versucht deshalb das Lehrbuch, das wissenschaftliche Gewissen international anerkannter Leitlinien der Prophylaxe, Diagnostik, Therapie und Nachsorge der Erkrankungen der Zähne zu sein.

Viele Generationen von Studenten haben mit ihren klugen Fragen ebenso wie viele Kollegen mit ihren wertvollen Anregungen aus der Praxis zur Struktur dieses Bandes – über mehrere Vorgängerprojekte hinweg – beigetragen. Ihnen gilt der gleiche Dank wie den Autoren aus Deutschland, Österreich, der Schweiz und aus Israel. Diese Autoren haben mit ihrer jeweiligen Kompetenz entscheidend zum Gelingen beigetragen, weil sie sowohl die Einzelteile beleuchteten als auch den Blick für das Ganze nicht verloren.

Die „Weiterführende und zitierte Literatur“ verfolgt ein besonderes Anliegen: Sie erwähnt die jeweilige Erstbeschreibung, die häufig in das 19. Jahrhundert zurückgeht; sie umfasst besondere Schlüsselarbeiten zum grundlegenden Verständnis; sie erwähnt alle neueren Übersichten und wissenschaftlichen Metaanalysen, die zum speziellen klinischen Problem erschienen sind; und schließlich empfiehlt sie weitere wichtige monographische Werke, Lehrbücher und Atlanten. Unnötig zu erwähnen, dass neben der Landessprache die *lingua franca* der Wissenschaft Englisch ist.

Ein besonderer Dank gebührt dem Georg-Thieme-Verlag, der von der Verlagsleitung bis zur Produktion in bemerkenswerter Teamarbeit das Anliegen der Autoren und Herausgeber zum Nutzen der Leser unterstützte. In diese Anerkennung eingeschlossen ist die langfristige Programmplanung durch Dr. Christian Urbanowicz, das erfolgreiche Projektmanagement durch Dr. Olaf Schneider, die mit großer Sachkenntnis betreute Redaktion durch Dipl.-Biol. Markus Pohlmann und schließlich die effektive technische Koordination durch Martina Dörsam. Einfühlsam und mit künstlerischer ebenso wie mit wissenschaftlicher Aussagekraft wurden vorbildliche Grafiken durch Dipl.-Designer Martin Hoffmann geschaffen. Klinikseitig lag ein Großteil der Koordination bei Nicole Rübhausen, der wir für ihre Umsicht ebenso herzlich danken.

Möge das neue Lehrbuch kritische Leser finden, die neben ihren curriculären Aufgaben oder während der berufsbegleitenden Fortbildung auch Freude an den akademischen Grundlagen unserer Profession haben.

Die Herausgeber

Herausgeber

Gängler, Peter, Prof. Dr. Dr. h.c.
Fakultät für Zahn-, Mund- und Kieferheilkunde
Universität Witten/Herdecke
Alfred-Herrhausen-Str. 50, 58448 Witten

Hoffmann, Thomas, Prof. Dr.
Poliklinik für Zahnerhaltung – Schwerpunkt Parodontologie
Universitätsklinikum
Fetscherstr. 74, 01307 Dresden

Willershausen, Brita, Prof. Dr.
Poliklinik für Zahnerhaltungskunde
Universitätsklinikum
Augustusplatz 2, 55131 Mainz

Schwenzer, Norbert, Prof. Dr. Dr. med. Dr. Dr. h.c.
Burgholzweg 85, 72070 Tübingen

Ehrenfeld, Michael, Prof. Dr. Dr.
Klinik und Poliklinik für Mund-, Kiefer- und Gesichtschirurgie
Klinikum der Universität München – Innenstadt
Lindwurmstr. 2a, 80337 München

Mitarbeiter

Arnold, Wolfgang H., Prof. Dr.
Fakultät für Zahn-, Mund- und Kieferheilkunde
Universität Witten/Herdecke
Alfred-Herrhausen-Str. 50, 58448 Witten

Beer, Rudolf, Priv.-Doz. Dr.
Fakultät für Zahn-, Mund- und Kieferheilkunde
Universität Witten/Herdecke
Alfred-Herrhausen-Str. 50, 58448 Witten

Briseño Marroquin, Benjamin, Prof. Dr.
Poliklinik für Zahnerhaltungskunde
Universitätsklinikum
Augustusplatz 2, 55131 Mainz

Burgemeister, Stefan, Dr.
Abteilung für Parodontologie
Poliklinik für Zahnerhaltung und Parodontologie
Universitätsklinik
Pleicherwall 2, 97070 Würzburg

Christoffers, Ann Babett, Dr.
Poliklinik für Zahnerhaltungskunde
Universitätsklinikum
Augustusplatz 2, 55131 Mainz

Dörfer, Christof E., Priv.-Doz. Dr.
Poliklinik für Zahnerhaltungskunde
Klinik für Mund-, Zahn- und Kieferkrankheiten
Universitätsklinikum
Im Neuenheimer Feld 400, 69120 Heidelberg

Ebeleseder, Kurt Alois, Prof. Dr.
Abteilung für Zahnerhaltung
Universitätsklinik für Zahn-, Mund- und Kieferheilkunde
Auenbruggerplatz 6, 8036 Graz
Österreich

Eger, Thomas, Dr.
Fachzahnärztliches Zentrum – Parodontologie
Bundeswehrzentralkrankenhaus Koblenz
Rübenacher Str. 170, 56072 Koblenz

Eickholz, Peter, Prof. Dr.
Poliklinik für Parodontologie
Zentrum für Zahn-, Mund- und Kieferheilkunde
Universitätsklinikum
Theodor-Stern-Kai 7, 60590 Frankfurt/Main

Ernst, Claus-Peter, Priv.-Doz. Dr.
Poliklinik für Zahnerhaltungskunde
Universitätsklinikum
Augustusplatz 2, 55131 Mainz

Fanghänel, Jutta, Dr.
Abteilung Parodontologie
Zentrum für Zahn-, Mund- und Kieferheilkunde
Universität Greifswald
Rotgerberstr. 8, 17487 Greifswald

Glockmann, Eike, Prof. Dr.
Poliklinik für Konservierende Zahnheilkunde
Zentrum für Zahn-, Mund- und Kieferheilkunde
An der Alten Post 4, 07740 Jena

Glockner, Karl, Prof. Dr.
Abteilung für Zahnerhaltung
Universitätsklinik für Zahn-, Mund- und Kieferheilkunde
Auenbruggerplatz 6, 8036 Graz
Österreich

Heinz, Bernd, Dr.
Spezialist für Parodontologie
Mellmannweg 9, 22041 Hamburg

Hofmann, Norbert, Priv.-Doz. Dr.
Poliklinik für Zahnerhaltung und Parodontologie
Universitätsklinik
Pleicherwall 2, 97070 Würzburg

Hoyer, Ingrid, Prof. Dr.
Poliklinik für Konservierende Zahnheilkunde
Zentrum für Zahn-, Mund- und Kieferheilkunde
An der Alten Post 4, 07740 Jena

Jepsen, Søren, Prof. Dr. Dr.
Poliklinik für Parodontologie, Zahnerhaltung
und Präventive Zahnheilkunde
Universitätsklinikum
Welschnonnenstr. 17, 53111 Bonn

Kamann, Walter, Priv.-Doz. Dr.
Fakultät für Zahn-, Mund- und Kieferheilkunde
Universität Witten/Herdecke
Alfred-Herrhausen-Str. 50, 58448 Witten

Koch, Martin J., Priv.-Doz. Dr. Dr.
Poliklinik für Zahnerhaltungskunde
Klinik für Mund-, Zahn- und Kieferkrankheiten
Universitätsklinikum
Im Neuenheimer Feld 400, 69120 Heidelberg

Kocher, Thomas, Prof. Dr.
Abteilung Parodontologie
Zentrum für Zahn-, Mund- und Kieferheilkunde
Universität Greifswald
Rotgerberstr. 8, 17487 Greifswald

Lussi, Adrian, Prof. Dr.
Dipl. Chem. Ing. ETHZ
Präventiv- und Kinderzahnmedizin
Klinik für Zahnerhaltung
Freiburgstr. 7, 3010 Bern
Schweiz

Netuschil, Lutz, Dr. rer. nat.
Dentognostics GmbH
Winzerlaerstr. 2, 07745 Jena

Noack, Barbara, Dr.
Poliklinik für Zahnerhaltung –
Schwerpunkt Parodontologie
Universitätsklinikum
Fetscherstr. 74, 01307 Dresden

Petersilka, Gregor, Priv.-Doz. Dr.
Poliklinik für Parodontologie
Universitätsklinikum
Waldeyerstr. 30, 48149 Münster

Pfister, Wolfgang, Prof. Dr.
Institut für Medizinische Mikrobiologie
Universitätsklinikum
Semmelweisstr. 4, 07743 Jena

Pistorius, Alexander, Priv.-Doz. Dr.
Poliklinik für Zahnerhaltungskunde
Universitätsklinikum
Augustusplatz 2, 55131 Mainz

Schlagenhauf, Ulrich, Prof. Dr.
Abteilung für Parodontologie
Poliklinik für Zahnerhaltung und Parodontologie
Universitätsklinik
Pleicherwall 2, 97070 Würzburg

Sculean, Anton, Prof. Dr. Dr. M.S.
Department of Periodontology
University Medical Center St Radboud
P.O. Box 9101, Internal Postal Code 117
Philips van Leydenlaan 25, 6500 HB Nijmegen
Niederlande

Städtler, Peter, Prof. Dr.
Abteilung für Zahnerhaltung
Universitätsklinik für Zahn-, Mund-
und Kieferheilkunde
Auenbruggerplatz 6, 8036 Graz
Österreich

Steinberg, Doron, Ph.D., M.Sc.
Department of Oral Biology
Hadassah School of Dental Medicine
The Hebrew University
P.O. Box 12272, 91120 Jerusalem
Israel

Tekyatan, Haki, Dr.
Poliklinik für Zahnerhaltungskunde
Universitätsklinikum
Augustusplatz 2, 55131 Mainz

Türp, Jens C., Prof. Dr.
Klinik für Rekonstruktive Zahnmedizin
und Myoarthropathien
Universitätskliniken für Zahnmedizin
Hebelstr. 3, 4056 Basel
Schweiz

Inhaltsverzeichnis

1 Entwicklung der Zahnerhaltungskunde

2 Struktur und Funktion des Gebisses und der Mundhöhle

Peter Gängler, Wolfgang H. Arnold

3 Anomalien der Zahnentwicklung

4 Trauma der Zähne

Kurt Alois Ebeleseder

5 Zahnkaries – Grundlagen und Diagnostik

6 Zahnkaries – Therapie und Nachsorge

7 Parodontalerkrankungen – Grundlagen und Diagnostik

8 Therapie der Parodontalerkrankungen

9 Prophylaxe

10 Die Zukunft der Endodontologie und der Parodontologie

1

Entwicklung der Zahnerhaltungskunde

MERKE

Die konservierende Zahnheilkunde der Prävention und Therapie der Zahnkaries, der Parodontalerkrankungen sowie der Anomalien und Traumata der Zähne baut auf einer Kette wichtiger historischer Entdeckungen auf. Aus Erkenntnissen der Struktur- und Molekularbiologie leitet sie eine evidenzgestützte Diagnostik und Therapie ab.

Meilensteine der Erkenntnis

Peter Gängler

HINTERGRUND

„Es ist mit Sicherheit nachgewiesen worden, dass nicht allein bei weitem die größte Mehrzahl derjenigen Erkrankungen der Zähne und der angrenzenden Teile, für welche die Hülfe des Zahnarztes in Anspruch genommen wird, ihre Entstehung den im Munde vorkommenden Pilzen zu verdanken hat, sondern dass auch anderweitige örtliche und allgemeine Erkrankungen von verschiedenster Natur und höchster Bedeutung auf dieselbe Ursache zurückzuführen sind." (Miller 1889)

Diese vor über 100 Jahren beschriebene Erkenntnis hat nichts an ihrer wissenschaftlichen und praktischen Aktualität eingebüßt. Zahnkaries und Parodontalerkrankungen sind **chronische infektiöse Destruktionen** des menschlichen Gebisses, die beim Wildtier nur unter extremen Bedingungen ausgelöst werden können oder beim abwehrgeschwächten domestizierten Tier auftreten. Die Erkrankungshäufigkeit in der Neuzeit muss also neben der infektiösen Ursache durch weitere Faktoren bedingt sein. Alle paläopathologischen Untersuchungen beweisen, dass bei natürlicher omnivorer Kost mit hoher funktioneller Beanspruchung des Kauapparates und ausgeprägter Abrasion und Attrition der Zähne die lebenslange Erhaltung des Gebisses so lange die Regel war, bis 2 Ereignisse die menschliche Ernährung in Form und Inhalt grundsätzlich wandelten:

- Die Erfindung des **Mahlsteins** in der Urgesellschaft: Mit der Einführung des Ackerbaus vor rund 4000 v. Chr. in Mesopotamien und Ägypten wurden Reibmühle und Mörser erfunden, durch die das Getreide zerrieben werden konnte. Dies führte von der – im omnivoren biologischen Funktionssystem vorgegebenen – faserreichen und harten Nahrungsform zur heute bevorzugten mit weichen, stärkehaltigen Back- und Teigwaren.
- Die sprunghafte Zunahme der Verfügbarkeit von hydrolisierbarer Stärke und **Zucker** während der industriellen Revolution: Im 18. Jahrhundert wurde – vor allem durch Edikte Friedrichs des Großen und Louis XVI – der **Kartoffelanbau** in Europa breit eingeführt – durch die abrasionslose weiche und hoch stärkehaltige Nahrung änderten sich die Essgewohnheiten weiter dramatisch.

Allerdings hat sich die Geschmacksverfeinerung durch Zucker erst viel später realisieren lassen. Zwar bringt schon Hippokrates (466–377 v. Chr.) den häufigen Feigengenuss mit der Kariesauslösung in Zusammenhang, aber der eigentliche Durchbruch wird erst durch die Rohrzuckerproduktion in der Neuen Welt erreicht. Das war auch die Haupttriebfeder für den Sklavenhandel zwischen der Alten und der Neuen Welt, welche die kapitalistische Entwicklung von England, Frankreich, Spanien und Nordamerika bestimmte.

Die Triebkraft zu immer weiter aufbereiteten und raffiniert verfeinerten Speisen scheint in der menschlichen Erkenntnis zu liegen, dass die Ernährung nicht allein ein physiologisches Bedürfnis ist, sondern ein Geschmacksvergnügen sein kann, worauf Brillat-Savarin in seiner humorvollen *Physiologie du goût* (Paris 1826) schon hinwies. Diese **totale Veränderung der Nahrungszusammensetzung** in den letzten 100 Jahren (Anstieg von Zucker um das 25fache, Fett um das 4fache) wurde schließlich durch die Rübenzuckerproduktion besiegelt.

Trotz der pathologischen Folgen dieser Ernährungsänderung für Stoffwechselstörungen, Herz-Kreislauf-Erkrankungen und Zahnerkrankungen hat hauptsächlich die Bekämpfung der Infektionsfolgen durch Chemotherapeutika und die Veränderung der Arbeitsumwelt die mittlere Lebenserwartung um fast das Doppelte gesteigert.

Epidemiologisch lässt sich folgende historische Entwicklung der Zahnkaries nachzeichnen:

- Karies war bei den frühen Hominiden und später beim Neandertaler nur vereinzelt, bei allen prähistorischen Völkern selten anzutreffen.
- Mit der Einführung des Ackerbaus erreichte die Befallrate 10%, um 1000 n. Chr. etwa 20% und schnellte erst im 19. Jahrhundert auf 50% aller Zähne hoch.
- Heute sind in den Industrienationen fast 100% der erwachsenen Bevölkerung als Folge von extrem verzögerter Abrasion der Zähne, Ernährungseinflüssen und individuellen Wirtsfaktoren von Karies betroffen. Die höchste Progressionsrate wird im jugendlichen Alter bei hohem Remineralisationsdefizit des Schmelzes beobachtet.

Parodontalerkrankungen dagegen mit der höchsten Progressionsrate im älteren Lebensabschnitt waren vereinzelt auch bei prähistorischen Menschen anzutreffen und der Gingivitisbefall hat wahrscheinlich beim Übergang zum Ackerbau 50% aller Zähne erreicht, wie es heute für Tiere mit hoch aufbereiteter Nahrung (Schweine, Hunde) zutrifft.

Nachweisbar sind diese Entzündungen an paläopathologischen Funden nicht mehr. Der tatsächliche Anstieg des Parodontitisbefalls in den letzten Jahrhunderten ist offenbar vom Kohlenhydratkonsum völlig unabhängig und erst ein Ergebnis der höheren Lebenserwartung in Verbindung mit der meist extrem reduzierten lebenslangen Eruption der Zähne als Abrasionsausgleich und den individuellen Wirtsfaktoren.

Neben der *Humoralpathologie* von Hippokrates (466–377 v. Chr.), derzufolge „Zahnkaries, Mundgeschwüre und Pyorrhea durch deszendierende katarrhalische Säfte vom Gehirn" ausgelöst würden und die von Galen (129–199 n. Chr.) weiterentwickelt wurde, bestand seit ältesten Zeiten auch die Ansicht, dass die Aushöhlung durch einen „*Zahnwurm*" erfolgte. Diese Dämonisierung in Gestalt eines Wurms ist schon im 12. Jahrhundert v. Chr. in Ägypten nachweisbar. Bei dem früher verbreiteten Brauch, Bilsenkraut zu rösten, symbolisierten neben den hypnotischen Dämpfen die aufgebrochenen Pflanzensamen scheinbare abgetötete Würmer.

Beide Pathologieauffassungen wurden etwa zur gleichen Zeit von der Wissenschaft überholt. C. V. Schneider (1614–1680) stürzte das 2000 Jahre alte Postulat Hippokrates', wonach der Schleim im Gehirn gebildet werden sollte, und A. van Leeuwenhoek (1632–1723) identifizierte in seinem berühmten Brief an die Royal Society of London (1683) mikroskopisch kleine Lebewesen (Animalcula), wie sie ihm von altem Käse oder Früchten bekannt seien. Dieser erste Versuch der Deutung von Zusammenhängen zwischen den Zahnbelägen mit beweglichen und unbeweglichen Animalcula und der Kariesprogression wurde jedoch nicht weiter verfolgt.

Erst in der Pionierzeit der Bakteriologie war es der Dresdner Arzt Ficinus (1847), der die Grundlagen der bakteriellen Ätiologie der Zahnkaries und der Parodontalerkrankungen entdeckte. Seine „Denticola hominis" sind ein gültiger Beweis der bakteriellen Kolonisierung unterschiedlicher Spezies an der Zahnoberfläche, wobei er die Erkrankung als Fäulnisprozess betrachtete.

Ein entscheidender Markstein war danach Millers Erkenntnis (1889; Abb. 1.**1 a–f**), dass Karies durch bakterielle Vergärung von Kohlenhydraten, Parodontalerkrankungen durch toxische Stoffe der Bakterien ausgelöst werden. Miller irrte jedoch in der Annahme, dass die Vergärung in der Mundhöhle und nicht an der Zahnoberfläche kariesauslösend sei.

Das Konzept der bakteriellen Oberflächenschichten erarbeitete Williams 1897, der den Satz prägte, dass „die Masse der Pilze so dick und adhäsiv ist, dass es höchst unwahrscheinlich ist, dass der Schmelz betroffen wird durch irgendeine Säure, außer dem besonderen Umstand der Säureproduktion durch Bakterien gerade an demselben Punkt, wo sie sich am Schmelz anhaften". Black (1886) hatte diesen „gelatine forming microorganisms" den Namen *Zahnplaque* gegeben.

Entscheidende Meilensteine in der Erkenntnis der bakteriellen Ätiologie der Karies und Zahnbetterkrankungen folgten im 20. Jahrhundert durch die Orland-Gruppe (1954), die bewies, dass an keimfreien Ratten keine experimentelle Karies auslösbar ist. Wie Fitzgerald u. Keyes (1960) zeigten, setzt Karies eine Infektion mit übertragbaren Streptokokken voraus. Schließlich demonstrierte König (1971) den Zeitfaktor zur Kariesauslösung, der für das biologische Gleichgewicht von Demineralisation und Remineralisation entscheidend ist.

Mit einer Verspätung von einem Dreivierteljahrhundert und nach mitunter grotesken Umwegen gelang der Parodontitisforschung erst 1965 durch Löe, Theilade und Jensen der Beweis, dass die bakterielle Maturation der Plaque regelmäßig Gingivitis auslöst, die bei gründlicher Plaqueentfernung rasch reversibel ist. Dabei war die Bedeutung der Zahnfleischtasche für die Progression der Parodontitis schon 1952 durch Waerhaug, lange gegen die Anfeindungen fast aller Autoritäten, herausgestellt worden.

Der infektiöse Charakter wurde durch Socranskys Hypothese der sog. **spezifischen Plaquepathogenität** (1979) unterstrichen und führte folgerichtig zu den neuen Konzepten der destruktiven Parodontalerkrankungen mit Aktivitätsschüben und Inaktivitätsperioden, wie Socransky, Haffajee, Goodson und Lindhe 1984 sie zur Diskussion stellten. Auslösung und Verlauf im rhythmischen Wechsel von Infektionsschüben und Abwehrleistungen wurden schließlich im Konzept der Progression und Stagnation sowohl der Zahnkaries als auch der Parodontalerkrankungen beschrieben (Gängler 1985). Demzufolge ist für die Destruktion des endodontalen oder parodontalen Bindegewebes neben der direkten Aktion der invasiven pathogenen Bakterien auch gleichermaßen die entzündliche und Immunreaktion des Wirts verantwortlich, wie es für das Zahnbett von Page (1991) und Genco (1992) und für die Kariesprogression von Larmas (2003) postuliert wurde.

MERKE

In den letzten 20 Jahren haben sich die Entwicklungs- und Molekularbiologie sowohl der Zahnentwicklung selbst als auch der Entzündung des endo- und parodontalen Bindegewebes rasant entwickelt. Ziel dieser Forschungen ist, das extrem komplexe Kommunikationssystem zwischen Zellen auf der Ebene von Signalmolekülen, ihren Rezeptoren und Zielgenen besser zu verstehen. Ein vielstufiges molekulares Informationsnetzwerk verbindet übrigens Bakterienzellen eines Biofilms ebenso wie die Zellen des Wirts. Gerade deshalb befruchten neue Erkenntnisse sowohl Ätiologie und Pathogeneseforschung als auch Diagnostik und Therapie.

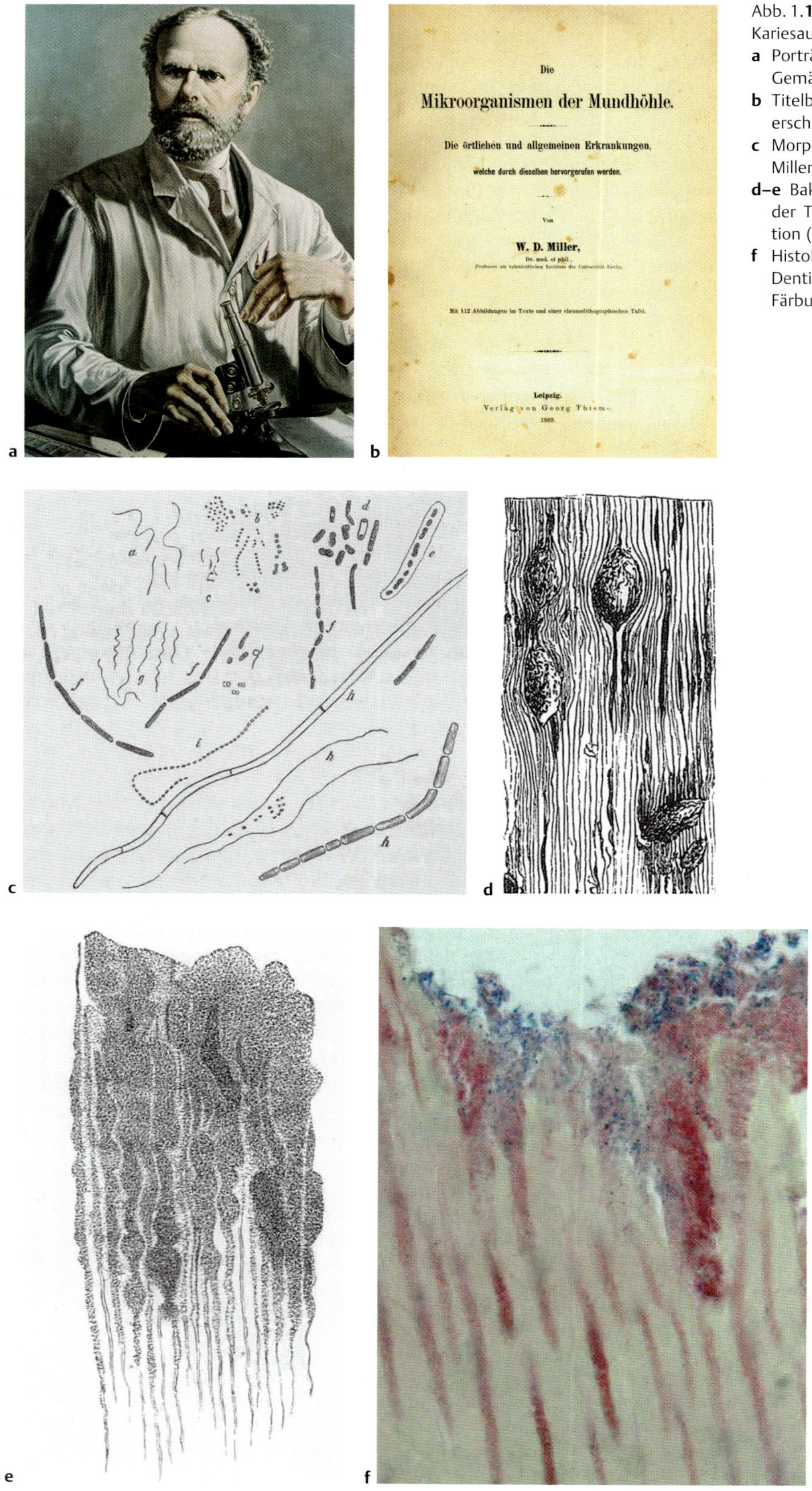

Abb. 1.**1 a–f** Millers Erkenntnis zur Kariesauslösung.

a Porträt W. D. Millers nach einem Gemälde von H. Löffler.

b Titelblatt der im Thieme-Verlag 1889 erschienenen Monographie Millers.

c Morphologie der Mikroorganismen (aus Miller 1889).

d–e Bakterielle Invasion im Dentin entlang der Tubuli mit Rosenkranzdemineralisation (aus Miller 1889).

f Histologische Bakterienfärbung in den Dentintubuli einer Karies (Brown-Hopps-Färbung).

Entwicklung der zahnärztlichen Behandlung

Peter Gängler

Kulturvölker des Altertums verfügten über ausreichende Kenntnisse der medikamentösen, aber offensichtlich auch der instrumentellen Behandlung der Karies und der Zahnbettentzündungen. Galen (129–199 n. Chr.) übernahm von Archigenes aus Apamea in Kleinasien einen feinen Trepanbohrer zum Eröffnen kariöser Zähne.

Doch trotz der breiten Kenntnis der Werke Galens geriet bis hinein in das 18. Jahrhundert die instrumentelle ärztliche Zahnbehandlung anderthalb Jahrtausende völlig in Vergessenheit, während die wenig sinnvolle medikamentöse Behandlung die eigenartigsten Blüten trieb und das Zahnbrechen schlechthin den Barbieren, Schmieden, Jahrmarktscharlatanen und anderen selbst ernannten „Zahnärzten" überlassen wurde.

Es war also eine echte wissenschaftliche Revolution, als Fauchard in *Le Chirurgien Dentiste* (1728) den Bogen-Handbohrer einführte, den er schon in der 2. Ausgabe seines Buches (1746) *Zur Trepanierung kariöser Zähne, die Schmerzen verursachen* beschrieb. 150 Jahre war dieser Fiedel-Bohrer mit zahlenmäßig zunehmenden Handbohrern verbreitet. Schließlich bekam Morrison 1871 das Patent für seine weltweit verbreitete Tretbohrmaschine erteilt, bis sie im 20. Jahrhundert nach gut 50 Jahren zunehmend vom Elektromotor abgelöst wurde.

Es war ebenfalls Fauchard (1728), der ein effektives Instrumentarium für die Lokalbehandlung der Parodontalerkrankungen einführte. Die wichtigsten Entwicklungen der Zahnerhaltungskunde sind mit Pfaff (1756) und der Einführung der Überkappung tief kariöser Zähne und besonders mit Witzel (1899) und der histologischen Begründung der Kariesdiagnostik und der Inauguration der Amalgamfüllung in Europa verbunden (Abb. **1.2a–g**). Diese fanden ihren Höhepunkt in der *Konservierenden Zahnheilkunde* Blacks (1914) und in den neuen Behandlungsprinzipien Waerhaugs (1952) bei marginalen Parodontalerkrankungen. Die Pioniere des klinischen Fortschritts wie Ficinus, Miller, Witzel und Black sahen stets eine Einheit von Ursache der Erkrankung, Verhütung und Behandlung sowie lebenslanger Nachsorge.

Wäre die Röntgendiagnostik mit der ersten Zahnaufnahme durch Walkhoff (1895) rascher in der Praxis verbreitet worden, hätte die Lehre der oralen Sepsis von Hunter (1899) wahrscheinlich ihren wissenschaftlich ignoranten „Siegeszug" für die nächsten 50 Jahre nicht angetreten. Als nicht ganz unberechtigter Schlag gegen die amerikanische Zahnheilkunde prangerte sie die unkontrollierte Versorgung pulpatoter Zähne mit Amalgam und Goldrestaurationen an.

Es war die hohe Zeit der Arsentrioxid-Devitalisation, des Cresols, des Phenols und des Formaldehyds als Ausdruck der antiseptischen Ära nach Lister. In Deutschland war es der Internist Pässler (1930), der das Dogma von der „Herdlehre" aufstellte: In diesem spiegelten sich wider bessere zahnärztliche Therapiemethoden alle nur denkbaren okkultistischen und paramedizinischen Verheißungen wider, manche bis auf den heutigen Tag. Wie keine andere unbewiesene Behauptung hat die „Herdforschung" die wissenschaftliche Entwicklung und Praxis der Zahnerhaltung mit den abstrusen Auswirkungen des „Exodontismus" nachhaltig ein halbes Jahrhundert verzögert. Nicht einmal der „amerikanische Amalgamkrieg" zwischen 1825 und 1850 hatte die Entwicklung entscheidend gehemmt, sondern eher noch befruchtet.

Die Sicherheit der konservierenden Therapie, die zahnärztliche Infektionskontrolle sowie erweiterte immunologische Kenntnisse der Auslösung ehemaliger „Herderkrankungen" sind heute ein beredtes Zeugnis der Haltlosigkeit dogmatischer Spekulationen. Bemerkenswerte Pionierleistungen der konservierenden Therapie waren:

- die Verbesserung der Technik der Goldhämmerfüllung durch Warnekros (1888)
- die Begründung der modernen endodontischen Therapie durch Grossman (1931, 1978)
- die Einführung der Schmelzätztechnik (SÄT) für Kompositmaterialien durch Buonocore (1955) und schließlich
- die Entwicklung einer neuen Materialklasse, der Glasionomerzemente, durch Wilson und Kent (1972).

Eine wesentliche Bereicherung der Präparationstechnik war die breite Einführung der Turbinenwinkelstücke um 1950, die von neueren Generationen schnell laufender Winkel- und Handstücke mit Mikromotorantrieb zunehmend abgelöst wurden. Zugleich fand eine Reduktion und Standardisierung des Instrumentariums für die parodontale Lokalbehandlung statt, die zusammen mit der Formulierung eines modernen Konzepts der Prävention und Therapie von Parodontalerkrankungen durch Löe (1979) die Zahnerhaltungskunde wesentlich befruchtete.

Im physiognomischen Selbstverständnis hatten die Zähne in der ganzen Menschheitsgeschichte einen hohen Symbolgehalt. Bei rituellen Handlungen wurden Zähne, z. B. zur Nachahmung eines Jaguargebisses, schon beschliffen oder mit präzise passenden Inkrustationen aus Edelsteinen und Metallen versehen, lange bevor die gleiche instrumentelle Bearbeitung ärztlich genutzt wurde. Das zeigen etwa die Mutilationen (Verstümmelungen) der Zähne an paläopathologischen Funden mittelamerikanischer Kulturen. Dabei wurden wahrscheinlich die gleichen Bogenbohrer eingesetzt, die auch Archigenes und Fauchard zu Heilzwecken nutzten. Rituell mutilierte Zähne symbolisierten auf fast allen Kontinenten Männlichkeit, Schönheit, Weisheit, Furcht einflößende Macht.

Schließlich lebt die Symbolik auch in der Folklore und in **Redewendungen:** Man kann bis an die Zähne bewaffnet sein, mit den Zähnen knirschen oder die Zähne zusammenbeißen, die Zähne fletschen oder jemandem die Zähne zeigen. Auch zeigt die Drohung „Zahn um Zahn, Auge um Auge" den Zahnverlust nicht nur als schmerzende Bestrafung, sondern ebenso als Statusverlust an. Luthers Ausspruch „Wenn der Lewe fület, das im die

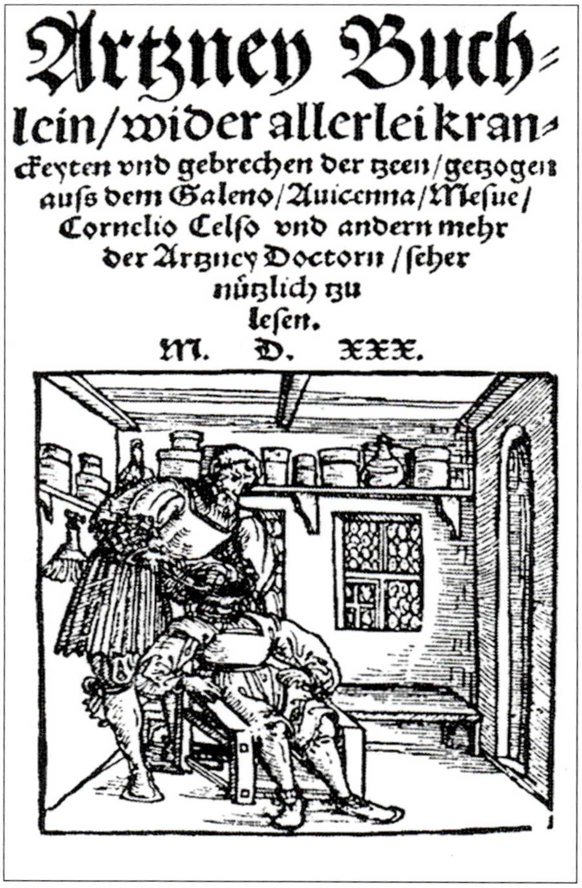

a

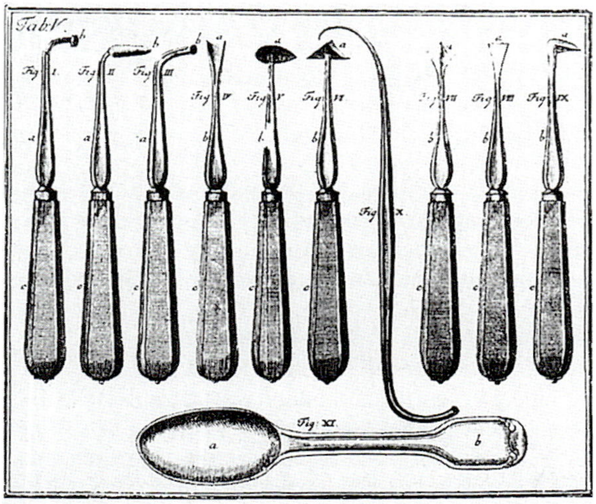

b

c

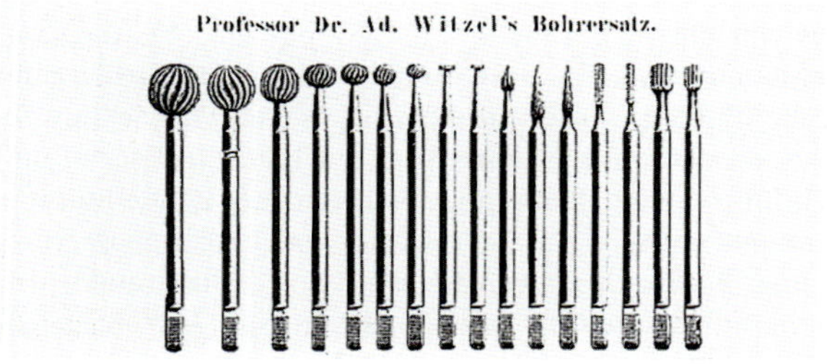

d

Abb. 1.**2a–g** Entwicklung der Zahnheilkunde.

a Titelblatt des „Arzneibuchs“ von 1530.

b Instrumente zur Zahnreinigung aus P. Pfaffs *Abhandlung von den Zähnen* (1756).

c Erste Zahn-Röntgenaufnahme O. Walkhoffs mit einer Expositionszeit von 25 min, 1895 angefertigt.

d Bohrersatz nach Witzel (aus Witzel 1899).

e Bohrmaschine um 1900 (aus Herstellerprospekt).

f Porträt Witzels nach einem Gemälde von H. Löffler.

g Amalgamfüllungen (aus Witzel 1899).

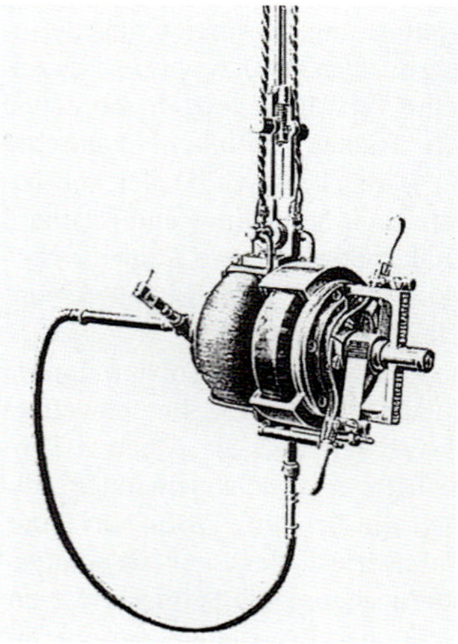

e

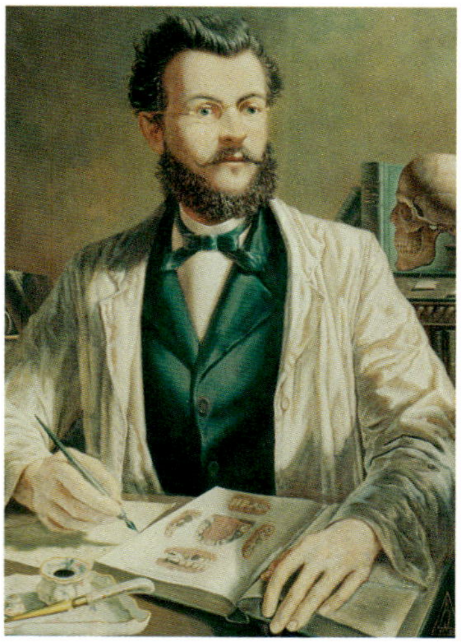

f

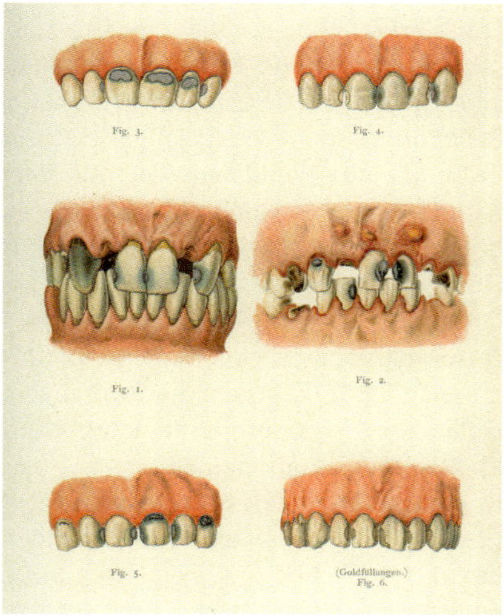

g

Zeene und Klawen wachsen, so spielet er nicht mehr" (Wenn der Löwe spürt, dass seine Zähne und Klauen wachsen, spielt er nicht mehr) bedeutet so viel wie „im Besitz seiner vollen Kraft zu sein".
Mutilationen haben heute ihre Entsprechung in Schmuckinlays aus Gold oder Diamanten, im kosmetischen Bleichen der Zähne, in therapeutisch nicht indizierten Überkronungen und anderen Verblendungen oder in (dagegen harmlosen) Schmuckaufklebern. Rituelle Frontzahnextraktionen sind auf dem afrikanischen Kontinent heute noch zu beobachten.

MERKE

Das Dilemma zwischen potenzieller iatrogener Schädigung der Zähne und psychologisch begründetem Anspruch des Betroffenen stellt ein zunehmendes medizinisch-ethisches Problem dar. Das betrifft auch die selbst ernannte „ästhetische Zahnmedizin", die fälschlich eine ganze Kategorie der Philosophie – nämlich die Ästhetik – reflexionslos auf die Medizin überträgt. Das ist nicht nur semantisch, sondern auch klinisch widersinnig, weil die Zahnmedizin seit ihren Ursprüngen ästhetisch-physiognomische Anforderungen stets beachtet hat.

Ohne historische Retrospektive ist die Wissenschaft heute und morgen nicht zu verstehen. Jede Zeit hat das ihre zur Aufklärung der Anatomie der Mundhöhle, der Zahnentwicklung, der Karies und der Parodontalerkrankungen beigetragen:
Es war Vesal (1514–1564), der das Pulpakavum entdeckte, aber noch annahm, dass sich die permanenten Zähne aus den Wurzeln der Milchzähne entwickelten. Eustachi (1520–1574) begründete die vergleichende Odontologie, erkannte die Zahnentwicklung aus dem Zahnfollikel und veröffentlichte die erste monographische Darstellung der Zähne in seinem *Libellus de dentibus* (Venedig, 1563). Und schließlich war es van Leeuwenhoek, der in einem Brief an die Royal Society of London 1867 die erste mikroskopische Untersuchung der Zähne mitteilte:

HINTERGRUND

„... mir schienen (die Zähne und andere Knochen) aus Globuli zu bestehen. Aber seither, nachdem ich mir einen eigenen Zahn herauszog und für die weitere Untersuchung bessere Gläser als früher anwandte, haben die gleichen Gentlemen (als Zeugen, Anm. d. A.) mit mir selbst übereingestimmt in dem was wir deutlich sahen, dass der ganze Zahn aus sehr schmalen, geraden und transparenten Röhrchen (Dentintubuli, Anm. d. A.) bestand."

Hier schließt sich der Kreis der Wurzeln der modernen Zahnmedizin mit dem wohl ältesten Buch, das ausschließlich Zahnkrankheiten gewidmet war. Das *Artzney Buchlein wider allerlei kranckeyten und gebrechen der tzeen* erschien 1530 anonym in 1. Auflage in Leipzig. Besonders die Erhaltung der Zähne als bedeutender Teil des Gesichtsausdrucks, die Linderung von Zahnschmerzen und die Anleitungen zur Mundhygiene haben bis heute nichts an Aktualität eingebüßt.

Evidenzgestützte Zahnmedizin, Qualitätssicherung, Leitlinien

Jens Christoph Türp

MERKE

Die evidenzbasierte Medizin (EbM) ist mit einer radikalen Infragestellung der Jahrhunderte währenden Tradition der Expertendominanz in der Medizin verbunden. Sie führt zu einer Verwissenschaftlichung der Medizin und stellt behandlerische Entscheidungen auf eine rationale Basis. Indem die EbM den jeweiligen aktuellen Stand des zahnmedizinischen Handlungswissens fordert, setzt sie die Bereitschaft zur lebenslangen Fortbildung voraus.

Vorbedingung für die praktische Durchführung einer EbM ist die persönliche Bereitschaft, selbständig und kritisch zu denken. Die Forderung des Selberdenkens wurde bereits vor über 200 Jahren vom deutschen Philosophen Immanuel Kant (1724–1804) erhoben.

Immanuel Kant: „Beantwortung der Frage: Was ist Aufklärung?"

HINTERGRUND

„Aufklärung ist der Ausgang des Menschen aus seiner selbst verschuldeten Unmündigkeit. Unmündigkeit ist das Unvermögen, sich seines Verstandes ohne Leitung eines anderen zu bedienen. Selbstverschuldet ist diese Unmündigkeit, wenn die Ursache derselben nicht am Mangel des Verstandes, sondern der Entschließung und des Mutes liegt, sich seiner ohne Leitung eines anderen zu bedienen. Sapere aude! Habe Mut dich deines eigenen Verstandes zu bedienen! ist also der Wahlspruch der Aufklärung.
Faulheit und Feigheit sind die Ursachen, warum ein so großer Teil der Menschen, nachdem sie die Natur längst von fremder Leitung frei gesprochen (naturaliter maiorennes), dennoch gerne zeitlebens unmündig bleiben; und warum es Anderen so leicht wird, sich zu deren Vormündern aufzuwerfen. Es ist so bequem, unmündig zu sein. Habe ich ein Buch, das für mich Verstand hat, einen Seelsorger, der für mich Gewissen hat, einen Arzt, der für mich die Diät beurteilt, u.s.w., so brauche ich mich ja nicht selbst zu bemühen. Ich habe nicht nötig zu denken, wenn ich nur bezahlen kann; andere werden das verdrießliche Geschäft schon für mich übernehmen.
Königsberg in Preußen, den 30. Septemb. 1784."

Das Wesen der EbM

Die 3 Säulen der EbM

Bei der medizinischen Versorgung individueller Patienten treffen Ärzte und Zahnärzte, die nach den Regeln der EbM handeln, ihre Entscheidungen auf der Grundlage:
- der individuellen klinischen Erfahrung des Arztes (= interne Evidenz)
- der Werte und Wünsche des Patienten
- der aktuellen wissenschaftlichen Erkenntnisse (= gegenwärtig besten externe Evidenz).

Zwar orientiert die EbM die zahnmedizinische Praxis an den gegenwärtig vorhandenen wissenschaftlichen Erkenntnissen. Aufgrund der Einbindung der klinischen Expertise des Behandlers sowie der Präferenzen und Wertvorstellungen des Patienten bei den patientenorientierten Entscheidungen ist sie jedoch *keine* Kochbuchmedizin.

Begriffsbestimmung

Der Begriff „evidenzbasiert" ist kein Qualitätsprädikat für „gute" Studien, sondern er bezieht sich auf das zahnärztliche patientenorientierte Handeln. Evidenzbasiert handelt ein Zahnarzt, wenn er sich aktiv (z. B. in elektronischen Datenbanken und/oder mittels systematischer Handsuche in Fachzeitschriften) und für Außenstehende nachvollziehbar um die zu einer bestimmten Fragestellung vorhandene Evidenz kümmert und sein Handeln erkennbar daran ausrichtet.
Wer sich demgegenüber allein auf seine persönliche Erfahrung und Intuition, seine akademischen Lehrer und Fachkollegen oder ihm zugesandte Werbebroschüren verlässt, handelt nicht evidenzbasiert.

Hierarchie der wissenschaftlichen Evidenz

Man unterscheidet Abstufungen – Qualitätsränge – *innerhalb* von Evidenz. Eine detaillierte Einteilung für therapeutische, präventive, ätiologische, prognostische, diagnostische, differenzialdiagnostische oder epidemiologische Fragestellungen sowie für medizinökonomische und Entscheidungsanalysen findet man unter <www.cebm.net/levels_of_evidence.asp>.
Zu beachten ist, dass auch die unterste Evidenzstufe – Meinungen von Autoritäten ohne transparente Belege – evidenzbasiert ist. Daher gilt die **Regel der besten Evidenz**: Stehen zu einer definierten klinischen Frage Artikel unterschiedlicher Evidenzstufen zu Verfügung, so soll man sich an der höchsten Stufe innerhalb der Qualitätsskala orientieren.

MERKE
Niedrige Evidenzstufen weisen deutlich mehr Möglichkeiten der Ergebnisverzerrung auf als hohe, bei denen mögliche Fehlerquellen aufgrund eines strenges Studiendesigns weitgehend ausgeschaltet sind.

Zum Nutzen der EbM

Die EbM hilft
- Verfahren hoher Evidenzstufe bekannt zu machen und in die Praxis einzuführen
- überholte, überflüssige und schädliche Maßnahmen zu erkennen und auszugrenzen
- Lücken in der Gesundheitsversorgung aufzuspüren
- Hinweise zu geben für wünschenswerte klinische, vor allem patientenorientierte Forschungsprojekte.

MERKE
Die Spanne der zahnärztlichen Therapiefreiheit wird umso geringer, je stärker die vorhandene Evidenz ist.

Praktische Durchführung der EbM

Bei der praktischen Anwendung der EbM lassen sich 5 Schritte unterscheiden (Tabelle 1.**1**).

Tabelle 1.**1** Die 5 Schritte bei der praktischen Durchführung der EbM

Schritt		Inhalt
1	Stellen einer klinischen Frage	Formulierung einer suchtauglichen (strukturierten und beantwortbaren) Frage zu einem klinischen Problem (vgl. Tabelle 1.**2**)
2	Suche nach der Antwort	Suche nach der besten verfügbaren externen Evidenz, u. a. in elektronischen Datenbanken (PC) und Fachzeitschriften (Handsuche)
3	Bewertung der Qualität	kritische Überprüfung der Ergebnisse der identifizierten Studien (externe Evidenz) auf Glaubwürdigkeit (Validität), klinische Relevanz und Präzision (z. B. Breite des 95 %-Konfidenzintervalls)
4	Bewertung der Anwendbarkeit und ggf. Anwendung	Beurteilung der Übertragbarkeit der Studienergebnisse auf das spezielle Problem des Patienten (Einfluss der internen Evidenz und der Präferenzen des Patienten) und Anwendung am Patienten
5	Rückschau – Evaluation der klinischen Umsetzung (Schritt 4)	kritische Bewertung der durchgeführten Maßnahme

Tabelle 1.**2** Grundgerüst einer gut konstruierten klinischen Frage mit Beispiel

Charakterisierung des Patienten / Problems	Interessierende(r) Intervention / Faktor	Klinische Zielgröße(n)	Vergleich (Kontrolle)
Weisen Patienten mit einem festsitzenden kieferorthopädischen Gerät ...	... bei Verwendung einer elektrischen Zahnbürste ...	... weniger Plaque und Gingivitis auf ...	... als bei Verwendung einer Handzahnbürste?

Dabei steht und fällt das Ergebnis mit dem 1. Schritt, dem Stellen einer suchtauglichen klinischen Frage. Das typische Gerüst einer gut gestellten Frage ist in Tabelle 1.**2** dargestellt.

Literaturdatenbanken

Bei dem 2. Schritt, der Suche nach den vorhandenen Evidenzen zwecks Beantwortung der gestellten klinischen Frage, kommt man an einer systematischen Recherche in elektronischen medizinischen Datenbanken nicht vorbei. Die beiden wichtigsten Datenbanken sind die Cochrane Library und Medline.

Cochrane Library

Die Cochrane Library ist die qualitativ hochwertigste medizinische Datenbanksammlung für klinische Fragestellungen: <www.cochrane.org/reviews/clibintro.htm>. Sie besteht aus verschiedenen Datenbanken, die vierteljährlich aktualisiert werden. Mit der integrierten Suchmaschine können diese gleichzeitig durchsucht werden. In Tabelle 1.**3** sind die in Ausgabe II/2005 der Cochrane Library enthaltenen, für die Zahnerhaltungskunde relevanten systematischen Übersichten sowie die zu diesem Zeitpunkt vorhandenen Protokolle (in Arbeit befindlichen Cochrane-Übersichten) zusammengefasst. Der Zugang zur Cochrane Library ist kostenpflichtig.

PRAXISTIPP

Für Mitglieder des *Deutschen Netzwerk Evidenzbasierte Medizin* (<www.ebm-netzwerk.de>) ist der Zugang zur Cochrane Library kostenfrei.

Cochrane Database of Systematic Reviews. Sie ist die wichtigste Datenbank der Cochrane Library. Sie enthält qualitativ hochwertige systematische Übersichtsarbeiten (Reviews) in Form von Originalpublikationen sowie Protokolle von in Arbeit befindlichen Reviews. Systematische Übersichten zu zahnmedizinischen Themen werden von und in Zusammenarbeit mit der in Manchester ansässigen *Cochrane Oral Health Group* erarbeitet.

Medline

Medline ist weltweit die größte biomedizinische Literaturdatenbank. Kostenfrei wird Medline unter anderem in Form von PubMed angeboten (<www.pubmed.org>).

PRAXISTIPP

Für eine optimale Nutzung der Möglichkeiten, die PubMed bietet, ist das Medline-Tutorial von PubMed sehr empfehlenswert (Link „Tutorial“ in der linken, blauen Spalte auf der PubMed-Eingangsseite).

FEHLER UND GEFAHREN

Eine große Gefahr besteht in einem oberflächlichen, unvollständigen Recherchieren. Unausweichliche Folge ist eine verzerrte Wiedergabe der Literatur.

Leitlinien

Systematische nach den Prinzipien der EbM entwickelte Leitlinien zu einem definierten klinischen Problem werden auch in der Zahnheilkunde zunehmend als valide Entscheidungshilfen bei patientenorientierten Entscheidungen anerkannt. Sie können einen wichtigen Beitrag dazu leisten, den oft schleppenden Transfer wissenschaftlicher Erkenntnisse in die Praxen zu beschleunigen und eine qualitativ hoch stehende Versorgung zu gewährleisten. In ihrer qualitätssichernden Funktion dienen evidenzbasierte Leitlinien daher der Festlegung oder Präzisierung von zahnärztlichen Standards. Sie verringern Handlungsspielräume – auf Kosten einer diagnostischen und/oder therapeutischen Beliebigkeit – und reduzieren auf diese Weise die Gefahr von Über-, Unter- und Fehlversorgung.

Zusammenfassung

Die persönliche Bereitschaft zum kritischen Denken ist eine Grundvoraussetzung für die praktische Durchführung der EbM. Man unterscheidet verschiedene Rangstufen der Evidenz. Aus diesem Grunde ist der Begriff „evidenzbasiert“ kein Qualitätsmerkmal, sondern er bezieht sich auf zahnärztliches Handeln.

Bei der praktischen Durchführung der EbM werden 5 Schritte unterschieden. Ausschlaggebend ist die Formulierung einer suchtauglichen klinischen Frage und die anschließende qualifizierte Recherche in medizinischen Datenbanken. Systematisch entwickelte, evidenzbasierte Leitlinien können als valide Entscheidungshilfen einen wichtigen Beitrag für eine Verbesserung der Versorgungsqualität von Patienten und für eine Verringerung von Über-, Unter- und Fehlversorgung leisten.

Tabelle 1.**3** Cochrane Library (Stand: Ausgabe II/2005): Systematische Übersichten zu Themen der Zahnerhaltungskunde
CDSR = The Chochrane Database of Systematic Reviews

Prävention (11 Übersichten + 4 Protokolle*)

- Ahovuo-Saloranta A, Hiiri A, Nordblad A, Worthington H, Mäkelä M. Pit and fissure sealants for preventing dental decay in the permanent teeth of children and adolescents. CDSR 2004, Iss. 3.
- Benson PE, Parkin N, Millett DT, Dyer FE, Vine S, Shah A. Fluorides for the prevention of white spots on teeth during fixed brace treatment. CDSR 2004, Iss. 3.
- Marinho VCC, Higgins JPT, Logan S, Sheiham A. Topical fluoride (toothpastes, mouthrinses, gels or varnishes) for preventing dental caries in children and adolescents. CDSR 2003, Iss. 4.
- Marinho VCC, Higgins JPT, Sheiham A, Logan S. Combinations of topical fluoride (toothpastes, mouthrinses, gels, varnishes) versus single topical fluoride for preventing dental caries in children and adolescents. CDSR 2004, Iss. 1.
- Marinho VCC, Higgins JPT, Sheiham A, Logan S. One topical fluoride (toothpastes, or mouthrinses, or gels, or varnishes) versus another for preventing dental caries in children and adolescents. CDSR 2004, Iss. 1.
- Marinho VCC, Higgins JPT, Logan S, Sheiham A. Fluoride mouthrinses for preventing dental caries in children and adolescents. CDSR 2003, Iss. 3.
- Marinho VCC, Higgins JPT, Logan S, Sheiham A. Fluoride gels for preventing dental caries in children and adolescents. CDSR 2002, Iss. 1.
- Marinho VCC, Higgins JPT, Logan S, Sheiham A. Fluoride varnishes for preventing dental caries in children and adolescents. CDSR 2002, Iss. 1.
- Marinho VCC, Higgins JPT, Logan S, Sheiham A. Fluoride toothpastes for preventing dental caries in children and adolescents. CDSR 2003, Iss. 1.
- Robinson PG, Deacon SA, Deery C, Heanue M, Walmsley AD, Worthington HV, Glenny AM, Shaw WC. Manual versus powered toothbrushing for oral health. CDSR 2005, Iss. 2.
- Beirne P, Forgie A, Clarkson JE, Worthington HV. Recall intervals for oral health in primary care patients. CDSR 2005, Iss. 2.
- * Hiiri A, Ahovuo-Saloranta A, Nordblad A, Mäkelä M, Murtomaa H. Pit and fissure sealants versus fluoride varnishes for preventing dental decay in children and adolescents. (Protocol) CDSR 2001, Iss. 2.
- * Bonner BC, Clarkson JE. Slow-release fluoride devices for the control of dental decay. (Protocol) CDSR 2005, Iss. 1.
- * Yeung CA, Tickle M. Fluoridated milk for preventing dental caries in children and adolescents. (Protocol) CDSR 2002, Iss. 3.
- * Hildebrandt G, Lee I. Xylitol containing oral products for preventing dental caries. (Protocol) CDSR 2004, Iss. 1.

Therapie (5 Übersichten + 8 Protokolle*)

- Wakiaga J, Brunton P, Silikas N, Glenny AM. Direct versus indirect veneer restorations for intrinsic dental stains. CDSR 2004, Iss. 1.
- Hayashi M, Yeung CA. Ceramic inlays for restoring posterior teeth. CDSR 2003, Iss. 1.
- Nadin G, Goel BR, Yeung CA, Glenny AM. Pulp treatment for extensive decay in primary teeth. CDSR 2003, Iss. 1.
- Rickard GD, Richardson R, Johnson T, McColl D, Hooper L. Ozone therapy for the treatment of dental caries. CDSR 2004, Iss. 3.
- Keenan JV, Farman AG, Fedorowicz Z, Newton JT. Antibiotic use for irreversible pulpitis. CDSR 2005, Iss. 2.
- * Yengopal V, Patel N, Siegfried N, Harneker SY, Naidoo S. Dental fillings for the treatment of early childhood caries. (Protocol) CDSR 2003, Iss. 4.
- * Bolla M, Muller-Bolla M, Borg C, Lupi-Pegurier L, Laplanche O, Leforestier E. Root canal posts for the restoration of root filled teeth. (Protocol) CDSR 2004, Iss. 1.
- * Ricketts DNJ, Kidd EAM, Innes N. Complete or ultraconservative removal of decayed tissue in unfilled teeth. (Protocol) CDSR 2002, Iss. 3.
- * Gagliani M, Colombo M, Maddalone M, Figini L, Gorni F, Lodi G. Single versus multiple visits for endodontic treatment of permanent teeth. (Protocol) CDSR 2005, Iss. 2.
- * Miyashita H, Worthington HV, Qualtrough A. Pulp management for caries in adults: maintaining pulp vitality. (Protocol) CDSR 2002, Iss. 4.
- * de Ferreira Oliveira MA, Celeste RK, Rodrigues C. Topical fluoride for treating dental caries. (Protocol) CDSR 2002, Iss. 1.
- * Braun A, Eberhard J, Krause F, Glenny AM, Jepsen S. Chemo-mechanical treatment of tooth decay. (Protocol) CDSR 2004, Iss. 3.
- * Hasson H, Ismail AI, Neiva G, Sohn W. Home-based interventions for whitening teeth in adults. (Protocol) CDSR 2003, Iss. 4.

WEITERFÜHRENDE UND ZITIERTE LITERATUR

Entwicklung der Zahnheilkunde

Black GV. Gelatine forming microorganismus. Independent Practitioner. 1886; 546–62.

Black GV. Konservierende Zahnheilkunde. Berlin: Meusser; 1914.

Buonocore MG. A simple method of increasing the adhesion of acrylic filling materials to enamel surface. J Dent Res. 1955; 34: 849–52.

Fauchard P. Le chirurgien dentiste ou traite des dents etc. 2 Tomes. Paris: Mariette; 1728.

Ficinus R. Über das Ausfallen der Zähne und das Wesen der Zahnkaries. Walther's und Ammon's Journal für Chirurgie etc. N.F VI. 1847; 1–43.

Fitzgerald RJ, Keyes PH. Demonstrations of the etiologic role of streptococci in experimental caries in the hamster. J Am Dent Assoc. 1960; 61: 9–19.

Genco RJ. Host responses in periodontal diseases: current concepts. J Periodontal. 1992; 63: 338–55.

Grossman LI. Endodontic practise. 9th ed. Philadelphia: Lea & Febiger; 1978.

Gustafsson BE, Quesnel CE, Lanke LS, Lundquist C, Grahnen H, Bonow BE, Krasse B. The Vipeholm dental caries study. The effect of different levels of carbohydrate intake on caries activity in 436 individuals observed for five years. Acta Odontol Scand. 1954; 11: 232–63.

Hunter W. The relations of dental disease to general diseases. Transact Odontol Soc GrBr NS. 1899; 31: 92–115.

König KG. Karies und Kariesprophylaxe. München: Goldmann; 1971.

Larmas M. Dental caries seen from the pulpal side: a non-traditional approach. J Dent Res. 2003; 82: 253–6.

Leeuwenhoek van A. Microscopical observations of the structure of teeth and other bones: Made and communicated, in a letter by Mr. Anthony Leeuwenhoek, Philosoph Transact. 1687; 140: 1002–3.

Leeuwenhoek van A. Epistola „Saliva hominum, sexu, aetate, vitae conditione etc.", pag. 39–49, Delphis Batavorum, Septembris 1683. In: Arcana Naturae Detecta, Editio Novissima, Auctior et Correctior, Lugduni Batavorum: J. A. Langerak; 1722.

Löe H. Scientific revolutions in dentistry. J Dent Res. 1988; 67: 177–84.

Miller WD. Die Mikroorganismen der Mundhöhle. Die örtlichen und allgemeinen Erkrankungen, welche durch dieselben hervorgerufen werden. Leipzig: Thieme; 1889.

Orland FJ, Blayney JR, Harrison RW, Reyniers JA, Trexler PC, Gordon HA, Wagner M, Luckey TD. Use of germ-free animal technique in the study of experimental caries. 1. Basis observations on rats reared free of all microorganisms. J Dent Res. 1954; 33: 147–74.

Page RC. The role of inflammatory mediators in the pathogenesis of periodontal disease. J Periodont Res. 1991; 26: 230–42.

Pässler H. Klinische Grundlagen und Probleme der Herdinfection. 42. Kongress Dt. Ges. Innere Med., Wiesbaden 7.–104. 1930. In: Misch H, Hrsg., Fortschr der Zahnheilkd. Bd. 6, Leipzig: Thieme 1930, Beiheft S. 1–5.

Pfaff PH. Abhandlung von den Zähnen des menschlichen Körpers und deren Krankheiten. Berlin: Haude und Spener; 1756.

Socransky SS. Criteria for the infectious agents in dental caries and periodontal disease. J Clin Periodontol. 1984; 11: 16–22.

Waerhaug J. The gingival pocket. Anatomy, pathology, deepening and elimination. Odontol Tidskr. 1952; 60: Suppl.

Warnekros L. Das Füllen der Zähne bei intacter Pulpa. Mit besonderer Berücksichtigung der Verwendung von cohäsiver Goldfolie. Berlin: C. Ash & Sons; 1888.

Williams JL. A contribution to the study of pathology of enamel. Dental Cosmos. 1897; 39: 269–301.

Wilson AD, Kent BE. A new translucent cement for dentistry: the glass-ionomer cement. Br Dent J. 1972; 132: 133–5.

Witzel A. Das Füllen der Zähne mit Amalgam. Berlin: Berlinische Verlagsanstalt; 1899.

Evidenzgestützte Zahnmedizin, Qualitätssicherung, Leitlinien

- **Bücher:**

Antes G, Bassler D, Forster J. Evidenz-basierte Medizin. Praxis-Handbuch für Verständnis und Anwendung der EBM. Stuttgart: Thieme; 2003.
Verständliche Einführung in die Prinzipien der EbM. Sehr empfehlenswertes Lehrbuch.

Böning K, Kirch W, Hrsg. Evidenzbasierte Zahnheilkunde. Zahngesundheit, Patientenorientierung, Leitlinien. Berlin: Quintessenz; 2003.
Gute zahnmedizinspezifische Ergänzung zu einer der 3 deutschsprachigen EbM-Einführungen.

Bördlein C. Das sockenfressende Monster in der Waschmaschine. Eine Einführung ins Skeptische Denken. Aschaffenburg: Alibri; 2002.
Kritisches Denken als Grundvoraussetzung der EbM: nützlicher Einstieg insbesondere für EbM-Skeptiker. Unterhaltsame und lehrreiche Lektüre für alle anderen Zeitgenossen.

Guyatt GH, Rennie D, Hrsg. User's guides to the medical literature. A manual for evidence-based clinical practice. Chicago: AMA Press; 2002.
Beeindruckendes multimediales 700-Seiten-Werk zum punktuellen Lernen und Nachschlagen. Beteiligt waren 50 Autoren der Evidence-Based Medicine Working Group, der Keimzelle der EbM. Allein das Glossar umfasst 30 Seiten!

Kant I. Beantwortung der Frage: Was ist Aufklärung? Berlinische Monatsschr 1784; (Dezember) 481–94.
Der Klassiker der Aufklärung. Heute so relevant wie damals. Als Volltext unter <http://gutenberg.spiegel.de/kant/aufklae/aufkl001.htm>.

Kunz R, Ollenschläger G, Raspe H-H, Jonitz G, Kolkmann F-W, Hrsg. Lehrbuch Evidenzbasierte Medizin in Klinik und Praxis. Köln: Deutscher Ärzte-Verlag; 2000.
Tolles Werk für Anfänger und Fortgeschrittene. Die Anschaffung zusätzlich zu Antes/Bassler/Forster oder Perleth/Antes lohnt sich. Enthält ein Zahnmedizin-Kapitel.

Perleth M, Antes G, Hrsg. Evidenz-basierte Medizin. Wissenschaft im Praxisalltag. 3. Aufl. München: MMT Münchner Medizinische Taschenbücher; 2002.
Alternative zum Lehrbuch von Antes/Bassler/Forster. Enthält ebenfalls ein Zahnmedizin-Kapitel.

Sackett DL, Haynes RB, Guyatt GH, Tugwell P. Clinical Epidemiology. A basic science for clinical medicine. 2nd ed. Boston: Little, Brown & Co.; 1991.
Der immer noch junge Klassiker der EbM-Begründer aus einer Zeit, als die EbM noch in der Entwicklung war.

Sackett DL, Straus SE, Richardson WS, Rosenberg W, Haynes RB. Evidence-based medicine. How to practice and teach EBM. 2nd ed. Edinburgh: Churchill Livingstone; 2000.
Das erste EbM-Lehrbuch überhaupt. Handlich für die Kitteltasche.

Stave CD. Field guide to medline. Making searching simple. Philadelphia: Lippincott Williams & Wilkins; 2003.
Wer nicht länger amateurhaft in Medline suchen und seine Literaturrecherchen stattdessen professionell durchführen möchte, dem sei dieses Buch wärmstens ans Herz gelegt.

Walther W, Micheelis WG, Hrsg. Evidence-based dentistry. Evidenz-basierte Medizin in der Zahn-, Mund- und Kieferheilkunde. Köln: Deutscher Zahnärzte Verlag DÄV-Hanser; 2000.
Das weltweit erste Buch zum Thema evidenzbasierte Zahnheilkunde. Kein Lehrbuch im klassischen Sinne, aber lesenswert. Jeder Beitrag ist auf Deutsch und Englisch abgedruckt.

- **Zeitschriften:**

Evidence-Based Dentistry (seit November 1998).

Journal of Evidence-Based Dental Practice (seit Juni 2001).

- **Nützliche Internetadressen:**

<http://www.cochrane.de> Deutsches Cochrane Zentrum

<http://www.ebm-netzwerk.de> Deutsches Netzwerk Evidenzbasierte Medizin

<http://www.cebd.org> Centre for Evidence-Based Dentistry

<http://www.cochrane-oral.man.ac.uk/> Cochrane Oral Health Group

<http://www.dundee.ac.uk/dhsru/> University of Dundee Dental Health Services Research Unit

<http://hebw.uwcm.ac.uk/oralhealth/index.html> Health Evidence Bulletins Wales

2

Struktur und Funktion des Gebisses und der Mundhöhle

Peter Gängler, Wolfgang H. Arnold

Die einzelnen Zähne als Bestandteil des Gebisses haben sich auf einem Millionen Jahre währenden phylogenetischen Weg bei den rezenten Wirbeltieren und beim Menschen zu einem biologischen Optimum in Form und Funktion entwickelt. Die Mundhöhle als Eingangspforte des Verdauungstrakts ist eine Errungenschaft der Wirbeltiere. Aufgrund morphologischer Differenzierung und funktioneller Kombination sind in der Phylogenese vielfältige Formen entstanden.
Bei den Säugetieren wie beim Menschen zeigt die Mundhöhle eine komplexe Struktur mit unterschiedlichsten Funktionsleistungen. Sie nimmt deshalb eine besondere Rolle ein, weil die lange embryonale Entwicklungszeit endet, bevor der Organismus sich selbst ernähren kann, und daher beginnt nach der Geburt zunächst die Stillzeit. Dieses Konzept, beginnend bei den Beuteltieren (Marsupialia), war ein Ausweg, um die zunehmend längere intrauterine Entwicklung als Voraussetzung zur biologischen Weiterentwicklung auf ein vertretbares Zeitmaß zu reduzieren. Die komplexe Rolle der Mundhöhle bei den Säugetieren für die Entwicklung und Sicherung von Reflexen, die Ernährung, die Sinneswahrnehmung und nicht zuletzt für die Kommunikation mit der Umwelt erklärt, welche vielfachen Konsequenzen Störungen und Fehlbildungen nach sich ziehen, die in der embryonalen Entwicklung oder durch erworbene Erkrankungen der Zähne, des Weichgewebes, der Knochen und des Nerven-Gefäß-Systems auftreten.

MERKE

Alle pathologischen Störungen in der Mundhöhle selbst sowie sekundäre Krankheitssymptome führen zur erheblichen Beeinträchtigung des Individuums und seiner sozialen Kommunikation mit der Umwelt als Ausdruck eines besonderen Krankheitsgefühls. Der Vorbeugung, Heilung oder Linderung dieser Störungen, die vor allem auch physiognomische und psychologische Probleme betreffen, ist die zahnärztliche Betreuung neben anderen medizinischen Disziplinen besonders verpflichtet.

Das sich weiterentwickelnde Verständnis der Menschen für Gesundheit und soziales Wohlbefinden führt dazu, dass jede Entfernung eines kariösen oder gelockerten Zahnes als Eingriff in die persönliche körperliche Integrität und als Verlust, vergleichbar mit dem eines anderen Organteils, verstanden wird.

Mundhöhle

Embryonalentwicklung

Die Mundhöhle befindet sich im unteren Teil des Gesichtsschädels und durch den Lippenschluss stellt sie beim Menschen in der Regel eine geschlossene Körperhöhle dar. Die Mundatmung wird nur bei extremer körperlicher Belastung alternativ zur Nasenatmung eingesetzt und sehr rasch wieder abgestellt. Das mikroökologische System ist demzufolge sowohl beim wachen als auch beim schlafenden Menschen wie im ganzen Magen-Darm-Trakt ausgesprochen stabil. Es wird aber bei Mundatmern sofort instabil mit Konsequenzen für die bakterielle Pathogenität durch stärkere Akkumulation von Biofilmen, insbesondere der Plaque.
Die **embryonale Entwicklung der Mundhöhle**, der Kieferknochen und der Lippen beginnt mit der Invagination des Ektoderms zu einer primitiven Mundhöhle, dem Stomadeum. Danach bilden sich die Gesichtswülste, wobei sowohl Oberkiefer- als auch Unterkieferwulst aus dem 1. Kiemenbogen (Mandibularbogen) entstehen. Im Alter von 40–44 Tagen bei einer Scheitel-Steiß-Länge von 8–14 mm beginnt die Proliferation des oralen Epithels jeweils in die Tiefe des Ektomesenchyms, wo es Zahnleiste (vgl. Abb. 2.**10a,b**) und Lippenfurchenseite bildet. Die Knochenbildung der Kiefer beginnt erst nach der 6. Woche, während die Differenzierung der Lippen und des Vestibulums sowie die Abspaltung der Zahnleiste nach 8 Wochen abgeschlossen sind. In der Regel verschließt sich der Gaumen von anterior nach posterior – er ist bei einem 12 Wochen alten Embryo vollständig ausgebildet.

MERKE

Die komplizierten Verschmelzungen einzelner Wulstanteile sowie die vielfältigen epithelialen und ektomesenchymalen Induktionsleistungen bei der frühembryonalen Entwicklung des Gesichts, der Mundhöhle und der Zähne können durch genetische oder exogene Einflüsse gestört werden. Daraus entwickelt sich ein klinisch vielfältiges Bild von Fehlbildungen des Gesichts und der Kiefer sowie von Anomalien der Form, Zahl, Stellung und Struktur der Zähne.

Mundschleimhaut

Die Mundhöhle wird mit Ausnahme der schmelzbedeckten Zähne allseitig von unterschiedlicher **Mundschleimhaut** ausgekleidet und im Wesentlichen von der Zunge ausgefüllt. Die Zahnreihen trennen die Mundhöhle dann in die lingualen und vestibulären Räume. Die Schleimhaut geht am Lippenrot in die Haut über und wird an den hinteren Gaumenbögen von der Pharynxschleimhaut abgelöst. Die Mundschleimhaut ist mit Ausnahme der endodermalen Zungenschleimhaut ektodermaler Herkunft. Sie besteht einheitlich aus mehrschichtigem Plattenepithel und der unterschiedlich konfigurierten Lamina propria. *Funktionell* ist die Mundschleimhaut in 3 Arten einteilbar:

- **angewachsene Schleimhaut** der Gingiva und des harten Gaumens mit Ortho- und Parakeratinisation, zell- und faserreicher Lamina propria mit ausgeprägtem Papillarkörper mit etwa 100 Verzapfungen (Papillen) pro mm^2 Epithelgrenze
- **bewegliche Schleimhaut** der Wangen, Lippen und des Vestibulums, des Mundbodens und des weichen Gaumens ohne Keratinisation (fehlendes Stratum corneum)

mit weniger faserreicher Lamina propria und geringer ausgeprägtem Papillarkörper mit etwa 50–75 Verzapfungen pro mm^2 Epithelgrenze

- **papilläre Schleimhaut** der dorsalen Zungenoberfläche mit ausgedehntem Papillarkörper, dessen Bindegewebewälle die epithelbekleideten Papillen (Papillae filiformes, foliatae, fungiformes, vallatae) bilden, mit orthokeratinisierendem Epithel und ausgeprägter Geschmacks-, Tast- und Temperaturrezeption, wobei die Geschmacksknospen intraepithelial in den Papillae foliatae, fungiformes und vallatae liegen.

Die spezifische Vaskularisation des Papillenkörpers der Lamina propria der Mundschleimhaut erklärt das unterschiedliche klinische Bild der Entzündungen besonders bei Gingivitis und Stomatitis, aber auch das nicht seltene Vorkommen von Hämangiomen. Grundsätzlich schützt die Keratinisation nicht vor der Auslösung einer plaqueinduzierten Entzündung, wie es jede Gingivitis, aber besonders auch die durch Prothesenplaque ausgelöste Stomatitis zeigt.

Andererseits ist die nichtkeratinisierende Mundschleimhaut häufig Metaplasien des Epithels und Atrophien des Papillarkörpers ausgesetzt, wie bei Leukoplakie und Lichen ruber planus. Die differenzialdiagnostische Früherkennung ist von besonderer Bedeutung, weil einige Formen wie die verruköse und getüpfelte Leukoplakie sowie der retikuläre und erosive Typ des Lichen ruber planus zu den Präkanzerosen gerechnet werden müssen.

Lange Zeit galt die Breite der **keratinisierten Gingiva** jenseits der beweglichen, nichtkeratinisierten Schleimhaut an der Mukogingivallinie als entscheidendes Kriterium der Gesunderhaltung des Parodonts. Die schmale Gingiva wurde für den Befestigungsverlust verantwortlich gemacht, was zur Indikation mukogingivalchirurgischer Eingriffe ohne anhaltenden Erfolg der Vestibulumplastik führte. Ein flaches Vestibulum und besonders hoch ansetzender Bänderzug kann jedoch zur deutlichen Behinderung der Mundhygiene führen, woraus sich eine Operationsindikation ableiten kann. Ansonsten gilt als gesichert:

MERKE

Jede beliebige Breite der angewachsenen Gingiva ist mit einer gesunden Gingiva vereinbar.

Speichel

Die **Speichelsekretion** übernehmen 3 paarige große Drüsen (Glandula parotidea, Glandula submandibularis, Glandula sublingualis) und die kleinen solitären Drüsen der labialen, lingualen, bukkalen und palatinalen Mundschleimhaut. Die Mundflüssigkeit (Mischspeichel) wird komplettiert durch entzündliches Exsudat des gingivalen Sulkusfluid, durch polymorphnukleäre Leukozyten aus derselben Quelle, exfoliierte Epithelzellen und schließlich durch tote und lebende Bakterien und ihre Metaboliten.

Sowohl die Zusammensetzung des Mischspeichels als auch die des Speichels jeder einzelnen Drüse schwankt in Abhängigkeit von der Reizwirkung erheblich. Entzündliche und steinbildende Erkrankungen sowie Strahlenbelastung und Tumoren der Speicheldrüsen, aber auch adrenerg medikamentöse und natürlich psychogene Einflüsse können die Speichelsekretion erheblich beeinflussen. Das Symptom des „trockenen Mundes" (Xerostomie) spielt eine disponierende Rolle bei der Auslösung der Zahnkaries und der Parodontalerkrankungen. Dabei sind Mundatmer durch nächtliche unkontrollierte Mundöffnung und Austrocknung gefährdet.

Die normale Salivation hat zahlreiche wichtige Aufgaben:

- Förderung der **Bolusbildung**
- **Protektion** der Mundschleimhaut durch Muzine und weitere Glykoproteine (z. B. Agglutinine)
- **Verdauungseinleitung** durch das native Speichelenzym Amylase und seine Koenzyme, wobei andere nachgewiesene Enzyme häufig bakterieller Herkunft sind
- **Remineralisation** von Schmelz sowie **Mineralisation** von Zahnstein durch Calcium- und Phosphationenaustausch
- molekulare Kristallerkennung an der Protein-Hydroxylapatit-Grenzfläche durch das Speichelprotein Statherin
- **Pufferkapazität** durch Hydrogencarbonatanstieg nach exogenem Säurestress
- **antibakterielle Funktion** durch Lysozym, Lactoferrin, Speichelperoxidase und Immunglobuline (sIgA), wobei weitere Non-Immunglobulin-Proteine bakterieller Herkunft sind
- Blutgerinnungssteigerung durch Muzine
- **Geschmacksbildung** durch Lösung von Geschmacksstoffen
- **Balancierung des Wasserhaushalts** durch Reflexauslösung bei Durstgefühl.

Obwohl im Speichel bei Vergiftungen und Infektionen Schwermetalle (Quecksilber, Blei) und Viren (Poliomyelitis, Mumps, Rabies u. a.) sowie Medikamente nachgewiesen werden können, kommt der Salivation (Speichel wird wieder verschluckt) *keine* Ausscheidungsfunktion zu.

MERKE

Zusammensetzung und Fließrate des Speichels haben eine Doppelfunktion:

- Sie bestimmen entscheidend das **Mineralisationsgleichgewicht** zwischen dem komplexen Hydroxylapatit des Schmelzes (oder auch freiliegenden Dentins) als fester Phase und dem Mischspeichel als flüssiger Phase eines Calciumphosphatminerals.
- Beide spielen durch Herabsetzung der bakteriellen Adhärenz auf mechanischem, immunologischem oder antibakteriellem Wege eine führende Rolle im protektiven System der **Wirtsreaktion** zur Abwehr der Karies- oder Gingivitisinfektion.

Fließrate und **Zusammensetzung** des Speichels unterliegen typischen zirkadianen Rhythmen, also tageszeitli-

Tabelle 2.1 Zusammensetzung des Speichels, des Plaquefluid und Sulkusfluid im Vergleich zum Blutplasma (vereinfachte Mittelwertdarstellung)

	Kationen [mmol/l]				Anionen [mmol/l]			Gesamtprotein [g/l]
	Na	K	Ca	Mg	Cl	P	HCO_3	
Speichel	15	20	3	0,5	20	5	15	3
Plaquefluid	35	60	6,5	4	9	14	7	15
Sulkusfluid	90	17	5	0,5	?	1,5	?	70
Blutplasma	143	5	2,5	1	103	1	25	70

chen Schwankungen, die für die großen Speicheldrüsen ebenso unterschiedlich sind wie für Ruhe- und Reizspeichel. Bei so vielen Variablen ist es verständlich, dass die untersuchten Werte große Schwankungsbereiche aufweisen. Der permanente Speichelfluss beträgt etwa 1 Liter pro Tag, wobei die interindividuellen Werte der Ruhefließraten, der säurestimulierten Fließraten und der bedingten Pawlow-Reflexe von 0,5–250 ml/Stunde ganz erheblich schwanken. Die solitären Speicheldrüsen tragen weniger als 10% des Mundspeichels bei.

Die wichtigsten anorganischen Bestandteile des Speichels sind **Calcium** und **Phosphat**, die *bei neutralem pH* in supersaturierter Lösung vorliegen. Das Ionenprodukt führt *in der Plaque unter basischen Bedingungen* zur spontanen Präzipitation von Zahnstein, während die *pH-Senkung durch bakterielle Säureproduktion* zur Schmelzdemineralisation Anlass gibt. Dabei wirkt der bis um das 20fach höhere Calcium- und Phosphatgehalt der Plaque zugleich als Puffer der Schmelzauflösung entgegen.

Aus Gründen dieses Mineralisationsgleichgewichts bestehen zwischen Speichel, Plaque und Schmelz grundsätzliche Unterschiede im Calcium-Phosphat-(Ca:P-)Verhältnis. Dieses ist für das sehr komplexe Hydroxylapatit ausgesprochen stabil mit einem Calcium-Phosphat-Verhältnis von 2,1. Im Speichel ist demgegenüber die Calciumkonzentration zwar relativ stabil, die Phosphatkonzentration aber sehr variabel. Calcium ist dabei bis zur Hälfte an anorganischen Ionen wie Phosphat und Bicarbonat, aber auch an Makromoleküle wie Statherin, Histidin und prolinreiche Proteine gebunden. Unterhalb von pH 4 liegt jedoch fast das gesamte Speichel-Calcium wieder in ionisierter Form vor. Phosphat ist im Mischspeichel in verschiedenen Formen vorhanden, wovon etwa 10% organisch als phosphorylierte Kohlenhydrate, Phospholipide, ATP und Nukleoprotein und etwa weitere 10% an Calcium gebunden sind. Ein geringer Anteil des Phosphats liegt als Pyrophosphorsäure vor, welche die Zahnsteinbildung hemmt.

Die **Viskosität** und **Spinnbarkeit** des Speichels trägt wesentlich zur Charakterisierung des Mundhöhlenmilieus bei. Beide Eigenschaften, die für die Bildung organischer Oberflächenschichten auf den Zähnen und für die Adhärenz der Bakterien mit verantwortlich sind, werden von den Muzinen und anderen Glykoproteinen bestimmt. Ihre Struktur besteht aus einer Polypeptidhelix, an der sich Kohlenhydrat-Seitenketten anlagern können.

Von entscheidender Bedeutung für die Aufrechterhaltung des Ionengleichgewichts ist auch die hohe **Pufferkapazität** des Speichels. Sie muss sowohl alimentäre als auch besonders bakterielle Veränderungen des pH im Speichel und in der Plaque ausgleichen. Dabei ist Carbonat der wichtigste Puffer, der von Phosphat gefolgt wird. Die Konzentration des *Carbonatpuffers* (CO_2-Entfernung aus 100 ml) liegt bei 5,5 Vol.-% für Ruhespeichel und erreicht immerhin einen Wert von 80 Vol.-% für Reizspeichel, womit der hohe Schutzmechanismus besonders bei Nahrungseinflüssen deutlich wird. Proteine spielen als Puffer im Speichel bei physiologischen pH-Schwankungen eine geringe Rolle, während sie die Hauptpufferkapazität im Plaquefluid übernehmen.

Mikrobielle Flora

Beginnend mit der Geburt wird der Mensch von einer **normalen Mikroflora** besiedelt, die beim Erwachsenen eine vielfach höhere Gesamtzellzahl von Bakterien umfasst und der eine weit geringere Zahl von Körperzellen der Gewebe des Makroorganismus gegenübersteht. Aktuellen Schätzungen zufolge besiedeln bis zu 10-mal mehr bakterielle Zellen die Körperoberfläche und den Mund-Magen-Darm-Trakt, als der menschliche Wirtskörper insgesamt eigene Zellen (geschätzte 10^{13} oder 10 Billionen) aufweist.

MERKE

Im Lauf der Evolution hat sich der mehrzellige Organismus an eine absolut überwiegende Zahl einzelliger Organismen nicht nur adaptiert, sondern er nutzt unverzichtbare Synergieeffekte insbesondere im Rahmen der Verdauung und der Abwehr. Deshalb spielt die residierende Mikroflora der Mundhöhle in den verschiedenen Biofilmen eine entscheidende Rolle bei der Erhaltung des biologischen Gleichgewichts zwischen Makroorganismus und seiner belebten Umwelt.

Die **Primärbesiedelung** der Mundhöhle des Neugeborenen beginnt mit Keimen der Streptokokken-Gruppe, ins-

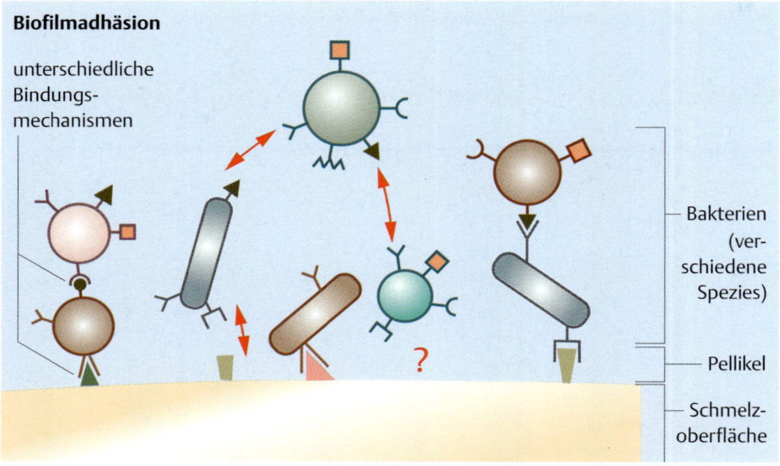

Abb. 2.**1** Adhäsionsmechanismen des Biofilms auf der Schmelzoberfläche.

besondere mit *S. salivarius*, *S. mitis* und *S. oralis*, gefolgt von gramnegativen Anaerobien wie *Prevotella melaninogenica*, *Fusobacterium nucleatum* und *Veillonella*. Mit dem Zahndurchbruch entstehen unikale Bedingungen für die Bildung eines spezifischen Biofilms an stabilen Oberflächen, die vor allem von *S. sanguinis* und *S. mutans* sowie weiter von *Actinomyces*-Spezies und den gramnegativen Keimen *Haemophilus* und *Neisseria* genutzt werden.

Die bezahnte Mundhöhle stellt damit ein ideales mikroökologisches System dar, wobei die jeweils erneuerbare Plaqueansiedelung als *Akkumulation* und die konsekutive mikrobielle Reifung als *Maturation* des Biofilms charakterisiert sind. Schätzungen liegen bei etwa 1000 Spezies und Subspezies, von denen bis heute mehr als 300 morphologisch oder biochemisch bestimmt sind.

Das wichtigste Charakteristikum der oralen Biofilmbildung ist das **bakterielle Adhärenzvermögen**. Dabei handelt es sich um ein Gleichgewicht zwischen einem komplexen physikochemischen Mechanismus zur Adhärenz und adäquaten Mitteln der Wirtsabwehr. Die Kolonisierung wird durch die Oberflächenenergie der Zähne, durch elektrostatische wie elektrodynamische Kräfte und besonders durch die Glykoprotein-Pellikel der Zähne begünstigt (Abb. 2.**1**).

Ausreichend gute Biofilmbedingungen finden sich auch auf der Schleimhaut in Nischen, Schutzräumen und am Gingivarand, wo die Bewegung der Weichgewebe und das Fortwaschen durch den Speichelfluss nicht so ausgeprägt sind. Die Exfoliation der jeweils oberen Epithelschichten, die im dentogingivalen Gebiet den höchsten Turnover haben, ist ein wirksamer Schutzmechanismus für die Erneuerung der physiologischen Biofilmbildung. Schließlich sezernieren die Epithelzellen der Mundschleimhaut Defensine, die eubiotische Verhältnisse in kontaktierenden Biofilmen steuern.

Auf diese lokalen Bedingungen treffen die **Oberflächeneigenschaften der bakteriellen Zelle**. Die meisten Bakterien besitzen in ihrer natürlichen Umwelt eine hoch hydratisierte Matrix aus Glykoproteinen als Umhüllung, die **Glykokalyx**. Über diese Glykokalyx hinaus können bis zu 20 nm lange Pili gebildet werden.

Als offensichtlicher Initialmechanismus der Adhärenz muss die Polysaccharid-Glykokalyx der Streptokokken gelten. Mehrere Streptokokken bilden mithilfe unterschiedlicher Glykosyltransferasen aus Saccharose extrazelluläre Polysaccharide in Form von Mutan, Dextran oder Fructan. Für die eigentliche Bindung der Zelle an die Pellikel der Zahnoberfläche sind **Adhäsine** verantwortlich, die sowohl in der Glykokalyx als auch in den Pili lokalisiert sein können. Manche Adhäsine sind Proteine, die Kohlenhydratstrukturen der Pellikel oder der Plaquematrix erkennen können. Sie werden als Lektine bezeichnet. In einigen Streptokokken sind die Adhäsine Lipoteichoidsäuren, die sich an Epithelzellen und am Schmelz anheften.

Damit spielen die Streptokokken eindeutig eine Pionierrolle, die von den nachfolgenden Keimen ausgenutzt wird, um sich selbst in der Plaque anzusiedeln. Carriermechanismen, wie die „Maiskolbenformierungen" (vgl. Abb. 7.**4**) zwischen Streptokokken und anderen Organismen, wie Bakterionema und Aktinomyzeten, sowie Filamenten spielen dabei eine Rolle. Zur Abwehr pathologischer Entgleisungen des normalen Biofilms werden Speichelagglutinine und sekretorisches Immunglobulin A (sIgA) mobilisiert, die mit der Glykokalyx oder auch den Adhäsinen reagieren können und so die Adhärenz reduzieren oder verhindern. Andererseits wird die Homöostase oraler Biofilme durch die bakterielle Sekretion sehr verschiedener Signalmoleküle aufrechterhalten, mit denen sich komplexe Populationen untereinander austauschen können.

So wie sich Zellen des Makroorganismus durch ihre zunehmend molekularbiologisch erforschten Botenstoffe untereinander koordinieren, ist auch das bisher eher als „babylonisches Stimmengewirr" zu beschreibende Kommunikationssystem der Bakterien in Biofilmen eine entscheidende Voraussetzung für die Aufrechterhaltung ihrer Schutzfunktion für den Wirtsorganismus. Das betrifft sowohl die lokale als auch die systemische Immunität. Phylogenetisch betrachtet ist der Austausch von Informatio-

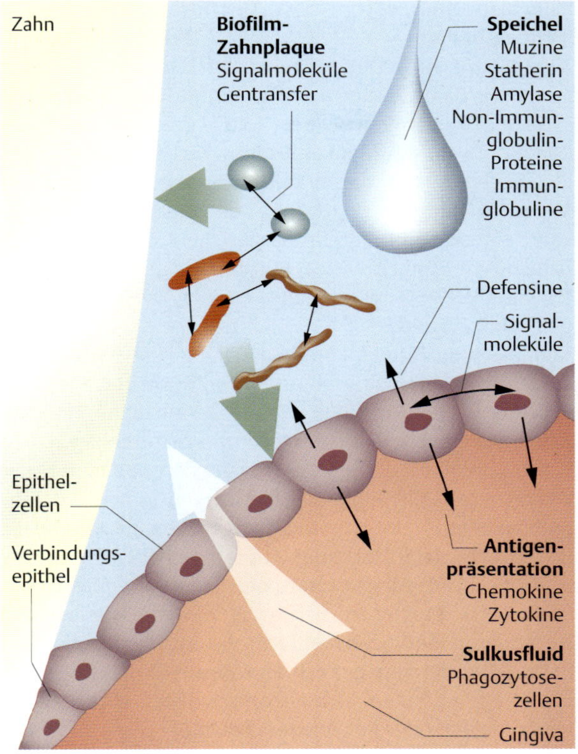

Abb. 2.**2** Molekularbiologische Kommunikation der Bakterienzellen des Biofilms untereinander, der Wirtszellen der Gingiva untereinander sowie zwischen Bakterien und Wirtszellen durch Signalmoleküle und Gentransfer sowie vermittelnde Proteine des Speichels.

nen über Proteinmoleküle von Zelle zu Zelle im Makroorganismus nur eine höhere Stufe, dessen Prinzip bereits bei einzelligen Bakterien die Überlebensweise bestimmt. Dabei entstehen 3 Ebenen der Zell-zu-Zell-Kommunikation durch molekulare Botenstoffe (Abb. 2.**2**):

- **Bakterienzellen untereinander** durch Signalmoleküle und Gentransfer
- **Bakterienzellen und Körperzellen** wie Epithel (Defensine u. a.), Phagozytosezellen und alle immunkompetenten Zellen
- **Körperzellen untereinander** (Epithel, Abwehr- und Bindegewebszellen) bei allen Infektabwehrreaktionen.

MERKE

Während Störungen der bakteriellen Kommunikation untereinander die Virulenz entscheidend mitbestimmen, betreffen Störungen der Wirtszell-Kommunikation die reduzierte Abwehr.

Zusammenfassung der wichtigsten Funktionen der Mundhöhle

Erfassung, Mastikation und Bolusbildung der Nahrung sind die Hauptaufgaben des Eingangs in den Verdauungstrakt. Daran sind Zähne, Kaumuskulatur, Zunge und Speichel beteiligt. Die gründliche omnivore Mastikation hat für die eigentliche Verdauung der Nahrung im Magen offensichtlich eine geringere Bedeutung. Dafür ist sie aber für den Geschmack besonders wichtig. Die Bolusbildung leitet schließlich den Schluckreflex ein, der – von der Koordination vieler Muskeln her gesehen – zu den kompliziertesten Reflexen zählt. Es ist einfacher, einen breiigen Bolus zu verschlucken als einen Schluck Flüssigkeit, was bei der Ernährung traumatisierter oder postoperativer Patienten besonders zu beachten ist.

Die **Sprachmodulation**, an der Zähne, Zunge und mimische Muskulatur beteiligt sind, ist eine weitere Funktion, die bei allen Zahnerhaltungsmaßnahmen durch Restaurationen, Brücken oder abnehmbare Prothesen besonders zu berücksichtigen ist. Vor allem bei Sprechberufen ist auf die Lage der Zunge relativ zu den Zahnreihen entsprechend der individuellen Phonation zu achten. Die Aussprache und das persönliche Klangbild der Rede sollten durch die zahnärztliche Therapie nicht wesentlich verändert werden.

Die Mundhöhle hat wie keine andere Körperregion den höchsten Konzentrationsgrad von Rezeptoren der **Sinnesempfindungen**, was mit der phylogenetischen Entwicklung und mit einem entscheidenden qualitativen Sprung beim Übergang zu den Mammalia zusammenhängt.

- Die **Chemorezeptoren** für den Geschmack befinden sich in der Zungen- und Gaumenschleimhaut, während die **Thermorezeptoren** über die gesamte Mundschleimhaut verteilt sind.
- Besonders hoch ist die Dichte der **Mechanorezeptoren des Periodontalligaments**, weniger hoch ist sie in der Mundschleimhaut. Der Tastsinn der Zähne wird deshalb von keiner anderen Region, selbst nicht von hoch trainierten Fingerspitzen, übertroffen. Demzufolge ist auch die *Stereognosie* in der Mundhöhle besonders entwickelt. Die Veränderung der individuellen Okklusion durch Beschleifen, Füllungen, Kronen oder Brücken ist also nicht allein ein therapeutisches Problem, sondern zuerst auch ein sinnesphysiologischer Eingriff, der seine Grenzen hat.
- Schließlich sind die **Nozizeptoren des Endodonts** für die Schmerzempfindung ausschlaggebend. Im Endodont gibt es keine Mechano- oder Thermorezeptoren, sodass die physiologische Schmerzauslösung die einzige endodontale Reaktion auf jegliche Umweltreize des Dentins ist. Pathologische Schmerzen als Entzündungsschmerzen werden dagegen spontan ausgelöst.

Die **Reflexauslösung** ist in der Mundhöhle besonders konzentriert. Dabei sind Saug- und Schluckreflex von vitaler Bedeutung:

- Der **Saugreflex** wird nur während der Stillperiode an den Lippen ausgelöst. Nach Absetzen der Brusternährung geht er sehr schnell verloren und wird auch später nicht wieder erlernbar.
- Die **Schluckreflexauslösung** erfolgt am Zungenrücken und am weichen Gaumen und führt zur Deglutition, zum Schluckakt. Diese ist für einen eingespeichelten Bolus einfacher als für Flüssigkeit.

- Der **Salivationsreflex** wurde durch die Untersuchungen von *Pawlow* zum klassischen physiologischen Objekt. Gut bekannt ist die Erweiterung durch Erlernbarkeit als „bedingter Reflex". Die reflektorische Sekretion beeinflusst die Zusammensetzung des Reizspeichels ganz erheblich.
- Schließlich spielen 2 **Schutzreflexe** eine Rolle:
  - der **Mastikationsstoppreflex**, ausgelöst durch die Mechanorezeptoren des Periodontalligaments bei Kauhindernissen
  - der **Nauseareflex**, evoziert bei Schluckhindernissen oder bei Aspirationsgefahr am Übergang der Mundhöhle zum Pharynx.

Eine wichtige Funktion der Mundhöhle übernehmen ihre unterschiedlichen komplexen Biofilme einschließlich Zahnplaque bei der Auslösung und Aufrechterhaltung der **lokalen und systemischen Immunität**. Für die Gesunderhaltung des Wirts in seiner hinsichtlich der Zellzahl absolut überwiegenden bakteriellen Umwelt ist die Homöostase der Mundhöhlenbesiedelung von ausschlaggebender Bedeutung. Hier liegt der Schlüssel für die Ätiologie von Karies und Parodontalerkrankungen sowie weiterer infektiöser Erkrankungen.
Zahnmedizinisch ist schließlich die **physiognomische Funktion** der Mundhöhle wichtig. Sie wird von fast allen Strukturen geprägt, von Lippen, Zähnen, oralen Kaumuskeln, Kieferknochen und nicht zuletzt vom Unterhautfettgewebe. Schon Lavater hat daraus in den *Physiognomischen Fragmenten* (1775) eine ganze Charakterschule abgeleitet. Blieb diese Physiognomik selbst zu seiner Zeit, wie durch Goethe, nicht unwidersprochen, so ist doch offenkundig, welchem großen Ausdruckswandel das menschliche Antlitz bei Erkrankungen der Zähne, Anomalien oder Zahnverlust unterliegt. Die zahnärztliche Therapie schließt deshalb immer physiognomisch-psychologische Aspekte ein und kann behutsam kosmetisch korrigierend eingreifen.

Evolution der Zähne

MERKE

Echte Zähne treten im Tierreich mit der Entwicklung der gnathostomen Wirbeltiere (Kiefermäuler) auf. Nach ihrer charakteristischen Hartsubstanz werden sie als Dentinzähne bezeichnet.

Über die Herkunft dieser **Dentinzähne** herrschten unterschiedliche Meinungen. Während sie früher als Derivate der Plakoidschuppen betrachtet wurden, hatte sich später die Auffassung durchgesetzt, die ursprüngliche Entwicklung sei auf das Lepidomorium als Hartgebilde der Fischhaut in der Permperiode zurückzuführen. Daran war schon deshalb zu zweifeln, weil exoskelettale Hartgebilde der Haut immer mit zentrifugaler Dentinbildung verbunden sind. Übergangsstadien zwischen Schuppen mit zentrifugalem und zentripetalem Dentinwachstum wurden nicht gefunden.
1987 gelang Krejsa und Slavkin der Nachweis, dass der Conodont-Zahntyp der rezenten primitiven Hexenfische (Myxinidae) mit den fossilen, 1 mm großen Zähnen der Conodonta aus dem Präkambrium vergleichbar ist. Da an der Zugehörigkeit dieser ausgestorbenen schädellosen Meeresbewohner zur Gruppe der Vertebraten heute kaum zu zweifeln ist, gilt als gesichert, dass die ersten Zahnentwicklungen vor ca. 600 Millionen Jahren auftraten, also 50–70 Millionen Jahre vor den Exoskelettschuppen (Abb. 2.**3 a–d**).
Neben echten Zähnen kommen, wie bei den Wirbellosen, auch bei den Wirbeltieren **unechte Zähne** vor. Sie erfüllen funktionelle Aufgaben wie die Dentinzähne. Unechte Zähne bestehen jedoch aus verhornten Epithellagen, wie bei den Rundmäulern (Cyclostomata, Gruppe kieferloser Wirbeltiere, z. B. Neunauge), bei Larvenstadien der Amphibien oder im Hornkiefer der Vögel. Sie sind ausschließlich ektodermaler Herkunft. Von funktioneller Bedeutung sind auch Übergangsformen, bei denen auf phylogenetisch ältere Muster zurückgegriffen wird, wie bei den Hornplatten der Schnabeltiere, die sich erst sekundär nach der Abnutzung der echten Zähne entwickeln. Solche Hornplatten können auch als Antagonisten wirken, etwa beim Karpfen oder bei Wiederkäuern.
Die Gebissentwicklung erfolgt in Abhängigkeit von der **Ernährungsweise** der Tiere (vgl. Abb. 2.**4 a–k**). Die spitzen Zähne der Haie haben lediglich die Aufgabe, die Beute festzuhalten. Daneben treten aber, besonders bei fossilen Knorpelfischen, abgeplattete Zähne auf, die eine Anpassung an die Ernährung mit Muscheln und Schnecken darstellen. Solche Zahnplatten finden sich auch bei Knochenfischen und Reptilien. Während die niederen Klassen der Wirbeltiere hauptsächlich Fleischfresser sind, zeigen Reptilien der Permperiode erste Anpassungserscheinungen an eine pflanzliche Ernährung. Die Cotylosaurier haben erste Backenzähne zum Zerkleinern der Nahrung.
Durch die ältesten Säuger des Mesozoikums wird der Übergang von der **Homodontie** zur **Heterodontie** fortgesetzt. Aber erst im Tertiär erfolgt eine Differenzierung in Karni-, Herbi- und Omnivoren. Dieser große Formenreichtum des Säugetiergebisses wird durch den wesentlich höheren Energiebedarf bei den gleichwarmen Tieren bedingt. Dadurch muss eine bessere Erschließung der Nahrung durch Steigerung der Kauleistung erreicht werden. So entstehen gesetzesmäßige Entwicklungslinien der Zahnevolution.

Reduzierung der Zahnzahl

Die Knorpelfische zeichnen sich durch besonderen Zahnreichtum aus. Die Zähne sind auf die beiden Kieferknorpel verteilt und kommen als **Schleimhautzähne** auch an Schlund und Rachen vor. Knochenfische besitzen meist nur noch **Gebisszähne**, deren Zahl sehr hoch ist. Sie treten einreihig auf und zeigen bereits Differenzierungsanzeichen zur Heterodontie. Die Zahl der Zähne bei Amphi-

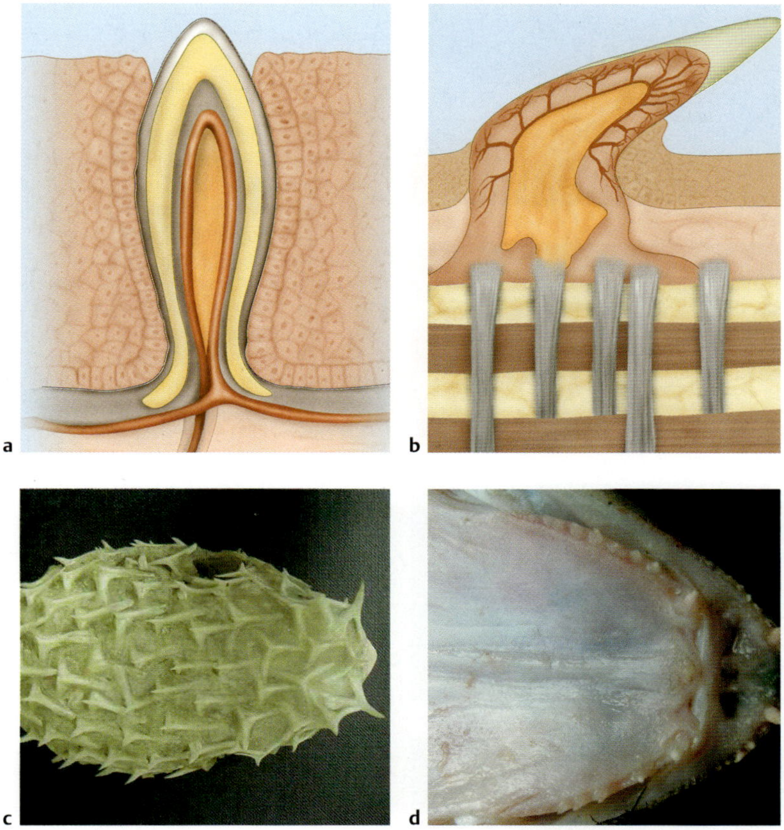

Abb. 2.**3a–d** Evolution der Zähne.
a Konodontale Schleimhautzähnchen (Urkonus) haben sich offenbar ca. 70 Millionen Jahre früher entwickelt als exoskelettale Fischschuppen (s. Text).
b Hautzähnchen.
c Kugelfisch mit Hartgewebebildungen in der Haut.
d Zähne in der Mundhöhle eines Zanders.

bien ist schon reduziert, und diese Entwicklung setzt sich bei den Reptilien fort. Aber erst bei den Mammalia wird eine konstante, reduzierte Zahnzahl erreicht.
Der Höhepunkt dieser Reduktion der Zähne wird bei den Vertretern der 3 Ordnungen der Edentaten (Zahnlose oder -arme: Gürteltiere, Faultiere, Ameisenbär etc.) erreicht. Obwohl erwachsene Schuppentiere zahnlos sind, haben sie trotzdem Zahnleisten angelegt. Diese **Zahnlosigkeit** ist für die frühe Entwicklung der Vögel typisch, obwohl diese ursprünglich auch multipel bezahnt waren. Die Gattung Archaeopteryx aus dem Solnhofener Plattenkalk hatte kegelförmige Zähne im Oberkiefer und im Unterkiefer.
Andererseits kann aber auch eine sekundäre Erhöhung der Zahnzahl und eine sekundäre Homodontie, wie bei den rezenten Zahnwalen, auftreten (Abb. 2.**4i**).

Reduzierung der Dentitionen

Die niederen Wirbeltiere wechseln das Gebiss das ganze Leben hindurch (**Polyphyodontie**). Die besonders interessanten Haie (gehören zur Gruppe der Knorpelfische) wechseln die Schleimhautzähne unregelmäßig, während der Wechsel der Gebisszähne von der Zahnleiste gesteuert wird und in einem permanenten Rhythmus vonstatten geht. Auch bei den Knochenfischen wird der Zahnersatz durch die Zahnleiste geregelt. Der Wechsel der Schlundzähne des Karpfens erfolgt durch Resorption während eines Jahres sogar mehrfach. Bei Amphibien wie bei Reptilien bleibt die Funktion der Zahnleiste lange erhalten, bei einigen Arten zeitlebens.
Die Säugetiere haben meist 2 Dentitionen (**Diphyodontie**), wobei – wie beim Menschen – mitunter nicht alle Zähne der 1. Dentition gewechselt werden (**Semidiphyodontie**). Die Ersatzzahnanlage ist immer an der Stelle des Milchzahnvorgängers, nur beim Elefanten wird der Molarenwechsel in horizontaler Richtung von posterior nach anterior vorgenommen, wobei jeweils nur ein Molar in Funktion ist. Bei phylogenetisch frühen Säugetieren, wie bei den Insektivora, gibt es Übergänge zur einmaligen Zahnung (**Monophyodontie**), die sich später im Laufe der Evolution nur in Einzelfällen, wie bei den Robben, durchgesetzt hat.

Differenzierung der Zahnform

Die Knorpelfische haben keilförmige Zähne mit häufig sägeartigen Kanten oder nach hinten gekrümmten Spitzen (Abb. 2.**4a**). Bei fossilen Haien wurde bereits eine Abplattung beobachtet. Knochenfische besitzen kegelförmige Zähne mit rückwärts gebogener Spitze, die dem Festhalten der Beute dient. Viele Fische, besonders Schalenknacker, zeigen schon heterodonte Gebisse. Die Ernährungsform war der wichtigste Differenzierungsanlass.

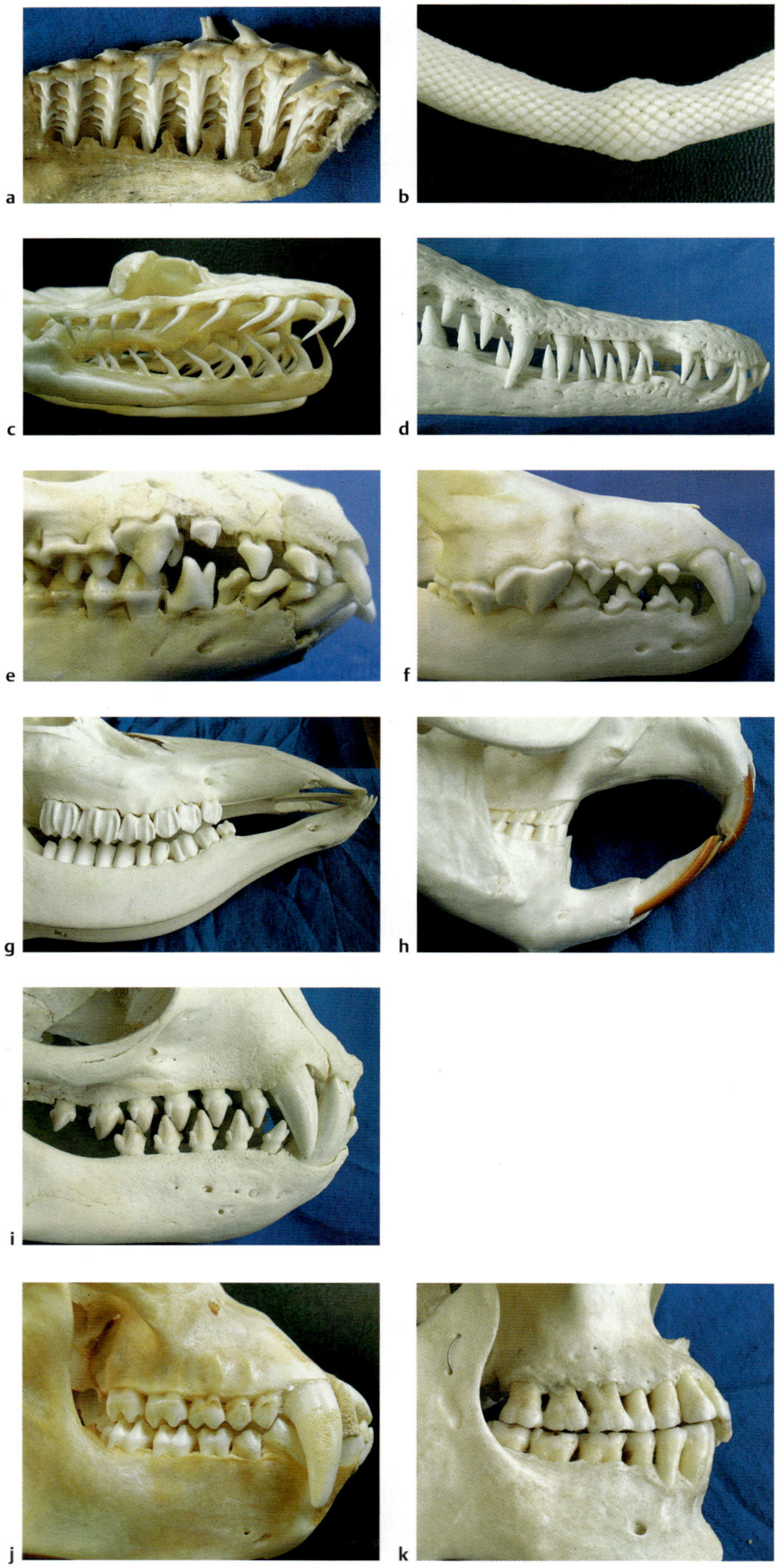

Abb. 2.**4a–k** Entwicklung der unterschiedlichen Gebiss- und Zahnformen (Sammlung Prof. W. Schad).

a, b Homodontes, polyphyodontes (sich ständig erneuerndes) Gebiss bei den Fischen (**a** Hai; **b** Rochen).

c, d Spezialisierung der Zahnformen bei Reptilien unter Beibehaltung der Homodontie (**c** Boa constrictor; **d** Krokodil).

e–h Spezialisierung bei Säugern durch Heterodontie und Semidiphyodontie (**e** Igel – Insectivora; **f** Wolf – Carnivora; **g** Hirsch – Herbivora) oder permanentes Wachstum (**h** Biber – Rodentia).

i Regression zur sekundären Homodontie beim Seehund – Carnivora.

j, k Primaten – ausgeprägte Okklusion bei Omnivora (**j** Makake) und Tendenz zur Rückbildung der Spezialisierung beim Menschen (**k**).

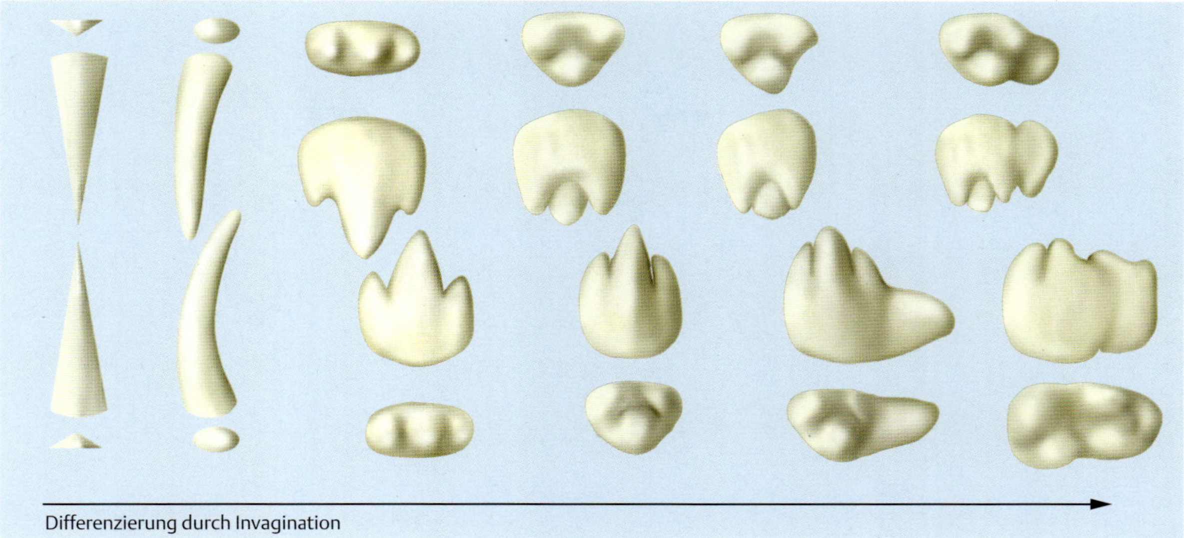

Abb. 2.**5** Differenzierung der Zahnform vom einfachen Urkonus zum mehrhöckrigen Zahn

Diese frühe **Heterodontie** setzte sich bei den ältesten fossilen Amphibien und Reptilien, besonders bei den meeresbewohnenden Pflasterzahnsauriern (Placodontia), fort. Dabei entstanden typische Pflasterzähne.

Ein 2. wichtiger Differenzierungsschub war die Vergrößerung besonders prominenter kegelförmiger Fangzähne. Dadurch entstand die Notwendigkeit, den Aufbau des Endodonts weiterzuentwickeln. Die radiale Fältelung entwickelte sich als Plicadentin bereits bei den ältesten Amphibien, den Stegophalen. Diese sog. labyrinthische Zahnstruktur, die als Plicadentin die gesamte Pulpahöhle ausfüllt, findet sich später bei fast allen fossilen Sauriern wieder und ist auch für zahlreiche rezente Reptilien typisch.

Der höhere Energiebedarf und die sehr unterschiedlichen Ernährungsbedingungen führten schließlich bei den Mammalia zu einer besonderen Vielfalt der Heterodontie (Abb. 2.**5**). Dabei wurden unterschiedliche Grundmuster der Phylogenese variiert, die zu den Gebisstypen der Insektivoren, der Karnivoren, der Herbivoren, der Omnivoren und der Rodentia führten. Sekundär kann auch die Homodontie wieder aufgegriffen werden (Abb. 2.**4e–i**).

Vergleichende Odontologie

MERKE

Die Differenzierung der Dentition im Verlauf der Phylogenese ist Gegenstand der vergleichenden Odontologie. Sie ist klinisch von Bedeutung, weil bei Störungen der Zahnentwicklung mit Anomalien der Zahnzahl, der Zahnform und der Zahnhartgewebe sowie bei pathologischen Veränderungen des Endodonts und des Parodonts im Gefolge von Zahnkaries oder Parodontalerkrankungen frühere Muster aus der Phylogenese wieder aufgegriffen werden, die durch ihre genetische Fixierung den Entstehungsmechanismus erklären helfen.

Neben dem biologischen und funktionell-anatomischen Anspruch haben die vergleichende Paläoodontologie und die vergleichende Odontologie und Parodontologie der rezenten Spezies eine klinische Bedeutung im Rahmen der Erklärung pathologischer Reaktionen sowie der Interpretation tierexperimenteller Ergebnisse der zahnmedizinischen Forschung an Reptilien (Waran, Alligator), Nagern (Maus, Ratte, Hamster, Kaninchen), Paarhufern (Hausschwein, Minischwein) und an Hunden, Katzen und Affen. Das betrifft insbesondere die Bewertung neuer Biomaterialien und Therapieansätze mit molekularen Wachstumsfaktoren und anderen Signalmolekülen.

Während der stammesgeschichtlichen Entwicklung der Zähne wird das gleiche **biologische Grundmuster der Odontogenese** auf der Grundlage einer zunehmend bekannten Induktionskaskade reproduziert:

- Invagination des Mundhöhlenepithels und Differenzierung aus dieser Zahnleiste zu Ameloblasten
- Differenzierung des Ektomesenchyms zu Odontoblasten und Pulpazellen mit Dentinbildung.

Die Zahnanlage erfolgt konoidal (kuppelförmig) bis zum Abschluss der Bildung, sodass alle Zähne mit einer dünnen Schmelzschicht bedeckt sind. Der Schmelz kann jedoch sekundär verloren gehen.

Dieses Grundmuster wird beim Übergang zur Heterodontie mit erheblicher Reduzierung der Zahnzahl bei monophyodonten, diphyodonten und semidiphyodonten Gebissen der Säugetiere beibehalten, jedoch zum Teil erheblich modifiziert. Die einzige Ausnahme stellt die Entwicklung der Knorpelfische dar. Ihre Gebisszähne sind nach Epithelinduktion ektomesenchymalen Ursprungs

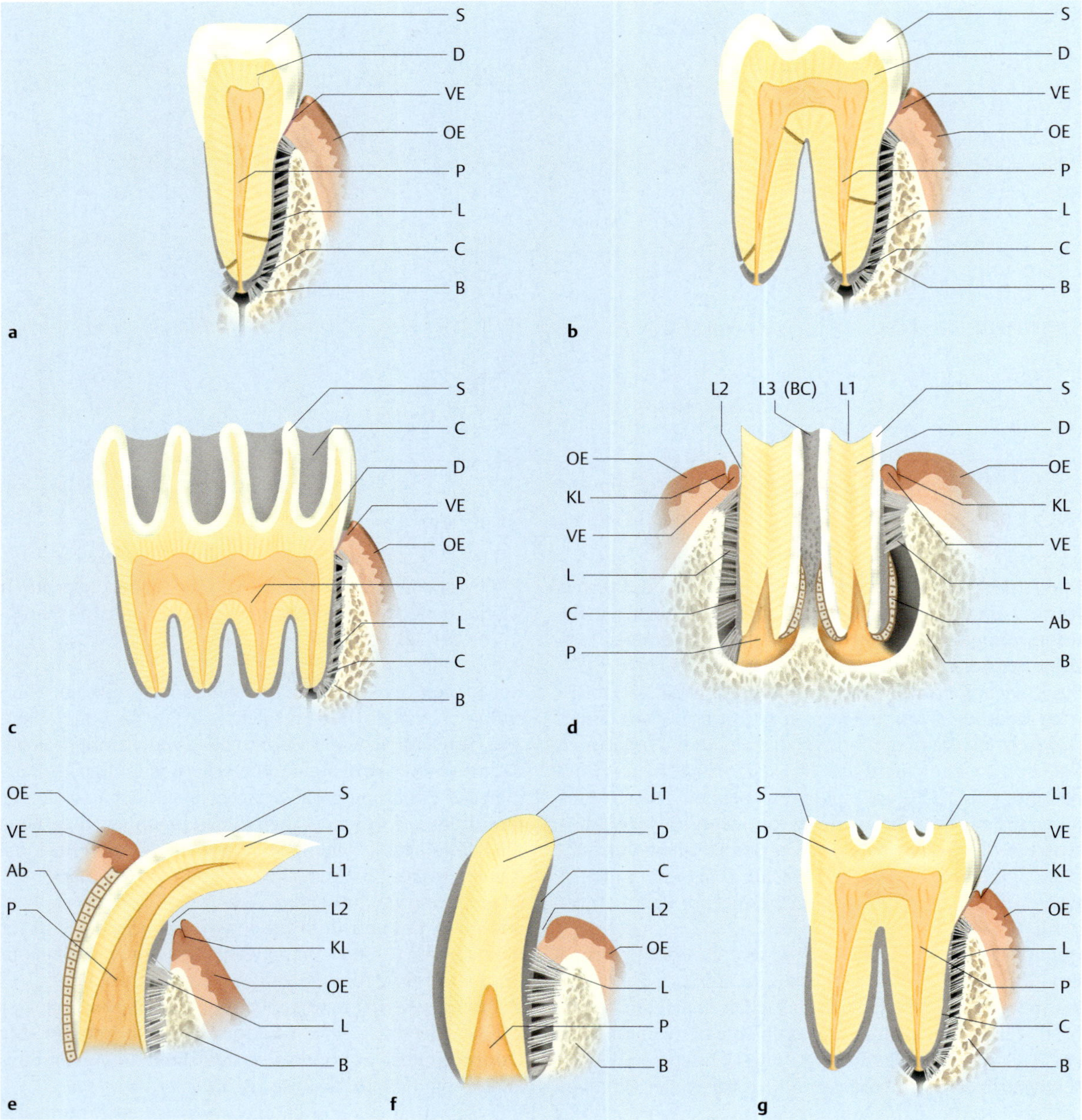

Abb. 2.**6a–g** Variationsmuster 1–6 der Odontogenese und Parodontogenese nach der schmelzbildungsabhängigen Invaginationshypothese.

a Muster 1: „Urkonus“ ohne Invagination.

b Muster 2: prämolare und molare Invagination.

c Muster 3: multiple Invagination mit Kronenzementbildung.

d, e Muster 4: partielle Schmelzreduktion mit horizontaler Invagination an permanent wachsenden Molaren (**d**) und ohne Invagination an Inzisivi (**e**).

f Muster 5: totale Schmelzreduktion bei sekundärer Homodontie.

g Muster 6: partielle Schmelzreduktion mit molarer Invagination bei begrenzt permanentem Wachstum.

Ab Ameloblasten; **B** Alveolarknochen; **C** Zement; **D** Dentin; **KL** Keratinlamelle; **L** Periodontalligament; Lücken in der epithelialen Integrität: **L1** Dentin ohne Schmelzbedeckung; **L2** Verbindungsepithelansatz am Dentin; **L3** permanent nachwachsendes Knochenzement (**BC**); **OE** orales Epithel; **P** Pulpa; **S** Schmelz; **VE** Verbindungsepithel.

und frei von Zahnschmelz. Ihre äußere Schicht besteht aus Durodentin.

Die funktionellen Anforderungen der Heterodontie bei zum Teil erheblich reduzierter Zahnzahl der Mammalia erfordern neue Adaptationsmechanismen zur Aufrechterhaltung der Gebrauchsperiode der Zähne, die bisher durch Vielzahl und echte Polyphyodontie gegeben war. Diese **funktionelle Adaptation** wird durch Variationen des Grundmusters der konoidalen Zahnanlage erreicht (Abb. 2.**6a–g**):

- Invaginationen des epithelialen „Urkonus“ mit Differenzierungen von Prämolaren und Molaren einschließlich typischer Schmelzfältelung
- Kronenzementbildung aus dem Zahnsäckchen in den Schmelzfalten
- partieller oder vollständiger Verlust der Schmelzbildungsfähigkeit des epithelialen „Urkonus“ mit der Folge lamellärer Schmelzbildung (Rodentia, Unpaarhufer) oder fehlender Schmelzschicht (Stoßzähne der Elefanten, einige Wale)
- durch reduzierte Schmelzbildung bedingte sekundäre Fähigkeit zum permanenten Wachstum von Inzisivi, Prämolaren und Molaren.

Aus der einzeitigen konoidalen Zahnentwicklung geht durch Schmelzreduktion eine permanente lamelläre Hartgewebebildung hervor. Dabei gibt es auch Zwischenformen (z. B. Rattenmolaren).
Diese odontogenetischen Varianzmöglichkeiten werden durch ältere Differenzierungshypothesen (Trituberkulartheorie, Konkreszenztheorie, Dimertheorie) ungenügend erklärt. Vielmehr vollzieht sich die Differenzierung des homodonten „Urkonus“ durch ein- oder mehrfache Invagination mit und ohne Schmelzreduktion. Ausgehend von der Homologie der Zähne erklärt diese **schmelzbildungsabhängige Invaginationshypothese** die 6 biologischen Variationsmuster der Heterodontie bei Säugetieren und beim Menschen (Tabelle 2.**2**):

Tabelle 2.**2** Variationsmuster der Heterodontie bei Säugetieren

Muster	Beschreibung	Typisches Beispiel
1	Formvariabilität des „Urkonus“ ohne wesentliche Invagination	fast alle Inzisivi und Canini
2	geringe Invagination	Prämolaren und Molaren der Karnivoren und Omnivoren
3	multiple Invaginationen, oft mit Kronenzement	Molaren der Herbivoren
4	partielle Schmelzreduktion als Voraussetzung für permanentes Wachstum ohne Invagination	Inzisivi und Molaren der meisten Rodentia, verschiedene „Hauer“-Canini, Unpaarhufer
5	totale Schmelzreduktion ohne Invagination	niedere Säugetiere wie Gürteltier, sekundäre Homodontie bei Zahnwalen
6	partielle Schmelzreduktion mit Invagination	Molaren der Ratte, deshalb begrenzt permanentes Wachstum und adaptiver Ausgleich durch Pseudowachstum mit Zementapposition an der Wurzel

Innerhalb einer Ordnung können die Variationsmuster unterschiedlich sein. Diese Vielfalt ist zweifellos bei den Rodentia am größten, was für die experimentelle Zahnheilkunde von Bedeutung ist:
- Die Laborratte hat permanent wachsende Inzisivi und begrenzt wachsende Molaren (Muster 4 und 6)
- Hamster und Eichhörnchen besitzen dagegen neben den Nagezähnen schmelzbedeckte Molaren (Muster 2 und 4)
- Das Meerschweinchen hat wie Kaninchen und Maus permanent wachsende Inzisivi und Molaren (Muster 4).

Hinsichtlich der feingeweblichen Entwicklung können schließlich folgende **Variationsmuster der Endodontogenese** zusammengefasst werden (Tabelle 2.**3**):

Tabelle 2.**3** Variationsmuster der Endodontogenese

Dentintyp	Beschreibung	Typisches Beispiel
Paläodentin	früheste Dentinbildung in der Phylogenese mit knochenähnlicher, allseitiger Dentinformation durch Odontoblasten, die sich wie Osteoblasten ummauern, demzufolge keine Pulpahöhle	Hautpanzer und Schleimhautzähne der frühen Fische
Mesodentin	erste Ausbildung unregelmäßiger Dentintubuli, trotzdem Einbau der knochenzellähnlichen Odontoblasten ohne zentripetales Wachstum, jedoch Bildung von Denteonen als konzentrische Tubuliformation um Gefäßkanäle	Hautpanzer und Zähne der frühen Knochenfische
Semidentin	uni- bzw. bipolare Odontoblasten bilden lange, sich mehrfach verzweigende Tubuli	bei fossilen Knorpelfischen noch ohne Ausbildung einer Pulpahöhle, bei Haien des oberen Karbons z.T. mit eigener Pulpa
Durodentin	hypermineralisierte Oberflächenschicht bei fehlender Schmelzbedeckung	rezente Haie
Osteodentin	trabekuläres Dentin, z.T. mit Gefäßen (Vasodentin), sowohl als Kronendentin als auch an der Zahnbasis	viele rezente Fische und Reptilien
Orthodentin	paralleler Verlauf der Tubuli mit zentripetaler Bewegung der Odontoblasten	zirkumpulpales Dentin aller höher entwickelten Zähne
Plicadentin	gefälteltes Orthodentin	viele fossile und rezente Amphibien und Reptilien (Labyrinthodonten)

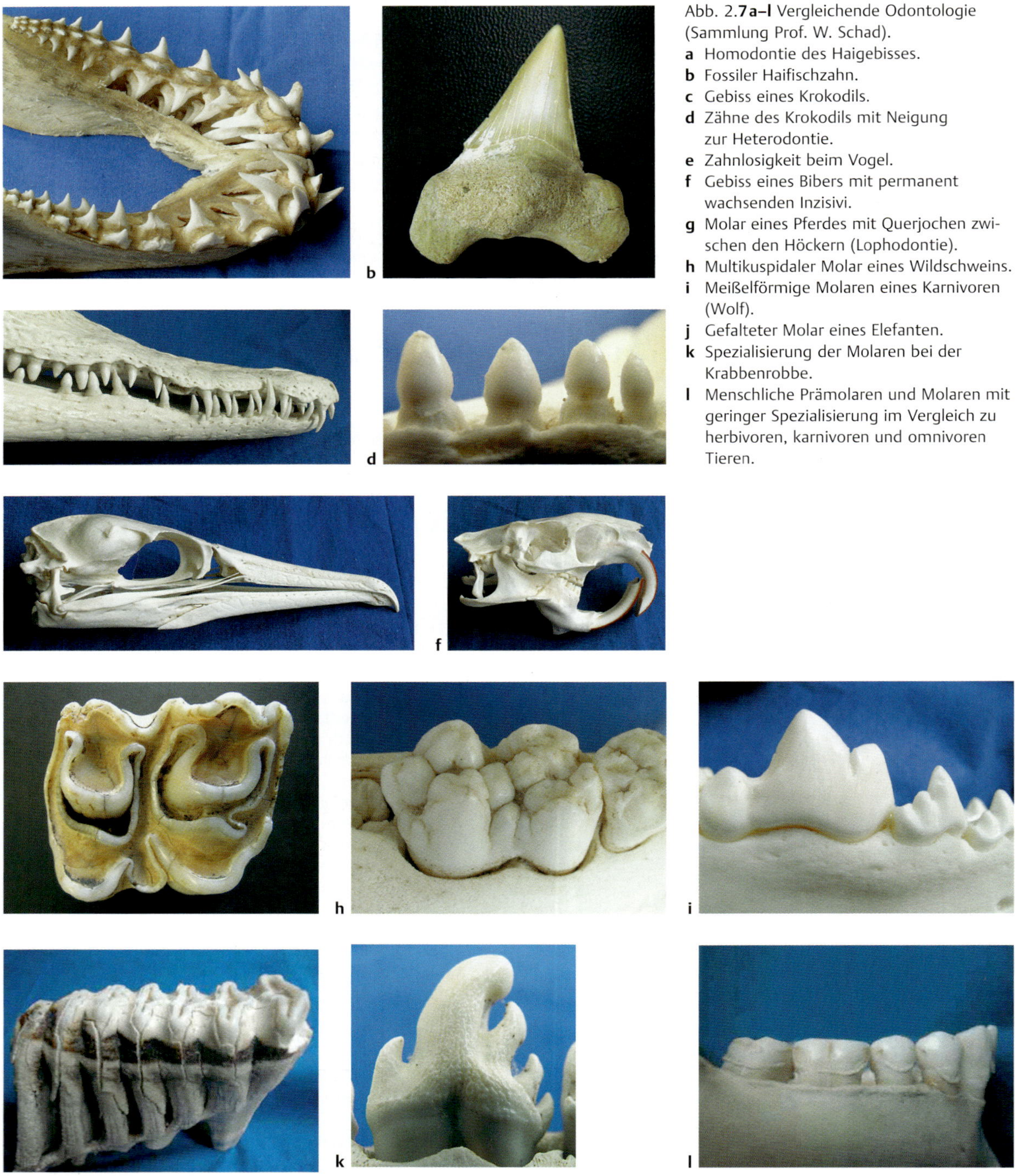

Abb. 2.7a–l Vergleichende Odontologie (Sammlung Prof. W. Schad).
a Homodontie des Haigebisses.
b Fossiler Haifischzahn.
c Gebiss eines Krokodils.
d Zähne des Krokodils mit Neigung zur Heterodontie.
e Zahnlosigkeit beim Vogel.
f Gebiss eines Bibers mit permanent wachsenden Inzisivi.
g Molar eines Pferdes mit Querjochen zwischen den Höckern (Lophodontie).
h Multikuspidaler Molar eines Wildschweins.
i Meißelförmige Molaren eines Karnivoren (Wolf).
j Gefalteter Molar eines Elefanten.
k Spezialisierung der Molaren bei der Krabbenrobbe.
l Menschliche Prämolaren und Molaren mit geringer Spezialisierung im Vergleich zu herbivoren, karnivoren und omnivoren Tieren.

Vergleichende Parodontologie

Schleimhautzähnchen der frühen Fische am Ausgang des Kambriums besitzen kein Stützgewebe im Sinne einer funktionellen Zahnbefestigung. Ebenso sind die pulpalosen und zementfreien Durodentinzähne der Knorpelfische lediglich fibrös befestigt, ohne ein Parodontium zu bilden. Die knöcherne Parodontogenese setzt demzufolge phylogenetisch viel später als die Odontogenese ein.
Bei den Knochenfischen entsteht das **Akrodont** als knöcherne (zementähnliche) Verbindung der Zähne mit dem Kieferknochen. Es tritt noch bei Amphibien und bei einigen Reptilien (Schlangen) auf. Besonders bei hoch entwickelten Reptilien bildet sich eine Knochenrinne mit

Tabelle 2.4 Formvarianten einer funktionellen Zahnbefestigung in der vergleichenden Parodontologie

Schleimhautzähnchen	bei Fischen keine Verankerung zum Kieferknochen, mit Basalplatte über einen Faserapparat mit Mundschleimhaut verbunden
Protoakrodont	fließende Paläodentinverbindung mit dem Kieferknochen bei Gnathostomata
Akrodont	starre, zementähnliche Verbindung mit dem Kieferknochen bei Fischen, Amphibien und Reptilien, sowohl zelluläre als auch azelluläre Knochenbasis
Akroprotothekodont	zwischen Dentinzähnen und Kieferknochen bildet sich bei Fischen eine solide oder zylindrische Knochenbasis, die nach beiden Seiten durch Faserringe verbunden ist
Pleurodont	knöcherne und Faserbefestigung von Reptilienzähnen an der Innenseite der Kieferknochen bzw. in Rinnen
Protothekodont	ausschließliche Faserbefestigung in Rinnen
Thekodont	funktionelle Faserverankerung in Alveolen entsprechend der Wurzeldifferenzierung von Front- und Seitenzähnen; gilt sowohl für permanent wachsende als auch für begrenzt permanent wachsende Zähne

Tabelle 2.5 Zuordnung der Variationen des Thekodonts zu den 6 Mustern der schmelzbildungsabhängigen Invaginationshypothese

Muster 1	Einwurzeligkeit mit funktionell orientiertem Faserapparat zwischen Alveolenkortikalis und Zahnzement
Muster 2	Mehrwurzeligkeit mit Faserapparat zwischen Alveole und Zement
Muster 3	Mehrwurzeligkeit mit Faserapparat, Wurzel- und Kronenzement
Muster 4	Unterteilung in schmelzbedecktes und schmelzloses Parodont: permanente Bildung einer „klinischen Wurzel“ am schmelzlosen Zahnanteil; funktionell orientierter Faserapparat zwischen Alveolenkortikalis und dünner Zementschicht, permanente Resorption des Faserapparates und des Zements vor dem extraalveolären Durchbruch permanente Bildung einer „klinischen Krone“ am schmelzbedeckten Zahnanteil; kein Faserapparat, sondern Migration der Ameloblasten während der Schmelzbildung und Transformation zum dentogingivalen Saumepithel
Muster 5	Einwurzeligkeit mit einfachem Faserapparat zwischen Alveole und Zement, trotz sekundärer Homodontie kein Rückgriff auf einfachere Formen des Parodonts (wie Akrodont oder Pleurodont)
Muster 6	Mehrwurzeligkeit mit funktionell orientiertem Faserapparat zwischen Alveolenkortikalis und dicker Zementschicht; trotz Anlage zum permanenten Wachstum (Schmelzreduktion!) geht dieses durch die Invagination verloren (schmelzlose Molarenmulden), deshalb Ausgleich durch Zementapposition und Pseudowachstum

Befestigung der Zähne als **Pleurodont**. Es ist die Grundform für die weitere Segmentierung in Zahnfächer (Alveolen), die zum Thekodont führt.

Das **Thekodont**, die funktionsgerechte Aufhängung des Zahns in einer Alveole mit Bindegewebefasern, tritt zuerst bei den Frontzähnen von Krokodilartigen auf. Das Thekodont als spezialisiertes Parodont ist die Konsequenz der Heterodontie. Es stellt damit ebenfalls einen Adaptationsmechanismus zur Aufrechterhaltung der Gebrauchsperiode der Zähne am Übergang zur Säugetierentwicklung parallel zur Reduktion der Zahnzahl und zum Fortfall der Polyphyodontie dar. Dieses biologische Muster der Parodontogenese wird nicht mehr verlassen, sondern lediglich modifiziert.

In Tabelle 2.**4** werden die Variationsformen in der Parodontogenese beschrieben.

Da die Induktion der Histogenese des Parodonts ebenfalls durch das Schmelzepithel erfolgt, sind die **Variationen des Thekodonts** den 6 Mustern der schmelzbildungsabhängigen Invaginationshypothese zuzuordnen (Tabelle 2.**5**).

Innerhalb einer Ordnung können in Übereinstimmung mit den Variationsmustern der Odontogenese auch die adäquaten unterschiedlichen Muster der Parodontogenese gleichzeitig auftreten. Die Variationsmuster der Invaginationshypothese stimmen sowohl für die Differenzierung der Zähne (Heterodontie) als auch des Parodonts (Thekodontie) überein.

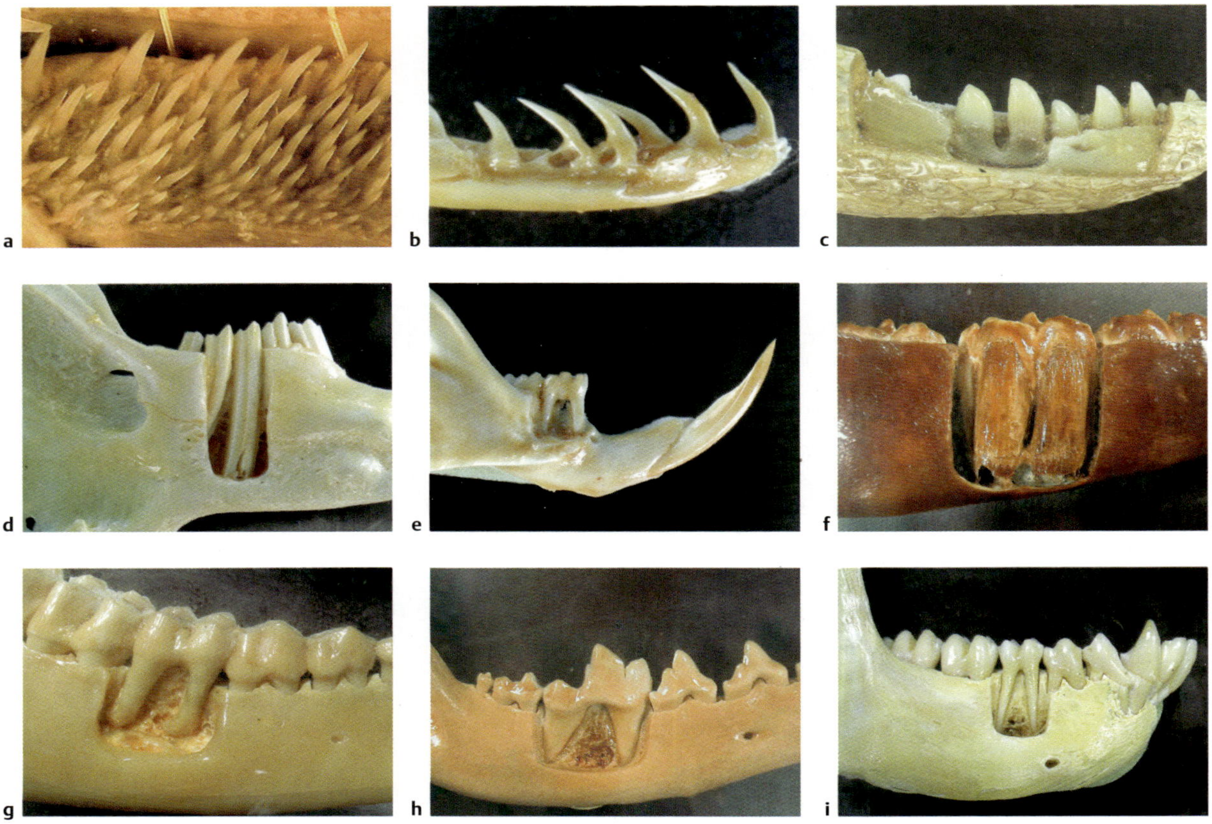

Abb. 2.**8a–i** Vergleichende Parodontologie.
a Homodonte Bezahnung beim Hecht.
b Akrodontie und Homodontie bei der Anakonda.
c Knochenrinne mit fibröser Befestigung der Zähne (Protothekodont) bei einem Steppenwaran.
d Thekodontale Zahnbefestigung an permanent wachsenden Molaren von Kaninchen.
e Thekodontale Befestigung der Molaren und permanent wachsenden Inzisivi bei der Ratte.
f Thekodont am durchbrechenden Molaren eines Esels, massive Kronenzementauflagerung bis in den Wurzelbereich.
g–i Thekodont eines Molaren beim Rothirsch (**g**), Rotfuchs (**h**) und Makaken (**i**).

Klinische Konsequenzen

Pathologische Reaktionen des Endodonts und des Parodonts müssen unter phylogenetischen Aspekten der Entwicklung der Genregulation betrachtet werden. Jahrmillionenalte modifizierte oder auch zwischendurch verlassene Reaktionsmuster der Gewebe durch die Signalmolekülinduktion ihrer Zellen werden im Zuge der pathologischen Degeneration oder Regeneration wieder aufgegriffen und kopiert. Alle Strukturveränderungen bei Anomalien, Traumafolgen sowie Karies- und Parodontitisprogression sind Rückgriffe auf „schon dagewesene" phylogenetische Reaktionsmuster. Sie haben fast immer für längere Zeiträume protektiven Charakter. Deshalb ist das **biologische Phylogenesegedächtnis** als genetische Kodierung das sicherste Abwehrsystem, weil alle pathogenen Einflüsse mit einem „Schritt zurück" in der Phylogenese beantwortet werden können. Offenbar gibt es keinen „Schritt voraus", also eine zelluläre oder molekulare Reaktion, die bisher noch nicht in der Phylogenese ausprobiert worden wäre.

Die **Zahnkaries** ist Folge der verhinderten Abrasion und Attrition durch die drastische Veränderung der Ernährungsgewohnheiten in den letzten 100 Jahren. Nicht eröffnete Fissuren und nicht attridierte Approximalflächen haben die höchste Befallsrate. Ausgedehnte okklusale Abrasionen bis weit in den Dentinkern oder die obliterierte Pulpakammer hinein und eine Mesialverschiebung (anteriores „Aufrücken") aller Zähne um 10 mm innerhalb eines Quadranten sind aber die natürlichen Funktionsmuster der omnivoren Dentition.

Die Kariesprogression löst die Bildung von Transparenzdentin aus, eine Kopierung der Durodentinmineralisation (bei schmelzlosen Haizähnen). Die Reizdentinbildung als pathologische Reaktion der Zahnhartgewebe bei der Kariesprogression, bei therapeutischen Überkappungen oder infolge Frakturheilung ist ein Rückgriff auf phylogenetisch ältere Muster der Dentinbildung (Osteodentin, Mesodentin, Paläodentin; vgl. Tabelle 2.**3**).

Die Entzündungsprogression im Endodont wird schließlich mit zellulär-fibrillärer Zementapposition (als Mechanismus der begrenzt permanenten Eruption) beantwortet. Unterliegen alle Abwehrmechanismen, setzt eine ausgedehnte Resorption ein – wiederum die Kopierung der natürlichen Exfoliation der 1. Dentition in einem semidiphyodonten Gebiss.

Das Wechselspiel dieser Reaktionsmuster erklärt schließlich das **Konzept der Progression und Stagnation** der Zahnkaries mit einem klinischen Paradigmenwechsel zur Frühdiagnostik und zu noninvasiver, minimal invasiver Therapie und Reparaturfüllung.

Die **marginale Parodontitis** führt zur Freilegung von Wurzeldentin, was deshalb unproblematisch ist, weil diese Reaktion phylogenetisch zahlreiche Vorbilder hat. Exponiertes Wurzeldentin unterliegt wie Kronendentin einer lebenslangen De- und Remineralisation. Die einseitig extrem tiefe Tasche greift auf Befestigungsmuster des Protothekodonts zurück und ermöglicht dabei oft über Jahre die weitere Zahnerhaltung, während vielfältige Ankyloseformen die knöcherne Verankerung des Akrodonts kopieren.

Es ist klinisch untermauert, dass die Parodontitis umso rascher fortschreitet, je geringer die begrenzt permanente Eruption durch fehlende Abrasion ist. Kaum ein **natürliches Abrasionsgebiss** des omnivoren Menschen hat nach klinischer Beobachtung nennenswerten Karies- und/oder Parodontitisbefall.

Schließlich sind **Formanomalien** der Zähne Ausdruck der gestörten Odontogenese durch überschießende oder ausbleibende Invaginationsfolgen, wie die Gemination, Prämolarisation, der Dens invaginatus sive evaginatus, der Dens emboliformis (als Urkonus mit ausbleibender Invagination) und zahlreiche Beispiele mehr.

Odontogenese

MERKE

Mit dem weitgehenden Abschluss der Sequenzierung des menschlichen Genoms im Jahr 2001 erhält die Entdeckung einzelner Genfunktionen im Rahmen neuer Disziplinen wie Genomik, Proteomik, Transkriptomik oder Zellomik eine neue Dimension für zukünftige klinische Entscheidungen. Für die Odontogenese sind bisher mehr als 200 Gene identifiziert worden.

Entwicklungsprozesse werden bei allen Tieren und beim Menschen durch die gleichen Gene reguliert. Damit ist das biologische Phylogenesegedächtnis begründet und die Übertragbarkeit von Erkenntnissen von einer Spezies zur anderen ist in Grenzen möglich.

Hauptsächlich 3 Familien von Signalmolekülen vermitteln die **Induktionskaskade** zwischen dem embryonalen **Epithel der Mundhöhle** und dem **Mesektoderm aus der Neuralleiste**:

- Fibroblastenwachstumsfaktor (FGF)
- Knochenmorphogeneseproteine (BMP)
- Tumornekrosefaktor (TNF).

Die von einer Senderzelle sezernierten Signalmoleküle werden von spezifischen Rezeptoren der Zielzellen aufgenommen, um über den molekularen intrazellulären Weg die entsprechenden Gene zu aktivieren. Die primären und sekundären **Schmelzknoten** als nicht teilbare Zellhaufen tiefer im **inneren Schmelzepithel** der Höckerformation sind offenbar Zentren der Signalmolekülsekretion zur Steuerung der jeweiligen formgebenden Invagination.

Milchzahndentition

Die embryonale Zahnentwicklung beginnt nach dem 40. Tag mit der Proliferation des Mundhöhlenepithels zur **Zahnleiste** (Abb. 2.**9**). Die ersten **Schmelzknospen** der Milchschneide- und -eckzähne entwickeln sich zwischen dem 50. und 56. Tag bei einer Scheitel-Steiß-Länge (SSL) von 17–22 mm. So entstehen an der vestibulären Fläche der Zahnleiste im Oberkiefer und Unterkiefer je 10 Schmelzknospen der zukünftigen Milchzähne, denen ab der 14. embryonalen Entwicklungswoche die Schmelzknospen der zukünftigen permanenten Molaren als Zuwachszähne folgen. Während der Weiterentwicklung der Knospen zum **Kappenstadium** (Abb. 2.**10c, d**) proliferiert die **Vestibularleiste** aus den Basalzellen des Mundhöhlenepithels. Sie spaltet sich nach der 8. Woche in 2 Blätter und bildet somit das Vestibulum.

Um die Kappe bilden sich große ektomesenchymale Zellhaufen, die sich immer mehr verdichten und zunehmend von der Epithelproliferation zum glockenförmigen Stadium als **Zahnpapille** formiert werden. Im späteren Kappenstadium formieren sich, je nach Zahl der späteren Höcker, der primäre und sekundäre **Schmelzknoten**, deren Zellen nicht mehr proliferieren. Die Schmelzknoten sind Signalzentren für die Zellinduktion, insbesondere mittels BMP und FGF. Die Schmelzorgane der Milchfrontzähne erreichen das **Glockenstadium** nach der 12.–16. Woche (85–130 mm SSL); die Milchmolaren schließen dieses Stadium nach der 21. Woche (ca. 200 mm SSL) ab (Abb. 2.**10e, f**).

Die Zelldifferenzierung des **inneren Schmelzepithels** beginnt im Kappenstadium, die Umwandlung zu **Ameloblasten** und die der Mesenchymzellen zu **Odontoblasten** bleibt dem Glockenstadium vorbehalten. Gleichzeitig entwickelt sich durch Verdichtung von Mesenchymzellen und die zunehmende Zahl kollagener Fibrillen um die Glocke und die Papille das **Zahnsäckchen**, das eine fibröse Bindegewebeumhüllung des ganzen Zahnorgans darstellt.

Der Beginn der **Hartgewebebildung** nach 4–5 Monaten embryonaler Entwicklung wird durch wechselseitige Induktion der ektodermalen und ektomesenchymalen Zellen ausgelöst. **Präameloblasten** des inneren Schmelzepithels und Ektomesemchymzellen der Zahnpapille lösen über die Basallamina die Differenzierung der Odonto-

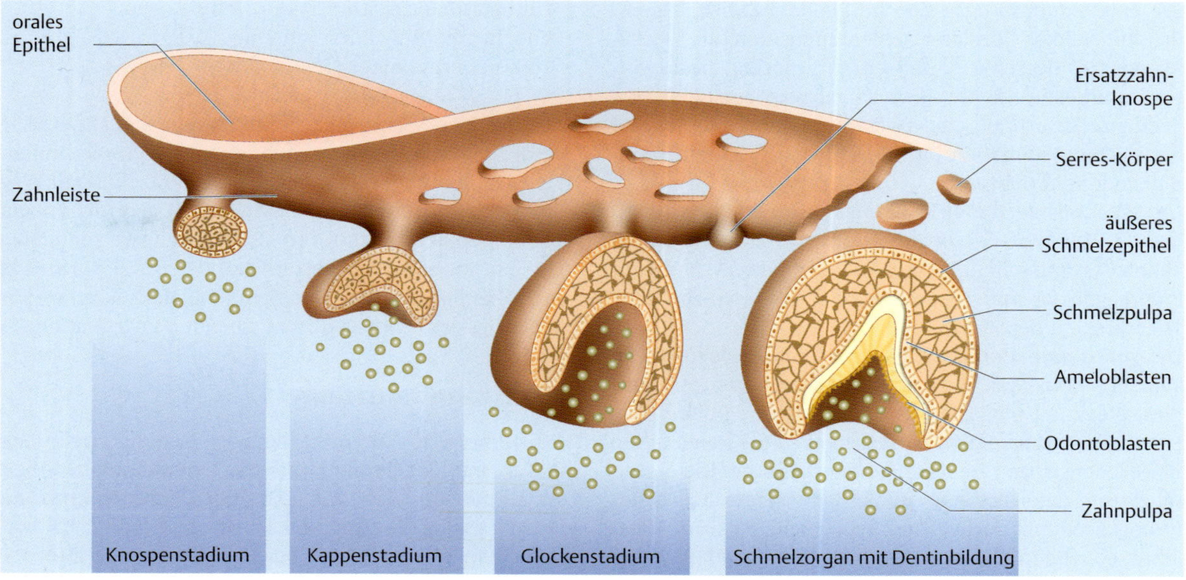

Abb. 2.**9** Schematische Übersicht der Zahnentwicklung nach Proliferation des oralen Epithels als Zahnleiste in das Mesektoderm.

blasten aus, die mit der Sekretion der organischen Dentinmatrix beginnen. Daran sind vor allem Signalmoleküle (Fibronektin) und Wachstumsfaktoren (FGF) beteiligt.

Sobald das erste periphere Prädentin zu Dentin mineralisiert und damit endgültig die Zahnkronenform festgelegt wurde, erfolgt die Umbildung der Präameloblasten in Matrix produzierende Ameloblasten. Die ungleichmäßige Mineralisation der gesamten Schmelzbedeckung führt dann schließlich zum Abschluss der Zahnkronenbildung. Sowohl diese **Mineralisationsmuster** und ihre zeitliche Reihenfolge als auch die **Durchbruchzeiten** der Zähne wurden von Schour und Massler (1940) zusammengefasst (Abb. 2.**11** u. 2.**12**). Sie haben bei großer interindividueller Schwankung heute noch volle Gültigkeit.

Mit Ausnahme der reihenförmigen Neubildung von Durodentinzähnen der Knorpelfische beruht seit den polyphyodonten Knochenfischen der Zahnwechsel auf der **Resorption** des zu ersetzenden Zahns. Dies gilt in vollem Umfang auch für die menschliche semidiphyodonte Bezahnung. Der Ersatz der Milchzähne beginnt mit einer diskontinuierlichen, meist lakunären Resorption an den Wurzeln.

Wie für alle Resorptionen von Hartgewebe sind aktive Phasen typisch, die mit passiven Phasen alternieren, in derer Verlauf auch lamelläre Osteozementanlagerungen möglich sind. Die **Pulpa** bleibt bis zum Schluss in den noch nicht resorbierten Anteilen funktionstüchtig. Die Resorption erfasst alle Hartgewebe und schließt auch den Schmelz in seinen zervikalen Anteilen mit ein.

Der nachfolgende Keim leitet den Zahnwechsel mit der Milchzahnresorption ein (Abb. 2.**13a–f**). Dadurch bleiben Zähne ohne Ersatzanlage als persistierende Milchzähne meist lang erhalten und ihre koronale Abrasion wird eher ein therapeutisches Problem als die Wurzelresorption. Andererseits können retinierte Zähne zwar an ihren Nachbarn Resorptionen auslösen, sie selbst unterliegen jedoch nie einer vollständigen Auflösung. Schließlich ist die Kontrolle der Durchbruch- und Wechselzeiten von Bedeutung, um Ausbreitung und Gefahren von Infektionen im Kieferbereich (Zahnkeim-Osteomyelitis, Milchzahnpulpitis und apikale Parodontitis, Intrusionstrauma) einschätzen oder Ursachen von Eruptionsstörungen (hormonelle Störungen, Tumoren) bestimmen zu können.

Für die Entwicklung und Verhütung von Zahnstellungsanomalien ist von Bedeutung, dass die Milchfrontzähne wesentlich kleiner als ihre permanenten Ersatzzähne sind. Die Wurzelbildung ist in der Regel erst 2 Jahre nach dem Durchbruch abgeschlossen und schon weitere 3 Jahre später setzt die Wurzelresorption ein, sodass ihre eigentliche Gebrauchsdauer bei voller Ausbildung 3 Jahre nicht übersteigt. Durch die dünne Schmelzhaube unterliegen sie zusätzlich einer natürlichen Abrasion, besonders an den Kauflächen und Schneidekanten.

Permanente Dentition

Die bleibenden Zähne des Menschen entwickeln sich sowohl aus der **Ersatzzahnleiste** (2. Dentition) als auch aus der **primären Zahnleiste** als permanente Molaren der 1. Dentition. Die Schmelzknospen der 1. Molaren entstehen im embryonalen Alter von 14 Wochen bei einer Scheitel-Steiß-Länge von etwa 116 mm. In Abb. 2.**11** u. 2.**12** sind die Zeiten der Mineralisation, des Durchbruchs sowie des Abschlusses der Wurzelbildung und der Einstellung der Zahnreihen in die Okklusion dargestellt.

Durch die zeitliche Abfolge des Milchzahnverlusts und der Ersatzzahneruption entsteht eine typische Periode des **Wechselgebisses**. Sie bedarf besonderer Aufmerksam-

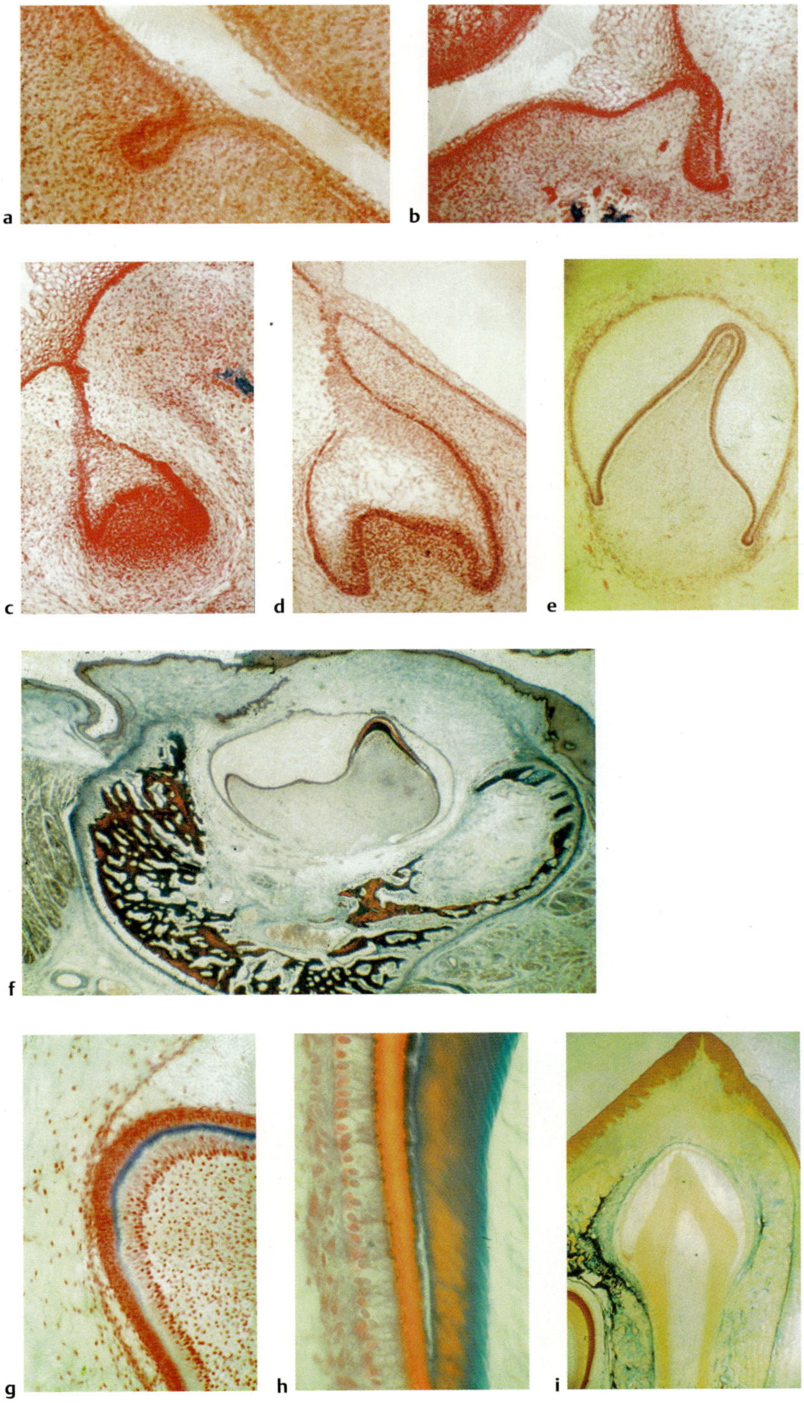

Abb. 2.**10a–i** Histologische Übersicht der Zahnentwicklung nach Proliferation des oralen Epithels als Zahnleiste in das Mesektoderm.
a, b Abfaltung der Zahnleiste aus dem Mundhöhlenepithel.
c Frühes Kappenstadium mit Verdichtung des Mesektoderms.
d Spätes Kappenstadium mit innerem und äußerem Schmelzepithel.
e Glockenstadium eines Frontzahns.
f Glockenstadium eines Molaren.
g Beginnende Prädentinbildung durch die Odontoblasten.
h Ausdifferenzierte Ameloblasten mit Schmelzbildung.
i Präeruptives Stadium eines Frontzahns.

keit, da hier meist die höchste Kariesaktivität und die Gefahr der Entwicklung sekundärer Stellungsanomalien vorliegen. Die Zahnentwicklung wird zwischen dem 18. und 25. Lebensjahr abgeschlossen, wenn die Wurzelbildung an den 3. Molaren beendet ist.

Das **permanente Gebiss** besteht je Quadrant aus 2 Ersatzschneidezähnen, einem Ersatzeckzahn, 2 Prämolaren als Ersatz für die Milchmolaren und 3 Zuwachsmolaren. Die Wurzelbildung ist in der Regel erst 3 Jahre nach dem Durchbruch abgeschlossen.

Sowohl das komplizierte Fissurenrelief bei Prämolaren und Molaren als auch die Mehrwurzeligkeit spielen eine disponierende Rolle bei der **Progression der Karies und der Parodontalerkrankungen**. Deshalb werden diese Zähne erheblich öfter und früher extrahiert als andere.

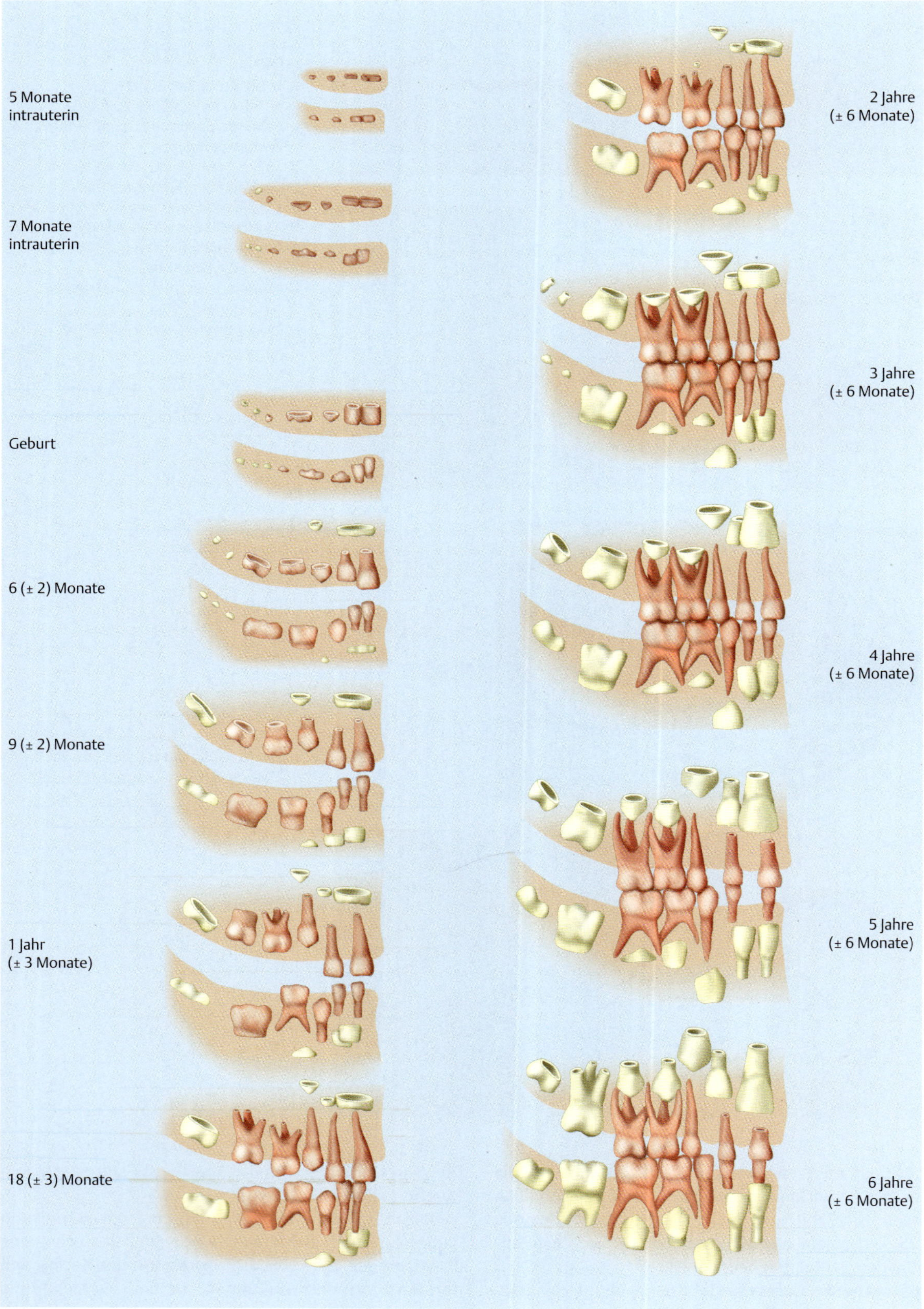

Abb. 2.**11** Entwicklung der Milchzähne (nach Schour u. Massler 1940).

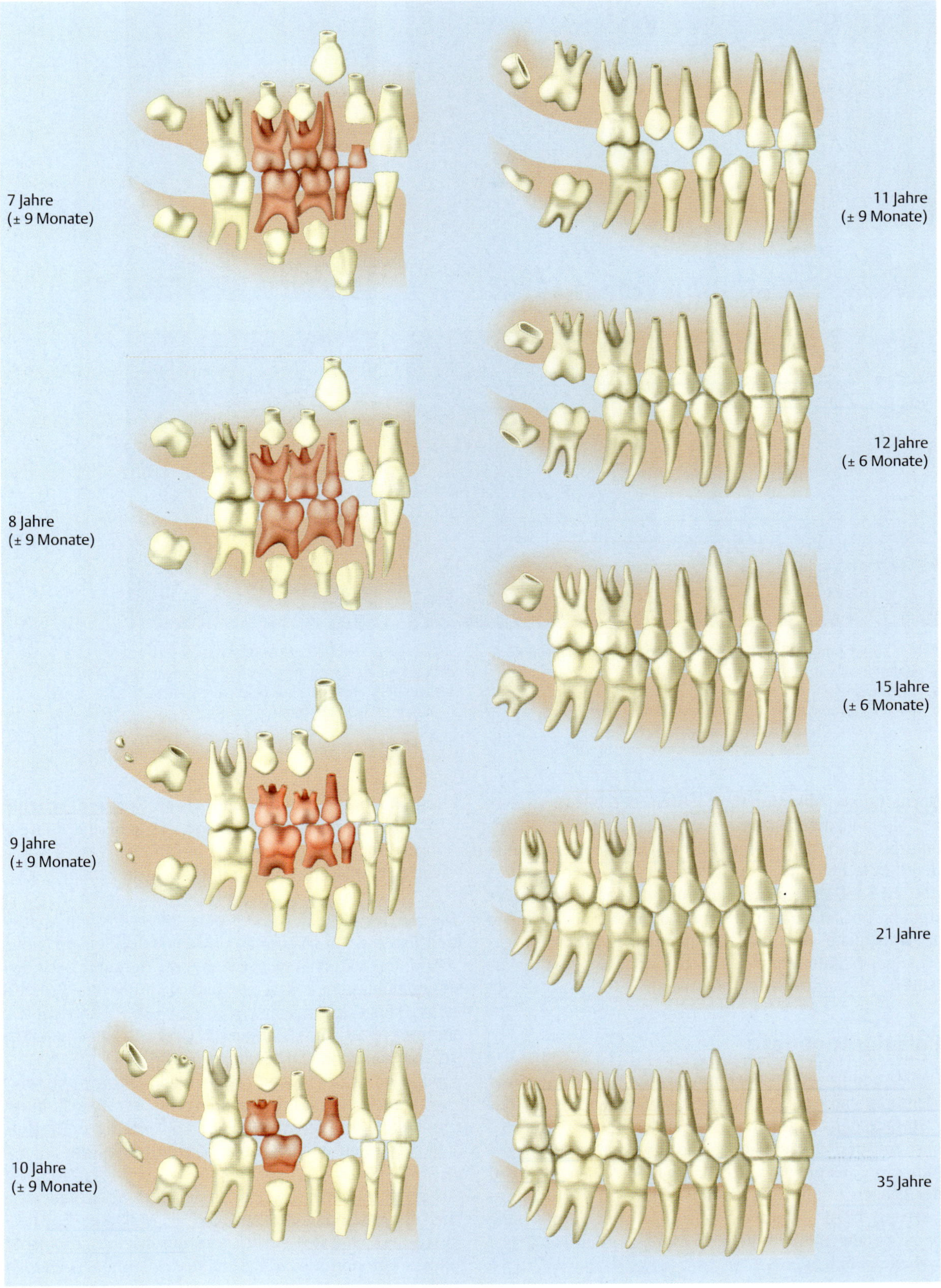

Abb. 2.**12** Entwicklung der Zähne im Wechselgebiss und im bleibenden Gebiss (nach Schour u. Massler 1940).

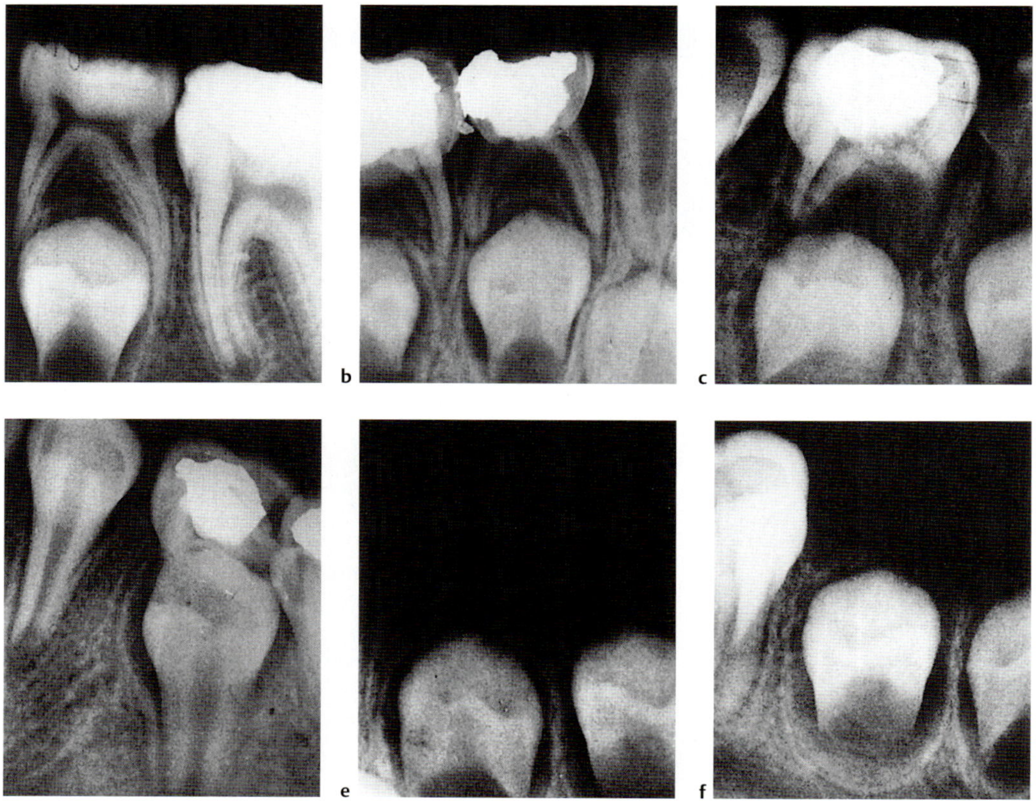

Abb. 2.**13 a–f** Zahnentwicklung und Eruption am Beispiel von Röntgenbefunden permanenter Prämolaren.
a Lage des Zahnkeims zwischen den Milchzahnwurzeln.
b Die Resorption der Milchzahnwurzeln hat begonnen.
c Die Hälfte der Milchzahnwurzeln ist resorbiert.
d Vollständige Resorption der Milchzahnwurzeln.
e Lage der Zahnkeime vor dem Durchbruch.
f Beginn des Durchbruchs.

Die natürliche **Abrasion** führt jenseits des 35. Lebensjahrs zur allmählichen Einebnung des Fissurenreliefs – nach dem 50. Lebensjahr können erhebliche Dentinareale an den Kauflächen und Schneidekanten freigelegt sein (vgl. Abb. 2.**17 a–f**). Bei präventiver und therapeutischer Betreuung mit adäquaten Restaurationsmaterialien bleiben altersadäquate **normale Okklusionsbeziehungen** geschlossener Zahnreihen bis in das hohe Lebensalter erhalten.

Parodontogenese

Die Parodontogenese beginnt mit der Verdichtung und Membranbildung der ektomesenchymalen Zellen des Zahnsäckchens. Folgerichtig begleitet sie die Odontogenese mit der Wurzelbildung und führt zu gegenseitigen Induktionsleistungen mittels Signalmolekülen während der ganzen Eruption bis zum Abschluss der Wurzelformierung. Diese induktiven Leistungen der Formgebung der ein- oder mehrwurzeligen Zähne werden von 2 Geweben vollbracht:

- vom ektodermalen Epithel des ursprünglichen Schmelzorgans, das durch Zusammenlegung des äußeren und inneren Schmelzepithels als **Hertwig-Scheide** apikalwärts migriert und damit die konische Röhrenform der zukünftigen Wurzel bestimmt
- von **perifollikulären Zellen** des Zahnsäckchens.

Die Hertwig-Scheide ist von einer internen (pulpaseitig) und externen Basallamina (parodontseitig) eingekleidet. Ihre inneren Zellen entsprechen ihrer Herkunft nach den Präameloblasten, sodass sie auch während der Wurzelentwicklung Schmelzmatrixproteine (SMP), Knochensialoprotein (BSP) und Osteopontin (OPN) als Signalmoleküle sezernieren können. Die Induktion führt:

- pulpawärts zu Präodontoblasten und **Odontoblasten**
- während der Desintegration zuerst der Basallaminae und dann der Hertwig-Scheide follikelseitig zu **Perifollikularzellen** und danach zu **Zementoblasten**.

Als Ergebnis der Desintegration der Hertwig-Scheide verbleiben insbesondere im apikalen Teil **Malassez-Epithelreste** als Zellnester zurück, die durch eine chronische apikale Parodontitis zur Zystenbildung stimuliert werden können.

Tabelle 2.**6** Zementtypen und ihre Eigenschaften

Typ	Beschreibung	Funktion
Azellulär-afibrilläres Zement	ohne Zementozyten und kollagene Fibrillen	ausschließlich als **Kronenzement** in Zementzungen oder -inseln am zervikalen Schmelzrand sowie als Zementdeckschicht bei konfluierenden Inseln
Azellulär-fibrilläres Zement	mit zahlreichen kollagenen Fibrillen und Fibrillenbündeln, jedoch ohne Zementozyten	Faserzement, das direkt an der Dentinwand gebildet wird und hauptsächlich in den koronalen Abschnitten liegt
• **Eigenfaserzement** (intrinsic fiber cementum)	ohne Sharpey-Fasern	
• **Fremdfaserzement** (extrinsic fiber cementum)	mit einer großen Zahl von Sharpey-Fasern aus dem Periodontalligament zur Befestigung	
Zellulär-fibrilläres Zement	mit zahlreichen Fibrillenbündeln und Zementozyten	Anlagerung hauptsächlich apikal auf azelluläres Zement oder von diesem durchzogen durch rhythmischen Wechsel der Bildung
• **Gemischtfaserzement** (mixed, stratified cementum)	mit einigen Sharpey-Fasern	
• **Eigenfaserzement**	ohne Sharpey-Fasern	dient als zelluläres Ersatzzement, z. B. nach Resorptionen

Die Milchzahnkeime entwickeln sich ursprünglich wie Schleimhautzähne, die erst im Kappenstadium von der **Alveolarrinne** umschlossen werden. Diese Knochenrinne entspricht phylogenetisch dem Pleurodont. Sie ist im Oberkiefer mehr trogartig ausgebildet, während sie im Unterkiefer spitzwinkliger verläuft. Mit Beginn der Mineralisation der Dentin- und Schmelzmatrix entstehen dünne, knöcherne Septen, welche die einzelnen Keimanlagen auf dem Weg zum Thekodont trennen.

Ausschlaggebend für den Beginn dieser Alveolenbildung ist offenbar der koronale Mineralisationsstart, denn auch die Ersatzzahnkeime erhalten ihr eigenes Alveolenfach erst mit einsetzender Hartsubstanzbildung des koronalen Dentins und des Schmelzes. Die nun in diesen Knochenhöhlen liegenden Zahnkeime sind vom Zahnsäckchen umgeben, das die Knochenbildung induziert. So formiert sich der Alveolarfortsatz bei den Milch- und Zuwachszähnen bereits vor Beginn der Wurzelbildung. Bei den Ersatzzähnen entwickelt sich der Alveolarfortsatz viel später, nämlich erst mit dem beginnenden Durchbruch der Zähne in der Wechselgebissperiode.

Aus den Mesenchymzellen des Zahnsäckchens differenzieren sich schon präeruptiv, aber besonders posteruptiv während der Wurzelentwicklung die Fibroblasten des **Periodontalligaments**. Die von den Fibroblasten gebildeten kollagenen Faserbündel lagern sich sowohl in das Wurzelzement als auch in die Knochenwand der ursprünglichen Alveole ein. Diese Faserbündel ändern ihren Verlauf während der Eruption ständig und nach Eintritt in die Okklusion haben sie ihre größte Stärke und zahntypische funktionelle Orientierung erreicht. Tabelle 2.**6** führt die verschiedenen **Zementarten** auf, die bestimmte Phasen der Parodontogenese charakterisieren.

Ausschließlich zellulär-fibrilläres Zement (mit seiner Hauptlokalisation im apikalen Bereich) wird zur begrenzten **lebenslangen Eruption** als Ausgleich des Abrasionsverlusts an der Zahnkrone genutzt. Durch die Alternierung von Ruheperioden und Eruptionsschüben entsteht ein Wechsel von zellulärem Gemischtfaserzement und Eigenfaserzement.

Dieser für das apikale Parodont charakteristische Zementaufbau hat klinische Bedeutung für das Verhältnis zwischen Resorption und Apposition bei Parodontitis apicalis. Je nachdem welche Zellen durch die Entzündung hauptsächlich stimuliert werden, kommt es entweder zur überwiegenden Wurzelresorption oder zur Hyperzementose und Ankylose. Wie schon unter normalen Bedingungen alternieren diese Prozesse auch bei pathologischen Einflüssen in einer wechselvollen Dynamik.

Die **Aufrechterhaltung der epithelialen Integrität** zwischen Gingivaepithel und Schmelzoberfläche ist ein Schlüsselmechanismus der **Parodontogenese**. Diese wird **in 3 Stadien** einteilt:

- **Präeruptives Stadium:**
  Nach Abschluss der Schmelzbildung flachen sich die Ameloblasten ab und bilden mit weiteren ehemaligen Zellen des Schmelzorgans (Stratum intermedium) das **reduzierte Schmelzepithel**. Es wird von einer internen Basallamina zum Schmelz und von einer externen Basallamina zum umgebenden Bindegewebe abgegrenzt. Bei partieller Desintegration des reduzierten Schmelzepithels können Schmelzareale mit azellulär-afibrillärem Zement überzogen werden. Die semidesmosomale

Verbindung des reduzierten Schmelzepithels mit der internen Basallamina an der Schmelzoberfläche wird als **primärer Epithelansatz** bezeichnet. Das reduzierte Schmelzepithel öffnet sich, sobald eine Schneidekante oder ein Höcker das Mundhöhlenepithel erreicht.

- **Eruptives Stadium:**
  Von koronal nach apikal wandelt sich das reduzierte Schmelzepithel in das dentogingivale Verbindungsepithel (Saumepithel). Die reduzierten Ameloblasten unterliegen dabei einem neuerlichen Gestalt- und Strukturwandel, indem sie sich zu lang gestreckten **Verbindungsepithelzellen** entwickeln. Sie sind teilungsunfähig. Gleichzeitig verwandeln sich auch die Zellen des Stratum intermedium zu Verbindungsepithelzellen, die jedoch proliferieren können und die zukünftigen Basalzellen des Verbindungsepithels werden. Damit beginnt ein Turnover, der zu einem „Zellstrom" von den Basalzellen nach koronal führt. Zuerst werden die aus den reduzierten Ameloblasten entstandenen Verbindungsepithelzellen am Sulkusboden exfoliiert, danach fortwährend weitere Zellen. Die wiederum über die Basallamina erfolgende semidesmosomale Anhaftung der Verbindungsepithelzellen an der Zahnoberfläche wird als **sekundärer Epithelansatz** bezeichnet.
- **Posteruptives Stadium:**
  Die Umwandlung des reduzierten Schmelzepithels in das Verbindungsepithel ist mit dem Abschluss der Kroneneruption 12–24 Monate nach Beginn des Durchbruchs vollzogen. Das Verbindungsepithel ist nun ein sich selbst erneuerndes Gewebe.

Dieser sich selbst erneuernde sekundäre Epithelansatz bildet sich auch an Dentin und Zement der Zahnwurzel und selbst an Zahnstein. Damit wird sowohl bei der begrenzten, aber lebenslangen Eruption als auch bei Parodontalerkrankungen die **epitheliale Integrität** aufrechterhalten. Phylogenetische Vorbilder sind dafür zahlreich. Schließlich ist die De-novo-Bildung von Verbindungsepithel aus dem oralen Gingivaepithel möglich, was sowohl für die Parodontalchirurgie als auch für die Heilung von Verletzungen des marginalen Parodonts von grundlegender Bedeutung im Hinblick auf das **epitheliale Reattachment** ist.

Die anatomische Bildung der thekodontalen Zahnbefestigung beim Menschen ist mit der Wurzelbildung des 3. Molaren im Alter von 18–25 Jahren abgeschlossen. Auch danach unterliegen sowohl Epithel als auch Bindegewebe einer hohen Zellumsatzrate (Turnover). Diese extrem lange Entwicklungszeit der Zähne bis in das 3. Lebensdezennium und die Erhaltung bzw. Zerstörung der epithelialen Integrität des Zahnschmelzes und des Gingivaepithels spielen eine entscheidende Rolle bei der Pathogenese der Karies und der Parodontalerkrankungen und bei ihrer Therapie.

Zahnschmelz

MERKE

Der Schmelz ist das härteste Zellprodukt des Organismus mit einer Vickers-Härte (VH) von 300–400. Nach Abschluss seiner primären Bildung und Mineralisation stellt er nach Umwandlung der reduzierten Ameloblasten in den primären Epithelansatz des Verbindungsepithels, also während der Eruption, kein Gewebe mehr dar. Er sichert die epitheliale Integrität von Endodont und Parodont.

Die kristalline Biomineralisation des Schmelzes besteht aus einem komplexen Hydroxylapatit. An dieser Calcium-Phosphat-Mineralisation sind zusätzlich Carbonate beteiligt. Daraus ergibt sich eine spezifische Zusammensetzung aus Wasser, organischer Substanz der Matrix und Elementen der Mineralisation.

Schmelzbildung

Die Schmelzbildung beginnt im glockenförmigen Stadium der Zahnentwicklung durch Ameloblasten des inneren Schmelzepithels. Die von diesen Ameloblasten sezernierte Schmelzmatrix besteht vorwiegend aus nichtkollagenen Proteinen. Mit Keimen von Apatitkristallen beginnt sehr rasch die Mineralisation. Zentrifugal migrierend, bündeln die sekretorischen Ameloblasten die Schmelzkristallite in der Matrix zu einem **Schmelzprisma**. Demzufolge ist der wellenförmige Verlauf der Schmelzprismen, der die große Härte bedingt, das Abbild der Ameloblastenbewegung.
Aufbau und Anordnung der Schmelzprismen werden durch die Kristallite des ausgereiften Zahnschmelzes bestimmt. Diese Kristallite sind große hexagonale Apatitstäbe von 25 × 40 × 160 nm. Nach der bahnbrechenden elektronenmikroskopischen Entdeckung von Meckel, Griebstein und Neal (1965) verzahnen sich die Prismen untereinander nach dem „Schlüssellochtyp" mit einem mittleren Prismenstabdurchmesser von 5 µm und einer Höhe über Kopf und Bart von 9 µm.
Auf der Grundlage der Schmelzbildung aller bezahnten Wirbeltiere und des Menschen kann man 5 **Aufgaben des Schmelzepithels** unterscheiden:

- Auslösung einer zellulären Induktionskaskade
- Bestimmung der Kronenform
- Sekretion der Schmelzmatrix
- Mineralisation und präeruptive Schmelzreifung
- Transformation zum Verbindungsepithel.

Auslösung einer zellulären Induktionskaskade

An der Induktionskaskade als reziproker Interaktion zwischen Zellen des inneren Schmelzepithels, insbesondere in den Zellhaufen der Schmelzknoten, und den ektomesenchymalen Zellen der Zahnpapille sind hauptsächlich

Wachstumsfaktoren (FGF, BMP) beteiligt. Dabei differenzieren sich Präameloblasten zu sezernierenden Ameloblasten und Präodontoblasten zu sezernierenden Odontoblasten, die zunächst Dentinmatrix und dann Schmelzmatrix sezernieren. Die Hertwig-Scheide übernimmt später die gleichen gegenseitigen Induktionsaufgaben bei der Dentinbildung der Wurzel, jedoch bei eingebüßter Schmelzbildungsfähigkeit.

Bestimmung der Kronenform

Die für den Zahntyp spezifische Invagination im Glockenstadium legt die zukünftige Schmelz-Dentin-Grenze fest. Dies erfolgt durch unterschiedliche mitotische Aktivität des inneren Schmelzepithels ausgelöst durch Schmelzknoten, woraus Höcker und Fissuren der späteren Kronenform resultieren. Der molekularbiologische Mechanismus dieser differenzierten Zellaktivität wird zunehmend aufgeklärt, wobei die ektomesenchymalen Zellhaufen sowohl der Papille als auch des Zahnsäckchens mit der gesteigerten Aktivität ihrer Msx-Gene und der Expression von Wachstumsfaktoren eine Rolle spielen.

Sekretion der Schmelzmatrix

Intrazellulär werden im endoplasmatischen Retikulum und im Golgi-Apparat Schmelzmatrixproteine synthetisiert. Sie wandern als Matrixgranula von **Amelogeninen** und **Nonamelogeninen** (Tuftelin, Ameloblastin, Enamelin, Proteinasen) in den Tomes-Fortsatz des Ameloblasten. Dort werden sie an den Seitenflächen und an der Basis des pyramidenförmigen Fortsatzes sezerniert. Ergebnis dieser nichtlinearen Matrixbildung sind die typischen Kopf-Bart-Konfigurationen der zukünftigen Schmelzprismen. Dabei entsteht neben dem „Schlüssellochtyp“ ein zweiter Verschlüsselungstyp der Schmelzprismen, der im Querschnitt als „Pferdehuftyp“ erscheint. Dieser besitzt interprismatische Zonen. Obwohl der Kern eines jeden Schmelzprismas auf die Matrixsekretion eines Ameloblasten zurückgeht, sind an dem Verzahnungsmuster des „Schlüssellochtyps“ offenbar 4 und an dem des „Pferdehuftyps“ 2 Ameloblasten beteiligt. Das hat entscheidende Bedeutung für die große Härte des Schmelzes.

Mineralisation und präeruptive Schmelzreifung

Die Matrixsekretion mit etwa 90% Amelogenin und 10% Nonamelogenin und die sofort einsetzende Mineralisation verlaufen in rhythmischen Schüben, die am Schmelzschliff als **Retzius-Linien** deutlich werden. Dabei führt die Amelogeninsekretion zu globulären Aggregaten, die als Nanosphären ein Gitter für den Kristalliteinbau bilden. Danach resorbieren Proteinasen die Nanosphären, um das weitere Kristallwachstum zu ermöglichen.

- In der *initialen Mineralisationsphase* stellen die Ameloblasten hauptsächlich Calcium und Phosphat bereit, das extrazellulär zuerst als Oktacalciumphosphat Kristallisationskerne bildet. Mit einem Ca:P-Verhältnis von 2,1 reifen die Kristallite nachfolgend zu ihrer Apatitstruktur aus.
- Die *präeruptive Schmelzreifung* ist eine zelluläre Leistung der Ameloblasten: Matrix produzierende Zellen verwandeln sich durch Reduktion (reduzierte Ameloblasten) in resorbierende Zellen und ermöglichen so die Zunahme der Mineralisationsdichte und die Abnahme von Wasser und organischem Gehalt. Ausgereifter Schmelz besteht aus etwa 4% Wasser und 1% organischer Matrix, die vorwiegend an der Schmelz-Dentin-Grenze in den **Schmelzbüscheln** und **Lamellen** konzentriert ist. Die Struktur des maturierten Schmelzes wird auch durch die **Hunter-Schreger-Streifung** bestimmt, die durch unterschiedliche Lichtbrechung im wellenförmigen Verlauf der Prismen am Schliff entsteht.

Transformation zum Verbindungsepithel

Als letzte Leistung der pluripotenten Ameloblasten bilden sie sich zum reduzierten Schmelzepithel um und wandeln sich mit weiteren Zellen des Stratum intermedium im Rahmen der Parodontogenese zum primären und nachfolgend zum sekundären Epithelansatz. Nachdem sie das erste **dentogingivale Verbindungsepithel** hergestellt haben, werden sie schließlich am Zahnfleischrand bzw. am Sulkusboden exfoliiert. Damit ist ihre lange Entwicklung mit einem bemerkenswert breiten Funktionsspektrum sowohl in der Odontogenese als auch in der Parodontogenese beendet.

Schmelzzusammensetzung

Die Zusammensetzung des Zahnschmelzes unterscheidet sich trotz des gemeinsamen Hauptminerals Hydroxylapatit von allen Hartgeweben des Organismus (Tabelle 2.**7**). Mineralgehalt und Verteilung der **Hauptelemente** Calcium, Phosphor, Magnesium sowie Natrium, Kalium und Chlor schwanken in unterschiedlichen Schmelzarealen von der Oberfläche in die Tiefe außerordentlich stark. Das betrifft auch die Ca:P-Relation mit Werten zwischen 1,7 und 2,4. Demzufolge ist der Schmelz mineralogisch aus unterschiedlichen Calciumphosphaten der Apatitgruppe aufgebaut. Durch die Abweichung vom Ca:P-Verhältnis für reines Hydroxylapatit von 2,15 (molares Verhältnis = 1,67) gelten biologische komplexe Apatite als nichtstöchiometrisch. Neben Hydroxylapatit ist Oktacalciumphosphat vertreten.

Da die Kristallographie des Schmelzes auf große methodische Erkennungsschwierigkeiten stößt, ist bisher unklar, welche Rolle die verschiedenen Calciumcarbonate spielen. Das Gleiche gilt für die unterschiedliche Verteilung der **Spurenelemente** Fluor, Strontium, Selen, Vanadium, Molybdän, Mangan, Zink, Zinn und zahlreiche andere. Ihr möglicher Einbau in das Apatitkristallgitter ist ausschließlich hypothetischer Natur; als experimentell gesichert gilt bisher nur die katalysierende Wirkung von Fluoriden bei der raschen Remineralisation mit Calcium

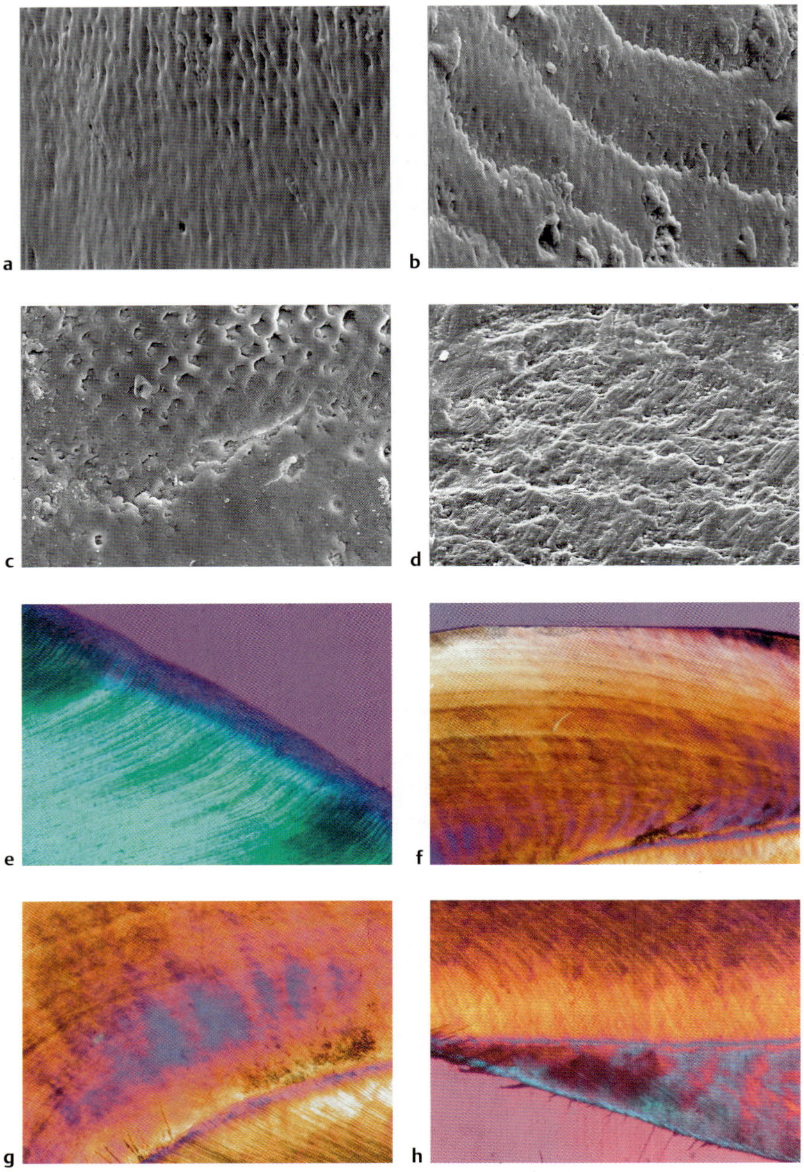

Abb. 2.**14a–h** Histologie des Zahnschmelzes.
a–d Schmelzoberfläche im REM-Bild:
a, b Prismenstrukturen im Approximalbereich und am Zahnhals eines jugendlichen Zahns.
c Prismenorientierte und aprismatische Mineralisation.
d Abrasionsspuren an älterem Zahn.
e–h Zahnschmelz im polarisierten Licht:
e Schmelzprismen im Längsschliff, Änderung des Prismenverlaufs kurz vor der Oberfläche.
f Retzius-Linien.
g Hunter-Schreger-Streifung.
h Hypomineralisierter Schmelz im Zahnhalsbereich.

und Phosphat. Als Remineralisationsprodukt können dabei auch weniger säurelösliche Schmelzschichten entstehen.

Die **Apatitmineralisation** ist eine der frühesten phylogenetischen Errungenschaften, die als Schutz- und Stützverband wesentlich die Höherentwicklung der Arten ermöglicht hat. Hydroxylapatit wurde bereits bei den ältesten Brachiopoden (muschelartigen „Armfüßern") zur Mineralisation der Schalen eingesetzt. Folglich spielt in der Genese des geologischen Apatits (griech.: *apaphisko*, täuschen – gemeint ist die Verwechselbarkeit mit Beryll oder Turmalin) auch die biogene Entwicklung eine Rolle, die terrestrisch und marin zu kollomorphem Carbonat- und Hydroxylapatit (Phosphorit) führt.

Alle Apatite sind in Säuren leicht löslich. Die in der Phylogenese getroffene Wahl ausgerechnet dieses Mineralisationsweges war trotzdem gerechtfertigt, weil Hartsubstanzen oder -gewebe in der Regel im neutralen Milieu verbleiben. Schließlich erwies sich die Apatitmineralisation als die geeignetste Form zum notwendigen beständigen Umbau von Hartgewebe durch Resorption und Apposition im gesamten Organismus. Das biologische Ziel konnte also seit frühester Entwicklung nur ein leicht lösliches Mineral sein, das durch zelluläre Mechanismen ab- und wiederaufbaubar ist.

Tabelle 2.**7** Zusammensetzung von Zahnschmelz, Zahnstein, Dentin, Wurzelzement und Knochen in Gewichtsprozent (vereinfachte Mittelwertdarstellung)

Mineralisationsprodukt	Ca	P	Mg	CO_2	H_2O	Organische Substanz
Zahnschmelz	37	18	0,4	2,5	3	1
Zahnstein	25	12	1	2–3,5	10–15	11–20
Dentin	24	11,5	1	3	10	21
Zement	24	11	1	3	12	30
Knochen	25	11	1	3	20–25	27

MERKE

Alle pathologischen Hartgewebereaktionen an Zähnen und Knochen sind eine Folge der Fehlsteuerung der physiologischen Mineralisationsdynamik; biologisch bestehen sehr enge Grenzen einer sog. „präventiven Steigerung der Säureresistenz" des Zahnschmelzes gegenüber bakteriellem Säureangriff.

Die Schmelzoberfläche im Mundhöhlenmilieu

Wechselwirkungen und Auflagerungen

Nach dem Durchbruch der Zahnkrone in die Mundhöhle wird der zellfreie Schmelz dem Speichelmilieu und der bakteriellen Mikroflora ausgesetzt. Entwicklungsbedingte wie auch erworbene **Oberflächenschichten** bilden den Grenzbereich zwischen oberflächenenergiereichem Schmelz und Mundhöhlenmilieu. Tabelle 2.**8** zeigt, wie die Oberfläche eines Zahns von innen nach außen schichtweise strukturiert ist.

Tabelle 2.**8** Einteilung der Oberflächenschichten des durchbrochenen Zahns im Mundmilieu

Schicht	Beschreibung
Prismenloser Schmelz	Entwicklungsprodukt und teilweise Lamination als Remineralisationsprodukt aus dem Speichel
Subfizielle Pellikel	bis 3 µm tiefe organische Matrixschicht in Prismenenden
Kutikel	bis 1 µm dicke organische Schicht hauptsächlich aus Speichelglykoproteinen
Pellikel	durch Anwachsen der Kutikel entstehende, über 1 µm dicke strukturlose organische Schicht
Zahnplaque	dynamischer und komplexer Biofilm auf der Pellikel
Zahnstein	Mineralisation von Plaque durch Calcium- und Phosphationen des Speichels

De- und Remineralisation

Die relativ hohe **Permeabilität** des Schmelzes, die Dissoziierbarkeit von Hydroxylapatit und das Calcium-Phosphat-Angebot im Speichel führen über die organischen Oberflächenschichten zu einem ständigen Stoffaustausch im Schmelz. Darauf beruht eine typische „Ionenwippe" der permanenten De- und Remineralisation an der Schmelzoberfläche (vgl. Kapitel 5).

MERKE

Die Störung des Gleichgewichts der Ionenwippe durch mikrobielle und alimentäre sowie Wirtsfaktoren ist ein entscheidender Faktor bei der Auslösung der Zahnkaries.

Schmelz ist nahezu vollständig transparent. Er verleiht dem farbgebenden vitalen Dentin das für die normale **Zahnfarbe** typische opaleszierende (lebendige) Aussehen. Der Verlust der strahlenden Opaleszenz und die „tote" Grauverfärbung geht auf avitales Dentin zurück. Neben diesem klinisch wichtigen Symptom sind lokalisierte opake oder pigmentierte **Verfärbungen** Zeichen von Hypoplasien oder Karies des Schmelzes. Die natürliche Transparenz des Schmelzes ermöglicht auch den Effekt des internen Dentinbleichens, während bei externem Schmelzbleichen die Transparenz zerstört wird.

Alterung

Der Schmelz unterliegt einem **Alternsprozess** – die Mineraldichte in den äußeren Schichten nimmt durch Remineralisation zu und die Schmelzhaube wird durch Abrasion, Attrition und Erosion insgesamt dünner (Abb. 2.**16**). Zudem sind alle in Tabelle 2.**8** genannten Oberflächenschichten durch **exogene Pigmente** (Tee, Rauch, Medikamente, Betel, Kautabak etc.) verfärbbar. Durch zuneh-

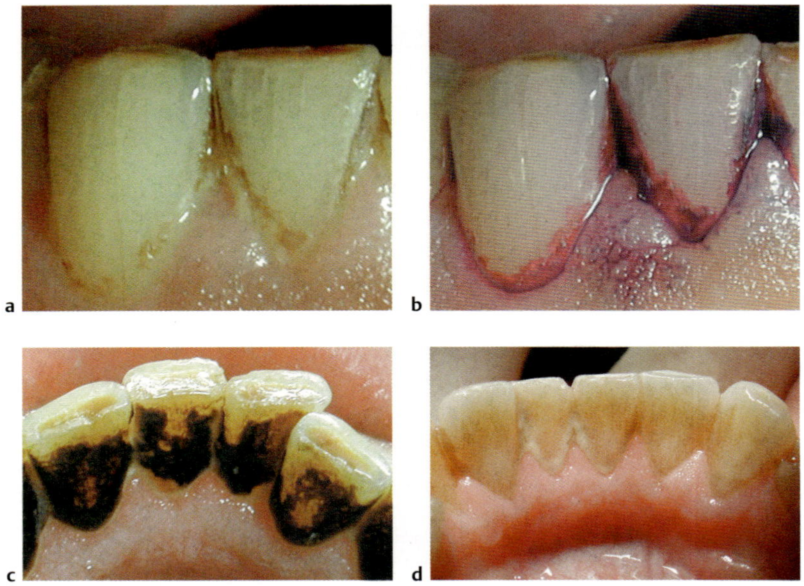

Abb. 2.**15a–d** Erworbene Oberflächenschichten der Zähne.
- **a** 12 Stunden alte, native Plaque oberhalb des Gingivasaums.
- **b** Gleiche Plaque mit Revelator angefärbt.
- **c** Massive Farbbeläge auf der Lingualfläche.
- **d** Zahnstein und Plaque, Zahnstein sekundär pigmentiert.

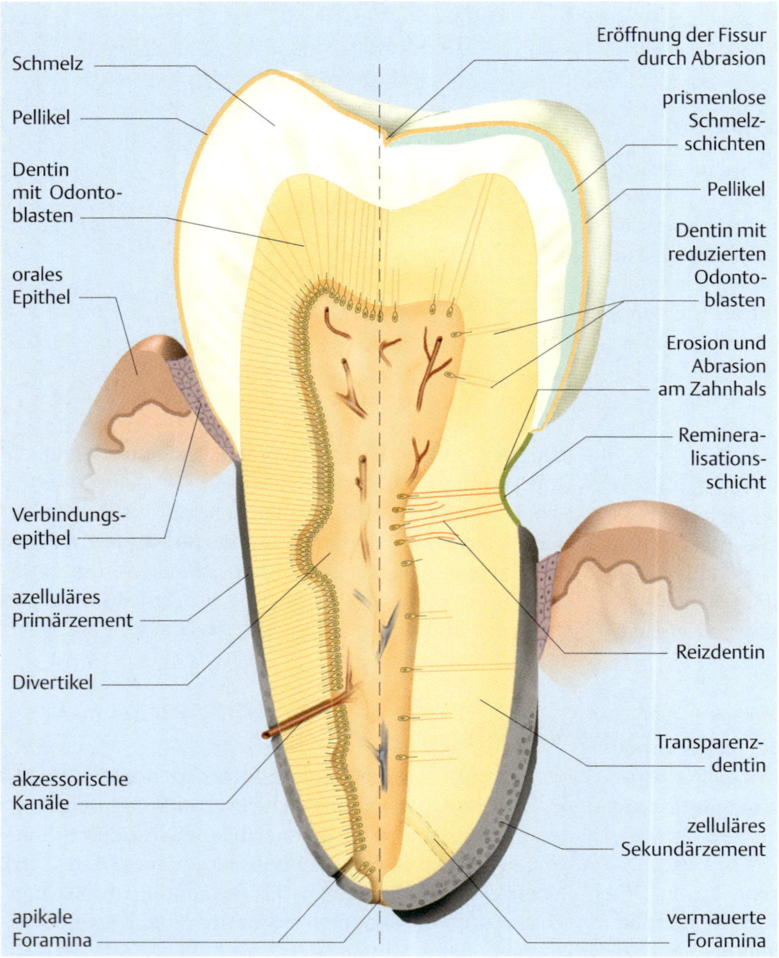

Abb. 2.**16** Altersveränderungen der Schmelzbedeckung, des Endodonts und des Parodonts permanenter Zähne während der normalen Funktionsperiode über mehrere Jahrzehnte, Vergleich zwischen jugendlichem und Alterszahn (linke versus rechts angeschnittene Zahnhälfte).

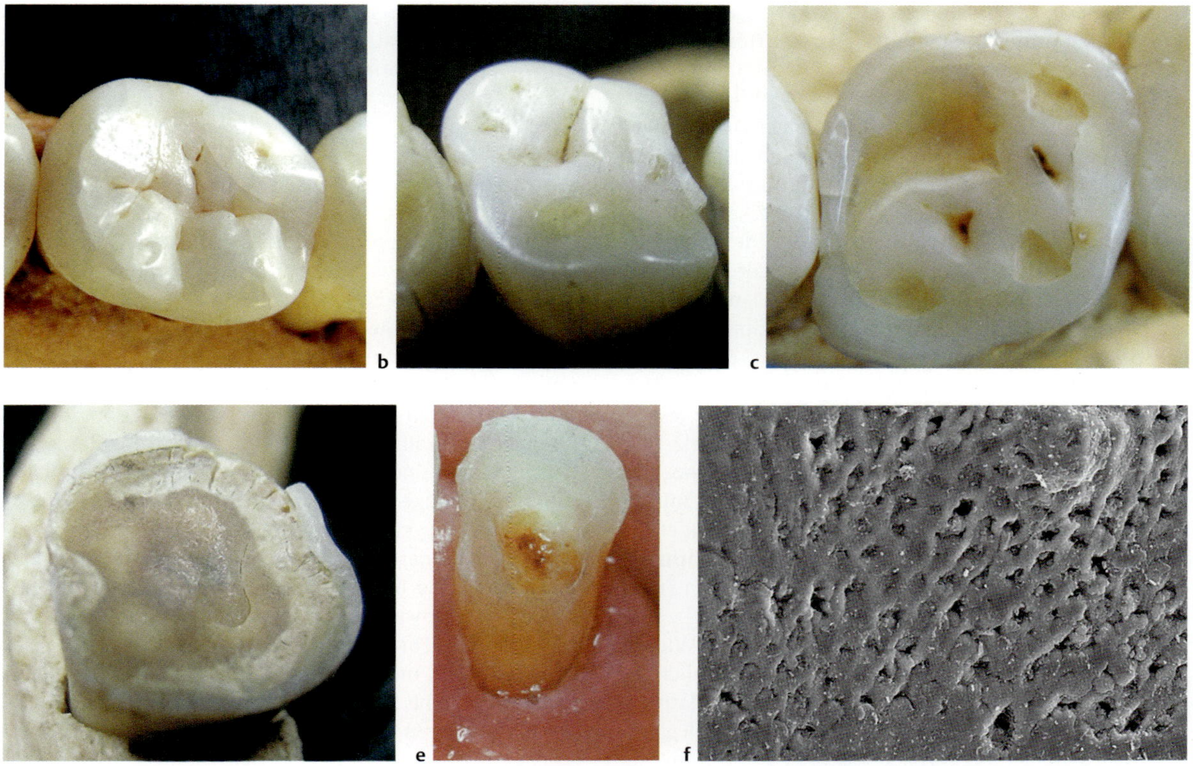

Abb. 2.**17a–f** Unterschiedliche Attritions-, Abrasions- und Erosionsformen.
a Grad 1 – Schlifffacetten.
b Grad 2 – Einebnung der Höcker.
c Grad 3 – Freilegung von Dentin.
d Grad 4 – Freilegung von Sekundärdentin.
e Grad 5 – Eröffnung der Pulpa.
f Erosion von Schmelzprismen nach 60 min Lagerung in einem Kolagetränk.

mende Exposition werden die Schmelzverfärbungen im Alter ausgeprägter.

Die **Abrasion** ist der kontinuierliche geringe Verlust von Schmelz, der durch das omnivore biologische Ernährungsmuster vorgegeben ist. Durch die moderne Ernährung ist die biologische Abrasion meist stark eingeschränkt oder bleibt ganz aus. Dafür sind pathologische Abrasionsfolgen bei Zahnputzdefekten, Parafunktionen und Bruxismus häufiger geworden (Abb. 2.**17a–f**).

Die **Attrition** ist der tribologische Reibungsverlust am inzisalen, okklusalen und approximalen Schmelz. Sie ist umso ausgeprägter, je intensiver die Kauleistungen sind. Die approximale Attrition hat bei ursprünglicher Ernährungsweise noch im 19. Jahrhundert zu einer Mesialwanderung der Zähne eines Quadranten während des Lebens um 1 cm geführt. Bei häufig dramatisch reduzierter Kauleistung, die keine Einebnung der Okklusal- und Approximalflächen ermöglicht, besteht ein hohes Risiko der Kariesprogression.

Die **Erosion** des Schmelzes entsteht durch alimentären oder professionellen Säureangriff, der zur superfiziellen Demineralisation in unterschiedlichen Mustern führt. Dabei werden sowohl Prismenkern-Auflösungen (Honigwabenmuster) als auch Prismenperipherie-Auflösungen beobachtet. Ausgelöst werden diese Erosionen meist durch Zitrussäfte, saures Obst, säurehaltige Cola-Getränke u. a., wobei sie durch „raue" oder „pelzerne" Zähne verspürt werden. Sie werden innerhalb weniger Stunden und Tage meist vollständig remineralisiert. Trotzdem erfolgt über die Jahre auch ein erosiv bedingter Schmelzverlust. Bei exzessivem Genuss säurehaltiger Nahrungsmittel oder professioneller Exposition resultieren pathologische Erosionen.

Zum Thema Abrasion und Attrition siehe auch den letzten Abschnitt dieses Kapitels, Okklusion und Mastikation, sowie den Abschnitt Chronisches Zahntrauma in Kapitel 4.

Endodont

MERKE

Das Endodont ist ein unikaler Gewebeverband ektomesenchymaler Herkunft. Es besteht aus einem hoch mineralisierten Anteil, dem Dentin, und einem normalerweise nichtmineralisierten Anteil, der Pulpa. Der Begriff Endodontium wird in seiner funktionell-anatomischen Definition für die früheren Bezeichnungen des Pulpa-Dentin-Systems oder -Organs eingesetzt.

Die Entwicklung des Endodonts beginnt zum Abschluss des glockenförmigen Stadiums an den Höckerspitzen, nachdem die Differenzierung der Odontoblasten abgeschlossen ist. Diese **präeruptive Dentinbildung** setzt sich posteruptiv mit der Wurzelbildung fort. Die Bildungsfähigkeit zirkumpulpalen Dentins bleibt lebenslang erhalten. Induktiv und formativ wird sowohl die Endodontogenese als auch die Parodontogenese von einer schlauchförmigen **Epithelscheide** (Hertwig-Scheide) aus dem ursprünglichen Schmelzorgan bestimmt. Zellreste aus dieser Scheide (Malassez-Epithelreste) können lange nach Abschluss der Zahnentwicklung zur Zystenbildung führen.

Die Zahnform wird von der Konfiguration des inneren Schmelzepithels (Krone) und der Hertwig-Scheide (Wurzel) bestimmt. Jenseits der Basallamina beginnt jeweils die Dentinogenese. Dabei entsteht an der Schmelz-Dentin-Grenze ebenso wie an der Zement-Dentin-Grenze eine dünne Schicht von **Manteldentin** (Korff-Dentin) mit besonders vielen radiären Kollagenfasern. Danach bildet sich die immer stärker werdende Schicht von **zirkumpulpalem Dentin** (Ebner-Dentin) mit parallel laufenden Tubuli der Odontoblastenfortsätze.

Das Dentin ist in seiner Zusammensetzung dem Wurzelzement und Knochen ähnlich, besteht hauptsächlich aus Hydroxylapatit und baut sich in der organischen Matrix zu 92% aus Kollagen und nur zu 8% aus nichtkollagener Grundsubstanz auf (vgl. Tabelle 2.**7**).

Dentin

Das **Orthodentin** menschlicher Zähne hat als Entwicklungsrest der frühen homodonten Zähne (z. B. der Haie), die eine Durodentinschicht ohne Schmelzbedeckung besitzen, eine enameloide Struktur: das **Manteldentin** an der Schmelz-Dentin-Grenze. Zu dessen Matrixsekretion steuern Ameloblasten Schmelzmatrixproteine (SMP) bei. Die Breite dieses Manteldentins beträgt 80–100 µm.

Die Korff-Fasern dieser Dentinschicht sind kollagene Fibrillenbündel, die radiär in einem S-förmigen Verlauf senkrecht zur Basallamina und demzufolge parallel zu den Anfängen der Odontoblastenfortsätze verlaufen. Sie werden in der Endphase der Differenzierung der Odontoblasten von Mesenchymzellen der Zahnpapille produziert. Dadurch entsteht ein fibrilläres Netzwerk mit einem schmelzähnlichen Mineralisationsmechanismus über Matrixvesikel, die Calcium- und Phosphationen binden.

Der eigentliche Kern des Orthodentins entsteht als **zirkumpulpales Dentin** ausschließlich aus der Odontoblastentätigkeit. Dieses Ebner-Dentin ist durch den Verlauf der Fibrillen senkrecht zu den Odontoblastenfortsätzen charakterisiert. Die Odontoblastenfortsätze haben wesentlich weniger Seitenverzweigungen als im Manteldentin. Dies ist für die wesentlich höhere Schmerzsensibilität in der Nähe der Schmelz-Dentin-Grenze im Vergleich zur Tiefe des Dentinkerns von Bedeutung. Zirkumpulpales Dentin besitzt eine reguläre tubuläre Struktur, die erstmalig van Leeuwenhoek 1678 entdeckt hatte. In jedem Tubulus befindet sich ein lebender Odontoblastenfortsatz. Durch die lebenslange Dentinbildung und die peritubuläre Mineralisation verringert sich dessen Durchmesser von der Prädentinschicht zur Schmelz-Dentin-Grenze mit zunehmendem Alter von etwa 4,5 auf 1,7 µm in Milchzähnen und von 2,5 auf 0,9 µm in permanenten Zähnen.

Die **Mineralisation** des Dentins setzt eine Reifung des Prädentins voraus, wobei unterschiedliche Aktivitätsschübe bzw. Ruhephasen die Variation der Breite des Prädentins von etwa 5–20 µm bedingen. Die Apatitmineralisation unterscheidet sich von der Matrixvesikel-Mineralisation des Manteldentins und erfolgt über Kollagenkomplexe. Dabei entstehen Calcium- und Phosphatgranula im Prädentin. Durch interglobuläre Kristallausbreitung konfluieren schließlich die Mineralisationszentren zu einer Mineralisationsfront des Dentins. Die einzelnen Kristallnadeln sind 2,0–4,5 nm breit und 30–60 nm lang. Auf diesem Wege entsteht das **intertubuläre Dentin**.

Jeweils zeitlich versetzt zur intertubulären Dentinmineralisation sezernieren die Odontoblastenfortsätze erneut eine organische Matrix (peritubuläre Scheide), die zwischen der relativ weiten Kanalwand und der Zytoplasmamembran des Fortsatzes selbst abgelagert wird. Sie wird sehr rasch und dicht mineralisiert, sodass **peritubuläres Dentin** entsteht. Sein Mineralisationsgrad ist höher als der aller anderen Ortho- und Reizdentinformationen.

MERKE

Die Dichte der Tubuli im tubulären Orthodentin permanenter Zähne von Erwachsenen beträgt an der Schmelz-Dentin-Grenze 10000–25000 pro mm^2 und nahe der Dentin-Pulpa-Grenze schon 30000–50000. Das spielt klinisch besonders bei der Präparation gesunder Zähne eine Rolle. Bei der Kariesprogression können dagegen unterschiedlich viele oder sogar alle primären Odontoblasten untergehen.

Die Bildung des **Primärdentins** ist mit der vollständigen Wurzelformierung abgeschlossen. Die rhythmische Mineralisation hat dabei leicht hypomineralisierte **Ebner-Linien** quer zu den Tubuli zurückgelassen. Größere Mineralisationsstörungen durch Stoffwechselveränderungen, z. B. während Kindererkrankungen, führen zu **Owen-Konturlinien**. Wie im Schmelz treten deshalb auch im Dentin **Neonatallinien** auf.

Nach dem Abschluss des Wurzelwachstums setzen die primären Odontoblasten die Bildung des **Sekundärdentins** fort. Diese ist hauptsächlich auf die Zahnkrone konzentriert, weil damit der okklusale Abrasionsverlust ausgeglichen werden muss. Deshalb unterliegt die rhythmische Sekundärdentin-Mineralisation viel größeren Schwankungen, wobei exogene Reize Aktivitätsschübe auslösen. So ist auch der Übergang von sekundärer Orthodentinbildung zur Reizdentinbildung im Gefolge von Erkrankungen fließend, was früher terminologische Verwirrungen ausgelöst hatte. Die Klassifikation der Dentinbildungen ist in Tabelle 2.**9** zusammengefasst.

Tabelle 2.9 Histologisch-klinische Einteilung der verschiedenen Dentinbildungen des Endodonts und ihre Aufgaben und pathologischen Modifikationen

Klassifikation			Entwicklungszeit	Herkunft	Aufgaben und Modifikation
Orthodentin	Manteldentin		Beginn der Dentinbildung	Mesenchymzellen der Zahnpapille	Schmelzverankerung und Schmelzbüschel, hohe nozizeptive Sensibilität
	zirkumpulpales Dentin	intertubuläres Dentin	• Primärdentin: rhythmisch, bis Schluss der Wurzelbildung • Sekundärdentin: nur nach Bedarf, lebenslang	primäre Odontoblasten, perpendikulares Fasernetz	primäres Mineralisationsprodukt, Farbe und Elastizität des Dentinkerns
		peritubuläres Dentin		primäre Odontoblasten, kollagenfreie peritubuläre Matrix	sekundäres Mineralisationsprodukt, Senkung der Permeabilität durch zunehmende Obliteration
		intratubuläres Dentin		primäre Odontoblasten, Transformation von Peritubulardentin und Whitlockit-Ausfällung	Verschluss der Dentintubuli, Sklerose mit Transparenzdentin, Wechsel mit Totzonen
Reizdentin		primäres Reizdentin	nach Untergang einzelner Odontoblasten	überlebende sekretorische primäre Odontoblasten, unregelmäßiges Fasernetz	Verschlechterung der Fähigkeit zur Sekundärdentinbildung, je nach Zahl überlebender Odontoblasten irregulär
	intrapulpales Dentin	zelluläres Fibrodentin	nach Aktivierung von Mesenchymzellen (Stammzellen)	Stammzellen, Einmauerung in Dentin	Entzündungsprodukt und primitiver Heilungsversuch; Vasodentin, Dentikel
		lamelläres Fibrodentin		Stammzellen, große Faserbündel	primitiver Heilungsversuch; Vasodentin, Dentikel, Plicadentin
		sekundäres Reizdentin	nach Transformation von Stammzellen zu sekundären Odontoblasten	sekundäre Odontoblasten, meist geordnetes Fasernetz	Heilungsversuch mit regulärem tubulären Dentin, jedoch meist inkomplette „Brückenbildung“

Mit zunehmendem Alter wird schließlich auch **intratubuläres Dentin** gebildet. Dabei kommt es im Gefolge der Retraktion der Odontoblastenfortsätze zur Transformation der peritubulären Matrixbildung und damit zur intratubulären Mineralisation. Während der natürlichen Abrasion der Zähne bis zur Freilegung von Dentin ist die intratubuläre Dentinbildung eine notwendige Voraussetzung, um die Pulpa nach Verlust der epithelialen Integrität entzündungsfrei zu halten. Das trifft auch auf die Dentinfreilegung an der Zahnwurzel bei Retraktion der Gingiva zu. Gleichzeitig wird diese Dentinvermauerung auch durch die De- und Remineralisation in der Mundhöhle beeinflusst, da bei alimentärem Säureangriff im exponierten Dentin Ätzmuster der Tubuli entstehen (und eine erheblich erhöhte Schmerzsensibilität bereits auf Berührung oder Luftzug!), die durch externe Speichelremineralisation wieder aufgefüllt werden.

Das intratubulär gebildete Dentin führt zum sklerosierten Dentin, das im Zahnschliff als helles **Transparenzdentin** erscheint. Die altersabhängige Sklerosierung beginnt im Wurzelbereich und dehnt sich später in der Zahnkrone aus. Neben dem Transparenzdentin sind an Zahnschliffen auch **Totzonen** (dead tracts) als dunkle Areale erkennbar. Dabei handelt es sich um einzelne oder ganze Gruppen „leerer“ Dentintubuli, in denen keine intratubuläre Mineralisation stattfand, die Odontoblastenfortsätze – häufig mit den Odontoblastenkörpern selbst – aber untergegangen sind. Diese Totzonen können die ganze Breite des Dentins ausfüllen oder sich mit sklerosiertem Dentin abwechseln.

Reizdentin (früher: „Tertiärdentin“) entsteht ausschließlich als Folge pathogener Reize, die im Endodont entzündliche Reaktionen auslösen. Die dabei verloren gegangenen Odontoblasten führen zur irregulären Bildung und der Rest der erhalten gebliebenen Dentinbildner bestimmt das Bild der mehr oder weniger irregulären Tubuliverläufe. Reizdentin kann von primären Odontoblasten, aber auch von Hartsubstanz bildenden Ersatzzellen (sekundären Odontoblasten) der Pulpa gebildet werden. Seine Formierung, Infektion und Auflösung spielen in der Pathogenese der Karies eine wichtige Rolle.

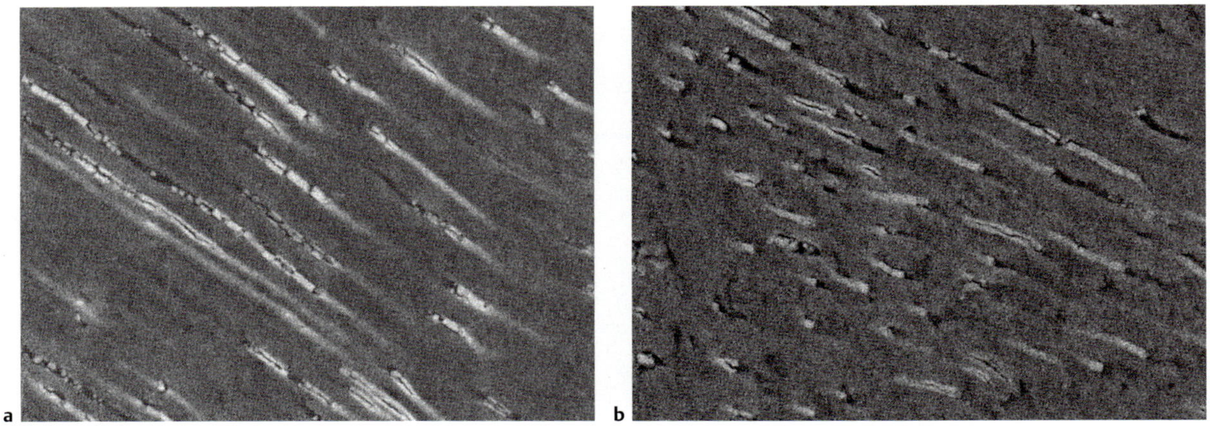

Abb. 2.**18a, b** REM-Aufnahmen von intratubulärem (**a**) und peritubulärem (**b**) Dentin.

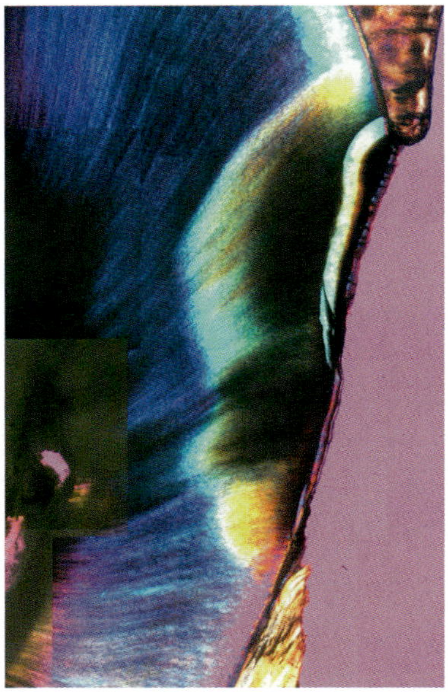

Abb. 2.**19** Dentinsklerose einer beginnenden Wurzelkaries.

Das Gleiche gilt auch für die Entstehung von **intrapulpalem Dentin** (Abb. 2.**20a–c**). Mit Ausnahme gut organisierter Dentikel mit tubulärer Struktur, die sich aus versprengten Odontoblasten entwickeln, sind die intrapulpalen Hartsubstanzbildungen meist entzündlicher Natur. Diese atubulären osteoiden oder lamellären dentinoiden Hartsubstanzen werden als **Fibrodentin** bezeichnet, weil sie als Rückgriff auf phylogenetisch ältere Hartgewebeentstehung aus einer fibrillenreichen Matrix, ähnlich dem Manteldentin, aufgebaut werden. Die Fibrodentin produzierenden Pulpoblasten sind deshalb mit den Mesenchymzellen der Zahnpapille identisch, welche die Korff-Fasern der Manteldentinschicht produzieren.

- Werden die Pulpoblasten mit eingebaut, so entsteht osteoides, **zelluläres Fibrodentin**.
- Ist die Matrix aus besonders langen Kollagenfasern organisiert, bildet sich **lamelläres Fibrodentin**.

Dabei können sekundär transformierte Odontoblasten in Verbindung mit der Fibrodentinentstehung tubuläres Reizdentin bilden.

Als Rückgriff auf ältere Dentinstrukturen kann Fibrodentin auch als **Vasodentin** auftreten, wie es für Fische typisch ist. Dieses Dentin ist vaskularisiert, Nekroseherde können eingemauert werden und mitunter werden auch die Mikrozirkulationsgefäße sekundär mineralisiert.

MERKE

Die Vielfalt von Reizdentin – als lebenslange endodontale Hartgewebebildung sowie schließlich als Hartgeweberesorption – ist Ausdruck unterschiedlicher zellulärer Differenzierungen des ektomesenchymalen Bindegewebes, welche die klinische Behandlungsstrategie entscheidend beeinflusst.

Dentin besitzt eine sehr hohe **nozizeptive Sensibilität**, die durch die Odontoblastenfortsätze und danach über sensible Nervenfasern im Prädentin vermittelt wird.

MERKE

Die altersabhängige Sklerosierung der Dentintubuli sowie die kariesbedingte Zerstörung der Rezeptorfunktion des Dentins führen zu einer erheblichen Verringerung der Sensibilität. Das ist der Hauptgrund für den fast immer schmerzsymptomlosen und deshalb diagnostisch problematischen Verlauf der Karies.

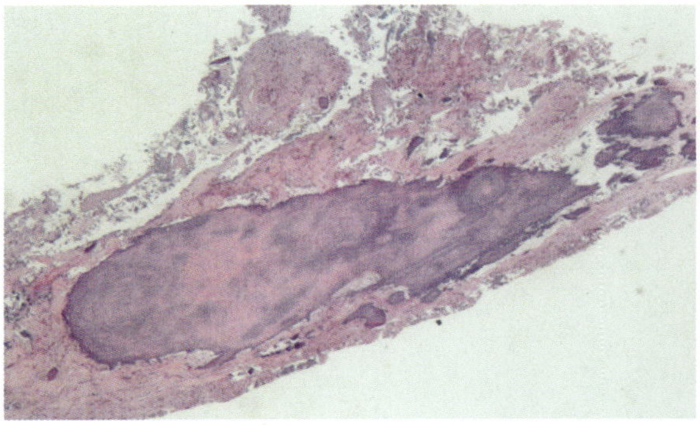

a

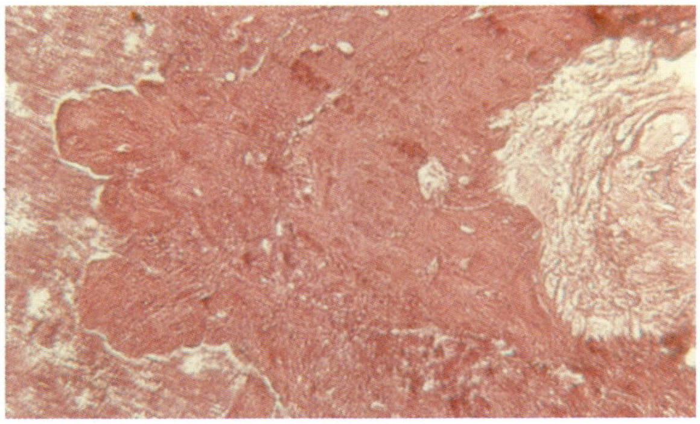

b

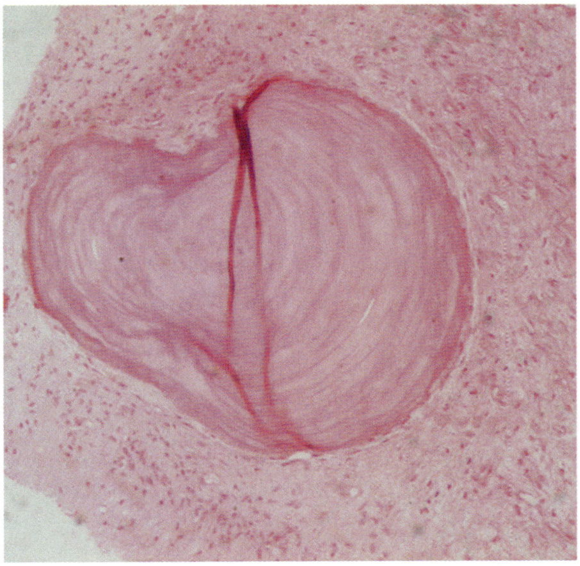

c

Abb. 2.**20 a–c** Unterschiedliche Formen des intrapulpalen Dentins.
a Fibrodentin.
b Osteodentin.
c Dentikel.

Pulpa

MERKE

Die Pulpa ist ein fibroblastenreicher, stark vaskularisierter und gut innervierter Bindegewebeabschnitt des Endodonts. An ihrer Peripherie befinden sich meist aktive Odontoblasten als Dentinbildner, die besonders im höheren Lebensalter zeitweilig ruhende, inaktive Zellen sind. In den unteren Wurzelabschnitten geht die Zahl der Odontoblasten nach Abschluss der Zahnentwicklung häufig zurück.

Entwicklung

Die Entwicklung der Pulpa nimmt ihren Ursprung in der Zahnpapille des Glockenstadiums. Nach der Transformation der Präodontoblasten zu Odontoblasten differenzieren sich die meisten Mesenchymzellen zu Fibroblasten. Verbleibende undifferenzierte Zellen sind wahrscheinlich adulte **Pulpastammzellen** mit der Kapazität zur Selbsterneuerung sowie zur Auswahl spezieller Differenzierungsprogramme in Odontoblasten, Osteoblasten und Fibroblasten. Diese Zelltransformation ist jüngst bewiesen worden (Gronthos et al. 2002) – ein entscheidender Schritt zur Aufklärung der endodontalen Reaktionsfähigkeit.

Im Glockenstadium formiert sich ein **intrapapillärer** und ein **perifollikulärer Gefäßplexus**. Ersterer wird zum Ausgangspunkt der endodontalen Angioarchitektur, Letzterer bildet sich zum periodontalen Gefäßnetz um.

Klinisch ist sehr bedeutsam, dass die markhaltigen und marklosen sensorischen Nervenfasern erst mit einer Verzögerung von etwa 1 Jahr zur Zahnentwicklung in die Pulpa sprossen. Deshalb verlaufen Sensibilitätstests an Zähnen bei noch nicht abgeschlossenem Wurzelwachstum anfangs häufig negativ und zeigen später eine erhöhte Schmerzreizschwelle.

Struktur

Die Strukturelemente der Pulpa nach Abschluss der Wurzelbildung (Abb. 2.**21 a**) sind desmosomal untereinander verbundene **Odontoblasten**, welche die Odontoblastenschicht bilden (Abb. 2.**21 c**). Die palisadenförmige Anord-

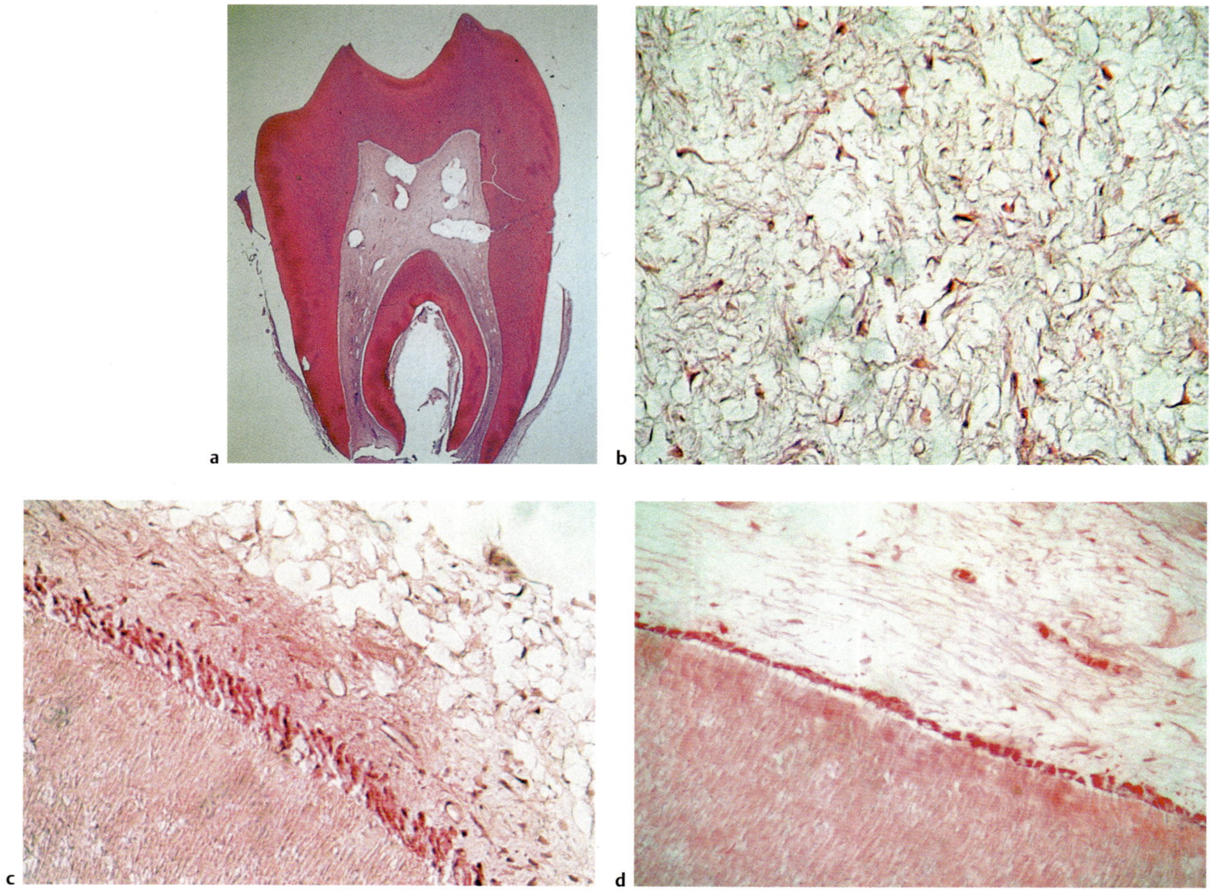

Abb. 2.**21a–d** Histologisches Bild der Pulpa.
a Molar einer 25-Jährigen mit weiten apikalen Foramina.
b Faserreiches Pulpagewebe und Fibroblasten.
c Odontoblastensaum mit Prädentin und Dentin.
d Reduzierter Odontoblastensaum in der Wurzelpulpa.

nung je eines Odontoblasten an einem Tubuluseingang lässt die Schicht mehrreihig erscheinen: 1–2 Zellreihen am Pulpahorn, 5–8 Reihen in der Kronenmitte und die Reduktion im Wurzelkanal bis auf eine Reihe oder vollständiges Fehlen primärer Odontoblasten (Abb. 2.**21d**). Morphologisch bestehen zwischen intakten ruhenden oder aktiven Odontoblasten keine Unterschiede, lediglich die Geschwindigkeit der Dentinbildung (4–8 µm vs. 0–2 µm pro Tag) bzw. Abscheidung von Kollagenfibrillen in die Subodontoblastenschicht charakterisiert Aktivitätsschübe.

Den größten Zellanteil in der Pulpa haben die **Fibroblasten** (Abb. 2.**21b**), die ebenfalls als aktive oder ruhende Zellen auftreten. Sie produzieren die lockere bindegewebige Interzellularsubstanz und sorgen ständig für die Erneuerungsrate des Bindegewebes. Dabei findet man hauptsächlich kollagene, aber auch retikuläre Fibrillen, Fasern und Faserbündel, die in eine Glykosaminoglykan-Grundsubstanz eingebettet sind.

Neben adulten Pulpastammzellen und undifferenzierten Mesenchymzellen kommen schließlich noch vereinzelte Lymphozyten und Monozyten vor. Sie gehören zum Abwehrsystem. Monozyten können bei Bedarf zu Makrophagen aktiviert werden. In der gesunden Pulpa haben sie lediglich Patrouillenfunktion.

Funktionen

Entscheidend bestimmen der spezifische Gefäßapparat sowie der Nervenfaserplexus die Funktionen der Pulpa. Sie umfassen während der ganzen Funktionsperiode formative, nutritive, sensorische und Abwehraufgaben.

Die **formative Funktion** betrifft die unterschiedlichen Dentinbildungen (vgl. Tabelle 2.**9**) mit einer relativ feststehenden Kronenkonfiguration und sehr variablem Wurzelkanalaufbau. Die anatomische Bildung dieses Wurzelkanalsystems ist an jedem Zahntyp anders und unterliegt zudem hohen individuellen Schwankungen. Neben den bizarren Irregularitäten der Foramina im Apexbereich kommen bei zwei Dritteln aller Zähne im ganzen Wurzelverlauf **akzessorische Seitenkanäle** als pulpoparodontale Verbindungen vor (vgl. Abb. 6.**70a–d**).

MERKE

Die akzessorischen Kanäle können vom Hauptkanal ebenso wie von Nebenkanälen abgehen oder bei vielen Molaren in der Bi- oder Trifurkation in das Parodont münden. Sie haben für die Kariesprogression der Pulpitis in eine apikale Parodontitis sowie für die Wurzelkanalbehandlungen diagnostische und therapeutische Bedeutung.

Das Gefäßsystem und die Innervation gewährleisten die **nutritive Funktion**.

Die Angioarchitektur der Pulpa (Abb. 2.**22a–e**) zeichnet sich durch den longitudinalen Verlauf von Magistralgefäßen (Magistralarterien und Magistralvenen) und durch ein Netz von Gefäßen der terminalen Strombahn (Arteriolen, Kapillaren, Venolen) aus. Zwischen diesen Gefäßen bestehen zahlreiche Anastomosen. Das Kapillarnetz befindet sich vornehmlich in der Subodontoblastenzone. Einzelne Kapillarschlingen liegen auch zwischen den Odontoblasten selbst.

Die Mikroangioarchitektur ist durch die Tätigkeit der Odontoblasten (ihre Aktivität bzw. Inaktivität) bestimmt. Die funktionellen Parameter der Blutversorgung führen zu einer Unterteilung in System- und Mikrozirkulation:

- Die Strömungsgeschwindigkeit des Blutes der **Systemzirkulation** in den Magistralvenen variiert je nach Lumen. Sie verhält sich im arteriellen und venösen Schenkel wie 3:1. Der Blutstrom teilt sich in einen korpuskularen Axialstrom und einen Plasmarandstrom. Die Strömungsrichtung ist in den Magistralgefäßen angiogenetisch orientiert und diese Gefäße sind stark dilatierbar oder kontrahierbar.
- Die Strömungsgeschwindigkeit des Blutes der **Mikrozirkulation** ist bei gleichen Gefäßlumina weitgehend konstant. Sie ist bereits in den Arteriolen und Venolen etwa 10-mal niedriger als im arteriellen Schenkel. Dabei werden die Erythrozyten stark deformiert und durchströmen die Kapillaren in Einzelpassage. Diese Strömungsrichtung ist funktionell adaptiv orientiert, weshalb bei vasomotorischen Funktionsstörungen eine Umkehr der Richtung erfolgen kann. Eine ausgeprägte Dilatation oder Kontraktion der Gefäße der Mikrozirkulation findet nicht statt.

Unterschiedliche Reize verändern die Zirkulation:

- Kontraktion oder Dilatation der Magistralgefäße beeinflusst die Strömungsgeschwindigkeit
- Aggregationen der korpuskulären Elemente
- Hyperämie
- Migration randständiger polymorphnukleärer Leukozyten als akute Entzündungszellen ins Gewebe
- Die Bildung weißer Thrombi aus Thrombozyten im Blutstrom führt schließlich zur Einleitung einer Prästase und reversiblen Stase oder zur irreversiblen Thrombose.

MERKE

Die Blutzirkulation der Pulpa besitzt gegenüber Kälteeinwirkung eine ausgeprägte Adaptationsfähigkeit. Die Einwirkung von Wärme führt dagegen rasch bereits ab 40°C zu irreversiblen Schäden.

Die **Steuerung** der Systemzirkulation und der Anfangs- und Endglieder der Mikrozirkulation erfolgt nerval, die der anderen Glieder der Mikrozirkulation humoral über eine aktive (mithilfe der Perizyten) oder passive Kapillarmotorik (Hämodynamik und Pulpagewebedruck). Die marklosen Nervenfasern der Pulpa sind Axone sympathischer Ganglienzellen mit vasomotorischer Funktion. Sympathische adrenerge sowie parasympathische oder sympathische cholinerge Nervenendigungen sind an der Verengung und Weitung der Magistralgefäße beteiligt. Entzündungsmediatoren haben einen nachgewiesenen vasodilatatorischen Effekt.

Die **Regenerationsfähigkeit** der endodontalen Blutgefäße durch Um- und Neubildung ist außerordentlich groß. Neben der Neusprossung von Kapillaren und ihrer seltenen Einlagerung in Vasodentin bilden sich bei Bedarf aus Mikrozirkulationselementen Magistralgefäße. Typische dornartige Fortsätze an Kapillarschlingen sind Ausdruck für die hohe Erneuerungsrate. Als alternsbedingte Veränderung tritt eine quantitative Reduzierung der Mikrozirkulationselemente und eine Vergrößerung des Abstands zwischen den Kapillarschlingen und dem Odontoblastensaum auf.

Entgegen anderen Interpretationen ist eine morphologische Trennung zwischen Blut- und Lymphkapillaren bisher weder licht- noch elektronenmikroskopisch gelungen. Funktionell sind Lymphgefäße vitalmikroskopisch nicht nachweisbar. Die enge Verbindung der Zahnentwicklung mit der Knochenentwicklung erklärt, warum die Pulpa (wie das Knochenmark) *kein eigenes Lymphgefäßsystem* hat. In Endodont und Parodont findet neben dem extravaskulären Transport ein vaskulärer Lymphtransport in Blutgefäßen statt. Diese Funktion übernehmen Blutkapillaren mit gefenstertem Endothel.

MERKE

Das Endodont verfügt über eine ausgeprägte Regenerationspotenz durch Neubildung und Umbildung von Gefäßen mit veränderlicher Angioarchitektur, selbst dann, wenn die pathologische Reizdentinbildung die Sekundärdentinbildung abgelöst hat.

Die **sensorische Funktion** der Pulpa wird durch die afferente Innervation gewährleistet. Die zusammen mit den Gefäßen über die apikalen Foramina eintretenden Nervenfasern verästeln sich in der Wurzelpulpa wenig. Sie innervieren mit wenigen Seitenästen die Odontoblastenschicht. Nachdem sie die Kronenpulpa erreicht haben, verzweigen sie sich intensiv und bilden dabei in der Subodontoblastenschicht den **Raschkow-Plexus** (Abb. 2.**22e**). Die Pulpa besitzt eigene strauchartige Rezeptoren aus **freien Ner-**

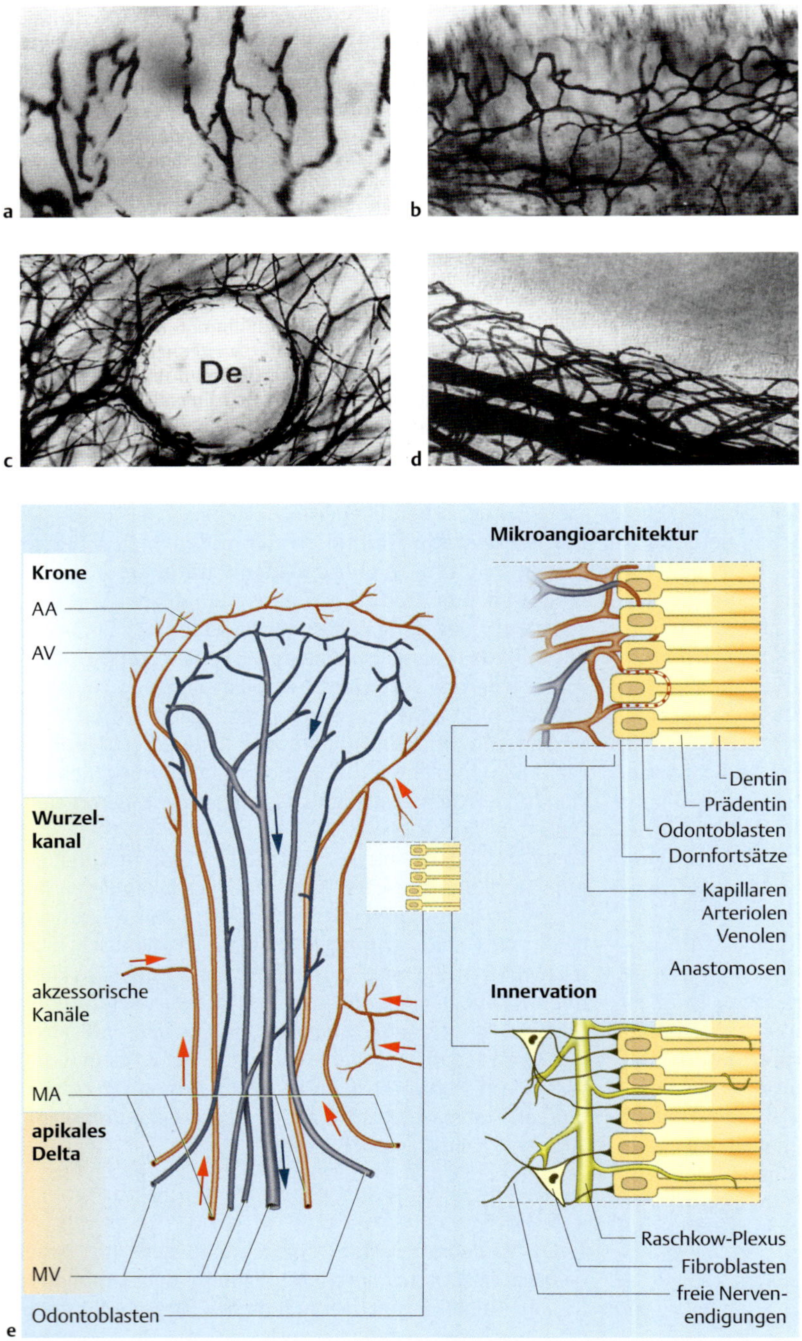

Abb. 2.**22a–e** Endodontale Blutzirkulation und Innervation (supravitale Vakuum-Tusche-Injektionspräparate der menschlichen Pulpa).
a Kapillarschlingen um aktive Odontoblasten.
b Verödung von Kapillarschlingen mit Dornfortsätzen um ruhende Odontoblasten.
c Angioarchitektur der Kronenpulpa um einen Dentikel (**De**).
d Angioarchitektur der Wurzelpulpa mit ruhenden Odontoblasten.
e Schematische Übersicht (**AA** Arkadenarterie, **AV** Arkadenvene, **MA** Magistralarterie, **MV** Magistralvene).

venendigungen. Diese durchdringen auch die Odontoblastenschicht und sind im Prädentin mindestens bis zur Mineralisationsgrenze nachweisbar.
Die Reizleitung über die Odontoblastenfortsätze und die Bewegung des Dentinfluids in den Tubuli hat offenbar in der Phylogenese bei den Dentinplatten der Panzerfische eine entscheidende Bedeutung für die Orientierung in der Umwelt gehabt. Daraus resultiert die eigentlich physiologisch funktionslose, extrem hohe nozizeptive Sensibilität des Endodonts.

In der Pulpa überwiegen markhaltige Nervenfasern. Sie sind dicker und besitzen eine hohe Erregungsleitungsgeschwindigkeit von 80–120 m/s. Die Leitungsgeschwindigkeit der markarmen Fasern ist wesentlich geringer. Die markarmen bzw. marklosen Fasern vermitteln hauptsächlich pathologische Schmerzen bei Entzündungen, da die schnell leitenden markhaltigen Fasern bei Sauerstoffmangel zuerst ihre Tätigkeit einstellen. Normalerweise vermitteln diese den für den physiologischen Schmerz typischen „hellen“ Schmerz. Die Pulpa besitzt über diese afferente Innervation ausschließlich **nozizeptive Rezeptoren**.

Der endodontal ausgelöste physiologische oder pathologische Schmerz wird nach Rezeption über den N. trigeminus zum Hirnstamm geleitet und durch die Verbindung zur Hirnrinde wird die Sinneswahrnehmung zum **Schmerzerleben**. Das Bewusstwerden des Schmerzes kann auch verdrängt werden. Schließlich kann die Wahrnehmung durch Irradiation auf andere Körperregionen projiziert werden. Das Erleben eines bestimmten Schmerzes ist von vielfältigen individuellen und sozialen Faktoren abhängig.

MERKE

Die Diagnostik des subjektiven Symptoms Zahnschmerz ist klinisch oft widersprüchlich und äußerst problematisch.

- **Physiologischer Schmerz** gehört als Reaktion auf Umweltreize zu den phylogenetisch ältesten Sinnesempfindungen und unterstützt die Adaptation des Organismus an seine Umgebung.
- **Pathologischer Schmerz** als Reaktion auf Entzündungen ist für die Umweltorientierung des Organismus funktionslos. Ihm kommt als Warnsystem keine Aufgabe zu, da Auslösung und Intensität des Schmerzes nicht mit dem pathologischen Geschehen korrelieren.

Die **defensive Funktion** der Pulpa wird durch die zellulären und humoralen Abwehrleistungen des Bindegewebes erreicht. Sie sind das Ergebnis des dynamischen Wechselspiels zwischen akuter und chronischer Entzündung auf physikalische, chemische bzw. hauptsächlich bakteriell-toxische Reize. Dazu gehören die chemotaktische Migration von polymorphnukleären Leukozyten aus dem Blutstrom an den Ort der Schädigung, die monozytäre Transformation zu Makrophagen, die Aktivierung von B- und T-Lymphozyten, Plasmazellen und dendritischen Zellen sowie nachfolgend die Antigen-Antikörper-Reaktion der immunologischen Entzündungsabwehr. Bei der Auslösung von Abwehrreaktionen in der Pulpa spielen Signalmoleküle der Odontoblasten eine Startrolle.

Die Abwehrleistungen können zu 4 graduell unterschiedlichen Ergebnissen führen:

- weitgehender Störungsausgleich und Fortsetzung der normalen Sekundärdentinbildung
- Verlust unterschiedlich vieler primärer Odontoblasten und Bildung von pathologischem Reizdentin, evtl. unterstützt durch Pulpoblasten (Fibrodentin) oder sekundäre Odontoblasten (sekundäres Reizdentin)
- Aktivierung von Dentinoklasten und Resorption von Sekundärdentin und Reizdentin
- Untergang von Teilen oder der ganzen Pulpa bei Fortbestehen der Entzündungsursache oder Einwirkung neuer extremer Noxen.

MERKE

Für die Zahnerhaltungskunde ist von kardinaler Bedeutung, die Bildung von Reizdentin nicht als primären Abwehrschritt aufzufassen, sondern als Resultat der Unterlegenheit der zellulären und humoralen Abwehr. Reizdentin ist nach Zusammensetzung, Mineralisation und Permeabilität immer ein schlechterer Schutz des Zahns als die Aufrechterhaltung der normalen Sekundärdentinbildung.

Parodont

MERKE

Das Parodont ist als Zahnbett oder Zahnhalteapparat ein komplizierter Gewebeverband. Er sichert die epitheliale Integrität zwischen Gingivaepithel, Saumepithel und Zahnschmelz und ermöglicht durch das Periodontalligament und das Wurzelzement die funktionsorientierte Befestigung des Zahns in seiner Alveole.

Das eigentliche Parodont bildet sich erst während des Zahndurchbruchs. Dabei entsteht das **marginale Parodont** mit der Gingivabildung. Die Wurzelentwicklung führt zur Bildung des **alveolären Parodonts**, das erst nach Abschluss der Wurzelbildung mit dem **apikalen Parodont** vollständig ist. Deshalb werden folgende Strukturen zum Gewebeverband des Parodonts gezählt:

- Gingiva
- Wurzelzement
- Alveolarknochen und
- Periodontalligament.

Früher wurde das zahnumgebende Gewebe auch als „Paradentium" bezeichnet. Dabei wurde mitunter klinisch das Periodontalligament als „Periodont" oder „Desmodont" abgegrenzt, was der entwickungsgeschichtlichen, funktionellen und pathogenetischen Funktion des Gesamtverbandes nicht entsprach und zu terminologischen Missverständnissen führte. In den *Nomina anatomica* wurde deshalb die Bezeichnung Periodontium für die funktionelle Einheit des thekodontalen Zahnhalteapparates festgelegt. Trotz dieser Festlegung hat sich jedoch in einigen europäischen Ländern der klinische Begriff „Parodont" für den Gewebeverband des Zahnbetts gehalten.

Die **Erneuerungsrate** dieser Gewebe ist wegen der funktionellen Adaptation höher als bei vergleichbaren Zellverbänden. Dabei führt das Gleichgewicht von Resorption und Apposition zur ständigen Remodellierung des Alveolenknochens. Die Kollagenumsatzrate und damit die permanente Neubildung des Periodontalligaments ist höher als in der Haut. Schließlich führt die hohe Umsatzrate des Saumepithels von 4–6 Tagen gegenüber 6–12 Tagen bei oralem Gingivaepithel zu einer raschen Erneuerung des dentogingivalen Verschlusses. Wird die marginale Gingiva entfernt, so entsteht das Saumepithel innerhalb von 2 Wochen völlig neu aus Tochterzellen des oralen Gingivaepithels.

MERKE

Diese spezifisch hohe Zellkinetik des Parodonts ist klinisch die Begründung für die rasche Regenerationsleistung bei lokaler chirurgischer Therapie sowie für orthopädische Zahnbewegungen. Andererseits erklären Störungen des Gleichgewichts von Auf- und Abbau der Gewebe die langen Phasen der Stagnation und die Schübe rascher Progression von Parodontalerkrankungen.

Gingiva

Struktur

MERKE

Die Gingiva reicht als Zahnfleisch von der Mundschleimhautgrenze (mukogingivale Grenzlinie) bis zu den Zahnhälsen und ist fest mit dem unter ihr liegenden Alveolarfortsatz verbunden. Die vestibuläre und linguale Gingiva unterscheidet sich von der interdentalen Gingiva, die zwischen 2 Papillen einen Gingivasattel (Col) bildet.

Die Gingiva besteht aus:
- dem mit dem Zahn verwachsenen unverhornten Verbindungsepithel
- dem keratinisierten oralen Gingivaepithel und
- dem reich vaskularisierten und innervierten Bindegewebe mit zahlreichen radialen und zirkulären kollagenen Faserbündeln.

Die Entwicklung des Verbindungsepithels wird durch reduzierte Ameloblasten als **primärer Epithelansatz** eingeleitet. Während der Eruption kommt es durch Transformation dieser Ameloblasten zu flachen Saumepithelzellen, die sich als **sekundärer Epithelansatz** mit Halbdesmosomen an der Basallamina auf der Schmelzoberfläche anhaften. 12–24 Monate nach Beginn des Zahndurchbruchs ist diese Transformation abgeschlossen und von nun an erneuert sich das Saumepithel selbst.
Bei gesunder Gingiva besteht die ganze zahnumgebende Fläche aus hemidesmosomal verbundenem Saumepithel. Die permanente Auseinandersetzung mit potenziell pathogener bakterieller Zahnplaque führt jedoch zu erhöhten Desquamationsraten des Saumepithels, sodass zunehmend eine Zahnfleischfurche zwischen der marginalen Gingiva und der Schmelzoberfläche entsteht. Zur Abgrenzung von pathologischen Zahnfleischtaschen (Parodontaltaschen) wird sie als **Gingivasulkus** bezeichnet. Dadurch entsteht die Unterteilung in:
- die koronal liegende **freie Gingiva** und
- die **angewachsene Gingiva**; diese hat 2 Attachment-Mechanismen:
  - das hemidesmosomale Attachment des Verbindungsepithels, das bei klinischer Sondierung oberflächlich verletzt wird, sodass der Messwert stets größer als der eigentliche Attachmentverlust ist, und
  - das faserreiche bindegewebige Attachment an der Zahnwurzel und am oralen Alveolarknochen.

In bahnbrechenden mikromorphologischen Untersuchungen zur Parodontogenese hatten Schroeder und Listgarten (1977) darauf hingewiesen, dass der biologisch normale Epithelansatz marginal auslaufend, also ohne Sulkusbildung, erfolgt. Entzündliche Auseinandersetzungen mit der Plaqueumgebung, oft bereits während der Eruption, führen jedoch frühzeitig zur Sulkusbildung. Dieser Sulkus wird zentral durch den Schmelz, am Boden durch das intakte Verbindungsepithel und peripher vom mäßig keratinisierten oralen Sulkusepithel begrenzt. Nach Zahnfleischretraktion übernimmt das Wurzelzement die zentrale Begrenzung.
Zu den **Strukturelementen der Gingiva** (Abb. 2.**23a–e**) gehört als wichtigste spezifische Zellpopulation das **Verbindungs- oder Saumepithel** (dentogingivales Epithel; Abb. 2.**24a–d**). Im Unterschied zum oralen Epithel ist es nur 2-schichtig und besteht aus dem mitotisch aktiven Stratum basale und der Suprabasalschicht, welche die eigentlichen Verbindungszellen liefert. Diese sind größer, enthalten weite Interzellularräume mit weniger Desmosomen als orale Epithelzellen.
Die Basalzellen teilen sich ständig, wandern als Suprabasalzellen zur Zahnoberfläche und heften sich dort über eine glykopolysaccharidreiche Kutikel, die sie selbst produzieren, mit Hemidesmosomen an. Dabei migrieren sie von apikal nach koronal, wo sie nach Abschluss ihrer jeweiligen Funktionsperiode am Sulkusboden exfoliiert werden. Bei dieser Koronalwanderung lösen sie ihre hemidesmosomale Verbindung ständig auf und erneuern sie wieder.

MERKE

Die gewaltige Potenz dieses Epithels zum Attachment vollzieht sich auch bei Verschiebung des Sulkus über die Schmelz-Zement-Grenze sowie am Boden pathologischer Taschen und selbst an subgingivalem Zahnstein.

Das **orale Sulkusepithel** ist wie das **orale Gingivaepithel** mehrschichtig und umfasst:
- das germinative Stratum basale
- das Stratum spinosum
- das Stratum granulosum und
- die nur parakeratinisierte, also Keratinreste enthaltende Hornschicht.

Durch die stärkere desmosomale Verbindung der Zellen untereinander ist es weniger durchlässig für migrierende Abwehrzellen wie polymorphnukleäre Leukozyten. Die

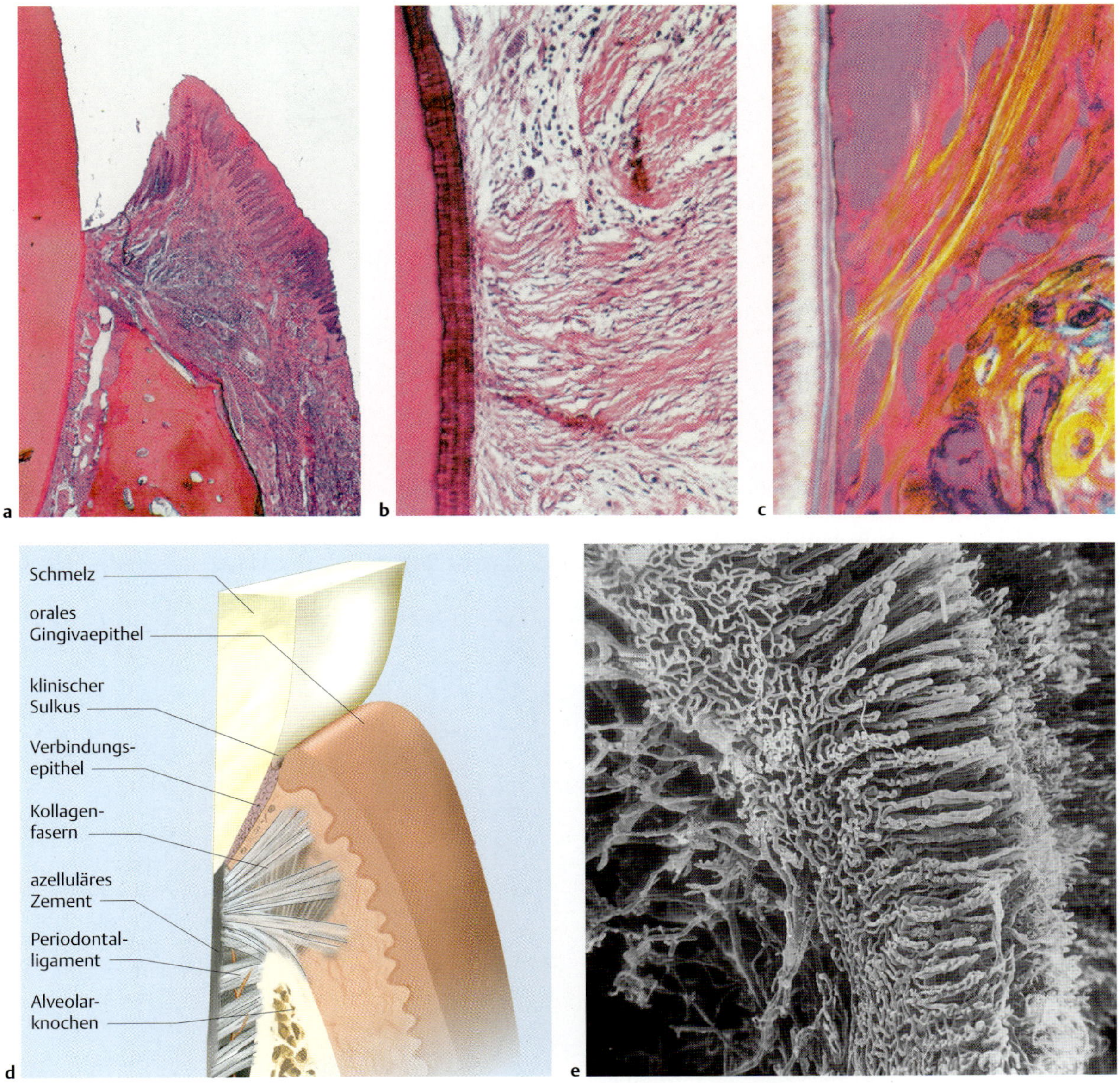

Abb. 2.**23a–e** Aufbau der Gingiva und Angioarchitektur der Blutzirkulation.
a Histologie der Gingiva mit Sulkusbildung und verschiedenen Epithelformationen (s. Text).
b Gingivaler Faserapparat (s. Text).
c Gingivale Faserbefestigung am Übergang zum Periodontalligament (polarisationsoptische Schliffdarstellung).
d Schematische Übersicht.
e Angioarchitektur der Systemzirkulation und Mikrozirkulation; Darstellung von Gefäßkompartimenten mit ihren jeweiligen Anastomosen mit Übergang von der parodontalen zur oralen Seite mit ausgeprägten Kapillarschlingen in den Epithelverzapfungen (Korrosionspräparat).

Sulkusvertiefung führt auch am oralen Sulkusepithel zum typischen wellenförmigen Verlauf der Epithel-Bindegewebe-Grenze mit Bindegewebepapillen und Epithelgraten, sog. „rete pegs“, wie sie für das orale Epithel charakteristisch sind.

Das **gingivale Bindegewebe** stellt den Hauptanteil der Gingiva dar. Es besteht aus:

- kollagenen Fasern 60%
- Fibroblasten 5%
- Proteoglykan- und Glykoproteinmatrix sowie Nerven-Gefäß-Apparat. 35%

Die Fibroblasten umfassen normalerweise 65% der Gesamtzellpopulation und sind für Faser- und Matrixsynthese verantwortlich. **Spezialisierte Fibroblasten** mit funktioneller Heterogenität der ansonsten phänotypisch stabilen Zellpopulation besiedeln die Spitzen der Bindegewebepapillen an der oralen Epithelgrenze. Im Gegen-

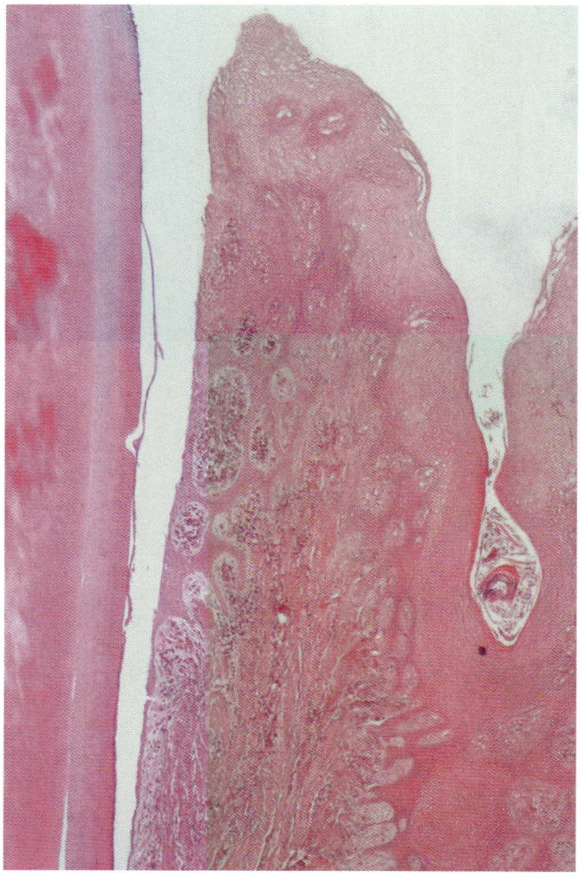
a

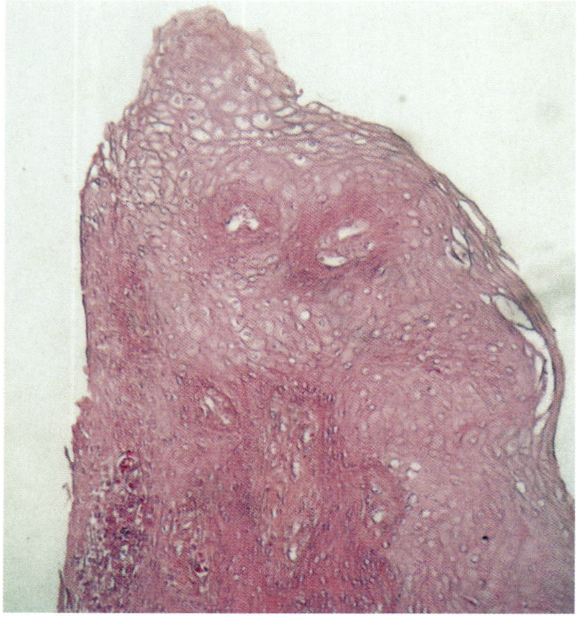
b

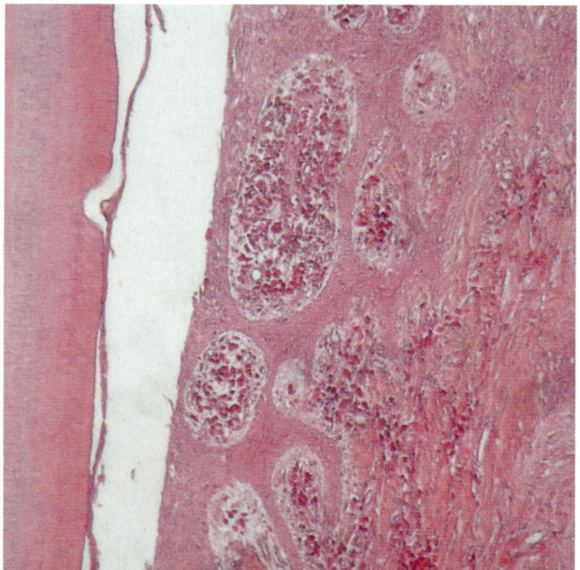
c

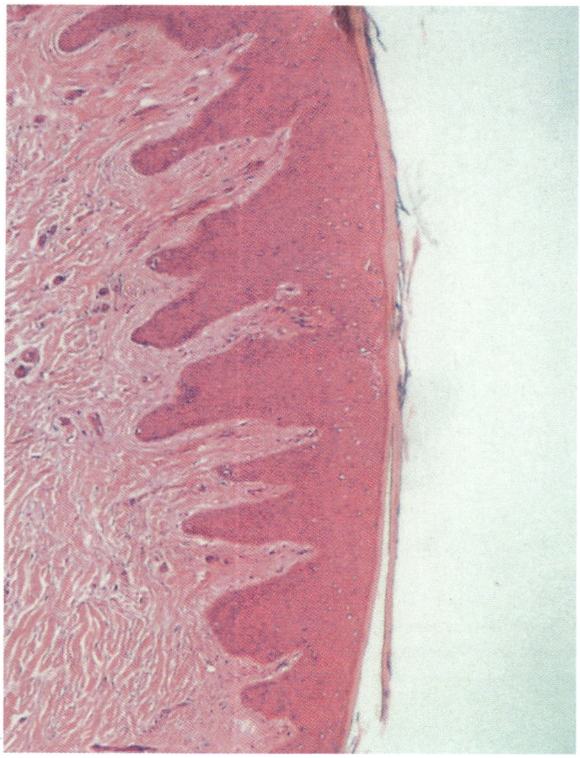
d

Abb. 2.**24a–d** Histologie der Gingiva.

a Übersicht der klinisch entzündungsfreien Gingiva, rechts mehrschichtiges verhornendes Plattenepithel der Mundschleimhaut, links Verbindungsepithel zum Zahnschmelz.

b Übergang des verhornenden Plattenepithels zum Verbindungsepithel (Ausschnittvergrößerung von **a**).

c Verbindungsepithel mit hemidesmosomaler Verbindung der Suprabasalzellen und die Kutikel, mitotisch aktives Stratum basale und Suprabasalschicht (Ausschnittvergrößerung von **a**).

d Orales mehrschichtiges verhornendes Plattenepithel mit Bindegewebepapillen und Epithelgraten.

satz zu allen anderen Fibroblasten produzieren sie Signalmoleküle zur Migration, die einen Anteil an der sehr raschen Wundheilung haben.
Weiter kommen besonders perivaskulär Mastzellen vor, die an der Matrixsynthese sowie an der Regulation der Mikrozirkulation beteiligt sind. Vereinzelt treten Lymphozyten auf, die – wie in der Pulpa – Patrouillenfunktion zur frühen Antigenerkennung übernehmen. Polymorphnukleäre Leukozyten, Plasmazellen und transformierte Makrophagen sind in der gesunden Gingiva seltene Einzelerscheinungen.

Fibroarchitektur und Verankerung

Die **Bindegewebefasern** werden zu Bündeln zusammengefasst, die vorwiegend kollagener Natur sind. Retikulumfasern sind an der Epithel-Bindegewebe-Verbindung beteiligt, während elastische Fasern nur in Verbindung mit Blutgefäßen auftreten. Daraus ergibt sich eine komplexe Fibroarchitektur des supraalveolären Faserapparates, dessen Strukturen in 5 Gruppen eingeteilt werden (Tabelle 2.**10**). Von allen Gruppen können zusätzlich Bündel abzweigen, die zu einer funktionell effektiven Vermaschung führen.

Tabelle 2.**10** Formationen des supraalveolären Faserapparates

Faserbündel	Beschreibung
Zirkuläre	verlaufen ringförmig um den Zahn und sind besonders in der freien Gingiva lokalisiert
Dento-gingivale	strahlen fächerförmig vom supraalveolären Zement in die gesamte Breite der Gingiva, gehen auch über den Knochenkamm hinaus
Alveolo-gingivale	inserieren im Knochen und ziehen in alle Abschnitte der freien und angewachsenen Gingiva
Transseptale	überqueren das interdentale Septum und verbinden benachbarte Zähne durch Insertion im supraalveolären Zement
Interpapilläre	verlaufen unterhalb des Col, verbinden den oralen und vestibulären Anteil der Papille

Gefäßversorgung, Innervation und Beantwortung externer Reize

Die **Blutgefäßversorgung** der Gingiva (vgl. Abb. 2.**23e**) erfolgt völlig getrennt von der im alveolären Parodont, obwohl zwischen beiden Zirkulationsgebieten Anastomosen bestehen. Die Angioarchitektur der Systemzirkulation und die Mikroangioarchitektur zeigen ein typisches Bild von Kapillarschlingen, die subepithelial auf der oralen Seite stärker ausgeprägt sind als unterhalb des Verbindungsepithels. Die Magistralarterien verlaufen supraperiostal. Sie sind Zweige jeweils der A. sublingualis, A. mentalis, A. buccalis, A. facialis, A. palatina und A. infraorbitalis. Der arterielle Blutstrom in diesen Magistralgefäßen bewegt sich in Richtung des oralen Gingivaepithels. Die Blutströmungsgeschwindigkeit ist sehr hoch und der Blutfaden besteht aus Plasmarand- und Axialstrom.
Die aus dichotomen Verzweigungen hervorgehenden Arteriolen verlaufen gleichfalls in Richtung zur oralen Gingiva-Epithel-Grenze. Sie führen zu subepithelial angeordneten Kapillaren, die in ihrem Verlauf die wellenförmige Grenze zwischen Epithel und Bindegewebe widerspiegeln (Abb. 2.**25b**). Die schlingenförmigen Kapillaren der oralen Seite sowie die mehr gestreckten Kapillaren der Verbindungsepithelseite führen zu Venolen, deren Blutströmungscharakteristik im postkapillären Anteil sich nicht von den präkapillären Arteriolen unterscheidet. Die Mikrozirkulationselemente (Arteriolen, Kapillaren und Venolen) sind untereinander zahlreich über Anastomosen verbunden.
Im Gegensatz zur konstanten Strömungsrichtung in Magistralgefäßen ist in den Mikrozirkulationsgefäßen eine zeitweilige Strömungsumkehr möglich. Die prinzipielle Strömungsorientierung ist dadurch nicht aufgehoben. Nach der kapillären Erythrozyten-Einzelpassage besteht in den Venolen wieder eine turbulente Erythrozytenströmung. Mit der Vereinigung venolärer Blutströme erhöht sich die Blutströmungsgeschwindigkeit. Die Venolen führen das Blut schließlich zu Magistralvenen, die in der Gingiva wiederum supraperiostal verlaufen. Erst mit dem Eintritt der Gefäße in die bewegliche Mundschleimhaut wird der lineare Gefäßverlauf wellenförmig.
Auf exogene physikalische, chemische oder bakteriell-toxische Reize reagiert die gingivale Blutzirkulation mit charakteristischen Antworten. Der initialen, kurzfristigen Steigerung der Blutströmungsgeschwindigkeit folgt rasch die sekundäre Senkung. Sie wird besonders durch die Dilatation der Venolen ausgelöst. Danach aggregieren Thrombozyten als weiße Thromben im freien Blutstrom und anschließend adhärieren Leukozyten vorwiegend an Wänden von Venolen. Dabei werden die Leukozyten deformiert und behindern beim Versuch der Kapillarpassage die Strömung. Erythrozyten-Aggregationen (Prästase) treten zuerst in Venolen, später in Arteriolen und danach in größeren Gefäßen auf. Bei reversiblen Stasen kommt es zur Strömungsumkehr in Venolen mit retrograder Auflösung von Stasesäulen.
Als Ausdruck einer irreversiblen Störung führt die intravasale Gerinnungsthrombose zum Ausfall von Einzelgefäßen oder ganzer Gefäßkompartimente. Dann wird die Zirkulation durch Anastomosen auch zwischen den Magistralgefäßen aufrechterhalten. Die Neu- und Umbildungsrate von Gefäßen ist hoch.

MERKE

Die reiche Blutzirkulation und rasche Erhöhung der Gefäßpermeabilität für Serum und Leukozyten führen zu einer hohen Abwehrbereitschaft. Deshalb lösen bereits geringe chemotaktische Antigenwirkungen

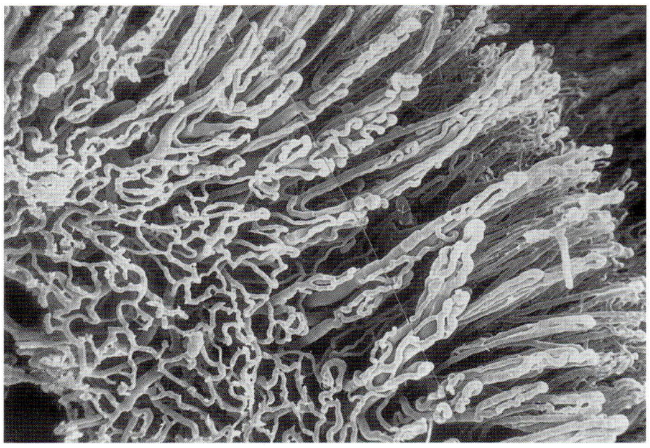
a

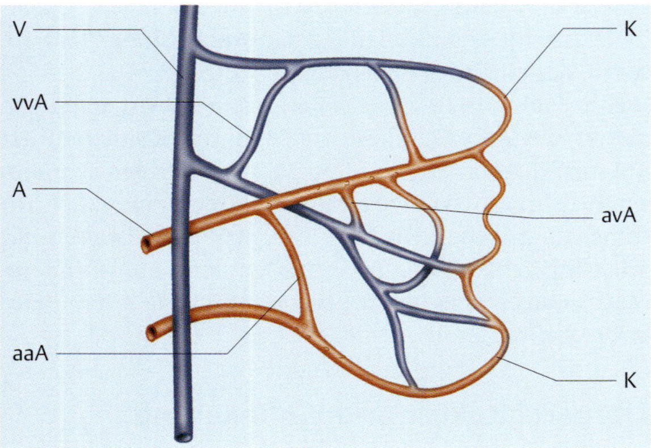

b

Abb. 2.**25a, b** Gefäßkompartiment der Gingiva mit Anastomosen und Kapillarschlingen der Mikrozirkulation.
a Korrosionspräparat (Ausschnitt von Abb. 2.**23e**).
b Schema der Anastomosen der Gingivagefäße (**A** Arterie, **aaA** arterioarterielle Anastomoe, **avA** arteriovenöse Anastomose, **V** Vene, **vvA** venovenöse Anastomose, **K** Kapillaren).

der Plaque entzündliche Exsudationen als Sulkusfluid und die Migration von polymorphnukleären Leukozyten durch das Verbindungsepithel aus. Die Gingiva ist das am häufigsten entzündete Gewebe in der Mundhöhle.

Lymphgefäße wurden in der Gingiva bisher funktionell *nicht* nachgewiesen. Es ist wahrscheinlicher, dass gefensterte Kapillaren die Transportfunktion übernehmen, bis in der Mundschleimhaut eigenständige Lymphgefäße auftreten.
Die **vegetative Innervation** folgt dem Verlauf der Blutgefäße und regelt über sympathische adrenerge Rezeptoren die Vasokonstriktion. Cholinerge Rezeptoren wurden bisher wenig untersucht. Auch die **sensorischen Nervenfasern** folgen dem Verlauf der Blutgefäße. Sie sind gebündelt und meist markhaltig. Dabei führen sie zu freien Nervenendigungen und zu Tastkörperchen, die eine mäßig ausgeprägte Schmerz- und Tastrezeption ermöglichen.

MERKE
Die größte Dichte freier Nervenendigungen (Nozizeptoren) befindet sich im apikalen Abschnitt des Verbindungsepithels und in der Col-Region, weshalb die unvorsichtige klinische Sulkussondierung und der Beginn einer nekrotisierenden Gingivitis sehr schmerzhaft sind.

Periodontalligament

MERKE
Das Periodontalligament (die Wurzelhaut) ist das funktionell orientierte, kollagenfaserreiche Verbindungsgewebe des Zahnbettes zwischen Alveolarkortikalis und Zementbefestigung am Zahnwurzeldentin. Der ausschließlich radiale, aber in verschiedenen Winkeln angeordnete Faserapparat bildet den Hauptteil des Gewebes.

Die Fibrillenbündel sind zu kollagenen Fasern zusammengefasst, die ihrerseits – kreuzweise angeordnet und verflochten – Faserbündel bilden. Letztere sind untereinander durch weitere Fasern so verbunden, dass der Zahn dreidimensional vollständig befestigt ist. Die Kompensation des hohen Kaudrucks bei normaler Mastikation erfolgt ausschließlich über den Faserapparat, da die Elastizität der Hartgewebe vernachlässigt werden kann und die Blutversorgung keinen Tormosionseffekt (Druckabfederung) besitzt. Die ständige Erneuerung der kollagenen Fasern erfolgt durch die Fibroblasten.
Das Periodontalligament entsteht im Rahmen der **Parodontogenese** aus der ektomesenchymalen Zellhäufung des ursprünglichen Zahnsäckchens. Während der Zahneruption erfolgen die Wurzelbildung, die verschiedenen Zementappositionen, die Modellation der ein- oder mehrwurzeligen knöchernen Alveolen sowie der Aufbau und die Insertion des Faserapparates gleichzeitig und unter zunehmend funktionellen Einflüssen der Zahnstellung und der Mastikation.

Strukturelemente

Zu den Strukturelementen des Periodontalligaments zählen als größte Zellpopulation die **Fibroblasten**. Sie haben sich wie die perivaskulären Vorläuferzellen der Osteoblasten und Zementoblasten aus undifferenzierten Mesenchymzellen gebildet, kommen aber auch aus dem benachbarten Knochenmark. Die Fibroblasten bauen aus einer Helix von Polypeptidketten die **kollagenen Fibrillen** auf, die von einer Glykoproteinhülle umgeben sind. Gebündelte Fibrillen werden zu einer Kollagenfaser zusammengefasst, die ihrerseits zu Faserbündeln vereinigt werden. Diese Faserbündel werden in die Matrix von Zement und Alveolarknochen eingebaut, bevor die Mineralisation einsetzt. Sie stellen das externe Fasersystem (Sharpey-Fasern) im Zement gegenüber dem internen Fasersystem der Zementoblasten dar. Die Erneuerung des Faserapparates setzt auch ständige Auf- und Abbauvorgänge an beiden Hartgeweben voraus. Schließlich sind die Fibroblasten für die Sekretion der **Bindegewebematrix** verantwortlich. Sie besteht aus langkettigen Proteoglykanen und Glykoproteinen.

Es entsteht eine typische zelluläre Schichtung von Fibroblasten in der Mitte des Ligaments. Ihre langen Zellfortsätze sind in direktem Kontakt mit den Fibrillenbündeln. Zur Knochenoberfläche sind die Osteoblasten konzentriert und entlang dem Wurzeldentin lagern die Zementoblasten. Werden die Osteoblasten jenseits der Lamina cribriformis (Lamina dura) eingemauert, so entstehen **Osteozyten**. Das Gleiche gilt für **Zementozyten** im zellhaltigen fibrillären Zement. Zur Erneuerung von Knochen und Zement werden **Osteoklasten** und **Zementoklasten** (Dentoklasten) eingesetzt, die sich ebenfalls aus Mesenchymzellen differenzieren. Möglicherweise geht diese Differenzierung von gemeinsamen Vorläuferzellen aus. Der genaue Weg der Differenzierung multifunktioneller Zellen ist noch unklar.

MERKE

Neben normalen Matrix und Fibrillen produzierenden Fibroblasten verfügt das Periodontalligament über eine Subpopulation von spezialisierten osteoblastischen Fibroblasten, die besonders reich an alkalischer Phosphatase sind und an der Knochen- und azellulären Zementbildung beteiligt sind. Sie sind die Zielzellen aller regenerativen Therapieverfahren der marginalen Parodontitis.

Im zementnahen Anteil des Periodontalligaments befinden sich Epithelinseln der Malassez-Epithelreste der Hertwig-Scheide. Es sind ruhende Zellen, deren Anzahl individuell stark variiert. Durch chronische Entzündungen wird ihre Zellteilung wieder aktiviert und sie proliferieren zu multiplen kleineren Nestern und Zysten mit einem hohen Wachstumspotenzial. Sie führen damit zu einer Komplikation der chronisch-apikalen Parodontitis. Schließlich übernehmen einzelne **Lymphozyten** und **Makrophagen eine Patrouillenfunktion zur Erkennung von Antigenen oder phagozytierbaren Fremdkörpern.**

Die **Bindegewebefasern** des Periodontalligaments sind vorwiegend kollagener Natur, jedoch zum kleineren Teil auch Oxytalanfasern. Einige elastische Fasern umgeben das Gefäßnetz. Die gebündelten zementoalveolären Fasern (Abb. 2.**26b, c**) werden in Hauptgruppen zusammengefasst:

- *Supraalveoläre Faserbündel* verlaufen vom kronennahen Wurzelzement schräg nach apikal und inserieren am Kamm des Alveolarknochens.
- *Horizontale Faserbündel* sind auf den kronennahen Wurzelabschnitt beschränkt, sie verlaufen im rechten Winkel zur Zahnachse direkt zwischen Zement und Knochen.
- *Schräg verlaufende Faserbündel* sind die größte Gruppe, sie verbinden im Winkel von etwa 45° zwei Drittel der Wurzel mit der Alveolarwand.
- *Apikale Faserbündel* schließlich verlaufen radiär um den ganzen Apex zum Alveolenboden.

Die netzartig verflochtenen Faserbündel sind leicht gewellt, woraus die natürliche Beweglichkeit des Zahns in seiner Alveole resultiert. Sie wird in die primäre und sekundäre **Zahnbeweglichkeit** unterteilt:

- Die **primäre** Zahnbeweglichkeit ist ein Ergebnis der Streckung der Faserbündel. Der horizontale Totalausschlag der Krone beträgt 0,05–0,10 mm.
- Die **sekundäre** Zahnbeweglichkeit führt bei höheren Belastungen zur elastischen Verformung des Alveolarknochens. Der horizontale Kronenausschlag beträgt dann bis 0,15 mm.

Blutgefäßversorgung und funktionsabhängige Hämodynamik

Die Blutgefäßversorgung wird von Arterien und Venen der Systemzirkulation sowie von den Elementen der Mikrozirkulation übernommen. Die arteriellen Hauptgefäße verlaufen parallel zur Zahnachse. Im arteriellen Stromgebiet ist der Blutfaden in den axialen Zellstrom und den Plasmarandstrom geschichtet. Die Strömungsgeschwindigkeit ist hoch. Die Arteriolen verlaufen unregelmäßig. Auch die Kapillaren sind regellos angeordnet. Während der Einzelpassage der Erythrozyten in Kapillaren werden die Zellen verformt und haben Kontakt zur Kapillarwand. Strömungsrichtung und -geschwindigkeit sind nicht gleichmäßig. Neben reiner Plasmaströmung treten auch Phasen der Strömungsunterbrechung auf. Dabei können die Erythrozyten ohne Aggregationstendenz im Gefäß verharren.

Die venöse Drainage erfolgt über Venolen, der Blutstrom ist nach apikal orientiert. Die Strömungsgeschwindigkeit schwankt auch im postkapillären Anteil. An Venolengabeln vereinigen sich die Blutströme. Die mehrfache Vereinigung führt schließlich zu kleineren Venen, wo die Schichtung in den axialen Zellstrom und den Plasmarandstrom erfolgt. Mit ständiger Steigerung der Blutströmungsgeschwindigkeit vereinigt sich die Drainage schließlich in Magistralvenen. Die Strömungsgeschwindigkeit des Blutes in Magistralarterien und Magistralvenen verhält sich wie 3:1.

Zwischen den einzelnen Gefäßen bestehen zahlreiche Anastomosen. Sie verbinden sowohl die Gefäßkompartimente der Systemzirkulation als auch besonders häufig die Elemente der Mikrozirkulation untereinander. Die mehrfache Verbindung prä- und postkapillärer Gefäße führt zu typischen polygonalen Ringschlüssen (Abb. 2.**26d, e**), wie sie auch im Knochenmark auftreten. Die Anastomosen werden zeitweilig aus der Zirkulation ausgeschaltet, während ihrer Einschaltung bestehen auch Phasen reiner Plasmaströmung. Die einzelnen arteriovenösen Kompartimente der Systemzirkulation führen zu

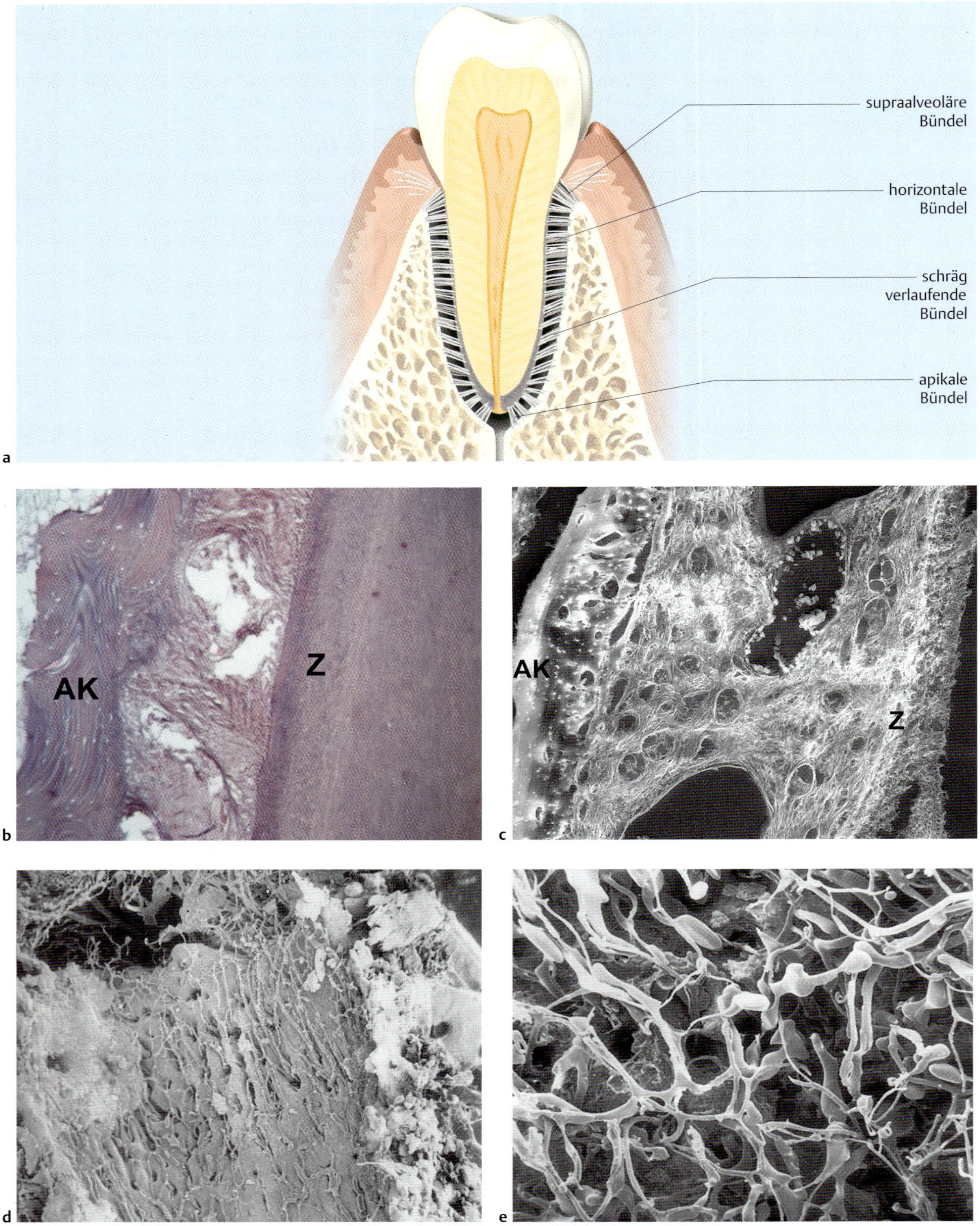

Abb. 2.**26a–e** Aufbau des Periodontalligaments und Angioarchitektur der Blutzirkulation.

a Schematische Übersicht: thekodontale Zahnbefestigung mit supraalveolären und alveolären Faserbündelgruppen.

b Faserbündel vom Alveolarknochen (**AK**) zum Zement (**Z**).

c Dreidimensionale Vernetzung der Faserbündel (REM-Aufnahme).

d, e Angioarchitektur des Periodontalligaments mit polygonalen Ringschlüssen der Mikrozirkulation.

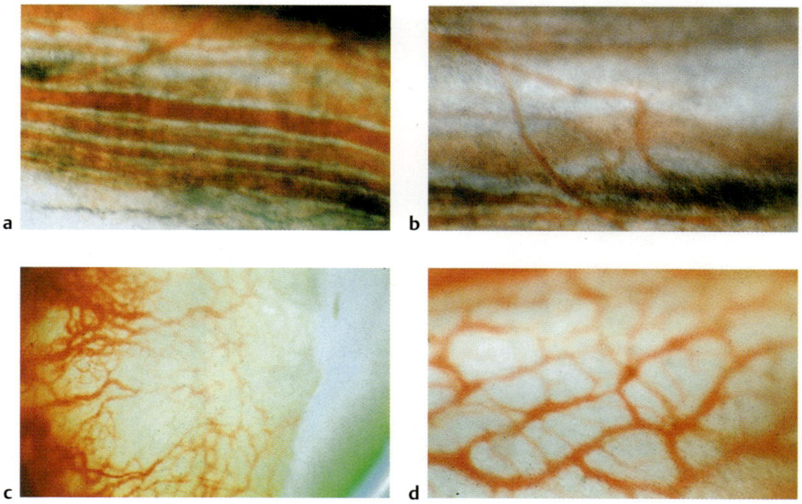

Abb. 2.**27 a–d** Typische System- und Mikrozirkulation der Pulpa (**a**, **b**), der Gingiva (**c**) und des alveolären Parodonts (**d**) des Rattenzahns.

a Vitalmikroskopische Übersicht der Rattenzahnpulpa: typischer geradliniger Gefäßverlauf mit außen liegenden arteriellen und innen liegenden venösen Gefäßen.
b Anastomosen zwischen 2 Gefäßbündeln.
c Vitalmikroskopische Übersicht der gingivalen System- und Mikrozirkulation mit girlandenförmigem Kapillarverlauf an der Epithelgrenze.
d Angioarchitektur des Periodontalligaments mit charakteristischer Mikrozirkulation und polygonalen Ringschlüssen im venösen Abfluss.

einer relativ selbständigen Blutzirkulation in den von ihnen versorgten terminalen Abschnitten. Bei Störungen selbst in einem Magistralgefäß wird die Blutzirkulation sofort in vollem Umfang über Anastomosen mit den benachbarten Kompartimenten aufrechterhalten.

Unter funktioneller Belastung des Zahns entstehen typische **Veränderungen der Hämodynamik**. Sowohl in den Kompressions- oder Druckzonen als auch in den Tensions- oder Zuggebieten laufen die Blutgefäße leer. Die Ursache der ausgeprägten Ischämien ist der Druck des Zahns auf die Gefäßregion. Nach Absetzen der Belastung kommt es sofort zum Wiedereinstrom des Blutes, wobei im venösen Schenkel zeitweilig eine Strömungsumkehr (Reflux) erfolgt. An der raschen Umverteilung des Blutes sind besonders die polygonalen Ringschlüsse beteiligt. Auch langfristige Belastungen des Zahns werden über Kollateralkreisläufe ausgeglichen, ohne dass Prästasen oder Stasen entstehen.

Beim Überschreiten einer bestimmten Belastungsgrenze oder Belastungsdauer muss mit irreversiblen Ischämieschäden gerechnet werden. Sie führen über intravasale Gerinnungsthrombosen zur Nekrose einzelner Ligamentabschnitte. Für Rattenzähne liegt die kritische Belastungszeit mit 30 min bei einer kritischen Belastungsgrenze von 100 mN. Diese **kritischen Belastungsgrenzen** dürften beim menschlichen Zahn nicht viel höher liegen. Sie sind besonders bei der Verblockung von Zähnen sowie bei orthodontischen Zahnbewegungen zu beachten.

Die völlige Trennung der Blutkreisläufe der Gingiva und des Periodontalligaments (Abb. 2.**27 c, d**) kommt auch bei Zahnbelastung zum Ausdruck. Selbst geringe Belastungen mit 50 mN führen zwar zur Unterbrechung der Zirkulation in den Anastomosen zwischen Ligament und Gingiva, sind aber ohne Einfluss auf die gingivale Zirkulation. Auch extrem lange Belastungen, die im Periodontalligament Nekrosen auslösen, können die Zirkulation der Gingiva nicht beeinträchtigen.

Lymphgefäße sind im Periodontalligament funktionell *nicht* nachweisbar. Auch morphologisch gibt es keinerlei Anhalt für terminale Endigungen eigener Lymphgefäße. Das Fehlen eigener Kollektoren wird auch durch die gemeinsame Entwicklung von Endodont, Parodont und Knochen begründet. Den Lymphtransport übernehmen demzufolge gefensterte Kapillaren.

Innervation

Die **Innervation der Gefäße** erfolgt über marklose autonom-vegetative Nervenfasern. Sie verlaufen entlang der Gefäße und steuern die Kontraktion und Dilatation der Magistralgefäße, Arterien und Venen. Die sensorischen afferenten markhaltigen und marklosen Nervenfasern besitzen entweder freie Nervenendigungen als **Schmerzrezeptoren** oder spezifische spindel- bzw. ringförmige **Mechanorezeptoren**. Diese Mechanorezeptoren gewährleisten einen extrem sensiblen periodontalen Tastsinn. Er wird beim Menschen von keinem anderen Tastorgan wie z. B. hochtrainierten Fingerkuppen übertroffen. Die dreidimensionale Tastrezeption der Zähne führt zu einer hohen **Stereognosie** in der Mundhöhle. Sie hat einen besonderen Schutzcharakter bei der Erkennung ungenießbarer Fremdkörper im Nahrungsbrei.

MERKE

Der Tastsinn des Periodontalligaments trägt auch zur komplexen Empfindung des Schmeckens sowie zur Sättigung und autogenen Beruhigung bei. Das Zähneknirschen als Unmutsäußerung und der **Bruxismus** gehen auf die hohe afferente Impulsfrequenz der Mechanorezeptoren zurück, mit der subkortikal andere Erregungszustände überdeckt werden können.

a
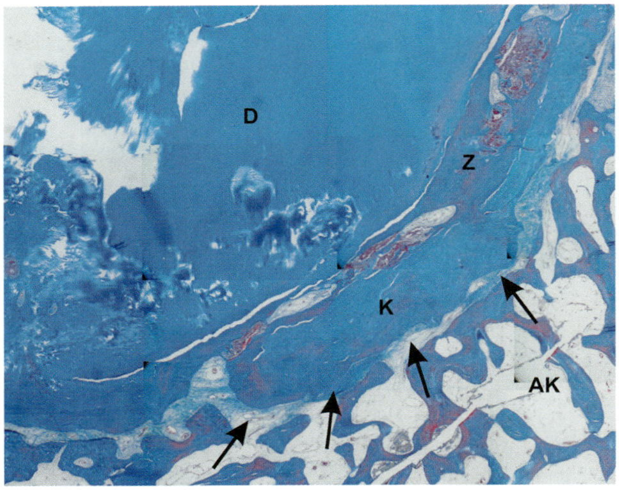

b
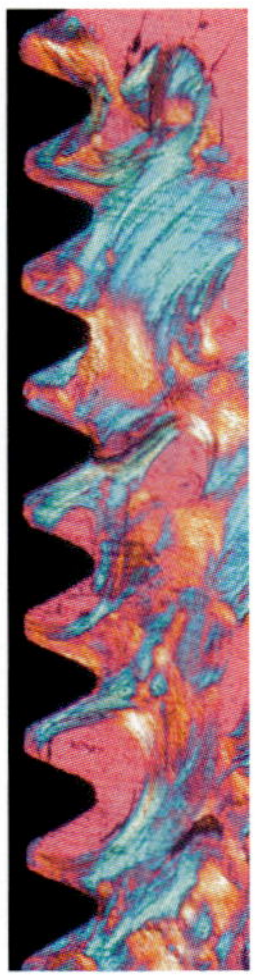

Abb. 2.**28a, b** Regenerationsfähigkeit des Periodontalligaments versus Ankylose.
a Nach Resorption, Ankylose und zellulärer Hyperzementose: Ausbildung eines sekundären Periodontalligaments (Pfeile; **AK** Alveolarknochen, **D** Dentin, **K** ankylotischer Knochen, **Z** Zement).
b Polarisationsoptischer Befund der ankylotischen Knochenanlagerung an einem Implantat, keine Fähigkeit zur Ligamentbildung.

Wurzelzement und Alveolarknochen

MERKE

Das Wurzelzement ist ein höher differenziertes Hartgewebe, das sich während der Parodontogenese aus dem Zahnsäckchen entwickelte und später von Zellen des Periodontalligaments lebenslang auf- und umgebaut wird. Es dient der thekodontalen Faserbündelbefestigung sowie der begrenzt permanenten Eruption zum Abrasionsausgleich.

Während der Wurzelentwicklung wird zuerst azellulär-afibrilläres Kronenzement gebildet, an der Dentingrenze gefolgt von azellulär-fibrillärem Zement und später besonders apikal von zellulär-fibrillärem Zement (vgl. Tabelle 2.**6**). Der biochemische Aufbau ähnelt dem des Knochens (vgl. Tabelle 2.**7**).
Unter normalen Bedingungen ist die **Schmelz-Zement-Grenze** vollständig von gesundem Gingivagewebe bedeckt. Diese klinisch und pathologisch bedeutungsvolle Grenzzone wird in 3 morphologische Muster eingeteilt, die sowohl von Zahn zu Zahn als auch an einem einzelnen Zahn variieren:

- Am häufigsten treten Rand-zu-Rand-Kontakte zwischen Zement und Schmelz auf. Es folgen überlappende Kronenzementzonen; seltener verbleibt exponiertes Dentin.
- Mehr apikal entstehen stärkere Schichten zellulär-fibrillären Zements, die Ausdruck aktiver Eruptionsschübe sind.
- Zwiebelschalenförmig lagern sich in Ruhepausen auch wieder azelluläre Schichten dazwischen.

Der **Alveolarknochen** ist als Bestandteil des Zahnhalteapparates höher differenziert. Er besteht aus:

- der äußeren Kortikalis
- dem spongiösen Stützknochen und
- der spezifischen Lamina cribriformis, die als innere Alveolenwand mit zahlreichen Öffnungen für anastomosierende Gefäße ausgestattet ist.

Das **Knochenmark** dient als benachbartes Reservoir von Knochenstammzellen, die für den permanenten Umbau des ganzen Zahnbettes durch differenzierte resorbierende und sezernierende Zellen von Bedeutung sind.

Okklusion und Mastikation

An der Mastikation sind die **großen Kaumuskeln** beteiligt:

- Schließer (Adduktoren):
  - M. temporalis
  - M. masseter
  - M. pterygoideus medialis
- Öffner (Abduktoren):
  - M. mylohyoideus
  - M. digastricus.

Der M. pterygoideus lateralis dient mit dem vorderen Masseteranteil der Protraktion des Unterkiefers, während der Digastrikus mit dem hinteren Temporalisanteil zur Retraktion führt. Mit dem kombinierten Kiefergelenk, das aus dem Kondylus, der Zwischengelenkscheibe (Diskus) und der Schädelgelenkfläche besteht, werden deshalb dreidimensionale Scharnier- und Gleitbewegungen möglich.
Die spezifische Innervation der Kaumuskulatur und des Kiefergelenks führt zu einer typischen **Ruheschwebeposition** des Unterkiefers mit einem mittleren Zahnabstand zwischen den Frontzähnen von 2–8 mm. Diese Position wird reflektorisch geregelt und auch im zahnlosen Kiefer eingenommen. Die reflektorische Kontrolle der Mastikation erfolgt monosynaptisch über einfache Muskelreflexbögen sowie disynaptisch über Rezeptoren des Kiefergelenks und des Periodontalligaments sowie über deren

subkortikale Zentren. Diese Reflexbögen sind verantwortlich für die extrem sensible Schutzreaktion bei störenden Nahrungspartikeln.
Die mastikatorischen Muskelaktivitäten sind integrale Komponenten der Nahrungsaufnahme (Saugen, Beißen, Schlucken), des Sprechens, der Mundatmung sowie physiognomischer emotionaler Äußerungen (Lachen, Zähnefletschen, Zähnepressen, Zähneklappern). Die zentrale Steuerung besteht aus einem spezifischen kortikal-subkortikalen Netzwerk zellulärer Interaktionen. Daran sind 2 zentrale **Kaumustergeneratoren** beteiligt:

- Der Rhythmusgenerator generiert den Basisrhythmus.
- Der Spitzengenerator adaptiert den Rhythmus entsprechend der sensorischen Information aus der Mundhöhle (feste und flüssige Nahrung, Bolusgröße, Temperatur und Fremdkörper).

Zur Vermeidung der Aspiration von Nahrung und Fremdkörpern bestehen enge Beziehungen zum respiratorischen und Schluckgenerator. Kortikal sind die beiden Netzwerke der Kaumustergeneratoren im frontalen motorischen und somatosensorischen Kortex sowie in Mastikationszentren repräsentiert.

MERKE

Die zentrale kortikal-subkortikale Steuerung und periphere sensorische Kontrolle der komplexen mastikatorischen Muskelaktivität wird bei jeder zahnärztlichen Behandlung beeinflusst, woraus subjektive und objektive Beschwerden folgen können.

Die Kaumuskulatur ist wie andere Muskelsysteme meist untrainiert. Während bei unüblicher Kaubelastung Ermüdung und Schmerzen rasch einsetzen, führt andererseits experimentelles Training nach 2 Wochen zur Verdoppelung der Kaukraft. Prothesenträger und Patienten mit entzündlichen Erkrankungen des Parodonts stellen sich reflektorisch auf weit niedrigere Kaukräfte ein. Demgegenüber unterstützt das sanierte Gebiss die Regulation hoher Kaukräfte.
Störungen der normalen intermaxillären Beziehung durch Lageveränderungen des Unterkiefers infolge Zahnverlusts, Stellungsanomalien oder schlecht passenden Zahnersatzes können **Myoarthropathien** einschließlich chronisch-deformierender Gelenkveränderungen begünstigen.
Das sog. **kraniomandibuläre Dysfunktionssyndrom** (CMD) wird kontrovers diskutiert, beruht aber überwiegend auf zentral ausgelösten Myalgien der Kaumuskulatur. Schließlich führen zentrale Störungen der Kaumustergeneratoren zum **Bruxismus** (Zähneknirschen und Pressen). Er wird hauptsächlich psychogen sowohl am Tage als auch vorzugsweise in der flachen Schlafphase ausgelöst. Als **tetanischer Bruxismus** ist er Begleitsymptom der meisten Anfallsleiden. Muskelschmerzen, Zahnfrakturen, pathologische Attritionen der Zähne sowie raschere Progredienz von Entzündungen des Parodonts sind die klinischen Konsequenzen des Bruxismus.

Durch die Form der Zähne und ihrer Kauflächen sowie die Anordnung der Zahnreihen und die Funktion des Kiefergelenks und der Kaumuskulatur entsteht eine **individuelle dynamische Okklusion**. Sie bezeichnet bei eumorphen Gebissen die ungestörte Kontaktbeziehung beider Zahnreihen zueinander. Dabei gilt die anatomische Regel, dass jeder Zahn 2 Antagonisten hat.
Obwohl im omnivoren menschlichen Gebiss keine ausgeprägten artikulatorischen Mahlbewegungen wie bei Herbivoren stattfinden, ermöglicht das individuelle Kauflächenrelief Protraktions- und Retraktionsbewegungen mit entsprechenden Seitwärtsbewegungen. Durch die moderne Ernährung wird diese Bewegungsvielfalt häufig nicht ausgeschöpft. Die meist wenig aktive Mastikation tut ein Übriges, um die normalen Attritionsraten erheblich zu senken. Das ist besonders in der Wechselgebissperiode ein sekundärer Faktor für das Entstehen von Stellungsanomalien, Gleithindernissen, Frühkontakten und Fehlbelastungen der Zähne. Dieses **okklusale Trauma** wird auch durch Nichtbeachtung der habituellen dynamischen Okklusion bei Füllungen, Kronen und Prothesen ausgelöst. Es führt zu erhöhter Zahnbeweglichkeit, nicht jedoch zur Auslösung von Parodontalerkrankungen.
Das individuelle Mastikationsmuster sowie Attrition und Abrasion führen durch Mesialwanderung der Zähne und kontinuierliche Eruption lebenslang zur Erhaltung einer **funktionsadäquaten Okklusionsfläche**. Diese ist im jugendlichen Gebiss eine ausgeprägte Höcker-Fossa-Verzahnung, während sie mit zunehmendem Alter durch geglättete Kontaktflächen charakterisiert wird. Normalerweise wird dabei das Dentin an der Höckerbasis und an den Inzisalkanten freigelegt. Die Modellation der Okklusalfläche einer Restauration ist beim jugendlichen und älteren Patienten eine individuelle Wiederherstellung der anatomischen Form, die von keiner Regel eingeengt werden darf.
Die **approximale Attrition** als Ergebnis der physiologischen Beweglichkeit und Reibung der Zähne wird durch die Mesialwanderung ausgeglichen. Bei Europäern ist die Verkürzung der Zahnreihe heute, bei hoher interindividueller Variation, auf Werte um 1–3 mm beschränkt. Aus Kontaktpunkten werden dabei Kontaktflächen. Für die Mesialwanderung werden die transseptalen Faserbündel der Gingiva verantwortlich gemacht. Bei Zahnverlust kann die Wanderung zur Mesialkippung führen, wenn der Zahn okklusal nicht vom Antagonisten gehalten wird. Die natürliche Mesialwanderung muss besonders bei approximalen Restaurationen beachtet werden.
Die **okklusale Attrition** und **Abrasion** werden durch die begrenzt-permanente Eruption ausgeglichen (Abb. 2.**29**). Lange umstritten, ist sie eine Errungenschaft der Phylogenese als Ausgleich der hohen Abrasion bei pflanzlicher Nahrung, wenn nicht ein Schmelzorgan lebenslang für die unbegrenzt-permanente Eruption sorgt. Diese kompensatorische kontinuierliche Eruptionsmöglichkeit wurde sowohl in paläopathologischen Vergleichsuntersuchungen an Schädeln der romanobritischen, angelsächsischen und mittelalterlichen Perioden (mit hoher Abrasion, vgl.

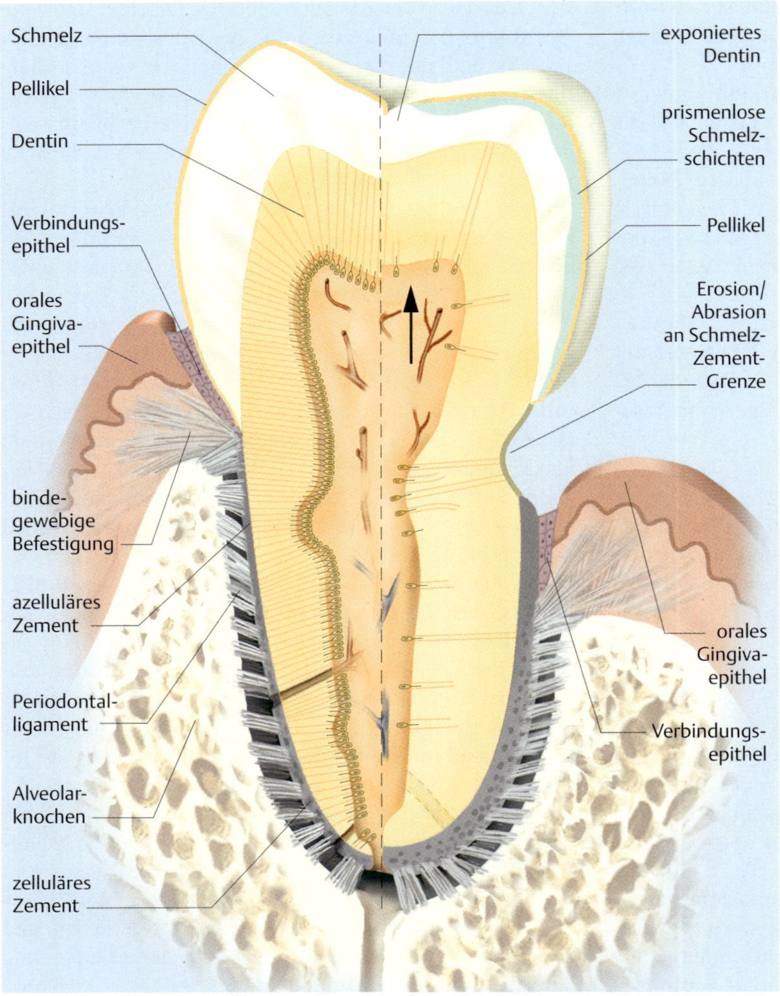

Abb. 2.**29** Vergleich zwischen jugendlichem Zahn (linke Anschnittseite) und Alterszahn (rechte Anschnittseite). Durch Abrasion und Attrition erfolgt kompensatorische, begrenzt-permanente Eruption (Pfeil) durch Umbau des Alveolarfundus und Apposition zellulären Zements; dabei Gingivarezession und Freilegung des Zahnhalses. Durch Sekundär- und Reizdentinbildung Einengung des Pulpakavums, Untergang zahlreicher Odontoblasten.

Abb. 5.**1**) von Levers und Darling (1983) als auch in klinischen Untersuchungen von Ainamo und Ainamo (1984) bewiesen.

Die Eruption kann auch zur Freilegung der Zahnwurzeln führen, womit eine epitheliale „Lücke" entsteht, die aber in der Phylogenese bei Verbindungsepithelkontakt mit Zement oder Dentin gewissermaßen getestet wurde. Die Gingivaretraktion bei erhaltener Breite der Gingiva propria ist eindeutig kein pathologischer Zustand, sondern eine funktionsadäquate Alterserscheinung.

Die Entwicklung der Beziehungen zwischen Eruption, Okklusion und Mastikation lässt sich in 4 Phasen einteilen (Tabelle 2.**11**).

MERKE

Zahnärztliche Restaurationsformen und -materialien sollen die biomechanischen Eigenschaften von Schmelz und Dentin simulieren, um die natürliche altersadäquate Abrasion, Attrition und kompensatorische Eruption über jahrzehntelange Funktionszeiten zu gewährleisten. Hinsichtlich der angepassten Abrasivität sind duktile Goldlegierungen, kohäsives Gold, Amalgame und Kompositmaterialien (composites) bis heute den Keramiken überlegen.

Tabelle 2.**11** Entwicklungsphasen der Beziehungen zwischen Eruption, Okklusion und Mastikation

Phase	Beschreibung
1	Initialer Zahndurchbruch in die Mundhöhle und kontinuierliches Wachstum bis zum Eintritt in die Okklusion.
2	Eruptionsschub während der Remodellierung des Okklusionsfeldes zum Abschluss des jugendlichen Gesichtsschädelwachstums (der Weisheitszahn ist der einzige, der beide Phasen gleichzeitig durchläuft).
3	Einstellung eines dynamischen Gleichgewichts zwischen Eruption, Okklusion und Mastikation; kompensatorischer Ausgleich für die Schmelzabrasion und -attrition für Jahre und Jahrzehnte, Eruptionsmechanismus durch normale Erneuerungsrate von Wurzelzement und Alveolarknochen, der Abstand von der Schmelz-Zement-Grenze zum Mandibularkanal vergrößert sich.
4	Eruptionsschübe als Ausgleich für die raschere Dentinabrasion und -attrition, nachdem die Schmelzhöcker und Inzisalkanten verloren gegangen sind; Eruptionsmechanismus durch vermehrte Bildung zellulär-fibrillären Zements und Knochenumbau, Abstand zum Mandibularkanal vergrößert sich; Breite der Gingiva propria bleibt erhalten, deshalb eruptive Freilegung von Zahnwurzeln. Die 4. Phase ist eine typische Alternsdiagnose, die sorgfältig von Folgen einer marginalen Parodontitis abzugrenzen ist. Kardinalsymptome sind die okklusale Abrasion bzw. Attrition bei erhaltener Breite der angewachsenen Gingiva.

WEITERFÜHRENDE UND ZITIERTE LITERATUR

Ainamo A, Ainamo J. The dentition is intended to last a lifetime. Int Dent J. 1984; 34: 87–92.

Arnold WH, Konopka S, Kriwalsky MS, Gaengler P. Morphological analysis and chemical content of natural dentin carious lesion zones. Ann Anat. 2003; 185: 419–24.

Berkovitz BKB, Holland GR, Moxham BJ. Oral anatomy, histology and embryology. 3rd ed. London: Mosby Harcourt; 2002.

Dale BA. Periodontal epithelium: a newly recognized role in health and disease. Periodontology. 2002; 30: 70–8.

Gaengler P. Evolution of tooth attachment in lower vertebrates to tetrapodes. In: Teaford MF et al., eds. Development, function and evolution of teeth. Cambridge: Cambridge University Press; 2000: 173–85.

Gängler P. Das Verhalten der Blutzirkulation der Pulpa auf thermische Reize. Zahn-Mund-Kieferheilkd. 1976; 64: 480–6.

Gängler P. Klinische und experimentelle Aspekte der vergleichenden Odontologie und Periodontologie. Nova Acta Leopoldina NF 262. 1986; 58: 525–37.

Gaengler P, Kosa W, Metzler E, Schuder S. Degeneration und Regeneration des Endodonts und Periodonts als Kopie phylogenetischer Zahnentwicklungsmuster. Zahn-Mund-Kieferheilkd. 1988; 76: 4–13.

Gaengler P, Merte K. Effects of force application on periodontal blood circulation. A vital microscopic study in rats. J Periodont Res. 1982; 18: 86–92.

Gaengler P, Metzler E. The periodontal differentiation in the phylogeny of teeth – an overview. J Periodont Res. 1992; 27: 214–25.

Gängler P, Pilz W. Die System- und Mikrozirkulation der endodontalen Blutversorgung. Stomatol DDR. 1974; 24: 373–6, 429–33.

Garant PR. Oral cells and tissues. Chicago: Quintessence; 2003.

Gronthos S, Brahim J, Li W, Fisher LW, Cherman N, Boyde A, DenBesten P, Gehron Robey P, Shi S. Stem cell properties of human dental pulp stem cells. J Dent Res. 2002; 81: 531–5.

International Human Genom Sequencing Consortium. Initial sequencing and analysis of the human genome. Nature. 2001; 409: 860–921.

Kinney JH, Marshall SJ, Marshall GW. The mechanical properties of human dentin: A critical review and re-evaluation of the dental literature. Crit Rev Oral Biol Med. 2003; 14: 13–29.

Krejsa RJ, Slavkin HC. Earliest craniate teeth identified: The hagfish–conodont connection. J Dent Res. 1987; 66: 144.

Lavater JC. Physiognomische Fragmente zur Beförderung der Menschenkenntnis und Liebe. 4 Bde. Leipzig: Weidmann; 1775–1778.

Levers BGH, Darling AI. Continuous eruption of some adult human teeth of ancient populations. Arch Oral Biol. 1983; 28: 401–8.

Meckel AH, Griebstein WJ, Neal RJ. Ultrastructure of the fully calcified human dental enamel. In: Stack MV, Fearnhead RW, eds. Tooth enamel I. Bristol: Wright; 1965.

Meyer M. Die Anatomie der Wurzelkanäle, dargestellt an mikroskopischen Rekonstruktionsmodellen. Dtsch Zahnärztl Z. 1970; 22: 335–41.

Schour I, Massler M. Studies in tooth development. The growth patterns of human teeth. J Am Dent Assoc. 1940; 27: 1778–93, 1918–31.

Schroeder HE, Listgarten M. Fine structure of the developing epithelial attachment of human teeth. Monogr. Develop. Biology, Vol. 2, 2nd ed. Basel: Karger; 1977.

Sperber GH. Craniofacial development. Hamilton B.C.: Decker; 2001.

Stayton PS, Drobny GP, Shaw WJ, Long JR, Gilbert M. Molecular recognition at the protein-hydroxyapatite interface. Crit Rev Oral Biol Med. 2003; 14: 370–6.

Teaford MF, Smith MM, Ferguson MWJ, eds. Development, function and evolution of teeth. Cambridge: Cambridge University Press; 2000.

Ten Cate AR. Oral histology: Development, structure and function. 6th ed. Edinburgh: Mosby Harcourt; 2003.

Thesleff I. Developmental biology and building a tooth. Quintessence Int. 2003; 34: 613–20.

3

Anomalien der Zahnentwicklung

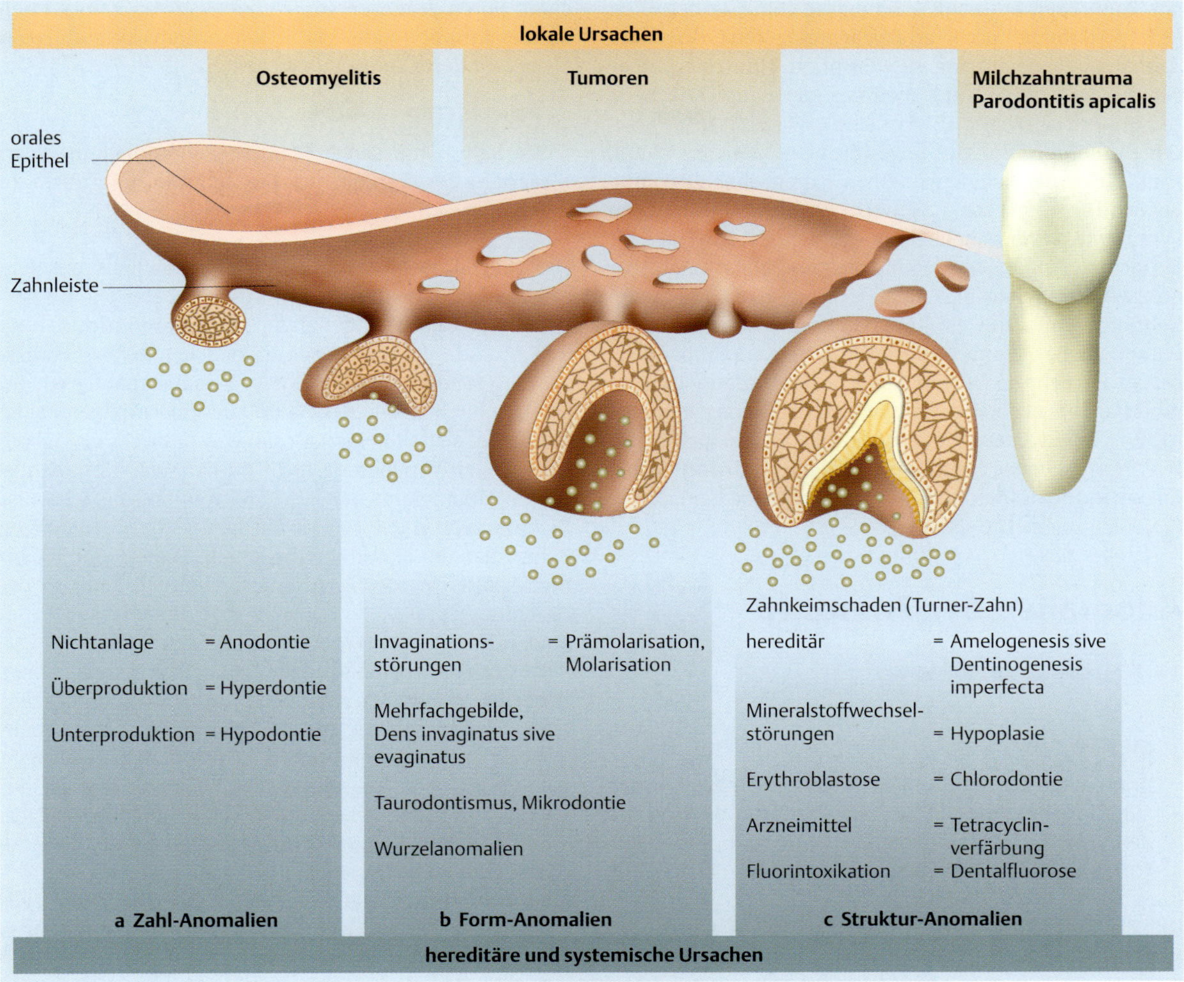

Abb. 3.**1 a–c** Ätiologie der Anomalien der Zahnentwicklung. Die 3 Anomaliegruppen entstehen zu jeweils typischen Zeiten der Zahnentwicklung:

a Sprossung der Keime (Zahlanomalien).
b Glockenstadium (Formanomalien).
c Bildung der Zahnhartsubstanzen (Anomalien der Zahnhartsubstanzen).

Das auf dem langen Weg der Phylogenese entwickelte Muster der Odonto- und Parodontogenese hat zu einem komplexen Induktionsmechanismus epithelialer und ektomesenchymaler Zellen geführt, der von der intrauterinen Entwicklung über die Stillperiode, die 1. und 2. Dentition bis zum Beginn des 3. Lebensdezenniums abläuft. Während dieser langen Zahnentwicklungszeit des Menschen können sich hereditär manifestierte ebenso wie exogene Störungen und systemische Erkrankungen auswirken, die zu Anomalien der Zahl, der Form und der Hartsubstanzen der Zähne führen.

FEHLER UND GEFAHREN

Fehlbildungen der Zähne verlangen eine komplexe Therapie. Die Behandlung der Anomalien ist von entscheidender Bedeutung, da Regelwidrigkeiten der Zahnzahl, -form und -stellung neben funktionellen auch psychische Auswirkungen haben können.

Entwicklungsstörungen sind nicht selten und bei abnehmender Kariesprävalenz bei Jugendlichen wird die Bedeutung von Anomalien für die zahnärztliche Tätigkeit zunehmen. Diese treten entweder lokalisiert auf, dann ist die Ursache auch in der Regel lokalisiert (z. B. Zahnzahlanomalie im Bereich einer LKG-Spalte, Turner-Zähne mit Hypoplasien oder Zementauflagerung auf Schmelz eines Prämolaren nach apikaler Parodontitis des vorangegangenen Milchmolaren), oder sie sind symmetrisch verteilt, dann sind systemische Ursachen verantwortlich, die gleiche Zahntypen auf beiden Seiten gleichmäßig betreffen (z. B. Verfärbung durch Tetracyclineinlagerung). Weil alle Zahnanomalien erst mit der Eruption klinisch sichtbar werden und die Störung mehrere Jahre zurückliegt, ist es mitunter schwierig, die Ursache exakt zu klären.

Treten mehrere Entwicklungsstörungen gleichzeitig auf, kann dies verschiedene Ursachen haben: Eine zugrunde liegende versteckte Störung kann verschiedene Symptome verursachen, dann handelt es sich um ein **Syndrom** (z. B. Epilepsie und gelber Zahnschmelz bei Kohlschütter-Syndrom). Im Gegensatz dazu liegt eine **Sequenz** vor, wenn eine übergeordnete Störung Folgewirkungen hat, die als weitere Symptome erkennbar werden (z. B. mehrere unterschiedliche Deformationen kraniofazial und an den Extremitäten als Folge einer Amnionruptur). Eine weitere Möglichkeit für das Zusammentreffen verschiedener Symptome ist die **Störung eines Entwicklungsfeldes** (z. B. Zahnzahlanomalie bei Lippen-Kiefer-Gaumen-[LKG-]Spalte).

Anomalien der Zahnzahl

Martin J. Koch, Peter Gängler

MERKE

Anomalien der Zahnzahl beruhen auf Störungen der Odontogenese durch Über- bzw. Unterproduktion der Zahnleiste. Die Zahnüberzahl ist in der Regel mit Formanomalien verbunden.

Die Zahnentwicklung wird durch komplexe genetische Induktionsmechanismen gesteuert, um die normale Zahnzahl und -form zu erreichen. Diese Steuerung wird durch eine Gruppe von Genen, den Homöobox-Genen, sichergestellt, die Transskriptionsfaktoren kodieren und damit ihrerseits eine Steuerung anderer Gene übernehmen (Angaben zum jeweils aktuellen Wissensstand finden sich unter *<http://bite-it.helsinki.fi>*).

MERKE

Anomalien der Zahnzahl bewirken fast immer irreguläre Zahnstellungen und/oder Störungen der Kieferrelation.

Hyperdontie

Die Hyperdontie (Zahnüberzahl) ist im *Milchgebiss* durchschnittlich bei 0,2–1 % der Kinder anzutreffen. Überzählige Zähne sind bei Jungen häufiger als bei Mädchen und fast überwiegend im Oberkiefer lokalisiert. Es sind vor allem *zusätzliche Schneidezähne*, die meist unilateral lokalisiert sind und eine reguläre Zahnform aufweisen.

Die Zahnüberzahl kommt im *bleibenden Gebiss* häufiger vor als im Milchgebiss. Exakte Prävalenzdaten sind schwierig zu gewinnen, da überzählige Zähne häufig durch Verlagerung oder aus Platzgründen nicht durchbrechen. Durch gegenseitige Behinderung von Zahnkeimen bei der Eruption kann eine Zahnüberzahl klinisch sogar als verminderte Zahnzahl erscheinen.

PRAXISTIPP

Deshalb müssen Röntgen-Panoramaaufnahmen angefertigt werden, um die Zahnzahl beurteilen zu können.

Dies führt dazu, dass Studienpopulationen meist aus dem selektierten Patientengut von Kliniken bestehen. Im permanenten Gebiss findet man die Hyperdontie in rund 2,5–3,5 % und häufiger beim männlichen als beim weiblichen Geschlecht, im Oberkiefer 8-mal so häufig wie im Unterkiefer. Bei rund der Hälfte aller überzähligen Zähne handelt es sich um einen Mesiodens. Er bricht in 75 % der Fälle wegen Verlagerung nicht durch. Nach Mesiodentes stellen Paramolaren mit einer Morbidität von 0,1 % und Distomolaren mit 0,1–0,3 % die häufigsten überzähligen Zähne dar. Im Zusammenhang mit Lippen-Kiefer-Gaumen-Spalten wird Hyperdontie wesentlich häufiger beobachtet.

Zu den Formen der Hyperodontie zählen:

- **Mesiodens:** zapfenförmiger Zahn (Dens emboliformis), lokalisiert zwischen den oberen mittleren Schneidezähnen oder zwischen 1. und 2. Schneidezahn. Häufig bricht er durch Verlagerung und/oder aus Platzmangel nicht durch. Er kann bei genetischer Fixierung familiär gehäuft auftreten. Die operative Entfernung des retinierten Mesiodens ermöglicht in der Mehrzahl der Fälle die regelrechte Einstellung der permanenten Inzisivi.
- **Paramolaren:** zusätzliche, meist im Oberkiefer zwischen den 1. und 2. oder 2. und 3. permanenten Molaren lokalisierte, überwiegend einwurzelige Zähne.
- **Distomolaren:** überzählige Zuwachszähne, die distal der 3. Molaren lokalisiert sind. Paramolaren und Distomolaren sind häufiger auch als zapfenförmige Zähne (Dentes emboliformis) angelegt. Durch ihre räumliche Anordnung können sie im Wurzelbereich mit den Molaren verwachsen (Dentes concreti). Wegen des erhöhten Kariesrisikos und aus kieferorthopädischen Gründen unterliegen sie der frühzeitigen Extraktion. Dabei ist die Gefahr der Verwachsung radiographisch in 2 Ebenen abzuklären.
- **Kleidokraniale Dysplasie** (Dysostosis cleidocranialis): Krankheitsbild, bei dem es zu multiplen überzähligen Zahnanlagen kommt. Neben dem radiographischen Nachweis der meist retinierten überzähligen Zahnanlagen ist ein Defekt der Schlüsselbeine typisch, der es Betroffenen ermöglicht, die Schultern so weit nach vorn zu führen, bis diese sich berühren.

Hypodontie

Eine Verminderung der Zahnzahl betrifft am häufigsten Weisheitszähne. Bei 10–35 % der Individuen sind sie nicht angelegt, davon bei der Hälfte der Betroffenen beidseitig. In der Reihenfolge der Häufigkeit der nicht angelegten Zähne

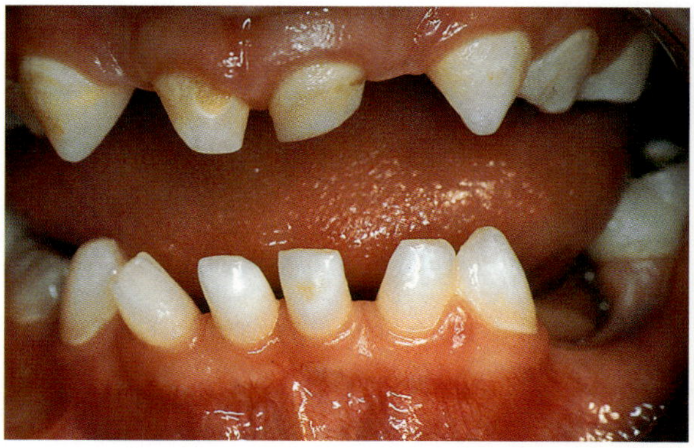

Abb. 3.**2** Zahnstatus bei Incontinentia pigmenti, charakteristische Formveränderungen mit konischen Zahnkronen, Zapfenzähnen sowie Hypodontie.

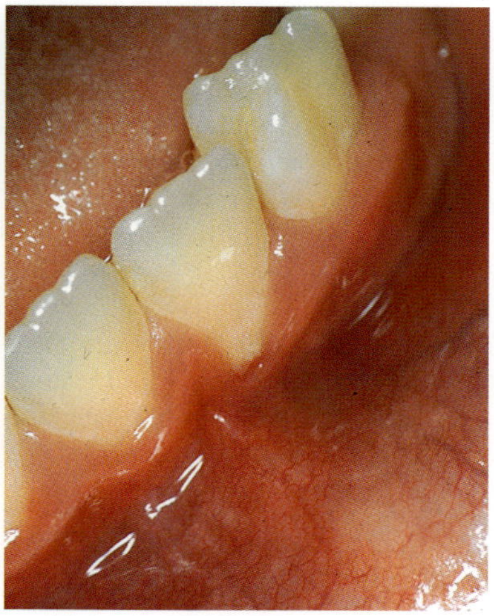

Abb. 3.**3** Zusätzlicher Höcker an der Vestibularfläche eines Unterkiefer-Schneidezahns.

folgen die unteren 2. Prämolaren (1–5%), die oberen seitlichen Schneidezähne (0,5–3%), die oberen 2. Prämolaren (1–3%) und danach untere Schneidezähne (0,5%). Bei 50% der Individuen mit Hypodontie fehlt mehr als nur ein Zahn. Die Hypodontie ist im Milchgebiss mit einer Häufigkeit von 0,1–0,7% vergleichsweise seltener. Dort fehlen am häufigsten obere seitliche und untere mittlere bzw. seitliche Schneidezähne.

Die frühe Diagnosestellung der Hypodontie und rechtzeitige kieferorthopädische Intervention verhindert sekundäre Schäden durch Zwangsbiss oder dysfunktionelle Habits. Herausnehmbare kieferorthopädische Geräte können durch Einsatz von Prothesenzähnen zur Rehabilitation beitragen.

Die **Oligodontie** ist eine ausgeprägte Hypodontie mit multiplen Nichtanlagen. Sie tritt meist in Verbindung mit Zahnformanomalien als Mikrodontie bzw. mit Zapfenzähnen auf. Häufig liegen syndromale Störungen bei ektodermalen Dysplasien (am häufigsten die X-chromosomal rezessive anhidrotische Form), Incontinentia pigmenti (Abb. 3.**2**), Rieger-Syndrom oder Trisomie 21 vor. Neben der syndromalen Hypodontie kann sie auch isoliert familiär gehäuft auftreten.

Die **Anodontie** als Nichtanlage aller Zahnkeime ist extrem selten. Die zahnärztliche Versorgung erfolgt mit wachstumssteuernden Kinderprothesen.

Anomalien der Zahnform

Martin J. Koch, Peter Gängler

MERKE

Formanomalien entstehen durch Störungen der normalen Invaginationsabläufe während des Übergangs vom kappen- zum glockenförmigen Stadium der Zahnentwicklung. Dabei kann eine Reduktion der normalen Invaginationsleistung auftreten, die hauptsächlich zu emboliformen Zähnen führt. Andererseits verursachen zusätzliche Invaginationen ein vielfältiges Bild von Formanomalien der Krone, die sich bei Migration der Hertwig-Scheide in der Wurzel fortsetzen können.

Die Reduktion der Kroneninvagination kopiert ein phylogenetisch älteres Muster der Homodontie, während die überschießende Invagination bzw. Evagination in Richtung der phylogenetisch jüngeren Heterodontie erfolgt. Formanomalien sind genetisch fixiert, sie treten familiär gehäuft oder in Verbindung mit hereditären Syndromen auf. Die einzelnen Formen umfassen:

- Prämolarisation
- Molarisation
- Schmelzperlen
- Zwillingsbildung (Gemination)
- Zahnverschmelzung (Konfusion)
- Zahnverwachsung (Konkreszenz)
- Dens invaginatus
- Taurodontismus
- Kronenzement.

Prämolarisation

Es handelt sich um eine Prämolarenform an Frontzähnen. Die fehlgesteuerte Invagination kann sich bei der Hertwig-Scheide fortsetzen, sodass 2 Wurzeln entstehen können. Die Prämolarisation kann auch an der Wurzel allein auftreten, wodurch eine normale Krone mit einer Doppelwurzel verbunden ist.

Ist der palatinale Höcker schmal in der mesiodistalen Ausdehnung und krallenartig gebogen, wird er als **Krallenhöcker** (talon cusp) bezeichnet. Sehr selten finden sich solche zusätzlichen Höcker auch vestibulär (Abb. 3.**3**). Sie können zu klinisch relevanten Okklusionsstörungen führen, beim Einschleifen kommt es leicht zur Pulpafreilegung. Krallenhöcker gelten als pathognomonisch für das Rubinstein-Taybi-Syndrom.

Molarisation

Anstelle von zweihöckerigen Prämolaren entwickeln sich durch zusätzliche Invagination mehrhöckerige Molaren. Auch hier kann die Anomalie Krone, Krone und Wurzel (Dreiwurzeligkeit) oder die Wurzel allein betreffen.

Schmelzperlen

Ektopische Schmelzbildungen auf der Wurzeloberfläche werden als Schmelzperlen bezeichnet. Echte Schmelzperlen kommen häufig an den Wurzeln unterer Molaren vor (vgl. Abb. 7.**20 b**). Zusammengesetzte Schmelzperlen, die neben Schmelz Dentin bzw. Pulpaanteile enthalten, kommen vorwiegend an den Wurzeln oberer Molaren vor (Abb. 3.**4**). Sie entstehen nicht als Invaginationsstörung des Schmelzorgans, sondern durch Evagination des äußeren Blattes der Hertwig-Scheide. Dabei differenzieren sich aus dem inneren Schmelzepithel Ameloblasten, die konzentrisch auf das Wurzeldentin Schmelz auflagern. Sie können z. T. mit zellulärem Zement bedeckt werden.

Einen ähnlichen Entstehungsmechanismus haben **Schmelztropfen** (auch Schmelzzungen), die ausschließlich in der Wölbung von Bi- bzw. Trifurkationen auftreten. Wahrscheinlich entstehen durch den Fusionsmechanismus der Hertwig-Scheide bei der Unterwanderung der Kronenpulpa zur Präformierung der Mehrwurzeligkeit Voraussetzungen, welche die Transformierung zu Ameloblasten ermöglichen.

Schmelzperlen und -tropfen sind nicht selten und werden in Zusammenhang mit der Progression einer marginalen Parodontitis gebracht (Darwazeh u. Hamasha 2000). Während ektopische Schmelzbildungen eine bakterielle Parodontitis allein nicht auslösen können, erscheint es plausibel, dass sie die Parodontitistherapie negativ beeinflussen können.

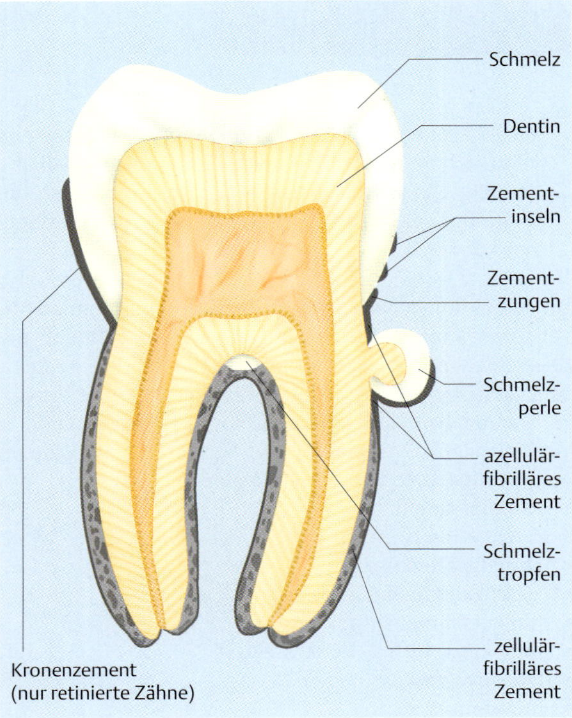

Abb. 3.**4** Bildung von Schmelzperlen, Schmelztropfen, Zementzungen und -inseln sowie geschlossenen Schichten von Kronenzement.

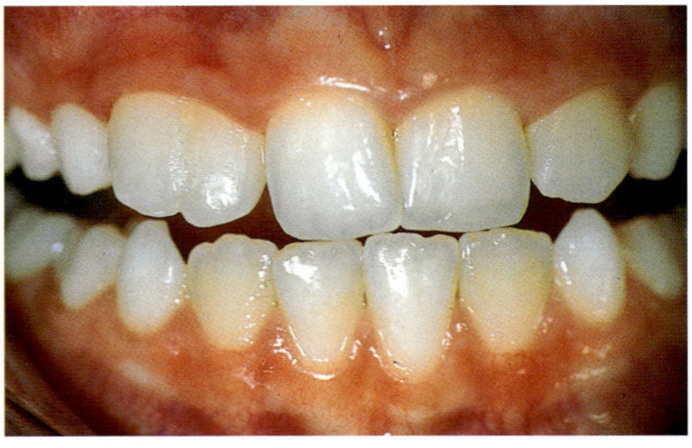

Abb. 3.**5** Zwillingszahn in der Oberkieferfront.

Zwillingsbildung (Gemination)

Die Zwillingsbildung eines Zahnkeims wird als Gemination (lat. *geminus*, Zwilling) bezeichnet.

- Sie kann **vollständig** sein, wobei ein Keim durch zusätzliche Invagination so gespalten wird, dass 2 ähnliche Zähne als **Schizodontie** entstehen.
- Die Invagination kann jedoch auch **unvollständig** bleiben (Abb. 3.**5** u. 3.**6 a**; vgl. Abb. 7.**20 b**) und nur den inzisalen Schmelz, Teile der Krone oder die ganze Krone umfassen. Dabei entsteht eine inkomplette Gemination und der teilweise gespaltene Zahn wird als **Dens geminatus** bezeichnet.

Meist sind Frontzähne betroffen, die im 1. Stadium der Gemination zu fast doppelt breiten Kronen mit einem Pulpakavum führen. War die Gemination stärker ausgeprägt, können auch 2 bis in den mittleren Wurzelbereich hinein gespaltene Pulpakammern existieren. Bei Schizodontie ist die Zahnzahl um den Zwillingspartner erhöht. Zwillingsbildungen sind im Milchgebiss häufiger als in der bleibenden Dentition.

Zahnverschmelzung (Konfusion)

Die Anomalie entsteht durch Fusion von 2 benachbarten Zahnkeimen. Dieser geht an der Berührungszone eine partielle Reduktion des Schmelzepithels voraus. Je früher die Fusion erfolgt, umso mehr Gewebe verschmilzt miteinander. Bei vollständiger Verschmelzung im Kronenbereich erscheint der doppelt breite Kronenblock dieser **Dentes confusi** wie der einer inkompletten Gemination. Die normale Zahnzahl klärt aber leicht die unterschiedliche Entstehung. Dentes confusi haben meist 2 getrennte

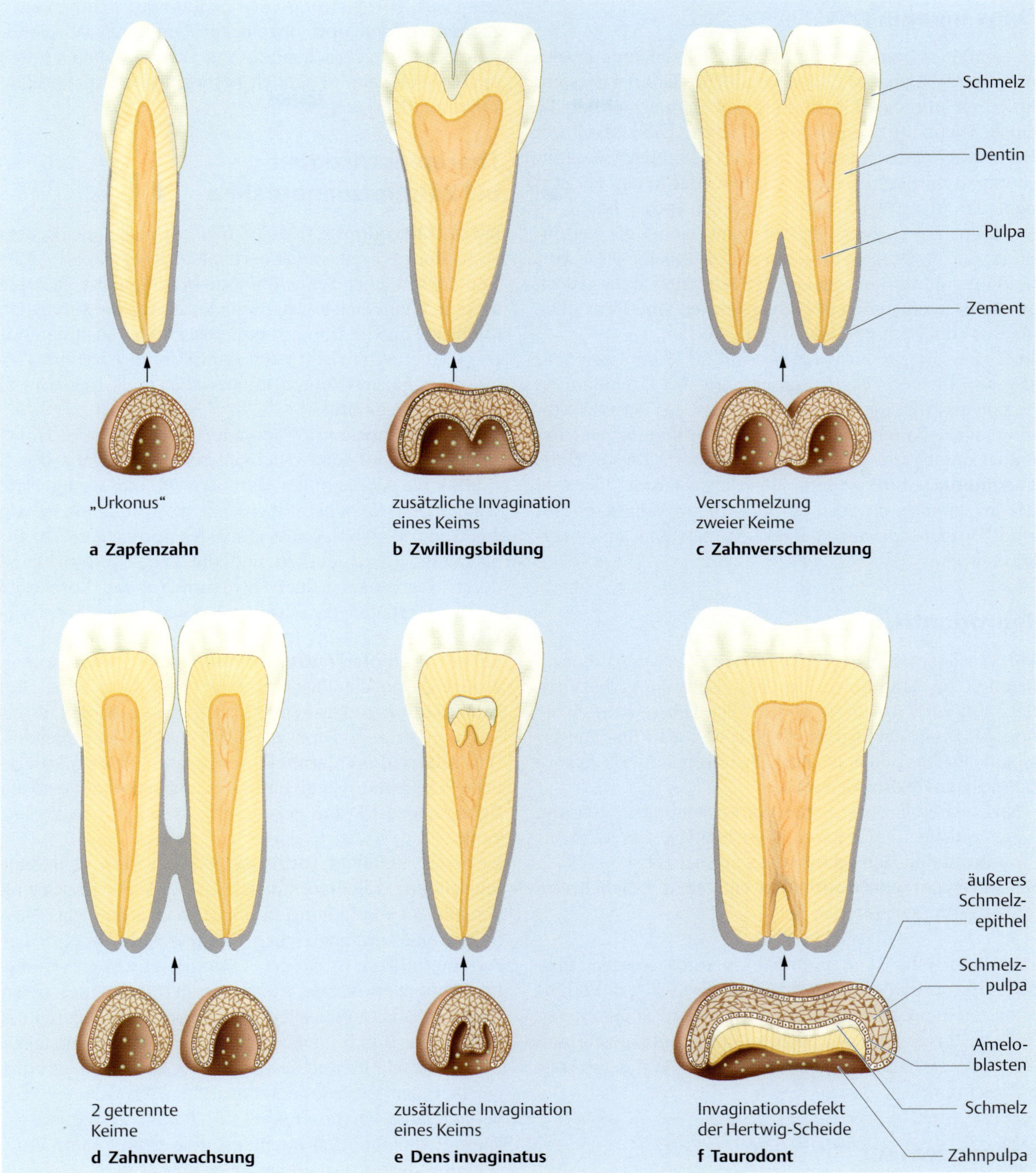

Abb. 3.**6a–f** Entstehung von Anomalien der Zahnform.

Pulpakammern mit separaten apikalen Ausgängen (Abb. 3.**6c**). Wie bei der Gemination sind überwiegend Frontzähne betroffen. Manchmal ist die Trennung und Teilentfernung als Therapiemaßnahme möglich.

Zahnverwachsung (Konkreszenz)

In der Zahnentwicklung entstehen Verwachsungen als **Dentes concreti** (Abb. 3.**6d**) entweder primär durch die enge Lagebeziehung zweier Wurzeln oder sekundär durch überschießende Zementapposition, die auch entzündlich bedingt sein kann.

Dens invaginatus

Es handelt sich um eine typische überschießende Invaginationsstörung in das Endodont hinein. Dadurch entsteht im Pulparaum eine Einstülpung von Schmelzepithel, die zur Bezeichnung „dens in dente" führte (Abb. 3.**6e**). Der Dens invaginatus entsteht meist im Oberkiefer in seitlichen und mittleren Schneidezähnen oder in den Eckzähnen. Der invaginierte glockenförmige Strang bildet im Endodont ein eigenes Schmelzorgan, wobei die Verbindung zur „Außenkrone" verloren geht. Bleibt diese Verbindung mit der Konsequenz der Schmelzbildung jedoch erhalten, so entstehen Übergangsformen vom Dens invaginatus zum Dens geminatus.
Im Gegensatz zur Invagination sind an Prämolaren sehr seltene Fälle von Evagination beschrieben. Dabei kommt es zur Ausstülpung des Schmelzorgans, aus der nach Abschluss der Zahnentwicklung eine Verbindung von der Pulpakammer zur Mundhöhle resultiert. Dieser **Dens evaginatus** ist besonders infektionsgefährdet. Sowohl der invaginierte als auch der evaginierte Zahn kann mit einer Dilazeration der Wurzel (Wurzelabknickung) verbunden sein.

Taurodontismus

Mit Taurodontismus (griech. *tauros*, Stier) wird eine in Relation zur Zahndimension vergrößerte Pulpa bezeichnet (Abb. 3.**6f**). Da Stiere keine Milch geben, werden sie normalerweise viel früher geschlachtet als Kühe, die jugendliche Stierpulpa ist deshalb, typisch für herbivore Dentitionen, relativ viel größer.

- Bei Molaren liegt der Boden der Kronenpulpa tiefer und das apikale Gebiet kann offen bleiben. Das wird als **pyramidaler Taurodontismus** bezeichnet.
- Beim **Hypertaurodontismus** entstehen lediglich verkürzte Wurzelstummel.

Taurodontismus kann dominant vererbt werden. Eine Sonderform der Amelogenesis imperfecta tritt in Verbindung mit Taurodontismus auf. In manchen Populationen (z. B. bei Chinesen) sind leichte Taurodontismusformen allerdings so häufig, dass die diagnostische Aussagekraft eingeschränkt ist.

Kronenzement

Kronenzement ist eine Formanomalie der Krone, die ausschließlich bei retinierten Zähnen entsteht. Dabei werden mächtige Schichten azellulär-afibrillären Zements gebildet, die den ganzen Zahn zirkulär umfassen, teilweise Sporne bilden oder sich diskret auf ausgewählte Abschnitte und Fissuren beschränken können.
Die Kronenzementbildung ist ein Rückgriff auf phylogenetisch ältere Muster bei Molaren der Paarhufer und Unpaarhufer (Herbivoren). Das reduzierte Schmelzepithel geht stellenweise verloren und durch den Bindegewebekontakt des Zahnschmelzes werden Zementoblasten differenziert. Den gleichen Entwicklungsweg nehmen auch **Zementzungen und -inseln** auf dem zervikalen Zahnschmelz durchgebrochener Zähne. Diese Bildungen treten relativ häufig auf, es handelt sich ebenfalls um afibrilläre Zementauflagerungen.

Therapieprinzipien bei Zahnformanomalien

Bei der **Mikrodontie** findet man oft Zapfenzähne (Dentes emboliformis) mit verkleinerter klinischer Krone. Meist sind die seitlichen Schneidezähne betroffen. Die Therapie besteht, wenn eine kosmetische Korrektur notwendig ist, in der Rekonstruktion mit polierbaren Kompositmaterialien (Näheres zum Werkstoff Komposit im Abschnitt Füllungstherapie mit Kompositmaterialien und Glasionomerzementen in Kapitel 6).
Die **Makrodontie** tritt besonders im Oberkiefer-Frontzahnbereich auf. Einer Therapie bedarf sie selten. Durch subtraktive Maßnahmen lässt sich oft nur wenig Platz schaffen, da die Wurzel meist ebenso voluminös ist wie die Krone. Manchmal ist es günstiger, normal große Nachbarzähne zu extrahieren und die vergrößerten Zähne durch Überkronung oder Formkorrektur mit Komposits so umzugestalten, dass sie wie 2 benachbarte Zähne wirken.
Bei der **Prämolarisation** ist die Versorgung mit Kronen angezeigt, da die Physiognomie beeinträchtigt ist. Die **Molarisation** bedarf keiner Therapie, gegebenenfalls einer Korrektur in Form morphologischen Einschleifens. Das **Tuberculum Carabelli** an Molaren ist eine zusätzliche Prädilektionsstelle für Karies und bedarf der exakten Defektdiagnostik und gegebenenfalls der frühen Versorgung.
Besonders auffällige Formanomalien entstehen bei Zwillingsbildung, Zahnverschmelzung und Zahnverwachsung (Tabelle 3.**1**). Sie bedürfen im permanenten Gebiss fast immer einer umfangreichen Therapie. Eine Therapie der Zwillingsbildung ist bei der 1. Dentition nicht notwendig. Im bleibenden Gebiss ist an die Extraktion des einen Zwillingszahns und kieferorthopädischen Lückenschluss zu denken. Durch unvollständige Gemination entstehen Zähne mit sehr breiten Kronen. Häufig ist eine Einkerbung der inzisalen Kante zu erkennen, die auch zu einer axial verlaufenden Furche entlang der Teilung erweitert sein kann. Radiographisch imponiert eine gemeinsame Wurzelpulpa, die koronal aufgezweigt sein kann.
Im Milchgebiss ist keine Therapie notwendig, im bleibenden Gebiss ist sie aus kosmetischen und funktionellen Gründen jedoch fast immer angezeigt. Sie hat die Verkleinerung der Zahnkrone und teilweise die reguläre kieferorthopädische Einordnung in die Zahnreihe zum Ziel. Dies erfordert meistens eine Pulpektomie, Wurzelkanalaufbereitung und Wurzelfüllung des Dens geminatus. Die definitive Versorgung mit Kronen oder durch Kompositaufbauten kann dann entweder gleich oder nach kieferorthopädischer Einordnung erfolgen.

Tabelle 3.1 Differenzialdiagnose bei Formanomalien

Typ der Anomalie	Zahnzahl	Zahnform	Röntgenbefund
Zahnkeimpaarung			
• unvollständige Gemination = Dens geminatus	normal (gepaarter Zahn als Einheit gewertet)	bis doppelt so breit wie Einzelzahnkrone, Einkerbung in Inzisalkante bzw. seichte, axial verlaufende Furche entlang der Teilungsebene	eine gemeinsame Pulpakammer, die koronal aufgezweigt sein kann
• vollständige Gemination = Schizodontie	Hyperdontie (ein überzähliger Zahn)	wie Zwillingspartner	normale Pulpakammer
Zahnverschmelzung			
• nur Schmelz	Hypodontie (ein Zahn fehlt, wenn verschmolzener Zahn als Einheit gewertet wird)	doppelt so breit wie Einzelzahn, inzisale Einkerbung und axial verlaufende, angedeutete Trennungslinie	immer 2 getrennte Pulpakammern
• Schmelz und Dentin		doppelt so breiter Kronenblock, Trennungslinie machmal angedeutet	
Zahnverwachsung	normal	normal	immer 2 getrennte Pulpakammern

Zahnverschmelzungen, Dentes confusi, entstehen durch Fusion zweier benachbarter Zahnkeime und können den Kronen- und/oder Wurzelbereich betreffen. Bei koronaler, partieller Verschmelzung, unabhängig ob nur Schmelz oder auch Dentin verschmolzen ist, sind die Zähne durch Präparation zu trennen und die definitive Versorgung erfolgt mit Kompositaufbau oder Krone.

Bei Zahnverwachsungen ist klinisch keine Fehlbildung oder kein pathologischer Zustand zu objektivieren und folglich auch nicht zu behandeln. Bei notwendiger Extraktion solcher Zähne, die nur operativ erfolgen kann, ist die Diagnose radiographisch aus 2 Ebenen zu sichern.

MERKE

Für alle Anomalien der Zahnform gilt, dass sie therapeutische Implikationen für die endodontische Therapie haben können. Bei Mikrodontie kann es sinnvoll sein, eine Zugangskavität vestibulär anzulegen.

Korrektur von Anomalien der Zahnform mit Komposits und Veneers

Claus-Peter Ernst

MERKE

Bei der Beratung und Therapieplanung ist die Abstimmung mit der kieferorthopädischen Behandlung wichtig, da sowohl restaurative als auch kieferorthopädische Eingriffe einen Lückenschluss bewirken können.

Häufig gehen den restaurativen Behandlungsmaßnahmen kieferorthopädische Therapien voraus, insbesondere wenn verbliebene Zahnlücken eher durch Verbreiterung einzelner Zähne geschlossen werden sollen. Beispiele dafür stellen Nichtanlagen seitlicher Schneidezähne nach kieferorthopädischer Ausformung des Zahnbogens dar: Der anstelle des seitlichen Schneidezahns platzierte Eckzahn kann durch Kompositaufbauten optisch zu einem seitlichen Schneidezahn umgeformt werden.

Alle restaurativen Möglichkeiten zur Formänderung von Zähnen basieren auf der Adhäsivtechnik, da direkte Kompositaufbauten bzw. -anbauten und Verblendschalen (Veneers) eine adhäsive Anbindung an die Zahnhartsubstanz benötigen. Beide Restaurationsalternativen unterliegen folglich den gleichen allgemeinen Indikationen und Kontraindikationen. Prinzipiell können alle Behandlungsindikationen, für die direkte Kompositversorgungen geplant sind, mit einer indirekten, laborgefertigten Verblendschale gelöst werden. Andererseits lassen sich sehr viele „Veneerindikationen" in direkter Technik mit Komposits versorgen.

Generell gilt bei der Indikationsabgrenzung zwischen direkter und indirekter Behandlungsalternative: Soll ein Zahn lediglich verbreitert oder eine Ecke ergänzt werden, weist er keine Labialdefekte auf und kann die Kronenlänge bestehen bleiben, ist auf jeden Fall die direkte Kompositversorgung die anzustrebende Alternative, da sie substanzschonender durchgeführt werden kann. Ist neben der erforderlichen Zahnverbreiterung noch eine axiale Fehlstellung und eine Verlängerung der klinischen Krone zu berücksichtigen bzw. liegen umfangreichere Labialdefekte bei mehreren Zähnen vor, so kann oftmals ein besseres Ergebnis bei indirekter Technik mit der laborgefertigten Schale erzielt werden.

Tabelle 3.**2** Entscheidungsparameter für die Differenzialtherapie von Anomalien der Zahnform

Klinischer Befund	Direkte restaurative Therapie mit Komposits	Verblendschale	KFO-Behandlung
Zahnlücke(n) ohne axiale Zahnfehlstellung	**sehr gut möglich** *Vorteil:* zahnhartsubstanzschonendste Versorgung	**sehr gut möglich** indirekte Versorgung aufgrund der Präparationsnotwendigkeit weniger substanzschonend	kieferorthopädischen Lückenschluss erwägen
Zahnlücke(n) mit axialer Zahnfehlstellung	**sehr gut möglich** *Vorteil:* zahnhartsubstanzschonendste Versorgung *Nachteil:* direkte intraorale Modellation der Labialfläche anspruchsvoll!	**sehr gut möglich** *Vorteil:* anspruchsvolle Labialflächengestaltung durch die Herstellung der Schale im Labor leichter möglich	kieferorthopädische Behandlungsalternative abklären
Formanomalien einzelner oder mehrerer Zähne ohne axiale Zahnfehlstellung	**sehr gut möglich** *Vorteil:* zahnhartsubstanzschonendste Versorgung	**sehr gut möglich** indirekte Versorgung aufgrund der Präparationsnotwendigkeit weniger substanzschonend	KFO-Behandlungslösung meist nicht möglich
Formanomalien einzelner oder mehrerer Zähne mit axialer Zahnfehlstellung	**bedingt möglich**	**sehr gut möglich** *Vorteil:* anspruchsvolle Labialflächengestaltung durch die Herstellung der Schale im Labor leichter möglich	vor einer Formkorrektur KFO-Behandlung zur Behebung der axialen Fehlstellung abklären

Zwischen beiden Indikationen existieren vielfältige Übergangsformen, bei denen jeweils die Behandlungsalternativen hinsichtlich maximaler Zahnhartsubstanzschonung und anzustrebendem kosmetischem Ergebnis zu prüfen und abzuwägen sind (Tabelle 3.**2**).

Direkte Kompositversorgung

Nach einer gründlichen Zahnreinigung erfolgt die Bestimmung der Zahnfarbe. Dies muss vor Trockenlegung des Arbeitsfeldes erfolgen, da ein ausgetrockneter Zahn eine deutliche Farbverschiebung nach weißlich-opak erfährt. Mit einem Feinkorndiamantfinierer wird die Klebefläche zur Optimierung des retentiven Ätzmusters im Zahnschmelz leicht angeschliffen und die oberste, aprismatische Schmelzschicht entfernt. Darüber hinaus ist im Allgemeinen keine weitere Präparation erforderlich. Der direkte Kompositaufbau kann auf 3 Arten geformt werden:

- mithilfe eines Siliconschlüssels, der mittels Aufwachsen auf einem Diagnostikmodell erstellt wird
- durch eine Verschalung mithilfe von Zellophanstreifen, die mit lichthärtendem Provisoriummaterial an den Nachbarzähnen fixiert wird
- durch vorgefertigte Matrizen.

Bei der adhäsiven Vorbehandlung der Klebefläche sind die Verarbeitungsrichtlinien des zu verwendenden Adhäsivs exakt einzuhalten. Eine absolute Trockenlegung mit Kofferdam ist sinnvoll, um eine Kontamination der Klebeflächen mit Speichel, Blut oder Sulkusflüssigkeit zu vermeiden. Dies ist für den Erfolg der adhäsiven Anbindung entscheidend.

Beim Aufbau des Zahns ist entsprechend der rekonstruktiven Defekttherapie die Auswahl der passenden Kompositfarben und Opazitäten wichtig. Wie der natürliche Zahn muss der Kompositanbau aus unterschiedlich opaken Schichten zur Simulation von Dentin und Schmelz aufgebaut werden.

MERKE

Die Farbe eines Zahns wird primär vom Dentin geprägt. Der Schmelz kann eher als ein farbloser, sich aber in seiner Opazität deutlich unterscheidender Filter betrachtet werden.

Die Hauptwirkung der Farbgebung geht bei diesen Restaurationen auf den opaken Dentinkern zurück: Er muss opak genug sein, um ein Durchscheinen der dunklen Mundhöhle durch die Restauration zu verhindern. Die Restauration würde bei unzureichenden opaken Schichten dann zu transparent oder zu gräulich erscheinen. Im Zweifelsfall ist es ratsam, den opaken Dentinkern eher etwas größer als zu klein zu dimensionieren. Eine zu opake Restauration fällt meist weniger auf als eine zu transluzente. Da jedes Komposit andere Opazitäten aufweist, muss dessen Wirkung im Vorhinein bestimmt sein.
Weiße Spots zur Simulation von auch an Nachbarzähnen vorhandenen strukturellen Schmelzanomalien sowie farblich akzentuierte Schmelzrisse können mit entsprechenden Kompositmalfarben direkt auf die Dentinfarbe aufgebracht werden, sollten aber immer von einer Schmelzfarbe abgedeckt werden. Effektfarben im Zahnschmelz wie Blau, Orange, Grau oder Weiß können helfen,

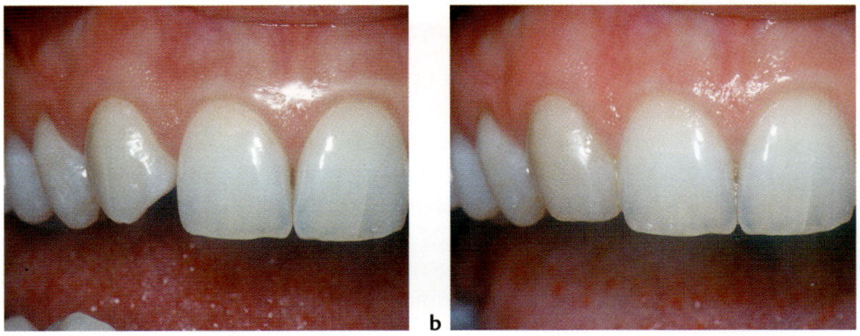

Abb. 3.**7a, b** Umformung eines mesialisierten Eckzahns zum fehlenden seitlichen Schneidezahn mittels direkter Kompositversorgung.
a Nichtanlage eines seitlichen Schneidezahns.
b Umformung des Eckzahns durch mesioinzisalen Kompositanbau in Mehrschichttechnik.

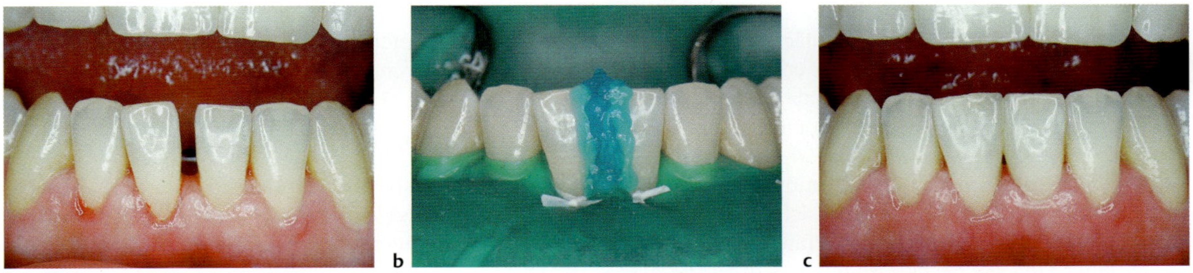

Abb. 3.**8a–c** Direkte Kompositversorgung zum Verschluss eines Diastemas.
a Lücke zwischen den unteren mittleren Schneidezähnen.
b Konditionierung der Klebeflächen mit Phosphorsäuregel.
c Lückenschluss mit Komposit.

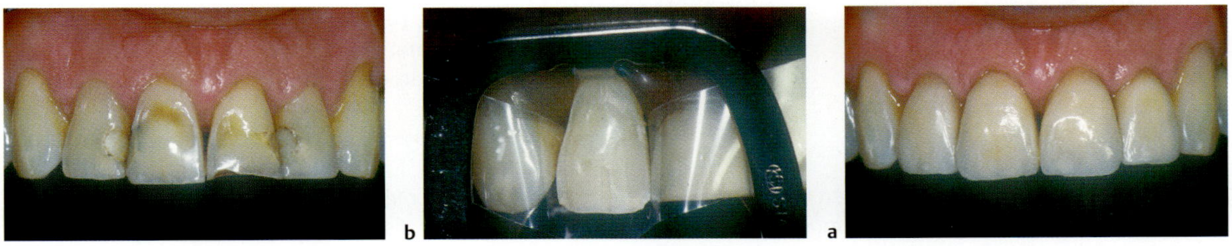

Abb. 3.**9a–c** Versorgung defekter Schneidezähne mit Veneers.
a Labialdefekte an allen Oberkiefer-Schneidezähnen.
b Vorbereitung der Klebefläche an Zahn 12 zur adhäsiven Befestigung einer Keramikverblendschale.
c Mit Veneers versorgte obere Schneidezähne. Der Zahnhalsdefekt an Zahn 23 wurde mit einer direkten Kompositrestauration ausgeglichen.

das natürliche Lichtspiel im Zahnschmelz hervorzuheben, sollen aber eher mit Vorsicht gewählt und angewendet werden.

Verblendschalen (Veneers)

Erforderlich ist eine gleichmäßige labiale Reduktion der Zahnfläche um 0,5 mm. Als hilfreich erweisen sich hierfür spezielle Schleifkörper zur Tiefenmarkierung. Approximalräume müssen nicht eröffnet werden. Ein inzisales Plateau ist nur erforderlich, wenn der Zahns verlängert werden soll.

FEHLER UND GEFAHREN

Auf das Abrunden aller Kanten, vorrangig des Übergangs der Labialfläche zum inzisalen Plateau ist sorgfältig zu achten, da sonst vermehrt Keramikfrakturen auftreten können.

Die Abformung erfolgt konventionell; vor der Abformung in die Approximalräume geklemmte Frasaco-Streifenstücke mit gelochten (Kofferdamlochzange) Ecken separieren die Zähne bereits in der Abformung. Nach dem Ausgießen müssen dann keine Sägeschnitte mehr zwischen den Zahnflächen gelegt werden.

Die provisorische Versorgung kann sich sehr schwierig gestalten, da kaum Friktionsmöglichkeiten existieren. Es ist günstig, nach Isolierung der Zahnflächen mit Glyceringel mit einem lichthärtenden Füllungskomposit direkt im Mund ein Provisorium zu erstellen, das dann, nach einer punktuellen Ätzung einer Stelle der Labialfläche, mit einem Flow-Komposit provisorisch befestigt werden kann. Zur Entfernung der Provisorien genügt es, sie mithilfe eines Spatels wegzubrechen.

Die adhäsive Befestigung der Verblendschalen erfolgt nach absoluter Trockenlegung und sorgfältiger Reinigung der Klebeflächen für jeden Zahn separat mit dünn fließendem, rein lichthärtendem speziellem Veneer-Befestigungskomposit. Bei der adhäsiven Vorbehandlung beider Klebeflächen, der Zahnhartsubstanz sowie der aus Keramik oder Komposit bestehenden Verblendschale, ist auf korrektes Vorgehen zu achten:

FEHLER UND GEFAHREN

Kleinste Anwendungsfehler können bereits zu einem späteren Totalverlust oder zu einer Fraktur der Schale führen.

Approximal inserierte Frasaco-Streifenstücke bewahren bei der adhäsiven Befestigung vor einer Kontamination der benachbarten Zähne oder Klebeflächen (bei Befestigung mehrerer Schalen) mit Ätzgel oder Bonding und erleichtern gleichzeitig das approximale Säubern von Befestigungsmaterial, wenn man sie vor der Lichthärtung des Befestigungsmaterials nach labial herauszieht. An der Klebefuge sollte man vor der definitiven Lichthärtung ein Glyceringel aufbringen. So lässt sich die Entstehung einer Sauerstoffinhibitionsschicht verhindern, welche die Gefahr einer Klebeflächenverfärbung bergen würde.

Anomalien der Zahnhartsubstanzen

Martin J. Koch, Peter Gängler

MERKE

Anomalien der Zahnhartsubstanzen (Strukturanomalien) entstehen durch Entwicklungsstörungen und -defekte der Histogenese des Schmelzes und des Dentins.

- Als **Dysplasien** werden hereditäre Erkrankungen bezeichnet, die den ganzen Zahn oder nur den Schmelz betreffen und in der Regel in beiden Dentitionen auftreten.
- Unter der Bezeichnung **Hypoplasie** werden Entwicklungsstörungen mit und ohne äußere Defektbildung zusammengefasst, die nicht genetisch bedingt sind und durch Trauma, Entzündung, Spurenelementüberschuss, spezifische Infektion und Mineralstoffwechselstörung ausgelöst werden.
- Als **Aplasie** wird der schwerste Grad der Schmelzbildungsstörung bezeichnet, wenn die Schmelzproduktion in bestimmten Bereichen ganz ausbleibt.
- Schließlich sind nichthypoplastische Zahnverfärbungen zu differenzieren. Sie entstehen durch Pharmaka oder kongenitale Pigmentstoffwechselstörungen.

Hereditäre Dysplasien

Zu den erblichen Entwicklungsstörungen zählen 3 Gruppen:
- Schmelzdysplasien
- Dentindysplasien
- Schmelz- und Dentindysplasien.

Diese Erkrankungen werden durch Gendefekte autosomal dominant, autosomal rezessiv oder auch geschlechtsgebunden vererbt. Zusätzlich gibt es eine Reihe von Syndromen, bei denen Zahndysplasien ein Merkmal darstellen. Die genetische und morphologische Forschung der letzten Jahre hat entscheidend dazu beigetragen, die Anomaliemuster aufzuklären und zu differenzieren.

Schmelzdysplasien

Die **Amelogenesis imperfecta** wird nach Witkop (1988) in 4 Gruppen eingeteilt, die auf Hypoplasie, Hypomaturation und Hypomineralisation beruhen:
- **Typ I** hypoplastische Amelogenesis imperfecta (Abb. 3.**10a, b**)
- **Typ II** hypomaturierte Amelogenesis imperfecta (Abb. 3.**10c**)
- **Typ III** hypomineralisierte Amelogenesis imperfecta (Abb. 3.**10d**)
- **Typ IV** hypermineralisierte Amelogenesis imperfecta mit Taurodontismus (Abb. 3.**10e, f**).

Für die Diagnosestellung der hereditären Erkrankung sind wichtig:
- klinische und radiographische Zeichen einer Fehlbildung an mehr als einem Zahn, meist generalisiert an den Zähnen einer oder beider Dentitionen
- familiäre Häufung (Großeltern, Eltern, Geschwister)
- Blutsverwandtschaft der Eltern (bei vermutetem rezessivem Erbgang)
- strukturbiologische Zeichen.

Neumutation kann bei völlig unauffälliger Familienanamnese das Auftreten erklären. Eine vollständige molekulargenetische Typisierung ist bisher nicht möglich. Am häufigsten ist die grübchenförmige Untergruppe des Typs I, gefolgt von Schneekappenzähnen des Typs II. Die Morbidität der Amelogenesis imperfecta wird mit 1:2000–20000 angegeben.
Die Amelogenesis imperfecta stellt kein einheitliches Krankheitsbild dar. Gemeinsam ist den meisten Formen, dass Attrition und Abrasion immer wesentlich höher sind als bei normal entwickelten Zähnen. Die Zahnform weist oft Konizität bzw. Kegelform auf, die interdentalen Kontakte fehlen. Die Schmelzdicke ist häufig stark reduziert. Die Schmelzbedeckung kann an Inzisal- und Okklusalflächen auch ganz fehlen. Das radiographische Bild variiert dementsprechend bei den einzelnen Formen von fehlender Darstellung des Schmelzes oder gerade erkennbar

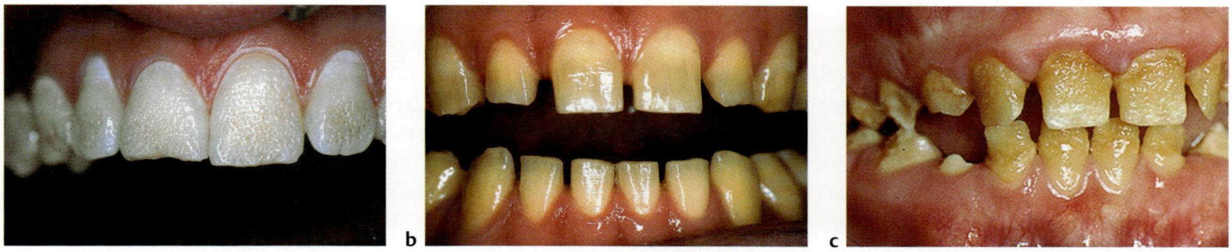

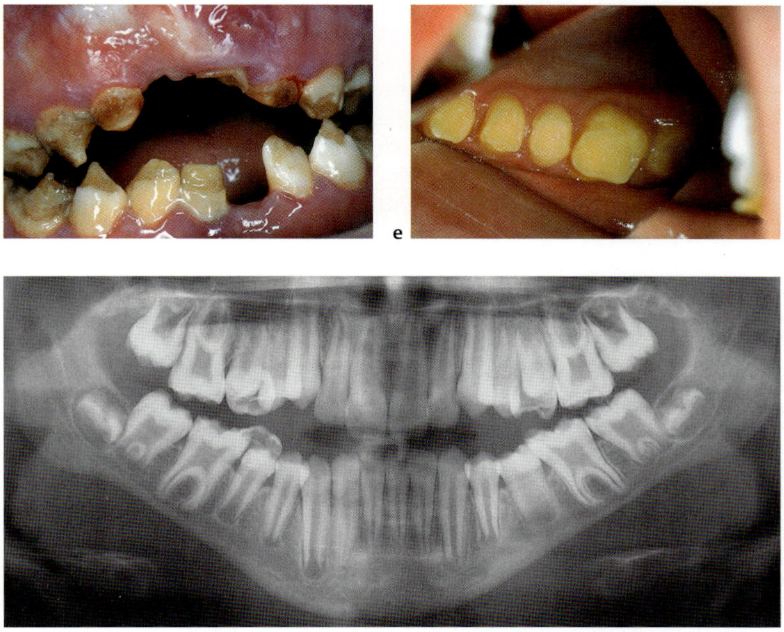

Abb. 3.**10 a–f** Amelogenesis imperfecta.
a Typ I; grübchenförmige Hypoplasien, häufigste erbliche Strukturanomalie.
b Typ I; glatte Hypoplasie.
c Typ II; opake Erscheinung des Schmelzes.
d Typ III; der Schmelz ist so weich, dass er während der Zahneruption supragingival durch mechanische Degradation verloren geht.
e Typ IV; deutliche Gelbfärbung des Schmelzes.
f Typ IV mit Taurodontismus; röntgenographische Darstellung.

röntgendichten Linien bis zu seltenen Fällen mit normalem Röntgenkontrast.
Obwohl das Kariesrisiko der Zähne mit erblichen Schmelzstrukturanomalien meist gering ist, bedürfen sie der Therapie. Die starke Abrasion und Attrition der Zahnkronen machen die Behandlung aus kosmetischen sowie funktionellen und endodontischen Gründen notwendig. Die frühzeitige prothetische Versorgung mit Einzelkronen ist angezeigt, möglichst bevor es zu einer Veränderung der vertikalen Dimension und damit zu ungünstiger Retention bei Überkronung kommt.

Dentindysplasien

Sie werden in 2 Gruppen eingeteilt:
- Dentinogenesis imperfecta und
- Dentindefekte.

Zur **Dentinogenesis imperfecta** (Abb. 3.**11 a–c**) zählen 3 Formen:
- **Typ I:**
  autosomal dominant oder rezessiv, Manifestation der hereditären generalisierten Osteogenesis imperfecta, Defekt der Kollagenreifung mit normalem Manteldentin, danach Störung der zirkumpulpalen Dentinbildung mit großen Pulpahöhlen oder Fibrodentinobliteration, Milchzähne stärker betroffen als bleibende Zähne, Kronen bernsteinfarbig mit Absplitterung des normalen Schmelzes, freiliegendes Dentin unterliegt rascher Attrition.
- **Typ II:**
  autosomal dominant mit vollständiger Penetranz, keine Osteogenesis imperfecta, an allen Zähnen beider Dentitionen ausgeprägt, opaleszierendes Dentin durch Gendefekt der Kollagensynthese (fehlende Sialophosphoprotein-Kodierung), großes Pulpakavum oder Fibrodentinobliteration wie bei Typ I, Absplitterung von Schmelz; Differenzialdiagnose von hereditär opaleszierendem Dentin zu Typ I und III, koronaler Dentindysplasie, Tetracyclinverfärbung und kongenitaler Porphyrie nur mit genetischen, röntgenographischen und histologischen Befunden zu sichern. Prävalenz 1:8000 – eine der etwas häufigeren Anomalien.
- **Typ III (Brandywine-Typ):**
  autosomal dominant, benannt nach einer Inzuchtgruppe mit hoher Häufigkeit (5,7%) in der Ortschaft Brandywine (Maryland, USA), opaleszierende Verfärbung der Krone mit Befall beider Dentitionen, knollen-

förmige Kronen mit nicht abgeschlossener Wurzelbildung, Auftreten von Schalenzähnen mit Bruchgefahr.
Die *Therapie* muss sich am individuellen klinischen Befund orientieren: Bei starker Neigung zu Attritionen oder Schmelzaussprengungen muss im Seitenzahnbereich frühzeitig durch Überkronung eine Bisssenkung verhindert werden. Die Behandlung fortgeschrittener Fälle ist durch die reduzierte Kronenlänge, Wurzelfrakturen, Karies sowie ungünstige Voraussetzungen für endodontische Eingriffe (Pulpaobliterationen) erschwert.

Zu den **Dentindefekten** zählen 2 Formen:

- **Dentindysplasie Typ I** (radikuläre Dysplasie):
  autosomal dominant, stummelhafte oder praktisch keine Wurzeln (shell teeth), nach normaler Manteldentinbildung verhindern Obliterationen mit Fibrodentin und tubulären Dentikeln die Wurzelbildung, Zahnkronen mit normaler Härte, bernsteinfarben, Exfoliationsgefahr durch geringe Traumata.
- **Dentindysplasie Typ II** (Vitamin-D-resistente Rachitis):
  genetisch bedingter Defekt der renalen Phosphatresorption; Zahnformen klinisch unauffällig, jedoch häufige Abszesse und Fisteln, die von kariesfreien Zähnen ausgehen können; histologisch zeigt das gesamte Dentin die Struktur von Manteldentin. Die Pulpahörner reichen bis zur Schmelz-Dentin-Grenze. Dünne Schmelzschicht, daher rasch Attritionen bis zur Pulpafreilegung. Bei frühen kariösen Läsionen oder bei Kavitätenpräparation rasche Pulpabeteiligung. Bei den betroffenen Patienten ist eine intensive Kariesprophylaxe unerlässlich, um Komplikationen zu vermeiden.

Schmelz- und Dentindysplasien

Gleichzeitige Dysplasien des Schmelzes und des Endodonts sind extrem selten. Ohne genetische Zuordnungsmöglichkeit können 2 Formen unterschieden werden.

- **Odontogenesis imperfecta:**
  autosomal dominant oder rezessiv, Defekte in der Schmelzmaturation und Mineralisation mit gleichzeitiger Störung der Dentinbildung, häufig vergesellschaftet mit anderen Merkmalen hereditärer Syndrome
- **Odontodysplasie:**
  Gendefekt bisher nicht nachgewiesen, Schmelz unterschiedlich dünn, hypoplastisch und hypomineralisiert, Dentin dünn mit großlumigen Tubuli, Manteldentin abnorm oder fehlend, Pulpa mit Dentikeln und diffuser Mineralisation, Kronen rau, gelbbräunlich verfärbt, Durchbruch und Wurzelbildung verzögert, hohe Kariesanfälligkeit.

Hypoplasien

Als Hypoplasien des Schmelzes werden nichthereditäre, erworbene Entwicklungsdefekte zusammengefasst, die durch unterschiedliche Einflüsse, besonders während der Perinatalperiode, aber auch während der kindlichen Entwicklung bis zum 12. Lebensjahr (Mineralisationsabschluss des Schmelzes der 3. Molaren) entstehen.
Dabei werden in der Regel auch **hypoplastische Veränderungen des Dentins** ausgelöst, die jedoch klinisch unerkannt bleiben. Sie beschränken sich auf mikromorphologische Störungen des zum Schmelzdefekt korrespondierenden Dentinanteils mit verbreiterten Owen-Wachstumslinien, vermehrtem Interglobulardentin und irregulärem Verlauf der Dentintubuli.
Schmelzhypoplasien entstehen durch Trauma oder metabolische Störungen der Ameloblasten. Ihre Lokalisation entspricht genau dem Zeitpunkt der Störung in der präeruptiven Zahnentwicklung. Bei lokaler Ursache finden sich die Hypoplasien an Einzelzähnen; bei systemischer Einwirkung entstehen sie symmetrisch an allen Zähnen, die zur gegebenen Zeit mineralisiert wurden. Anhand der chronologischen Übersicht der Zahnentwicklung von Schour und Massler (vgl. Abb. 2.**11** u. 2.**12**) sind anamnestisch die Zeit der Störung und häufig die Art ablesbar.
Die Defekte sind irreversibel und sowohl bei Tieren als auch beim Menschen sehr häufig. Paläopathologisch sind Hypoplasien für aussterbende Formen durch generalisierte Stoffwechselstörungen typisch.
Die Formen der Hypoplasie umfassen (Abb. 3.**12 a–d**):

- opake weißliche Flecken
- pigmentierte gelblich-bräunliche Flecken und
- horizontale weiße Linien.

Alle 3 Formen kommen ohne oder mit Defektbildung vor. Die oberflächlichen Defekte erscheinen als Furchen, ringförmige Ausstanzungen oder als flächenhafter Schmelzverlust. Bei ausgedehnten frühen Bildungsstörungen entstehen okklusal Aplasien mit Verlust der Höcker bzw. Inzisalkanten. Neben der Nichtanlage des Schmelzes durch Ameloblastenausfall entstehen die Defekte auch durch Verlust porösen, hypomineralisierten Schmelzes.
Die opaken Schmelzflecken sehen der initialen Karies täuschend ähnlich. Die **Differenzialdiagnose** wird durch Anamnese und Lokalisation gestellt. Hypoplasien entstehen fast immer in frühen Phasen der Kronenmineralisation, sind also auf den okklusalen Teil und die Glattflächen oberhalb des Zahnäquators konzentriert. Die Prädilektionsstellen der Karies sind jedoch Fissuren und Glattflächen unterhalb des Äquators am plaqueexponierten Zahnhals. Hypoplasien sind selbst bei Defektbildung und damit verbundener Plaqueretention meist kariesresistent. Durch Hypomineralisation und erhöhten Matrixanteil ist hypoplastischer Schmelz porös. Wahrscheinlich wird dadurch die Remineralisation begünstigt, sodass auch ausgedehnte Defekte bis in das Dentin hinein kariesfrei bleiben.
Die hypoplastischen Fehlentwicklungen des Schmelzes können auch nach dem DDE-Index (developmental defects of enamel) der FDI eingeteilt werden (Ainamo u. Cutress 1982). Dabei werden Hypoplasien mit Schmelzmantelreduktion und Schmelzaplasien von zirkumskripten und diffusen Opazitäten unterschieden. Bei **Opazitäten** ist die Form des Zahns nicht verändert, sie sind wesentlich häufiger als hypoplastische Defektbildungen.

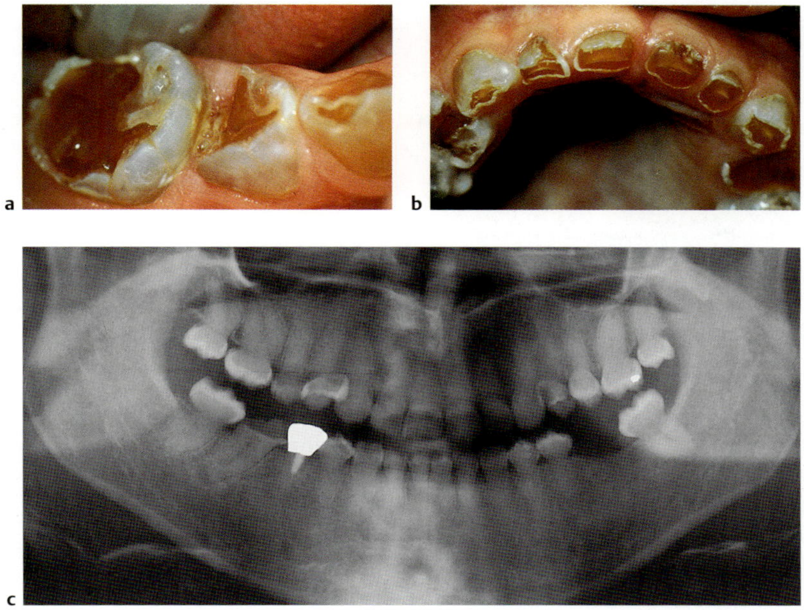

Abb. 3.**11 a–c** Dentinogenesis imperfecta.
a Deutliche Attrition der Milchmolaren noch vor Eruption des 1. bleibenden Molaren, Dentin mit charakteristischem bräunlichen Aussehen.
b Neben okklusal/inzisalen Attritionen sind vereinzelt auch flächige Schmelzabplatzungen erkennbar.
c Röntgenographische Darstellung mit rundlich gewölbten Kronenkonturen und grazilen Wurzeln ohne Pulpadarstellung.

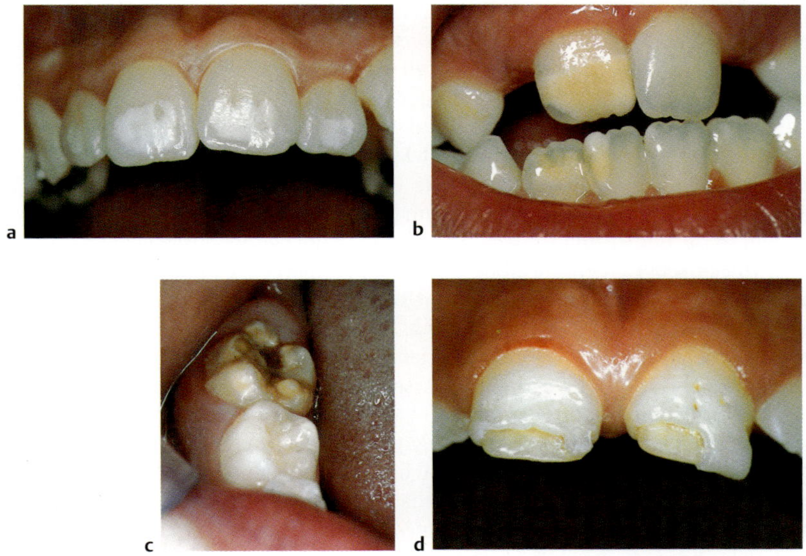

Abb. 3.**12 a–d** Zahnhypoplasie.
a Umschriebene, opake Zahnschmelzveränderungen.
b Umschriebene, opake Zahnschmelzveränderungen bei Hypoplasie mit asymmetrischem Verteilungsmuster.
c Hypoplasie am Molaren.
d Lokalisierte Schmelzhypoplasien mit aplastischen Arealen inzisal an den oberen mittleren Schneidezähnen.

Trotz ungenügender epidemiologischer Dokumentation stimmen ältere und neuere Angaben darin überein, dass die **Prävalenz** von Hypoplasien mit Opazitäten und/oder Defekten im permanenten Gebiss 8–12% der europäischen Population beträgt.

Pathogenese

Nach ihrer Pathogenese werden die Hypoplasien in 5 Gruppen eingeteilt:
- akutes Trauma bei Milchzähnen
- apikale Parodontitis bei Milchzähnen
- Mineralstoffwechselstörungen
- spezifische Infektionen
- Intoxikation mit Spurenelementen.

Akutes Trauma bei Milchzähnen

Gefährdet sind besonders die Ersatzzahnkronen der Frontzähne bei Milchzahnintrusion bis zum 4. Lebensjahr. Auch spätere Traumata (bis 6. Lebensjahr) können noch Schäden des Ersatzzahns auslösen. Am häufigsten sind weiße Flecken auf der labialen Glattfläche. Bei vorliegendem Hämatom können sie durch Erythrozytenabbau gelblich-bräunlich pigmentiert werden. Schwere Trau-

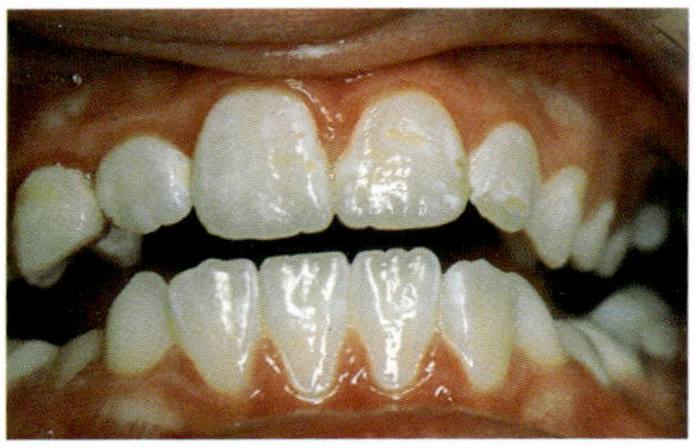

a

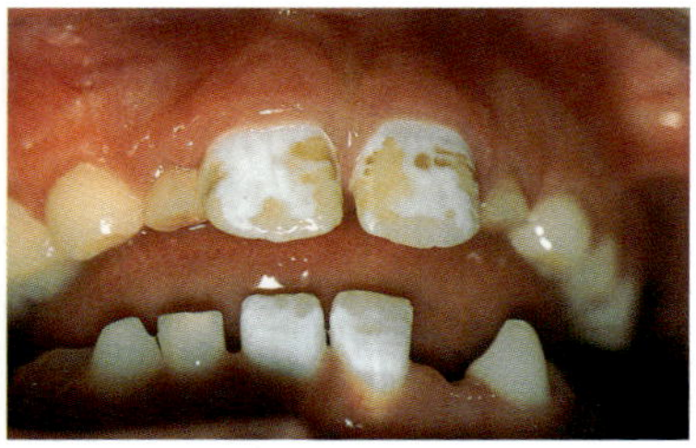

b

Abb. 3.**13a, b** Dentalfluorose.
a Diffuse Opazitäten des Zahnschmelzes bei leichter Dentalfluorose.
b Diffuse Opazitäten mit sekundärem Schmelzverlust bei schwerer Dentalfluorose.
Vgl. auch Abb. 9.**14a, b**.

mata führen darüber hinaus zur Dilazeration, zum Abknicken des Kronen- und späteren Wurzelanteils. Durch solche Stauchungen des Keims sind zusätzliche Oberflächendefekte möglich. Sie können bei Verlust des Schmelzepithels mit Kronenzement ausgefüllt werden.

Apikale Parodontitis bei Milchzähnen

Akute apikale Parodontitiden breiten sich an Milchzähnen rasch aus. Die Entzündung beeinflusst das Schmelzorgan des Ersatzzahns, wobei Hypoplasien mit Defektbildung auftreten. Das Kronenwachstum wird gehemmt, sodass sich Eindellungen bilden. Daraus resultiert ein *Turner-Zahn* mit typischen Opazitäten, inzisaler Eindellung oder flächenhaften Schmelzdefekten, die mit Kronenzement bedeckt sein können. Turner-Zähne sind meist Prämolaren im Gefolge der Milchmolarenkaries, seltener auch Frontzähne.

Mineralstoffwechselstörungen

Sie stellen die weitaus größte Gruppe aller Ursachen der Hypoplasien dar. Die **Hypokalzämie** führt peri- und postnatal, auch wenn sie nur einige Tage andauert, zu den häufigsten Hypoplasielokalisationen an den Höckern der bleibenden 1. Molaren und an den Inzisalkanten der Frontzähne. Mitunter entstehen schwere okklusale Aplasien der Molaren, wobei der hypoplastische Dentinkern nur noch von einem zirkulären Schmelzband umgeben wird.
Auch spätere Allgemeinerkrankungen, die zu erheblichen Mineralstoffwechselstörungen führen, lösen mindestens bis zum 6. Lebensjahr Hypoplasien mit Opazitäten oder oberflächlichen Defekten an den entsprechenden Zähnen und Lokalisationen aus (mittleres Drittel der Frontzahnkronen, Eckzähne, Prämolaren, 2. Molaren; vgl. Chronologietabellen der Zahnentwicklung!). Zu hypokalzämischen Mineralstoffwechselstörungen führen frühgeburtliche Asphyxie, Hypoxieschäden während der Geburt, chronische Hypovitaminose D der Mutter, Rachitis, praktisch alle frühkindlichen Infektionskrankheiten mit erhöhtem Flüssigkeitsverlust, Säuglingsdyspepsien durch Abstillen, kongenitale Hypothyreose und Hypoparathyreoidismus.

Spezifische Infektionen

- Von Bedeutung sind **Virusinfektionen** im 1. Drittel der Schwangerschaft. Am genauesten wurde bisher die Rubeola-Infektion (Röteln) der Mutter untersucht. Sicher haben aber auch andere Infektionen mit Influenzaviren (Grippe), Morbilliviren (Masern), Poliomyelitisviren und Varizellaviren (Windpocken) teratogene Schädigungen zur Folge. Neben anderen Fehlbildungen (Rubeola-Syndrome) treten Hypoplasien des Schmelzes auf, die mit Hypodontie und Formanomalien kombiniert sein können.
- Eine direkte intrauterine Erregerschädigung durch Treponema pallidum liegt auch bei **konnataler Lues** vor. Die Infektion des Fetus erfolgt nach dem 2. Schwangerschaftsdrittel, sie führt zur Osteochondritis luetica. Durch die Knochenentzündung werden die Keime der Schneidezähne verformt, ihre Kronen bekommen Tonnengestalt mit typischen halbmondförmigen Einbuchtungen der Inzisalkante (Hutchinson-Zähne). An den 1. Molaren entwickeln sich Hypoplasien, welche die Höcker umschnüren. Dadurch erhalten sie eine sog. Maulbeerform (Pflüger-Molaren).

Intoxikation mit Spurenelementen

Die professionelle Exposition gegenüber Phosphor, Blei, Wismut, Strontium und Fluor kann toxische Osteopathien mit Hyperostose und Spongiosklerose auslösen. Für Zahnentwicklungsstörungen können aber nur alimentäre und medikamentöse Überdosierungen während der kindlichen Entwicklung infrage kommen. Damit begrenzen sich Intoxikationen ausschließlieh auf Strontium und Fluor im Trinkwasser sowie auf Überdosierung von Fluoridpräparaten.

- Der dosisabhängige Einfluss des **Strontiumgehalts** im Trinkwasser ist bisher wenig untersucht worden. Bei steigendem Gehalt von 0,2–34,0 mg/l zeigt sich eine Korrelation zur Zunahme von linienförmigen Hypoplasien (horizontale Schmelzstreifung) auch dann, wenn eine Fluorose ausgeschlossen werden kann.
- Die **Fluorose** der Zähne und der Knochen ist in den letzten Jahren intensiv untersucht worden. Ab einem Gehalt von 1 mg/l Fluorid im Trinkwasser ist mit leichten Formen der Schmelzfleckung zu rechnen (Abb. 3.**13a**); schon ab 3 mg/l entwickelt ein Teil der Trinkwasserverbraucher schwere Schmelzfluorosen (Abb. 3.**13b**). Der selektive Mechanismus der toxischen Fluoridwirkung ist nicht vollständig geklärt, er wirkt primär über die Degradation von Schmelzmatrixproteinen mit der Konsequenz der Hypomineralisation. Dabei wird während der Kronenbildung, wie bei allen anderen Hypoplasien auch, punktuell oder flächig die Schmelzreifung gestört, sodass kreidig hypomineralisierter

Schmelz mit einem erhöhten Proteinanteil und einem Porenvolumen von über 15% entsteht (Porenvolumen für gesunden Schmelz 0,1%, für den Körper der Kariesläsion 25%).

Neben den Opazitäten bilden sich Schmelzdefekte erst posteruptiv, wenn der poröse Schmelz mechanisch degradiert wird. Dabei entstehen scharf demarkierte Vertiefungen, die sich von präeruptiv entstandenen Defekten nichtfluorotischer Hypoplasien deutlich unterscheiden.

Klassifikationen

Die Fluorose der Zähne wird in verschiedene Grade eingeteilt, wobei sich für epidemiologische Untersuchungen häufigere Unterteilungen bewährt haben. Für die klinische Diagnostik reicht die Differenzierung in 4 Grade aus:

- **Grad 1** eben erkennbare, weißliche, horizontale Linien, welche die Perikymatien hervorheben
- **Grad 2** Linien sind verbreitert, deutlich weiß, mit beginnender Konfluierung zu wolkigen Flecken
- **Grad 3** stumpf-weißer Schmelz mit ersten oberflächlichen Defekten, die wie ausgestanzt wirken
- **Grad 4** Defekte verbinden sich zu irregulären Flächen, die bräunlich verfärbt sind.

Die Fluorose tritt immer symmetrisch auf und die Ursache ist anamnestisch zu klären (Fluorkataster der Wasserwirtschaft einsehen und Fluoridmedikation erfragen!).
Eine differenziertere Möglichkeit, die Dentalfluorose einzuteilen, bietet der **Index nach Thylstrup und Fejerskov** (TF-Index; 1978):

- **Grad 1** schmale, weiße Linien, die den Perikymatien folgen
- **Grad 2** ausgeprägtere opake Linien entlang den Perikymatien; gelegentlich Verschmelzungen von parallel verlaufenden Linien
- **Grad 3** opake Zonen, die oft ineinander übergehen und unregelmäßig wolkig sind; ausgeprägte Perikymatienzeichnung, oft zwischen den Opazitäten sichtbar
- **Grad 4** ganze Zahnfläche zeigt deutliche Opazität oder erscheint kreidig-weiß; die der Attrition ausgesetzten Teile der Zahnfläche scheinen weniger betroffen zu sein
- **Grad 5** ganze Zahnfläche zeigt deutliche Opazität mit stellenweisem Verlust des äußersten Schmelzes; Grübchen mit weniger als 2 mm Durchmesser
- **Grad 6** Grübchen sind regelmäßig in horizontalen Bändern angeordnet; Bandbreite 2 mm in vertikaler Ausdehnung.

Nichthypoplastische Zahnverfärbungen

Neben den typischen Opazitäten der Dysplasien und primär oder sekundär pigmentierten aplastischen Arealen entstehen auch Zahnverfärbungen, die nicht direkt auf Strukturveränderungen zurückgehen. Dabei handelt es sich um irreversible medikamentöse Einlagerungen oder andere Pigmentüberschüsse während der Zahnentwicklung.
Diese Verfärbungen sind grundsätzlich von exogenen Pigmenteinlagerungen in die Pellikel oder Plaque (bzw. Zahnstein) zu differenzieren. Solche reversiblen Verfärbungen entstehen durch Früchte oder ihre Säfte, Tabak, Kaffee, Tee, Gewürze, Betel, Kohlenstaub oder Chlorhexidinpräparate, Zinnfluoridlösungen und Silbernitrat. Schließlich spielen chromogene Bakterien und gingivale Blutungen eine Rolle.

Irreversible, nichthypoplastische Zahnverfärbungen

- **Tetracyclinverfärbungen:**
  Wenn Kinder bis zum 6. Lebensjahr Tetracyclinpräparate erhalten, entstehen graue (Chlortetracycline) oder gelbliche Verfärbungen (Oxytetracycline) (Abb. 3.**14a**). Die Verfärbung ist umso intensiver, je früher die Medikation erfolgte. In der 2. Hälfte der Schwangerschaft lagern sich Tetracycline bei der Schmelzbildung der Milchzahnkronen ab. Sie bilden mit Calciumphosphat einen Komplex, der im Zahnschliff sowohl im Schmelz als auch im Dentin als fluoreszierendes Band erkennbar ist. Durch die zurückhaltende Anwendung solcher Präparate bei Schwangeren und Kindern sind diese Anomalien heute sehr selten geworden.
- **Kongenitale erythropoetische Porphyrie (Morbus Günther):**
  Die äußerst seltene hereditäre Erkrankung hat einen autosomal rezessiven Erbgang. Dabei fehlt die Isomeraseaktivität in den Erythroblasten, was einen vermehrten Anfall von Uroporphyrin bedingt. Neben schweren Photodermatosen entsteht durch Hämatoporphyrin-Einlagerung in Zähnen (und Knochen) eine rötlich-braune Verfärbung, die im UV-Licht rötlich fluoresziert. Das Porphyrin ist an Calciumphosphat gebunden. Diese Zahnverfärbung wird als **Erythrodontie** bezeichnet.
- **Erythroblastose:**
  Die Erythroblastose entsteht durch Rh-Inkompatibilität bei Übertragung mütterlicher Antikörper. Dabei wird Biliverdin und Bilirubin durch Hämolyse frei und in Haut (Icterus neonatorum) und Dentin abgelagert. Kronen und Wurzeln verfärben sich dadurch blaugrün; diese sog. **Chlorodontie** nimmt nach einigen Jahren durch die weitere Dentinbildung ab.
- **Kongenitale Gallengangatresie:**
  Durch den Gallengangdefekt entwickelt sich ein Biliverdin-Überschuss, der wie bei der Erythroblastose im Dentin abgelagert werden kann. Krone und Wurzel der Zähne verfärben sich grün und führen zum Bild der **Chlorodontie** (Abb. 3.**14b**).

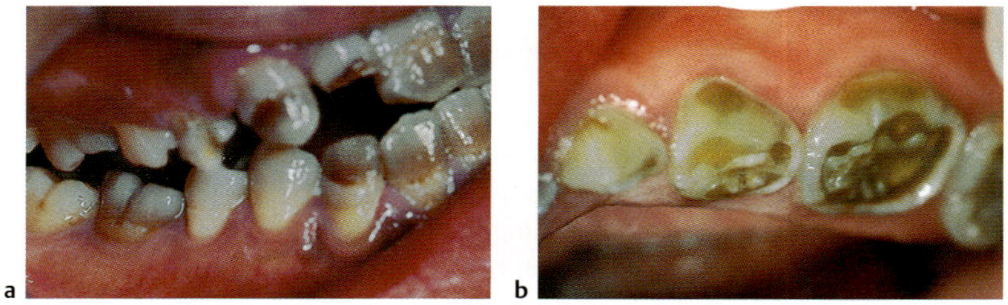

Abb. 3.**14a, b** Irreversible, nichthypoplastische Zahnverfärbungen.
a Tetracyclinverfärbung der Zähne.
b Grünfärbung der Milchzähne als Folge einer postnatalen Stauung der Gallenflüssigkeit in der Gallenblase (Cholostase).

Korrektur der Zahnfarbe – Bleichen vitaler Zähne

Claus-Peter Ernst

Die Therapiemöglichkeiten reichen von der professionellen Zahnreinigung bis zu verschiedenen Bleichmaßnahmen. Externe Verfärbungen mehrerer Zähne sind oft durch eingefärbte Auflagerungen von Kaffee, Tee, Tabak oder Rotwein bedingt. Eine sinnvolle alleinige Therapie stellt die professionelle Zahnreinigung dar, um den gewünschten Aufhelleffekt der Zähne zu erhalten. Eine andere Situation liegt vor, wenn färbende Substanzen in die Oberfläche des Zahnschmelzes und entlang von Schmelzrissen in tiefere Areale der Zahnoberfläche eingelagert wurden oder Zähne altersbedingt dunkler erscheinen. Bei dieser Art interner Verfärbungen kann eine Vitalbleichung zu der erwünschen Aufhellung der Zähne führen.

Indikation und Kontraindikation

Altersbedingte Zahnverfärbungen zeigen im Allgemeinen einen guten Behandlungserfolg nach einer Vitalbleichtherapie.
Bei Einlagerungen während der Mineralisationsphase, z. B. Tetracyclinverfärbungen, sowie bei Fluoroseflecken ist die Prognose nur bei leichteren Formen der Verfärbung mit einer alleinigen Bleichbehandlung als gut, sonst eher als schlecht zu bezeichnen. Milde fluorotische Farbveränderungen können auch mit der Mikroabrasionstechnik erfolgreich behandelt werden.
Allgemeine Schmelzbildungsstörungen wie die Amelogenesis imperfecta stellen meist aufgrund des fehlenden oder insuffizient vorhandenen Schmelzmantels eher eine Kontraindikation für eine Bleichbehandlung dar. In diesen Fällen sollte eine Therapie mit Verblendschalen bzw. Kronen überdacht werden.

Diagnostik

Vor jeder Bleichbehandlung der Zähne ist eine umfangreiche Diagnostik unumgänglich. Diese umfasst:

- klinischen Befund
- Überprüfung aller Füllungen der zu bleichenden Zähne
- Bewertung von Qualität und Dicke des Zahnschmelzes
- Sensibilitätsvergleichstest der zu bleichenden Zähne
- ggf. Röntgendiagnostik (Weite des Pulpenkavums).

Liegen randundichte Restaurationen vor, müssen diese vor der Bleichbehandlung ausgetauscht oder provisorisch abgedichtet werden, da entlang vorhandener Randspalten eine unkontrollierte Penetration von Bleichmittel möglicht ist. Der Patient ist über die geplante Bleichtherapie eingehend aufzuklären.

Bleichverfahren

Zur Bleichung vitaler Zähne können 3 Wege beschritten werden:

- häusliche Bleichbehandlung des Patienten unter Anleitung des Zahnarztes (home bleaching)
- Bleichbehandlung ausschließlich in der Zahnarztpraxis (office bleaching)
- häusliche Bleichbehandlung des Patienten ohne zahnärztliche Konsultation mit frei verkäuflichen Bleichprodukten (Over-the-Counter-Bleichprodukten).

Jeder Bleichbehandlung sollte eine professionelle Zahnreinigung vorangestellt werden. Die Wirkung des Bleichmittels soll nicht durch Auflagerungen auf den Zähnen geschwächt werden, da sonst ein maximaler Aufhelleffekt nicht erreichbar ist.

Häusliche Bleichbehandlung

Die Therapieform kann bei zuverlässigen Patienten aufgrund der Einfachheit der Behandlungsabläufe als sinnvolle Methode angesehen werden. Der Patient bleicht seine Zähne selbständig mithilfe einer individuell angefertigten Tiefziehschiene – entweder über Nacht oder über mehrere Stunden am Tag.
Die Bleichgele bestehen in der Regel aus 10- bis 16%igem Carbamidperoxid. Entscheidend für eine erfolgreiche Bleichtherapie ist die Qualität der Tiefziehschiene.

FEHLER UND GEFAHREN

Eine schlecht adaptierte bzw. undichte Schiene kann zu Verlust von Bleichmittel und zu einem Verschlucken des Materials führen.

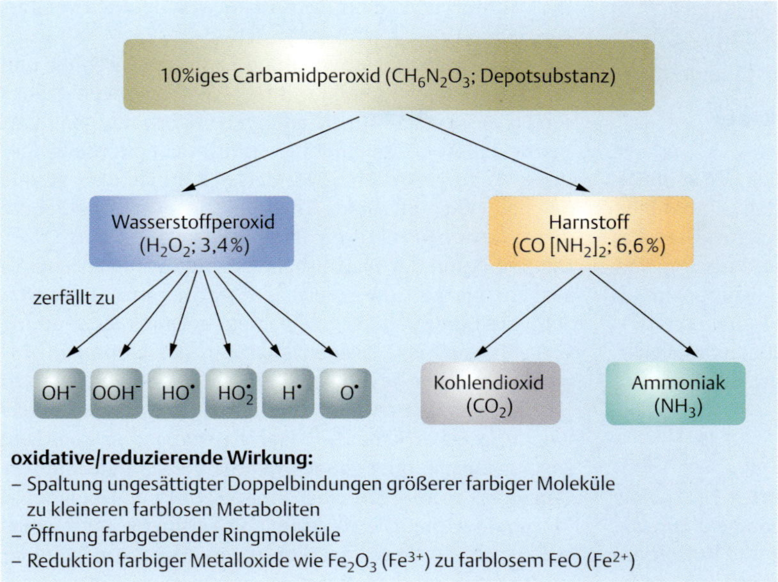

Abb. 3.**15** Schema der Bleichwirkung nach Freisetzung von Wasserstoffperoxid aus Carbamidperoxid.

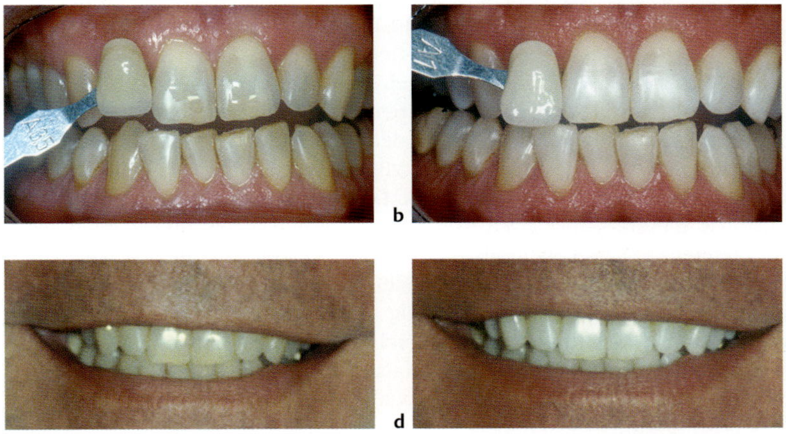

Abb. 3.**16a–d** Vitalbleichung.
a Ausgangsbefund: Zahnfarbe A3,5.
b Nach 10-tägigem Bleichen mit 16%igem Carbamidperoxid ist ein deutlicher Aufhelleffekt auf die Zahnfarbe A1 sichtbar.
c, d Lippenbild vor und nach der Bleichbehandlung.

Die flexible, weich bleibende Schiene wird in der Regel im Tiefziehverfahren hergestellt. Die Radierung des Gipsmodells in Höhe des Gingivalsaums kann zur Herstellung einer dichten Schiene hilfreich sein. Das eventuell vorgesehene Gelreservoir sollte 1 mm supragingival enden. Gingivairritationen entstehen in erster Linie aufgrund scharfer Kanten der Tiefziehschiene und nicht aufgrund einer Bleichmittelreaktion! Weist der Patient bedingt durch Rezessionen oder keilförmige Defekte freiliegende Dentinareale auf, so müssen diese Bereiche vor der Bleichbehandlung entweder mit einem Lack bzw. einem Dentinadhäsiv abgedeckt werden oder generell von der Bleichschiene ausgespart bleiben.

Je nach Konzentration und Wirkstoffkombination des Bleichmittels wird die Schiene für 1–6 Stunden tagsüber oder nachts getragen. Generell sollte die Schiene kontinuierlich getragen und zur Vermeidung von Hypersensibilitäten nicht mehrfach herausgenommen und mit frischem Material wieder eingegliedert werden. In der Regel stellt sich ein deutlicher Behandlungserfolg nach 7–10 Tagen Bleichtherapiedauer ein.

Entscheidend für den Bleicherfolg ist das Vorhandensein der aktiven Bleichsubstanz des Carbamidperoxids, das in Wasserstoffperoxid (H_2O_2) und Harnstoff zerfällt. Carbamidperoxid kann somit als Depotsubstanz für H_2O_2, das eigentliche Bleichagens, bezeichnet werden (Abb. 3.**15** u. 3.**16a–d**).

Bleichbehandlung in der zahnärztlichen Praxis

Es können H_2O_2-Gele (30–36%) sowie Carbamidperoxid-Gele verwendet werden, die jedoch in höher konzentrierten Formen (20–30%) zur Anwendung kommen.

FEHLER UND GEFAHREN

Diese hoch konzentrierten Bleichgele dürfen auf keinen Fall dem Patienten für eine eigenständige häusliche Bleichbehandlung überlassen werden!

Die Verwendung hoch konzentrierter Bleichgele sollte allerdings auf Fälle extremer Verfärbungen beschränkt bleiben. In einer fundierten Patientenaufklärung müssen das mögliche Risiko und die fehlende Sicherheit mit dem vermeintlichen Nutzen eines schnelleren Bleichergebnisses kritisch gegenübergestellt werden. Die Indikationsstellung kann vorrangig Fälle umfassen, bei denen die Bleichwirkung der konventionellen Carbamidperoxid-Präparate fraglich ist.

MERKE

Bei der Anwendung hoch konzentrierter H_2O_2-Gele ist auf einen suffizienten Schutz der Gingiva zu achten. Eine entsprechende Abdeckung mit Kofferdam oder Abdecklacken („flüssiger Kofferdam") ist unabdingbar.

Frei verkäufliche Bleichprodukte

Es handelt sich um Carbamidperoxid-Gele, die über ein Universaltray angewendet werden. Da in derartigen Schienen, die für nahezu alle Gebisssituationen passen müssen, eine deutlich größere Menge Bleichmaterial erforderlich ist, steigt das Risiko eines vermehrten Verschluckens von Bleichgel überproportional an. Aus diesem Grund sind solche Bleichverfahren eher abzulehnen.
Sicherer sind Bleichprodukte, die über eine Folie an die Zähne appliziert oder ähnlich einem Lack auf die Zähne aufgepinselt werden. Die Konzentration des Bleichmittels (in der Regel H_2O_2) liegt zwar über der effektiven Konzentration in Carbamidperoxid-Bleichgelen für die Tiefziehschienenanwendung, aufgrund der wesentlich geringeren Menge liegt aber eine deutlich reduzierte Dosis des Bleichmittels vor.
Die Einordnung von Bleichmitteln innerhalb der EU-Länder ist bisher wegen der unklaren Risikolage strittig (Kosmetika als frei verkäufliche Produkte vs. Medizinprodukte ausschließlich unter zahnärztlicher Kontrolle).

Risiken und Nebenwirkungen

Weil auch Schmerzreaktionen an Zähnen bei intensivem Bleichmittelkontakt auftreten können, die nach der Entfernung des Bleichmittels nachlassen, ist die Frage der Toxizität des Bleichmittels im Rahmen von rein kosmetischen Behandlungen von großer Bedeutung. Es ist gelungen, einen dosisabhängigen zytotoxischen Effekt von H_2O_2- und carbamidperoxidhaltigen Bleichgelen nachzuweisen. In Tierversuchen sind histologisch nachweisbare Pulpareaktionen in Form von Leukozyteninfiltration festgestellt worden. Die mitunter eingesetzten Bleichlampen können zu einer Erhöhung der Penetrationsfähigkeit von H_2O_2 führen und somit die Entzündung deutlich verstärken.
Bei unsachgemäßer Anwendung kann das Parodont und die Mukosa nach Kontakt mit H_2O_2 Schädigungen davontragen. Sie umfassen Entzündungen mit erhöhter Kapillarpermeabilität, Ödembildung, Infiltrate, Endothelzelldefekte bis zu Nekrosen. Dies macht deutlich, dass gerade bei der Office-Bleaching-Therapie ein effektiver Schutz dieser Gewebestrukturen essenziell ist.
Die Reduktion der Biegebruchfestigkeit des Zahnschmelzes um bis zu 30% sowie eine verringerte Härte von Schmelz, Dentin und Wurzelzement bei einer Anwendung von 30%igem H_2O_2 zeigen bisher in der klinischen Anwendung keine negativen Einflüsse. Einer verringerten Haftung adhäsiver Restaurationen kann man durch Verwendung eines katalase- oder natriumascorbathaltigen Lösungsmittels oder einer Wartezeit von mindestens 1 Woche bis zum Legen einer Kompositfüllung begegnen.
Morphologische Oberflächenveränderungen von externen Bleichmitteln werden kontrovers diskutiert. Offenbar ist die Strukturschädigung von organischen Matrixanteilen wesentlich stärker ausgeprägt als die pH-abhängige Demineralisation. Das erklärt auch die konzentrationsabhängige erhebliche Reduktion der Härte und Biegebruchfestigkeit sowie die Veränderung der natürlichen Transparenz des Schmelzes.
Die von vielen Patienten berichteten Schmerzempfindungen im Rahmen der Bleichtherapie entstehen durch reversible Pulpaentzündungen, weil H_2O_2 bis in die Pulpa penetrieren kann. Diese Schmerzen entstehen unmittelbar nach Applikation des Bleichgels und klingen rasch wieder ab. Ob ein wiederholtes Anwenden einer Bleichtherapie eine Verstärkung der Nebenwirkungen bewirkt, ist nicht endgültig geklärt. Um kein zusätzliches Risiko einzugehen, sollten Bleichbehandlungen nicht in Abständen von weniger als 3 Jahren wiederholt werden.
Aufgrund der noch weiten Ausdehnung der Pulpa bei jugendlichen Patienten sollte eine Vitalbleichtherapie sinnvollerweise erst ab dem 3. Lebensjahrzehnt in Erwägung gezogen werden. Hier gelten vergleichbare Risikoabwägungen wie bei der Kronenpräparation, die im jugendlichen Alter zu erheblichen Risiken für die Vitalerhaltung der Pulpa führen kann.

Prognose

Bisher fehlen Langzeituntersuchungen zum klinischen Effekt des externen Bleichens. Einzelne Patienten sprechen nicht auf die Therapie an oder zeigen relativ rasch ein Rezidiv mit einem Rückgang des Aufhelleffekts bis hin zur ursprünglichen Zahnfarbe. Aufgrund der vorliegenden Vielzahl von Variablen konnte bisher noch keine Korrelation zwischen einzelnen Begleitvariablen und einem zu prognostizierenden Bleicherfolg abgeleitet werden. Ein initial erreichter Bleicherfolg wird in jedem Fall innerhalb der ersten 4 Wochen etwas zurückgehen.

PRAXISTIPP

Es empfiehlt sich daher, zahnfarbene Frontzahn-Restaurationen frühestens 4 Wochen nach Abschluss der Bleichtherapie vorzunehmen.

MERKE

Obwohl der Angriffsmechanismus von H_2O_2 an Strukturelementen des Schmelzes ungenügend geklärt ist, wird die Verwendung von 10- bis 16%igem Carbamidperoxidgel zur Bleichung vitaler Zähne im Rahmen der zahnärztlichen Therapie und häuslichen Behandlung mit individuell angefertigten Tiefziehschienen als risikoarm eingestuft. Die Verwendung höher konzentrierter Bleichgele ist dagegen nur in Ausnahmefällen bei sorgfältiger Risiko-Nutzen-Abwägung indiziert.

WEITERFÜHRENDE UND ZITIERTE LITERATUR

Brook AH, ed. Dental morphology 2001. Sheffield: Sheffield Academic Press; 2001.

Dahl JE, Pallesen U. Tooth bleaching – A critical review of the biological aspects. Crit Rev Oral Biol Med. 2003; 14: 292–304.

Schulze C. Anomalien und Mißbildungen menschlicher Zähne. Berlin: Quintessenz; 1987.

Federation Dentaire Internationale. An epidemiological index of developmental defects of dental enamel (DDE index). Commission on Oral Health, Research and Epidemiology. Int Dent J. 1982; 32: 159–67.

Darwazeh A, Hamasha AA. Radiographic evidence of enamel pearls in jordanian dental patients. Oral Surg Oral Med Oral Pathol Oral Radiol Endod. 2000; 89: 255–8.

Rajpar MH, Koch MJ, Davies RM, Mellody KT, Kielty CM, Dixon MJ. Mutation of the signal peptide region of the bicistronic gene DSPP affects translocation to the endoplasmic reticulum and results in defective dentine biomineralization. Hum Mol Genet. 2002; 11: 2559–65.

Thylstrup A, Fejerskov O. Clinical appearance of dental fluorosis in permanent teeth in relation to histologic changes. Community Dent Oral Epidemiol. 1978; 6: 315–28.

Witkop CJ. Amelogenesis imperfecta, dentinogenesis imperfecta and dentin dysplasia revisited: problems in classification. J Oral Pathol. 1988; 17: 547–53.

4 Trauma der Zähne

Kurt Alois Ebeleseder

Während Karieserkrankungen primär bakteriell verursacht sind, unterliegen Zahntraumata einer akuten oder chronischen, abakteriellen Noxe mit sekundärer bakterieller Zusatzschädigung.

Akutes Zahntrauma

MERKE

Unter einem akuten Zahntrauma versteht man ein einmaliges Ereignis, das den Zahn physikalisch schädigt. In der Regel handelt es sich um mechanische (Unfälle), selten um thermische Einwirkungen (Beschleiftrauma).

Epidemiologie und Ätiologie

Es gibt nur wenige epidemiologische Feldstudien, die über die jährliche Rate an Zahntraumen in der Bevölkerung (Inzidenz, etwa 0,1–0,3%) Auskunft geben. Der Prozentsatz an Menschen, die im Lauf ihres Lebens ein Zahntrauma erleiden, wird im Milchgebiss mit 30–40%, im bleibenden Gebiss mit 15–30% bei männlichen und 5–15% bei weiblichen Individuen angegeben. Die meisten Zahntraumen geschehen in bestimmten Lebensphasen: zwischen dem 1. und 3. Lebensjahr, im späteren Grundschulalter (8.–12. Lebensjahr) und in der Pubertät.

Klassifikation und Diagnostik der Verletzungsarten

Problematik der Klassifikation

Eine grundsätzliche Schwierigkeit ergibt sich bei der Klassifikation von Zahntraumata daraus, dass unterschiedliche Gewebe (Hartsubstanz, Endodont, Peridontalligament, Alveolarknochen und Gingiva) mit ihren verschiedenen, teilweise voneinander abhängigen Heilungsmöglichkeiten in unvorhersehbarer Kombination von einem Trauma betroffen sein können. Die vielfach noch verwendete Einteilung in Verletzungsklassen ist daher weder diagnostisch noch prognostisch aussagekräftig, da sie für die Heilung wichtige Aspekte teilweise nicht erfasst und so eine zu simple, nicht verletzungsgerechte Therapie suggeriert.

Eine sinnvolle Beschreibung einer akuten Zahnverletzung besteht daher in einer getrennten Klassifikation der Verletzungen in den 5 genannten Gewebeaspekten (Tabelle 4.**1**). Oft ist es die Kombination einzelner Verletzungen oder die Mitwirkung vorbestehender Befunde, die den Heilungsverlauf atypisch, aber logisch erklärbar ablaufen lässt. Die folgende Aufstellung wurde so wenig gewebeübergreifend wie möglich gestaltet und vermeidet daher Kombinationsbegriffe wie „komplizierte Kronenfraktur" (Kronenfraktur mit Pulpaeröffnung; hier z. B. fehlen prognostisch wichtige Faktoren wie gleichzeitige Dislokation, Größe der Eröffnung und Wiederverwendbarkeit des Fragments).

Verletzungen der Hartsubstanz (Zahnfrakturen)

- Infraktion
- Kronenfraktur
- Kronen-Wurzel-Fraktur
- Wurzelfraktur.

Wählt man den analytischen Zugang, so interessiert bei den Zahnfrakturen nur die Frage, inwiefern und mit welchen Mitteln eine Wiederherstellung der Zahnanatomie erfolgen kann. Prinzipiell stehen hierfür das Originalfragment, Klasse-IV-Komposit-Aufbauten, vor- bzw. laborgefertigte Restaurationen (Veneer, Kronen, Stiftaufbauten

Tabelle 4.**1** Beispiel für eine Beschreibung der Verletzung in 5 Gewebeaspekten

Zahn	Hartsubstanz	Endodont	Periodontal-ligament	Alveolar-knochen	Gingiva
63	o.B.	o.B.	o.B.	o.B.	o.B.
62	traumatisch exfoliiert				
21	Kronenfraktur, Fragment erhalten	mesiales Pulpahorn offen, Apex offen, Sensibilitätstest (–)	Subluxation	o.B.	o.B.
11	o.B.	gezerrt? Apex offen, Sensibilitätstest (–)	Extrusion	o.B.	bukkale Kontusion
12	o.B.	Apex offen, Sensibilitätstest (+)	Subluxation	o.B.	bukkale Kontusion
53	o.B.	o.B.	o.B.	o.B.	o.B.

o.B. ohne pathologischen Befund

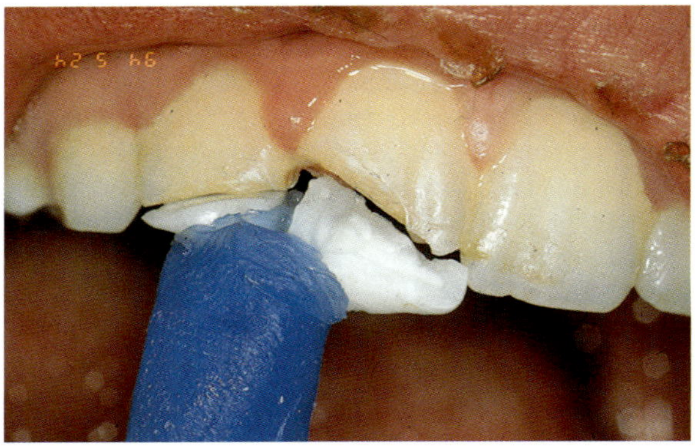

Abb. 4.**1** Kronenfraktur an den Zähnen 11 und 12 mit teilweisem Erhalt der Fragmente, die zwecks Vorbehandlung zur Wiederbefestigung an einem Stück Peripheriewachs fixiert wurden.

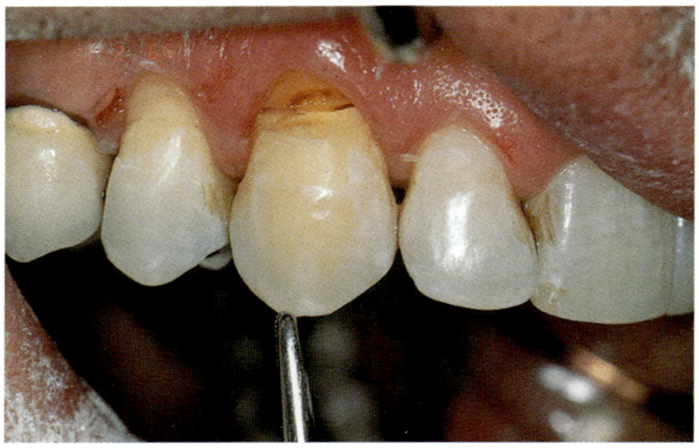

Abb. 4.**2** Kronen-Wurzel-Fraktur an Zahn 13; der Frakturspalt reicht bukkal gerade noch in das zervikale Kronendrittel hinein.

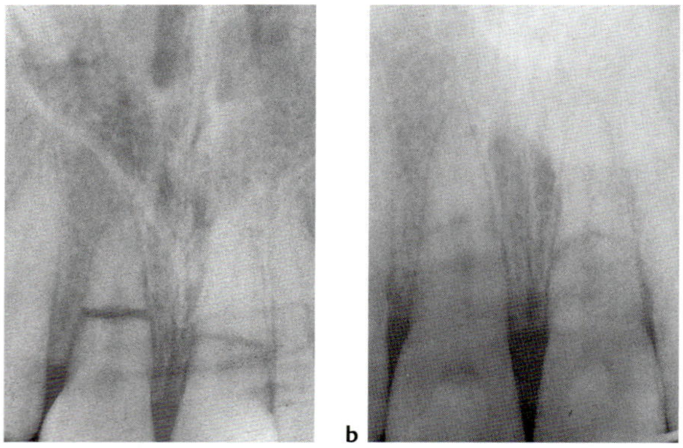

Abb. 4.**3a, b** Wurzelfraktur der beiden zentralen Inzisivi.
a Im Kleinbildröntgen per Halbwinkeltechnik stellen sich beide Bruchspalten zufällig als Linien dar.
b Dieselben Zähne bei Anwendung der Rechtwinkeltechnik: Die Bruchspalten werden als Ellipsen abgebildet.

und -verankerungen mit oder ohne vorangehende gingivale Chirurgie bzw. orthodontische Extrusion) und die Selbstheilung durch eine Gewebebrücke zur Verfügung. Daraus ergibt sich folgende vereinfachte Einteilung:

- **Kroneninfraktion:**
  Die Fraktur ist unvollständig und erfasst den Zahn nur peripher; sie endet im Schmelz oder nahe der Schmelz-Dentin-Grenze (alte Bezeichnung: Zahnfraktur Klasse I). Das Fragment verbleibt in situ und zeigt bei entsprechender Beleuchtung zahlreiche, entweder parallele oder sternförmige Sprünge. Spätere vollständige Spontanfrakturen werden nicht beobachtet.
- **Kronenfraktur:**
  Sie verläuft peripher (an der Zahnaußenfläche) zur Gänze im Schmelz und erfasst bei weniger inzisaler Lage das darunter liegende Dentin (alte Bezeichnungen: Schmelzfraktur, Dentinfraktur bzw. Zahnfraktur der Klassen II und III). Das Fragment kann dabei erhalten (Abb. 4.**1**) oder verloren sein. Bei Durchbissen der Unterlippe befindet es sich gelegentlich in der Wunde.
- **Kronen-Wurzel-Fraktur:**
  Sie verläuft peripher zum Teil im Schmelz, zum Teil im Wurzelzement (alte Bezeichnung: Zahnfraktur Klasse IV). Das Fragment verbleibt hierbei meist in situ (Abb. 4.**2**) und verursacht durch seine hohe Mobilität starke Schmerzen. Typisch ist ein Schrägverlauf von bukkalkoronal nach palatinal-apikal.
- **Wurzelfraktur:**
  Sie verläuft peripher zur Gänze im Wurzelzement (alte Bezeichnung: Zahnfraktur Klasse V). Die frühere Unterscheidung nach der Lokalisation („apikales, mittleres, koronales Drittel") ist unsinnig, da diese keinen Einfluss auf die Heilung besitzt (s.u.), der Frakturspalt verzweigt sein kann und je nach Inklination zur Zahnachse auch in das Nachbardrittel hineinreicht.
  - *Klassifikation:* Das kronentragende Fragment kann alle Arten einer Dislokationsverletzung (s.u.) aufweisen, die für eine Infektion des Bruchspaltes entscheidend ist. Da die Heilung einer Wurzelfraktur von ebendieser Infektion abhängt, wäre es sinnhafter, Wurzelfrakturen in solche ohne Infektion (z.B. nach Konkussion), solche mit kurzfristiger Infektion (z.B. nach lateraler Luxation, die reponiert wurde) und solche mit dauernder Infektion (z.B. bei Kontakt des Bruchspaltes mit einer parodontalen Tasche) einzuteilen.
  - *Diagnose:* Bei geringer Dislokation ist eine Wurzelfraktur klinisch nicht zu erkennen. Je nachem, ob beim Kleinbildröntgen die Frakturebene mit der Richtung des Strahlenverlaufs übereinstimmt oder nicht, zeigt sich ein scharf begrenzter Spalt (Übereinstimmung, Abb. 4.**3a**), eine Ellipse mit unscharfen Rändern (mäßige Abweichung, Abb. 4.**3b**) oder ein verschwommener, kaum sichtbarer elliptischer Schatten (starke Abweichung). Entsprechend kann die Diagnose präzisiert werden, indem man bei einer 2. Aufnahme die Ausrichtung des Röntgentubus der vermuteten Frakturebene anpasst.

Verletzungen der Pulpa

- Eröffnung
- Zerrung
- Quetschung
- Ruptur.

Die Pulpa wird sowohl bei Frakturen als auch bei Dislokationen traumatisch beansprucht. Folgende Verletzungen können (u. U. auch gleichzeitig!) an einer Pulpa vorliegen:

- indirekte Eröffnung zur Mundhöhle via Dentinkanälchen (bei Kronenfraktur)
- direkte Eröffnung zur Mundhöhle (bei Kronen- und Kronen-Wurzel-Fraktur, Abb. 4.**4**)
- direkte Eröffnung zum Parodont (bei vollständig intraalveolärer Wurzelfraktur)
- Zerrung, Quetschung, Abriss (apikal oder auf Höhe einer Wurzelfraktur; bei Dislokation, Abb. 4.**5**).

Diagnose von Pulpaverletzungen. Die *Klinik der Dislokationsart* (s. u.) lässt bereits einen gewissen Schluss über den Zustand der Pulpa zu. Mittels herkömmlicher *Sensibilitätstests* (CO_2-Schnee, elektrischer Pulpatester) kann ihre weitgehende Intaktheit nachgewiesen werden. Mittels *Laser-Doppler-Flowmetry* (aufwändig und fehleranfällig!) kann das Vorhandensein einer Zirkulation direkt nachgewiesen werden. Ein initial negatives Ergebnis kann Wochen bis Monate später wieder positiv ausfallen, stellt also keine Indikation zur Trepanation dar.

Beschleiftrauma. Durch mangelnde Kühlung beim Beschleifen eines Zahns kann es zu einer Überhitzung der Pulpa kommen. Eine Wasserkühlung von 50 ml/min sollte dies verhindern. Nicht jede Pulpanekrose nach Beschleifen ist jedoch Folge eines solchen Traumas, da die breitflächige Exposition des Dentins (mit 30 000–50 000 Dentinkanälchen/mm^2) an das Oralmilieu (z. B. beim Verlust eines Provisoriums) allein ausreicht, um die Pulpa eines Zahns derart massiv zu infizieren, dass sich eine Pulpanekrose entwickelt.

Verletzungen des Periodontalligaments

- Konkussion
- Subluxation
- Extrusion
- Intrusion
- laterale Luxation
- Alveolarfortsatzfraktur
- Avulsion.

Bedeutung des Periodontalligaments. Unter Verletzungen des Ligaments subsumiert man seine Zerreißung, Quetschung und Exposition an ein unphysiologisches Milieu, auf das es besonders empfindlich reagiert. Bereits nach 5 min Austrocknung kann die Regeneration irreversibel gestört sein, aber auch eine stundenlange Exposition an Speichel, Leitungswasser oder Milch führt zum Absterben der zahnspezifischen Fibroblasten, die sich an der Wurzeloberfläche befinden (also an jenem Teil des Ligaments, das nach einer Dislokation als „Wurzelhaut" auf dem Zahn verbleibt) und aus der Alveole nicht regenerierbar sind.

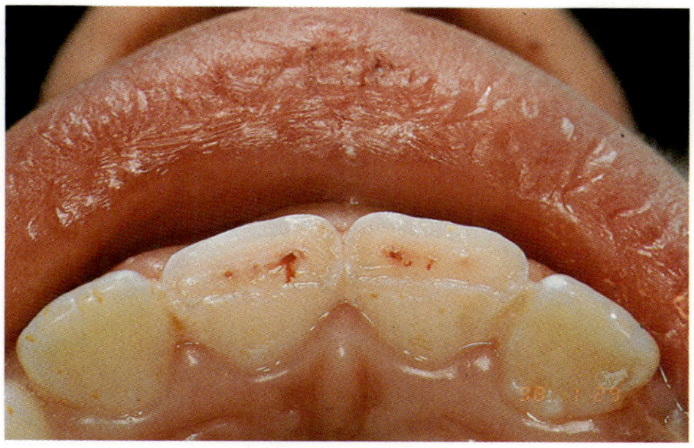

Abb. 4.**4** Kronenfraktur beider zentraler Inzisiven mit mehrfacher punktförmiger Pulpaeröffnung (Behandlung vgl. Abb. 4.**31 a–d**).

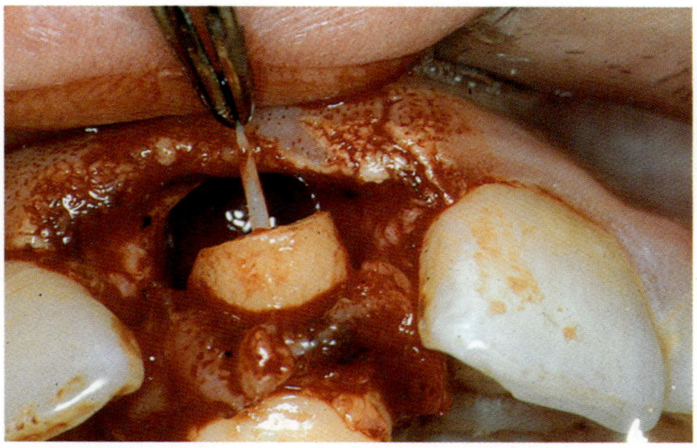

Abb. 4.**5** Apikale Pulparuptur nach Wurzelfraktur und extremer Lateralluxation des kronentragenden Fragments.

Typische Dislokationsverletzungen. Für die Prognose einer Parodontalverletzung sind Art und Dauer der Dislokation, begleitende Mundhygieneverhältnisse sowie Art und Exaktheit der Reposition von entscheidender Bedeutung. Man kann hierbei zwischen verschiedenen Dislokationsverletzungen unterscheiden, deren typisches Verletzungsmuster nicht nur Periodontalligament, Zahnzement und knöcherne Alveole, sondern auch einen wahrscheinlichen Zustand der Pulpa und der Gingiva mit einschließt:

Konkussion = Prellung

Anamnese	Bagatelltrauma (z. B. Stoß gegen Trinkglas)
Ligament und Zahnzement	parodontales Ödem
Knöcherne Alveole	intakt
Gingiva	intakt
Pulpa	intakt

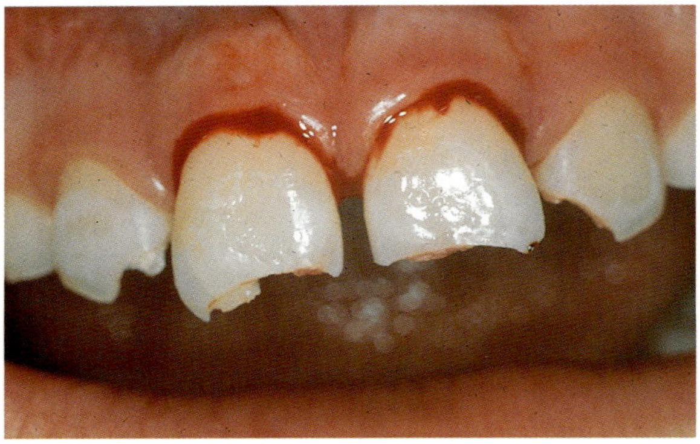

a

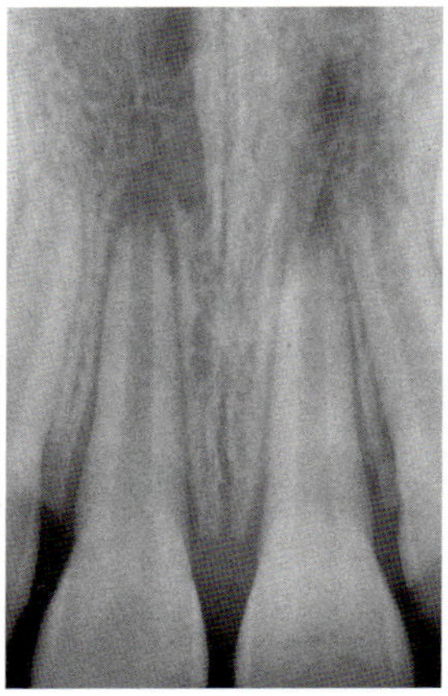

b

Abb. 4.**6a, b** Klassisches Bild einer Subluxation.
a Die betroffenen Zähne 21 und 11 sind nicht disloziert, beweisen aber durch ihre perialveoläre Blutung ihre parodontale Verletzung.
b Zugehöriges Kleinbildröntgen: Vor allem im zervikalen Bereich ist der Parodontalspalt der verletzten Zähne deutlich erweitert.

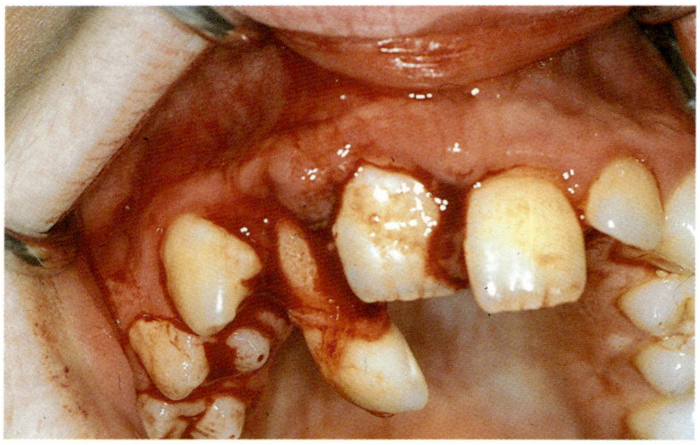

a

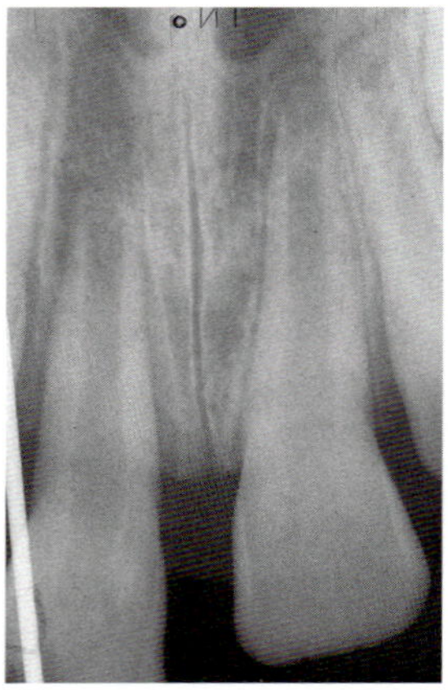

b

Abb. 4.**7a, b** Extrusion.
a Massive Extrusion des Zahns 12. Bei längerem Belassen in dieser Position ist das Überleben der Wurzelhaut gefährdet.
b Typischer Röntgenbefund (anderer Patient als in **a**): Der betroffene Zahn 11 erscheint verlängert, der Fundus der Alveole ist leer.

Klinische Symptomatik:	
• Zahnstellung	keine Dislokation
• Mobilität	normal
• Perkussionsempfindlichkeit	hochgradig
• Sensibilitätstest	normal
Radiographische Symptomatik	unauffällig

Subluxation = reine Lockerung (Abb. 4.**6a, b**)

Anamnese	Kleinunfall (z. B. Sturz beim Gehen)
Ligament und Zahnzement	parodontales Hämatom
Knöcherne Alveole	intakt
Gingiva	zumeist intakt
Pulpa	zumeist intakt
Klinische Symptomatik:	
• Zahnstellung	keine Dislokation, aber perialveoläre Blutung
• Mobilität	erhöht (in allen Richtungen)
• Perkussionsempfindlichkeit	mäßig bis hochgradig
• Sensibilitätstest	normal bis abgeschwächt
Radiographische Symptomatik	geringgradige Erweiterung des Parodontalspaltes

Extrusion = Überdehnung (Abb. 4.**7a, b**)

Anamnese	Kleinunfall bei 7- bis 10-jährigem Kind
Ligament und Zahnzement	subtotale Zerreißung bis auf wenige palatinale dentogingivale Faserbündel
Knöcherne Alveole	intakt
Gingiva	zumeist intakt
Pulpa	apikal gezerrt, gelegentlich noch intakt
Klinische Symptomatik:	
• Zahnstellung	Zahn ragt weit aus der Alveole, andauernde alveoläre Blutung
• Mobilität	stark erhöht (in allen Richtungen)
• Perkussionsempfindlichkeit	keine
• Sensibilitätstest	negativ
Radiographische Symptomatik	starke Erweiterung des Parodontalspaltes

Intrusion = Stauchung (Abb. 4.**8a, b**)

Anamnese	Beschleunigungstrauma (z. B. Wasserrutsche)
Ligament und Zahnzement	subtotale Quetschung
Knöcherne Alveole	gequetscht und bukkal aufgedehnt/geplatzt
Gingiva	Papille bds. geplatzt, evtl. bukkal vertikaler Riss, Fehladaptation der palatinalen Gingiva
Pulpa	apikal gequetscht/abgerissen
Klinische Symptomatik:	
• Zahnstellung	(oft unauffällig) verkürzt
• Mobilität	keine
• Perkussionsempfindlichkeit	keine
• Sensibilitätstest	negativ
Radiographische Symptomatik	Parodontalspalt eng bis teilweise nicht sichtbar, auffällig „lange“ Wurzel, approximales Knochenniveau übersteigt die Schmelz-Zement-Grenze

Laterale Luxation = Zahnverkippung (Abb. 4.**9a, b**)

Anamnese	Schlag (z. B. Faustschlag), Stoß
Ligament und Zahnzement	Zerreißung apikopalatinal, Quetschung koronal-palatinal
Knöcherne Alveole	Quetschung palatinal-koronal, Fraktur und Mitverkippung der bukkalen Lamelle
Gingiva	Papille bds. geplatzt, palatinaler Rand gequetscht
Pulpa	abgerissen
Klinische Symptomatik:	
• Zahnstellung	nach palatinal verkippt und verlängert, Folge: Aufbissstörung
• Mobilität	keine
• Perkussions-empfindlichkeit	keine
• Sensibilitätstest	negativ
Radiographische Symptomatik	apikale Diskrepanz zwischen leerer Alveole und Lage der Wurzel, besonders in exzentrischer Aufnahme

Der Ausdruck „lateral" entstammt dem angloamerikanischen Sprachgebrauch und steht für „horizontal". Seltenere Verkippungen nach labial oder approximal werden daher ebenfalls als „laterale Luxation" bezeichnet.
Eine weitere Zahnverletzung, die Fraktur eines bezahnten Alveolarfortsatzblocks, kann ebenfalls mit konservativen Mitteln (Reposition, Schienung) geheilt werden. Ihr Verletzungsmuster ähnelt der lateralen Luxation. Im Röntgenbefund fallen die gleichsinnige Luxation mehrerer benachbarter Zähne und eine zumeist unscharfe, in Höhe der apikalen Wurzeldrittel verlaufende knöcherne Frakturlinie auf. Einzelne Zähne des Blocks können auch Wurzelfrakturen aufweisen.

Avulsion = Zahnverlust (Abb. 4.**10a, b**)

Anamnese	häufig Verkehrsunfall (Scooter, Fahrrad)
Ligament und Zahnzement	komplett rupturiert und unphysiologischer Umgebung ausgesetzt
Knöcherne Alveole	intakt oder bukkal aufgedehnt/geplatzt
Gingiva	intakt oder Papille geplatzt, evtl. bukkal vertikaler Riss
Pulpa	abgerissen, unphysiologischer Umgebung ausgesetzt
Klinische Symptomatik:	
• Zahnstellung	Zahn komplett von der Alveole getrennt
Radiographische Symptomatik	leere Alveole

a
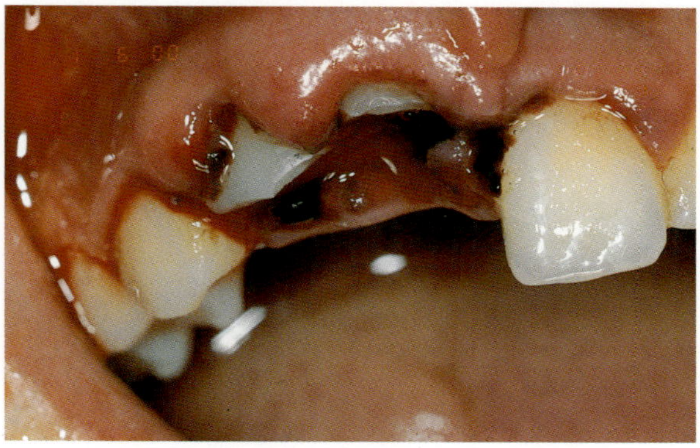

b
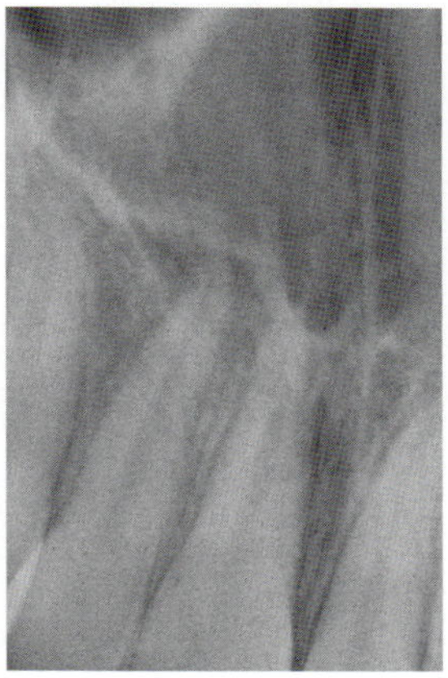

Abb. 4.**8a, b** Intrusion.
a Klinischer Befund: Die betroffenen Zähne 11 und 12 erscheinen verkürzt, das Zahnbett aufgetrieben. Die zugehörigen Papillen sind rupturiert.
b Zugehöriges Kleinbildröntgen: Die Wurzeln der intrudierten Zähne reichen deutlich weiter in den Alveolarknochen hinein als die der Nachbarzähne.

a
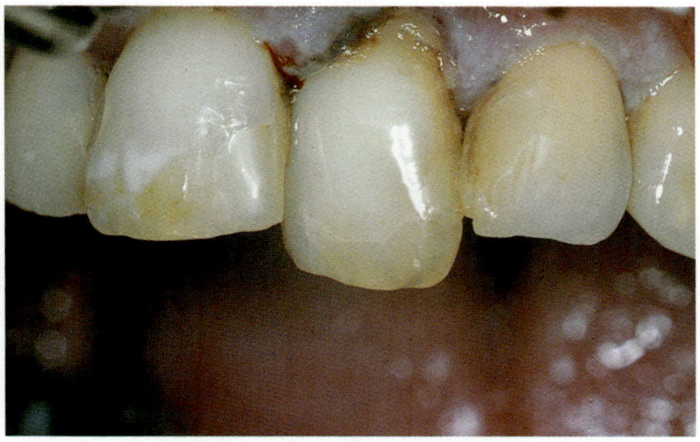

b
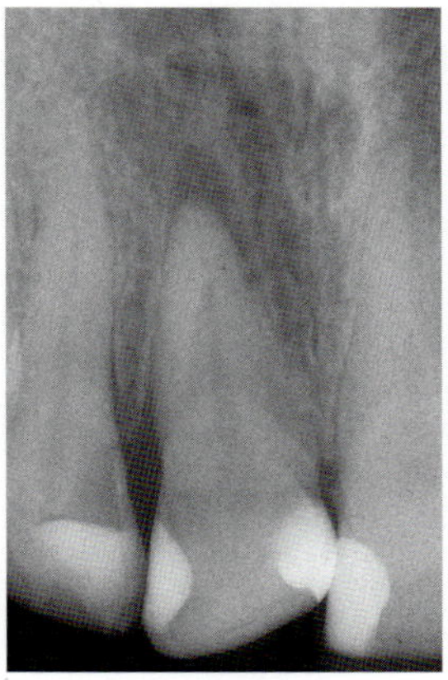

Abb. 4.**9a, b** Laterale Luxation nach palatinal.
a Typisches Bild: Der betroffene Zahn 11 erscheint verlängert und aus dem Zahnbogen nach dorsal verkippt. Derart festgeklemmt, verunmöglicht er unter Umständen den Bissschluss.
b In der zugehörigen Röntgenaufnahme erscheint der Zahn verkürzt und die Wurzelspitze projiziert sich neben den Alveolenfundus.

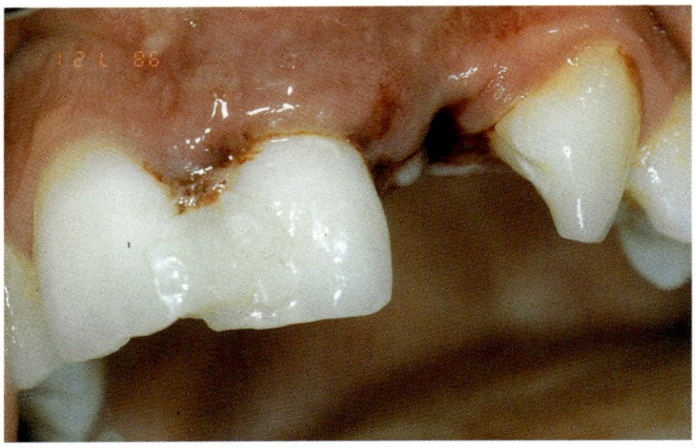
a

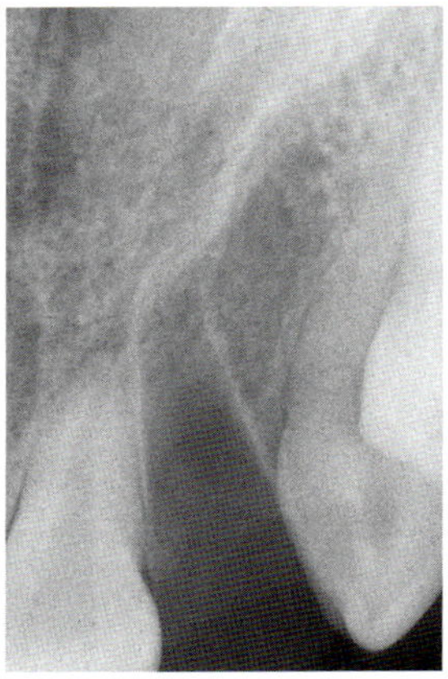
b

Abb. 4.**10a, b** Avulsion.

a Zahn 22 konnte nicht gefunden werden.

b Die Kleinbild-Röntgenaufnahme zum Ausschluss einer Intrusion bestätigt, dass die Alveole leer ist.

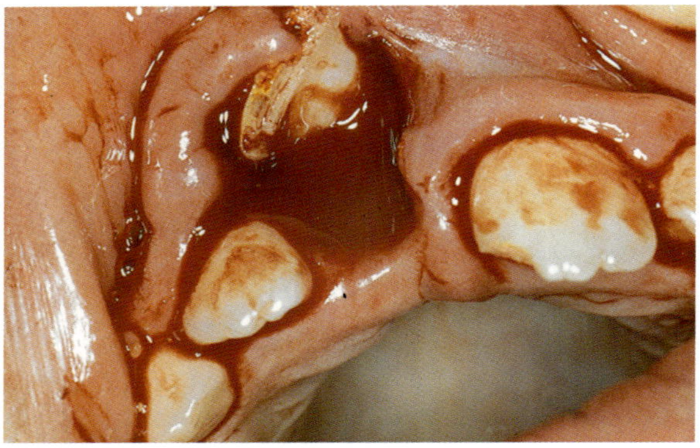

Abb. 4.**11** Isolierte Fraktur der bukkalen Knochenlamelle bei lateraler Luxation des Zahns 11 nach bukkal. Man beachte ferner den vertikalen Gingivariss und die beiden rupturierten Papillen.

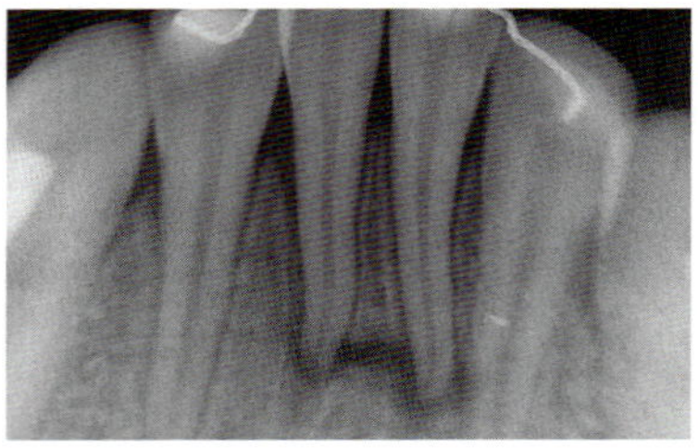

Abb. 4.**12** Fraktur eines Alveolarknochenseptums und Dislokation mitsamt den angrenzenden Zähnen 31 und 41.

Verletzungen der knöchernen Alveole

- Kompression
- Fraktur
- Fraktur + Dislokation
- Verlust.

Verletzungen der knöchernen Alveole ergeben sich einerseits direkt durch den einwirkenden Schlag, andererseits durch die Hebelwirkung, die von einem Zahn ausgeht, der gerade disloziert wird. Folgende **Varianten** werden unterschieden:

- Quetschung
  - des Margo alveolaris bei lateraler Luxation
  - der bukkalen Lamelle direkt durch einen Schlag
  - der ganzen Lamina cribriformis (Alveolarinnenwand) bei Intrusion
- Fraktur und Dislokation der bukkalen Wand (Abb. 4.**11**)
- Fraktur und Dislokation eines Septums (Abb. 4.**12**)
- Fraktur längs oder quer durch die gesamte Alveole bei Alveolarfortsatzfraktur
- Fraktur durch die gesamte Alveole bei Kieferfraktur
- Verlust eines knöchernen Alveolaranteils.

Sekundäre Infektionen treten nach längerer Dislokation, insbesondere bei Aussetzen der Mundhygiene und mangelnder Weichteildeckung auf.

Verletzungen der Gingiva

- Kompression
- Lazeration
- Lazeration + Dislokation.

Quetschung und Zerreißung (Lazeration) stellen die Hauptverletzungsmuster an der Gingiva dar. Sehr häufig sind die marginale Gingiva, die Papillen oder die bukkale Schleimhaut betroffen (Abb. 4.**11**). Solche Verletzungen liegen nur selten isoliert (z. B. Ausriss des Frenulums), meistens im Zusammenhang mit Zahndislokationen vor. Nur sehr selten fehlen Gingivaanteile. Bei älteren, nicht versorgten Verletzungen kann die Schrumpfung eines dislozierten Gingivaanteils ein Fehlen vortäuschen. Auf Verletzungen übriger Gesichtsweichteile (Lippe, Wange, Vestibulum oris) muss geachtet werden.

Verletzungen an einer Zahnanlage

- Kompression
- Stauchung
- Perforation / Ruptur
- knöcherne Denudation.

Bei Milchzahnverletzungen oder Verletzungen im frühen Wechselgebiss können die Anlagen bleibender Zähne

a
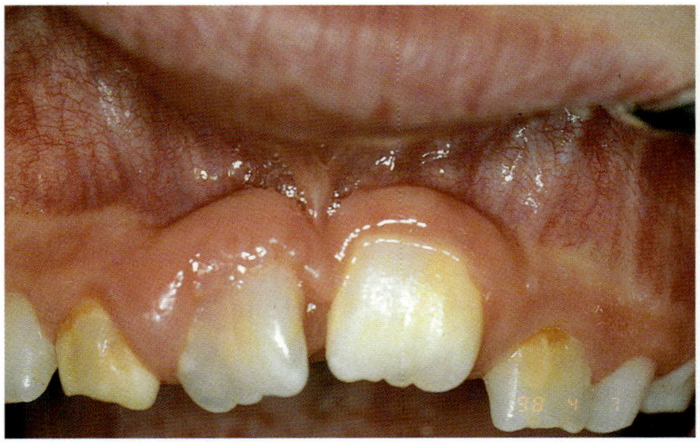

b
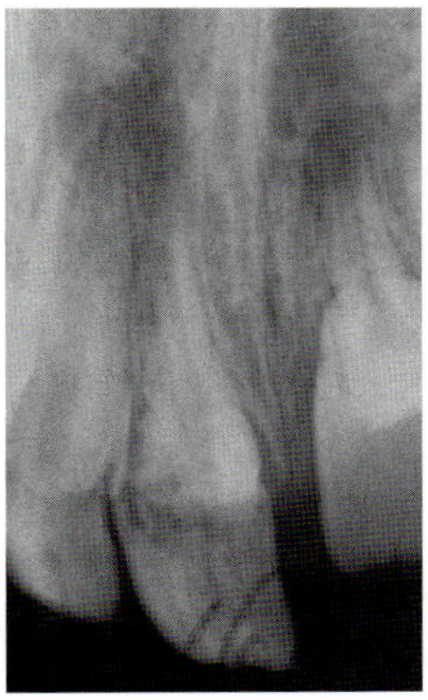

Abb. 4.**13 a, b** Folgen einer Intrusion aller Milchfrontzähne im Alter von 14 Monaten.
a Schmelzbildungsstörungen und Kronenanomalien an den Zähnen 22 bis 12.
b Die zugehörige Röntgenaufnahme macht weitere anatomische Folgen sichtbar und zeigt, in welcher Phase die Entwicklung dieser Zähne gestört worden ist.

Tabelle 4.**2** Wahrscheinlichkeit einer Mitschädigung des bleibenden Zahnkeims bei verschiedenen Arten einer Milchzahndislokation

Milchzahndislokation	Wahrscheinlichkeit (in %) einer Schädigung am bleibenden Zahn
Konkussion	0
Subluxation	15–25
Extrusion	35–40
Intrusion	54–69
Laterale Luxation	0–15
Alveolarfortsatzfraktur	ca. 70
Avulsion	37–52

durch die Verletzung benachbarter Gewebe (Milchzahn, Milchzahnalveole, Alveolarknochen) mitgeschädigt werden.

Die Zahnanlage kann dabei in sich gestaucht, geknickt oder eingerissen werden; durch gewaltsame Lösung des umgebenden Knochens vom Zahnkeim kommt es zu Einblutungen, welche die nachfolgende Weiterentwicklung nachhhaltig stören können. Verzögerter Durchbruch, Schmelzdefekte verschiedener Ausdehnungen und Dilazerationen (an Krone und Wurzel) werden nach solchen Traumen beobachtet (Abb. 4.**13 a, b**, Tabelle 4.**2**). Derart fehlgebildete Zähne, bei denen größere Dentinflächen freiliegen, können nach dem Durchbruch eine infizierte Pulpanekrose erleiden.

Posttraumatische Heilung / Heilungsstörungen und deren Pathogenese

Einflüsse. Die posttraumatische Heilungsdynamik der beteiligten Gewebe weist eine deutliche zeitliche Diskrepanz auf. Während die Gingiva binnen Tagen und das Periodontalligament binnen weniger Wochen heilt, benötigt die Pulpa Monate und die Zahnhartsubstanz u. U. sogar Jahre für eine Wiederherstellung. Heilungsstörungen nach Zahnverletzungen resultieren somit einerseits direkt aus der Verletzung, andererseits aber auch aus der gleichzeitigen bzw. nachfolgenden Infektion.

Heilung einer Zahnfraktur durch Neubildung von Zahnhartsubstanz

Rolle der Pulpa. Reparative Hartsubstanz nach einer Zahnfraktur wird immer dann gebildet, wenn eine durch die Zahnfraktur entstandene Pulpawunde weder infiziert noch zirkulatorisch geschädigt ist. Die durch das Trauma nekrotisierten Zellen wirken gleichsam als Matrix zur Aufreihung von Ersatzodontoblasten aus der bipolaren Zone der Pulpa.

MERKE

Ein solches „Bridging" kann prinzipiell an jeder Stelle der Pulpa stattfinden. Bei Kronenfrakturen muss hierfür die traumatische Pulpaeröffnung durch einen zahnmedizinischen Eingriff, z. B. Pulpaüberkappung (Abb. 4.**14 a, b**; vgl. Abb. 4.**30 a–c**) und anschließende dichte Restauration, bakterienfrei gehalten werden. Die Eröffnung kann auch durch den Behandler modifiziert werden (Pulpotomie, Abb. 4.**31** u. 4.**32**), wenn der Zustand der Pulpa dies erfordert (partielle Pulpitis oder partielle Nekrose).

Über die **Heilung von Wurzelfrakturen** entscheidet die Zirkulation in der *gesamten* Pulpa. Wird das kronentragende Fragment entsprechend wenig luxiert (Konkussion, Subluxation, Extrusion) und/oder ist die Pulpa entsprechend breit (jugendlicher Zahn), so bleibt die Zirkulation erhalten und es erfolgt (nach einer initialen internen Dentinresorption auf Bruchspalthöhe) eine körperliche Wiedervereinigung der Fragmente durch reparatives Dentin. Gleichzeitig erfolgt von Seiten des Parodonts eine gleichsinnige Anlagerung reparativen Zements (Abb. 4.**15 a, b**). Wurde nach einer Pulpanekrose im kronentragenden Fragment die Infektion durch partielle Wurzelkanalbe-

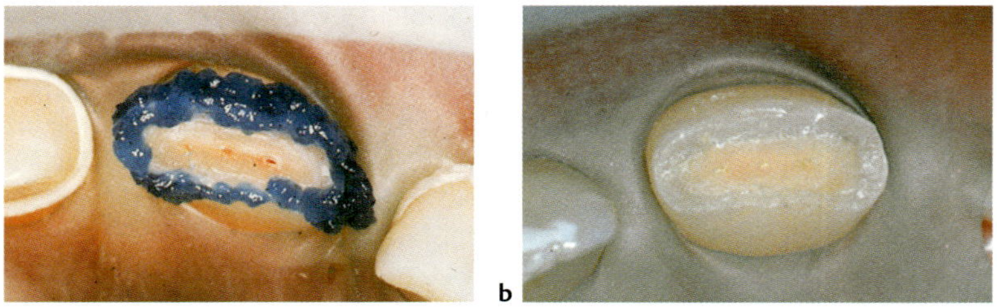

Abb. 4.**14a, b** Reparative Hartsubstanzbildung nach Kronenfraktur und Pulpaeröffnung an Zahn 21.

a Zustand unmittelbar vor direkter Überkappung und Restauration mittels Eigenfragment.

b Bei der Refraktur infolge eines Zweittraumas zeigt sich 4 Monate später die ehemals eröffnete Pulpa verschlossen.

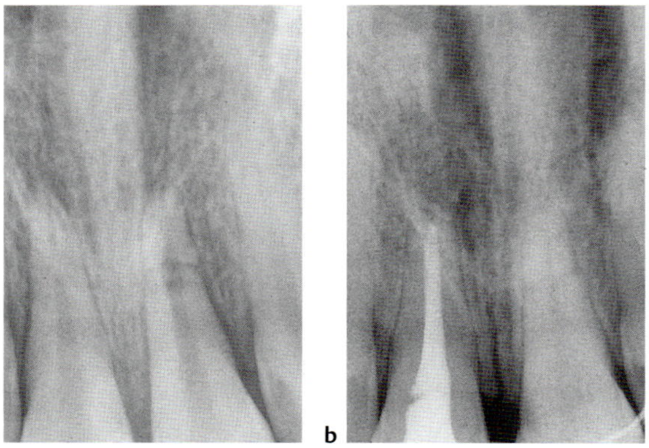

Abb. 4.**15a, b** Heilung einer Wurzelfraktur durch reparative Dentinbildung.

a Zustand 3,5 Monate nach Wurzelfraktur an Zahn 21. Der auf Höhe des Bruchspaltes erweiterte Wurzelkanal zeigt, dass der Zahn sich in der resorptiven Phase der Heilung befindet.

b 2 Jahre nach dem Unfall sind Bruchspalt und Wurzelkanal deutlich verengt, was auf eine Heilung per „Hartsubstanzkallus" schließen lässt.

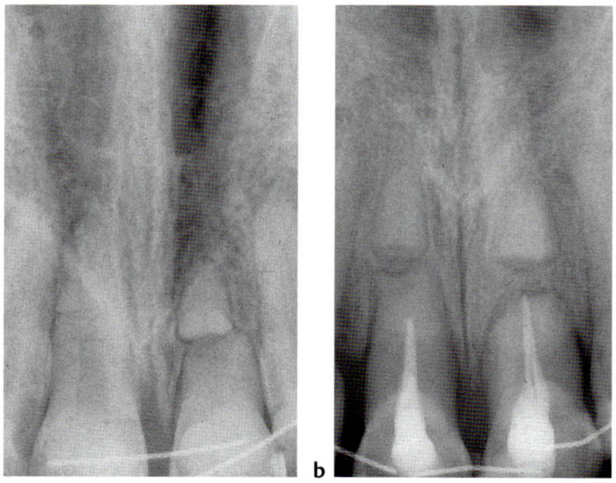

Abb. 4.**16a, b** Heilung nach Wurzelfraktur durch Knochenapposition.

a Zustand 4 Jahre nach Wurzelfraktur an den Zähnen 11 und 21. Das apikale Fragment des Zahns 21 ist deutlich seitlich versetzt, die Frakturenden sind beidseits abgerundet, was auf eine Eigenmobilität beider Fragmente und somit auf eine bindegewebige Heilung schließen lässt.

b Zustand 27 Monate nach Wurzelfraktur. Nach Abwanderung beider apikaler Fragmente infolge von Pulpanekrosen in den koronalen Fragmenten kam es nach entsprechender Wurzelfüllung zur Ausheilung mittels Interposition von Alveolarknochen.

handlung ausgeschaltet, so kann zwar keine pulpale Vereinigung der Enden mehr erfolgen, aber eine parodontale „Verkittung" durch reparatives Zement ist möglich, wenn die Fragmente gut adaptiert geblieben sind und nicht exzessive Auslenkungen am kronentragenden Fragment zu einer abrundenden Resorption geführt haben (Schienung!). Bleibt eine Zementsynthese aus, so wird im Frakturspalt parodontales Bindegewebe oder eine dünne Lage Alveolarknochen interponiert (Abb. 4.**16a, b**).

MERKE

Sämtliche vollständig intraalveolären Wurzelfrakturen sind konservativ heilbar. Therapeutische Mittel sind eine initiale Schienung und fallweise eine Wurzelkanalbehandlung bis auf Bruchspalthöhe.

Heilungsvorgänge an der verletzten Pulpa

Die Heilungsdynamik der traumatischen Pulpaeröffnung ist oben beschrieben worden. Auch nach einem Dislokationstrauma benötigt die Pulpa zur Heilung eine intakte Zirkulation und eine Abschirmung gegenüber Mikroorganismen.

Intakte Zirkulation und gleichzeitige Infektion. Bei intakt gebliebener Zirkulation, aber andauernder Exposition an das Oralmilieu entwickelt die Pulpa an der Expositionsstelle eine zunehmende Entzündung und (polypöse) Schwellung (Abb. 4.**17**), auf die eine akute Pulpanekrose (mit der klassischen Symptomatik der Pulpitis) oder eine chronische Pulpitis folgen können.

Gestörte Zirkulation ohne Infektion. Bleibt trotz gestörter Zirkulation eine Infektion aus, entwickelt die Pulpa binnen weniger Wochen reparative Vorgänge (Reperfusion, *Revaskularisation*), auf die eine überschießende Dentinbildung folgen kann (*Pulpaobliteration,* Abb. 4.**18**). Diese Möglichkeit wird von einem breiten Foramen apicale stark begünstigt (unvollständiges Wurzelwachstum!). Manchmal zeigt sich während der Reparatur eine vorübergehende, kleine periapikale Aufhellung (*transient apical breakdown*). Pulpaobliterierte Zähne reagieren nicht immer positiv auf Sensibilitätstests und zeigen meistens eine intensive Gelbfärbung. In 15–30% der Fälle entwickeln sie, meist erst Jahre später, eine Pulpanekrose.

Bei ganz jungen Zähnen mit weit offenem Apex kann es nach der Nekrose aller Odontoblasten zum Einwachsen von Parodont in das Pulpakavum kommen. Dieses wird hierbei von einer schmalen Lage Zement ausgekleidet, in das auch

Parodontalfasern eingelagert sind. Der Rest des ehemaligen Pulpalumens wird in einen Alveolarknochenzapfen verwandelt. Solche Zähne bedürfen keiner Therapie.

Gestörte Zirkulation und gleichzeitige Infektion. Bei gestörter Zirkulation genügt bereits eine kurzfristige Exposition an das Oralmilieu (oft nur via Dentinkanälchen an Kronenfrakturen oder an exponierten Wurzeloberflächen!), um eine vollständige Infektion bzw. Nekrose der Pulpa zu bewirken. Diese verläuft stumm und ist ab der 3.–5. Woche im Röntgenbefund als zunehmende periapikale Aufhellung diagnostizierbar (Abb. 4.**19**).

Nach einer vollständig intraalveolären Wurzelfraktur reicht die infizierte Nekrose meist nur bis auf Bruchspalthöhe, weil das entzündliche Ödem, das üblicherweise bei einer Pulpitis zu apikaler Selbstabschnürung und hämorrhagischer Infarzierung führt, über den Bruchspalt abfließen kann. Als Folge der Schwellung weichen die Frakturenden auseinander; ohne Schienung des kronentragenden Fragments wird dieses elongiert und schon bald kauuntüchtig. Wird es aber von einer Schiene in Position gehalten, beginnt das apikale Fragment abzuwandern (Abb. 4.**20a, b**). Es entsteht ein chronisch-entzündliches Granulom im Bruchspalt, das „schwimmreifenartig" auch in den Alveolarknochen hineinreicht. Eine reparative Hartsubstanzbildung bleibt ohne Behandlung immer aus; das apikale Fragment entwickelt zumeist eine Pulpaobliteration.

Die Entwicklung einer Pulpanekrose steht bei intakten wie wurzelfrakturierten Zähnen in direktem Zusammenhang mit dem Dislokationstyp und der Breite des Foramen apicale (Tabelle 4.**3**).

Längere Nichttherapie einer Pulpanekrose kann eine Fistel oder einen Abszess zur Folge haben; bei parodontal reduzierten Zähnen oder gingivanahen Wurzelfrakturen ist auch die posttraumatische Entwicklung einer Endo-Paro-Läsion denkbar.

Interne Resorption. Eine entzündliche interne Resorption wird gelegentlich bei Zähnen beobachtet, die von apikal her unvollständig revaskularisiert worden sind. An der Revaskularisationsfront, die zumeist im mittleren oder koronalen Wurzeldrittel liegt, bildet sich eine chronisch-resorptive Entzündung, die das gesunde Gewebe gegen das weiter koronal gelegene, infizierte Gewebe abgrenzt und „kollateral" in meist kugelrunder Gestalt die Zahnwurzel von innen aushöhlt. *Differenzialdiagnostisch* kommt eine externe, parodontale Resorption infrage; auch eine Wurzelkaries kann das Bild eines internen Granuloms imitieren.

Heilungsvorgänge am verletzten Periodontalligament

Remodelling. Das Periodontalligament erneuert sich routinemäßig binnen 4 Wochen (Remodelling). Dabei tragen die zahnnahen Fibroblasten und die funktionell eng mit ihnen verknüpften Zementoblasten die Hauptleistung.

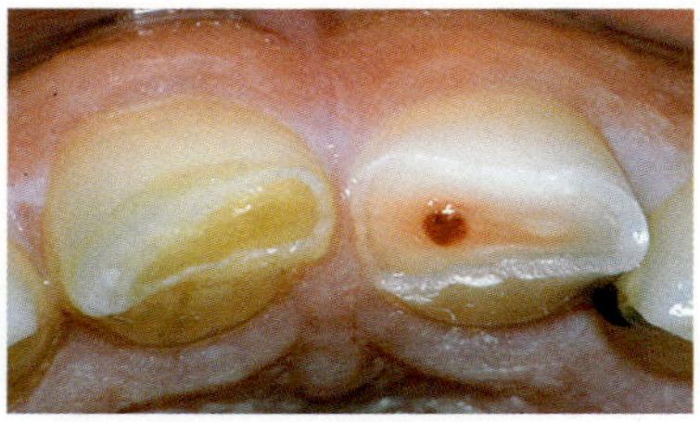

Abb. 4.**17** 24 Stunden nach traumatischer Eröffnung polypöse Schwellung des Pulpahorns, die zumindest eine Mikroamputation (vgl. Abb. 4.**31 a–d**) notwendig macht.

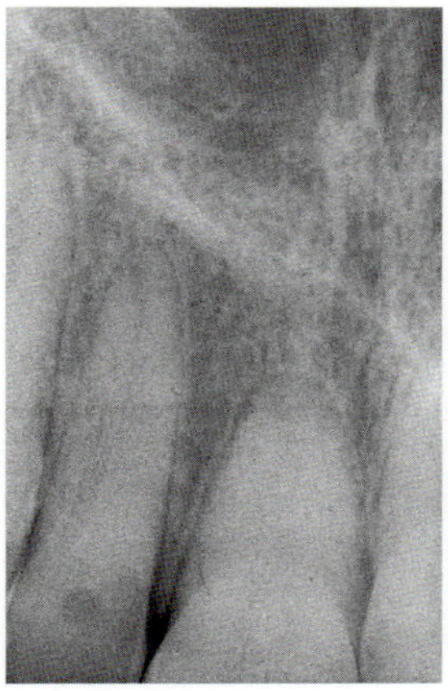

Abb. 4.**18** Totale (Zahn 11) und subtotale (Zahn 12) Pulpaobliteration 15 Monate nach lateraler Luxation beider Zähne.

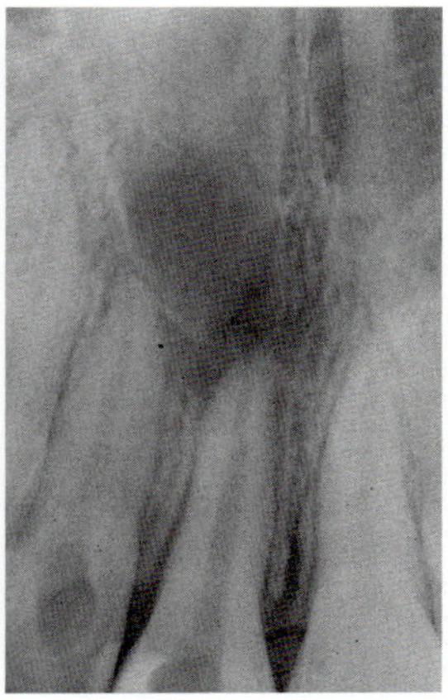

Abb. 4.**19** Für Jugendliche typische, in ihrer Ausdehnung eindrucksvolle periapikale Aufhellung etwa 15 Monate nach einem Trauma an Zahn 11, die den Erstbehandler dazu brachte, auch den vitalen Zahn 12 zu trepanieren.

a b

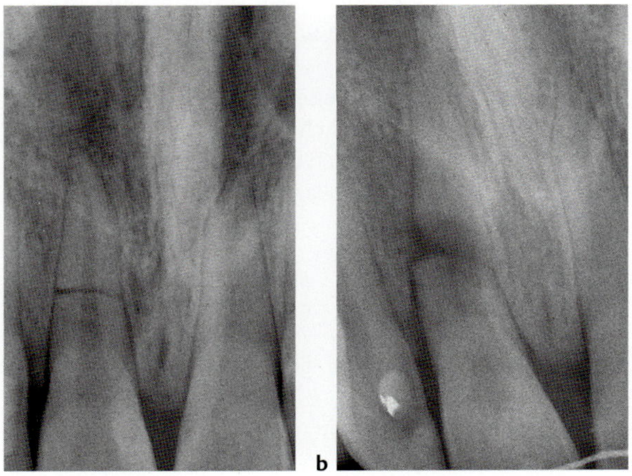

Abb. 4.**20a, b** Wurzelfraktur am Zahn 11.

a Der enge Bruchspalt lässt 3 Wochen nach der Fraktur auf eine Heilung hoffen.

b Derselbe Zahn 7 Jahre später. Der Patient hat inzwischen mindestens 2 weitere Traumen an dem Zahn erlitten. Der erweiterte Bruchspalt und die Dislokation des apikalen Fragments beweisen eine Pulpanekrose am kronentragenden Fragment, das durch seine Schienung an den Nachbarzahn seine Position beibehalten hat.

Tabelle 4.**3** Wahrscheinlichkeit (in %) einer Pulpanekrose nach traumatischer Dislokation

Dislokationstyp	Apex offen			Apex geschlossen		
	PN	PO	vital	PN	PO	vital
Konkussion	0	2	98	4	6	90
Subluxation	0	10	90	9	16	75
Extrusion	8	61	31	65	18	17
Laterale Luxation	10	71	19	79	12	9
Alveolarfortsatzfraktur	(keine Daten bekannt)			75	15	10
Intrusion	63	25	12	100	0	0
Avulsion und Replantation	55–80	20–45	0	100	0	0

PN Pulpanekrose
PO Pulpaobliteration

MERKE
Entscheidend für die Regenerationsvorgänge nach parodontalen Verletzungen ist die regelmäßige und dichte Verteilung gesund gebliebender zahnnaher Fibro-/Zementoblasten über die Wurzeloberfläche.

Zerreißungen des Ligaments (bei Subluxation) sind folglich harmloser als Quetschungen (bei lateraler Luxation und Intrusion) oder eine Exposition an ein unphysiologisches Milieu wie z. B. Speichel (nach Extrusion) oder Trockenheit (nach Avulsion).
Nach einer vollständigen Zerreißung aller Parodontalfasern (z. B. nach Extrusion) wird bereits nach 14 Tagen 60% der ursprünglichen Zahnfestigkeit erreicht; eine mäßige Kaubelastung und Mobilität wirkt beschleunigend auf die weitere Festigung.
Attachmentverlust. Der äußerst hohe natürliche Umsatz im Periodontalligament macht dieses gegen Infektionen widerstandsfähig, wenn auch nicht immun. Liegt vor und eine Zeit lang nach dem Trauma eine massive lokale Plaqueansammlung vor, so kann es zur epithelialen Ausgrenzung infizierter Wurzeloberflächenanteile kommen, was in einer posttraumatischen Zahnfleischtasche und entsprechendem Attachmentverlust resultiert (Abb. 4.**21**).

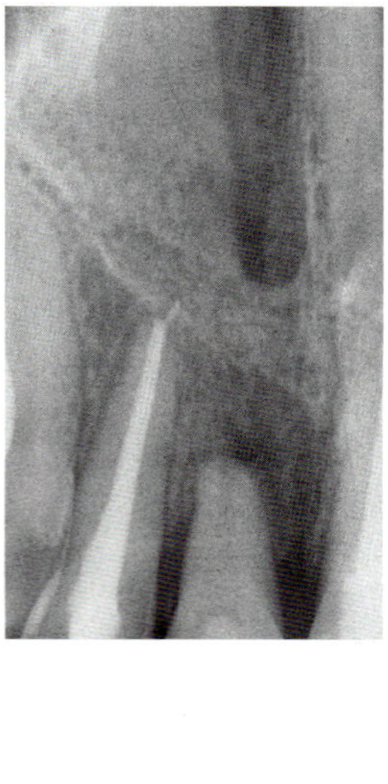

Abb. 4.**21** Horizontaler Attachmentverlust 10 Monate nach Intrusion an Zahn 11 (gleiche Patientin wie in Abb. 4.**8a, b**).

Exsudative Lockerung. Im Zusammenhang mit einer akuten apikalen Parodontitis kann das Ligament als Abflussweg für entzündliches Exsudat dienen; solche Zähne werden förmlich vom Eiter aus der Avleole gedrückt, sind hochmobil und scheinen, da mit 2 Fingern extrahierbar, unrettbar verloren (Abb. 4.**22**). Nach Trepanation und systemischer Antibiose festigen sie sich, der hohen Regenerationskraft des Parodonts entsprechend, binnen weniger Tage.

Heilungsvorgänge an der parodontalen Hartsubstanz (Zahnzement und Alveolarknochen)

MERKE
Das Gemeinsame an der Heilung der beiden parodontalen Hartsubstanzen Zahnzement und Alveolarknochen sind initiale Resorption und nachfolgender Ersatz mittels zunächst noch minderwertiger Hartsubstanz, die schließlich sekundär zu vollwertigem Gewebe umgebaut wird.

Der resorptive Prozess wird von mehrkernigen Klasten getragen und kann dem Formenkreis der Entzündung zugerechnet werden. Inwieweit eingeschleppte Bakterien hier primär eine Rolle spielen, ist unklar. Fest steht jedoch, dass die resorptive Phase nicht beendet wird, solange entsprechende Toxine bzw. Zellmediatoren an die Klasten gelangen.

Diagnose

Resorptionen am Alveolarknochen sind leicht an einer Unschärfe bzw. am Verschwinden der Lamina cribriformis erkennbar. Frakturlinien bleiben noch länger nach ihrer klinischen Heilung radiographisch sichtbar. Resorptionen an der Wurzel sind klinisch nicht sofort zu diagnostizieren, da sie – je nach Position – eine Mindestgröße aufweisen müssen, um sich radiographisch abzubilden. Nur bei ausgedehnter Resorptionstätigkeit erhöht sich die Zahnbeweglichkeit.

Darauf aufbauend können verschiedene **Formen** der parodontalen Hartsubstanzheilung unterschieden werden:

- initiale Resorption und anschließende Reparation
- fortgesetzte, nicht zum Stillstand kommende Resorption
- Ersatzresorption.

Initiale Resorption und anschließende Reparation

Dieses Muster kann sowohl den Knochen als auch die Wurzeloberfläche betreffen und trägt je nach klinischen Erscheinungsformen verschiedene Namen:

- **Oberflächenresorption** (Abb. 4.**23**): Die Wurzeloberfläche wirkt auf dem Kleinbildröntgen unscharf, der Parodontalspalt unregelmäßig weit (resorptive Phase). Auf einer späteren Aufnahme verläuft der scharf begrenzte Parodontalspalt nicht gerade, sondern stufig und gezackt (reparative Phase). Jahre später haben sich die Zacken geglättet, die parodontale Regeneration ist abgeschlossen.
- **„Transient marginal breakdown“:** Speziell nach Intrusionstraumen wird der gequetschte Alveolarknochen gelegentlich breit resorbiert. Der monatelang bestehende, radiographische Eindruck einer parodontalen Tasche lässt sich jedoch mit der Sonde nicht bestätigen. Schließlich vervollständigt sich das Knochenseptum wieder.
- **Frakturheilung am Alveolarknochen.** Auch hier gelangt zunächst ein „wound healing module“ aus Kapillaren, Makrophagen/Klasten und Fibroblasten in den Traumabereich. Unter den Fibroblasten befinden sich jedoch auch perivaskuläre Knochenstammzellen, die die Verkalkung des Reparaturgewebes einleiten. Es entsteht Faserknochen, der durch Remodelling zu lamellärem Knochen umgebaut wird.

Fortgesetzte, nicht zum Stillstand kommende Resorption

Auch hiervon können Knochen und Zahnzement samt angrenzendem Dentin betroffen sein. Ursache sind jeweils nicht eliminierbare Bakterien.

- **Externe entzündliche Wurzelresorption** (Abb. 4.**24**): Die Klasten eröffnen bei der Resorption des zerstörten Zements Dentinkanälchen, die Toxine aus der infizierten Pulpa enthalten. Die Resorption verstärkt sich, wird stark substanzraubend und kann binnen 2–3 Monaten die ganze Wurzel aufbrauchen. Kollateral wird auch der Alveolarknochen resorbiert. Man findet diesen Typ bei replantierten und intrudierten Zähnen. Der Zahn festigt sich nicht; erst durch endodontische Desinfektion kommt der Wurzelabbau verlässlich zum Stillstand.
- **Zervikale Resorption.** Hier erlangt ein Resorptionssitus Kontakt zum Sulcus gingivae, aus dem regelmäßig Bakterien die anresorbierten Dentinkanälchen infizieren. Diese Art der Resorption wird häufiger bei mangelhafter Mundhygiene beobachtet, möglicherweise durch diese ausgelöst. Dafür spricht auch, dass sie bei replantierten Zähnen in Infraposition (mit entsprechender Pflegeproblematik) auftritt und hier wieder besonders häufig approximal (vgl. Abb. 4.**25c**). Gegen diese großräumige, zervikale Unterhöhlung mit finaler Fraktur gibt es derzeit keine verlässliche Therapie.
- **Sequestration von Alveolarknochen.** Wird Alveolarknochen direkt infiziert, so gelangen die Bakterien bis in die Lakunen der Osteozyten und es gibt keine Möglichkeit einer direkten Resorption durch die Klasten, weil deren Tätigkeit durch bakterielle Toxine gestört wird. Es bildet sich Granulationsgewebe um den nicht resorbier-

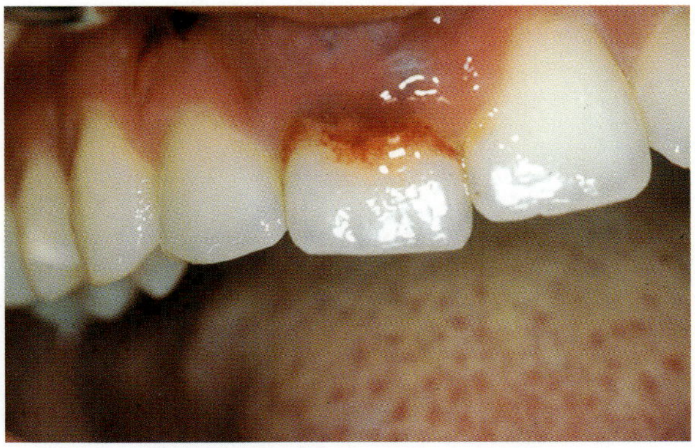

Abb. 4.**22** Exsudative Lockerung des devitalen Zahns 11 mit Exsudation über den Parodontalspalt (gleiche Patientin wie in Abb. 4.**19**).

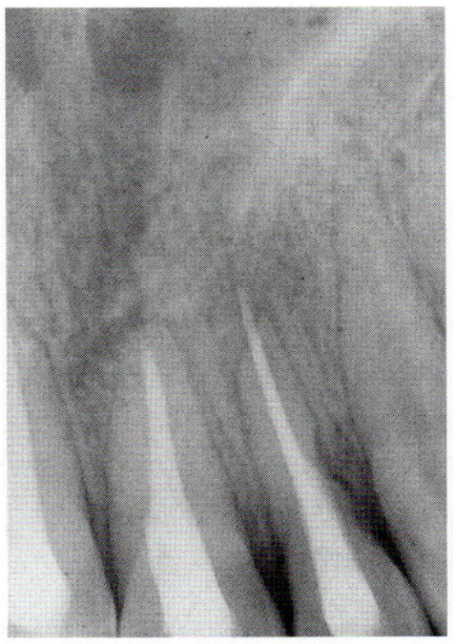

Abb. 4.**23** Ausgeheilte Resorption (Oberflächenresorption) distozervikal an der Wurzel des Zahns 22, 10 Monate nach Intrusionstrauma. Der Parodontalspalt ist normal breit, folgt aber der Resorptionslakune.

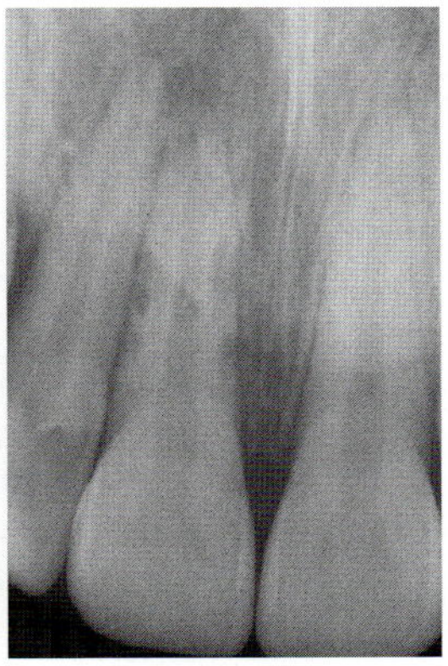

Abb. 4.**24** Endodontisch bedingte, externe entzündliche Wurzelresorption an Zahn 11, 6 Wochen nach Replantation. Man beachte die zahlreichen tiefen Lakunen.

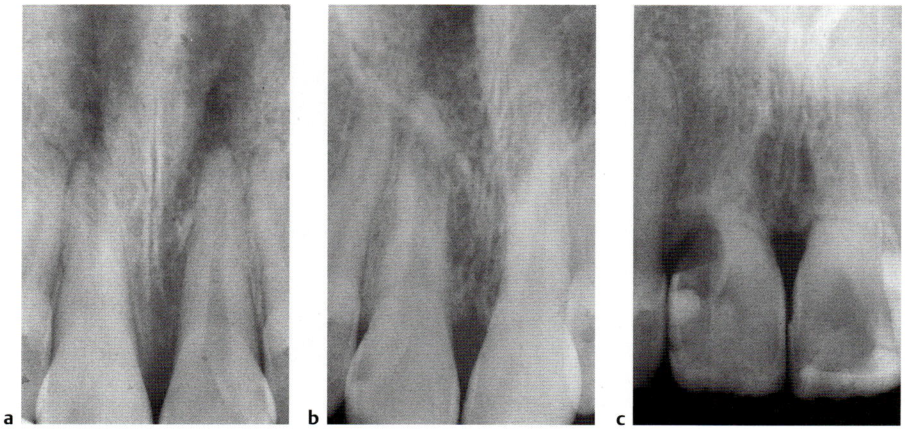

Abb. 4.**25a–c** Ersatzresorption.
a Zustand 4 Wochen nach Replantation der Zähne 21 und 11. Der Parodontalspalt ist großteils noch sichtbar.
b 17 Monate nach der Replantation ist zwar die Pulpa revaskularisiert, aber der Parodontalspalt weitgehend verschwunden. Beide Zähne sind ankylotisch, werden daher durch Ersatzresorption verloren gehen.
c 6 ½ Jahre nach der Replantation sind beide Wurzeln nur mehr schemenhaft im Röntgen zu erkennen; Zahn 11 weist (in Nachbarschaft zu einer alten Karies!) distal eine große zervikale Resorption auf, die seinen endgültigen Verlust einleitet.

baren Knochenanteil (Sequester), das diesen ausgrenzt und langsam zur Oberfläche hin abstößt; dieser Prozess dauert Monate bis Jahre. Mit dem verloren gegangenen Alveolarknochenanteil geht auch der zugehörige Faserapparat verloren, sodass ein entsprechend tiefer parodontaler Defekt verbleibt. Bevorzugte Lokalisation dieses Prozesses ist der Margo alveolaris, wenn dieser nach dem Trauma längere Zeit ungedeckt geblieben ist.

Ersatzresorption

Wurzeloberflächen, denen es nach dem Trauma an gesunden zahnnahen Parodontalfibroblasten bzw. Zementoblasten mangelt (z. B. nach Austrocknung an einem replantierten Zahn) und die größer sind als 2 × 2 mm, können nach der Phase der Zementresorption kein reparatives Ersatzzement hervorbringen, da die entsprechenden Zellen fehlen und auch durch Auswanderung aus der Nachbarschaft nicht mehr ausreichend ersetzbar sind. An ihre Stelle sind gewöhnliche Knochenstammzellen getreten, die auch in Fällen in die Alveole einwandern, in denen der Zahn avulsiert bleibt.
In der reparativen Phase (ab dem 10. Tag nach dem Trauma) bilden diese Zellen nun an der Wurzeloberfläche Knochen anstelle von Zement – der Alveolarknochen reicht ohne einen dazwischen liegenden Parodontalraum bis an die Wurzel heran. Aufgrund des fehlenden Parodontalspaltes wird hierdurch der Zahn unbeweglich (*Ankylose*).

PRAXISTIPP

Klinisch erkennt man die Ankylose anhand des ungedämpften, hohen Klopfschalls und stark erniedrigter Periotestwerte, besonders bei axialer Messung.

Der lamelläre Knochen hat die Eigenschaft, sich gemäß den Trajektorien (Zug- und Druckspannungslinien) so umzubauen, dass er den Belastungen optimal angepasst ist (*bone remodelling*). Diese Spannungslinien laufen nun nicht mehr wie bisher um die Zahnwurzel herum und verdichten sich dort zur Alveoleninnenwand, sondern gehen aufgrund des direkten Knochen-Wurzel-Kontakts durch die Wurzel hindurch. Entsprechend seiner Umbaulogik folgt der Knochen bei seinem Remodelling diesen neuen Trajektorien und baut die Wurzel zu Knochen um (*Ersatzresorption,* Abb. 4.**25a–c**). Im zervikalen Bereich schlägt dieser chronische Umbau häufig in eine entzündliche („zervikale") Resorption um – dies bedeutet immer das nahende Ende des Zahns.
Während der Kindheit und Adoleszenz erfolgt dieser Umbau etwa 5-mal so schnell wie beim Erwachsenen. Zusätzlich ist die weitere Eruption des Zahns gestört, die sich aus den Funktionsbewegungen des Zahns und dem daraus folgenden Faserumsatz ergibt. Ein ankylotischer Zahn gerät daher bei einem Kind oder Jugendlichen zunehmend in *Infraposition* gegenüber seinen Nachbarn (Abb. 4.**26**), ein Vorgang, der sich mit dem Ende der Adoleszenz wesentlich verlangsamt. Aus dem Eruptionsdefizit erwächst dem Patienten somit zusätzlich ein vertikales Defizit an Alveolarknochen, das beim Setzen eines Implantats erst ausgeglichen werden muss.
Durch die Infraposition ändert sich der Zug der transseptalen Fasern im zervikalen Parodont; diese verlaufen nun nicht mehr horizontal, sondern schräg nach apikal zum infrapositionierten Zahn. Diesem Zug folgend, beginnen die Nachbarzähne zum ankylotischen Zahn hin zu kippen (*Tilting*) und entsprechend die Lücke zu verengen. Daraus erwächst auch eine kieferorthopädische Behandlungsnotwendigkeit.

FEHLER UND GEFAHREN

Ankylose, Ersatzresorption, Infraposition und Tilting der Nachbarzähne sind die schwerwiegenden Folgen eines Totalverlusts zahnnaher Ligamentfibroblasten bzw. Zementoblasten auf einer Zahnwurzeloberfläche ab 2 × 2 mm Ausdehnung.

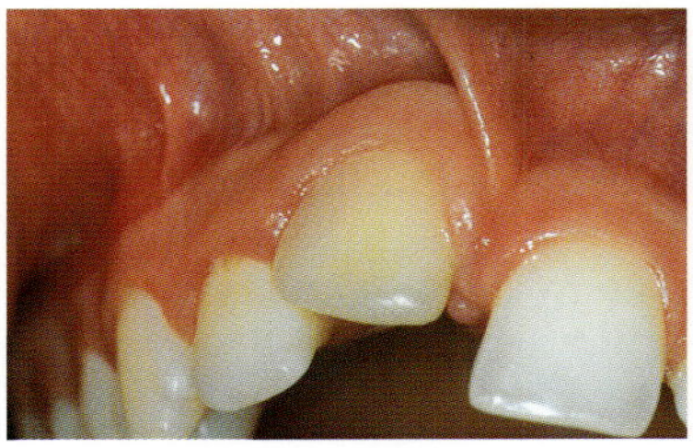

Abb. 4.**26** 13-jähriger Patient mit extremer Infraposition des Zahns 11, der 5 Jahre zuvor replantiert worden und nur ankylotisch eingeheilt ist.

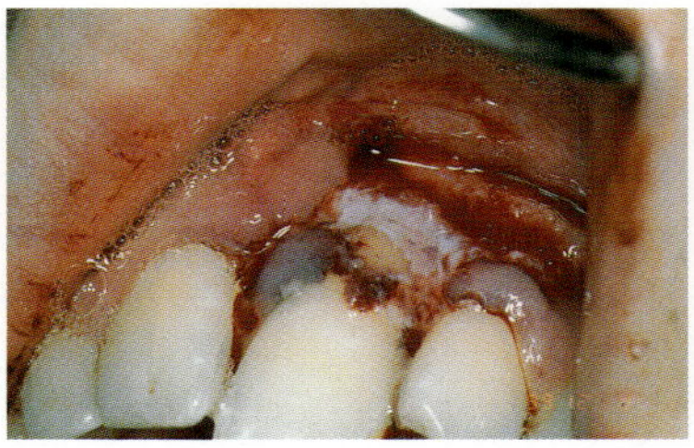

a

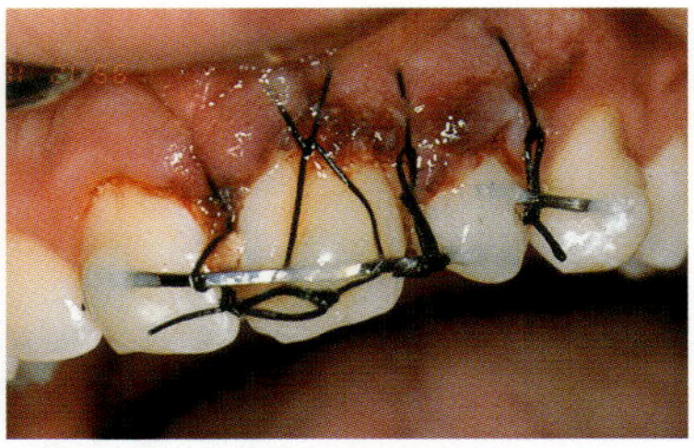

b

Abb. 4.**27 a, b** Behandlung einer komplexen Gingivazerreißung und -dislokation mit Freilegung des Alveolarknochens.
a Die Situation erfordert eine sorgfältige Adaptation der lazerierten Ränder.
b 1 Tag nach Nahtversorgung unter Zuhilfenahme der ohnehin für die Zahnreposition nötigen Draht-Komposit-Schiene ist bereits eine weitgehende Wiederherstellung der gingivalen Situation absehbar.

MERKE
Während die endodontischen Folgen eines Zahntraumas meistens therapeutisch beherrschbar sind, gibt es keine vergleichbar erfolgreiche Therapie für das verletzte Periodontalligament. Das Hauptaugenmerk bei der Behandlung von Zahntraumen liegt also auf der Erhaltung eines regenerationsfähigen Ligaments.

Gründe für Wurzelresorptionen:
- traumatische Schäden → anschließende Apposition (Oberflächenresorption)
- chronischer bakterieller Reiz → Fortschreiten der Resorption (externe entzündliche Wurzelresorption)
- Ankylose → Umwandlung in Alveolarknochen (Ersatzresorption)

Heilungsvorgänge an der Gingiva

Normaler Heilungsverlauf. Die Gingiva besitzt ein erstaunliches Maß an Regenerationsfähigkeit; auch im lazerierten oder gequetschten Zustand werden nur wenige Anteile als irreparabel abgestoßen. Anatomisch richtig adaptierte Risse sowie kleinere Defekte verkleben durch Fibrin und werden binnen kürzester Zeit (1–2 Tagen) epithelisiert (Abb. 4.**27 a, b**). Größere Defekte regenerieren sich durch oberflächliches Granulationsgewebe des freigelegten Periosts.
2 Umstände können dieses optimistische Bild trüben:
- eine mangelnde Adaptation einer dislozierten Gingiva und
- eine mangelnde Adaptation einer dislozierten Gingiva und eine mangelnde Bekämpfung des bakteriellen Drucks.

Heilung bei Belassung in Dislokation. Eine falsch oder nicht reponierte Gingiva weist offene, frei zugängliche Wundränder auf, die zu einer stärkeren Infektion und damit zu einer entzündlichen Schwellung führen. Durch diese wird das Gewebe erst recht unadaptierbar, da es einerseits nicht nur aufquillt, sondern sich andererseits auch unter dem Eigenzug seiner elastischen Fasern verzieht und verkürzt.
Wenige Tage nach einer dislozierenden Verletzung ist daher eine sich selbst überlassene Gingiva hoffnungslos unadaptierbar und wird an den Stellen, die sie nicht mehr deckt, vom darunter liegenden, noch vitalen Periost durch Granulationsgewebe ersetzt. Besonders rupturierte und nicht genähte Papillen (Abb. 4.**28**) sind von dieser Veränderung betroffen. Als Ergebnis findet sich schließlich ein Gewucher aus Defekten und Überschüssen, das Plaque ansammelt und nur noch mit dem Elektrotom korrigiert werden kann. Marginaler Knochen kann dabei verloren gehen. Auch eine bleibende Gingivaretraktion (Abb. 4.**29**) kann die Folge sein.

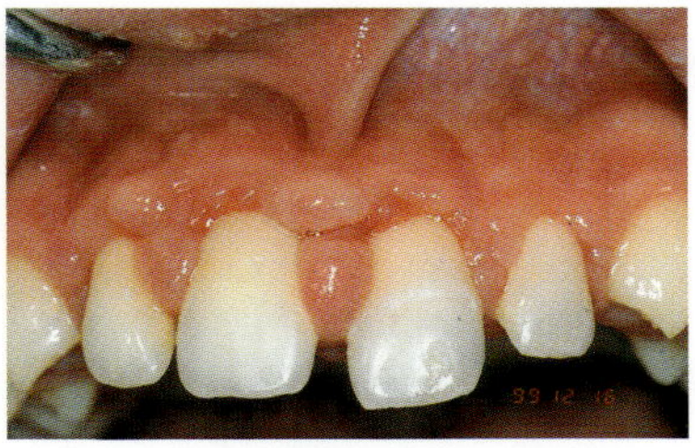

Abb. 4.**28** Ergebnis 5 Monate nach unterlassener Naht mehrerer Papillenrupturen im oberen Frontzahnbereich: Die alten, retrahierten Papillen sind als derbe Knoten in Zahnhalshöhe zu sehen. Hypertrophes Ersatzgewebe füllt die Interdentalräume und begünstigt Plaqueansammlungen.

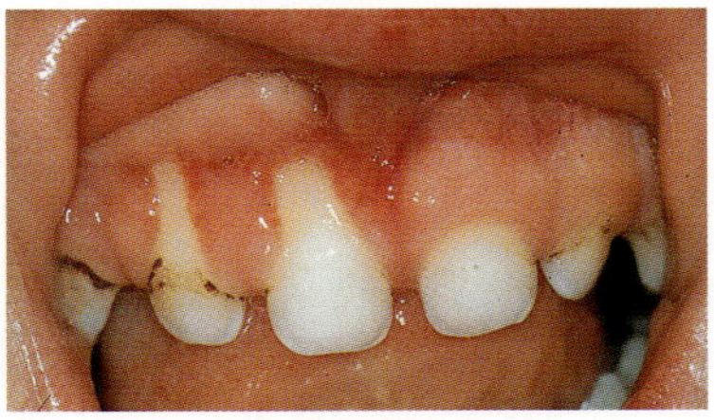

Abb. 4.**29** Zustand 4 Wochen nach Abscherverletzung der bukkalen Gingiva über den Zähnen 51 und 52. Die disloziert belassene Gingiva hat sich eingerollt und bildet an Ort und Stelle einen narbigen Wulst, während die Zahnwurzeln teilweise denudiert geblieben sind.

Hochgradige Infektion. Mangelnde Mundhygiene und zugleich breiige Nahrung können dazu führen, dass die Gingiva nach einer Verletzung profund infiziert und zum Teil demarkiert wird. Die befallenen Papillen bzw. Wundränder sind weißlich bis grünlich verfärbt und die Nekrosen nicht entfernbar. Der Patient kann in diesem Zustand neben einem massiven Foetor ex ore auch allgemeine Krankheitssymptome zeigen.

Gingivaveränderungen nach Zahnverlust. An der Stelle verloren gegangener Zähne wird binnen weniger Tage der Alveolareingang drastisch verkleinert; die Papillen flachen sich ab und verschwinden nach wenigen Wochen. Dies kann bei Anfertigung eines Zahnersatzes eine mühselige Rekonstruktion nötig machen und lässt sich durch ein entsprechendes Provisorium (s.u.) wesentlich verzögern.

Therapie und Nachsorge

Zahnerhaltung nach einem Trauma ist immer eng mit der therapeutischen Perspektive des Erstbehandlers verknüpft. Hält dieser z. B. eine massive Dislokation für unheilbar oder besitzt er keine Kenntnisse über die Erhaltungsmöglichkeiten nach einer Zahnfraktur, so wird er in gutem Glauben schon bei der Erstversorgung zur Zange greifen und der Zerstörung durch den Unfall noch weitere iatrogene Schäden hinzufügen. Aus diesem Grund sind in diesem Abschnitt auch Therapien angeführt, die nicht primär zum Fachgebiet der Zahnerhaltung zählen.

Erstversorgung

Grundlagen. Wie aus dem vorangegangenen Abschnitt ersichtlich, sind Zahntraumen weitgehend heilbar, wenn die Phase der Dislokation eines Gewebes kurz ist und der bakterielle Druck minimal.

Eine länger dauernde Dislokation hingegen bedeutet zugleich eine Störung der wiederherzustellenden zellulären Ordnung und eine breitere Exposition der Wunde an die Bakterien, die bei jedem Zahntrauma anwesend sind.

Zunehmender bakterieller Druck bedeutet, dass das Ausmaß an Infektion und somit an Schwellung steigt, was vor allem im Hinblick auf mitverletzte Weichteile (Lippen) problematisch ist. Eine starke Lippenschwellung hindert den Patienten an der Mundhygiene und zwingt ihn zu breiiger Kost, die wiederum für die Bakterien eine optimale Wachstumsgrundlage darstellt. Mangel an Kautätigkeit und mimische Schonhaltung verzögern den Abfluss des Ödems; ein Teufelskreis entsteht, der jegliche reguläre Heilung infrage stellt.

Ein Erstversorgungskonzept, das diesen Circulus vitiosus vermeidet, sieht daher folgendermaßen aus:

1. **Vorbereitung:** Dazu gehören radiographische und photographische Dokumentation; Frage nach verloren gegangenen Zähnen und Zahnfragmenten; Reinigung des traumatisierten Situs (auch Beläge und Zahnstein!), Spülung der gesamten Mundhöhle mit einem Munddesinfiziens; Anästhesie; Spülung von Wundspalten mit einem lokalen Antibiotikum.
2. **Reposition von Zähnen und Alveolarknochen:** Einzige Ausnahme sind hier sehr junge, nur wenige Millimeter intrudierte Zähne, bei denen eine Spontaneruption abgewartet werden kann. Zur Reposition avulsierter Zähne s. u.
3. **Fixation der mobilen Zähne in Repositionsstellung:** Dieser Punkt ist entscheidend für alle weiteren Schritte. Am besten geeignet sind hierfür alle Arten von Metallbogen-Komposit-Schienen, die vornehmlich auf die Bukkalflächen der Zähne geklebt werden (vgl. Abb. 4.**27 b** u. 4.**37 a, b**). Für die laufende Kontrolle der Zahnbeweglichkeit hat sich das Periotest-Gerät bewährt.
4. **Naht der lazerierten Gingiva:** Die Schiene kann dabei für den nötigen Zug nach koronal sorgen, welcher der Eigenretraktionskraft der Gingiva entgegenwirkt. Die Naht wird hierfür über der Schiene geknüpft (vgl. Abb. 4.**27 a, b**). Optimales Nahtmaterial ist monofil, atraumatisch, nicht selbstauflösend und hat die Stärke 5-0.
5. **Versorgung offener Dentinflächen bzw. der eröffneten Pulpa** mittels Desinfektion, Calciumhydroxid und provisorisch abdeckender Restauration (z. B. Überzug mit Flowable-Komposit). Wenn die Umstände es zulassen, kann auch die definitive Restauration angefertigt werden. Speziell das Wiederankleben eines Fragments macht in der 1. Sitzung wenig Probleme (vgl. Abb. 4.**30 c** u. 4.**32 f**). Fehlende Zähne können durch Aufkleben eines Prothesenzahns auf die Schiene ersetzt werden (Abb. 4.**39 a**).
6. **Begleitmaßnahmen:** Lokale Antisepsis (0,1 % Chlorhexidinspülung) und systemische Antibiose (Penicilline, Cephalosporine) sorgen für optimale Heilungsbedingungen. Bei Bedarf ist auf Tetanus- und Tollwutprophylaxe zu achten.

Der Patient wird angewiesen, breiige Nahrung zu meiden und besonders im verletzten Bereich eine verstärkte Mundhygiene (Bürste und Wasser, keine Paste) durchzuführen. Die Mitgabe einer Liste aller notwendigen häuslichen Maßnahmen erleichtert ihm den Umgang mit dieser speziellen Situation.

Schritte in der Erstversorgung:
1. Anästhesie, Antisepsis
2. Reposition
3. Schienung
4. Nähte
5. Pulpaversorgung
6. Begleitmaßnahmen.

Endodontische Therapie

Vitalerhaltende Maßnahmen am traumatisch exponierten Endodont müssen so früh wie möglich ergriffen werden, um das Einsetzen einer Pulpadegeneration zu vermeiden:

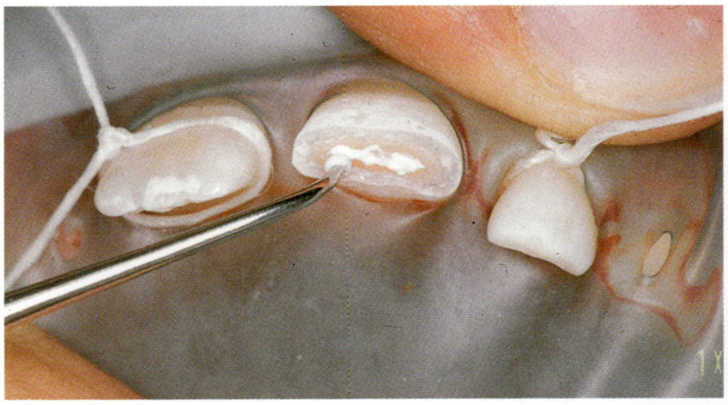
a

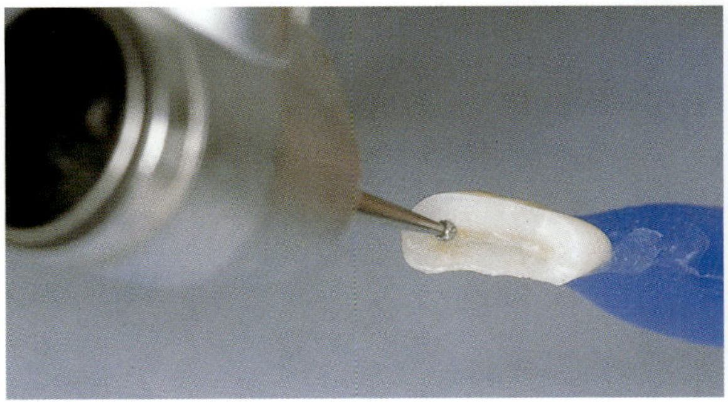
b

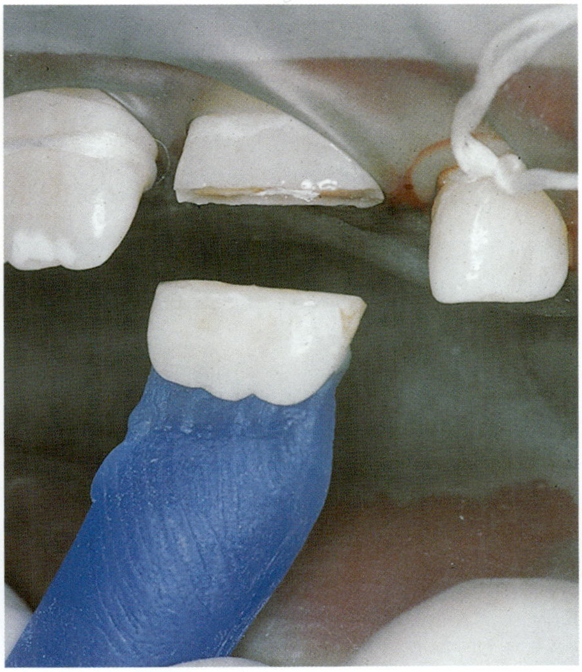
c

Abb. 4.**30a–c** Direkte Überkappung (gleicher Fall wie in Abb. 4.**14a, b**).
a Ohne vorangehende Präparation wird die eröffnete Pulpa mit Calciumhydroxid in sahniger Konsistenz bedeckt.
b Die anschließende Fixierung des Calciumhydroxids mithilfe eines Befestigungszements wurde in diesem Fall durch Wiederverwendung des Fragments ersetzt, das seicht ausgeschliffen wurde, um Platz für das Calciumhydroxid zu schaffen.
c Das Wiederankleben des Originalfragments gewährt jene ausreichende Dichtigkeit, die entscheidend für das Gelingen der Überkappung ist (vgl. Abb. 4.**14b**).

- direkte Überkappung
- Mikroamputation nach Cvek
- Pulpotomie.

Direkte Überkappung (Abb. 4.**30a–c**): Calciumhydroxid in breiiger bis stopfbarer Konsistenz wird direkt auf die Pulpaeröffnung gebracht und dieser Schutzverband mit einem Befestigungszement (z. B. Glasionomerzement) gesichert, bevor die definitive Restauration angefertigt wird. Diese für die Pulpa schonendste Vorgehensweise ist aber wegen der beengten Verhältnisse an den Frakturfläche von Schneidezahnkronen nicht immer anwendbar, besonders wenn die Pulpa bereits ödematös aus der Eröffnungsstelle quillt.
Mikroamputation nach Cvek (Abb. 4.**31a–d**): Mit dem roten Winkelstück und einem möglichst kleinen Diamantkugelbohrer wird an der Stelle der Pulpaeröffnung eine ca. 1 mm seichte Mikrokavität geschaffen, in welche die Überkappungsmaterialien (s.o.) platziert werden. Die Blutstillung wird bei einer gesunden Pulpa durch den Druck von Calciumhydroxid bewirkt, das am besten mit einer Papierspitze in die Mikrokavität eingebracht wird. Hält die Blutung länger an, so besteht die Gefahr der Bildung eines Blutkoagels, das die Erfolgsquote senkt, weil es Bakterien als Nährboden dienen kann. In diesem Fall ist die Pulpotomie vorzuziehen.

Tabelle 4.**4** Erfolgsquoten (in %) nach Pulpaeröffnung ohne begleitende Luxation

	Offener Apex	Geschlossener Apex
Direkte Überkappung	90–95	100
Mikroamputation nach Cvek	94–97	98
Pulpotomie	72–79	

Pulpotomie (Abb. 4.**32a–g**): Mit dem roten Winkelstück und einer passenden Diamantwalze wird das Pulpadach abgetragen und die Kronenpulpa entfernt. Der Überkappungsvorgang (s.o.) wird auf den Wurzelkanaleingang verlegt. Dieser Vorgang ist indiziert, wenn die Pulpa breit eröffnet ist oder bereits Entzündungszeichen (starke Blutung) zeigt.
Alle 3 Versorgungsarten einer eröffneten, nicht zirkulationsgestörten Pulpa zeigen bei einer dichten Restauration hohe Quoten der Vitalerhaltung (Tabelle 4.**4**).
Die **Pulpektomie** ist nur in Fällen mit geschlossenem Apex indiziert, wenn der Wurzelkanal zur Verankerung einer Restauration des Zahns benötigt wird. Das ist bei kompletten Kronenabbrüchen und bei Kronen-Wurzel-

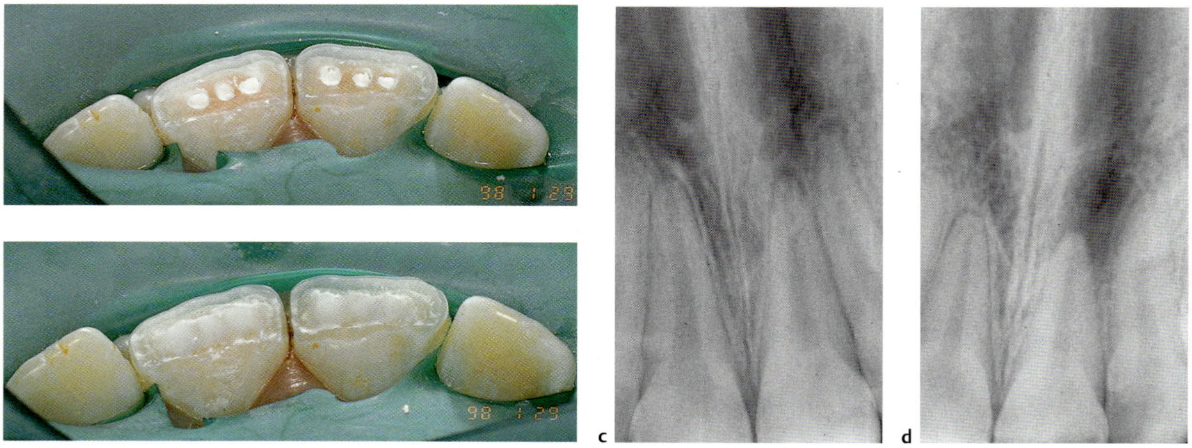

Abb. 4.**31a–d** Versorgung des Falls aus Abb. 4.**4** mittels Mikroamputation nach Cvek.

a Mit dem kleinsten verfügbaren Diamantkugelbohrer wird an der Stelle jeder Eröffnung eine ca. 1 mm seichte Kavität präpariert. Eine nichtentzündete Pulpa lässt sich hierbei durch den Druck von Calciumhydroxid blutstillen.

b Die Kavitäten werden mit einem Befestigungszement (hier: Glasionomerzement in fließfähiger Form) verschlossen, bevor die definitive Restauration angefertigt wird.

c Das postoperative Röntgenbild zeigt nur eine verwaschene Verdichtung an der Stelle des Eingriffs.

d 1 Jahr nach der Versorgung ist die Restauration bei Zahn 21 verloren gegangen. Dieser Zahn zeigt eine Pulpanekrose, was vermuten lässt, dass – im Gegensatz zum vitalen Zahn 11 – seine Restauration primär undicht gewesen ist.

Frakturen der Fall. Bei einer Kronen-Wurzel-Fraktur sollte das Kronenfragment bis zum Abschluss der Wurzelkanalbehandlung rezementiert und mittels Schiene zur Vermeidung einer Refraktur an die Nachbarzähne fixiert bleiben. So erspart man sich mühselige Darstellungen des subgingival frakturierten Stumpfs oder eine Kompromisswurzelfüllung ohne Kofferdam.

Die Wurzelkanalbehandlung bereitet bei pulpatoten Frontzähnen keine Schwierigkeit, wenn die Standardfehler bei der Trepanation (zu kleine Öffnung, Abweichung nach bukkal, Verfehlen der Axialrichtung) vermieden werden. Die nekrotische Pulpa kann fast immer in einem Stück gewonnen werden, was die Aufbereitung wesentlich verkürzt und erleichtert. Wegen des meist noch jungen Alters der Patienten sind die Kanäle ungewöhnlich breit und verlangen bei lateraler Kondensation entsprechend viel Geduld.

Traumaspezifische endodontische Sonderfälle

MERKE

Bei einer *Konkussion oder Subluxation* ist die Perkussionsempfindlichkeit des Zahns keine Trepanationsindikation, weil sie nicht endodontisch bedingt ist.

Bei einer *Wurzelfraktur* entsteht (s.o.) nach einer Pulpanekrose *keine periapikale Aufhellung*, sondern eine Erweiterung des Bruchspaltes, denn die Pulpa ist nur im koronalen Anteil nekrotisch.

Die gesunde apikale Pulpa soll belassen und nur das koronale Fragment wurzelgefüllt werden, sodass der Bruchspalt nicht zu einer endodontischen Komplikationsquelle wird. Das koronale Fragment wird zu diesem Zweck apexifiziert (vgl. Abb. 4.**16b**).

FEHLER UND GEFAHREN

Bei einem *Replantat* ist die Belassung der Pulpa ein riskanter Akt, der mit einer externen entzündlichen Wurzelresorption enden kann.

Die Pulpa sollte daher in der 1. Woche nach der Replantation entfernt werden, es sei denn, der Zahnapex ist so weit offen (ab 1,5 mm), dass eine seriöse Chance auf Revaskularisation besteht. Dann sind ab der 3. Woche post replantationem wöchentliche, möglichst standardisierte Kleinbildaufnahmen nötig, um eine entzündliche Wurzelresorption (vgl. Abb. 4.**24**) möglichst rasch zu erkennen.

Zähne mit offenem Apex müssen vor der Wurzelkanalfüllung apexifiziert werden (Abb. 4.**33a, b**). Dies kann auf natürlichem Wege mittels länger dauernder Calciumhydroxideinlagen oder künstlich durch apikales Einbringen von „mineral trioxide aggregate“ (MTA) erfolgen.

PRAXISTIPP

Die Wurzelkanalpräparation sollte möglichst ohne Spanabtrag erfolgen, weil die Hauptverluste an apexifizierten Zähnen durch spontane Wurzelfrakturen erfolgen, die infolge der Wandausdünnung durch zahnärztliche Präparation oder externe Resorption auftreten.

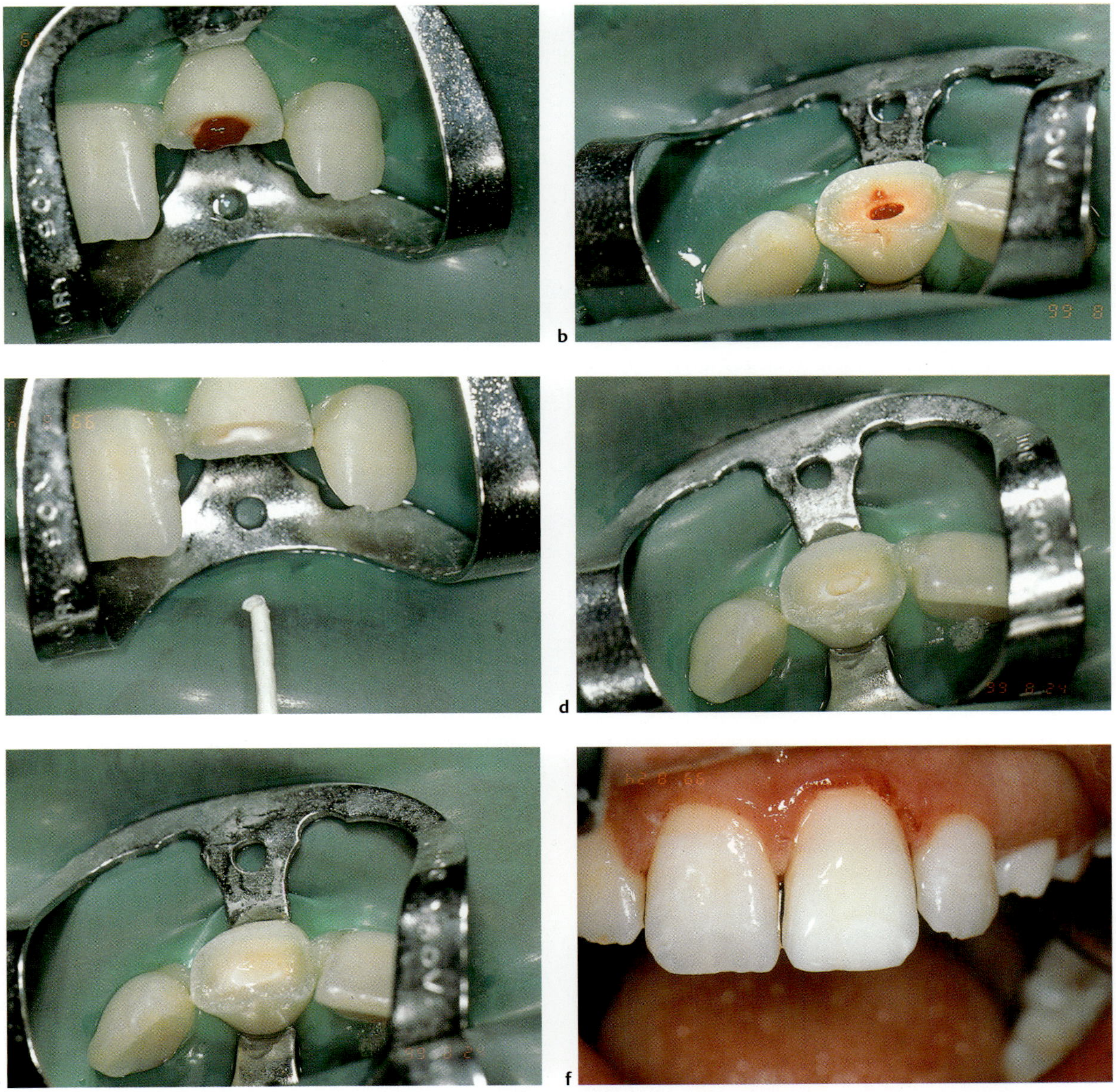

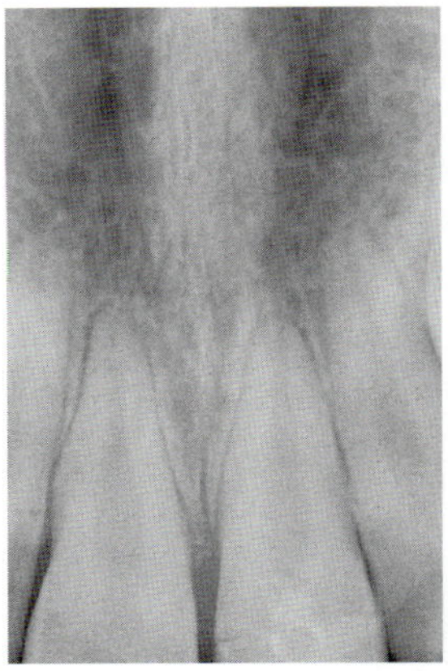

Abb. 4.**32a–g** Pulpotomie, empfohlen bei breiter Pulpaeröffnung und längerer Exposition an das Mundmilieu.

a Ausgangssituation: breitflächige Exposition und polypöse Quellung der Kronenpulpa.

b Mit einer Diamantwalze im roten Winkelstück wird die Kronenpulpa bis an den Wurzelkanaleingang entfernt.

c Relativ trocken angemischtes Calciumhydroxid wird direkt mithilfe von dicken Papierspitzen eingebracht.

d Die Hälfte der Kavität wird für den Befestigungszement freigelassen.

e Der Befestigungszement (hier: Glasionomerzement in fließfähiger Form) füllt den Rest der Kavität.

f Restauration mithilfe des Originalfragments.

g Das postoperative Röntgenbild zeigt, dass die Pulpa an der engsten Stelle abgesetzt wurde.

FEHLER UND GEFAHREN

Pulpanekrosen nach Zahndislokationen verlaufen stumm!

Pulpanekrosen können aber durch Inspektion (Verfärbung), Palpation (Druckschmerz im Vestibulum), Sensibilitätstestung (negativ) und Röntgenkontrollen (rasch größer werdende periapikale Aufhellung) leicht und noch vor der Entwicklung von Komplikationen (Abszedierung) nachgewiesen werden.

Internes Bleichen ist eine wichtige endodontische Maßnahme, da jugendliche Frontzähne postendodontisch häufig Verfärbungen in einem Alter aufweisen, in dem die Anfertigung einer Krone kontraindiziert ist. Man kann dadurch 3–5 Jahre gewinnen, in denen der Zahn kosmetisch akzeptabel bleibt (Abb. 4.**34a, b**).

Stiftaufbauten sollten nur unter Vorbehalt auf traumatisierte Zähne zementiert werden. Die Sprengwirkung auf vielleicht noch vorhandene Mikrosprünge könnte bei voller Belastung in einer Längsfraktur resultieren. Auch die Kräfte, die von einer vorangegangenen lateralen Kondensation der Wurzelkanalfüllung ausgehen, können so zu einer verspäteten Fraktur beitragen. Daher werden adhäsive Stiftaufbauten empfohlen.

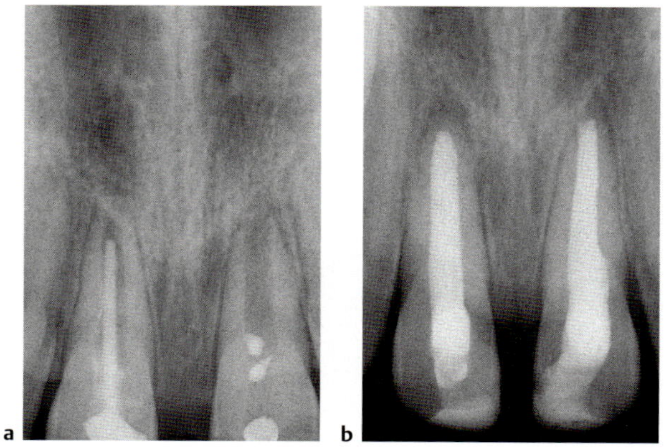

Abb. 4.**33a, b** Apexifikation.
a Ausgangsbild: 15 Monate alte, insuffiziente Wurzelfüllungen bei den Zähnen 21 und 11, deren Apex nicht geschlossen ist.
b Nach 6 Monaten Einlage mit Calciumhydroxid ließ sich eine dichte Wurzelkanalfüllung einbringen (laterale Kondensation).

Restaurative Therapie

Die **Refixation von Eigenfragmenten** zeigt sehr gute ästhetische Ergebnisse (vgl. Abb. 4.**32f**). Beide Frakturflächen werden hierbei mittels *Säureätztechnik* (SÄT) konditioniert, gebondet und unter Einbringung eines dualhärtenden Zements zusammengefügt. Refrakturen finden sich vor allem bei missbräuchlicher Belastung (z. B. Aufreißen einer Getränkedose mit den Frontzähnen) oder neuerlichem Trauma. Die Haltedauer kann jener von SÄT-Eckenaufbauten angeglichen werden, wenn bukkal eine Verstärkung (SÄT-Überschichtung) aufgebracht wird. Seit der Verbesserung der Dentinhaftvermittler können auch große Kronen-Wurzel-Fragmente ohne Stiftsystem erfolgreich und dauerhaft refixiert werden.

Klasse-IV-SÄT-Aufbauten. Schichtweise Techniken (Rekonstruktion von palatinal nach bukkal) erlauben eine bessere Farbanpassung; in Fällen mit gehäufter Refraktur kann es jedoch – besonders im Hinblick auf die noch junge Pulpa, die bei jeder Refraktur neu infiziert werden kann – empfehlenswert sein, einen etwas überdimensionierten Aufbau mittels breiter Abschrägung und Frasaco-Technik zu polymerisieren.

Parapulpärstifte. Dank der guten Hafteigenschaften moderner Kompositsysteme haben diese an Bedeutung verloren, zumal sie bei Eckenaufbauten unschöne Verfärbungen erzeugen können.

Veneers. Keramikhaftschalen können verwendet werden, um kleinere, fehlende Zahnfragmente zu ersetzen oder den Farbunterschied refixierter Fragmente auszugleichen. Eine gute Farbanpassung hängt vor allem vom Spiel mit der Transparenz ab. Verfärbte Stümpfe zwingen zum Einsatz von Opakern in der Keramik und mindern den Eindruck einer natürlichen Opazität, die aus der Tiefe kommt. Auf die Wahl der richtigen Farbe des Kompositklebers ist zu achten, da es sonst bei der Eingliederung zu unerwünschten Farbänderungen kommt.

Konventionelle Kronen. Vitale Zähne sollten nicht im jugendlichen Alter beschliffen werden, da wegen der noch weiten Dentinkanälchen sehr leicht eine Pulpanekrose erzeugt werden kann. Durch Retraktion der Gingiva können bei allen im jugendlichen Alter angefertigten Kronen unbefriedigende Spätergebnisse entstehen.

Retainer bei Wurzelfrakturen. Zähne mit Wurzelfrakturen, die keine kautüchtige Festigkeit aufweisen, können mittels palatinal aufgeklebter oder im palatinalen Schmelz versenkter Drahtstücke an die Nachbarzähne ge-

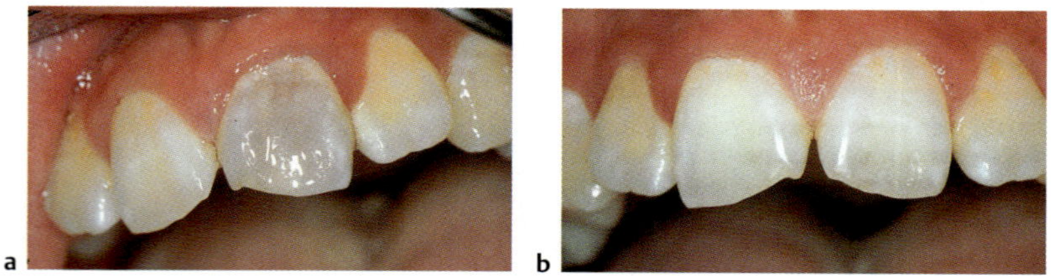

Abb. 4.**34a, b** Internes Bleichen (Walking-Bleach-Methode mit 30% H_2O_2 und Natriumperborat).
a Ausgangsbild: stark verfärbter, wurzelkanalbehandelter Zahn 21 und assoziierte Hygienemängel.
b 4 Wochen später hat der Zahn die Originalfarbe wiedergewonnen, was auch die Motivation des Patienten zur Mundhygiene verbessert hat.

schient und so über einen unbegrenzten Zeitraum funktionstüchtig erhalten werden (Abb. 4.**35**). Eine verzögerte Festigung ist nicht auszuschließen, da über Jahre hinweg auch breitere Frakturspalten durch Zahnzement überbrückt werden können.

Gegossene Retainer. Bei parodontal vorgeschädigten Zähnen kann ein Dislokationstrauma eines einzelnen Zahns die ganze Front infrage stellen. Einfache, palatinal geklebte Drahtretainer sind hier oft unwirksam, da die erhöhte Auslenkbarkeit aller Zähne die Klebestellen platzen lässt. In solchen Fällen kann ein gegossener, palatinal geklebter Retainer, der auch weiter entfernte, noch feste Zähne (z. B. beide Eckzähne) mit einschließt, hilfreich sein (Abb. 4.**36**). Voraussetzung für eine solche Vorgehensweise ist der Abschluss aller endodontischen Fragestellungen.

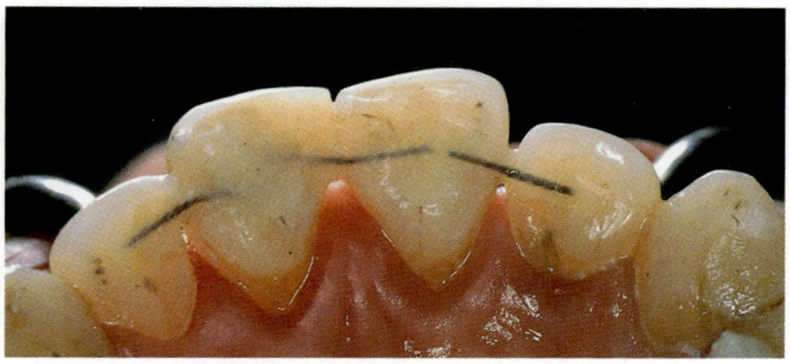

Abb. 4.**35** Möglichkeit der Dauerfixation ausgeheilter, aber hypermobiler wurzelfrakturierter Zähne mittels palatinal aufgeklebter Drahtretainer (gleiche Patientin wie in Abb. 4.**16b**).

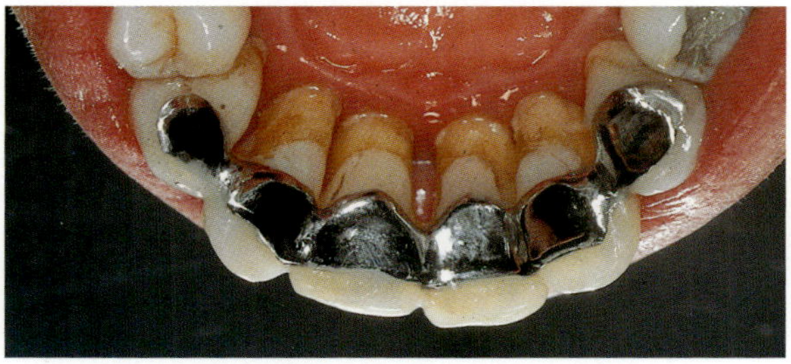

Abb. 4.**36** Gegossene Metallschiene zur Dauerstabilisierung traumatisierter, parodontal vorgeschädigter Zähne.

Parodontaltherapie

Replantation nach Avulsion

Die Replantation eines avulsierten Zahns stellt eine parodontologische Extremsituation dar. Die Erfolgsquoten sind nur kurzfristig hoch (primäre Einheilung >90%); ab dem 2. Jahr post replantationem kommt es zunehmend zu Verlusten durch Wurzelresorption. Eine Reihe von Maßnahmen kann den Verlust hinauszögern, aber meist nicht verhindern:

Regenerative Maßnahmen. Bevor man zum Einsatz regenerativer Maßnahmen (z. B. Lagerung in einer Zellnährlösung = in der Zahnrettungsbox) greift, ist herauszufinden, inwiefern überhaupt noch mit vitalen Fibroblasten auf der Wurzeloberfläche gerechnet werden kann. Leider können diesbezüglich immer nur Schätzungen vorgenommen werden, da die Angaben der Patienten häufig weder vollständig noch in der Rekonstruktion von Zeitabständen korrekt sind.

Da der destruktivste Einfluss auf die Reste des Periodontalligaments die Austrocknung ist, interessieren alle Umstände, die dazu beigetragen haben könnten, dass Feuchtigkeit erhalten wurde. Jugendliche Zähne besitzen eine dickere „Wurzelhaut“ und trocknen daher weniger schnell aus als die Zähne älterer Patienten. Bei trockener Lagerung finden sich Unterschiede, ob der Zahn z. B. in der Hand gehalten, in ein Papiertaschentuch gewickelt, in einen Plastikbeutel gegeben oder an der Luft liegen gelassen wurde. So erklären sich auch unterschiedliche Angaben in der Literatur bezüglich irreversibler Schäden nach trockener Lagerung (5–60 min).

Lagerungen in isotonen (0,9% NaCl) oder pseudoisotonen Flüssigkeiten (Speichel, Milch) erbringen ein besseres Ergebnis als Lagerungen in unphysiologischer Feuchtigkeit (Leitungswasser, Eiswasser, selbst hergestellte Salzlösung).

Zahnrettungsboxen (z. B. Dentosafe) erhalten alle noch vitalen Zellen für mindestens 24 Stunden und regenerieren sie bis zu einem gewissen Grad sogar. Eine Garantie für eine vollständige parodontale Einheilung gibt es aber nur dann, wenn die unphysiologische Phase vor der Einbringung in die Box nur wenige Minuten gedauert hat. Auch die sofortige Replantation am Unfallort ohne Zwischenlagerung bringt gute Ergebnisse.

Antiresorptive Maßnahmen. Bei nekrotischen Resten des Periodontalligaments kann der Versuch unternommen werden, die unweigerlich einsetzende Ersatzresorption zu verlangsamen. Hierfür wird empfohlen, den Zahn vor der Replantation eine bestimmte Zeit in einer Lösung mit speziellen Zusätzen zu lagern, z. B. Tetracyclin, Fluorid, Kortison oder Alendronate. Zu keinem dieser Vorschläge gibt es jedoch bis jetzt eine vergleichende klinische Langzeitstudie.

Parodontisch-endodontische Überlegungen. Der Einsatz von Calciumhydroxid wird bei replantierten Zähnen kontrovers beurteilt. Einerseits ist es als Desinfektionsmittel im Wurzelkanal unerlässlich, andererseits aber kann es durch seinen hohen pH-Wert auch eine Ankylose beschleunigen. Die definitive Wurzelkanalfüllung sollte deshalb 2 bis spätestens 4 Wochen nach Exstirpation erfolgen. Das Problem lässt sich umgehen, indem bereits vor der Replantation eine *extraorale Wurzelkanalfüllung* vorgenommen wird. Anstelle von Guttapercha und Sealer (Probleme bei der extraoralen Kondensation!) sollte hierbei retrograd maschinell aufgebohrt und anschließend ein passender Stift zementiert werden (Methode nach Kirschner).

Ankylosebehandlung. Ankylotische Replantate sind nur dann einer weiteren parodontologischen Therapie zugänglich, wenn die Ankylosefläche klein ist. In solchen Fällen empfehlen manche Autoren die *Extraktion und neu-*

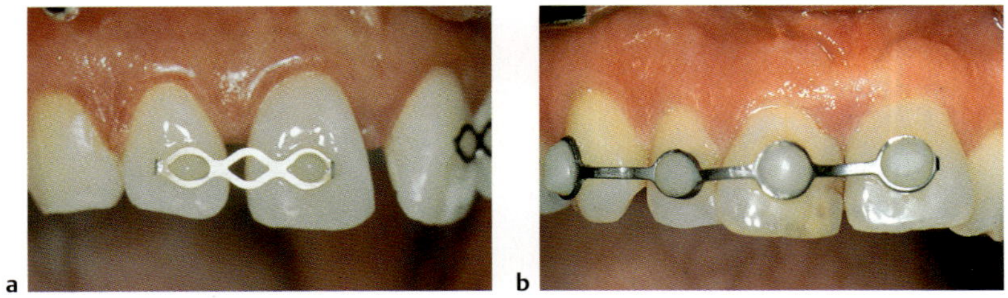

Abb. 4.**37 a, b** Metallbogen-Komposit-Schienen.
a Titanium-Trauma-Splint.
b 3D-Titan-Ringklebeschiene.

erliche Replantation unter Verwendung von Schmelzmatrixproteinen. In Fällen, in denen ein großes vertikales Wachstumsdefizit zu erwarten ist, sollten ankylotische Zähne *dekoroniert* und ihre Krone sollte mittels eines Provisoriums ersetzt werden. Die dekoronierte, von der Wurzelkanalfüllung befreite und mit einem Rosenbohrer ausgehöhlte Wurzel wird operativ mit Gingiva gedeckt. Sie wird im Lauf der Zeit vertikal von Alveolarknochen überwachsen und erhält mehrere Jahre den Alveolarknochen auch in der Breite.

Zahnschienung

Ziele und therapeutischer Effekt. Die Schienung nach einem Dislokationstrauma dient weniger der Beeinflussung der zellulären Regeneration des Parodonts als vielmehr der Verbesserung aller Randbedingungen für diese:

- Fixation des Zahns in optimaler Position
- Abdichtung des Interdentalraums durch Papillennähte mit koronalem Zug (siehe Punkt 4 auf S. 94)
- Möglichkeit zu sofortiger Mundhygiene
- Möglichkeit zu normalen Kaubewegungen und
- als sekundäre Wirkung ein Rückgang von Schwellung und Schmerzen.

Schienungstyp und Materialien. Es gibt zahlreiche Vorschläge, wie Zähne geschient werden könnten; extreme Beispiele sind die heute obsolete Drahtligaturschienung oder die Schienung an die Gingiva mittels einer Naht. Da Fixation, Funktionsreize, Hygienemöglichkeit, Okklusionsneutralität und Zugänglichkeit für therapeutische Eingriffe unbedingte Forderungen an eine Schienung darstellen, haben sich besonders die bukkal mittels SÄT aufgeklebten *Metallbogen-Komposit-Schienen* bewährt:

- Als Metallbogen kann ein kieferorthopädischer Rund- oder Vierkant-Stahldraht verwendet werden. Hierbei ist zu beachten, dass seine Anbiegung in Knicken erfolgt, sodass von dem Draht keine kieferorthopädischen Wirkungen ausgehen. Auch unelastische Produkte aus Titan werden angeboten (Titanium-Trauma-Splint, Abb. 4.**37 a**) oder 3D-Titan-Ringklebeschiene (Abb. 4.**37 b**).
- Als Kunststoff verwendet man fließfähiges Komposit (sog. Flowables oder Bracketkleber).

Anlegetechnik. Nach der Ätzung der Bukkalflächen werden diese getrocknet. Dann wird Bonding aufgetragen und gehärtet. Ein Tropfen Komposit wird auf den äußersten Pfeilerzahn aufgetragen und die Schiene wird dort fixiert.

PRAXISTIPP

Das Trocknen mit dem Luftbläser kann bei frischen Verletzungen problematisch sein; besser bewährt hat sich die Trockenlegung durch Absaugen der Luft nahe dem Schienungsbereich. Bei Horizontallagerung des Patienten sinkt die Schiene mit ihrem Eigengewicht in den Kunststoff ein und muss nur noch minimal in ihrer Lage korrigiert werden.

Die Schiene wird zahnweise zur Mitte hin fixiert. Zu reponierende Zähne werden dabei mit Kunststoff versehen, in die optimale Position geführt und durch Lichtpolymerisation an der Schiene befestigt.

Mobilität geschienter Zähne und Modifikationen in der Herstellung. Eine Zeit lang wurde behauptet, dass Zahnschienungen aufgrund ihrer Starre Wurzelresorptionen verursachten. Dies ist schon deshalb unrichtig, weil zeitgemäße Schienungen nur Teile der verletzungsbedingten Hypermobilität dämpfen. Überdies lässt sich die Mobilität des eingeschienten Zahns, die von der Beweglichkeit ohne Schiene sowie von der Länge und Elastizität des freien Drahtabschnitts bis zur nächsten Klebestelle abhängt, variieren:

- ein dünnerer Draht sorgt für mehr Mobilität
- mehr Komposit verstärkt die Immobilisierung
- ein Nachbarzahn kann ausgelassen werden und dies erhöht die Mobilität.

Einseitige Schienungen bewirken nur sehr wenig Auslenkhemmung; mehr als ein fester Pfeiler am Schienenende bringt keine zusätzliche Stabilität.

MERKE

Moderne Zahnschienungen üben keinen negativen Einfluss auf das Parodont aus.
Kinder weisen allgemein höhere Periotest-Werte auf als Erwachsene.

Schienungsdauer. Vorgeschriebenen Schienungszeiten sind passé:

- Kurze Schienungszeiten von 1–2 Wochen werden für replantierte und für intrudierte Zähne empfohlen.
- Alle anderen Zähne sind nach 3–6 Wochen Schienungsdauer fest, ein Zeitraum, der frei variiert werden kann, um z. B. in der Sitzung der Schienenentfernung auch den endodontischen Zustand der Zähne zu überprüfen.

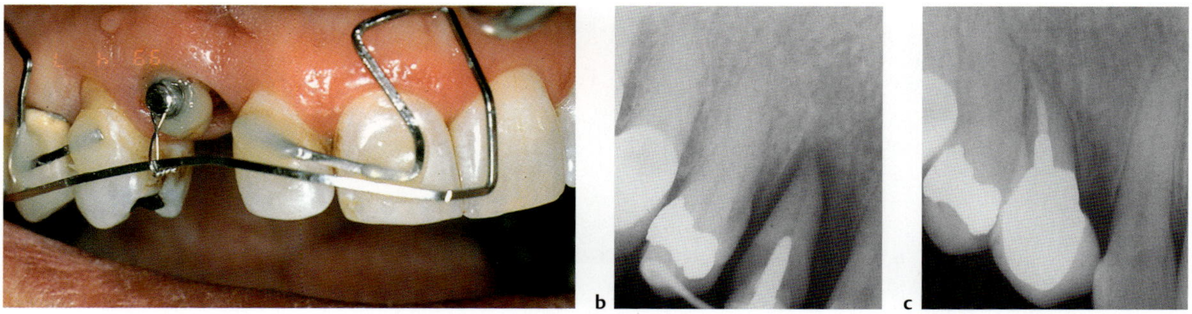

a b c

Abb. 4.**38a–c** Orthodontische Extrusion eines Zahns mit einer Kronen-Wurzel-Fraktur (gleicher Fall wie Abb. 4.**2**):
a Nach Entfernung des Kronenfragments wird die Restwurzel mithilfe eines Loops, der die 4 benachbarten Zähne als Widerlager nutzt, elongiert.
b Nach 3 Wochen ist der Zahn in eine restaurierbare Position gelangt. Der Parodontalspalt ist entsprechend stark erweitert.
c Abschlussröntgen nach 3 Monaten Retention und anschließender Restauration mittels Stiftaufbau und Krone: Der Knochen hat sich anteilig regeneriert.

- Für Wurzelfrakturen werden 3–6 Monate Schienungsdauer empfohlen – klinische Studien liegen aber nicht vor.

Schienenentfernung. Zum Entfernen einer Drahtbogen-Komposit-Schiene werden alle bukkal über der Schiene liegenden Kleberanteile abgeschliffen (feinkörniger Diamant, Soflex-Scheibchen). Ist die Schiene auch an ihrer inzisalen und zervikalen Seite freigelegt, lässt sie sich problemlos abziehen. Titanschienen kann man zudem bei der Abnahme plastisch verbiegen und so vom Kunststoff trennen. Restkunststoff lässt sich mit den genannten Utensilien problemlos entfernen. Eine Periotest-Messung beweist die Festigkeit des ausgeschienten Zahns und gibt dem Patienten die nötige psychologische Sicherheit für den normalen Einsatz des Zahns beim Kauakt.

Weitere parodontologische Eingriffe nach Zahntraumen

Bei **vorbestehender Parodontalerkrankung** ist eine initiale Parodontaltherapie noch während der Erstversorgung eine unbedingte Voraussetzung für den Zahnerhalt nach einem Zahntrauma.

Die Therapie einer **zervikalen Resorption** macht nur Sinn, wenn der restliche Zahn parodontal weitgehend gesund ist. Dann ist eine Füllung des Defekts unter Aufklappung eines gingivalen Lappens indiziert. Manche Autoren empfehlen auch eine Defektdeckung mit einer Membran (guided tissue regeneration).

Weitere therapeutische Maßnahmen nach Zahntraumata

Orthodontische Extrusion

Diese Maßnahme wird für traumatisch intrudierte Zähne empfohlen, nachdem deren Verkeilung im Alveolarknochen mithilfe einer Zange gelöst worden ist. Diese Vorgehensweise ist im Gegensatz zur sofortigen Reposition aufwändig und ihr Vorteil zweifelhaft.

Bei Kronen-Wurzel-Frakturen kann durch eine Extrusion des apikalen Fragments der Frakturspalt in eine weiter koronale Position gebracht werden, sodass der Zahn nach Extraktion des koronalen Fragments und einer Retentionszeit von 3 Monaten sich mittels Stiftaufbau und Krone konventionell restaurieren lässt (Abb. 4.**38a–c**). Extrusionen von 5–6 mm können auf einmal vorgenommen werden.

Auch kurze Wurzelreste können restauriert (und eine lokale Atrophie des Alveolarfortsatzes kann verhindert) werden, indem man die Krone mit den Auslegern einer Klebebrücke versieht. Die Prognose solcher Zähne ist gut; gelegentlich treten jedoch nach der Extrusion weitere Frakturen zutage, sodass der Zahn aufgegeben werden muss.

Tropfenförmiges provisorisches Zwischenglied

Nach einem Zahnverlust kann die gingivaähnliche Architektur noch über längere Zeit erhalten werden, indem sofort ein Ersatzzahn eingegliedert wird, der tropfenförmig in die Alveole hineinragt und die Papillen sanft an die Nachbarzähne drückt (Abb. 4.**39a, b**). Das Zwischenglied kann zu diesem Zweck auf eine Draht-Komposit-Schiene aufgeklebt werden; soll eine Brücke angefertigt werden, empfiehlt sich die Anfertigung eines entsprechenden Provisoriums.

Belassen von Wurzelresten

Selten ist man mit dem Umstand konfrontiert, dass z.B. nach einer Fraktur im mittleren Wurzeldrittel und anschließender Avulsion eines Zahns ein nicht mehr restaurierbarer Wurzelrest eines vormals vitalen Zahns in der Alveole verbleibt. Solche Wurzelreste heilen in der Regel problemlos ein und halten den Alveolarknochen aufrecht. Sie können daher kontrolliert belassen werden.

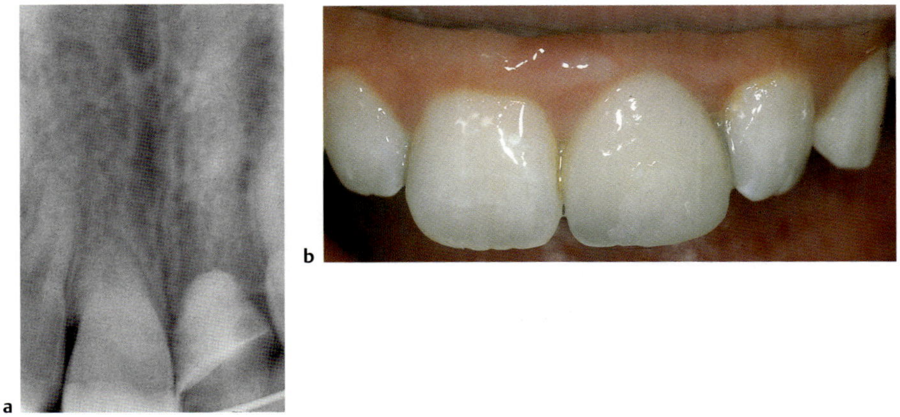

Abb. 4.**39a, b** Traumatischer Verlust des Zahns 21 und Versorgung der Lücke mittels Draht-Komposit-Schiene und aufgeklebtem Zwischenglied.
a Zustand 3 Wochen nach Zahnverlust. Das zervikale Ende des Zwischenglieds ragt tropfenförmig in die Alveole.
b Wegen organisatorischer Probleme konnte erst 1 Jahr nach dem Unfall eine Klebebrücke angefertigt werden. Dank des optimalen Provisoriums ist die gingivaähnliche Architektur nicht kollabiert und bietet eine akzeptable Ausformung.

Zahnersatz bei Kindern und Jugendlichen

Dieses Thema soll, da zwangsweise mit der Frage der Zahntraumatologie verbunden, nur für einen weiterführenden Ausblick gestreift werden. Bei einem irreversiblen Zahnverlust im Kindes- und Jugendalter bieten sich grundsätzlich folgende 4 Lösungen an:

- **Belassen der Lücke** und Schluss durch Mesialwanderung der Nachbarzähne. Diese primär einfachste Lösung kann folgende Probleme verursachen: Kippung der Nachbarzähne statt Wanderung, multiple Diastemata, Mittellinienverschiebung und Fehlverzahnung bis zum verkehrten Überbiss. Die Wiederherstellung der Symmetrie bedarf einer aufwändigen festsitzenden kieferorthopädischen Behandlung.
- **Offenhalten der Lücke durch eine Klebebrücke.** Diese meist akzeptable Lösung führt zum lokalen Verlust von Alveolarknochen. Vor einer späteren implantologischen Lösung müssen daher oft Augmentationsverfahren angewendet werden.
- **Schließung der Lücke durch festsitzende kieferorthopädische Geräte.** Diese Möglichkeit ist vor allem bei Fällen mit großem Frontengstand in Betracht zu ziehen. Nachteilig ist das oft nicht symmetrische Verzahnungsergebnis im Seitenzahnbereich.
- **Schließung der Lücke durch Autotransplantation.** Diese Methode erzeugt den fehlenden Knochen an Ort und Stelle; das Autotransplantat kann mittels eines Veneers oder Kompositaufbaus umgestaltet werden. Am besten hierfür sind kieferorthopädische Extraktionsfälle geeignet.

Chronisches Zahntrauma

Der Zahn selbst ist ein traumatisierendes Organ, dessen Hauptaufgabe die mechanische Nahrungszerkleinerung ist. Er ist daher zeitlebens mit den reziproken Kräften seiner Eigenfunktion konfrontiert, die mit fortschreitender Einsatzdauer (Lebensalter) Gebrauchsspuren hinterlassen.

MERKE

Ein chronisches Zahntrauma ist die über die funktionelle Normalbelastung hinausgehende Schädigung von Zahngeweben durch einen sich über längere Zeit wiederholenden unphysiologischen, nichtbakteriellen (also mechanischen oder chemischen) Einfluss.

Chronische Zahntraumata betreffen den Zahnschmelz, den Pulpa-Dentin-Komplex und den Zahnhalteapparat.

Chronisches Trauma des Zahnschmelzes

MERKE

Verluste an Zahnhartsubstanz werden folgendermaßen definiert:
- **Attrition:** Verlust durch Zahn-zu-Zahn-Kontakt
- **Abrasion:** Verlust durch Kontakt mit zahnfremden Materialien
- **Erosion:** Verlust durch Säurewirkung.

Auf hauptsächlich physiologische Verluste an Zahnhartsubstanz in Form von Attrition, Abrasion und Erosion wurde bereits in den beiden Abschnitten Alterung (des Zahnschmelzes) sowie Okklusion und Mastikation in Kapitel 2 eingegangen.

Attrition

Ein normales Maß an Attrition (Entstehung von Schlifffacetten an den Okklusal- und Inzisalflächen) ist als **physiologisch** zu werten. Es ist Teil der Feineinstellung des Gebisses im Rahmen der begrenzt-permanenten Eruption, bei der Kaumuskulatur, Kiefergelenk und Zahnkauflächen als motorisch-mechanische Einheit agieren:

- Je nach Verzahnungstyp und kieferorthopädischer Bisslage zeigen diese Attritionsflächen ein typisches Verteilungsmuster und charakteristisches Aussehen; beim Deckbiss z. B. sind die Inzisalflächen der unteren Frontzähne häufig nach labial abfallend zugeschliffen.

- Mit zunehmendem Alter werden auch die Approximalflächen abgenutzt; der interdentale Kontakt wird durch die physiologische Mesialwanderung aller Zähne aufrechterhalten, die Kontaktflächen vergrößern sich.

Pathologische Attrition (oft als „Abrasion" bezeichnet) findet sich bei einer Erhöhung der mechanischen Gesamtbelastung der Zähne, z. B.:
- bei Parafunktionen wie Knirschen und Pressen
- durch Überbelastung der verbliebenen Zähne bei prothetisch unversorgter Teilbezahnung (Attrition an den Frontzähnen bei fehlendem Okklusalkontakt im Seitenzahnbereich; Abb. 4.**41**).
- bei Fehlstellung von Einzelzähnen (Attrition an ungewöhnlicher Stelle) oder der Kiefer (Deckbiss, Progenie, Kreuzbiss).

Abrasion

Abrasion entsteht aus zusätzlichem Abrieb des Zahnschmelzes durch körperfremde Objekte. Dazu zählen:
- Beimengungen zur Nahrung (z. B. Sand bei australischen Aborigines)
- Zahnpflegevorgänge (z. B. stark abrasive Zahnpasten oder Zahnpflegewerkzeuge, horizontale Putztechnik)
- Gegenstände, auf die häufig mit denselben Zähnen aufgebissen wird (z. B. Pfeife bei Pfeifenrauchern, Nägel bei Handwerkern); die entsprechenden Defekte am Zahn nennt man *Usuren*, die zugehörigen Gewohnheiten *Habits*
- zahnärztliche Restaurationen mit anatomischen oder funktionellen Fehlern.

Abrasionen ergreifen häufig das darunter liegende Dentin und beeinflussen damit auch die Pulpa.

Erosion

Eine einmalige Säurebelastung führt zur Anätzung des Zahnschmelzes.

MERKE

Für die Neutralisation der Säure und die anschließende Remineralisation dieser Läsion ist mindestens 1 Stunde Speichelkontakt vonnöten. In dieser Zeit sollte keine mechanische Belastung auf den Zahn wirken, weil sonst Abrasion und Attrition verstärkt wirksam werden. Bei einem Speicheldefizit verlängert sich dieser Zeitraum.

Die Erosion endet üblicherweise am Gingivasaum, weil subgingivale Speichelmuzine und gingivanahe Plaque den direkten Kontakt der Säure mit dem Schmelz verhindern. Erosionen werden verursacht durch:
- säurereiche Speisen und Getränke (Zitrusfrüchte, Obst, Essig, kohlensäurehaltige Getränke, Vitamin-C-Produkte; vgl. Abb. 2.**17f**)
- Magensäure (Reflux, Erbrechen bei Bulimie und Alkoholismus)
- berufliche Säurebelastung (heute selten, z. B. Metallbeizer).

Klinische Erscheinungsbilder

Schlifffacetten, die durch Attrition entstanden sind, sind eben, scharfkantig, wirken glatt poliert und haben oft ausgezackte Schmelzränder (vgl. Abb. 2.**17a**). Bei optischer Vergrößerung werden Schleifspuren sichtbar, die einerseits von der Nahrung stammen, andererseits von Schmelzpartikeln, die in die Nahrung gelangt sind.

PRAXISTIPP

Attritionsflächen lassen sich leicht diagnostizieren, indem man den Patienten entsprechende Bewegungen im Okklusalkontakt ausführen lässt, bei denen die exakte Passung antagonistischer Reibeflächen offensichtlich wird.

Abrasionen (vgl. Abb. 2.**17b–e**) sind je nach Entstehungsart vielgestaltig. Bei nahrungsbedingter Abrasion wirkt das ganze Gebiss flachgeschliffen und an den Spitzen der Seitenzahnhöcker liegt das Dentin muldenförmig frei; manchmal fehlt der gesamte okklusale Schmelz.

PRAXISTIPP

Usuren zeigen eine Passung zu dem missbräuchlich gekauten Gegenstand, ebenso wie iatrogen erzeugte Abrasionen zur verursachenden Restauration in Bezug gesetzt werden können.

Erosionen präsentieren sich als flache Mulden, die zumeist labial an den Frontzähnen anzutreffen sind (bei häufigem Erbrechen lingual) und einen glasig-durchscheinenden Schmelz aufweisen (die Oberflächenstruktur – Perikymatien des gesunden Schmelzes – fehlt bereits). An der tiefsten Stelle kann das Dentin schon freigelegt sein (dunklere Farbe). Subgingival ist der Schmelz erhalten.
Keilförmige Defekte bevorzugen sämtliche Labialflächen und weisen mikroskopisch eine Riffelung in mesiodistaler Richtung auf. Die oft sehr tief in den Zahn hineinreichenden Kerben (Abb. 4.**40**) sind in ihrer Ätiologie nicht vollständig geklärt; ein Zusammenwirken von Initialkaries und horizontaler Putztechnik, eventuell in Verbindung mit erosiven Prozessen oder übermäßiger okklusaler Belastung, wird diskutiert.

MERKE

Im Unterschied zur reinen Erosion können keilförmige Defekte auch subgingival liegen und schließen oft die Schmelz-Zement-Grenze mit ein.

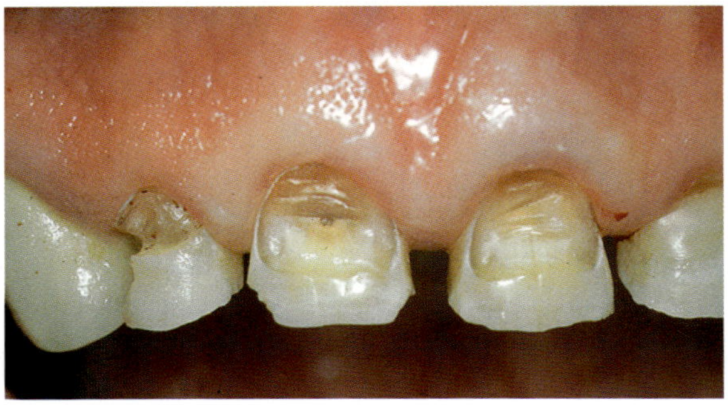

Abb. 4.**40** Keilförmige Zahnhalsdefekte der oberen Front mit typischer mesiodistaler Riffelung. An Zahn 11 ist der Defekt bis in die Pulpakammer vorgedrungen, die Sekundärdentin eingelagert hat. Ätiologisch ist hier eine erhöhte Vertikalbelastung anzunehmen (zusätzlich starke Attrition).

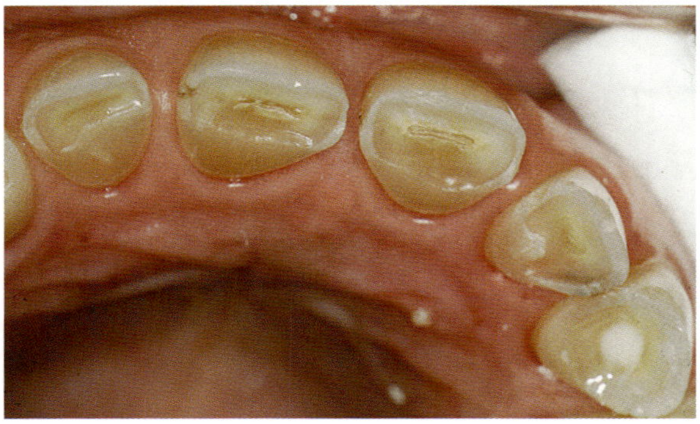

Abb. 4.**41** Schwere Attrition an den oberen Frontzähnen infolge jahrelanger Nichtversorgung von Zahnverlusten im Seitenzahnbereich. Man beachte die durch Sekundärdentin verschlossenen, angeschliffenen Pulpakammern der Zähne 21 und 11. Bei Zahn 23 lag eine spontane Pulpaeröffnung mit begleitender Pulpanekrose vor, die endodontisch behandelt werden musste.

Chronisches Trauma des Pulpa-Dentin-Komplexes

Ätiologie und Morphologie

Das chronische Trauma des Pulpa-Dentin-Komplexes entspringt denselben Mechanismen (Attrition, Abrasion und Erosion) wie das chronische Trauma des Zahnschmelzes.

MERKE

Im Gegensatz zum akuten Zahntrauma, bei dem Dentin und Pulpa auch getrennt verletzt werden können, wird beim chronischen Zahntrauma die biologische Einheit des Pulpa-Dentin-Komplexes gemeinsam und schrittweise traumatisiert. Der Verlust peripheren Dentins wird reaktiv durch den Anbau zentraler Schichten ausgeglichen, die von den originären Odontoblasten gebildet werden (Sekundärdentin).

Eine profunde Infektion des freigelegten Dentinabschnitts wie bei akutem Trauma unterbleibt in der Regel, da einerseits die Plaque ständig abgetragen wird und andererseits die Odontoblasten nicht nur zentral Sekundärdentin bilden, sondern auch peripher vermehrt peritubuläres und intratubuläres Dentin, bis die Dentinkanälchen weitgehend verschlossen sind.

Die attritierte/abradierte Dentinfläche (Abb. 4.**41**) erhält dadurch ihre charakteristische glasige Erscheinung. Sie ist nicht kariös verändert, aber aufgrund ihres geringen Abrasionswiderstands muldenförmig eingesunken. Umgebende Schmelzränder ragen bei tiefer Attrition über die Dentinfläche hinaus und tragen die eigentliche Okklusion. Der Patient hat ungleich weniger Beschwerden als beim unversorgten akuten Trauma; gesteigerte Kälteempfindlichkeit, Schmerzen auf süß oder sauer sind selten.

Pathologische Dentindefekte durch Malokklusion, Erosion oder am Zahnhals werden vonseiten der Pulpa gleich beantwortet, allerdings kommt eine erhöhte Schmerzempfindlichkeit häufiger vor. Diese korreliert nicht mit der Tiefe des Defekts.

Etwa 11 % der Patienten mit fortschreitenden Abrasionen erleiden eine infizierte Pulpanekrose, die zumeist stumm verläuft; Ursache ist die direkte Eröffnung der Pulpakammer durch den Substanzverlust. Bei teilrestaurierten Zähnen kann eine hohe okklusale Belastung zu Frakturen von Höckern oder zur Infraktur des ganzen, oft noch vitalen Zahns führen. Selbst Spontanfrakturen vormals noch gesunder, unrestaurierter Zähne sind beschrieben worden. Als Ursachen kommen akute Einzelbelastungen sowie chronische Ermüdungssprünge im Dentin infrage.

Ein besonderes diagnostisches (und therapeutisches) Problem bereitet das **Dentininfraktionssyndrom** (dentin crack syndrome). Es handelt sich um ein kombiniert chronisch-akutes Trauma des Endodonts. Es kommt am häufigsten bei ca. 3 % aller restaurierten Prämolaren und Molaren vor, wenn nach chronischer okklusaler Überlastung zu einem klinisch nicht bestimmbaren Zeitpunkt eine bis zur Pulpa durchgehende akute Infraktion im Transparenzdentin und angrenzenden Schmelz auftritt. Typisch für das Syndrom sind kurzzeitige, aber auch länger anhaltende Pulpitisschmerzen, ausgelöst durch reproduzierbare Belastungssituationen. Über den Infraktionsspalt und meist über mehrere Jahre hinweg degeneriert die Pulpa über chronisch-akute Entzündungen bis zur vollständigen Nekrose und möglichen Auslösung einer apikalen Parodontitis.

MERKE

Das Dentininfraktionssyndrom bei unterschiedlich starken, mal seltenen und mal häufigen Zahnschmerzen, die von einem bestimmbaren okklusalen Belastungspunkt auslösbar sind, ist nur durch Entfernen der Restauration an sonst völlig unauffälligen Zähnen eindeutig diagnostizierbar.

Therapie

Die Therapie übermäßiger Attrition zielt vornehmlich darauf ab, den pathologischen Wirkmechanismus zu entschärfen. Dazu eignet sich bei Bruxismus eine kunststoffverstärkte **Oberkiefer-Tiefziehschiene**, die anstelle der Zähne abradiert wird und helfen kann, den Knirschvorgang zu entkoppeln.
Eine **Wiederanhebung der Bisshöhe** sollte vor einer definitiven Restauration probehalber durch Eingliederung einer entsprechend gestalteten Schiene erfolgen. Insgesamt sind solche Restaurationen ohne sichere Ausschaltung des pathologischen Kauakts problematisch:

- Ist die Restauration abrasionsbeständiger als unrestaurierte Antagonisten, so kann dies zu einem raschem Substanzverlust an den Antagonisten führen.
- Treffen 2 besonders abrasionsbeständige Restaurationen aufeinander, können reziproke Kräfte das Kiefergelenk in Mitleidenschaft ziehen.

Abrasionsschäden, die durch Mehrbelastung in einem Restgebiss entstanden sind, lassen sich durch Vergrößerung der Kontaktflächen der Antagonisten eindämmen, also durch eine **prothetische Versorgung**, die besonders den Seitenzahnbereich abstützt.
Keilförmige Zahnhalsdefekte werden mit **Kompositrestaurationen** versorgt, wobei Dentinhaftvermittler eingesetzt werden.

PRAXISTIPP

Der Elastizitätsmodul des Kompositmaterials sollte niedrig sein (Flowables!), da der Defekt bei der Kompression des Zahns während der Okklusion messbar komprimiert wird, sodass bei einer zu starren Füllung Aussprengungen, Randspaltbildung und Debonding die Folge sein können.

Bei Erosionen sollte vor einer Restauration der schädigende Säureeinfluss ausgeschaltet werden, sonst sind Kompositrestaurationen nicht von langer Dauer, da am Füllungsrand schon bald neue Erosionen entstehen. Durch **ständige Fluoridverfügbarkeit** oder Abdeckung mittels eines **Dentinbondings** kann die Progression einer Erosion verlangsamt werden.
Die Therapie chronisch-akuter Dentininfraktionen mit unmittelbarer Beteiligung der Pulpa umfasst bei früher Diagnostik die Stabilisierung der frakturierten Krone durch gegossene Overlays oder Teilkronen. Ist eine Wurzelkanalbehandlung notwendig, dann limitiert der Verlauf der Infraktion in endo-parodontaler Ausdehnung der Zahnwurzel (Lupenbrillenkontrolle!) die Indikation zur Zahnerhaltung.

Chronisches Trauma des Parodonts

Ätiologie

Eine **traumatische Okklusion** liegt dann vor, wenn ein Zahn derart aus der Okklusionsebene ragt, dass er und sein Antagonist beim Bissschluss lange vor dem Kontakt anderer Zähne die einzigen okkludierenden Zähne sind (*Vorkontakt*). Der Vorkontakt kann den Patienten zu verstärkten Kaubewegungen (z. B. Bruxismus) anregen (*Triggerfunktion*).

MERKE

Traumatisch okkludierende Zähne zeigen ohne entsprechenden Parodontalabbau eine erhöhte Zahnbeweglichkeit, einen verbreiterten Parodontalspalt und einen bei der Okklusionsanalyse nachweisbaren Vorkontakt.

Häufig handelt es sich um fehlerhafte Restaurationen, gelegentlich um orthodontisch in diese Position bewegte Zähne. Auch Zwangspositionen nach Zahndurchbruch im Engstand (z. B. bei oberen 2. und 3. Molaren) kommen infrage.

MERKE

Parodontale Taschen bei Zähnen im Vorkontakt oder bei gekippten Molaren sind immer ein Ausdruck fehlender Plaquekontrolle in diesem Bereich. Sie beweisen *nicht*, dass das Parodont den vorliegenden *Kaukräften* nicht gewachsen wäre.

Ein **orthodontisches Parodontaltrauma** liegt vor, wenn erhöhte mechanische Kräfte über längere Zeit auf denselben Abschnitt des Parodonts wirken. Der Zahn wird hierbei unablässig gegen die Alveolarwand gepresst, die Durchblutung des Parodontalligaments stark vermindert. Ergebnis ist gewöhnlich eine Wurzelresorption (z. B. apikale Resorption bei Intrusionskräften), die der benignen „Oberflächenresorption" entspricht. Im zervikalen Parodont kann durch Keimzutritt daraus jedoch auch eine chronisch fortschreitende, entzündliche Resorption („zervikale Resorption") erwachsen.

Therapie

Die Therapie einer traumatischen Okklusion besteht in einem gezielten **Einschleifen** der verursachenden Zähne, das zunächst an den Modellen im Artikulator durchgeführt wird. Eventuell ist auch die Neuherstellung einer Restauration vonnöten, besonders wenn der Zahn aufgrund des andauernden parodontalen Ödems zusätzlich aus der Okklusion gewachsen ist.
Zähne mit hoher Beweglichkeit, aber ohne alveolären Knochenverlust benötigen u. U. eine monatelange **Ruhigstellung per festsitzender Schienung**, da die erhöhte Beweglichkeit den Patienten zu Lippen- und Zungenspiel mit dem Zahn verführt, auch wenn dieser nicht mehr in Fehlbelastung steht.

Parodontale Taschen benötigen entsprechend eine **Parodontitistherapie**. Die orthodontische Aufrichtung bzw. Einreihung eines gekippten Zahns kann dabei von Vorteil sein, setzt aber eine penible Plaquekontrolle voraus, da die kieferorthopädische Bewegung selber (s.o.) als potenzielles Parodontaltrauma gesehen werden muss.

Zusammenfassung

Das **akute Zahntrauma** ist anatomisch vielgestaltig, stets infiziert und damit von Heilungsstörungen bedroht, die aus Minderdurchblutung, Gewebeverlust, Dislokation und Infektion erwachsen. Eine detaillierte Verletzungsdiagnose ist vonnöten, um diese Heilungsstörungen richtig einschätzen zu können.

Reposition, Stabilisation und das Schließen aller bakteriellen Eindringpforten sind die vordringlichen Aufgaben einer möglichst frühen Erstversorgung. Invasive Maßnahmen wie das Entfernen von Zähnen oder Verwerfen von Zahnanteilen sind deshalb zu vermeiden. Verstärkte Mundhygiene, Munddesinfektion und fallweise systemische Antibiose sind die notwendigen häuslichen Zusatzmaßnahmen.

Bei Jugendlichen sind Aspekte des Wachstums mitzuberücksichtigen. Spezielle endodontische Verfahren (Apexifikation, partielle Wurzelkanalbehandlung bei Wurzelfrakturen, internes Bleichen) und substanzschonende Therapiemaßnahmen (Reattachment von Fragmenten, Retaining wurzelfrakturierter Zähne, Verstärkung dünner Wurzelkanalwände, Erhaltung der Wurzel nach Kronen-Wurzel-Fraktur) helfen frühe Zahnverluste zu vermeiden, sodass der Patient mit diesen erst im jungen Erwachsenenalter konfrontiert wird, wenn auch implantologische Lösungen zur Verfügung stehen.

Das **chronische Zahntrauma** resultiert aus Attrition, Abrasion und Erosion der Zahnhartsubstanz. Kontinuierlicher und erheblicher Substanzverlust bis hin zur Freilegung der Pulpa kann die Folge sein. Am Parodont kommt es bei traumatischer Okklusion oder extremen orthodontischen Kräften besonders dann zu Schäden, wenn gleichzeitig auch Hygieneprobleme existieren. Die Therapie des chronischen Zahntraumas besteht primär in einer Ausschaltung des verursachenden Mechanismus.

WEITERFÜHRENDE UND ZITIERTE LITERATUR

Andreasen JO, Andreasen FM. Textbook and color atlas of traumatic injuries to the teeth. 3rd ed. St. Louis: Mosby; 1994.

Andreasen JO, Andreasen FM, Bakland LK, Flores MT. Traumatic dental injuries – a manual. 2nd ed. Oxford: Blackwell Munksgaard; 2002.

Andreasen JO, Andreasen FM, Becker J. Farbatlas der Traumatologie der Zähne. Köln: Deutscher Ärzteverlag; 1992.

Curzon MEJ. Handbook of dental trauma. Oxford: Wright; 1999.

Harzer W. Die Frontzahnlücke im Kindes- und Jugendalter. München: Hanser; 1993.

Kirschner H, Filippi A, Pohl Y, Ebeleseder KA. Unfallverletzungen der Zähne. Hannover: Schlütersche; 2002.

Lussi A, Jaeggi T. Die Abrasion erosiv veränderter Zahnhartsubstanz – eine Literaturübersicht. Schweiz Monatsschr Zahnmed. 2002; 112: 629–34.

Roberts G, Longhurst P. Oral and dental trauma in children and adolescents. Oxford: Oxford University Press; 1996.

Tsukiboshi M, Schmelzeisen R, Hellwig E. Behandlungsplanung bei Zahntrauma. Berlin: Quintessenz; 2001.

5

Zahnkaries – Grundlagen und Diagnostik

Epidemiologie

Ingrid Hoyer, Eike Glockmann

MERKE

In der historisch-epidemiologischen Entwicklung korreliert der Kariesbefall sowohl beim Menschen als auch beim Tier unmittelbar mit dem Aufbereitungsgrad und Kohlenhydratgehalt der Nahrung.

Während beim präneandertalen Frühmenschen Karies noch extrem selten vorkam, fand der erste entscheidende Anstieg der Karies in der Bronze- und Eisenzeit statt (Euler 1939). Eine relativ hohe Kariesverbreitung lässt sich bei Funden aus dem griechischen und römischen Altertum nachweisen.

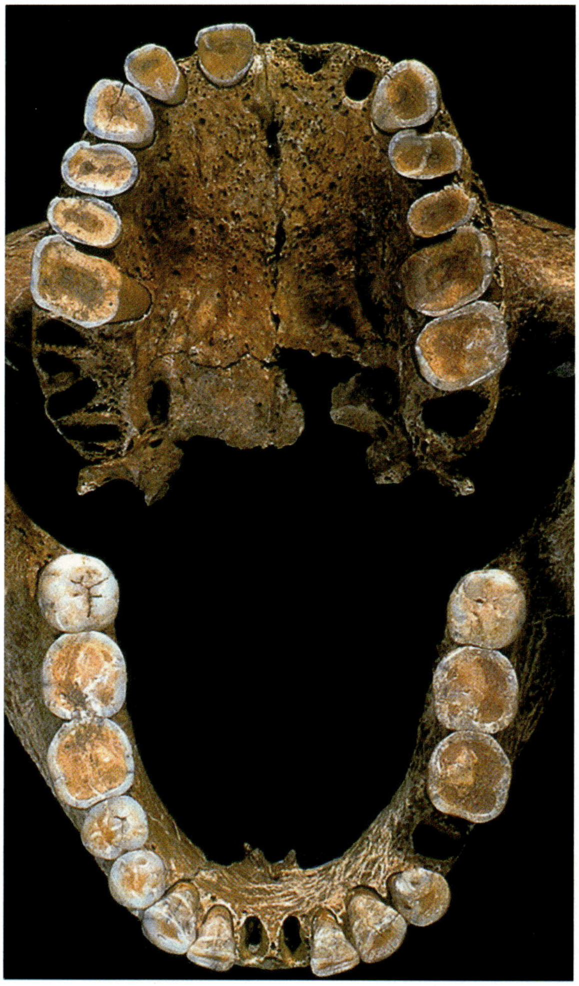

Abb. 5.**1** Mittelalterliches Abrasionsgebiss (Sammlung K. Vollandt, Institut für Humangenetik und Anthropologie der Friedrich-Schiller-Universität Jena). Ausgeprägte Abrasion und Attrition eines adulten Individuums nach Durchbruch der Weisheitszähne, an Prämolaren und Molaren freiliegendes Reizdentin im Pulpakavum, starke approximale Attrition insbesondere an den Seitenzähnen des Unterkiefers.

Nach kurzzeitigem Kariesrückgang in Regionen des angelsächsischen Kulturkreises kam es danach zu einem stetigen Kariesanstieg, jedoch mit erheblichen geographischen Unterschieden in Abhängigkeit von der Ernährungsweise (Pedersen 1939). Erfasste der Kariesbefall im Mittelalter 25% der Zähne, führte die drastische Veränderung der Nahrungsmitteltechnologie in den industriell weit entwickelten Ländern im ausgehenden 19. Jahrhundert zum explosionsartigen Anstieg der Kariesverbreitung auf 50% der Zähne und nahezu 100% der Bevölkerung.
Die feinere Aufbereitung der Nahrung und Änderungen ihrer Zusammensetzung (Reduktion von Getreide) mit der Folge einer geringeren Abrasion der Zähne führte zu einer Verlagerung der Prädilektionsstellen der Karies von der Zahnhalsregion in die Fissuren und Approximalbereiche. Gleichzeitig kam es zu einer deutlichen Zunahme der Milchzahnkaries.
Durch die höhere Lebenserwartung, die mit einer längeren Zahnerhaltung und häufiger Retraktion der Gingiva einhergeht, nimmt in den letzten Jahrzehnten die Zahnwurzelkaries erheblich zu.
Für die Bewertung historischer Befunde an vollständig erhaltenen Schädeln oder zuzuordnenden Einzelzähnen zur Epidemiologie der Zahnkaries im Milchgebiss wie im bleibenden Gebiss sind neben Diäteinflüssen und Abrasionsgrad (Abb. 5.**1**) soziale Einflüsse und pathologische Faktoren der Wirtsreaktion zu bedenken.

Epidemiologische Methodik

MERKE

Epidemiologische Untersuchungen sind ein wichtiges Hilfsmittel für die Erforschung der Ätiologie der Karies, die Kontrolle der Effektivität präventiver Programme und die Planung zahnärztlicher Betreuungssysteme.

Die epidemiologische Situation wird durch folgende Kriterien und Indizes charakterisiert:
Die **Kariesfrequenz** (caries frequence) stellt den Prozentsatz von Individuen mit einem oder mehreren kariösen oder wegen einer Karies extrahierten Zähnen dar. Sie erreicht in den Industrieländern noch immer nahezu 100%.
Der **Kariesbefall** (caries experience) bezeichnet die Anzahl kariöser und/oder wegen Karies behandelter bzw. extrahierter Zähne bei einer Person.
Die **Kariesverbreitung** (caries prevalence) wird aus dem durchschnittlichen Kariesbefall einer bestimmten Population errechnet.
Für beides wird weltweit der **DMF-Index** verwendet. Er fasst die kariösen (decayed, **D**), wegen Karies extrahierten (missing, **M**) und gefüllten (filled, **F**) Zähne für eine Person als Kariesbefall und für eine Populationsgruppe als Kariesverbreitung zusammen (Klein et al. 1938).
Zahnbezogen wird die Zahl als **DMF/T**-*Index* (**T** für „teeth") angewendet, die aussagekräftigere *Flächenbezogenheit* auf 5 Flächen der Molaren und Prämolaren und 4 Flächen der Schneide- und Eckzähne wird durch den **DMF/S**-*Index* (**S** für

„surface") ausgedrückt. Die Weisheitszähne werden bei diesen Indizes nicht immer berücksichtigt.
Für das Milchgebiss (**dmf**) gilt die gleiche Methodik der Erfassung, wegen der Beeinflussung durch den Zahnwechsel werden jedoch häufig nur der **df/t**- oder **df/s**-Index berechnet.
Bei longitudinalen Studien erhöht die **röntgenographische Bewertung der Kariesprogression** approximaler Läsionen die Aussagekraft der Befunde. Der röntgenographische Befund sieht eine Differenzierung nach den Stadien D_1–D_4 vor. Die D-Stadien sind wie folgt definiert:

- **D_1** Radioluzenz auf die äußere Schmelzschicht beschränkt
- **D_2** Radioluzenz in der gesamten Schmelzschicht, jedoch keine Dentinveränderungen
- **D_3** Radioluzenz in Schmelz und äußerem Dentin
- **D_4** Radioluzenz hat das gesamte Dentin erfasst.

Zu weiteren epidemiologischen Kriterien gehören der **Karieszuwachs** (caries increment) pro Individuum bzw. der **Kariesanstieg** (caries incidence) in einer Population, die beide die Zahl neuer kariöser Zähne bzw. Zahnflächen wiedergeben, die innerhalb eines bestimmten Zeitraums entstehen. Dem stehen die Begriffe der **Kariesreduktion** (caries reduction) bei Verringerung des Befalls an Neukaries im Vergleich zu einer Kontrollgruppe und des **Kariesrückgangs** (caries decline) mit einer geringeren Kariesprävalenz im zeitlichen Vergleich gegenüber.
Die **Kariesprogression** (caries progression) bezeichnet den Grad des Fortschreitens der Erkrankung vom Schmelz über die frühe und fortgeschrittene Läsion bis zur Pulpitis und apikalen Parodontitis.
Schließlich drückt die **Kariesaktivität** (caries activity) den Karieszuwachs und die Kariesprogression in einer bestimmten Zeiteinheit aus.
Während sich mit dem DMF/T- und DMF/S-Index kariöse Defekte (D, d) und Füllungen (F, f) der Zahnkrone, des Zahnhalses und auch der Zahnwurzel erfassen lassen (WHO 1997), kann die nach Wurzelfreilegung dort auftretende Karies nach Katz (1980) mit einem speziellen **Wurzelkariesindex** (**RCI**, root caries index) charakterisiert werden. Dieser wird berechnet nach dem Prozentsatz kariöser oder gefüllter Wurzeloberflächen, bezogen auf die Gesamtzahl der freiliegenden Zahnwurzeln:

$$\text{RCI} = \frac{\text{Wurzeloberflächen (kariös, gefüllt)}}{\text{freiliegende Wurzeln, gesamt}} \times 100$$

Der RCI wird als **Wurzelkariesbefall** (root caries experience) bezeichnet.
Ein RCI-Wert von 100 bedeutet, dass alle freiliegenden Wurzeln eines Individuums entweder kariös sind oder schon Füllungen besitzen.
Die **Wurzelkariesverbreitung** (root caries prevalence) ist der entsprechende Mittelwert des RCI einer bestimmten Populationsgruppe.
Kariesstatus, Therapieeinteilung sowie Behandlungsnotwendigkeit einschließlich weiterer epidemiologischer Parameter zu Parodontalerkrankungen, Schmelzhypoplasien, orthodontischen Befunden und prothetischer Therapie sind international in den „Oral Health Survey – Basic Methods" (WHO 1997) und für Deutschland im „Oral Health in Germany: Diagnostic criteria and data recording manual" (Einwag et al. 1992) zusammengefasst. Vergleichbare und demzufolge auch longitudinal aussagefähige epidemiologische Erhebungen bedürfen der strikten Einhaltung der vorgegebenen Methodik, einer sicheren Kalibrierung der Untersucher sowie der kritischen Validierung der Daten.

Dynamik und Geographie der Kariesverbreitung

MERKE

Die Kariesprävalenz ist durch altersspezifische und geographische Unterschiede geprägt.

Neben zahlreichen Studien, welche die Korrelation des Kariesbefalls mit dem Zuckerverbrauch oder den rapiden Kariesanstieg beim Übergang von traditioneller eiweiß- und fettreicher Ernährung auf moderne zuckerreiche Kost zeigen wollten, ist eine der bekanntesten epidemiologischen Untersuchungen die schwedische **Vipeholm-Studie** (Gustafsson et al. 1954). Sie untersuchte den Einfluss unterschiedlicher Kohlenhydratzufuhr auf die Kariesaktivität bei 436 Kindern über einen Zeitabschnitt von 5 Jahren unter Heimbedingungen. Ihre Ergebnisse bewiesen:

- Zuckerverbrauch erhöht die Kariesaktivität
- das Kariesrisiko ist bei klebrigen Zuckerzubereitungen erhöht
- das Risiko ist am größten bei Aufnahme klebriger Zuckerzubereitungen zwischen den Hauptmahlzeiten
- der Kariesanstieg zeigt große individuelle Unterschiede
- bei Entzug klebriger Zucker wird der Kariesanstieg gestoppt
- Karies kann sich auch bei Ausschluss niedermolekularer Kohlenhydrate in geringem Umfang entwickeln.

Die Ergebnisse dieser ethisch umstrittenen Studie gehören zu den epidemiologischen Schlüsselerkenntnissen der Kariesätiologie:

MERKE

Die Vipeholm-Studie bildet die Grundlage der heutigen Charakterisierung der Karies als alimentär-kohlenhydrat-modifizierte, bakteriell bedingte Infektionserkrankung.

Die zunehmende Zahl weltweit durchgeführter, gut dokumentierter und standardisierter epidemiologischer Studien seit den 1960er-Jahren ließ erstmals fundierte Aussagen zur **geographischen Verteilung** der Karies zu. Für den internationalen Vergleich werden am häufigsten die Altersgruppen der 12-Jährigen und der 35- bis 44-Jährigen ausgewählt.

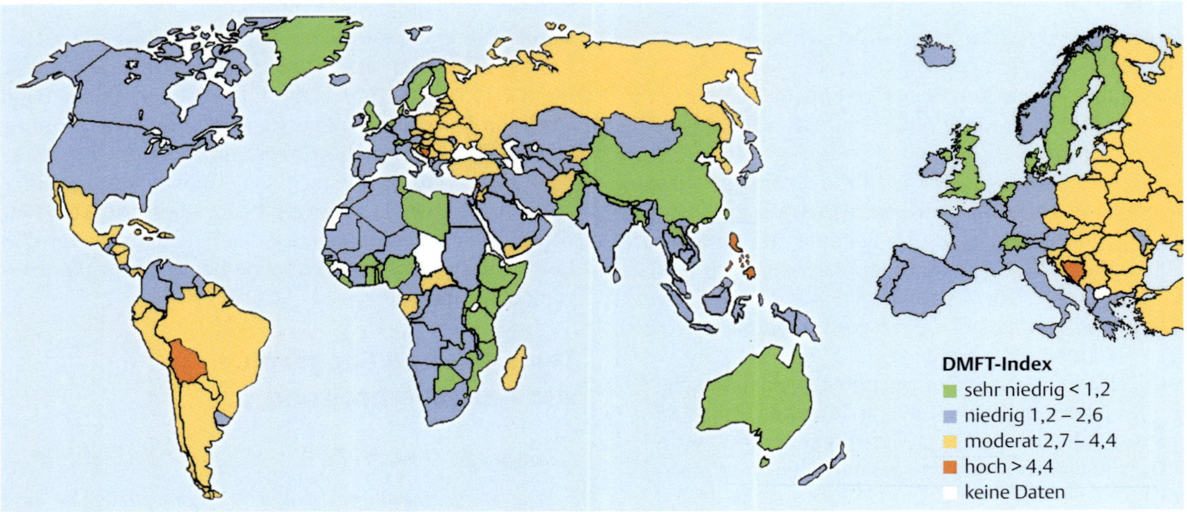

Abb. 5.**2** Kariesverbreitung bei 12-Jährigen bis zum Jahre 2003 (nach Petersen 2003).

Am Beispiel der 12-Jährigen wurde in den 1970er-Jahren in zahlreichen Ländern eine vor allem in Nord- und Südamerika, Europa und Australien sehr hohe Kariesverbreitung (DMF/T>6,6) festgestellt. In den meisten erfassten Ländern Asiens, Afrikas und des Nahen Ostens fand sich hingegen ein sehr geringer bis geringer Kariesbefall (DMF/T 0,1–2,3). Diese Vergleiche wiesen auf eine mögliche Korrelation zwischen Kariesbefall und Ernährungsmuster hin (Möller 1978).

Seit den 1980er-Jahren hat sich das geographische Muster der Kariesverbreitung verändert. In einer Reihe von industrialisierten Ländern fällt eine meist rückläufige, stagnierende, aber auch wieder ansteigende Tendenz des Kariesbefalls bei der jugendlichen Population auf. Der **Kariesrückgang** drückt sich in niedrigeren DMF/T-Werten und in der wachsenden Zahl von Kindern mit kariesfreien Gebissen (bis 60%) aus. Darunter befinden sich Länder, die zwischen 1950 und 1979 noch eine hohe Kariesverbreitung hatten, wie z. B. die Schweiz, die Niederlande und die skandinavischen Länder. Diese Tendenz hat sich in den 1990er-Jahren fortgesetzt (Abb. 5.**2**). Bis 2001 wurde global ein mittlerer DMF/T von 1,74 erreicht (WHO 2003).

Dieser trotz kaum veränderten Konsums nieder- und hochmolekularer Kohlenhydrate (Zucker und hydrolysierbare Stärke) zu verzeichnende Kariesrückgang ist offenbar in erster Linie ein Ergebnis der kontinuierlichen Fluorid-Bioverfügbarkeit, hauptsächlich durch Benutzung fluoridhaltiger Zahnpasten.

Allerdings zeigte sich auch in einigen Ländern mit zunächst hohen jährlichen Kariesreduktionsraten zwischen 5 und 10% seit Ende der 1980er-Jahre ein Stillstand dieser Entwicklung. In bestimmten Populationsgruppen von Kindern wurde, wahrscheinlich in Abhängigkeit vom sozioökonomischen Status, sogar ein signifikanter Wiederanstieg des Kariesbefalls beobachtet. Ein sehr deutliches Beispiel dafür sind die Schwankungen der Kariesprävalenz bei 5-Jährigen in Norwegen. Dort folgte in dieser Altersgruppe einer Kariesreduktion bis 1997 ein erneuter Kariesanstieg bis zum Jahr 2002 (Haugejorden u. Birkeland 2002). Als Ursache kommen Änderungen präventiver Programme mit Reduktion der Fluoridtablettengabe infrage.

In den sog. **Entwicklungsländern** hat sich die epidemiologische Situation während der letzten Jahre unterschiedlich entwickelt: Während in einigen Ländern ein Kariesrückgang bei 12-Jährigen zu verzeichnen ist (z. B. Nigeria, Libyen, Kenia, Vietnam, Kolumbien, Venezuela), wird in einigen Ländern eine Stagnation der Kariesverbreitung (z. B. Ekuador, Peru) oder sogar ein deutlicher Kariesanstieg in dieser Altersgruppe (Bolivien, Jemen) dokumentiert.

In Tabelle 5.**1** wird der Kariesstatus 12-Jähriger und 35- bis 44-Jähriger in einigen europäischen Ländern verglichen. Bemerkenswert ist, dass der DMF/T-Wert besonders in jenen Ländern erheblich reduziert ist, in denen noch bis nach der Mitte des 20. Jahrhunderts eine hohe Kariesverbreitung (Indexwerte 5–9) bei den 12-Jährigen auffällig war. Bei den heute 35- bis 44-Jährigen ist dagegen die Kariesverbreitung innerhalb Europas vergleichbar hoch geblieben.

In **Europa** lassen sich die westlichen Länder mit niedrigem DMF/T-Index der 12-Jährigen zwischen 1,0 (Schweden) und 2,3 (Spanien) und durchschnittlich 40% kariesfreien Kindern von den östlichen Ländern mit höherem Kariesrisiko bei DMF/T-Indizes zwischen 2,9 (Weißrussland) und 4,9 (Litauen) und durchschnittlich nur etwa 10% kariesfreien Individuen abgrenzen. Dabei ist für Osteuropa regional sowohl ein Anstieg (Bulgarien, Ukraine) als auch ein Rückgang der Karies (Ungarn, Lettland, Weißrussland) zu beobachten.

Für **Deutschland** wurde 1997 in einer repräsentativen Studie (DMS III) für die Gruppe der 12-Jährigen ein durchschnittlicher DMF/T von 1,7 (geringe Kariesprävalenz) ermittelt, der bis 2000 weiter auf 1,2 abfiel. Der DMF/S

Tabelle 5.1 Entwicklung des Kariesbefalls bei 12-Jährigen und 35- bis 44-Jährigen in Europa (aus unterschiedlichen Studien)

Land	DMF/T-Index 12-Jährige (um 1990)		12-Jährige (um 2000)	35- bis 44-Jährige
Bulgarien	3,1 (1990)		4,4 (2000)	16,5 (1983)
Dänemark	1,3 (1990)		0,9 (2001)	17,8 (1988)
Deutschland	3,9 (1989/92)	1,7 (1997)	1,2 (2000)	16,1 (1997)
England	3,1 (1983)		1,1 (2001)	18,7 (1988)
Finnland	1,2 (1990)		1,1 (1997)	16,7 (1988)
Irland	2,7 (1984)		1,1–1,3 (2002)	20,5 (1990)
Italien	4,0 (1990)		2,1 (1996)	13,8 (1985)
Niederlande	1,7 (1990)		0,6 (1998)	17,4 (1990)
Norwegen	2,7 (1988)		1,5 (2000)	20,5 (1990)
Österreich	1,7 (1997)		1,04 (2002)	
Portugal	3,74 (1984)		1,5 (1999)	
Schweiz	2,3 (1988)		0,9 (2000)	

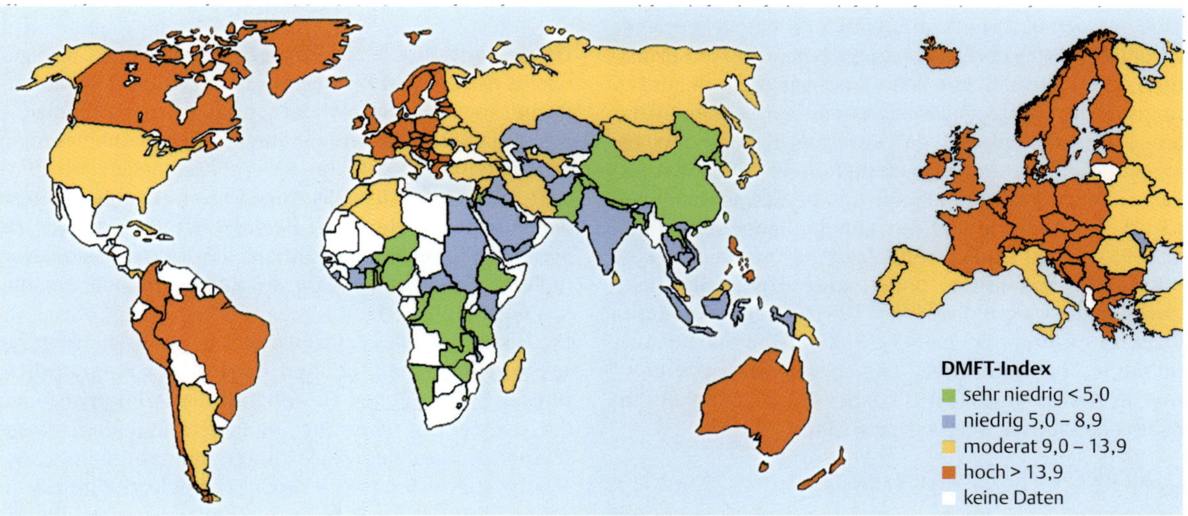

Abb. 5.**3** Kariesverbreitung bei 35- bis 44-Jährigen bis zum Jahr 2003 (nach Petersen 2003).

DMS II (Ost) aus den Jahren 1989 bzw. 1992 wurde damit ein Rückgang des Kariesbefalls festgestellt, der in den alten Bundesländern stärker war als in den neuen, wo eine gewisse Stagnation nicht zu übersehen ist.

Nach der Dokumentation der WHO in der Global Oral Data Bank (2003) ist selbst in Industrieländern mit deutlichem Kariesrückgang der 12-Jährigen in der Altersgruppe der 35- bis 44-Jährigen eine gleich bleibend hohe Kariesverbreitung zu verzeichnen (Abb. 5.**3**).

Auch für Deutschland wurde in der DMS-III-Studie (1997) für diese Population ein nahezu gleich bleibendes Niveau der Kariesprävalenz festgestellt: DMF/T West 1989 = 16,7; DMF/T Ost 1992 = 13,4; 1997 = 16,1.

des Kariesbefalls auftritt, d. h. wenige Individuen weisen einen hohen Kariesbefall auf. Nach den Ergebnissen der DMS-III-Studie und zahlreichen anderen Untersuchungen gilt diese Feststellung uneingeschränkt auch für Deutschland (21,5% der 12-Jährigen haben 61,2% der DMF-Zähne dieser Altergruppe). In der Population der 35- bis 44-Jährigen ist diese Polarisierung bis 1997 dagegen nicht zu erkennen (23,7% der 35- bis 44-Jährigen haben 34,5% der DMF-Zähne dieser Altersgruppe).

Neben der Kronenkaries ist mit zunehmendem Alter parallel zur Retraktion der Gingiva die **Wurzelkaries** epidemiologisch zu beachten. Erste deutliche Befallsraten sind in der Altersgruppe der 35- bis 44-Jährigen zu erkennen,

Tabelle 5.2 Wurzelkariesbefall (RCI) und prozentuale Verteilung der Personen mit und ohne Wurzelkaries (Gängler et al. 1992)

Alter (Jahre)	Gesunde Personen (RCI = 0, Retraktion = 0)	Personen mit Retraktion und RCI = 0	Personen mit RCI <100	RCI-Wert
35–44	4,2%	37,5%	58,3%	22,1
45–54	0,7%	32,1%	67,2%	26,0
55–64	0%	20,2%	79,8%	31,9
>64	0,9%	17,4%	81,7%	38,6

jedoch erst bei den über 64-Jährigen kommt es zu einem sprunghaften Anstieg ihrer Prävalenz (Tabelle 5.2).

Hinsichtlich der Altersdynamik ist neben dem Anstieg der DMF- und RCI-Werte ab der Altersgruppe der 55- bis 64-Jährigen eine sprunghafte Zunahme der Extraktionen, bedingt durch marginale Parodontitiden, auffällig.

Die Epidemiologie der individuellen **Karieserfahrung** (lifetime caries experience) zeigt insbesondere im höheren Lebensalter und deshalb typisch für eine lebenslange chronisch-destruktive Erkrankung *keine* direkte Korrelation, weder zur individuellen Mundhygiene noch zur Gesamtmenge oder Aufnahmefrequenz von Kohlenhydraten. Dagegen korreliert der Kariesbefall besonders bei Jugendlichen mit der permanenten Bioverfügbarkeit von Fluoridionen in der Mundhöhle und bei Erwachsenen mit natürlicher Abrasion und Attrition der Zähne (Gängler et al. 1992). Das ist kein epidemiologisches Argument gegen Präventionsprogramme, sondern unterstreicht die ätiologische Bedeutung individueller Wirtsfaktoren (immunologische, nichtimmunologische Biofilmdynamik, Remineralisation, Dentinreaktion, begrenzt-permanente Eruption als Abrasionsausgleich) bei der Einschätzung des individuellen **Kariesprogressionsrisikos**.

MERKE

Kariesepidemiologische Studien haben zu jeder Zeit große Bedeutung, um den steten Wandel in der Zahngesundheit unter Beachtung von Prophylaxeprogrammen und Therapiestrategien bis ins hohe Alter zu dokumentieren und daraus strategische Entscheidungen abzuleiten.

Ätiologie und Pathogenese

Peter Gängler, Wolfgang H. Arnold, Doron Steinberg

Caries (lateinisch für „Morschheit, Fraß") bezeichnete früher entzündliche und destruktive Erkrankungen der Knochen und Zähne unterschiedlicher Ätiologie.

Heute steht **Karies** allein für spezifische (kariöse) Demineralisationsdefekte der Zahnhartsubstanzen und ihre pathologischen Folgen im Weichgewebe:

MERKE

Die Zahnkaries stellt einen subfiziell (unter der Oberfläche) im Schmelz beginnenden, anfangs reversiblen Demineralisationsprozess durch pH-Abfall im Biofilm der Zahnplaque im Gefolge bakterieller Vergärung von Mono- und Disacchariden sowie hydrolysierbaren Polysacchariden dar.

Da die Karies durch die Störung des normalen Gleichgewichts der De- und Remineralisation zwischen Zahnoberfläche, Speichel und pathogener bakterieller Zahnplaque ausgelöst wird und sich mit einer frühen Keiminvasion in Demineralisationsdefekte des Zahnschmelzes manifestiert, ist sie **infektiöser Natur**. Die Karies ist demzufolge ein infektiöser, chronisch destruktiver Prozess, der als komplexe Entzündungsreaktion infolge der Progression mehrere Gewebeabschnitte des Endodonts und des apikalen Parodonts erfasst.

Die Erkrankung des Zahns verläuft in unterschiedlich raschen **Progressionsschüben**, denen lange **Stagnationsphasen** folgen können. Obwohl fast alle kariösen Läsionen die meiste Zeit chronisch verlaufen und demzufolge schmerzsymptomlos sind, führen akute Progressionsschübe oder – seltener – rasch progrediente Formen zu Zahnschmerzen der Pulpitis und der apikalen Parodontitis, die durch verspätete Behandlung zu den häufigsten Notfallsituationen in der medizinischen Betreuung überhaupt zählen.

Die hohe Kariesmorbidität führt dazu, dass der Zahnarzt von der Bevölkerung im Laufe des Lebens am häufigsten von allen medizinischen Fachdisziplinen konsultiert wird. Neben der Auslösung der Karies am Zahnschmelz kann sie auch primär am freiliegenden Dentin und am Wurzelzement entstehen. Beim derzeitigen Rückgang der Karies an bleibenden Zähnen von Jugendlichen steigt das Risiko der Spätkaries an freiliegenden Zahnwurzeln weiter an.

Die Zahnkaries als infektiöse Erkrankung der Zahnhartsubstanzen, des Endodonts und des apikalen Parodonts wird nicht durch spezifische Erreger, sondern durch die unterschiedliche Dominanz von Keimgruppen geprägt:

- Die Schmelzkaries ist hauptsächlich mit Keimen der Streptokokken-Gruppe assoziiert,
- die Dentinkaries überwiegend mit Laktobazillen und

- die Zahnwurzelkaries neben Streptokokken besonders mit Aktinomyzeten,
- die Entzündungprogression in der Pulpa und im apikalen Parodont wird durch hoch virulente, anaerobe, gramnegative Bakterien begünstigt; dabei spielen Mischinfektionen und opportunistische Keime eine große Rolle.

MERKE

Nach dem pathogenetischen Verlauf in alternierenden Phasen der Progression und Stagnation werden die Erkrankungen unterteilt in rasch **progrediente Karies** und **stagnierende Karies**, die unterschiedlichen Progressionskriterien unterliegen als:

- Caries infantilis an Milchzähnen
- Caries juvenilis an jugendlichen bleibenden Zähnen
- Caries adulta an länger in Funktion stehenden Zähnen
- Caries senilis an Alterszähnen.

Mikrobiologie und Biochemie der Zahnplaque

MERKE

Die Zahnplaque ist zusammen mit allen weiteren bakteriellen Mundhöhlenbesiedelungen ein lebenswichtiger Biofilm im Miteinander der 3 Domänen des Lebens auf der Erde: der Bacteria, der Archaea und der Eukarya. Den menschlichen Organismus besiedeln schätzungsweise 10-mal mehr Bakterien, als er selbst Körperzellen hat.

HINTERGRUND

»Wir leben nicht, wie es in älteren Büchern steht, in einem „Zeitalter des Menschen" oder in einem „Zeitalter der Säugetiere". Wir leben, wenn wir es überhaupt bezeichnen müssen, in einem persistierenden „Zeitalter der Bakterien". Life's tree is, effectively, a bacterial bush.« (Gould 2002)

Weil sich die höher entwickelten Lebewesen jeweils an ihre Jahrmillionen älteren Mitbewohner der Erde angepasst haben, übernimmt die große Zahl von Mikroorganismen vielfältige Aufgaben für den Makroorganismus. Die in der Mundhöhle residierenden Mikroorganismen übernehmen hauptsächlich **Schutzfunktionen**:

- Reservoir für die Besiedelung des Magen-Darm-Trakts
- Auslösung von Immunreaktionen des Makroorganismus
- Stimulation der Wundheilung
- Kolonisationsbarriere gegenüber Transitkeimen, die potenziell oder obligat pathogen sind; zu dieser Funktion zählen:
  - Besetzung von Retentionsräumen, die dadurch für pathogene Transitkeime und Pilze verschlossen sind
  - kompetitiver Verbrauch des essenziellen Nahrungsangebots
  - Schaffung von Biofilmbedingungen, die das Wachstum von Fremdorganismen verhindern
  - Produktion von Hemmfaktoren wie Bakteriozinen, Wasserstoffperoxid, Säuren u. a.

MERKE

Neben den wichtigen protektiven Leistungen der Zahnplaque führen Veränderungen des Biofilms und der lokalen Abwehr zur Auslösung einer Präkaries oder schließlich zur manifesten Karies.

Robert Ficinus (1847) hat die bakterielle Ätiologie der Zahnkaries als Erster mikroskopisch nachgewiesen. Er erkannte die bakteriellen Oberflächenschichten der Zähne mit überwiegend kokkenförmigen Keimen, die er als „Denticola hominis" zusammenfasste. Ohne bakteriologische Beweisführung, die ihm in seinem Labor versagt bleiben musste, postulierte er die Kariesauslösung als **Fäulnisprozess**. Deshalb lehnte er auch die richtige Beobachtung ab, dass „dem gewöhnlichen Volksglauben nach der Zucker den Zähnen sehr schädlich sein soll ..." Er bestätigte jedoch die Versuche von Larrey (1844), der die unterschiedlich starke Erweichung von Zähnen in gesättigter Zuckerlösung durch „Fluorcalcium" erklärte. Damit war erstmalig die protektive Wirkung von **Fluoriden** in der Mineralisationsdynamik des Schmelzes chemisch bewiesen worden. Ficinus fasste seine parasitäre Theorie zusammen (Ficinus 1847):

HINTERGRUND

»Die Denticola beobachtete ich übrigens bei allen von mir untersuchten Personen ohne Ausnahme, am häufigsten in den Zwischenräumen der Backzähne, minder häufig auf der Schleimhaut des Mundes, kaum im Speichel. In größter Menge bei Personen, die wenig Sorgfalt auf ihre Zähne verwenden, und in hohlen Zähnen, worin sie gewöhnlich in unbeschreiblichen Massen nisten, in welchen ich sie auch zuerst sah und daher auf ein Wechselverhältnis zwischen ihnen und der Zahnkaries schloss.«

Mit dem Postulat „keine Caries ohne Säure" entwickelte Willoughby Dayton Miller die Ätiologie weiter. Die Ergebnisse seiner zahlreichen Untersuchungen veröffentlichte er in seiner bahnbrechenden Monographie *Die Mikroorganismen der Mundhöhle. Die örtlichen und allgemeinen Erkrankungen, welche durch dieselben hervorgerufen werden* (1889). Dabei gingen die Arbeiten zur Kariesätiologie als **chemisch-parasitäre Theorie** in die Wissenschaftsgeschichte ein.

Miller klärte überzeugend die Milchsäuregärung der Kohlenhydrate aus der Nahrung durch Bakterien des Speichels. Damit erhielt die ältere chemische Theorie der Zahnkaries ein neues Fundament. Er entdeckte den **pathogenetischen Verlauf** der Karies und teilte ihn in **2 Stadien** ein:

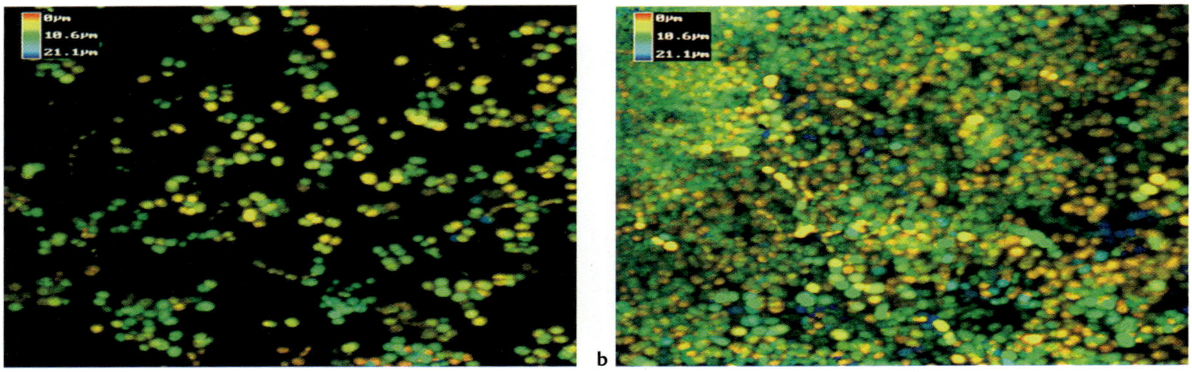

a b

Abb. 5.4 Plaquebakterien (S. mutans) im konfokalen Lasermikroskop.
a Inkubation ohne Saccharose.
b Inkubation mit Saccharose.

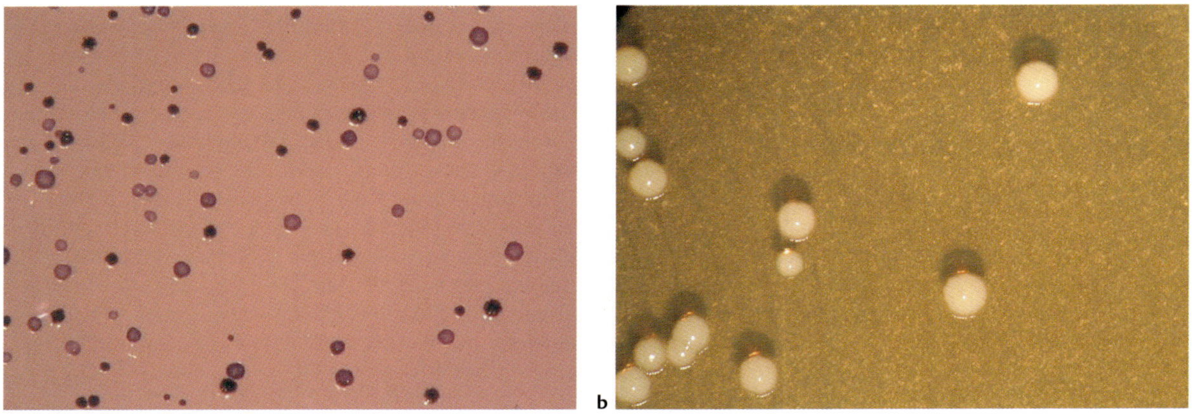

a b

Abb. 5.5 **a**, **b** Plaquebakterien, auf Agar-Agar gezüchtet.
a Pigmentierte Bakterien.
b Unpigmentierte Bakterien.

- den bakteriellen Säureangriff an der Zahnoberfläche, der zur Demineralisation führt
- das „zweite Stadium der Zahncaries, die Auflösung des erweichten Zahnbeins", die heute als Proteolyse bezeichnet wird. Am bekanntesten wurden seine In-vitro-Untersuchungen zur Erzeugung der „künstlichen Caries", die seine chemisch-parasitäre Theorie unterstützten.

Miller teilte daraufhin in „prädisponirende und excitirende Ursachen" der Zahnkaries und der Parodontalerkrankungen ein und bestimmte 3 Faktoren: „1. prädisponirende Umstände, 2. locale Reize, 3. Bacterien". Im Gegensatz zu Ficinus' Schlussfolgerung der Bedeutung der bakteriellen Oberflächenschichten an den Zähnen für die Kariesauslösung nahm er jedoch irrtümlicherweise an, dass die Bakterien im Speichel als Hauptsäureproduzenten infrage kommen. Das Konzept der bakteriellen Oberflächenschichten wurde erst 1897 von Williams weiterentwickelt und seit Black (1914) werden diese Schichten als **Zahnplaque** bezeichnet.

Die weitere Ätiologieforschung ist zwar immer wieder von Versuchen begleitet gewesen, die bakterielle Auslösung anzuzweifeln und Mineralstoffwechselstörungen wie Rachitis oder Strukturanomalien der Zähne als Ursache zu begründen. Die mikrobiologische Beweisführung ist dadurch jedoch nicht erschüttert worden, wenn auch zeitweise mechanistische Interpretationen vorherrschten. Durch zunehmende Kenntnisse der Interaktionen von Keimen untereinander und mit dem Wirt, der Biochemie der Plaque und der immunologischen und nichtimmunologischen Abwehrreaktionen haben sich Vorstellungen als falsch erwiesen, Plaque sei gleich Karies oder viel Zucker löse automatisch viel Karies aus. Diese Erkenntnisse sind auf 3 Wegen gereift in:
- In-vitro-Experimenten
- Tierexperimenten
- klinisch-kontrollierten Studien am Menschen.

Ein Markstein in dieser Entwicklung war der Nachweis, dass Bakterien in vitro eine Läsion herbeiführen, die der natürlichen Karies ähnelt (Hardie et al. 1971). Die dabei meistuntersuchten Keimspezies sind Vertreter der Strep-

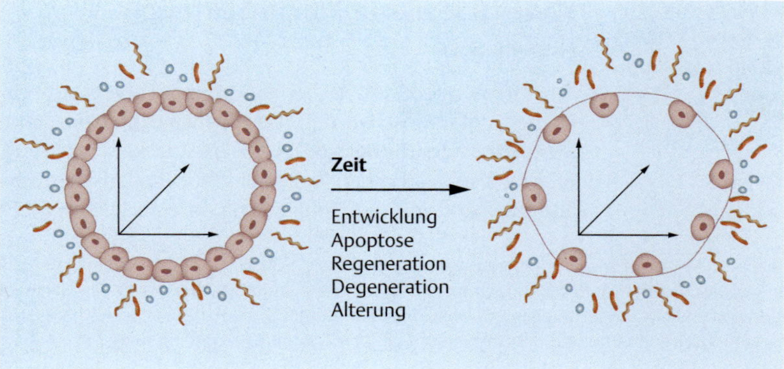

Abb. 5.**6** Vierdimensionale molekularbiologische Zell-zu-Zell-Kommunikation mit Signalmolekülen im Makroorganismus und zwischen Mikroorganismen eines Biofilms in Raum und Zeit.

tococcus-mutans-Gruppe, deren hohe Kariogenität Ellwood et al. (1974) in einem kontinuierlichen Bebrütungssystem demonstrierten.

Den schlüssigsten Beweis für die bakterielle Initiierung der Läsion liefert jedoch das Tierexperiment unter gnotobiotischen Bedingungen. Diese Gnotobiose (bekannte Lebensumstände) in der Kariesforschung geht auf Orland et al. (1954) zurück, die bewiesen, dass keimfrei gehaltene Ratten trotz hoch kariogener Diät *keine* Karies entwickeln. Bei Inokulation von „Enterokokken" und „proteolytischen Stäbchen", die damals nicht weiter spezifiziert wurden, entstand an Rattenzähnen Karies.

Fitzgerald und Keyes (1960) verwiesen dann auf die starke Kariesauslösung durch Dextran produzierende Streptokokken bei monoinfizierten Hamstern. Dabei sind Karies auslösende Keime von einem Tier zum anderen übertragbar und in der Regel werden Bakterienstämme menschlicher Herkunft bei gnotobiotischen Experimenten an Hamstern und Ratten eingesetzt. Schließlich beschrieben von der Fehr et al. (1970) die reversible experimentelle Karies am Menschen bei Enthaltung der Mundhygiene und hoch kariogener Kost.

Die vergleichende Betrachtung der histopathologischen und histobakteriologischen Progression der Karies mit dem klinischen Verlauf führte zum **Konzept von Progression und Stagnation** (Gängler 1985), gefolgt vom **Konzept der multifaktoriellen Erkrankung** (Fejerskov 1997). Schließlich ist die meist langfristige Stagnation der Dentinkaries nachhaltig durch das **Konzept der Pulpareaktionen** (Larmas 2003) erklärt worden.

Die **Mikroökologie der Mundhöhle** mit dem spezifischen Besiedlungsraum der Zahnplaque zeigt sowohl im Tierexperiment als auch in der klinischen Beobachtung am Menschen, dass der Übergang von einem physiologischen Biofilm mit eubiotischen Verhältnissen zur pathogenen Plaquekariesflora mit dysbiotischen Verhältnissen außerordentlich komplex und fließend ist.

MERKE

Eine akkumulierte und maturierte Plaque ist erst dann pathogen, wenn sie auch Karies auslöst.

Mikroökologisch hängt die Pathogenität von mehreren Faktoren ab:

- Adhärenzfaktoren auf zellulärer Ebene der Bakterien
- Virulenzfaktoren der Säure produzierenden, proteolytischen und phlogogenen Bakterien
- Gentransferfaktoren zum Austausch genetischer Informationen der Bakterien untereinander
- makromorphologische Plaqueretentionsfaktoren in Räumen, die der Reinigung und Selbstreinigung unzugänglich sind
- Abwehrfaktoren auf inflammatorischer (Phagozyten) und immunologischer Ebene
- Mineralisationsfaktoren auf der Ebene des Gleichgewichts zwischen kontinuierlicher Demineralisation und Remineralisation.

Den Letzteren kommt eine Schlüsselbedeutung beim Umschlag einer maturierten Plaque in eine Karies auslösende Plaque zu. Sie bestimmen, wann und unter welchen Umständen das Mineralisationsgleichgewicht zusammenbricht und entweder eine Präkaries, eine vorerst reversible kariöse Läsion, oder ein irreversibler Defekt entsteht oder auch das Gegenteil, die Mineralisation zum Zahnstein, eintritt. Dabei spielt der Zeitfaktor in Tagen, Wochen, Monaten, Jahren oder auch Jahrzehnten für die Entstehung einer Karies nach vielen Demineralisationsepisoden und vollständigen oder teilweisen Remineralisationsschüben eine entscheidende Rolle.

Die potenziell Karies auslösende Plaque wird nach den Prädilektionsstellen eingeteilt in:

- Fissurenplaque
- Approximalraumplaque
- Glattflächenplaque
- Zahnwurzelplaque.

MERKE

Subgingivale Plaque löst nie Karies aus, weil die relative Reduktion von Streptokokken bei Überwiegen von gramnegativen Anaerobiern und motilen Stäbchen keine pathologische Zement- und Dentindemineralisation zulässt.

Außerdem ist die Diffusion niedermolekularer Kohlenhydrate in den subgingivalen Raum verzögert, sodass hauptsächlich Proteine aus dem Sulkusfluid die Stoffwechselressource dieser Bakterien darstellen.

Kariesassoziierte Plaquebakterien (Tabelle 5.3)

Am intensivsten sind bisher die grampositiven Streptokokken untersucht worden. Den wohl wichtigsten Keim **Streptococcus mutans** differenzierte Clarke schon 1924. Er erhielt seinen Namen wegen der morphologischen Veränderlichkeit von der Kokkenform in eine leichte Stäb-

Tabelle 5.**3** Die wichtigsten differenzierten mikrobiellen Genera und Spezies der Zahnplaque; nach diesem Schema verläuft – vereinfacht – die Plaquematuration von links nach rechts und die Plaqueschichtung von oben nach unten. Spirochäten kommen also nur in den lockeren Oberflächenschichten der Plaque vor. Demzufolge sind die links aufgetragenen grampositiven Bakterien für die Kariesauslösung hauptverantwortlich, während die rechts aufgetragenen gramnegativen Keime und die Spirochäten die parodontale Entzündung initiieren

	Grampositive Bakterien		**Gramnegative Bakterien**	
	aerob u. fakultativ anaerob	**anaerob**	**aerob u. fakultativ anaerob**	**anaerob**
Kokken	*Streptococcus*	*Streptococcus*	*Neisseria*	*Veillonella*
	• S. mutans	• S. intermedius		• V. alcalescens
	• S. sobrinus			• V. parvula
	• S. sanguis	*Peptostreptococcus*	*Branhamella*	
	• S. mitis		• B. catarrhalis	
	• S. salivarius	*Peptococcus*		
	Staphylococcus			
	• S. epidermidis			
	Micrococcus			
Stäbchen	*Actinomyces*	*Actinomyces*	*Actinobacillus*	*Porphyromonas*
	• A. viscosus	• A. israelii	• A. actinomycetem-comitans	• P. asaccharolytica
	• A. naeslundii	• A. odontolyticus		• P. endodontalis
		• A. naeslundi		• P. gingivalis
				Prevotella
	Corynebacteriae	*Arachnia*	*Capnocytophaga*	• P. nigrescens
	• C. matruchotii	• A. propionica	• C. ochracea	• P. melaninogenica
			• C. sputigena	• P. oralis
			• C. gingivalis	• P. loescheii
				• P. tannerae
	Rothia	*Eubacterium*	*Eikenella*	*Fusobacterium*
	• R. dentocariosa	• E. alactolyticum	• E. corrodens	• F. nucleatum
				• F. periodonticum
	Lactobacillus		*Haemophilus*	*Leptotrichia*
	• L. acidophilus			• L. buccalis
	• L. casei			*Campylobacter*
				Selenomonas
				• S. sputigena
				Wolinella
Spirochäten und eukaryonte Hefen				
			Candida	**Spirochäten**
			• C. albicans	*Treponema*
				• T. denticola
				• T. macrodentium
				• T. socranskii
				• T. vincentii

chenform bei niedrigem pH. Durch die Produktion extrazellulärer Polysaccharide bestimmt diese Spezies zusammen mit S. sobrinus die Entwicklung der Plaquematrix.
S. sanguis hat dagegen das höchste Adhärenzvermögen zur Zahnoberfläche, sodass er als Pionierkeim bei frühen Besiedlungsphasen gilt. Auch er synthetisiert extrazelluläre Glucane aus dem Kohlenhydratangebot. Zusammen mit dem ebenfalls Glucan produzierenden **S. mitis** stellen diese beiden Spezies die Majorität aller Plaquestreptokokken dar.
S. salivarius unterscheidet sich in seiner Koloniemorphologie durch die Synthese von Fructan oder Lävan als Extrazellulärmatrixbausteine. Er ist in relativ geringerer Anzahl vertreten, obwohl auch diese Spezies im Tierexperiment Karies auslösen kann.
Der Versuch, den prozentualen Anteil bestimmter Streptokokken (hauptsächlich S. mutans) mit der jeweiligen Kariesaktivität zu korrelieren, muss bisher als gescheitert angesehen werden. Zahlreiche Versuche mit Kariesaktivitätstests haben bisher keine Voraussagen über die Kariesempfänglichkeit erlaubt. Das betrifft auch biochemische und mikrobiologische Speicheltests, die nur einen Faktor des protektiven Systems erfassen und keine Aussagen über die potenzielle Virulenz und Pathogenität der Plaque erlauben.
Der Schlüssel zur Kariesätiologie liegt in der mikroökologischen Symbiose oder Antibiose der Plaquebakterien untereinander. Demzufolge hat die gramnegative anaerobe Veillonella-Gruppe durch die Verstoffwechselung von Lactat (Milchsäureutilisation) einen Hemmeffekt auf das Demineralisationspotenzial der Streptokokken. Das dabei gebildete Acetat wird von Eubacterium alactolyticum weiter verstoffwechselt.
Actinomycetes wachsen bei ununterbrochener Plaqueakkumulation und Maturation prozentual an, sie können beim Hamster Karies auslösen und spielen vermutlich eine ätiologische Rolle bei der menschlichen Wurzelkaries. Die früher ätiologisch diskutierten Lactobacillae haben offenbar einen geringen Anteil an der Auslösung der Karies, sie sind aber besonders an der Dentindemineralisation beteiligt. Sie überleben auch im stark sauren Milieu und sind homofermentativ durch Milchsäureproduktion azidogen.
Von den gramnegativen Kokken sind hauptsächlich die aeroben Neisseriae von Bedeutung, weil sie auch durch extrazelluläre Polysaccharidbildung zur Kolonisation der Zahnoberfläche beitragen. Neben der Matrixbildung, die als Energieressource zur Symbiose beiträgt, sind auch andere symbiotische und Carriermechanismen bekannt, mit denen Keime ohne eigenes Adhärenzvermögen in die Plaque eingeschleppt werden. Dazu zählt Corynebacterium matruchotii, das den filamentösen Kern der charakteristischen Maiskolbengebilde darstellt.
Alle anderen Keimgruppen sind hinsichtlich der Kariesauslösung wenig untersucht worden. Erst die weitere Verbesserung der Isolierungs- und Kultivierungsmethoden sowie die molekulargenetische Analyse der Virulenz wird die Mikroökologie der Zahnplaque weiter klären und die Rolle von bestimmten Keimgruppierungen bei der Auslösung und Progression der Karies entdecken helfen.

Struktur und Stoffwechsel der Plaque

In der Plaque bestehen komplexe nutritive Interaktionen zwischen den symbiotischen Keimen. Eine typische Reaktion in der maturierten Plaque ist die Stoffwechselkette der aeroben Streptokokken und Aktinomyzeten: Beide vergären Zucker unter Sauerstoffeinfluss zu Lactat, das Veillonellen in Acetat spalten; das Acetat wird abschließend als Nahrungsangebot von Eubacterium alactolyticum in Caproat verstoffwechselt. Weitere solcher Stoffwechselketten sind wahrscheinlich, wobei als Zwischenprodukte des oralen Nahrungsangebots sowohl organische Säuren (Lactat, Formiat, Acetat, Butyrat) als auch Gase (H_2, CO_2) vorliegen. Dazu kommt die gegenseitige Bereitstellung weiterer Stoffwechselprodukte, wie Aminosäuren, Vitamin K, Stickstoff u. a., die einen geschlossenen **Ernährungskreislauf der Plaquekolonisierung** bilden.
Die **organische Plaquematrix** füllt den Raum zwischen den einzelnen Bakterienzellen und Mikrokolonien aus. Sie umfasst etwa 30% des gesamten Biofilms. Für diese Matrix sind 2 Quellen bekannt: Präzipitation von Speichelglykoproteinen und extrazelluläre Polysaccharidproduktion der Bakterien:

- Die Speichelglykoproteine werden durch bakterielle Fermente an ihren Seitenketten aufgespalten, sodass nach dem Auswaschen der Kohlenhydratanteile (Sialsäure) eine weniger lösliche Proteinstruktur um die adhärenten Bakterienzellen zurückbleibt.
- Diese produzieren mithilfe von Glykosyltransferasen aus den diffundierten Kohlenhydraten der Nahrung unlösliche extrazelluläre Polysaccharide (Glucane vom Typ Mutan). Andere Glykosyltransferasen der Streptokokken spalten ebenfalls Zucker und bauen lösliche Glucane vom Typ Dextran oder Fructan auf. Während das unlösliche Mutan die Matrix aufbaut, verbleibt besonders das hoch lösliche Fructan als Energieressource für eine Reihe von Bakterien. Neben den Streptokokken produzieren auch Neisserien, Aktinomyzeten und Laktobazillen, wahrscheinlich auch einige anaerobe Spezies extrazelluläre Polysaccharide.

Die **Säureproduktion in der Plaque** entsteht durch die katabole Aufspaltung von Mono- und Disacchariden, aus der die Bakterien ihren Energiebedarf decken. Dieser Glykolyseweg ist für die Streptokokken und Aktinomyzeten typisch, wird aber auch von anderen Spezies benutzt. Dabei entsteht hauptsächlich Milchsäure. Aber trotz hoher Schwankungen treten auch erhebliche Konzentrationen von Formiat, Butyrat, Acetat und Propionat auf.
Die direkte Abhängigkeit des pH-Abfalls in der Plaque vom Nahrungsangebot an Zucker wurde bereits 1943 mit der **Stephan-Miller-Kurve** überzeugend demonstriert. Dabei führte bei direkten pH-Messungen am Zahn eine Glucosespülung bereits nach 10 min zum Abfall unter pH 5 mit nachfolgender Neutralisierung in 30–40 min.

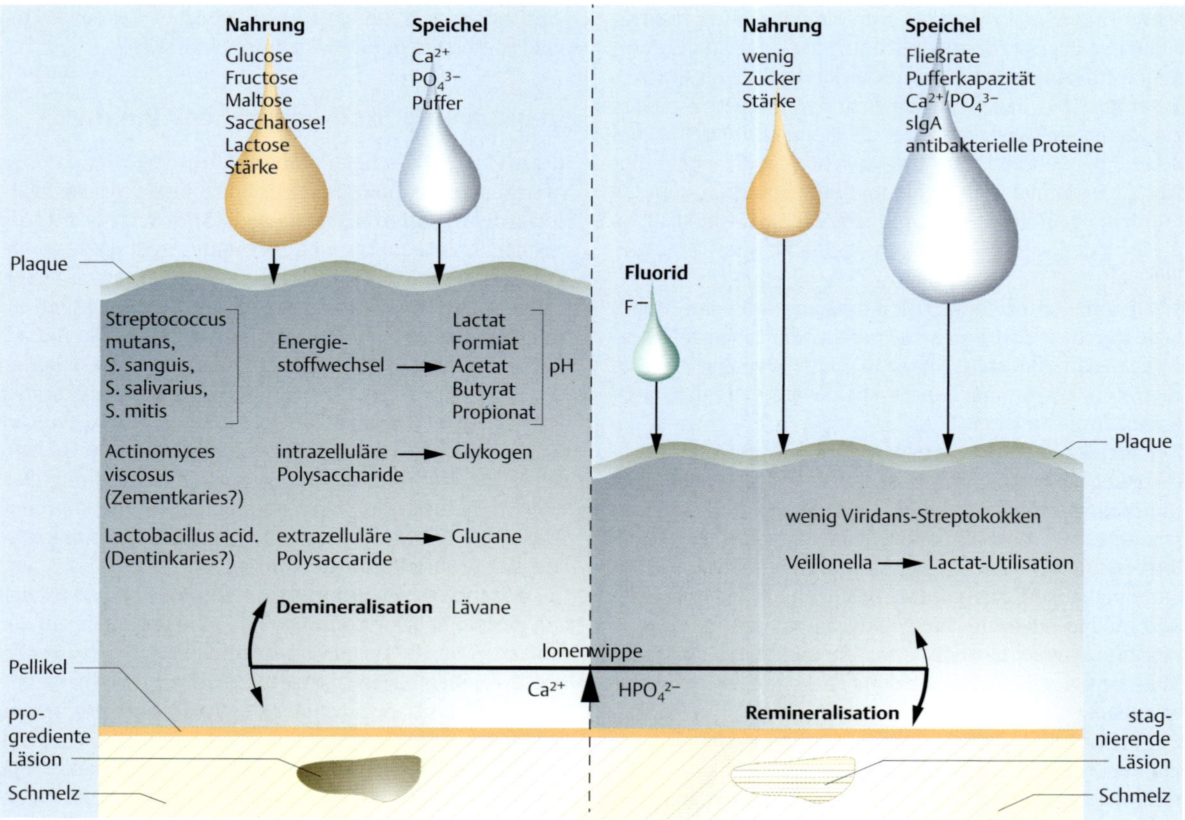

Abb. 5.**7** Auslösung und Remineralisation der Zahnkaries: die Ionenwippe. Übersicht über die Mundhöhlenbedingungen, die zur überwiegenden De- bzw. Remineralisierung führen.

Wurde nun ein Gebissquadrant gründlich von Plaque befreit, so blieb nach der 2. Glucosespülung die Säurebildung aus, die sich aber auf der Kontrollseite (mit erhaltener Plaque) wie beim 1. Spülen wiederholte.

Die spätere Einführung der kontinuierlichen telemetrischen Plaque-pH-Messung durch Graf und Mühlemann (1966) hat dann eine ganze Serie von Untersuchungen ausgelöst, mit denen die unterschiedliche Säureproduktion bestimmt wurde. Praktisch alle Süßspeisen und Getränke mit einem Zuckergehalt über 3–5% führen zu einem rasch einsetzenden pH-Abfall, der ab einer **kritischen Schwelle zwischen pH 5,5 und 5,0** zur Schmelzdemineralisation führt.

Die Zusammenhänge zwischen Angebot niedermolekularer Kohlenhydrate in der Nahrung und hoher Kariesbefallrate wurden von König (1966) überzeugend im gut standardisierten Tierexperiment mit Ratten in automatischen Fütterungssystemen nachgewiesen. Nach weiteren Untersuchungen im gleichen Tierexperiment an Ratten haben jedoch nicht nur die niedermolekularen Kohlenhydrate ein hohes kariogenes Potenzial, sondern auch die hydrolysierbare Stärke. Nahrungsmittel mit mehreren Zuckertypen wie Glucose, Lactose und Saccharose oder solche mit Zucker und Stärke lösten mehr Karies aus als Saccharose allein (Mundorff-Shrestha et al. 1994).

Zur Überbrückung von „Hungerperioden" – also zwischen den Mahlzeiten – besitzen die Bakterien die Fähigkeit zur **intrazellulären Speicherung** von Polymeren. Dazu gehören Nucleinsäuren, Proteine, Kohlenhydrate und Lipide, die zu komplexen Makromolekülen kombiniert sind. Das wichtigste intrazelluläre Polysaccharid ist Glykogen. Es ist typisch für S. mitis, während es bei einigen Serotypen von S. mutans fehlt. Die Überlebensrate der speicherfähigen Stämme ist bei Zuckerrestriktion über 5000-mal höher.

Die **Neutralisation der Plaque** wird durch ihren Säure-Basen-Haushalt, durch die Utilisation von Lactat durch Veillonellen und von Acetat durch Eubacterium alactolyticum sowie durch die Pufferkapazität des Speichels (via Plaquefluid) bestimmt. Die Harnstoffhydrolyse durch bakterielle Urease und die Decarboxylierung von Aminosäuren sind die Hauptquellen der alkalischen Reaktion der Plaque. Die rasche Neutralisation wird durch den Carbonat- und Phosphatpuffer des Speichels erreicht, wobei der ungleich höhere Proteingehalt im Plaquefluid eine wichtige Pufferfunktion (etwa wie im Blut) übernimmt.

Das **Ionenprodukt von Calcium und Phosphat** in der Plaque ist eindeutig vom pH abhängig. Im neutralen Bereich ist das Löslichkeitsprodukt in einer supersaturierten Calciumphosphatlösung metastabil. Deshalb besteht auf der Ionenwippe zwischen Demineralisation und Remineralisation ein Gleichgewicht (Abb. 5.**7**). Bei Abfall unter den kritischen Punkt von pH 5 entsteht im sauren Milieu bis zur Neutralisation eine erhöhte Löslichkeit für Apatit. Auf der anderen Seite führt der Umschlag in den basischen Bereich zur spontanen Präzipitation. Durch diese Plaquemineralisation entsteht Zahnstein.

Wirtsreaktionen

MERKE

Die Zahnkaries ist eine alimentär modifizierte, polybakterielle unspezifische Infektionserkrankung mit multifaktorieller Genese.

Karies wird allein durch Plaquebakterien verursacht, aber sowohl die Auslösung als auch der weitere Verlauf in Phasen der Stagnation und Schüben der Progression sind multifaktoriell von Abwehrleistungen der Mikroorganismen und des Makroorganismus abhängig. Zu den **Abwehrleistungen** zählen:

- komplexe Biofilmdynamik mit Zell-zu-Zell-Kommunikation zur Aufrechterhaltung eubiotischer Verhältnisse (kompetitive Adhärenz, Stoffwechselketten, pH-Neutralisation etc.)
- antibakterielle Eigenschaften des Speichels (sIgA, Lysozym, Peroxidase, Lactoferrin)
- antibakterielle Eigenschaften des Sulkusfluid (polymorphnukleäre Leukozyten [PML], Lymphozyten)
- Remineralisationspotenzial des Speichels und des Plaquefluids (Calcium und Phosphat, ungefaltetes und alphahelikal gefaltetes Statherin)
- altersadäquate Abrasion und Attrition mit begrenzt-permanenter Eruption
- endodontale Abwehrreaktionen (peri- und intratubuläre Dentinmineralisation, Reizdentinbildung)
- periodontale Abwehrreaktionen (periapikale Phagozytose, immunologische Reaktionen).

Diese Vielfalt pathogenetischer Faktoren schließt von Natur aus die direkte Korrelation der polybakteriellen Erkrankung mit einzelnen Faktoren aus. Demzufolge **korreliert der Kariesbefall nicht** direkt mit:

- der Präsenz oder Abwesenheit einer einzelnen Bakterienspezies
- der Gesamtmenge oder Aufnahmefrequenz niedermolekularer Kohlenhydrate, hydrolysierbarer Stärke oder weiterer Glucosepolymere
- der Gesamtmenge und Verteilung der Plaque in einzelnen Retentionsräumen und dem individuellen Mundhygieneverhalten.

Zu den **unspezifischen Speichelfaktoren** zählen die Pufferkapazität, Lysozym, Lactoferrin und Peroxidase:

- Lysozym ist ein Enzym (Muramidase) mit antibakteriellen Eigenschaften. S. mutans wird von ihm angegriffen, während die meisten anderen Plaquebakterien resistent sind.
- Das Enzym Peroxidase kann in Anwesenheit von Thiocyanat Laktobazillen und S. mutans inhibieren.
- Lactoferrin ist ein hitzestabiles Protein, das durch Eisenbindung auf das bakterielle Wachstum für viele Keime bakteriostatisch wirkt.

Durch das Verbindungsepithel der Gingiva migrierte **Leukozyten** (hauptsächlich polymorphnukleäre Leukozyten und bis zu 2% Lymphozyten) haben gegen supra- und subgingivale Plaque eine entscheidende Hemmwirkung. Im hypotonen Speichel degenerieren sie rasch und verlieren ihre Phagozytosefähigkeit.
Sekretorisches Immunglobulin A (**sIgA**) wird von Plasmazellen in den Speicheldrüsen produziert. Die Tagessekretionsrate beträgt etwa 100 mg sIgA, während die Konzentration von IgG 10-mal und von IgM 100-mal geringer ist. Als Quellen kommen außerdem Lymphozyten der Schleimhaut und das Sulkusfluid infrage. Durch seine sekretorische Komponente hat sIgA eine hohe Affinität zur Schleimhautoberfläche, wo es sich mit Mikroorganismen verbindet und damit deren Adhärenz an die Mukosa verhindert. Gegen **S. mutans** werden spezifische sIgA-Antikörper gebildet. Schließlich sind Serumantikörper (IgG, IgA, IgM) sowie zelluläre Immunität gegen S. mutans nachweisbar. Die natürliche Immunisierung gegen Plaquebakterien über verschluckte Keime, Kolonien im Darm oder via Verbindungsepithel ruft nur niedrige Antikörpertiter hervor, die auf beiden Wegen, über den Speichel oder das Sulkusfluid, die Plaquebesiedelung nur unwesentlich beeinflussen.
Bei der molekulargenetischen Analyse der Virulenz von S. mutans sind die Gene für die Synthese der Glykosyltransferasen (Glucanbildung zur Adhärenz) und antigener Oberflächenproteine (zur Bildung spezifischer sIgA-Antikörper) analysiert und in E. coli oder avirulente Salmonella-Keime transferiert worden, sodass hochreine Präparationen dieser Proteine zur peroralen oder nasalen Vakzination vorliegen. Das tierexperimentelle Stadium haben solche Untersuchungen bisher allerdings nicht überschritten.

Schmelzkaries

MERKE

Die Schmelzkaries ist das Resultat der Frühphase der kariösen Demineralisation, die auf das ektodontale kristalline Gefüge beschränkt ist.

Klinisch und lichtmikroskopisch liegt noch **keine Kavitation** vor, elektronenmikroskopisch sind jedoch im Stadium der opaken Verfärbung Poren nachweisbar, über die bereits Bakterien in die subfiziellen Demineralisationsdefekte eindringen können.
Der Übergang einer nichtinfizierten reversiblen Remineralisationsstörung als **Präkaries** in eine infizierte Schmelzkaries ist fließend. Frühe Reaktionen der Odontoblastenfortsätze charakterisieren den Beginn der Den-

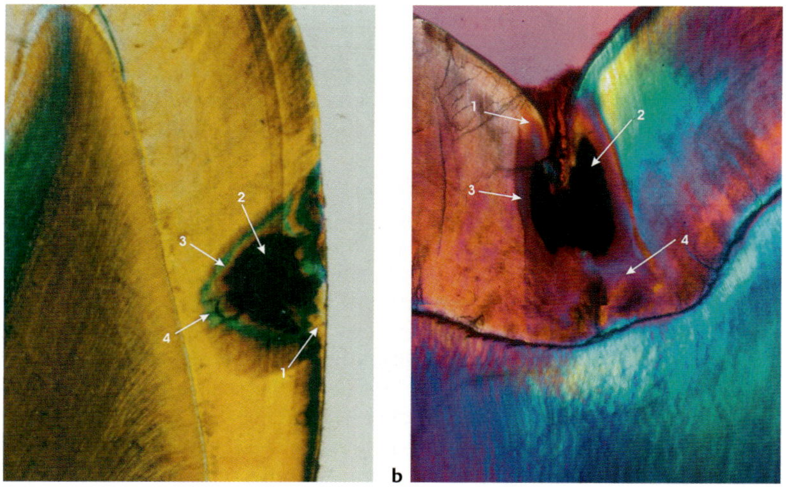

a b

Abb. 5.**8a, b** Polarisationsmikroskopisches Bild einer Schmelzkaries.
a Glattflächenkaries.
b Fissurenkaries.
1 Oberflächenschicht
2 Körper der Läsion
3 Dunkelzone
4 Transparenzzone

tinkaries. Da alimentäre und bakterielle Säureattacken am Schmelz zu den normalen Mundhöhlenbedingungen zählen, ist das biochemische Wechselspiel von superfiziellen (Oberflächen-)Erosionen und subfiziellen Demineralisationen (unter der Oberfläche), die beide innerhalb von Stunden und Tagen remineralisiert werden können, noch nicht zur Karies zu zählen.

Die Schmelzkariesauslösung ist demzufolge ein wiederholter Säureangriff, bei dem schließlich die Remineralisationsmöglichkeit unterliegt und Bakterien in die subfiziellen Defekte vordringen können. Bei akutem Verlauf bilden sich dabei opake Läsionen (white spot), die durch exogene Pigmente besonders bei Stagnation der Karies in braungefärbte Läsionen (arretierte Karies, „brown spot") übergehen können.

Der Beweis der Wiedererhärtung demineralisierten Schmelzes gelang erstmalig Koulourides et al. (1961). Zugleich zeigten sie, dass diese **Remineralisation** durch Fluoridionen entscheidend beschleunigt werden kann. Das war der Beginn einer neuen Hypothese der Fluoridwirkung, welche die alte Anschauung der Reduktion der „Schmelzlöslichkeit" ablöste. Backer Dirks (1966) gelang der klinische Nachweis der Reversibilität opaker Läsionen, die durch Mundhygiene und die Bioverfügbarkeit von Fluoridionen verschwanden.

Silverstone et al. (1981) haben schließlich die Remineralisation an künstlich erzeugten Kariesläsionen gezeigt: Dabei verläuft die Rekristallisation der Defekte in der Mundhöhle wesentlich langsamer, über Wochen und Monate, als in vitro. Die superfizielle Demineralisation führt entweder zur bevorzugten Auflösung der Prismenperipherie oder der Prismenkerne. Wahrscheinlich haben beide Auflösungswege eine unterschiedliche Bedeutung für den subfiziellen Defekt.

Die oberflächliche Remineralisation ist unabhängig von der individuellen Zahnsteinbildungsrate. Das Phänomen einer meist langfristigen Erhaltung einer klinisch und mikromorphologisch intakten Oberflächenschicht wird schließlich durch protektive Makromoleküle des Speichels wie prolinreiche Proteine und Statherin unterstützt. Angereichert in der Pellikel, haben sie eine Doppelfunktion bei der Inhibition der spontanen Zahnsteinbildung sowie der oberflächlichen Demineralisation des Schmelzes.

MERKE

Es besteht ein ausgesprochen komplexes physikochemisches Wechselspiel von superfiziellen bakteriellen und alimentären Säureattacken, subfizieller Läsionsbildung und Remineralisationsschüben. Die Dynamik von Progression (Kavitation), Remission (Heilung) und Stagnation (brown spot) ist deshalb bei jugendlichen Zähnen mit Erstattacken ganz anders ausgeprägt als bei älteren Zähnen mit stabileren Mineralphasen infolge häufig wiederholter Remineralisationsschübe.

Die **Mikromorphologie der Schmelzkaries** geht, wie die der Dentinkaries, auf die klassischen histologischen Arbeiten Alfred Gysis zurück. Unter seiner Leitung unterteilte Nishimura (1926) die Läsion in mikroskopisch differenzierbare Zonen, welche die Grundlage der heute anerkannten mikroskopischen Struktur wurden. Silverstone et al. (1981) unterscheiden 4 Zonen (Abb. 5.**8a, b** u. 5.**10**):

- **Zone 1 – transluzente Zone:**
  Sie stellt die ersten lichtmikroskopischen Veränderungen des Kristallgefüges an der tiefsten Front der Läsion gegenüber dem intakten Schmelz dar. Zone 1 wird aber nur bei etwa der Hälfte aller Defekte sichtbar. Sie hat ein imbibierbares (durchtränkbares) Porenvolumen von 1% gegenüber dem Porenvolumen von 0,1% für gesunden Schmelz. Proteinverlust wurde nicht festgestellt. Offenbar sind die magnesium- und carbonatreichen Mineralphasen aufgelöst worden.
- **Zone 2 – dunkle Zone:**
  Sie erscheint dunkelbraun im Schmelzschliff und tritt in 90–95% aller Läsionen des permanenten Schmelzes und in 85% bei Karies in Milchzähnen auf. Das Porenvolumen beträgt 2–4%. Diese Mikroporen bleiben teilweise

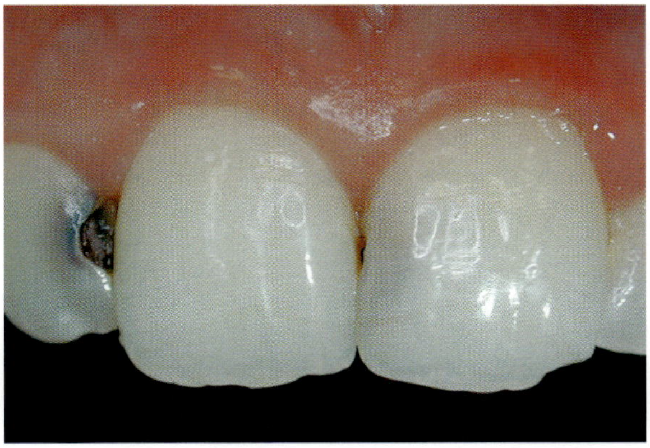
a

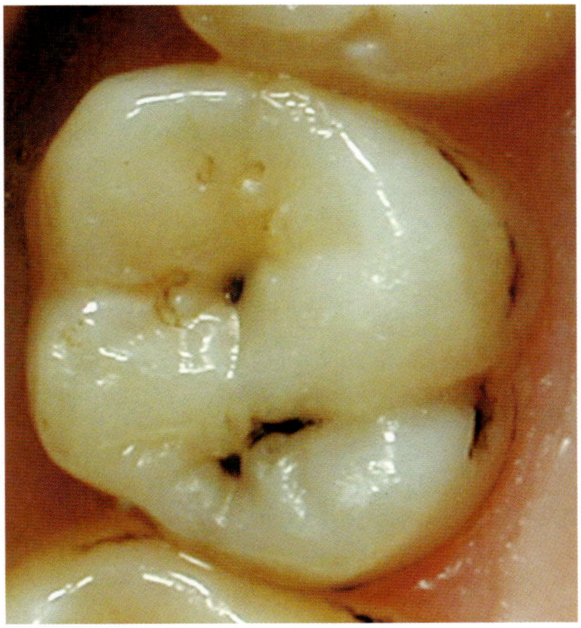
b

Abb. 5.**9a, b** Klinisches Bild der Karies.
a Manifeste profunde Dentinkaries an den Zähnen 12 und 21.
b Fissurenkaries an Zahn 46.

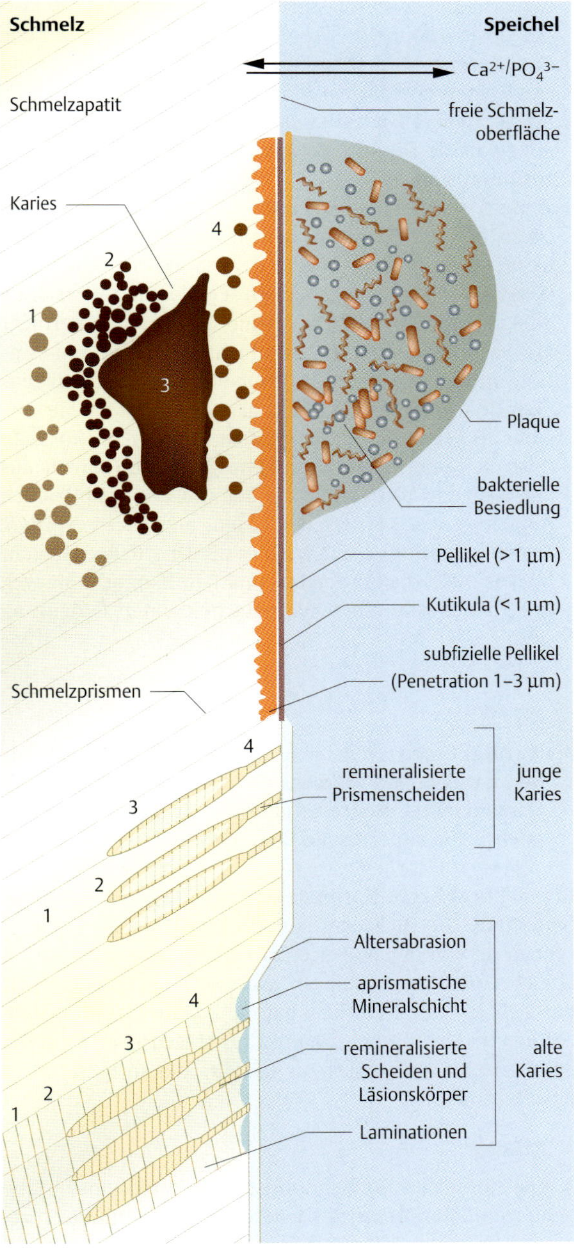

Abb. 5.**10** Schematische Darstellung der Kariesauslösung durch Zahnplaque. Entwicklungsbedingte, erworbene und bakterielle Oberflächenschichten auf dem Zahnschmelz. Karieszonen **1–4** nach Silverstone et al. (1981):
1 transluzente Zone mit geringem Porenvolumen,
2 dunkle Zone mit mäßigem Porenvolumen,
3 Körper der Läsion mit hohem Porenvolumen,
4 superfizielle Zone mit geringem Porenvolumen.
Unterschiedliche Remineralisationsmöglichkeiten mit superfiziellem Porenverschluss bei initialen Kariesattacken (*jüngere Karies*) oder mit Laminationen und teilweiser Rekristallisation des Körpers der Läsion bei chronisch langfristiger Karies (*alte Karies*).

mit Luft gefüllt, sodass polarisationsoptisch bei Chinolin-Imbibierung positive Doppelbrechung entsteht. Das Mikroporensystem entsteht durch die langfristige Säureattacke. Da die Remineralisation der Zone 3 über den Weg dieses Mikroporensystems führt, ist anzunehmen, dass Zone 2 nicht schlechthin ein Demineralisationsergebnis ist; vielmehr entsteht sie offenbar durch Remineralisationsschübe mit Verkleinerung der Porenweite. Folgerichtig haben stagnierende Läsionen ein breiteres Zonenband.

- **Zone 3 – Körper der Läsion:**
  Diese Zone nimmt den größten Raum ein. Das Porenvolumen steigt von 5% am Rand auf 25% und mehr im Zentrum an. Retzius-Linien und Prismenkonturen blei-

ben erhalten. Nach Wasserimbibition erscheint der Körper positiv doppelbrechend. Die mikroradiographische Radioluzenz korrespondiert mit diesem Umfang und zeigt einen *erheblichen Mineralverlust* an. Dabei treten besser mineralisierte Bänder als Laminationen auf, die auf zyklische De- und Remineralisationsschübe zurückzuführen sind.

- **Zone 4 – superfizielle Zone:**
  Diese bis 30 µm dicke Schicht trennt die subfizielle Läsion von der Pellikel und der Plaque. Sie tritt unabhängig von vorangegangenen Erosionen, Abrasionen oder Attritionen auf. Der Mineralverlust ist geringer als 5%. Diese Oberflächenschicht erscheint polarisationsoptisch mit negativer Doppelbrechung, also gegenüber dem gesunden Schmelz als nahezu intakt. Sie entsteht als *Remineralisationsprodukt während des kariösen Angriffs*, wobei Calcium- und Phosphationen sowohl aus Speichel und Plaquefluid als auch aus der subfiziellen Auflösung des Körpers der Läsion angeboten werden. Trotzdem befinden sich auch in der Oberflächenschicht Mikrokanäle, die für den De- und Remineralisationsweg des Ionenaustauschs von entscheidender Bedeutung sind.

MERKE

Nichtinfizierte, reversible Demineralisationsstörungen werden als **Präkaries** eingestuft (Gängler 1988). Dabei handelt es sich um initiale Läsionen, bei denen noch keine superfizielle Zone gebildet wurde.

Erst die **etablierte Karies** zeigt das volle Bild der Zoneneinteilung. Die Dicke der superfiziellen Zone hängt entscheidend von der Bioverfügbarkeit von Fluoridionen im Speichel und Plaquefluid ab, während der Fluoridgehalt der Zähne keinen Einfluss hat. In 20% bei jugendlichen Zähnen und in 33% bei Zähnen älterer Menschen führt die etablierte Schmelzkaries zur frühen oder fortgeschrittenen Dentinkaries.

MERKE

Die räumliche Ausdehnung der 4 Zonen einer etablierten Schmelzkaries sowie der frühen und der fortgeschrittenen Dentinläsion ist individuell außerordentlich vielgestaltig. Die extrem inhomogenen mikromorphologischen Ausprägungen der Zonenprofile gehen auf die unterschiedliche Anamnese der Demineralisationsattacken und der Remineralisationsphasen zurück.

Die **Glattflächenkaries** entsteht durch Plaqueakkumulation unterhalb des Zahnäquators als **Zahnhalskaries** oder bei interdentaler Plaque als **Approximalkaries**. Bei artifiziellen Retentionsfaktoren durch Prothesen oder orthodontische Geräte entsteht die Glattflächenkaries auch an untypischen Lokalisationen, die nicht zu den Prädilektionsstellen zählen. Die Zoneneinteilung ist auch bei **Sekundärkaries** am Rand einer Restauration verfolgbar. Dabei breitet sich die Demineralisation am Randspalt in die Tiefe und auf der Schmelzoberfläche in die Breite aus.

Das pathomorphologische Bild der **akuten, rasch progressiven Karies** am jugendlichen Zahn unterscheidet sich von der initialen chronischen Karies am älteren Zahn hauptsächlich durch die Laminationen der letzteren, die auf die lange Anamnese von Demineralisationsphasen und Remineralisationsschüben hinweisen. Diese Laminationen ziehen als Remineralisationsprodukt durch den ganzen Körper der Läsion. Außerdem ist die dunkle Zone größer und die superfizielle Zone breiter als bei kurzfristiger Karies am jugendlichen Zahn.

Aufgrund der unterschiedlichen Topographie abrasions- und attritionsbedingt eröffneter oder nicht eröffneter Fissuren ist die **Fissurenkaries** vielgestaltiger und diagnostisch und therapeutisch besonders problematisch. Morphologisch wird in trichterförmige, spaltförmige und ampullenförmige Fissuren eingeteilt, wobei die Karies von der tiefsten Stelle der Fissur ausgeht und sich seitwärts im Fissurenbogen ausbreitet. Bei ampullenförmigen Fissuren kann Karies aber auch beidseits des verengten Eingangs entstehen und erst später in die Tiefe übergehen.

Die Pathogenese der **Grübchenkaries** ist mit der Fissurenkaries identisch. Dagegen sind Schmelzhypoplasien und externe Strukturanomalien, die als Grübchen imponieren können, sowie partielle Aplasien des Schmelzes in der Regel nicht kariesanfällig. Möglicherweise liegt das daran, dass der hypoplastische Schmelz ein größeres Porenvolumen hat und deshalb rascher der Remineralisation unterliegt, die dann einen echten kariesprotektiven Effekt hätte.

Dentinkaries und Pulpitis

MERKE

Die Keiminvasion in den Körper der Läsion führt bereits vor den klinischen Kavitationszeichen der Schmelzkaries zur Reaktion des Endodonts (Pulpa-Dentin-Organ). Dies ist der Beginn der Dentinkaries. Das Endodont mobilisiert durch die Entzündung Abwehrleistungen gegen die bakterielle Infektion und beeinflusst deshalb die Progression der Schmelz- und der Dentinkaries.

Zur Zeit der raschen Primärdentinbildung bis zum Abschluss der Wurzelbildung schreitet die Karies in der Regel ebenfalls ausgesprochen rasch fort, während bei der wesentlich langsameren Sekundärdentinbildung sowie primären und sekundären Reizdentinbildung auch die Kariesprogression meist verzögert ist oder nach dem Konzept von Progression und Stagnation ganz zum Stillstand kommt. **2 Formen der Dentinkaries** lassen sich unterscheiden:

- die frühe Dentinläsion vor der Kavitation des Schmelzes
- die fortgeschrittene Dentinläsion nach Kavitätenbildung.

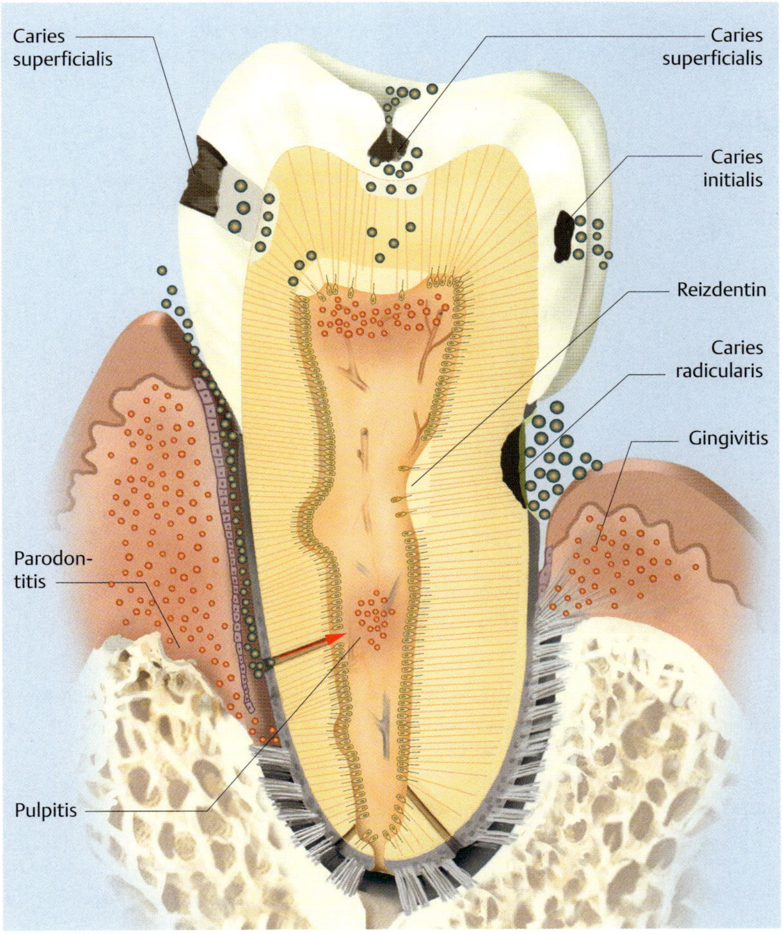

Abb. 5.**11** Kariesprogression im Endodont, Pulpareaktionen auch bei marginaler Parodontitis.

Frühe Dentinläsion

Durch die Diffusion bakterieller Toxine, Enzyme und weiterer Zerfallsprodukte in das mineralisierte Bindegewebe des Endodonts werden Reaktionen der Odontoblasten ausgelöst, die an ihren Fortsätzen zur Sekretion von zusätzlichem Peritubulardentin führen. Diese **peritubuläre Dentinbildung** geht rasch in eine **intratubuläre** Bildung über, wie sie normalerweise auch an alten Zähnen als transparentes Dentin auftritt. Dabei entsteht sklerotisches Dentin, das schmelzwärts von verödeten Dentintubuli gefolgt wird, die Fish (1928) als „dead tracts" (Totzonen) bezeichnet hatte.

Diese frühe Läsion ist streng auf jene Dentintubuli beschränkt, die unmittelbaren Diffusionskontakt mit der Schmelzkaries haben. So entsteht in diesem Areal **Reizdentin**, das in der Regel noch von allen primären Odontoblasten produziert wird. Trotzdem können schon einige toxische Odontoblastenausfälle auftreten, die zur leicht irregulären Reizdentinbildung Anlass geben.

MERKE

Die frühe Dentinläsion ist also ein partieller Verlust vitaler Odontoblastenfortsätze in den peripheren Tubuliabschnitten mit Hypermineralisation durch intratubuläres Dentin.

Dies ist kein verlässlicher Schutz gegen eine nachfolgende Keiminvasion. Trotzdem kann eine chronische Karies für lange Zeit oder für immer in dieser Phase stagnieren. Sie bedarf dann nur der Überwachung und keiner Füllungstherapie.

Zusammenfassend werden die 4 Zonen der Schmelzkaries (superfizielle Zone, Körper der Läsion, dunkle Zone, transparente Zone) von weiteren **4 Zonen der frühen Dentinläsion** gefolgt:

- **Zone 1 – Totzone:**
  verödete, luftgefüllte Dentintubuli, die Totalreflexion zeigen und deshalb im Durchlichtmikroskop als schwarze, parallel laufende Kanälchen erscheinen (dead tracts)
- **Zone 2 – Transparenzzone:**
  peri- und intratubuläre Mineralisation (Dentinsklerose)

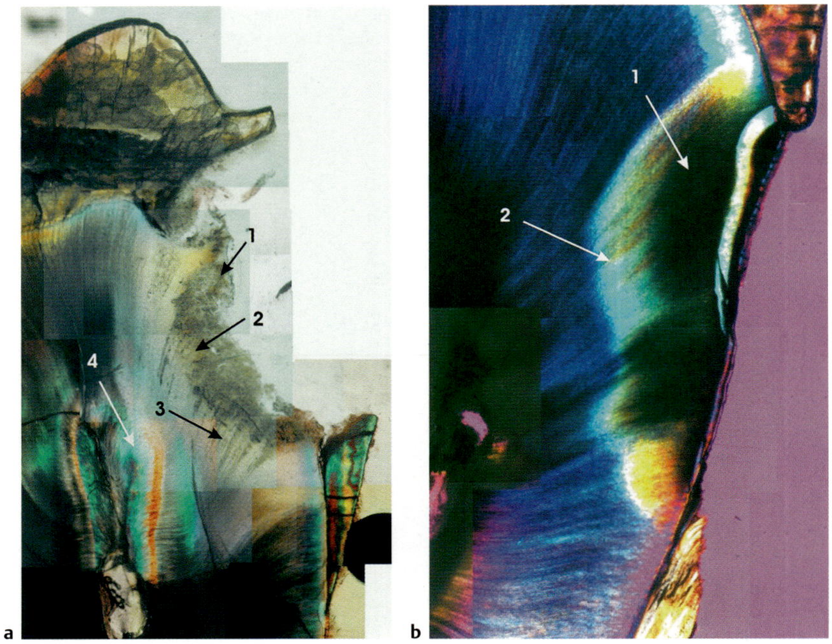

Abb. 5.**12a, b** Schliffpräparate der Dentinkaries im Polarisationsmikroskop.
a Kronenkaries, Zone der Erweichung am Kavitätenboden (1), Demineralisationszone (2) darunter; Transparenzzone (3) und Reizdentin (4) in der Pulpa.
b Wurzelkaries mit Demineralisationszone (1) und Transparenzzone (2).

- **Zone 3 – normales Dentin:**
  intakte Odontoblastenfortsätze im pulpawärts gelegenen Primär- und Sekundärdentin
- **Zone 4 – Reizdentin:**
  Aufbau von regulärem oder leicht irregulärem Reizdentin durch primäre Odontoblasten.

Der Mineralisationsmechanismus der Zonen 2 und 4 wird von der gleichen Zelle und zur gleichen Zeit ausgelöst. Diese endodontale Reaktion auf die Kariesauslösung kopiert einen natürlichen Schutzmechanismus, wie er in zunehmendem Lebensalter mit Schmelzabrasionen oder freiliegenden Zahnwurzeln natürlicherweise auftritt: Die interne Mineralisation und – bei Freilegung des Dentins zur Mundhöhle – die nachfolgende externe Speichelremineralisation der Dentinoberfläche sind die wichtigsten Faktoren für die Stagnation des kariösen Prozesses (arretierte Karies).

Fortgeschrittene Dentinläsion

Die fortgeschrittene Läsion entsteht nach Kavitation des Schmelzes mit neuen Bedingungen der Biofilmbildung und massenhafter Invasion von Bakterien in das Endodont. Demzufolge ist es ein meist zyklisch verlaufender Prozess der bakteriellen Demineralisation und Proteolyse des Dentins und der odontoblastenabhängigen intratubulären Mineralisation und weiteren Reizdentinbildung.
Mikrobiologisch lassen sich vor allem Laktobazillen differenzieren, die in einer Frontwelle unter azidogenen Bedingungen die rasche Demineralisation auslösen. Sie umfassen bis über 50% der kultivierbaren Flora. An der Demineralisation sind aber auch Streptokokken und Aktinomyzeten beteiligt. Besonders bei profunder Karies können schließlich anaerobe Keime überwiegen.

MERKE

Die mikrobiologischen Veränderungen von der Plaqueflora am Schmelz zum Biofilm der Dentinkaries sind durch eine etwa 10fache Zunahme des Anteils der Laktobazillen und den Anstieg der Anaerobier charakterisiert.

Die **Demineralisation** wird wahrscheinlich ausschließlich durch Lactat ausgelöst. Sie führt zu ampullenförmigen oder kreisförmigen Auflösungen entlang der Dentintubuli, die im histologischen Bild sog. Rosenkränze oder konfluierende Kavernen darstellen. Die dabei freigesetzten Calcium- und Phosphationen diffundieren in Richtung Läsionsoberfläche. Dabei können sie als Tricalciumphosphat in noch erhaltenen Tubuli repräzipitieren und auf diese Weise einen Remineralisationsmechanismus darstellen. Bei stagnierender Dentinkaries, die dem Speichel ausgesetzt ist, erfolgt die Remineralisation sowohl intra- als auch peritubulär durch Einlagerung von Hydroxylapatit.
Die **Proteolyse** der Dentinmatrix wird durch hydrolytische Enzyme der Mischflora eingeleitet. Zuerst werden Lipide herausgelöst, danach folgt die fortschreitende Kollagenauflösung. Auf diesem Wege erfolgt die Erweichung, Verfärbung und schließlich Verflüssigung des kariösen Dentins, das sich unterminierend unter der Schmelzhaube ausbreitet. Dabei entstehen wiederum Zonen, die zuerst von der Gysi-Schule eingeteilt wurden (Furrer 1922); es sind, entsprechend der Progression oder Stagnation der Karies, unterschiedlich breite Bänder, die in der räumlichen Ausbreitung untereinander auch Lücken aufweisen können (Abb. 5.**12a, b**, 5.**13a–e** u. 5.**14**):

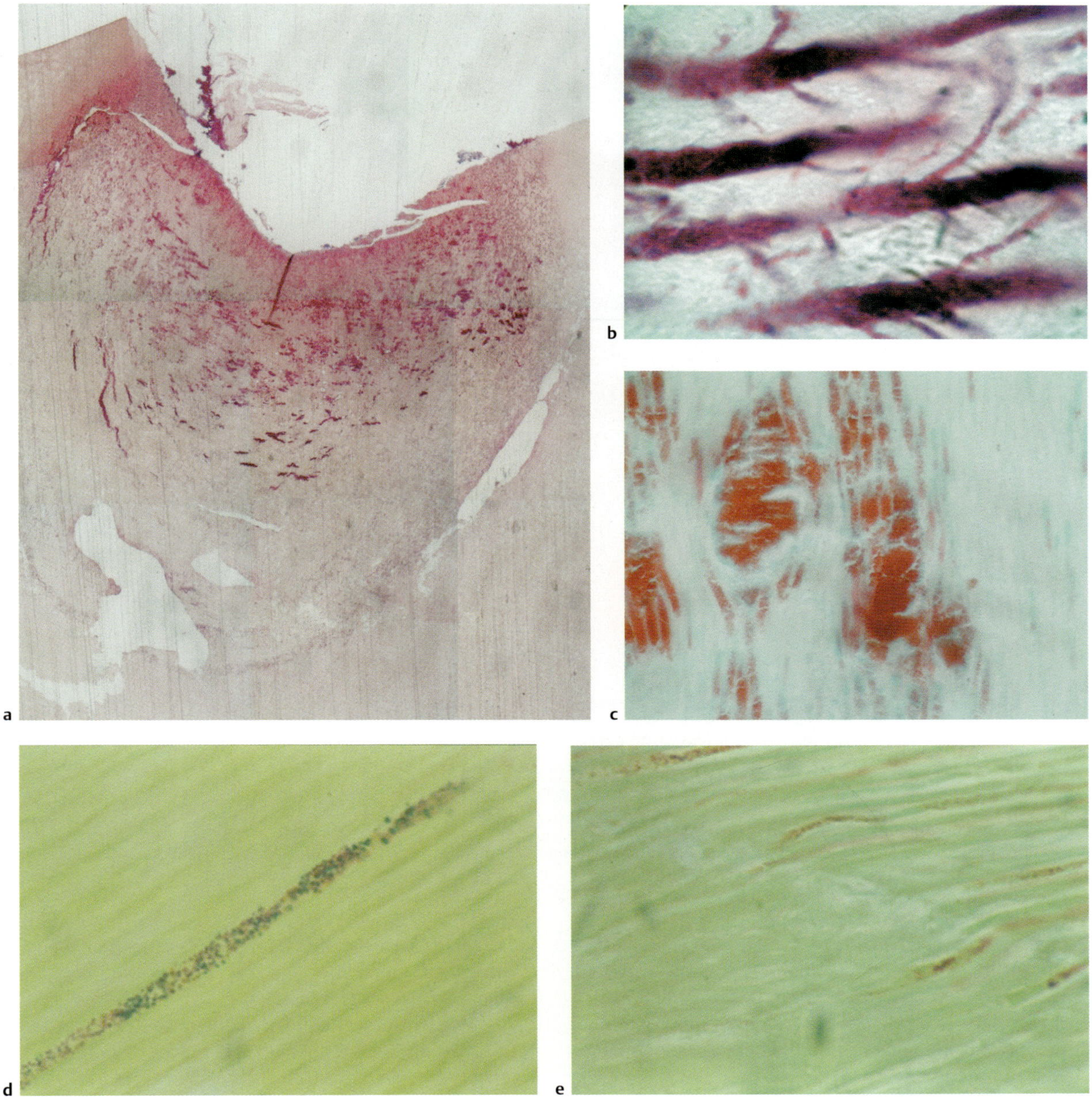

Abb. 5.**13a–e** Bakterielle Invasion von Bakterien in Dentintubuli bei einer Dentinkaries.
a Vor allem die oberflächlichen Dentintubuli sind infiltriert.
b Bakterien füllen ganze Dentintubuli aus.
c Karieskavernen der Demineralisationsfront im Dentin.
d Bakterielle Invasion von grampositiven und gramnegativen Bakterien in einen Dentintubulus.
e Bakterielle Invasion in irreguläres Reizdentin.

- *Zone 1 – Zone der Erweichung und Verflüssigung:*
  Nach Abschluss der Demineralisation verbleibt erweichtes, zerfallendes, leicht exkavierbares kariöses Dentin mit einer hauptsächlich proteolytischen Mischflora.
- *Zone 2 – Zone der Demineralisation:*
  Ampullenförmige Demineralisation durch intratubulär Kolonien bildende Laktobazillen und weitere azidogene Keime, bei multiplen Auflösungszentren entlang eines Tubulus entstehen „Rosenkränze“.
- *Zone 3 – Zone der Frontkeime:*
  Die Bakterien dringen in den Dentintubuli unterschiedlich schnell vor. Ihre Eindringtiefe hängt entscheidend von der Anamnese der Dentinstruktur ab (ehemaliges normales Primärdentin, Sekundärdentin, Totzone oder intratubulär mineralisiertes Dentin). Zu den Frontkeimen („Pionierpilze“ nach Furrer) gehören grampositive Laktobazillen, Streptokokken und Aktinomyzeten.

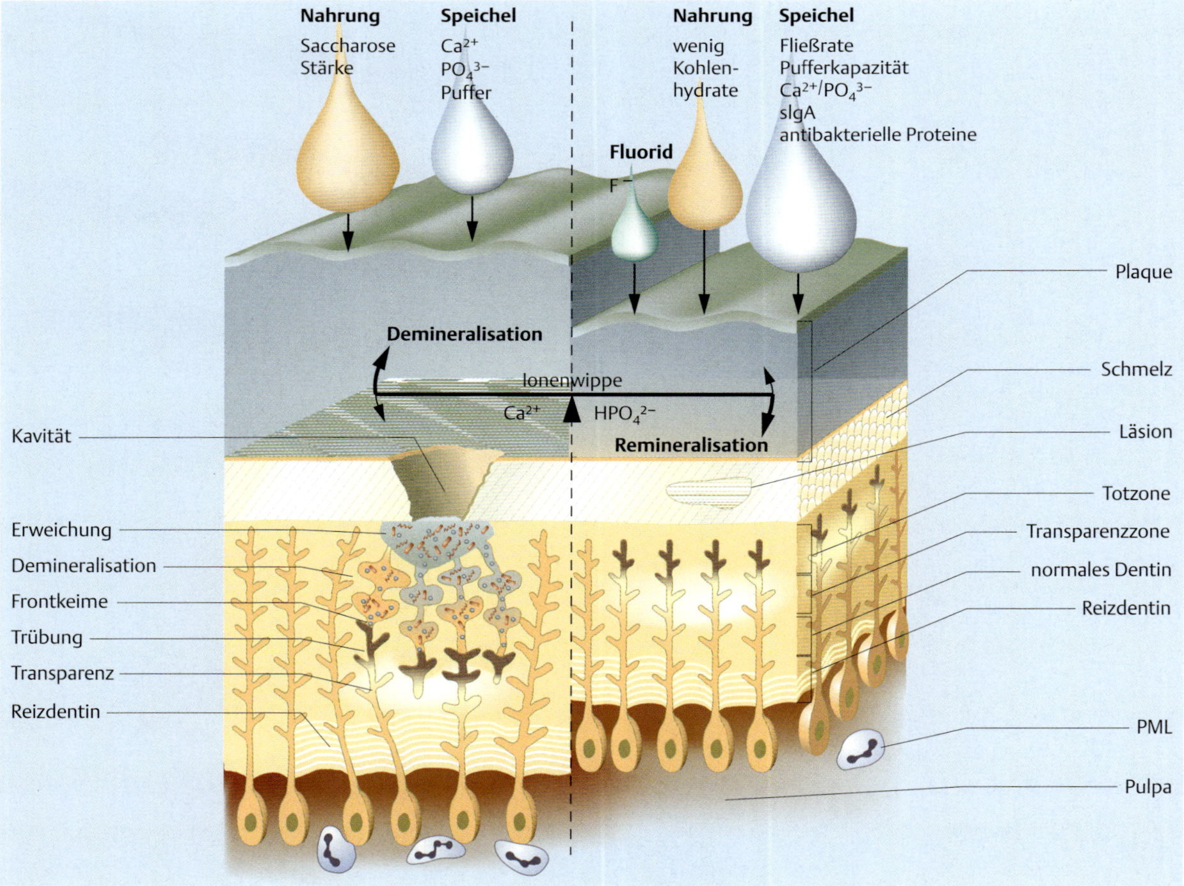

Abb. 5.**14** Dynamik der Kariesprogression im Schmelz und Dentin.
Gegenüberstellung der Caries media mit manifester Dentinläsion bei fortschreitender Demineralisation (linke Seite) und der Initialkaries mit früher Dentinläsion bei hoher Remineralisation (rechte Seite).

- *Zone 4 – Zone der Trübung:*
  Am unentkalkten Schliff verändert sich die Transparenz der hypermineralisierten Schicht. Dabei handelt es sich um größere oder kleinere Reste der verödeten Tubuli der Totzone, die noch nicht ampullenförmig demineralisiert wurden.
- *Zone 5 – Zone der Transparenz:*
  Im Schliff erscheint die Zone hell, bei rasch progredienter (jugendlicher) Karies ist das Band schmal, bei langsam fortschreitender Karies breiter. Diese Dentinsklerose ist das Ergebnis der intrabulären Mineralisation, von der in der Regel 50–70% aller Tubuli der Kariesläsion betroffen sind. Die leeren Tubuli verhindern weder die bakterielle Invasion noch die Diffusion von Toxinen und weiteren entzündungsauslösenden Stoffen wie z. B. aus Füllungsmaterialien.
  Klinisch stellt die Transparenzzone eine natürliche Grenze bei der Kavitätenpräparation dar, durch ihren wellenförmigen Verlauf ist sie aber meist nicht am ganzen Kavitätenboden darstellbar. Sie ist klirrend hart und bei Sondierung und präparatorischer Bearbeitung durch das Fehlen freiliegender Odontoblastenfortsätze wenig schmerzempfindlich.
- *Zone 6 – Zone des Reizdentins:*
  Das Reizdentin schließt entweder unmittelbar an die Transparenzzone an oder wird bei nicht so tiefen Prozessen von einer Restschicht normalen Primär- oder Sekundärdentins unterbrochen. Stärke, Struktur und Mineralisationsgrad des Reizdentins spiegeln deutlich die Anamnese des kariösen Prozesses wider. Die Zahl der ausgefallenen primären Odontoblasten bestimmt den Grad der Irregularität (Abb. 5.**13e**). Das Reizdentin kann, wie andere Hartgewebebildungen in der entzündlichen Pulpa, auch von sekundären Odontoblasten (Pulpoblasten aus transformierbaren Mesenchymzellen und/oder Stammzellen) gebildet werden. Dann sind meist nekrotische Gewebeeinschlüsse und funktionierende Gefäße (Vasodentin) enthalten.

Abb. 5.**15a–l** zeigt, wie sich die Kariesausbreitung im Röntgenbild manifestiert, Abb. 5.**16** fasst die Faktoren und Mechanismen zusammen, die eine kariöse Läsion stoppen können oder aber fortschreiten lassen.

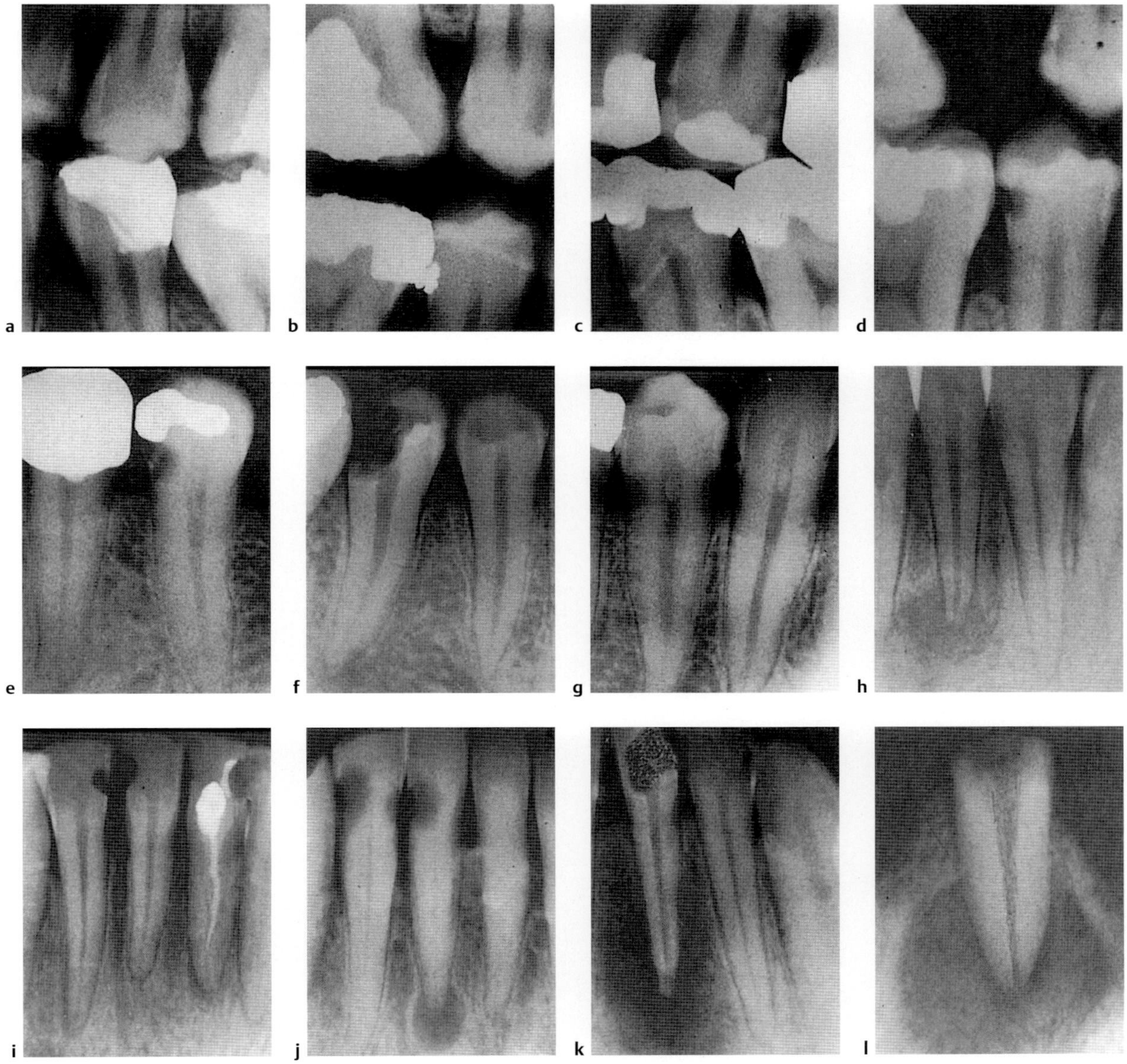

Abb. 5.**15a–l** Kariesprogression im Röntgenbefund.

a Schmelzläsion an den Zähnen 25 und 26 bei Caries superficialis.
b Schmelzläsionen an den Zähnen 15 und 16 und Dentinläsion an Zahn 15 mesial bei Caries media.
c Schmelz- und Dentinläsionen an Zahn 25 mesial und distal.
d Deutliche Progression im Dentin.
e Ausgedehnte Dentinläsion bei Caries profunda.
f Perforation der Pulpakammer.
g Dentikelbildung.
h Interne Resorption an Zahn 31, chronisch apikale Parodontitis an Zahn 32 als Traumafolge.
i Progression zur Parodontitis apicalis chronica fibrosa an Zahn 31, Progression der apikalen Parodontitis an Zahn 32 nach insuffizienter Wurzelkanalfüllung.
j Parodontitis apicalis chronica granulomatosa.
k Diffuse apikale Parodontitis.
l Zystenbildung.

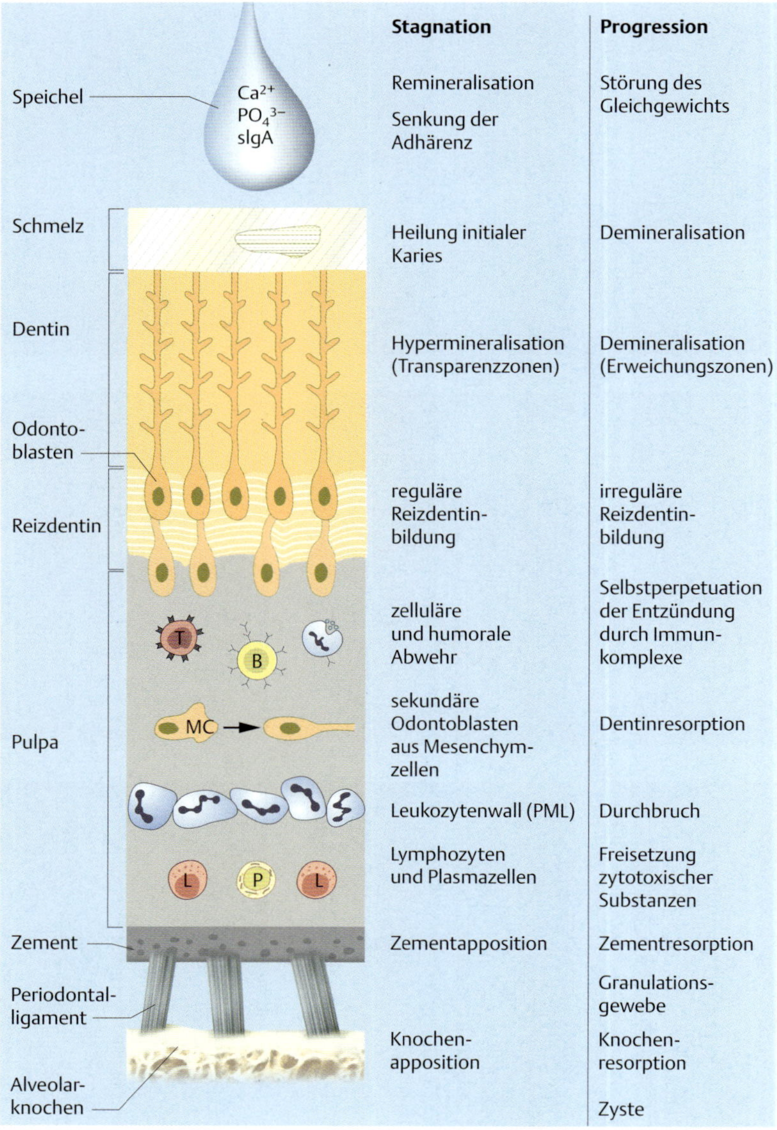

Abb. 5.**16** Pathogene und protektive Bedingungen der Stagnation oder Progression der Zahnkaries von der initialen Schmelzläsion über die Pulpitis zur apikalen Parodontitis.

Pulpitis

Bakteriell-toxische, mechanische, chemische und thermische Einflüsse lösen nach der Zerstörung des Schmelzes (Karies, Fraktur, selten pathologische Abrasion) oder nach parodontalem Attachmentverlust bei ungehindertem Angriff am Endodont eine Entzündung aus. Deren Verlauf hängt von der Summation der lokalen Noxen und von allgemeinen immunologischen Faktoren ab.

MERKE

Die Pulpitis ist ein Folgezustand hauptsächlich der Karies, aber auch von Zahnfrakturen und -subluxationen. Alle weiteren ätiologischen Faktoren, z. B. Restaurationsmaterialien und Präparationseinflüsse, treffen auf eine in diesem Sinne vorgeschädigte Pulpa.

Im Gefolge der Kariesprogression ist die Entzündung des Endodonts die konsequente Abwehrreaktion, die bereits bei initialer Schmelzkaries auftritt. Dabei reagiert das nichtmineralisierte Bindegewebe (Pulpa) mit der Migration von polymorphnukleären Leukozyten und Lymphozyten sowie mit der Induktion der Odontoblasten zur Bildung des intratubulären Dentins der frühen Transparenzzone und des Reizdentins.

Der chronisch-destruktive Prozess der Karies führt auch im Endodont zu meist kurzfristigen (aber mitunter folgenschweren) Progressionsschüben in Verbindung mit längeren Phasen der chronischen Stagnation. Diese entzündlichen Veränderungen lassen sich in 2 akute und 5 chronische Typen einteilen, die klinische Signifikanz haben:

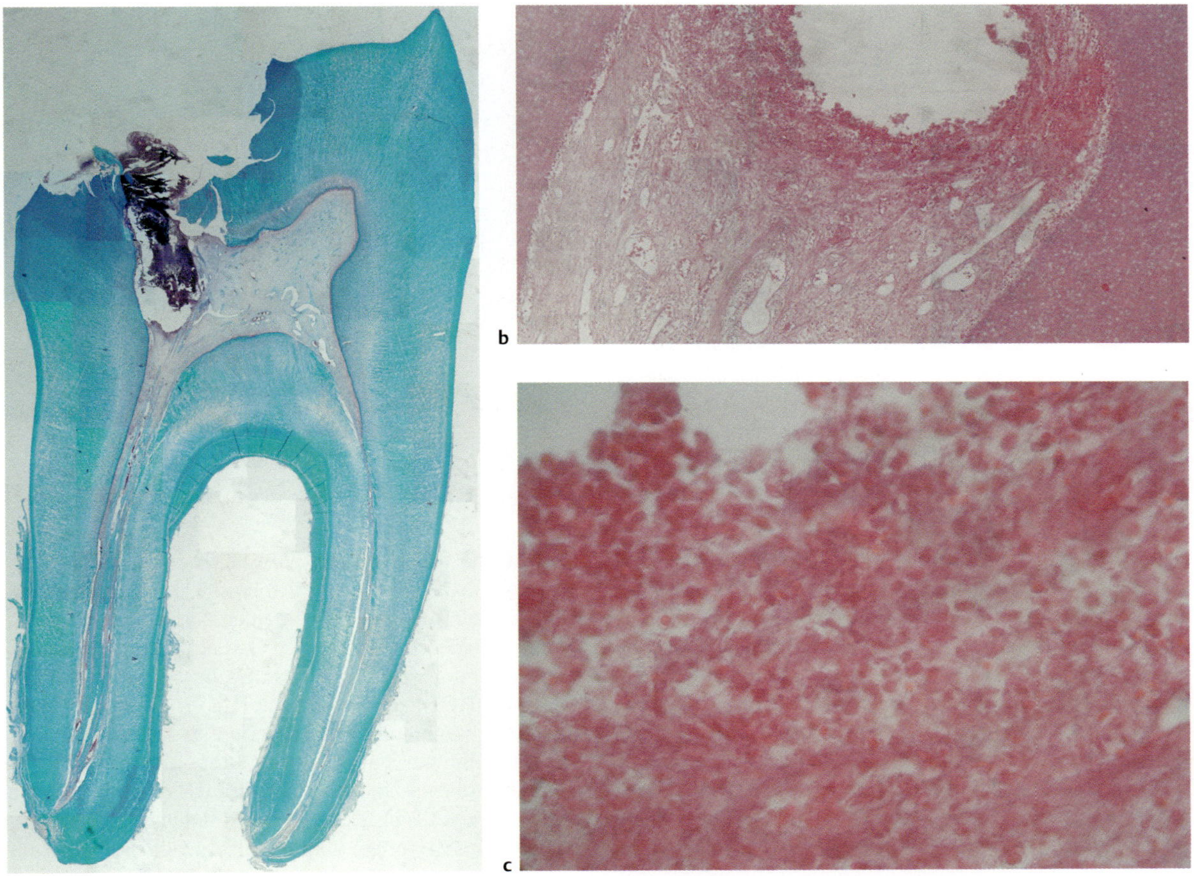

Abb. 5.**17a–c** Akute Pulpitis.
a Einbruch einer Karies in die Pulpa mit Pulpanekrose.
b Akute Pulpitis mit leukozytärer Infiltration.
c Polymorphnukleäre Leukozyteninfiltration.

- akute progressive Entzündung
- akute nichtprogressive (reversible) Entzündung
- chronische nichtprogressive Entzündung
- chronische resorptive Entzündung
- chronische appositive Entzündung
- chronische proliferative Entzündung
- chronische degenerative Entzündung (die zur Nekrose führt).

Diese Entzündungstypen weisen jeweils dominierende pathologische Zeichen auf, gehen aber tatsächlich ineinander über bzw. ein Zahn kann Merkmale verschiedener Typen zeigen. Seit den klassischen histologischen Untersuchungen von Greth (1933) ist gut bekannt und auch ultramorphologisch dokumentiert worden, dass zwischen der klinischen Symptomatik und dem pathologischen Bild *keine* Korrelation besteht (Langeland 1981, 1987).

Akute progressive Entzündung

Der akute Entzündungsprozess wird gekennzeichnet durch:

- Hyperämie
- Stasen
- rote Gerinnungsthrombosen
- Serumdiapedese und Granulozyteninfiltrate (polymorphnukleäre Leukozyten, PML; Abb. 5.**17c**)
- Abszessbildung und schließlich
- totale eitrige Einschmelzung.

Diese pathophysiologischen Veränderungen entstehen stereotyp als Reaktion auf jeden akuten Entzündungsreiz, sei es ein bakteriell-toxischer, physikalischer oder chemischer Einfluss. Dabei bilden sich Mikroabszesse oder konfluierende größere Abszessherde, die von einem Wall polymorphnukleärer Leukozyten umgeben sind.
Der Antigencharakter der eingedrungenen Bakterien löst in Plasmazellen die Produktion von IgG, IgA und IgE aus. Diese Immunglobuline besetzen als Opsonine antigene Determinanten der Bakterienoberfläche und verstärken damit die Phagozytose durch polymorphnukleäre Leukozyten und Makrophagen. Bisher ist nicht sicher, ob dabei auch spezifische Antikörper gegen Kariesbakterien gebildet werden können und ob früher abgelaufene Progressionsschritte im „immunologischen Gedächtnis" bleiben und die Prognose nachfolgender Infektionsschübe beeinflussen.

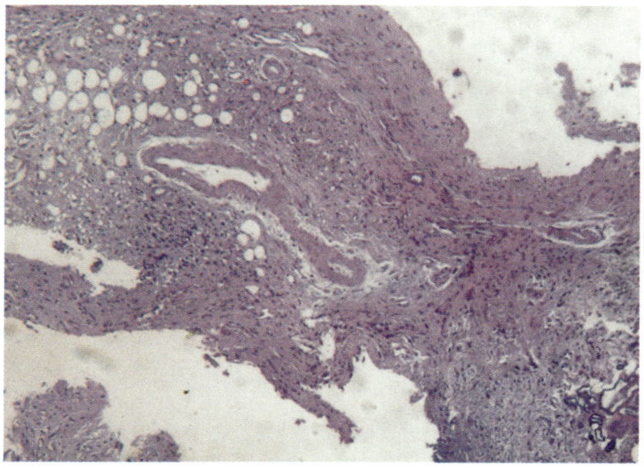

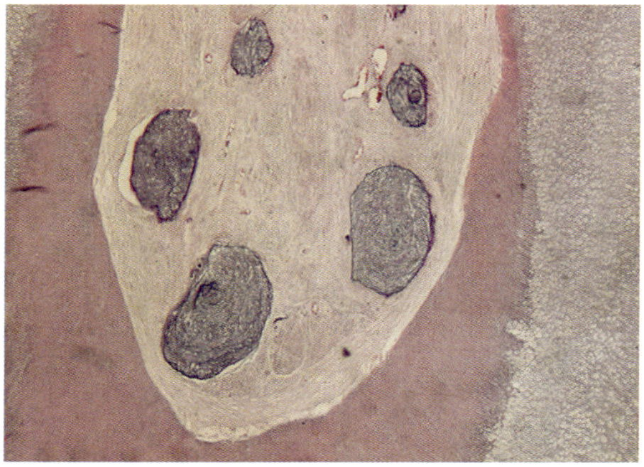

Abb. 5.**18a, b** Entzündliche Reaktionen der Pulpa.
a Chronische Pulpitis mit Leukozyteninfiltration.
b Nekroseherde in der Pulpa.

Die mononukleären Rundzellinfiltrate enthalten neben Makrophagen vor allem Lymphozyten. Letztere deuten den Übergang akuter Entzündungen in chronische Stadien an. Die immunologische Reaktion dieser T- und B-Lymphozyten in der Pulpa ist bisher wenig untersucht worden. Die Progression akuter Entzündungsschübe wird hauptsächlich von polymorphnukleären Leukozyten kontrolliert, begleitet von Mastzellen mit der Sekretion von Zytokinen, vasoaktiven Aminen und Enzymen. Dabei gelten die Mastzellen als „Torwächter" der Mikrozirkulationskompartimente.

Bei erfolgreicher Infektabwehr können chronische Abszesse wieder resorbiert und durch neues Bindegewebe ersetzt werden. Andererseits können Funktionsdefekte der polymorphnukleären Leukozyten, wie nach Strahlenbelastung und bei viralen Erkrankungen, zur raschen Progression bis zur totalen Pulpanekrose führen.

Klinisch führt die akute progressive Entzündung häufig zur schmerzhaften akuten Pulpitis mit frühem Übergang in eine apikale Parodontitis. Ebenso gut kommen aber schmerzsymptomlose Prozesse in Betracht – keine Korrelation des klinischen und des histopathologischen Bildes!

Akute nichtprogressive (reversible) Entzündung

Sie ist für kurzfristige Reizeinflüsse typisch und hauptsächlich durch Gefäßreaktionen der Hyperämie, Prästase und Stase charakterisiert. Einige Gefäßabschnitte der Mikrozirkulation können auch thrombosieren. Die dabei entstehenden nekrotischen Gewebebezirke werden resorbiert und durch neues Bindegewebe mit einsprossenden Gefäßen ersetzt. Bei tiefer Dentinpräparation, direkter Überkappung der Pulpa, H_2O_2-Applikation und bei Legen von Kompositmaterialien und Zementen sind diese reversiblen Entzündungen obligat. Bakteriell-toxische Noxen der Karies können via Exazerbation auf dem Boden chronischer Manifestationen reversible Entzündungen auslösen, die unter adäquater Versorgung der Läsionen ganz ausheilen.

Chronische nichtprogressive Entzündung

Sie wird durch spärliche Rundzellinfiltrate aus Makrophagen und Lymphozyten mit wenigen patroullierenden polymorphnukleären Leukozyten charakterisiert. Der Odontoblastensaum ist reduziert und stellenweise sind aktive Odontoblasten ganz verschwunden. Es ist das typische Bild einer stagnierenden Läsion, wie es auch unter suffizienten Füllungen bei profunder Karies anzutreffen ist. *Klinisch* ist dieser Zustand einer **Pulpitis chronica clausa** akzeptabel, weil die Exazerbationstendenz außerordentlich gering ist. Häufiger geht die nichtprogressive Entzündung in eine appositive Form mit weitgehender Obliteration des Pulpakavums und der Wurzelkanalsysteme über.

Chronische resorptive Entzündung

Durch die chronische Entzündung werden Dentinoklasten aktiviert, die Reizdentin, Sekundärdentin und schließlich Primärdentin resorbieren. Der Resorption geht immer der Funktionsausfall und Verlust der Odontoblasten voraus. Deshalb werden Resorptionslakunen (Abb. 5.**19b**) häufiger in den Wurzelabschnitten angetroffen. Beim Übergang der Entzündung zur apikalen Parodontitis wird die endodontale Resorption von der parodontalen Resorption durch Zementoklasten ergänzt. Zusammen mit osteoklastischer Aktivität entsteht dann eine granulomatöse apikale Parodontitis.

Bei exzessiver Dentinauflösung bildet sich ein **internes Pulpagranulom** (Abb. 5.**19a**; vgl. Abb. 5.**34a, b**), das schließlich auch Schmelz resorbieren kann und als rosafarbener Fleck (pink spot) durch den transparenten Schmelzrest schimmert. Die lakunären Resorptionen der Pulpitis chronica clausa sind zwar histologisch gut darstellbar, aber im Gegensatz zum Pulpagranulom im Röntgenbefund nicht zu diagnostizieren.

Chronische appositive Entzündung

Die chronische Entzündung der Pulpa löst sowohl die Reizdentinbildung durch die ortsständigen primären Odontoblasten als auch die Matrixproduktion und Mineralisation durch de novo gebildete sekundäre Odontoblasten (Pulpoblasten und/oder Stammzellen) aus. Dabei entstehen mehr oder weniger strukturierte lamelläre und Faserdentikel. Schließlich können durch Hydroxylapatitkristallite kollagene Fibrillennetze mineralisieren; Ergebnis ist die diffuse Mineralisation (Verkalkung) der Pulpa. Sie obliteriert die Wurzelkanäle, umfasst freie Dentikel, die zu adhärenten Dentikeln eingemauert werden und füllt letztlich das ganze Pulpakavum aus. Zur diffusen Mineralisation zählt auch die sekundäre Calciumphosphat-Einlagerung in nekrotische Gewebebezirke.

Zu den **intrapulpalen Dentinbildungen entzündlicher Genese** zählen also:
- das zelluläre Fibrodentin
- das lamelläre Fibrodentin und
- das sekundäre Reizdentin.

Die diffuse – wahrscheinlich eher passive – Mineralisation degenerativer und nekrotischer Gewebeabschnitte ist nicht mit der Dentinbildung gleichzusetzen.

Chronische proliferative Entzündung

Der Proliferation von Granulationsgewebe geht die kariöse Eröffnung des Pulpakavums voraus. Durch diese unspezifische Bindegewebewucherung entsteht eine Pulpahyperplasie, die in den Kariesdefekt als **Pulpapolyp** hineinwächst. Das hyperplastische Granulationsgewebe ist mit Lymphozyten und Plasmazellen infiltriert und anfangs lediglich mit einer Fibrinschicht des entzündlichen Exsudats bedeckt.

Durch angeschwemmte Gingivaepithelzellen wird der ältere Pulpapolyp epithelisiert. Das mehrschichtige Plattenepithel entspricht dann keratinisierendem oralem Gingivaepithel. Das ausgereifte Bindegewebe ist reich an Kollagenfasern und gefäßarm. Es enthält zahlreiche eingesprosste Nervenfasern. Infiltrate mit Lymphozyten und Plasmazellen sowie Makrophagen können auch nach Abschluss der Epithelisierung bestehen bleiben. *Klinisch* wird die proliferative Entzündung als **Pulpitis chronica aperta granulomatosa** bezeichnet.

Proliferative Zellwucherungen entstehen auch beim Übergang der Kariesprogression von der Pulpitis zur apikalen Parodontitis. Als Ersatzgewebe bildet sich nach der resorptiven Auflösung von Zement, Dentin und Knochen Granulationsgewebe, das ruhende Epithelnester zur Zystenbildung stimulieren kann. Dies entspricht der **Parodontitis apicalis chronica granulomatosa sive cystosa**.

Das ständige dynamische Wechselspiel zwischen resorptiver, appositiver und proliferativer Entzündung ist im apikalen Parodont viel stärker ausgeprägt als im Endodont.

Chronische degenerative Entzündung

Degenerative Entzündungen führen zum partiellen oder totalen Untergang des Pulpabindegewebes. Diese **Pulpanekrose** ist meist die Folge eines akuten Progressionsschritts. Dabei spielt die Invasion gramnegativer anaerober Keime eine besondere Rolle. Beim Einbruch einer

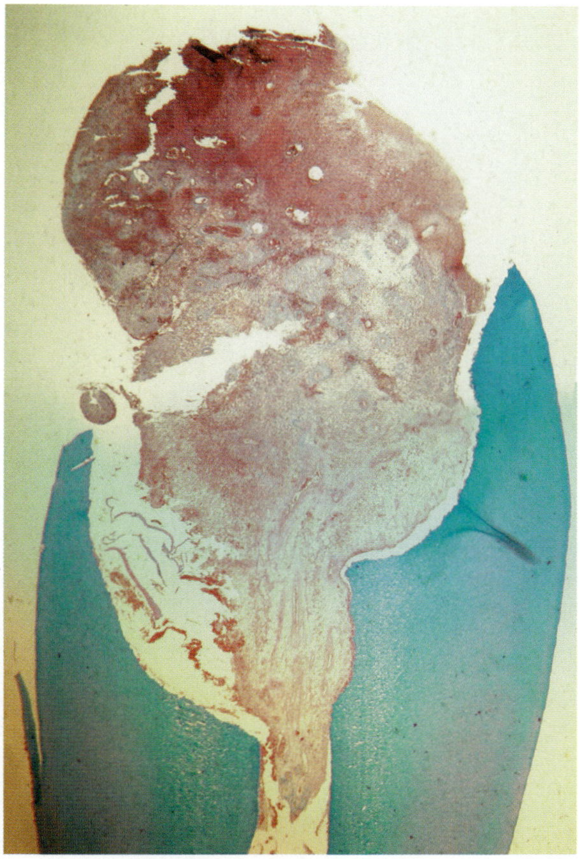

a

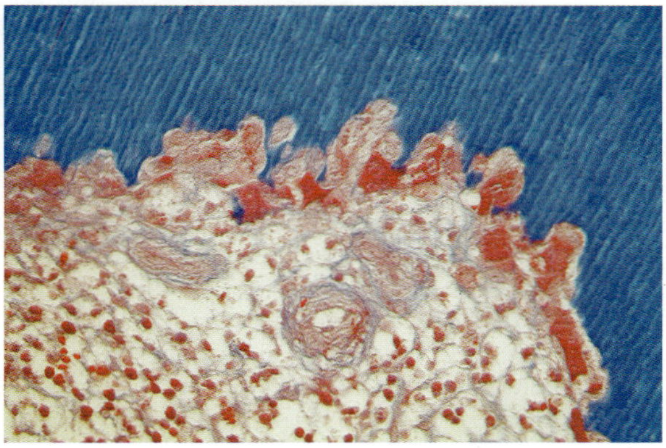

b

Abb. 5.**19a, b** Internes Granulom der Pulpa nach Spontanfraktur mit Pulpanekrose im koronalen Abschnitt und Dentinresorption im zervikalen Abschnitt.
a Internes Granulom – Übersicht.
b Resorptionslakunen im Dentin.

Pulpitis chronica aperta ulcerosa wird der koronale Nekroseherd eröffnet und die ulzerierende Pulpaoberfläche markiert den ehemaligen Abszesswall. Neben massiven Lymphozyten- und Plasmazellinfiltraten kann ein ausgeprägter Leukozytenwall (polymorphnukleäre Leukozyten) auf der Ulkusoberfläche der Pulpa auch langfristig erneute Keiminvasionen verhindern.

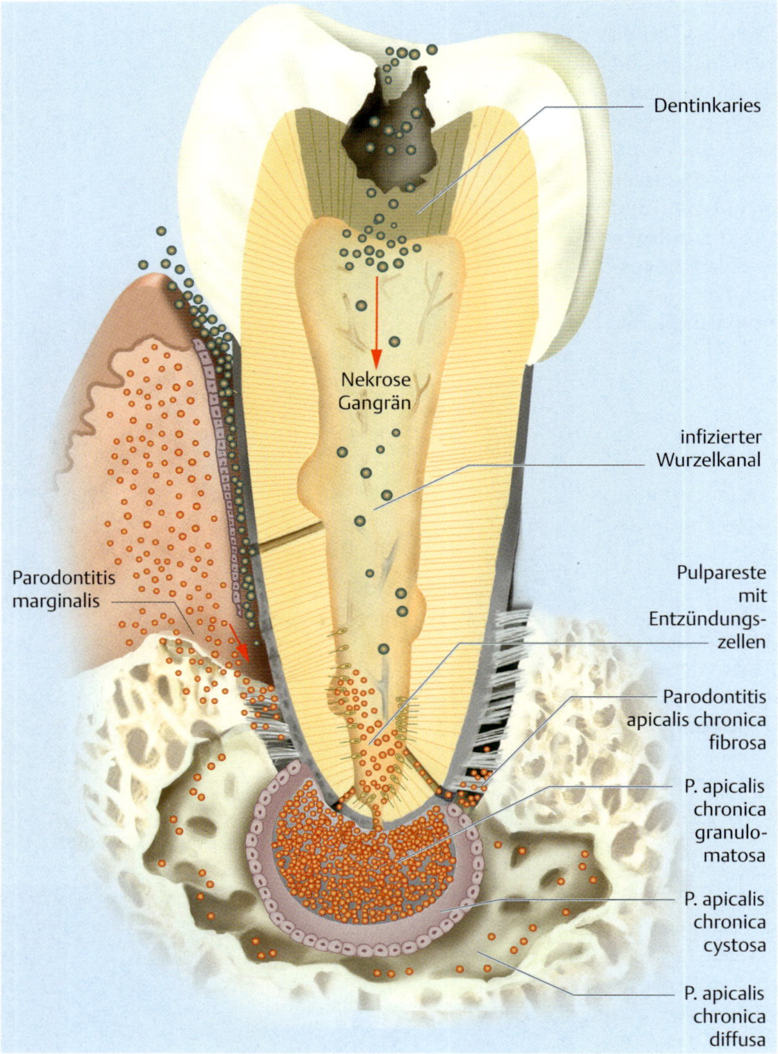

Abb. 5.**20** Kariesprogression zur apikalen Parodontitis, Komplikation mit progredienter marginaler Parodontitis.

Degenerative Entzündungen mit fortschreitendem Gewebeuntergang verlaufen besonders in komplizierten, geteilten Wurzelkanalsystemen und bei mehrwurzeligen Zähnen asynchron. Deshalb kann die Pulpa in einem Wurzelkanal teilweise oder vollständig nekrotisch sein, während sie in anderen Wurzelkanälen mit einer aperten ulzerösen Pulpitis noch erhalten ist.

Degenerative Entzündungen mit rascher (innerhalb von Tagen) oder verzögerter Pulpanekrose (nach Jahren und Jahrzehnten) werden auch durch früher häufig verwendete Devitalisationsmittel, zytotoxische Einlagemedikamente, Silikatzemente und Restaurationsmaterialien ohne Pulpaschutz ausgelöst.

Calciumhydroxidhaltige Überkappungsmittel mit einem pH-Wert von 12–13 setzen bei direktem Pulpakontakt immer oberflächliche, sterile Nekrosen, die von Narbengewebe, zellulärem und lamellärem Fibrodentin sowie meist auch sekundärem Reizdentin von der Pulpa abgegrenzt werden. Diese hartgewebige Abriegelung degenerativ verloren gegangener Gewebeabschnitte kommt auch bei der Kariesprogression, bei Zahntraumen oder nach ungenügendem Pulpaschutz bei therapeutischen Maßnahmen vor. Sie wird bei der temporären Überkappung und Pulpotomie zur Aufrechterhaltung der Wurzelbildung bei nicht abgeschlossenem Wachstum an jugendlichen Zähnen genutzt.

Apikale Parodontitis

MERKE

Die Entzündung des Zahnbettes um die Wurzelspitzen von Milch- und bleibenden Zähnen ist der letzte Schritt der Kariesprogression und damit die konsequente Abwehrreaktion nach Pulpaentzündung, Nekrose und Infektion des Wurzelkanals der Pulpa. Sie umfasst das Periodontalligament, den Kieferknochen und bei Abszedierung oder seltener phlegmonöser Ausbreitung die Weichgewebe des Gesichts-Hals-Bereichs.

Der Verlauf wird in 90% aller Fälle durch chronische Entzündung mit Resorption des Knochens und der Zahnhartgewebe bestimmt. Die Exazerbation führt zu heftigen Zahnschmerzen mit Aufbissbeschwerden, die bei Ausbreitung der Entzündung unter das Periost unerträglich werden.

Bakteriell-toxische, medikamentöse und traumatische Einflüsse sowie chemotaktische Stoffe lösen infolge einer Pulpaentzündung über Hauptkanal, Seitenkanäle und apikale Ramifikationen im angrenzenden Bindegewebe eine Entzündung aus. Epidemiologisch ist die apikale Parodontitis hauptsächlich eine Folgeerkrankung der Karies, seltener des akuten Traumas.

Einzelne Nekroseherde oder die totale Nekrose der Pulpa können sekundär durch eine gangränöse Mischflora infiziert werden (infizierter Wurzelkanal). Außerdem können die misslungene Pulpitistherapie und die insuffiziente Wurzelkanalfüllung eine apikale Parodontitis unterhalten und fördern. Schließlich führt das Terminalstadium einer marginalen Parodontitis zur Entzündung des apikalen Parodonts.

Der zum Teil schwere klinische Verlauf mit Weichteil- und Lymphknotenschwellungen, Temperaturerhöhungen und Reduzierung des Allgemeinzustands ist offenbar weniger vom Ausmaß lokaler pathologischer Veränderungen als von allgemeinen immunologischen Faktoren abhängig.

MERKE

Die histopathologischen Befunde der apikalen Parodontitis korrelieren wie bei der Pulpitis *nicht* mit der klinischen Symptomatik.

Es finden sich immer gemeinsam akute (polymorphnukleäre Leukozyten) und chronische Entzündungszellen (Lymphozyten, Makrophagen, Mastzellen u. a.). Meist sind Proliferationen von **Malassez-Epithelinseln** nachweisbar, die zur Zystenbildung führen können. Das Gleichgewicht zwischen Resorption und Apposition von Hartgewebe ist gestört. Günstigenfalls kommt es zur faserreichen Narbenbildung mit **Hyperzementose**, häufiger jedoch zu abgegrenzten oder diffusen **Resorptionen** von Knochen, Zement und Dentin. Das **Granulationsgewebe** ist in der Regel nicht infiziert.

Die **klinisch akute Entzündung** verläuft über die eigentliche periodontale Phase zur enossalen, subperiostalen bis zur submukösen (bzw. subkutanen) Phase. Spontandurchbrüche kleinerer Abszesse hinterlassen häufig Fisteln in das Vestibulum, sehr selten Gesichtsfisteln. Die Osteomyelitisausbreitung mit Sequestrierung, ausgedehnten Abszessen oder der Phlegmone ist epidemiologisch selten, dann aber umso schwerwiegender.

MERKE

Die Pathogenese der apikalen Parodontitis verläuft zeitlich versetzt zur Entzündungsprogression im Wurzelkanalsystem. Sie setzt grundsätzlich nicht die vollständige Nekrose oder gar gangränöse Infektion voraus.

Experimentell ist gesichert, dass primär bakterielle Toxine und Enzyme der endodontalen Mischflora die Entzündung über Seitenkanäle und apikale Ramifikationen ausbreiten. Die mit endodontischen Infektionen assozierten Keime entstammen nach bisherigem mikrobiologischem und molekulargenetischem Wissen alle der Domäne der Bacteria und sind verschiedenen Gruppierungen zuzuordnen:

- **Bacteroidetes:** mit Prevotella, Porphyromonas, Capnocytophaga, Tannerella u. a.
- **Spirochaetes:** Treponema
- **Firmicutes:** Streptococcus, Lactobacillus, Enterococcus, Veillonella, Staphylococcus u. a.; Anteil von 75–95% klinischer Fälle
- **Proteobacteria:** Neisseria, Eikenella, Pseudomonas, Escherichia, Actinobacillus, Campylobacter u. a.
- **Actinobacteria:** Actinomyces, Propionibacterium, Corynebacterium, Rothia u. a.
- **Fusobacteria:** Fusobacterium und Leptotrichia; Anteil lediglich von 25–45% klinischer Fälle.

Diese fakultativ anaerobe und streng anaerobe **polybakterielle Infektion** besitzt eine hohe Virulenz, die für aktive Progressionsschübe ursächliche Bedeutung hat. Dem Wechsel von kurzfristigen akuten Schüben mit langfristigen chronischen Phasen sind nach dem Konzept von Progression und Stagnation die weiter oben im Abschnitt Pulpitis genannten 7 **Entzündungsformen** zuzuordnen. Dabei entstehen in Abhängigkeit vom dominierenden pathologischen Bild primär akute, sekundär akute und chronische Läsionen. Das Wechselspiel dieser Läsionsbildung wird durch Entzündungsmediatoren beeinflusst. Mehrere Gruppen sind neben der Immunreaktion als *unspezifische Mediatoren* beteiligt:

- fibrinolytische Peptide
- Kinine
- Komplementsystem
- vasoaktive Amine (Histamin)
- lysosomale Enzyme
- Arachidonsäuremetabolite (Prostaglandine und Leukotriene) und
- Zytokine.

Primäre akute apikale Parodontitis

Sie ist ausgesprochen selten und entsteht – wie die primär akute Pulpitis – durch ein **akutes Trauma**. Dazu zählt neben der Zahnverletzung die Überinstrumentation mit einer eventuellen Keimverschleppung und die Überfüllung des Wurzelkanals. Die akute Entzündung ist durch Gefäßreaktionen mit massenhafter Ausschwemmung von polymorphnukleären Leukozyten und Makrophagen charakterisiert. Bei geschwächter Abwehrsituation kann die Entzündung abszedieren und sich weiter ausbreiten. Häufig heilt sie aber auch narbig aus oder geht in eine chronische Parodontitis über.

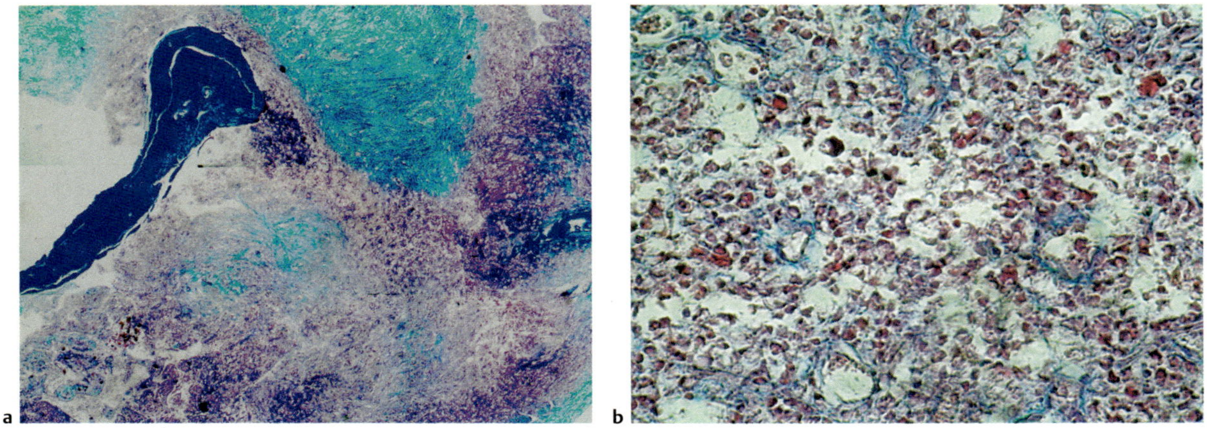

Abb. 5.**21** **a, b** Akute apikale Parodontitis.
a Histologische Übersichtsaufnahme.
b Infiltration des Parodonts mit polymorphnukleären Leukozyten in der Ausschnittvergrößerung.

Sekundäre akute apikale Parodontitis

Sie entsteht als Exazerbation chronischer Läsionen, meist in Form eitriger Einschmelzungen (periapikale Abszesse). Ingle (1965) hat dafür den Namen **Phönixabszess** geprägt. Eine akute Entzündung chronifiziert und steigt später – wie Phönix aus seiner Asche – als wiederholter Abszess auf. Dabei entsteht die Ansammlung eines Exsudats mit massenhaften polymorphnukleären Leukozyten und einigen Makrophagen, wodurch die Osteoklasten zu rascher Resorption des umgebenden Alveolarknochens aktiviert werden.

Die Entzündung dehnt sich als **Osteomyelitis** auf den Knochen aus. In der *enossalen Phase* breitet sich Eiter durch den Knochen aus und sammelt sich subperiostal (*subperiostale Phase*). Nach Durchbruch des Periosts entsteht ein Weichgewebeabszess (*submuköse oder subkutane Phase*).

Vor dem Durchbruch des Abszesses in den Knochen kann er auch abgekapselt werden (**chronischer Abszess**). Neben typischen Schaumzellen, das sind mit Lipidgranula gefüllte Makrophagen, umgeben weitere Entzündungszellen den Nekroseherd, der peripher von faserreichem Bindegewebe als Abszessmembran umschlossen wird. Die osteoklastische Aktivität in der Umgebung wird sofort reduziert.

Seltener als granulomatöse Läsionen können periapikale odontogene Zysten infiziert werden. Mit vollständiger Eiterfüllung zeigen sie dann das Bild eines periapikalen Abszesses, der zur Fistelbildung führen kann.

Chronische apikale Parodontitis

Die Läsion wurde früher fälschlich als apikales „Granulom" bezeichnet, obwohl es sich nicht um einen Tumor, sondern um eine postresorptive Ersatzgewebebildung handelt. Sie ist der typische Ausdruck langfristig unterhaltener resorptiver und proliferativer Entzündungsformen, die durch Apposition von Zement und Knochen ergänzt werden.

Bei stagnierenden Läsionen wird dabei eine knöcherne Lamina cribriformis wieder aufgebaut, sie entsprechen dann dem **Röntgenbefund** der *Parodontitis apicalis chronica granulomatosa*. Bei diffus in den Knochen ausgebreiteten Resorptionen entsteht das radiographische Bild der *Parodontitis apicalis chronica diffusa*.

Der entzündliche Hartgewebeverlust wird grundsätzlich durch Granulationsgewebe ersetzt. Dieses ist immer durch akute und chronische Entzündungszellpopulationen charakterisiert – in der Hälfte aller Fälle werden abgekapselte Abszesse gefunden. Bis zu 40% des meist herdförmigen Infiltrats besteht aus Lymphozyten und Plasmazellen, die hauptsächlich IgG und IgA produzieren. Makrophagen kommen als Schaumzellen mit Lipidgranula vereinzelt oder auch in Haufen vor. Polymorphnukleäre Leukozyten variieren je nach dem Grad des akuten Schubes sehr stark.

Bei der Ausdehnung des fibroblastenreichen Granulationsgewebes sprossen Arteriolen, Kapillaren und Venolen ein, die zahlreiche Anastomosen bilden. Die granulomatöse Form bildet im Gegensatz zur diffusen Parodontitis eine kollagenfaserreiche Bindegewebekapsel, die durch Zementanbau mit dem Zahn fest verwachsen sein kann.

Unter dem Einfluss der Entzündung proliferieren die Malassez-Epithelreste zu mehrschichtigen Epithelsträngen, die in 10–50% der granulomatösen Läsionen zur **Zystenbildung** führen (Abb. 5.**23** **a–d**). Während des Zystenwachstums entsteht durch intraepitheliale Apoptose und Autolyse der zentralen Zellen im proliferierenden Zellhaufen ein Hohlraum. Offenbar werden die Zellen des Zystenepithels sekretorisch tätig. Im Zystenhohlraum befindet sich deshalb eine gelblich-bräunliche Flüssigkeit, die meist Cholesterinkristalle aus Membranlipiden der untergegangenen Leukozyten enthält. Durch zerfallene Zellen (Epithelzellen, polymorphnukleäre Leukozyten,

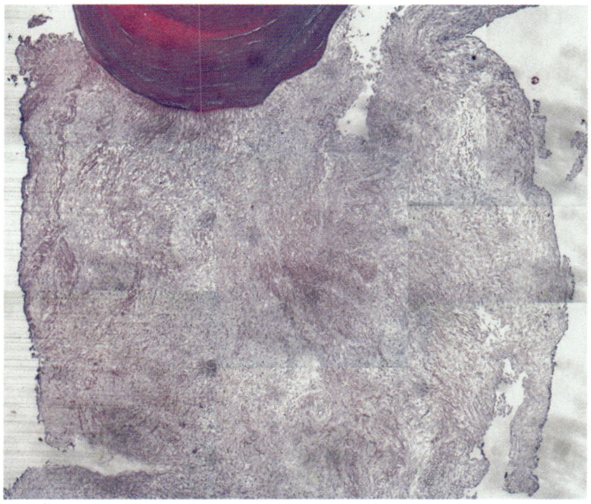
a

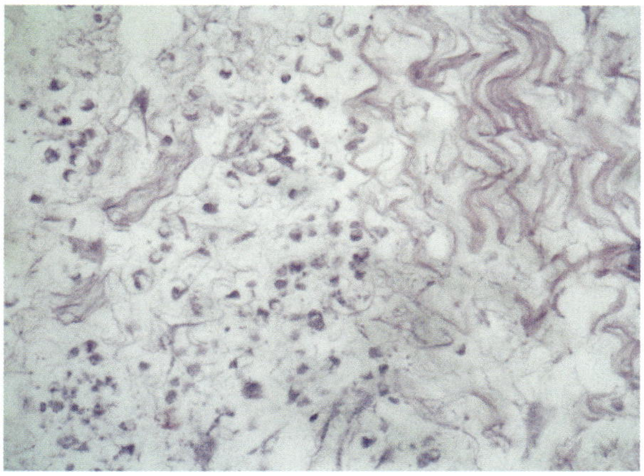
b

Abb. 5.**22a, b** Chronische apikale Parodontitis.
a Histologische Übersichtsaufnahme.
b Die Ausschnittvergrößerung zeigt leukozytäre Infiltration mit bindegewebiger Abgrenzung.

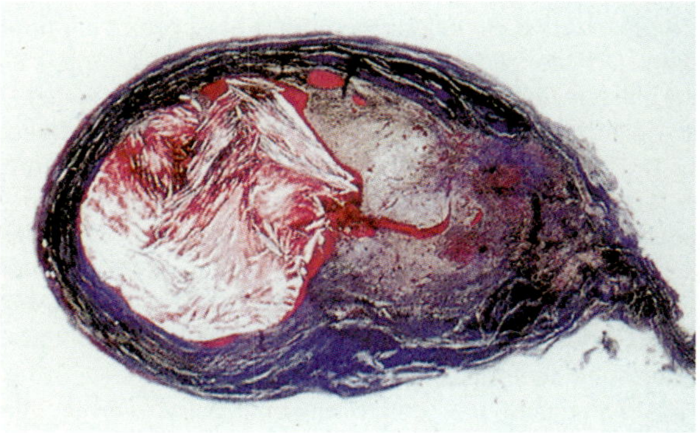
a

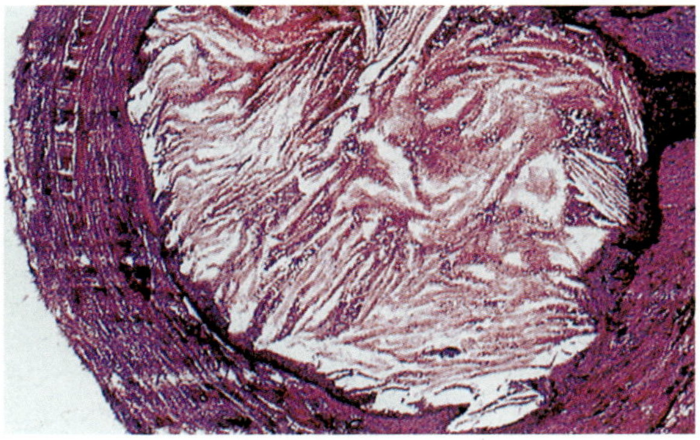
b

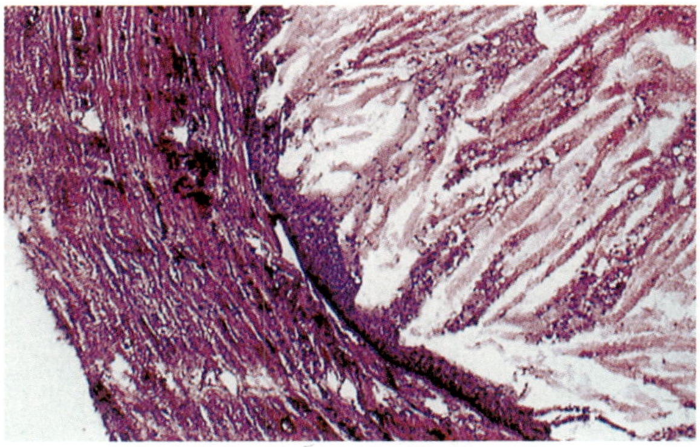
c

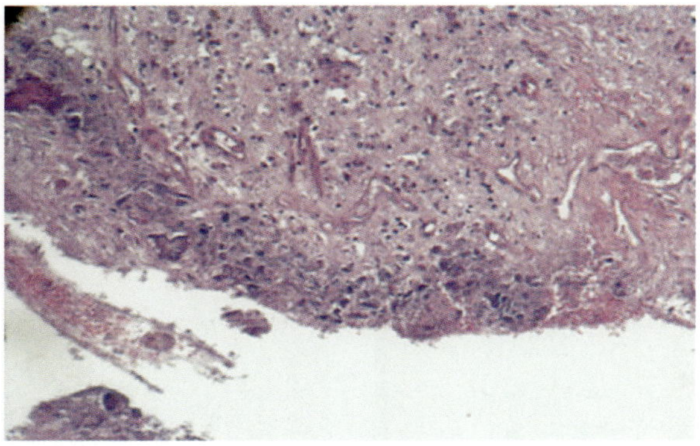
d

Abb. 5.**23a–d** Pathohistologie der Parodontitis apicalis chronica cystosa.
a Faserreiches Bindegewebe der chronisch apikalen Parodontitis mit zentraler Zystenbildung.
b Zystenübersicht mit Bindegewebekapsel.
c Cholesterinkristalle im Zystenlumen.
d Epithelproliferation am Beginn einer Zystenbildung.

Makrophagen) hat sie eine höhere Osmolalität als das Serum, sodass wahrscheinlich Flüssigkeit aus der Umgebung in den Zystenhohlraum einströmt. Subepithelial befindet sich ein entzündliches Infiltrat mit Lymphozyten und Plasmazellen, die vorwiegend IgG und IgA produzieren. Durch Entzündungsmediatoren werden Osteoklasten zum Knochenabbau stimuliert. Die Zyste wird schließlich von einer kollagenfaserreichen bindegewebigen Kapsel umgeben, die wie die Kapsel des Granulationsgewebes auch durch Zementapposition mit dem Zahn verwachsen sein kann.

Zahnwurzelkaries

MERKE

Die Zahnwurzelkaries kann erst entstehen, wenn durch parodontalen Attachmentverlust Anteile der Zahnwurzel freigelegt und im Mundhöhlenmilieu einer supragingivalen Plaqueakkumulation ausgesetzt sind. Während die Zahnhalskaries mit einer Schmelzläsion beginnt, wird die Wurzelkaries im Zement oder freigelegten Dentin initiiert.

Die mikroökologische Zusammensetzung des Biofilms der supragingivalen Zahnwurzelplaque unterscheidet sich von der supragingivalen Zahnhalsplaque, von der Glattflächen- und Fissurenplaque am Schmelz ebenso wie von der subgingivalen Besiedlung parodontaler Taschen. Diese spezifische Wurzelplaqueakkumulation wird im Wesentlichen von Actinomycetes, Streptococci, Lactobacillae, Capnocytophagae, Prevotellae und Veillonella geprägt. Demzufolge liegt ein komplexer Biofilm mit etwa gleichen Anteilen grampositiver und -negativer Bakterien vor, der sich von nichtkariösen Zahnwurzeln nicht grundsätzlich unterscheidet. Bei Kariesauslösung hat er ein hohes Demineralisations- und Proteolysepotenzial.

Die **initiale Läsion** führt, wie am Schmelz, durch pH-Abfall in der Plaque zu einer subfiziellen Demineralisation. Dabei bleibt eine superfizielle Zone mit intakter Zementschicht erhalten. Reste der Sharpey-Fasern sind wahrscheinlich Eintrittspforten für Bakterien und Diffusionswege für die De- und Remineralisation. Obwohl die Demineralisationsfront und die Keiminvasion im Dentin auf weniger Tubuli pro Flächeneinheit als in der Zahnkrone und auf ausgeprägte Transparenzzonen stoßen, breitet die Karies sich häufig sehr rasch aus.

Demineralisation und Proteolyse unterscheiden sich morphologisch nicht von den Zonen der Kronendentinkaries. Niedermolekulare Kohlenhydrate und hydrolysierbare Stärke begünstigen die Progression. Fluoride verringern wie bei der Kronenkaries die Läsionsausbreitung und fördern die Remineralisation erheblich.

Die Mikrobiologie dieser Dentinkariesflora ist, vergleichbar mit dem Biofilm der Wurzelplaque, überwiegend von Actinomycetes, Streptococci, Lactobacillae, Capnocytophagae, Fusobacterium nucleatum und Veillonella parvula geprägt. Dabei haben die gramnegativen Anaerobier eine bedeutende Rolle bei der proteolytischen Zerstörung der Dentinmatrix.

Die Wurzelkaries beginnt häufig im Approximalraum, dem Ort der höchsten Plaqueakkumulation und der geringsten Selbstreinigung. Mitunter entsteht sie beidseitig mit der Tendenz zur zirkulären Konfluenz. Dabei wird der Schmelz unterminiert, ohne selbst kariöse Demineralisation aufzuweisen. Eigenartigerweise sind häufig jahrzehntealte, stagnierende initiale Kariesläsionen am Schmelz mit rasch progressiver Wurzelkaries am gleichen Zahn vergesellschaftet. Das ist ein weiterer Hinweis auf die mikroökologischen Bedingungen von oralen Biofilmen in verschiedenen Lokalisationen.

In Abhängigkeit von der Kariesprogression werden die 4 **Wurzelkariesstadien** RC 1–4 unterschieden (Abb. 5.**24a–d** u. 5.**25a–d**):

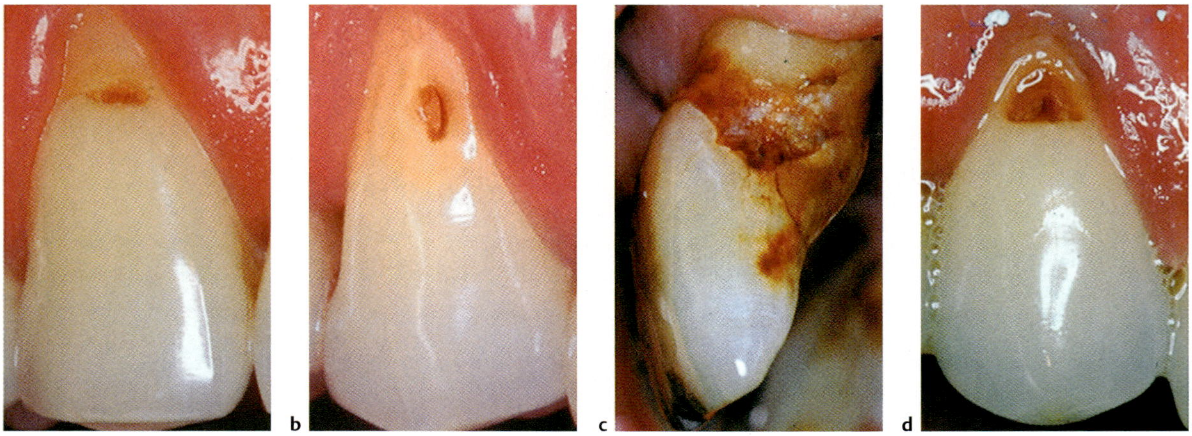

a b c d

Abb. 5.**24a–d** Progression der Zahnwurzelkaries.
a Wurzelkariesstadium RC 1 mit Übergang zu superfizieller Erweichung (RC 2).
b Wurzelkariesstadium RC 2.
c Wurzelkariesstadium RC 3.
d Wurzelkariesstadium RC 4.

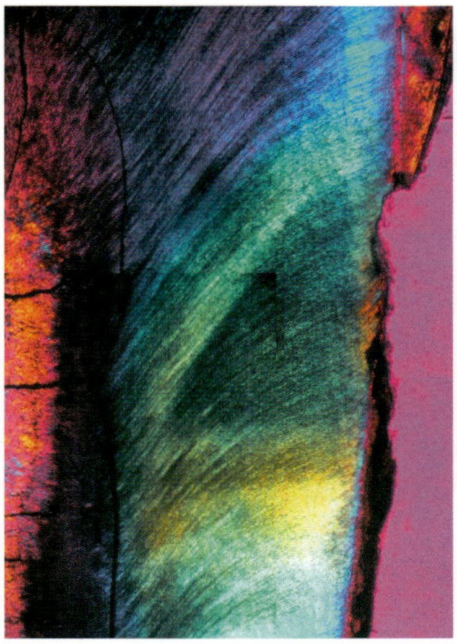

a

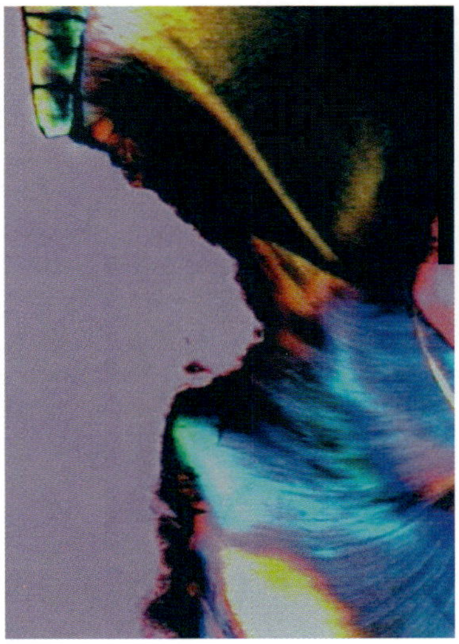

b

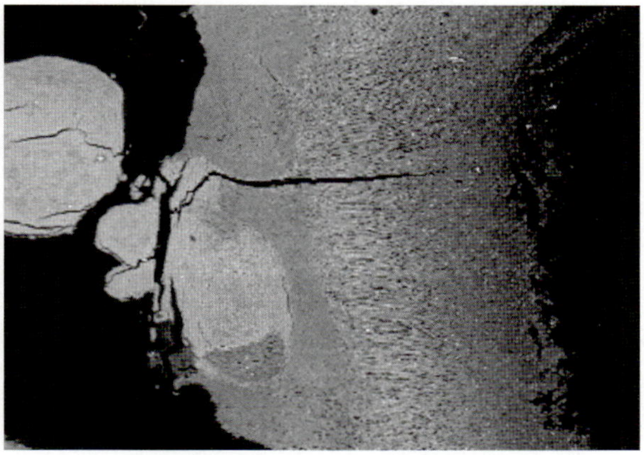

c

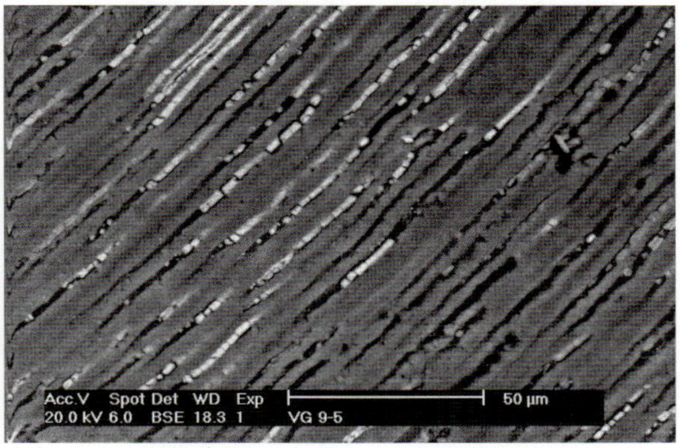

d

Abb. 5.**25a–d** Verschiedene Stadien der Wurzelkaries.
a RC-Grad 2 im polarisationsmikroskopischen Bild.
b RC-Grad 4 im polarisationsmikroskopischen Bild mit Tendenz zur Penetration in die Pulpa.
c REM-Aufnahme von RC-Grad 4 mit Demineralisation (rechts dunkel) und sklerosierter Transparenzzone; in der Pulpa befindet sich ein Dentikel.
d Intratubuläres Dentin in der sklerosierten Transparenzzone.

- **RC 1** unterschiedliche Verfärbungsgrade im Zement/Dentin ohne jegliche Erweichung, auch infolge von primär nichtkariösen erosiv-abrasiven Defekten
- **RC 2** superfizielle Erweichung, begrenzt auf 1 Situs (max. 25% der Zirkumferenz)
- **RC 3** superfizielle Erweichung an 2 oder mehr Situs einer Wurzel (Tendenz zur zirkumferenten Läsion)
- **RC 4** ausgedehnte Erweichung mit Tendenz zur Penetration.

Wie bei der Kronenkaries können Stagnationsphasen der arretierten Wurzelkaries im Stadium RC 1 auch nach vorausgegangenem Hartsubstanzverlust auftreten. Das typische Bild der **Remineralisation** wird dabei von der kompletten intratubulären Dentinmineralisation (Dentinsklerose) in inneren Abschnitten und der subfiziellen Mineralisation entweder von abgestorbenen Bakterienzellen oder mit Einzelkristallen bzw. Kristallaggregationen an den Tubulieingängen bestimmt. Primär stagnierende Läsionen (RC 1) haben eine geringe Progressionstendenz, während RC 2-Läsionen auch nach Entfernung der superfiziellen Erweichung ein höheres Progressionsrisiko aufweisen.

Typisch ist die frühe Bakterieninvasion entlang der Dentintubuli des Kariesstadiums RC 1 ohne oberflächliche Erweichung. Mit zunehmender Kariesprogression sind Bakterien überwiegend bis in das Reizdentin nachweisbar. Dem steht eine mäßige Pulpareaktion mit ausgeprägter Reizdentinbildung gegenüber. Erst bei ausgedehnter Erweichung sind geringe und mäßige Entzündungsreaktionen in lokalen Wurzelpulpaabschnitten nachzuweisen; rasch progrediente Läsionen mit Penetrationstendenz (RC 4) lösen überwiegend schwere Pulpareaktionen im gesamten koronalen und radikulären Gewebe aus. Bei den Kariesstadien RC 1–3 besteht keine Korrelation der unterschiedlichen Entzündungsformen der Pulpa mit der

Schmerzsymptomatik und dem klinischen Befund. Dagegen haben penetrierende Läsionen (RC 4) stets eine Schmerzanamnese.

MERKE

Die Frühdiagnostik relativ häufiger stagnierender Wurzelkariesläsionen beeinflusst die Entscheidung zur noninvasiven bzw. invasiven Therapie.

Diagnostik

Diagnostik und Therapie werden vom Übergang der initialen reversiblen Karies in irreversible Demineralisationsdefekte sowie vom diskontinuierlichen Verlauf der Kariesprogression und -stagnation im Dentin bestimmt. Die frühe Auslösung der Pulpitis und der apikalen Parodontitis kompliziert das klinische Bild.

Die klinische Diagnostik sowie die daraus abgeleitete präventive und kurative Therapieplanung baut auf folgenden Säulen auf:

- Anamnese in den Schritten:
  - Familienanamnese
  - Eigenanamnese
  - Ernährungs-, Fluorid- und Mundhygieneanamnese
  - Anamnese von Systemerkrankungen und besonderen gesundheitlichen Situationen
  - Schmerzanamnese
- extraorale umfassende Befunderhebung
- intraorale umfassende Befunderhebung
- Bestimmung des individuellen Kariesrisikos (vgl. Kapitelende)
- Bestimmung der Erhaltungsfähigkeit eines Zahns durch Abwägen noninvasiver und invasiver Therapieformen (vgl. Kapitel 9: Prophylaxe)
- Prognose alternativer Therapieformen.

Klinische Diagnostik der Kronen- und Wurzelkaries

Adrian Lussi

Die Karies beginnt mit einer nur mikroskopisch sichtbaren Demineralisation der betroffenen Schmelz- oder Zementoberflächen. Bei weiterem Fortschreiten zur initialen Karies entstehen im Schmelz kreidige Veränderungen, häufig unter Beteiligung des Dentins. Schließlich kommt es zum Einbruch der Oberfläche. In diesem Stadium ist die Karies leicht zu diagnostizieren, aber oft auch schon so weit fortgeschritten, dass eine extensive Restauration und eine Behandlung des Endodonts nötig ist.

MERKE

Schwierig zu diagnostizieren sind Läsionen im Anfangsstadium oder Dentinläsionen mit makroskopisch intakter Oberfläche.

Es muss eine Entscheidung gefällt werden, ob präventive Maßnahmen ausreichend sind oder ob invasiv-restaurativ vorgegangen wird. Epidemiologische Studien haben gezeigt, dass – bei einer generellen Abnahme der Kariesprävalenz bei Kindern und Jugendlichen in industrialisierten Ländern – die okklusalen Flächen der bleibenden Molaren am häufigsten mit Karies befallen sind. Im Unterschied zur Fissurenkaries ist vor allem die Approximal- und Glattflächenkaries in dieser Altersgruppe relativ selten anzutreffen. Im Erwachsenenalter steigt aber die Wahrscheinlichkeit, dass Läsionen an anderen Prädilektionsstellen entstehen, was den Anteil der Approximalkaries erhöht. Später kann das Auftreten der Wurzelkaries zu einem erheblichen Problem werden.

Glattflächenkaries

Vestibuläre und orale Glattflächenkaries ist heute in einigen mitteleuropäischen Ländern selten. Sie schreitet bei guter Hygiene langsam voran, bleibt konstant oder verschwindet, wie in der klassischen Studie von Baker Dirks (1966) gezeigt wurde: Nach 7-jähriger Beobachtungszeit und guter Mundhygiene veränderten sich über die Hälfte der Initialläsionen (Kreideflecken) so weit, dass sie in der Zweituntersuchung als gesund eingestuft wurden. Neben einer möglichen Remineralisation ist eine Remission der Entkalkungen durch abrasive Prozesse nicht auszuschließen. Nur wenige Initialläsionen wiesen 8 Jahre später eine Kavität auf. Ein gesundes Schmelzband zwischen Kreidefleck und Gingiva und eine seidenglänzende Läsion deuten auf eine längere inaktive Phase hin. Aktive Glattflächenkaries grenzt an die Gingiva und erscheint matt (Abb. 5.**26**).

MERKE

Glattflächenläsionen mit intakter Oberfläche werden durch Prophylaxe mit optimaler Bioverfügbarkeit von Fluoridionen behandelt. Nur bei eingebrochener Oberfläche ist eine Restauration notwendig (Tabelle 5.**4**).

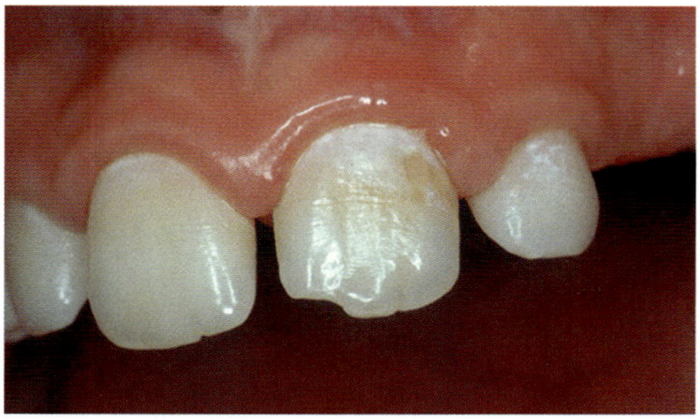

Abb. 5.**26** Zahn 11 mit kleinflächiger und Zahn 21 mit großflächiger Initialkaries mit lokalen Einbrüchen.

Tabelle 5.**4** Befund, Diagnose und Therapievorschläge für die Glattflächenkaries

Befund	Diagnose	Therapie
Kreidefleck (eventuell verfärbt); intakte oder nur lokal eingebrochene Oberfläche	D_1, D_2	Prophylaxe
Großflächig eingebrochene Oberfläche	D_3, D_4	Füllung Änderung des Kariesrisikos

Fissurenkaries

Die okklusalen Flächen der bleibenden Molaren bei Kindern und Jugendlichen sind am meisten von Karies befallen. Der Anteil der Fissurenkaries beträgt bei kariesarmen Kindern je nach Alter zwischen 75 und 92%. Die Fissurenkaries muss dementsprechend häufig diagnostiziert werden. Die Diagnostik ist schwierig, weil sich unter einer scheinbar intakten Oberfläche Dentinkaries befinden kann. Die sog. „hidden" Karies kommt in ungefähr 10–50% der Molaren vor. Verschiedene **Gründe für die hohe Kariesprävalenz in den Fissuren** werden angeführt:

- Bis zur endgültigen Okklusionsfindung ist in den Fissuren eine erhöhte Plaqueakkumulation zu beobachten.
- In den ersten Jahren nach dem Durchbruch ist der Schmelz kariesanfällig. Durch Re- und Demineralisationszyklen findet eine Maturation des Schmelzes statt. Die verminderte Kariesanfälligkeit des gereiften Schmelzes ist nicht fissurenspezifisch, wirkt sich dort aber stärker aus.
- Die ungünstige Fissurenmorphologie verhindert oft eine adäquate Reinigung des Fissurenfundus. Eigene Analysen an Schliffen von 200 Zähnen zeigten bei mehr als der Hälfte der Fälle eine der Reinigung durch Zahnbürste nicht zugängliche Fissurenanatomie (Abb. 5.**27a–f**).

Hilfsmittel zur Kariesdiagnose

Die heute üblichen konventionellen Hilfsmittel wie Inspektion mit oder ohne Sonde und Bissflügel-(Bitewing-) Röntgenbilder weisen eine hohe Spezifität, jedoch eine geringere Sensitivität auf:

- Die **Spezifität** bewegte sich bei allen herkömmlichen Methoden in einer ähnlichen Größenordnung (87–93%). Dies bedeutet, dass nur wenige Zähne ohne Karies oder mit initialer Schmelzkaries falsch diagnostiziert und unter Umständen irrtümlicherweise eröffnet werden. Zähne, die dank adäquater Prävention über Jahre unversorgt belassen werden können, sollten nicht restaurativ behandelt werden.
- Die **Sensitivität**, die Fähigkeit, krankes Dentin als kariös zu erkennen, bewegte sich bei Zähnen mit sichtbarer Kavität zwischen 62–90%; auch hier bestehen keine statistisch signifikanten Unterschiede zwischen den Methoden. Signifikant schlechter waren jedoch die diagnostischen Fähigkeiten, Zähne mit Dentinkaries und makroskopisch intakter Oberfläche („hidden" Karies) zu erkennen. Nur 12–20% beträgt hier die Sensitivität bei direkter klinischer Inspektion.

MERKE

Der zusätzliche Gebrauch einer Sonde bringt keine Verbesserung in der Diagnostik der Fissurenkaries.

FEHLER UND GEFAHREN

Sondieren mit Druck kann oberflächlich entkalkte Schmelzanteile zerstören und die Kariesprogression beschleunigen.

Die Sensitivität, d. h. die Fähigkeit, Zähne mit Dentinkaries als krank zu erkennen, ist bei Zuhilfenahme von Bissflügel-Röntgenbildern verbessert (Sensitivität ≥ 45%). Mit Röntgenbildern ist allerdings nur Okklusalkaries erkennbar, die ins Dentin vorgedrungen ist.

MERKE

Eine Karies, die im Röntgenbild sichtbar ist, ist signifikant mehr mit Laktobazillen und Mutans-Streptokokken infiziert als eine nicht röntgensichtbare Karies. Im Röntgenbild sichtbare Dentinkaries wird heute deshalb auch bei intakter Oberfläche im Allgemeinen eröffnet und restaurativ versorgt.

Seit Jahren wurden deshalb Hilfsmittel gesucht, mit denen eine Karies frühzeitig und auch bei scheinbar intakter Oberfläche erkannt werden kann. Die Systeme beruhen auf der Messung des Widerstands zwischen Zahnoberfläche und einer Referenzelektrode sowie auf der Tatsache, dass kariös veränderte Zahnhartsubstanz fluoresziert.

Messung der elektrischen Leitfähigkeit

Die elektrische Leitfähigkeit und der elektrische Widerstand zwischen Zahn und einer Handelektrode ist abhängig vom Zustand des Zahns. Je mehr Zahnhartsubstanz zerstört und durch ein besser leitendes Medium ersetzt wird, desto kleiner ist der Widerstand. Dieser Sachverhalt wird beim **elektrischen Kariesmeter** genutzt (Abb. 5.**29a, b**). Die Messung der elektrischen Leitfähigkeit zeigt unter In-vivo-Bedingungen eine Sensitivität zwischen 93 und 96% und eine Spezifität zwischen 71 und 77%. Da die Messung der Kariesextension mit dem elektrischen Kariesmeter nur punktweise erfolgt – eine Messung dauert etwa 10 s – ist zu empfehlen, diese Methode bei Unsicherheit der klinischen Diagnose hinzuzuziehen. Ferner kann sie zur longitudinalen Beobachtung einer suspekten Stelle gebraucht werden und gibt so Hinweise auf den Erfolg einer Intensivprophylaxe.

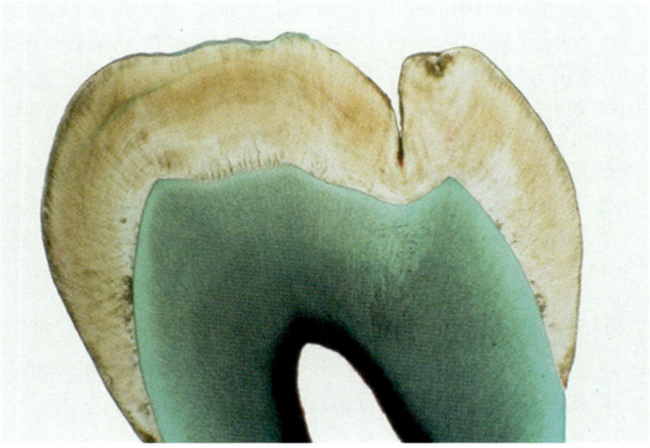
a

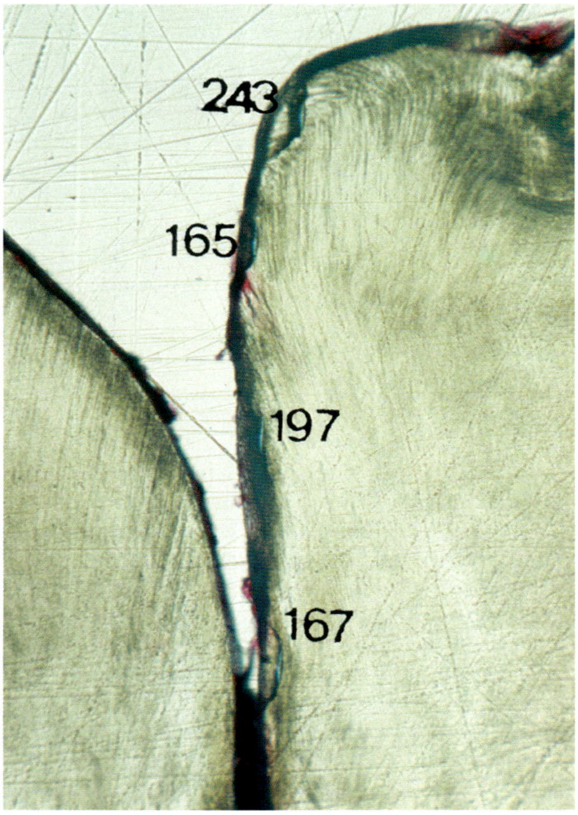

b

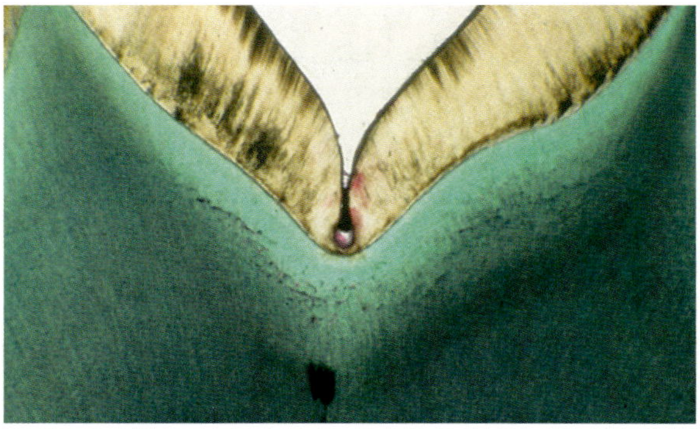
c

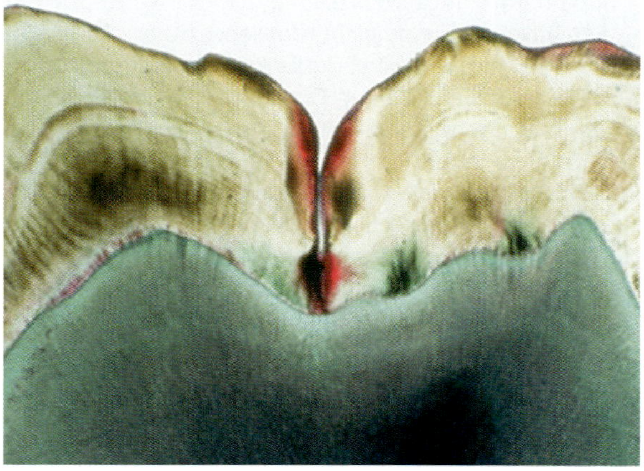
d

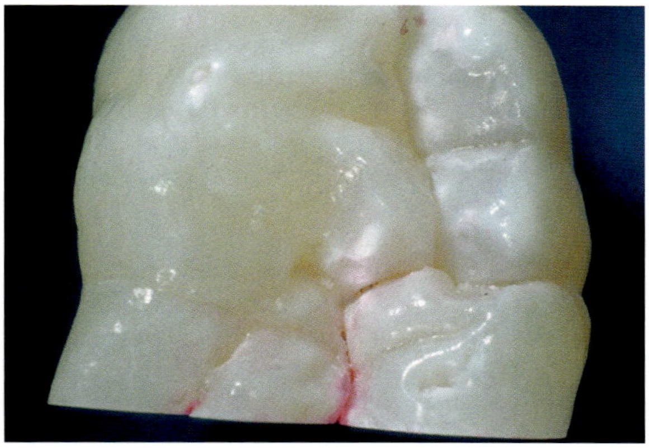
e

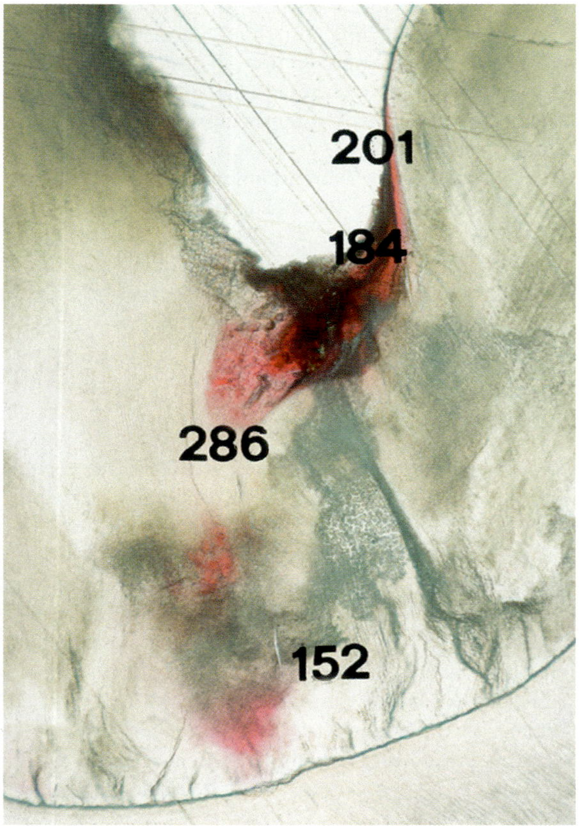

f

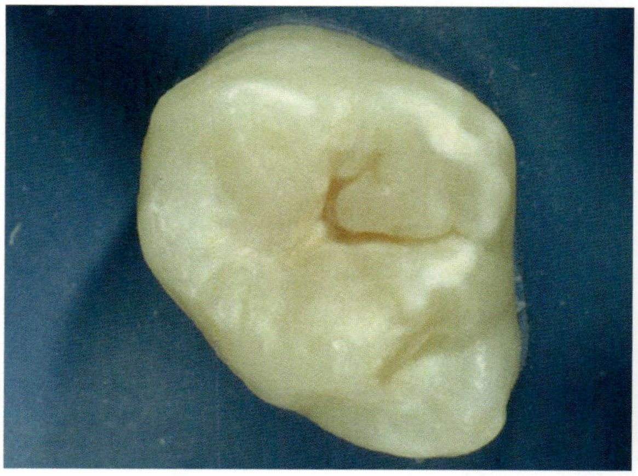
a
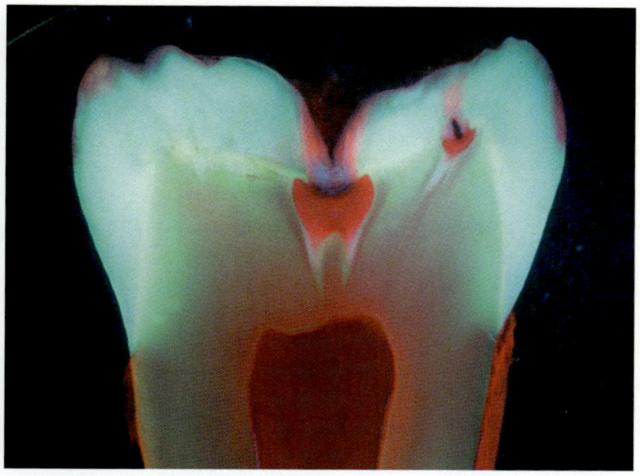
b
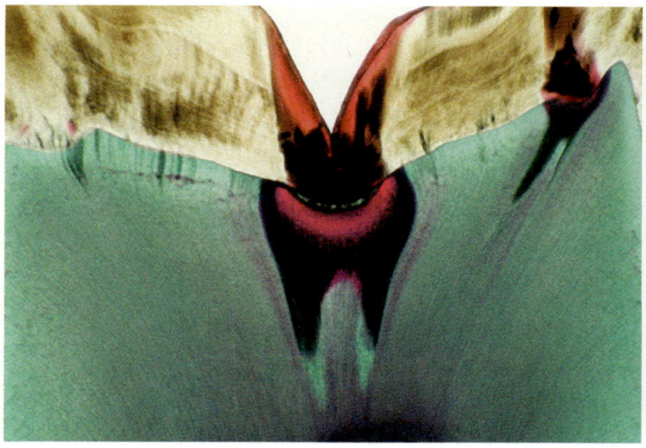
c
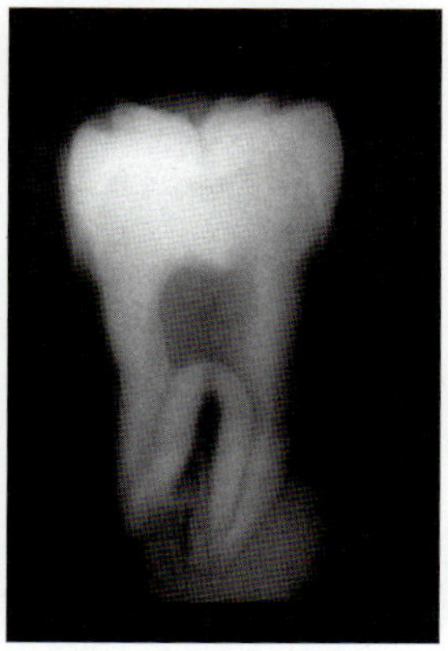
d

Abb. 5.**28 a–d** Molar mit einem histologischen Schliff, der keinen Oberflächeneinbruch zeigt, obwohl die Karies bis ins Dentin vorgedrungen ist.
a Klinische Aufsicht.
b Histologischer Schliff durch das Zentrum der Fissur.
c Detail von **b**.
d Das Röntgenbild zeigt eine Aufhellung im Dentin.

Fiberoptiktransillumination (FOTI) ist, okklusal angewendet, schwierig interpretierbar, weil einerseits stark verfärbte Fissuren und/oder benachbarte, nicht zahnfarbene Füllungen irritieren, andererseits okklusale Dentinkaries oft nur einen kleinen Teil der durchleuchteten Gesamtzahnmaße betrifft und sich deshalb nicht eindeutig abzuheben vermag. Entkalkungen am Fissureneingang hingegen werden deutlich hervorgehoben.

Messung der Fluoreszenz

Schon lange ist bekannt, dass durch Karies veränderte Zahnhartsubstanz fluoresziert und sich diese Fluoreszenz proportional zur Demineralisation der Zahnhartsubstanz verhält. Demineralisierte Zahnhartsubstanz erzeugt im gewählten Wellenlängenbereich eine stärkere Anregung. Die einwirkende Strahlungsenergie bewirkt einen kurzzeitigen Übergang der Moleküle in einen angeregten Zustand. Der Grundzustand wird wieder erreicht, indem ein Teil der Energie durch Stöße und in Form von Wärme an das umliegende Gewebe abgegeben wird; ein anderer Teil der Energie kann zur Aussendung von Licht, der Fluoreszenzstrahlung, führen. Durch den erwähnten Energieverlust ist das Fluoreszenzlicht langwelliger als das anregende Licht.

Dieses Prinzip der Karieserkennung wurde mit dem Gerät DIAGNOdent praktisch umgesetzt (Abb. 5.**30 a, b**). Nicht erwünschtes Licht anderer Lichtquellen und das in den Detektionsfasern remittierte Anregungslicht wird durch ein Filtersystem zurückgehalten: Nur Licht mit Wellenlängen >680 nm wird transmittiert. Zur Eliminierung langwelliger Störstrahlung wird das Anregungslicht moduliert und nur der entsprechend modulierte Anteil des Photodiodensignals verstärkt und festgehalten. Dabei wird der aktuelle Messwert und der maximale Messwert des laufenden Messzyklus gespeichert.

Ein sich in der Tonlage änderndes akustisches Signal ermöglicht durch Rotation der Spitze das Auffinden der größten Fluoreszenz einer bestimmten Stelle, ohne dass

◁ Abb. 5.**27 a–f** Schmelzfissuren im Zahnschliff.
a Tiefe, retentive, kariesfreie Fissur, die der Reinigung kaum zugänglich ist.
b Detail der Fissur in **a** mit Angaben lokaler Knoop-Härtewerte. Sie deuten auf einen schlecht mineralisierten Schmelz hin. Normale Härtewerte für Schmelz: 320–350.
c Ampullenförmige Fissur.
d Sehr tiefe Fissur. Beachte die sehr geringe Schmelzdicke am Fissurenfundus.
e Fissur an der Schnittebene. Beachte die kariösen und gesunden Anteile.
f Fissurenverlauf an der Schliffebene, mit Angabe lokaler Knoop-Härtewerte. Beachte die kariösen und gesunden Anteile.

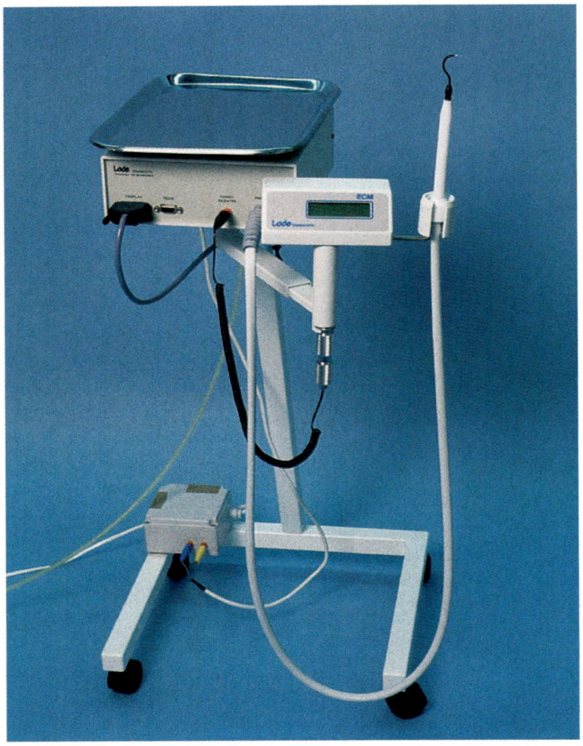

a

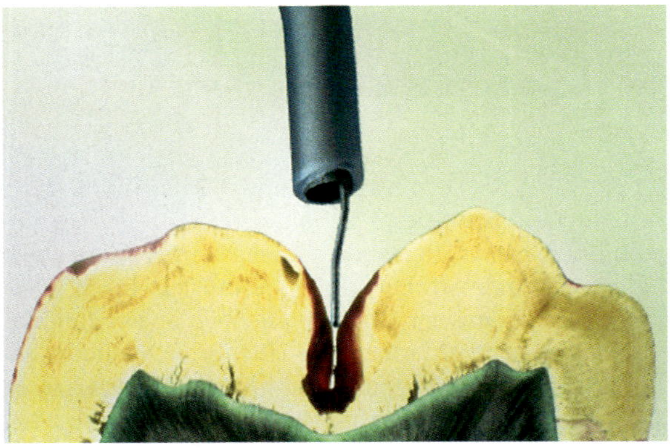

b

Abb. 5.**29 a, b** Kariesdiagnostik – Messung der elektrischen Leitfähigkeit.
a Elektrisches Kariesmeter (ECM).
b Simulierte ECM-Messung einer okklusalen Läsion. Gut erkennbar sind die Messsonde und das Austrittsrohr der Luft für die Trocknung der Zahnoberfläche.

Tabelle 5.**5** Hinweise für die Therapie in Abhängigkeit der Anzeigewerte des DIAGNOdent

Anzeigewert	Therapie
0–13	übliche Prophylaxemaßnahmen
14–20	intensivierte Prophylaxemaßnahmen
21 bis ca. 29	intensivierte Prophylaxe oder Restauration: Indikation ist abhängig von Kariesaktivität, Kariesrisiko, Recallintervall etc.
≥ ca. 30	Restauration und intensivierte Prophylaxe

die Anzeige am Gerät dabei beobachtet werden muss (Abb. 5.**31 a–d**). Nach dem Messvorgang wird der Maximalwert abgelesen. Die bis jetzt vorliegenden Untersuchungen zeigen, dass der auf Laserfluoreszenz basierende DIAGNOdent eine höhere Sensitivität für die Erkennung der Dentinkaries (89%) aufweist als die klinische Untersuchung. Die klinische Inspektion zeigt hingegen – wie erwähnt – gute Spezifitätswerte.

PRAXISTIPP

Es empfiehlt sich deshalb, einen Patienten zuerst klinisch zu untersuchen. Falls nach gutem Trocknen Zweifel über die Gesundheit einer Stelle vorliegen, benutzt man als „2. Meinung" das Lasergerät (Tabelle 5.**5**) oder misst die elektrische Leitfähigkeit.

Damit werden die Vorteile der höheren Spezifität und die Geschwindigkeit der klinischen Diagnostik mit den Vorteilen dieser Geräte (hohe Sensitivität) kombiniert.
Befund, Diagnose und Therapievorschläge für die Fissurenkaries sind in Tabelle 5.**6** zusammengefasst.
Eine wichtige Voraussetzung für die Kariesverlaufsdiagnose ist die Reproduzierbarkeit der diagnostischen Hilfsmittel. Die Reproduzierbarkeit der klinischen Inspektion und der Befunderhebung mittels Bissflügelaufnahmen ist zu schlecht, sodass keine Kariesverlaufsdiagnose in der Fissur möglich ist. Die Messung des elektrischen Widerstands und das Lasergerät zeigen dagegen eine gute Reproduzierbarkeit.

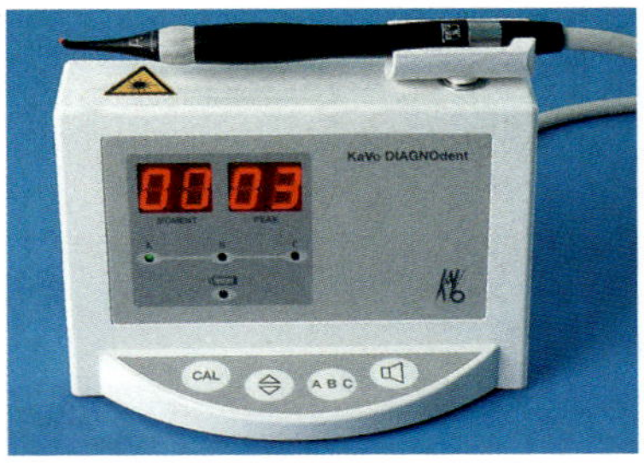

a

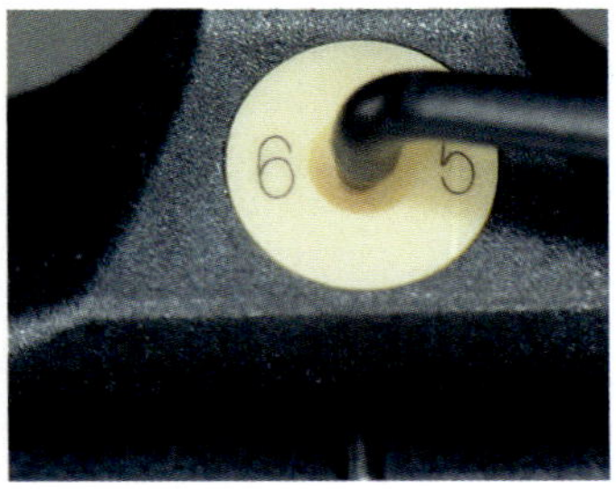

b

Abb. 5.**30 a, b** Kariesdiagnostik mittels Fluoreszenzmessung.
a DIAGNOdent-Lasergerät für die Erkennung zweifelhafter kariöser Zahnstellen der Okklusalflächen.
b Eichung des DIAGNOdent-Gerätes mit dem Keramikstandard, die periodisch wiederholt werden muss.

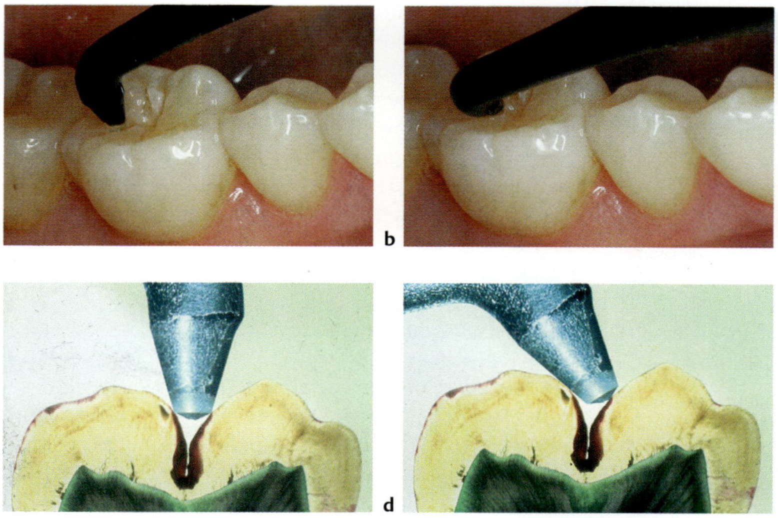

Abb. 5.**31 a–d** Anwendung des DIAGNOdent-Gerätes.
a u. **b** Bestimmung der Demineralisation einer okklusalen Fissur im Bereich eines 1. Molaren. Anhand der Fluoreszenz der kariös veränderten Zahnhartsubstanz misst das Lasergerät den Grad der Demineralisation in der Fissur.
c u. **d** Bei der Bestimmung des Demineralisationsgrades einer okklusalen Fissur ist die konsequente Rotation der Detektionsspitze um die Längsachse während des Messvorgangs unbedingt erforderlich.

Tabelle 5.**6** Befund, Diagnose und Therapievorschläge für die Fissurenkaries

Befund	Diagnose	Therapie
Fissuren – während Zahndurchbruch		
Tiefe, retentive Fissur mit kreidig-weißer Verfärbung am Fissureneingang	D_1, D_2	Prophylaxe: • Fluoridlack 2–4× jährlich • bei hohem Kariesrisiko: zusätzlich Chlorhexidinlack 2–4× jährlich • Kariesrisiko verringern! • keine Versiegelung
Oberflächendefekt durch Karies, Dysplasie Rx: Aufhellung im Dentin	D_3, D_4	Versorgung mit Glasionomerzement Prophylaxe: • Fluoridlack 2–4× jährlich • Chlorhexidinlack 2–4× jährlich • Kariesrisiko verringern! definitive Versorgung erst nach Durchbruch!
Fissuren – nach Erreichung der Okklusion		
Tiefe, retentive Fissur	D_0	Prophylaxe: • Kariesrisiko verringern
Fissur mit weißer Verfärbung (trocknen!) * Rx: keine Aufhellung	D_1, D_2	2. Meinung: DIAGNOdent (DD) • niedrige Kariesaktivität und DD-Werte < ca. 30 → intensivierte Prophylaxe: Fluorid, Chlorhexidinlack, O_3, erweiterte Fissurenversiegelung • DD-Werte > ca. 30 → erweiterte Versiegelung, intensivierte Prophylaxe
Fissur mit kreidig-weißer Verfärbung in der Fissur und/oder sichtbarem Oberflächendefekt Rx: Aufhellung im Dentin	D_3, D_4	erweiterte Fissurenversiegelung oder minimal invasive Füllung Kariesrisiko verringern!

* braune Verfärbungen von Fissuren sind bei bleibenden Zähnen kein sicheres Zeichen für Karies!

Approximalkaries

Zur Diagnose der Approximalkaries können die klinische Untersuchung, Bissflügel-Röntgenbilder und Fiberoptiktransillumination (FOTI) herangezogen werden.

Bissflügel-Röntgenbilder sind für die Diagnose der Approximalkaries auch heute noch die Methode der Wahl, wobei etwa ¾ der Dentinkaries erkannt wird (Abb. 5.**32**). Die meisten Untersuchungen fanden bei Dentinläsionen eine eingebrochene Oberfläche vor, die eine Remineralisation ausschließt. Obwohl das wahre Ausmaß der Karies mit dem Röntgenbild *unterschätzt* wird, beträgt die Spezifität, d. h. die Fähigkeit gesunde Zähne als gesund zu erkennen, ca. 95%. Neue empfindlichere Röntgenfilme scheinen hinsichtlich der Kariesdiagnostik den früheren ebenbürtig zu sein. Da sie die Strahlenbelastung signifikant vermindern, sollen sie heute vermehrt verwendet werden.

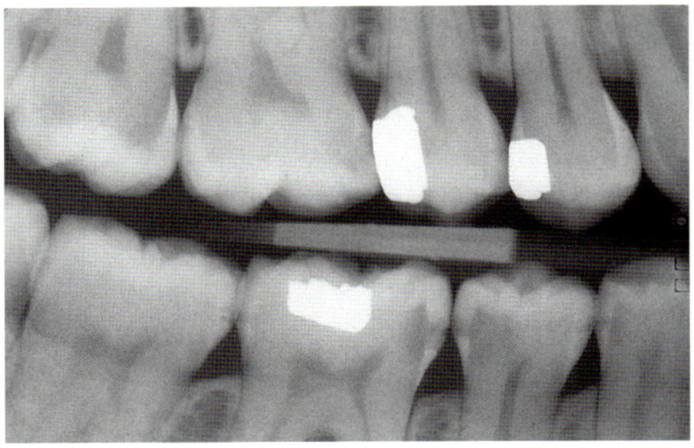

Abb. 5.**32** Das Bissflügelröntgenbild zeigt Zähne mit unterschiedlich weit fortgeschrittener Karies.

Tabelle 5.**7** Die Röntgenintervalle bei der Kariesdiagnostik sind umso kürzer zu wählen, je höher das individuelle Kariesrisiko

Alter (Jahre)	Sehr hohes Kariesrisiko	Mittleres Kariesrisiko	Geringes Kariesrisiko
4–25	6 Monate	1 Jahr	2 Jahre
26–65	< 1 Jahr	1–2 Jahre	ca. 3 Jahre
65+	< 1 Jahr	1–2 Jahre	ca. 2 Jahre

Bezüglich Mundhygiene behinderte Patienten fallen in die Kategorie 4–25 Jahre

Erkennen von Kavitation und Progression

Besonders schwierig ist es festzustellen, ob die Oberfläche eingebrochen ist. Das Erkennen des Oberflächeneinbruchs (Kavitation) ist hingegen wichtig, um zu entscheiden, ob intensivierte Prophylaxe oder eine invasive Therapie notwendig ist.

MERKE

Prophylaktische Maßnahmen können eine weitere Penetration verhindern oder Remineralisation bewirken, vorausgesetzt die Schmelzoberfläche ist noch nicht eingebrochen.

Eine direkte Methode, Kavitation der Approximalfläche zu erkennen, besteht in der Verwendung eines **orthodontischen Separiergummis**, der vor der Diagnose für einige Tage in situ belassen wird. Diese Methode wurde auch angewendet, um den Zusammenhang zwischen der Ausdehnung im Bissflügel-Röntgenbild und einer eventuellen Kavitation zu erfassen:

- Nur ca. 11% der Approximalflächen bleibender Zähne mit einer Aufhellung auf der Bissflügelaufnahme bis zur Schmelz-Dentin-Grenze haben eine eingebrochene Oberfläche.
- Dieser Prozentsatz beträgt ca. 40%, sofern im Röntgenbild eine Aufhellung bis ins Dentin besteht.

Die Progression der Karies kann mit **periodischen Röntgenaufnahmen** untersucht werden, da eine gute Reproduzierbarkeit gewährleistet ist. Das Intervall hängt u. a. vom individuellen Kariesrisiko (s.u.) ab (Tabelle 5.**7**): Kariesaktive Patienten (mit mindestens 6 neuen Läsionen in 3 Jahren) zeigen signifikant mehr eingebrochene Approximalflächen als kariesinaktive Patienten. Dieser Parameter muss deshalb bei einem adäquaten Prophylaxe- und/oder Therapieregime beachtet werden:

- Patienten mit hohem Kariesrisiko sollten jedes Jahr geröntgt werden,
- solche mit sehr kleinem Risiko etwa alle 2–3 Jahre.

Die Zeitdauer, bis die Karies den Schmelz *bleibender, gereifter Molaren* bei guter Hygiene penetriert, kann 5 Jahre überschreiten. Das bietet die Möglichkeit, mit einer invasiven Therapie abzuwarten und die Progression oder Regression der Karies zu beobachten. Die Beurteilung der Penetrationsgeschwindigkeit wird ermöglicht, wenn erstellte standardisierte Röntgenbilder mit vorhandenen verglichen werden. *Zähne kurz nach dem Durchbruch* zeigen hingegen eine bedeutend geringere Penetrationszeit, was im Recallintervall berücksichtigt werden muss.

PRAXISTIPP

Um Überlappungen im Approximalbereich zu verringern, wird ein Röntgenhalter empfohlen.

FEHLER UND GEFAHREN

Horizontale Abweichungen des Röntgentubus von nur wenigen Winkelgraden bewirken eine erhebliche Verminderung richtiger Diagnosen. Es kommt zur Projektion von Schmelzkaries in den Dentinbereich, was zu einer falsch positiven Diagnose führen kann.

Eine Aufhellung im Dentin soll nur bei eindeutig festgestellter Aufhellung im Schmelzbereich invasiv behandelt werden (Tabelle 5.**8**). Die Röntgenbilder sollen unter Lupenvergrößerung und isoliert von seitlichen Lichteinflüssen begutachtet werden.

Fiberoptiktransillumination kann als zusätzliches Hilfsmittel neben Bissflügelröntgenbildern angewandt werden, wenn approximal keine Beeinträchtigung durch angrenzende nichtzahnfarbene Füllungen vorhanden ist. Bei Frontzähnen können mittels FOTI mehr als 70% der Dentinläsion erkannt werden. Schmelzläsionen im Seitenzahnbereich werden allerdings nur schlecht differenziert.

Wurzelkaries

Mit zunehmendem Alter zeigen die meisten Personen an einzelnen oder mehreren Zähnen gingivale Rezessionen der Gingiva bei unbehandelter oder nach behandelter marginaler Parodontitis. Dadurch werden Wurzeloberflächen freigelegt, die entsprechend der charakteristischen Strukturen und chemischen Zusammensetzung von Zement und Dentin bezüglich mechanischer Traumatisie-

Tabelle 5.**8** Befund, Diagnose und Therapievorschläge für die Approximalkaries

Befund	Diagnose	Therapie
Rx-Läsion Grad 1 u. 2 Aufhellung im Schmelz*	D_1, D_2	Prophylaxe (Interdentalreinigung, Fluoride)
Rx-Läsion Grad 2 (→ 3) Aufhellung im Schmelz, die ins Dentin übergreift*	D_3	Prophylaxe bei kleinem Kariesrisiko Füllung bei hohem Kariesrisiko Kariesrisiko verringern
Rx-Läsion Grad 3 u. 4 Aufhellung im Dentin, Oberfläche eingebrochen*	D_3, D_4	Füllung

* Vergleiche mit früheren Röntgenbildern

rung anfälliger sind als Schmelzoberflächen. Am häufigsten sind die Vestibularflächen betroffen, gefolgt von den approximalen und den palatinalen.

Die primäre Wurzelkaries kann erst dann auftreten, wenn die entsprechenden Oberflächen dem Mundmilieu und supragingivalem Plaquebefall ausgesetzt sind.

MERKE

Der kritische pH-Wert für die Demineralisation der Zahnwurzel liegt bereits bei ca. 6,3 (Schmelz: pH 5,5).

Somit ist die Wurzelkaries eine Erkrankung, die bei bezahnten Individuen mit zunehmendem Alter gehäuft auftritt.

Wurzelkaries erscheint oft als nicht sehr tiefe, weiche, verfärbte Zerstörung des Zements und des Dentins. Vor allem interdental ist die Diagnose nicht einfach. Obwohl Wurzelkaries mit einem Attachmentverlust vergesellschaftet ist, kann durch Parodontaltaschen die direkte Einsichtnahme verhindert sein. Die Progression solcher der Reinigung nicht zugänglicher Dentindefekte ist schneller als bei der koronalen Karies. Oft ist die Läsion so weit fortgeschritten, dass das Endodont betroffen ist und eine Wurzelbehandlung unumgänglich wird.

Zur Diagnose hat sich ein Röntgenbild für nicht einsehbare Stellen und der Gebrauch der Sonde für zugängliche Stellen bewährt.

Alle kariösen Defekte zeigen Verfärbungen von hell- über dunkelbraun bis schwarz (Abb. 5.**33a, b**). In Läsionen mit weicher Oberfläche wurden signifikant mehr Mutans-Streptokokken und Laktobazillen gefunden als in Läsionen mit harter Oberfläche. Die Farbe einer Wurzelkaries ist jedoch kein Kriterium für die Kariesaktivität. Diagnostisch ist es wichtig, aktive von inaktiven Läsionen zu unterscheiden:

- Die **inaktiven Läsionen** sind gekennzeichnet durch eine relativ harte Oberfläche. Sie brauchen *keine* füllungstechnische Versorgung; durch geeignete Prophylaxemaßnahmen lassen sie sich unter Kontrolle halten (Tabelle 5.**9**).
- Die **aktiven Läsionen** sind, unabhängig von der Verfärbung der Zahnsubstanz, durch die erweichte Zahnsubstanz charakterisiert. Aktive Läsionen werden, sofern der Defekt nicht pulpagefährdend tief fortgeschritten ist, glatt poliert und ebenfalls mittels Prophylaxe kontrolliert. Aktive Wurzelkaries kann speziell auf Vestibularflächen durch geeignete Mundhygienemaßnahmen, optimale Bioverfügbarkeit von Fluoridionen und eventuell auch chemische Plaquekontrolle in ein inaktives Stadium gebracht werden.

MERKE

Selbst bei einem Mineralverlust von bis zu 50% ist die Dentinstruktur noch so weit intakt, dass Remineralisation möglich ist. Daher sind nichtinvasive Maßnahmen bei beginnender Dentinkaries sehr wichtig.

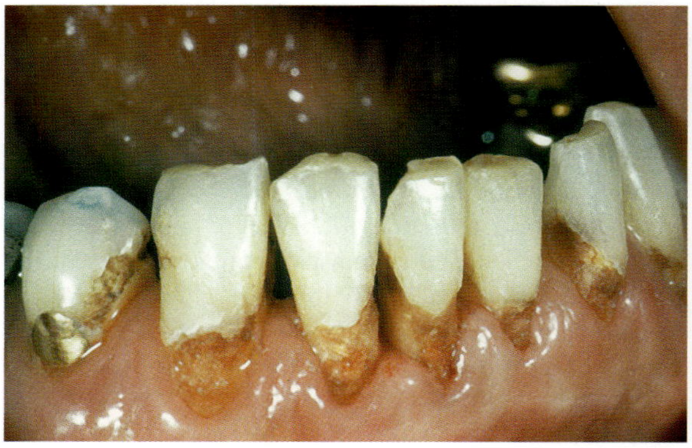
a

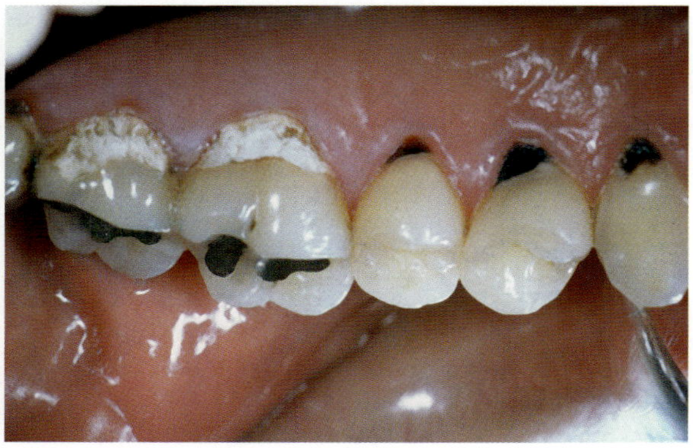
b

Abb. 5.**33a, b** Wurzelkaries.
a Aktive Wurzelkaries (bei Sondieren weich).
b Inaktive Wurzelkaries (bei Sondieren hart).

Tabelle 5.9 Befund, Diagnose und Therapievorschläge für die Wurzelkaries

Befund	Diagnose	Therapie
Oberfläche hart	inaktive Karies	Prophylaxe: Mundhygiene, Fluoridierung, Ernähungsberatung
Oberfläche ledern	aktive Karies	Politur mit Fluoridpaste (Entfernen erweichter Substanz), Prophylaxe, chemische Plaquekontrolle mit Lacken oder Ozon (gute Erfolgschancen spez. auf Bukkalflächen)
Oberfläche weich	s. aktive Karies	wie oben
Oberfläche weich, größerer Defekt	s. aktive Karies	Füllung: Komposit oder Kompomer mit Dentinadhäsion; bei hohem Sekundärkariesrisiko lichthärtender Glasionomerzement

Kariesaktivität

Ein gesundes Schmelzband zwischen Läsion und Gingiva deutet auf eine längere inaktive Phase der jeweiligen Glattfläche hin. Zudem erscheint die Oberfläche seidenglänzend und nicht matt wie bei aktiven Läsionen, die an die Gingiva angrenzen. Im Approximalbereich hingegen kann es schwierig sein zu beurteilen, ob eine inaktive oder aktive Karies vorliegt.
Bluten auf Sondieren deutet bei parodontal gesundem Approximalraum mit einer im Röntgenbild oder klinisch sichtbaren Läsion auf eine aktive Karies hin. Andere Parameter dienen dazu, das aktuelle Kariesrisiko abzuschätzen:
- Mundhygiene
- Ernährungsgewohnheiten
- Anzahl kariespathogener Keime im Approximalraum
- Fließrate und Pufferkapazität der Mundflüssigkeit
- Fluoridzufuhr und
- bisheriger Kariesbefall.

Patienten mit aktiver (Initial-)Karies benötigen neben einer adäquaten Betreuung eine verständliche Information über Ätiologie, präventive Maßnahmen und mögliche Folgen. Insbesondere kann die Erkenntnis einer möglichen Stagnation oder Remineralisation der Initialläsion motivierend für die weitere Mitarbeit des Patienten sein, müssen doch unter Umständen die Ernährungsgewohnheiten umgestellt, die Mundhygiene verbessert und Fluoridierungsmaßnahmen eingeführt oder optimiert werden.
Die quantitative Bestimmung kariespathogener Keime an einer bestimmten Approximalfläche oder in der gesamten Mundhöhle kann mit standardisierten Tests erfolgen. Diese Testkits ermöglichen ferner eine Verlaufskontrolle der Bakterienbesiedlung der Mundhöhle und können für die Motivation des Patienten benutzt werden. Bei kariesaktiven Patienten mit hoher Anzahl kariespathogener Bakterien kann es angezeigt sein, diese mit Chlorhexidingelée, appliziert in einer Tiefziehschiene, oder chlorhexidinhaltigen Lacken zu reduzieren.

Zusammenfassung

Die frühzeitige Diagnose einer kariösen Läsion ist wichtig, damit die richtigen Prophylaxe- und Therapiemaßnahmen eingeleitet werden können. Je nach Lokalisation der kariösen Veränderung der Zahnhartsubstanz (Approximal-, Glattflächen-, Fissuren- und Wurzelkaries) erfolgt die Diagnostik und Verlaufskontrolle mit unterschiedlichen Hilfsmitteln:
- Für die Diagnose der Approximalkaries eignet sich die Bissflügel-Röntgenaufnahme,
- für die Glattflächenkaries die visuelle Inspektion,
- für die sog. „hidden“ Karies im Bereich der Fissuren die Messung des elektrischen Widerstands oder das Lasergerät und
- für die Wurzelkaries die vorsichtige Sondeninspektion in Kombination mit dem Röntgenbild.

Bei der Kariesverlaufsdiagnose muss berücksichtigt werden, dass das Kariesrisiko eines Patienten keine konstante Größe ist, sich jederzeit verändern und positiv durch den Patienten beeinflusst werden kann.

Klinische Diagnostik der Pulpitis und apikalen Parodontitis

Peter Gängler, Ingrid Hoyer

MERKE

Die Stagnation und Progression einer kariösen Läsion in Schmelz, Dentin, Pulpa und im apikalen Parodont verläuft überwiegend schmerzsymptomlos. Weil Histopathologie und -bakteriologie von akuten Entzündungsschüben und chronischen Entzündungsphasen des Bindegewebes nicht mit dem klinischen Befund korrelieren, werden ausschließlich aus klinischen Gründen die schmerzhaften Pulpitiden und apikalen Parodontitiden in akute Formen und die schmerzsymptomlosen Entzündungen in chronische Formen eingeteilt.

Das Risiko der Pulpanekrose durch degenerative Entzündung macht den **Sensibilitätstest** zu einer der wichtigsten Methoden der Diagnostik. Dabei wird die Schmerzreizantwort der Pulpa auf elektrische, thermische und mechanische Reize überprüft. Die Schmerzreizschwelle korreliert grundsätzlich nicht mit dem histologischen Befund der Pulpa, sodass die Überprüfung der pulpagebundenen Sensibilität lediglich zu einer Alternativantwort führt: *Schmerzreiz empfindbar vs. nicht empfindbar.*

Der am Zahn applizierte Reiz wird von den Hartsubstanzen weitergeleitet, von freien Nervenendigungen in der Pulpa aufgenommen und über A_δ- und C-Fasern ausschließlich als Schmerzreiz zum Zentrum vermittelt. Die Konstruktion der Sensibilitätstestgeräte und ihre klinische Handhabung muss gewährleisten, dass nicht andere Rezeptoren der Gingiva und des Periodontalligaments gereizt werden, weil sonst falsch positive Sensibilitätsreaktionen entstünden.

MERKE

Rezeption (Aufnahme und Weiterleitung) und Perzeption (Wahrnehmung) des Reizes führen ausschließlich zu einer Vorschmerzantwort auf einer niedrigen Reizschwelle und zu einer Schmerzantwort auf einer höheren Reizschwelle.

PRAXISTIPP

An Zähnen mit aktuellen Spontanschmerzen ermöglichen Sensibilitätstests keine Aussage.

Elektrischer Sensibilitätstest

Elektrische Testverfahren beruhen auf den besonderen Leitfähigkeitsverhältnissen der Zahnhartgewebe im Gegensatz zum umgebenden Weichgewebe. Der Zahn stellt einen komplexen Widerstand (Impedanz) dar. Damit unterliegen Rechteckimpulse einer typischen Verformung, deren Spitzenströme den eigentlichen Reiz darstellen.

Die Anlage der Elektrode aus leitendem Gummi, der gerade eben befeuchtet ist, erfolgt auf Glattflächen, Höckern oder auch Inzisalkanten, die vom gesunden Dentin ausgehen. Der Stromkreis wird über das Handstück der Elektrode, den Körper des Untersuchers und zum Körper des Probanden geschlossen. Der elektrische Nebenschluss wird durch Trockenlegung des Zahns vermieden.

Fehlermöglichkeiten

Die Aussagesicherheit des elektrischen Sensibilitätstests liegt bei 90–95%. Falsch positive Antworten sind aufgrund der impedanzabhängigen Reize ausgeschlossen. Der elektrische Sensibilitätstest ist bei überkronten Zähnen wegen des Nebenschlusses (Metallkronen) oder der Isolatorwirkung (Keramikkronen) grundsätzlich nicht einsetzbar.

Falsch negative Antworten entstehen:

- bei Feuchtigkeitskontakt zur Gingiva
- bei ausgedehnten Restaurationen der Krone
- bei profunder Karies
- unter Umständen bei durchbrechenden jugendlichen Zähnen mit weitem apikalem Foramen, deren Sensibilität noch nicht voll entwickelt ist
- oft für mehrere Tage oder Wochen nach traumatischen Einwirkungen, wenn die Sensibilität trotz vitaler Pulpa reduziert ist.

In diesen Fällen ist der thermische Test sicherer. Bei Milchzähnen ist der Test dagegen bis kurz vor der Exfoliation positiv.

MERKE

Vor einer definitiven Therapieentscheidung sind wiederholte Sensibilitätstests notwendig.

Thermischer Sensibilitätstest

In den meisten Fällen und insbesondere bei überkronten Zähnen und bei ausgedehnten Restaurationen ist der thermische Sensibilitätstest mit Kälte das Mittel der Wahl. Nachteil der gebräuchlichen Tests ist die *fehlende Regulierung der Reizstärke* wie bei elektrischen Tests. Frigene mit einem Wärmeentzug bei –30 bis –40°C haben sich in Spraydosen mit speziellen Applikatoraufsätzen oder Pellets in der Praxis durchgesetzt.

Zahnschmelz besitzt eine relativ schlechte Wärmeleitfähigkeit, die mit der hohen Impedanz direkt korreliert. Dentin hat die größere Wärmeleitfähigkeit bei geringerem elektrischem Widerstand. Der Zahn spricht auf sehr geringe Temperaturdifferenzen mit einer Schmerzreizantwort an. An oberen Schneidezähnen erfolgt eine Reaktion bei +12°C schon nach 5 s Applikationszeit. Bei Wärmeentzug unter –5°C tritt die Reizantwort ohne Verzögerung auf.

Während bei Kältereizen, wie beim elektrischen Sensibilitätstest, eine typische Minimalantwort (Vorschmerzantwort) auftritt, führt Hitze erst ab +80°C zu länger anhaltenden Schmerzen, auch nach Absetzen des Reizes. Die hohe Temperaturdifferenz und die verzögerte Reaktion schließt Hitzeschäden für das Endodont nicht aus, sodass Wärmetests nicht mehr zu empfehlen sind.

Fehlermöglichkeiten

Die Aussagesicherheit thermischer Sensibilitätstests liegt bei 95–100%, also über jener der elektrischen Tests. Falsch positive Antworten sind ebenfalls ausgeschlossen. Neben den Einschränkungen für durchbrechende Zähne oder für Traumafolgen entstehen falsch negative Antworten nur bei vitalen Pulparesten in Wurzelkanalanteilen.

Mechanischer Sensibilitätstest

Nach Entfernung des Schmelzes ist besonders im gesunden Dentin der spezifische Reizübertragungsmechanismus durch Berühren mit Sonden oder Fräsern auslösbar. Das gilt auch für primär freigelegtes Dentin bei Gingivaretraktion am Zahnhals, nach Abrasionen oder Frakturen.

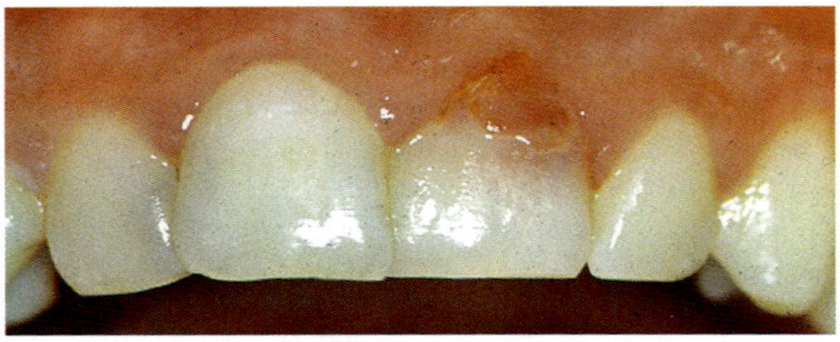

a

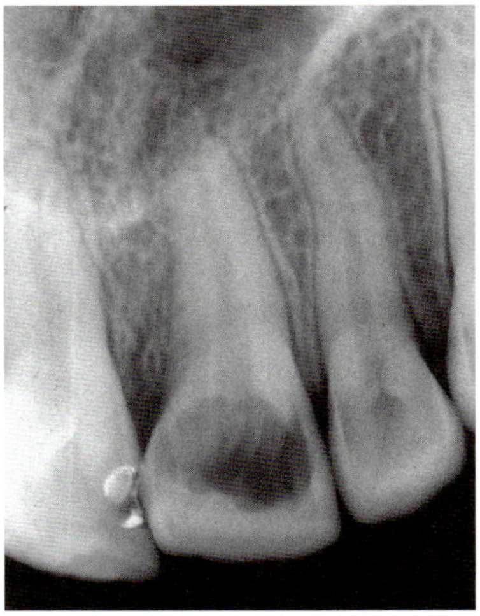

b

Abb. 5.**34a, b** Klinischer und radiographischer Befund bei chronisch resorptiver Pulpitis.
a Exzessive Resorption mit Durchbruch des internen Pulpagranuloms in der Zahnkrone.
b Radiographischer Befund.

Vor allem nach erosiver Demineralisation entsteht eine erhöhte Berührungsempfindlichkeit auf Sondieren, die zur Diagnostik „hypersensibler" Dentinflächen herangezogen wird.

MERKE

Die praktische Nutzung des mechanischen Sensibilitätstests erfolgt bei jeder Präparation am pulpavitalen Zahn. Sie gestattet ein pulpaschonendes Vorgehen und hilft irreversible Präparationsschäden zu vermeiden.

FEHLER UND GEFAHREN

Die Ausschaltung dieser Sensibilitätskontrolle bei Präparation unter kritiklos angewendeter Lokalanästhesie birgt besonders am jugendlichen Zahn mit weitem Pulpakavum und bei Caries profunda die Gefahr der iatrogenen Pulpaeröffnung in sich.

Eine weitere Möglichkeit der mechanischen Sensibilitätstestung ist die **Probetrepanation**. Sie muss unternommen werden, wenn Sensibilitätstests in ihrem Ergebnis negativ und der Röntgenbefund zweifelhaft bleiben. Die Probetrepanation wird stets von okklusal bzw. palatinal her vorgenommen, da die Möglichkeit der anschließenden Ausräumung der Kronenpulpa und Eröffnung der Wurzelkanäle bei negativem Ausfall in Betracht zu ziehen ist.

Radiologischer Befund

Die konventionelle oder digitale radiographische Befundung hat mehrere Funktionen zu erfüllen. Sie dient sowohl zur Diagnostik der Kariesprogression und ihrer Folgen, zur intra- und postoperativen Therapiekontrolle als auch zur Sanierungsbestätigung.
Zur Anwendung kommen fast ausschließlich Zahnfilme, wobei der Rechtwinkeltechnik der Vorzug zu geben ist. Zur räumlichen Aufklärung trägt neben dem orthoradialen Bild häufig die exzentrische Aufnahme bei. Bissflügelaufnahmen stellen in guten Übersichten die Kariesprogression im Kronenbereich dar und erlauben eine Kontrolle aller Restaurationen. Aussagefähige radiographische Bilder zeigen:

- Progression der okkulten Karies, besonders an Approximalflächen, radioluzente Schmelzkaries und erste Anzeichen der Dentinkaries
- Progression der Caries media et profunda, kariöse Dentindefekte, ungefähre Ausdehnung des erweichten Dentins, Reizdentinbildung mit veränderter Konfiguration des Pulpakavums, intrapulpale Fibrodentinbildungen
- Pulpitisfolgen mit internen Resorptionen (Abb. 5.**34b**) oder Obliterationen
- apikale Parodontitisfolgen mit Resorption und Apposition von Hartgewebe, begrenzte oder diffuse Knochenresorption, laterale oder apikale Ausbreitung der Radioluzenz (Abb. 5.**35a–d**)
- Randbeziehungen von Füllungen und Kronen, Überhänge, Sekundärkaries
- marginale Parodontitisfolgen mit Knochenresorptionen, okkulte Zahnhalskaries
- Reizdentinbildung und Hartgewebebrücken unter direkten Überkappungen und Pulpotomien
- anatomische Kriterien für die Entscheidung zur Wurzelkanalbehandlung:
  - Länge des Zahns
  - Messaufnahmen mit markierten Instrumenten
  - Weite des Pulpakavums und der Wurzelkanäle
  - Position der Wurzelkanaleingänge zur Festlegung der Trepanationskavität bei Pulpektomie
  - Krümmungsverhalten der Wurzel
  - Position des apikalen Foramens
- Fistelgänge und ihre Ursache sowie marginale Parodontitistaschen (Kontrast gebende Hilfsmittel zur Differenzierung von apikalen und marginalen Fistelgängen, meist Guttaperchaspitzen).

Die radiographische Befunderhebung im Rahmen der Kariesdiagnostik und -therapie verlangt – ebenso wie bei Parodontalerkrankungen – eine patientennahe Röntgentechnik ausschließlich für Zahnaufnahmen. Unter Beachtung der entsprechenden Strahlenschutzbestimmungen ist die Anbringung des Zahnröntgengerätes unmittelbar an oder neben der Behandlungseinheit sinnvoll. Die Strahlenbelastung ist durch verbesserte Filmqualität und insbesondere durch hoch auflösende digitale Sensoren in den vergangenen Jahren reduziert worden.

Selektiver Anästhesietest

Dieser Test bestimmt durch selektive Lokalanästhesie einzelner Zähne den Schmerz verursachenden Zahn. Das Wirkungsoptimum moderner Lokalanästhetika ermöglicht eine exakte Differenzierung bei diffusen oder irradiierenden Zahnschmerzen, um den „schuldigen“ Zahn zu bestimmen. Der Anästhesietest wird unter Lokalanästhesie einzelner Zähne bei Injektion über den Wurzelspitzen (im Oberkiefer auch palatinal!) analog zur Anästhesie bei Pulpektomie durchgeführt.
Verschwindet der Zahnschmerz am vermuteten Zahn, so ist die Ursache gefunden; bleibt der Schmerz, so muss im gleichen Kiefer mit dem Anästhesietest weiter gesucht werden oder es handelt sich um einen Zahn im Gegenkiefer.

FEHLER UND GEFAHREN

Im Oberkiefer wird stets der anteriore verdächtige Zahn anästhesiert, weil sonst palatinal von posterior nach anterior eine Quasi-Leitungsanästhesie entstünde.

Besonders bei multipler Karies oder zahlreichen verdächtigen Füllungen sollte der selektive Anästhesietest eingesetzt werden, um die Therapieeinleitung am „nichtschuldigen“ Zahn zu verhindern.

Differenzialdiagnose der infektiösen Karieserkrankungen

Peter Gängler, Ingrid Hoyer

MERKE

Die klinische Diagnose orientiert sich an der Pathogenese der Karies und führt zur Klassifikation des Progressionsablaufs. Schmerzende und/oder abszedierende Entzündungen werden als akute Pulpitis und Parodontitis bezeichnet, alle schmerzsymptomlosen Entzündungen als chronisch.

Dies sagt grundsätzlich nichts über den tatsächlichen histopathologischen Zustand und den leukozytären bzw. lymphozytären Infiltrationsgrad oder etwa über die Resorptions- oder Appositionsaktivität am Hartgewebe aus.

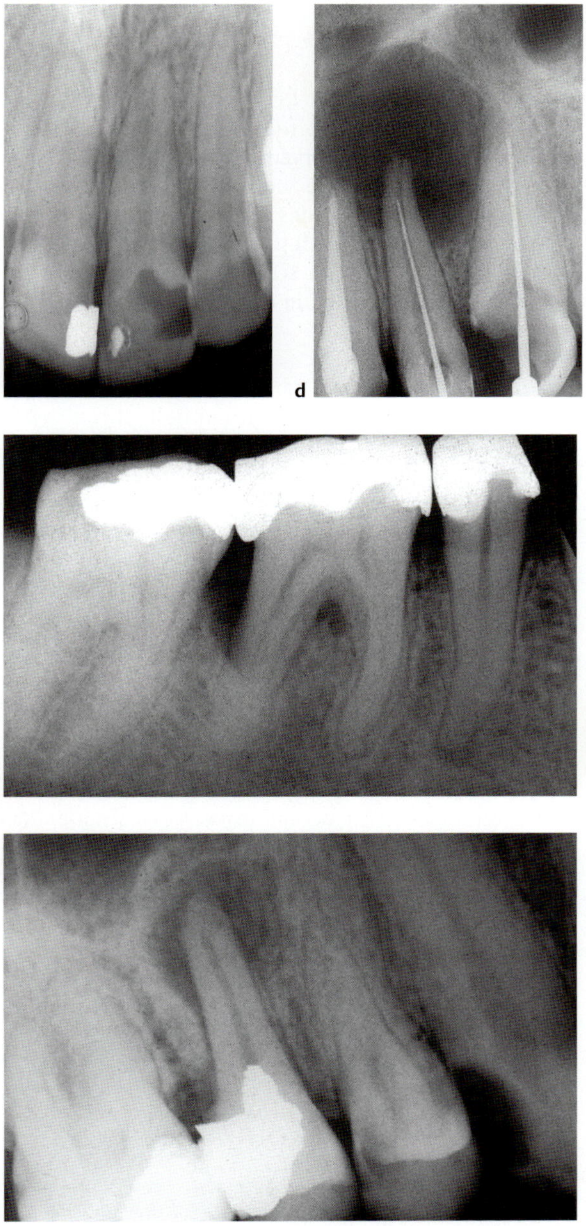

a d b c

Abb. 5.**35a–d** Radiographische Befunde apikaler Parodontitiden.
a Parodontitis apicalis chronica fibrosa.
b Parodontitis apicalis chronica diffusa.
c Parodontitis apicalis chronica granulomatosa.
d Parodontitis apicalis chronica cystosa.

Schmelzkaries

Symptomatik

Die initiale Schmelzkaries löst niemals Zahnschmerzen aus. Opake oder pigmentierte Schmelzverfärbungen sind an Glattflächen deutlich erkennbar, im Approximalraum dagegen meist schwer. Die Sondierung der Kavitation ist das wichtigste Merkmal des Übergangs in irreversible Defekte. Röntgenographisch ist nur bei approximalen Läsionen eine Aufhellung im Schmelz und bei langfristiger chronischer Karies im Dentin erkennbar.

Diagnose

Die **Caries initialis acuta** wird durch opake Flecken gekennzeichnet. Sie ist wie die **Caries initialis chronica** des pigmentierten Flecks als Approximalkaries und Glattflächenkaries klinisch sichtbar. Lediglich bei der Fissurenkaries ist die Unterscheidung der reversiblen und irreversiblen Destruktion klinisch unsicher, was erhebliche Nachteile für die Therapieentscheidung bedeutet.

Differenzialdiagnostisch sind Strukturanomalien, besonders die Fluorose und Hypoplasien, sowie Abrasion und Erosion abzugrenzen.

Dentinkaries

Symptomatik

Durch den Einbruch in das Endodont ist die Dentinkaries immer mit einer Pulpaentzündung vergesellschaftet. Kariöse Dentinläsionen reagieren nur bei chronischer Stagnation auf exogene Reize mit erhöhter Sensibilität. Sie wird als trockene Karies, Caries sicca, bezeichnet. Die penetrierende feuchte Karies, Caries humida, kann zu Pulpitisschmerzen führen. Röntgenographisch ist die Kariesprogression gut zu verfolgen.

Diagnose

- Die **Caries superficialis** stellt den Übergang von der subfiziellen Schmelzkaries mit frühen Dentinläsionen in eine Kavitation dar.
- Die **Caries media** hat zur überwiegenden Erweichung der manifesten Dentinläsion geführt.
- Die **Caries profunda** grenzt mit infiziertem erweichten Dentin an das Pulpakavum.

Pulpitis

Symptomatik

Die chronische Pulpitis ist klinisch stumm. Ihre Exazerbation führt zu spontanen, leichten bis heftigen pulsierenden Zahnschmerzen. *Differenzialdiagnostisch* wertvoll sind der reizausgelöste Zahnschmerz bei Karies oder freiliegendem Dentin ohne klinisch akute Pulpitis und der Perkussionsschmerz bei Mitbeteiligung des Parodonts (apikale Parodontitis). Purulente Entzündungen werden klinisch nur dann diagnostizierbar, wenn nach Pulpektomie eine eitrig durchtränkte Pulpa an der Exstirpationsnadel vorliegt. Röntgenographisch sind nur die Reizdentinbildung, die Dentikelbildung, die interne Dentinresorption und der Übergang in resorptive apikale Parodontitiden nachweisbar.

Tabelle 5.**10** Klinik und Therapie der Zahnkaries

Klassifikation	Symptomatik	Therapieprinzip
Caries initialis acuta	weiß-opake Schmelzverfärbung, keine Kavitation, keine Röntgenaufhellung, keine Beschwerden	Remineralisation durch lokale Fluoridbioverfügbarkeit, Plaquereduktion durch Mundhygiene; zahnärztliche und häusliche Kontrolle
Caries initialis chronica	braun pigmentierte Schmelzverfärbung, keine Kavitation, Röntgenaufhellung undeutlich, keine Beschwerden	klinisch irreversibel, aber arretiert; Plaquereduktion durch Mundhygiene; zahnärztliche Kontrolle, da Progression auch im höheren Lebensalter möglich, Bioverfügbarkeit von Fluoriden
Caries superficialis	beginnende Kavitation, Progression im Dentin, Röntgenaufhellung, keine Beschwerden	Hauptindikation für minimal invasive Füllungstherapie mit Amalgam und Komposits, Bioverfügbarkeit von Fluoriden
Caries media	unterminierende Dentinkaries, Schmelzbrüche, mitunter Schmerzen auf heiß und kalt oder Berührung, selten klinisch akute Pulpitis mit heftigen Spontanschmerzen	Füllungstherapie mit Amalgam und Komposits, bei Bruchgefahr Versorgung mit Inlays, Teilkronen oder Kronen, Bioverfügbarkeit von Fluoriden
Caries profunda	unterminierende Dentinkaries mit Demineralisation bis zum Pulpakavum, Schmelz- und Kronenbrüche, Schmerzen auf heiß, kalt und Berührung, häufiger klinisch akute Pulpitis mit heftigen Spontanschmerzen	schrittweise Kariestherapie durch Ausräumung des kariösen Dentins, temporärer Verschluss, Wiedereröffnung mit Kontrolle und definitive Füllungstherapie, Bioverfügbarkeit von Fluoriden

Diagnose

- Die **Pulpitis acuta partialis** kann nach Kariesausräumung reversibel sein (exspektative Pulpitisdiagnostik und wiederholter Sensibilitätstest).
- Die **Pulpitis acuta totalis** ist irreversibel und führt zur Nekrose. Häufig liegt gleichzeitig eine akute apikale Parodontitis vor.
- Die schmerzsymptomlose **Pulpitis chronica clausa** muss praktisch bei jeder Dentinkaries und bei fortgeschrittenen marginalen Parodontitiden erwogen werden.
- Die **Pulpitis chronica aperta ulcerosa** ist als offene Form sondierbar oder imponiert klinisch als Pulpapolyp, **Pulpitis chronica aperta hyperplastica**.

Differenzialdiagnostisch muss von der akuten Pulpitis die Trigeminusneuralgie, die apikale Parodontitis am pulpanekrotischen Zahn und die akute marginale Parodontitis abgegrenzt werden.

Apikale Parodontitis

Symptomatik

Die chronische apikale Parodontitis ist klinisch stumm. Die akute Entzündung im Gefolge einer totalen Pulpitis und die häufige Exazerbation chronischer Prozesse führen zu leichten bis heftigen Zahnschmerzen mit Aufbissbeschwerden. Typisch ist zyklisches Auftreten und Wiederabklingen. Die Schmerzsymptomatik korreliert nicht mit dem histopathologischen Befund. Kardinalsymptom ist der Perkussionsschmerz des erkrankten Zahns. Die gründliche Inspektion und Palpation der Mundhöhle, der Weichgewebe und regionären Lymphknoten klären das Ausmaß der Entzündung ab.

Diagnose

Wichtiges diagnostisches Kriterium der klinisch stummen **Parodontitis apicalis chronica** ist in der Regel der *negative thermische oder elektrische Sensibilitätstest des Zahns.* Wenn eine Pulpitis frühzeitig apikale Entzündungen auslöst, kann der Sensibilitätstest trotz unzweifelhafter apikaler Parodontitis aber auch noch positiv sein! Die klinische Diagnose wird aus dem Röntgenbild abgeleitet.

Geringe Veränderungen bis leichte Verbreiterung des Periodontalspalts kennzeichnen die **Parodontitis apicalis chronica fibrosa**. Sie muss praktisch bei den meisten pulpatoten Zähnen angenommen werden, bei infiziertem Wurzelkanal ist die chronische Parodontitis obligat.

Der abgegrenzte Granulationsgewebeersatz resorbierten Knochens ist als **Parodontitis apicalis chronica granulomatosa** röntgenographisch von der **Parodontitis apicalis chronica diffusa** mit unbegrenzter Knochenresorption zu differenzieren.

Die **Parodontitis apicalis chronica cystosa** kennzeichnet die Zyste, die auch sekundär infiziert werden kann.

Die **Parodontitis apicalis acuta** wird nach ihren Phasen diagnostiziert:

- In der **periodontalen Phase** betrifft die Entzündung das Ligament.
- In der **enossalen Phase** weitet sie sich zur Osteomyelitis im Kieferknochen aus.
- In der **subperiostalen Phase** führt sie zur Abszedierung mit Abhebung des Periosts. Die Abszesse und Phlegmonen werden nach ihrer Lokalisation bezeichnet.

Differenzialdiagnostisch sind Röntgenfehlinterpretationen, wie interdentale Zysten, Foramen mentale, Sinus maxillaris u. a., auszuschließen. Der Parodontitisschmerz ist von der Pulpitis, der Trigeminusneuralgie, der akuten Arthritis des Kiefergelenks, der Sinusitis maxillaris und der Otitis media abzugrenzen.

Tabelle 5.**11** Klinik und Therapie der Pulpitis

Klassifikation	Symptomatik	Therapieprinzip
Pulpitis chronica clausa	klinisch symptomlos, bereits bei Caries superficialis zu erwarten, bei Caries media et profunda obligat	Verhinderung der Exazerbation durch rechtzeitige Füllungstherapie
Pulpitis chronica aperta ulcerosa	kariös eröffnete Pulpa mit schmierigen Ulzerationen, Beschwerden auf Sondieren, sonst schmerzsymptomlos	Pulpektomie und Wurzelkanalfüllung
Pulpitis chronica aperta granulomatosa	kariös eröffnete Pulpa mit Polypbildung, sekundär epithelisiert, schmerzsymptomlos	Pulpektomie und Wurzelkanalfüllung
Pulpitis acuta partialis	starke, meist lokalisierte spontane Pulpitisschmerzen, nachts noch verstärkt, kurze Schmerzanamnese (Stunden)	exspektative Pulpitisdiagnostik bei vermuteten reversiblen Schmerzen, dann Füllungstherapie mit Kontrolle der Sensibilität, sonst Pulpektomie und Wurzelkanalfüllung
Pulpitis acuta totalis	starke spontane Pulpitisschmerzen, aufbiss- und klopfempfindlich durch Übergang zur Parodontitis, deshalb auch Irradiation, evtl. Weichgewebeödem und lokalisierte Rötung, längere Schmerzanamnese (Tage)	Pulpektomie und Wurzelkanalfüllung

Tabelle 5.**12** Klinik und Therapie der apikalen Parodontitis

Klassifikation	Symptomatik	Therapieprinzip
Parodontitis apicalis chronica fibrosa	schmerzsymptomlos, Röntgenaufhellung periapikal durch Verwaschung des Periodontalspalts, Pulpa teilweise oder ganz nekrotisch bzw. gangränös infiziert	Ausräumung der nekrotischen Pulpa, Wurzelkanalfüllung
Parodontitis apicalis chronica diffusa	schmerzsymptomlos mit diffuser Röntgenaufhellung weit im Kieferknochen, hohe Progressions- und Exazerbationstendenz	Zahnerhaltung mit Wurzelkanalfüllung, Extraktion nur bei unbeherrschbarer Exazerbation erwägen
Parodontitis apicalis chronica granulomatosa	schmerzsymptomlos mit gut begrenzter Röntgenaufhellung bis Kirschgröße, Infektion und Exazerbation nicht selten	Zahnerhaltung mit Wurzelkanalfüllung, bei Verdacht auf Zystenbildung Röntgenbefund nachkontrollieren, selten spätere Wurzelspitzenresektion notwendig
Parodontitis apicalis chronica cystosa	schmerzsymptomlos mit scharf begrenzter Röntgenaufhellung des Zystenraums, extensives Wachstum mit Kieferknochenauftreibung, Dupuytren-Papierknittern, selten Spontanfraktur des Unterkiefers, hohe Infektionstendenz	Zahnerhaltung mit Wurzelkanalfüllung, Wurzelspitzenresektion mit Zystektomie oder Zystostomie obligat
Parodontitis apicalis acuta	starke spontane Zahnschmerzen, extrem klopfempfindlich, pulsierend und irradiierend; bei Ausbreitung im Kieferknochen Weichteilschwellung, Abszedierung, Lymphadenitis, Temperaturerhöhung	Trepanation des Zahns zum Abklingen der akuten Phase, danach Wurzelkanalfüllung; bei Nichterhaltungsfähigkeit frühzeitige Extraktion, evtl. zusätzliche Abszessspaltung

WEITERFÜHRENDE UND ZITIERTE LITERATUR

Epidemiologie

Einwag J, Keß K, Reich E. Oral health in Germany: Diagnostic criteria and data recording manual. IDZ-Materialienreihe Band 11.2, Deutscher Ärzte-Verlag, Köln; 1992.

Euler H. Die Zahnkaries im Lichte vorgeschichtlicher und geschichtlicher Studien. Berlin: Lehmann; 1939.

Gängler P, Hoyer I, Schinkel HJ. Progression und Stagnation der Wurzelkaries. Dtsch Zahnärztl Z. 1992; 47: 774–7.

Gustafsson BE, Quesnel C-E, Lanke LS, Lindquist G, Grahnen H, Bonow BE, Krasse B. The Vipeholm dental caries study. The effect of different levels of carbohydrate intake on caries activity in 436 individuals observed for five years. Acta Odontol Scand. 1954; 11: 232–363.

Haugejorden O, Birkeland JM. Evidence for reversal of the caries decline among Norwegian children. Int J Paediatr Dent. 2002; 12: 306–15.

IDZ, Institut der Deutschen Zahnärzte, Hrsg. Mundgesundheitszustand und -verhalten in der Bundesrepublik Deutschland. Köln 1991.

IDZ, Institut der Deutschen Zahnärzte, Hrsg. Mundgesundheitszustand und -verhalten in Ostdeutschland. Köln 1993.

Katz RV. Assessing root caries in populations: the evolution of the root caries index. J Publ Health Dent. 1980; 40: 7–12.

Klein H, Palmer CE, Knutson JW. Studies on dental caries. I. Dental status and dental needs of elementary schoolchildren. Publ Health Reports. 1938; 53: 751–65.

Micheelis W, Reich E (Gesamtbearbeitung). Dritte Deutsche Mundgesundheitsstudie (DMS III). IDZ-Materialienreihe Bd. 21, Deutscher Ärzte-Verlag, Köln 1999.

Möller IJ. Impact of oral diseases across cultures. Int Dent J. 1978; 28: 376–82.

Pedersen PO. Ernährung und Zahnkaries primitiver und urbanisierter Grönländer. Dtsch Zahn-Mund-Kieferheilkd. 1939; 4: 728–31.

Petersen P. World map on dental caries, 12 years, 35–44 years, July 2003. WHO; 2003.

WHO, World Health Organization. Oral health surveys: Basic methods. 4th ed. WHO, Genf 1997.

Ätiologie und Pathogenese

Arnold WH, Gaengler P, Saeuberlich E. Distribution and volumetric assessment of initial approximal caries lesions in human premolars and permanent molars using computer-aided three-dimensional reconstruction. Arch Oral Biol. 2000; 45: 1065–71.

Arnold WH, Gaengler P, Konopka S. Qualitative and quantitive assessment of intratubular dentin formation in human natural carious lesions. Calcif Tissue Int. 2001; 69: 268–73.

Backer Dirks O. Posteruptive changes in dental enamel. J Dent Res. 1966; 45: 503–11.

Clarke JK. On the bacterial factor in the etiology of dental caries. Brit J Exp Pathol. 1924; 5: 141–7.

Ellwood DC, Hunter JR, Longyear VMC. Growth of Streptococcus mutans in a chemostat. Arch Oral Biol. 1974; 19: 695–704.

Fehr FR von der, Theilade E, Löe H. Experimental caries in man. Caries Res. 1970; 4: 131–48.

Fejerskov O. Concepts of dental caries and their consequences for understanding the disease. Community Dent Oral Epidemiol. 1997; 25: 5–12.

Fejerskov O, Kidd E, eds. Dental caries. The disease and its clinical management. Oxford: Blackwell Munksgaard; 2003.

Fish EW. Dead tracts in dentine. Proc Royal Soc Med. 1928; 22: 227–35.

Furrer B. Die Verkalkungszonen bei der Dentinkaries. Inaug.-Diss., Zürich 1922.

Gängler P. Die Pathogenese der Zahnkaries und Periodontalerkrankungen – das Konzept von Progression und Stagnation. Zahn-Mund-Kieferheilkd. 1985; 73: 477–83.

Gängler P. Caries – nichts Neues? Stomotologie. 1988; 38; 65–6.

Gängler P, Hoyer I, Schinkel HJ. Progression und Stagnation der Wurzelkaries. Dtsch Zahnärztl Z. 1992; 47: 774–7.

Gould SJ. The structure of evolutionary theory. Cambridge, Mass.: The Belknap Press of Harvard University Press; 2002.

Graf H, Mühlemann HR. Telemetry of plaque pH from interdental area. Helv Odontol Acta. 1966; 10: 94–106.

Greth H. Diagnostik der Pulpaerkrankungen im Lichte neuerer vergleichender klinischer und histologisch-anatomischer Untersuchungen. Berlin: Meusser, H 25; 1933.

Hardie JM, Silverstone LM, Barden GH. Modification of acid attack on enamel surfaces in vitro by aggregations of bacteria. Caries Res. 1971; 5: 290–304.

Hellwig E, Klimek J, Attin T. Einführung in die Zahnerhaltung. 2. Aufl. München: Urban & Fischer; 2001.

Ingle JI. Endodontics. Philadelphia: Lea & Febiger; 1965.

Klimm W. Kariologie. München: Hanser; 1997.

König KG. Möglichkeiten der Kariesprophylaxe beim Menschen und ihre Untersuchung im kurzfristigen Rattenexperiment. Bern: Huber; 1966.

Koulourides T, Cueto H, Pigman W. Rehardening of softened enamel surface of human teeth by solutions of calcium phosphates. Nature. 1961; 189: 226–7.

Langeland K. Light and electron microscopic study of teeth with carious pulp exposures. Oral Surg. 1981; 51: 292–316.

Langeland K. Tissue response to dental caries. Endod Dent Traumatol. 1987; 3: 149–71.

Larmas M. Dental caries seen from the pulpal side: a non-traditional approach. J Dent Res. 2003; 82: 253–6.

Listgarten MA. Structure of the microbial flora associated with periodontal health and disease in man. J Periodontol. 1979; 47: 1–18.

Marsh P, Martin MV. Orale Mikrobiologie. Stuttgart: Thieme; 2003.

Mundorff-Shrestha SA, Featherstone JDB, Eisenberg AD, Cowles E, Curzon MEJ, Espeland MA, Shields CP. Cariogenic potential of foods. II. Relationship of food composition, plaque microbial counts, and salivary parameters to caries in the rat model. Caries Res. 1994; 28: 106–15.

Nishimura T. Histologische Untersuchungen über die Anfänge der Zahnkaries, speziell der Karies des Schmelzes. Med. Diss., Zürich 1926.

Nyvad B, Fejerskov O. Root surface caries: clinical, histopathological and microbiological features and clinical implications. Int Dent J. 1983; 33: 312–26.

Schüpbach P, Guggenheim B, Lutz F. Histopathology of root surface caries. J Dent Res. 1990; 69: 1195–204.

Silverstone LM, Johnson NW, Hardie JM, Williams RDA. Dental caries. Aetiology, pathology and prevention. London: Macmillian; 1981.

Silverstone LM, Wefel JS, Zimmerman BF, Clarkson BH, Featherstone MJ. Remineralization of natural and artificial lesions in human dental enamel in vitro. Caries Res. 1981; 15: 138–57.

Stephan RM, Miller BF. The effect of synthetic detergents on pH changes in dental plaques. J Dent Res. 1943; 22: 53–61.

Diagnostik

Fejerskov O, Kidd E, eds. Dental caries. The disease and its clinical management. Oxford: Blackwell Munksgaard; 2003.

6

Zahnkaries – Therapie und Nachsorge

Seit dem ausgehenden 16. Jahrhundert mit der Einführung plastischer Füllungsmaterialien als Amalgame und Goldfolien in Europa war die Therapie der Zahnkaries (neben der Extraktion) ausschließlich mit der Behandlung durch immer bessere Füllungstechniken verbunden. Das war und ist aus heutiger ätiopathogenetischer Sicht ein Trugschluss mit verhängnisvollen Folgen der Unterversorgung (nicht diagnostizierte Initialläsionen) und der Überversorgung (invasive Füllungstherapie anstelle noninvasiver Therapie). Deshalb beruht die Strategie der Behandlung heute auf 3 strukturbiologischen Grundlagen:

- **Remission** von Schmelzkariesläsionen (Präkaries, akute Initialkaries) durch noninvasive Therapie
- **Stagnation** von Schmelz- und Dentinkariesläsionen (chronische Initialkaries, Wurzelkaries) durch noninvasive Therapie (vgl. Kapitel 5, Diagnostik der Kronen- und Wurzelkaries, und Kapitel 9, Prophylaxe)
- **Restauration** von Schmelz- und Dentinkariesläsionen nach offener Kavitation (superfizielle und profunde Karies) durch minimal invasive und später maximal invasive Füllungstherapie.

Durch verbesserte Methoden der Frühdiagnostik und Kariesrisikobestimmung verschiebt sich das Therapiespektrum zugunsten der noninvasiven Therapie. Die dadurch erreichte und epidemiologisch gesicherte wesentlich längere (und zunehmend lebenslange) Zahnerhaltung führt andererseits jedoch konsequenterweise zu einem erheblichen Anstieg restaurativer Behandlungsanforderungen. Dabei bestehen die folgenden **morphologisch-funktionellen Therapieziele**:

- bei Remission in der vollständigen *Remineralisation* der Läsion
- bei Stagnation im Aufbau *progressionshindernder Läsionszonen* (Oberflächenzonen, Transparenzzonen, Reizdentin)
- bei Restauration in der *Biofilmbarriere* am Läsionsboden und in der funktionellen *Rekonstruktion*.

PRAXISTIPP

Eine profunde Kariesläsion (ohne Progressionsrisiko) im okklusalen Kontakt mit den Antagonisten bedarf trotz freiliegenden Dentins der Transparenzzone und wahrscheinlicher bakterieller Kolonisation leerer Dentintibuli ebenso wenig einer invasiven Therapie wie die vergleichbare Wurzelkariesläsion. Wenn sich kein kariogener Biofilm an einer chronischen Läsion bildet, steht die noninvasive Therapie im Vordergrund.

Therapie und Nachsorge werden vom Übergang der initialen reversiblen Karies in irreversible Demineralisationsdefekte sowie vom diskontinuierlichen Verlauf der Kariesprogression und -stagnation im Dentin bestimmt. Die frühe Auslösung der Pulpitis und der apikalen Parodontitis kompliziert das klinische Bild.
Die Kariestherapie unterteilt sich in 3 Richtungen:

- noninvasive Kariestherapie
- invasive Kariestherapie mit Erhaltung einer vitalen Pulpa und
- Pulpektomie.

An Zähnen mit nicht abgeschlossenem Wurzelwachstum lassen sich auch therapeutische Kompromisslösungen, wie die direkte Überkappung oder die Pulpotomie, umsetzen.

Trockenlegung der Zähne

Walter Kamann

Die Trockenlegung des Arbeitsfeldes mittels Kofferdam, auch als **absolute Trockenlegung** bezeichnet, ist beim Großteil der Eingriffe in der konservierenden Zahnheilkunde wünschenswert. Zu Unrecht war der Kofferdam lange Zeit aus der praktischen Anwendung verdrängt und durch zeitaufwändigere und unsichere Verfahren mit Watterollen, einschlägigen Wangen- und Zungenhaltern, als Maßnahme der **relative Trockenlegung**, ersetzt worden.

MERKE

Die absolute Trockenlegung mittels Kofferdam
- gewährleistet die materialadäquate Verarbeitung von Füllungswerkstoffen
- sichert das Arbeitsfeld vor Kontamination mit Speichel und Keimen
- schützt den Patienten vor Ingestion und Aspiration von Fremdkörpern und Kleininstrumenten
- dient der Infektionsprophylaxe bei Risikopatienten.

Das häufigste Argument gegen die Verwendung von Kofferdam ist ein vermeintlich höherer Zeitaufwand. Das Argument ist aber nicht stichhaltig, da das Anlegen dieses Hilfsmittels bei ausreichender Übung nur einige Sekunden beträgt und damit gegenüber den Maßnahmen der relativen Trockenlegung eine erhebliche **Zeiteinsparung**, die mit bis zu 20% der Gesamtbehandlungszeit beziffert wird, bedeutet.
Da nur durch die absolute Trockenlegung eine werkstoffgerechte Verarbeitung der heute verfügbaren und allesamt feuchtigkeitsempfindlichen Werkstoffe gewährleistet ist, hat der Kofferdam eine entscheidende Bedeutung für die langfristige Lebensdauer einer Füllung. Bei der Wurzelkanalbehandlung sichert der Kofferdam optimale Arbeitsbedingungen für die rationelle Aufbereitung sowie Einmessung von Wurzelstiften und verhindert die Kontamination des desinfizierten Arbeitsfeldes sowie das Verschlucken oder Aspirieren von Instrumenten oder Spülflüssigkeit.

HINTERGRUND

Kofferdam wurde 1862 von S.C. Barnum in seiner kleinen Praxis in Monticello (New York, USA) erstmalig ausprobiert. 1864 demonstrierte er seinem Onkel in

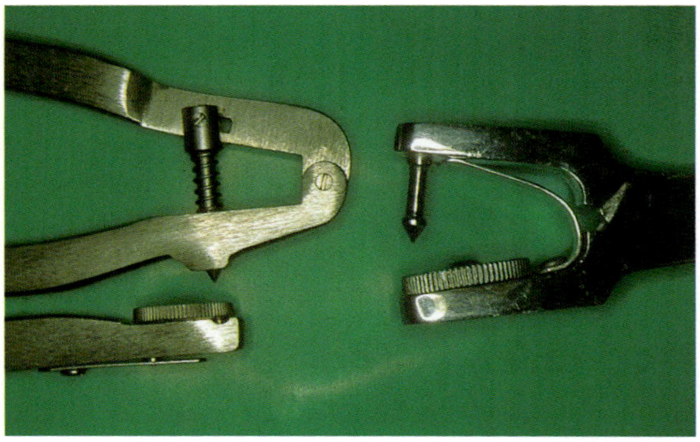

Abb. 6.**1** Verschiedene Typen von Kofferdamlochzangen.

New York City diese Erfindung, die kurz darauf von den Zahnärzten mit Begeisterung aufgenommen wurde. 1882 führte S.S. White die Lochzange und D. Palmer die Klammern ein. Spanngummi, Lochzange und Klammern haben sich seit über 100 Jahren kaum verändert. Nur die heute üblichen Rahmen sind jüngeren Datums.

Das Kofferdaminstrumentarium besteht aus:
- dem eigentlichen Kofferdam (Spanngummi)
- dem Kofferdamrahmen
- der Lochzange und
- Klammern mit einer entsprechenden Klammerzange.

Kofferdam. Kofferdammgummi – zumeist aus Latex – liegt in Rollen oder in geschnittenen Stücken von 15 × 15 cm in verschiedenen Stärken und Farben vor. Für Latexallergiker werden auch latexfreie Qualitäten angeboten. Manche Fabrikate sind mit Aromen versehen, um den Gummigeruch zu verändern. Über die Dicke des Gummituchs wird die Anlagerungsspannung am Zahn bestimmt. Universell einsetzbar sind mittelstarke Tuchqualitäten.

Kofferdamlochzange. Mit einer drehbaren Trommel können die verschieden großen Perforationsquerschnitte eingestellt werden (Abb. 6.**1**). Die unterschiedlichen Baumuster (Ash, Ivory) und Fabrikate eignen sich gleich gut für exakte Stanzungen, wobei darauf zu achten ist, dass der Stanzbolzen zentriert in die Telleröffnung geführt wird. Selbst bei feinsten Rissen in der runden Gummiperforation entstehen sonst bei Spannung am Zahn undichte Stellen.

Je nach Behandlungssituation wird nur der zu behandelnde Zahn (Wurzelkanalbehandlung), der zu versorgende Zahn mitsamt seinen Nachbarzähnen (Füllungstherapie), ein ganzer Sextant oder Quadrant oder werden sogar alle Zähne eines Kiefers isoliert.

Die Perforation wird umso weiter vom Zentrum des Tuches gestanzt, je weiter posterior der Zahn bzw. die Zahngruppe sich befindet. Die Anwendung von Positionsschablonen wird durch die Übung des Zahnarztes oder der Assistenz überflüssig. Bei Molaren wird das größte Stanzloch und bei Unterkiefer-Frontzähnen das kleinste oder zweitkleinste Loch gewählt.

Kofferdamklammern (Abb. 6.**2a, b**) dienen der Fixierung des Gummis am Zahn. Es werden zum Teil recht umfängliche Sortimente angeboten, die in der Praxis auf wenige universell einsetzbare Klammern reduziert werden können. Ein Minimalsortiment umfasst 4 Klammertypen für Molaren, Prämolaren und größere Frontzähne sowie für kleine Frontzähne. Weitere Klammertypen können nach jeweiliger Bevorzugung eingesetzt werden. Alle Klammern werden in der zugehörigen Zange (Abb. 6.**3a, b**) gespannt und am Zahn appliziert.

Kofferdamrahmen haben die frühere Überkopffixierung mit Gummibändern und baumelnden Gewichten („Kofferdamschleudern") abgelöst, die Zahnarzt wie Patienten belästigten. Mit den heutigen Rahmen werden Mund- und Nasenatmung nicht mehr behindert und intraoperative Röntgenaufnahmen sind unkompliziert möglich. In der Praxis hat sich besonders der Metallrahmen nach Young durchgesetzt. Aber auch Plastikrahmen wie der

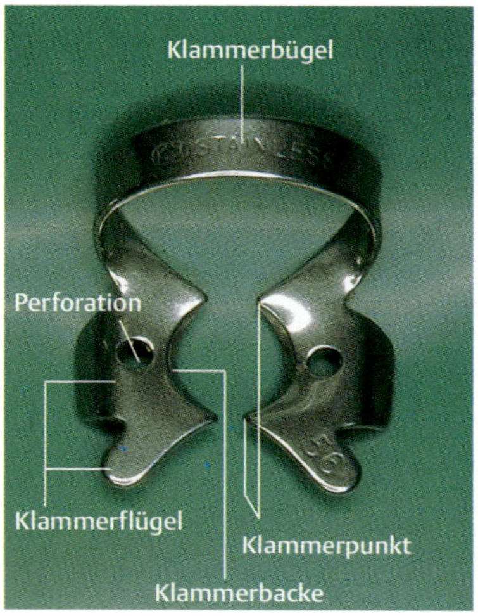

a

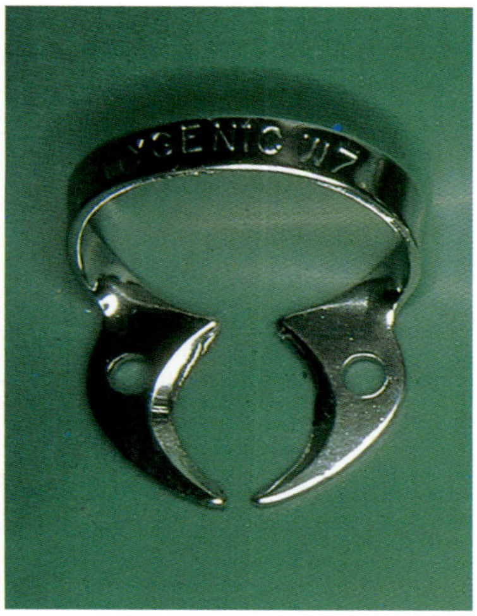

b

Abb. 6.**2a, b** Kofferdamklammern.
a Aufbau einer Flügelklammer.
b Flügellose Klammer für Molaren.

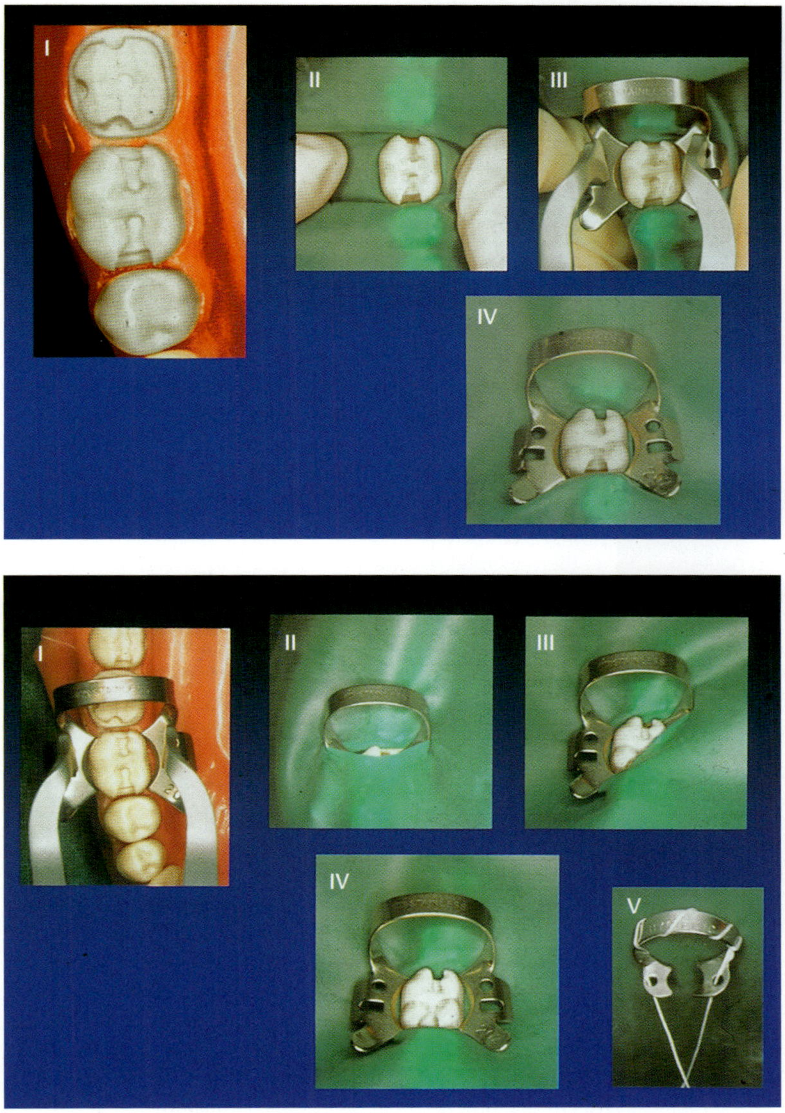

Abb. 6.**3a, b** Vorgehensweisen bei der Klammerapplikation.
a Direkte Methode (Schritte I–IV).
b Indirekte Methode (Schritte I–V).

nach Nygaard-Ostby, die mehreckig geschlossen sind, verhelfen zu einem gut zugänglichen Behandlungsgebiet.

Anlegen des Kofferdams. 3 Techniken der Kofferdamapplikation werden unterschieden:

- Bei der *direkten Methode* (Abb. 6.**3a**) wird erst die Klammer am Zahn angepasst, wieder entfernt, der vorgelochte Gummi unter Spannung über den Zahn gezogen und danach die Klammer fixiert.
- Bei der *indirekten Methode* (Abb. 6.**3b**) wird die Klammer zuerst am Zahn fixiert und danach der Gummi über Klammer und Zahn gespannt.
- Die *kombinierte Methode* schließlich ist besonders bei Molaren indiziert. Die Klammer wird nach der Anprobe mit ihren Fortsätzen mit dem gelochten Gummi verbunden und mit der Klammerzange werden nun Klammer und Gummi – evtl. schon im Rahmen gespannt – gemeinsam am Zahn appliziert.

Rutscht der Spanngummi approximal nicht leicht herein, wird er bei allen Methoden mit Zahnseide vorsichtig über die Kontaktpunkte gedrückt. Bei allen Eingriffen am eröffneten Pulpakavum wird das Arbeitsfeld (Zahn und Gummi) mit antiseptischen Lösungen desinfiziert.

PRAXISTIPP

Umfangreich zerstörte Zähne können zur besseren Retention von Klammer und Gummi vor der Isolierung mit Zement, konfektionierten Stahlkronen o.Ä. aufgebaut werden. Bei großen Defekten oder beim Zementieren von Restaurationen kann auch die Fixierung der Klammern an den beiden Nachbarzähnen erfolgen, nachdem der Gummi 3fach statt 1fach perforiert wurde (Abb. 6.**4**).

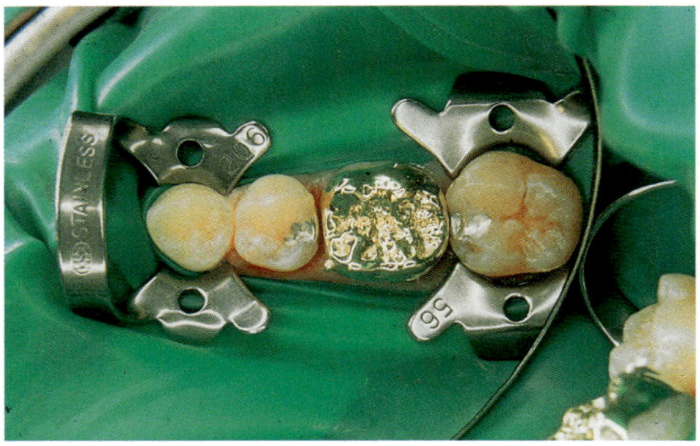

Abb. 6.**4** Isolierung mehrerer Zähne im Rahmen der Anprobe einer Krone.

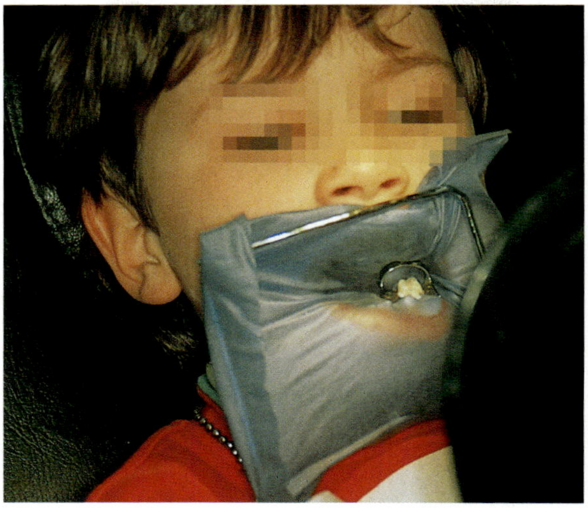

Abb. 6.**5** Kofferdam ist ein unverzichtbares Hilfsmittel in der Kinderzahnheilkunde.

Kofferdamanwendung bei Kindern. Für die Anwendung von Kofferdam im Milch- und Wechselgebiss gelten die gleichen Indikationen wie für die 2. Dentition. Kinder akzeptieren diese Maßnahme („Regenmantel für den Zahn") sehr gut und die werkstoffgerechte Verarbeitung der Füllungsmaterialien verhindert die sonst so häufigen Defekte mit Pulpitis- und Parodontitisfolgen (Abb. 6.**5**).
Kofferdam als Hilfsmittel in der konservierenden Zahnheilkunde ist heute unentbehrlich geworden und findet zunehmende Verbreitung bei allen Behandlungsmaßnahmen, die ein trockenes Arbeitsfeld erfordern.

Präparationstrauma und Kavitätenpräparation

Brita Willershausen, Ann Babett Christoffers

Präparationstrauma

MERKE

Jede Präparationsform von Zahnhartsubstanz am vitalen Zahn stellt einen invasiven Eingriff dar, der notwendigerweise eine Reaktion des Pulpagewebes (Präparationstrauma) auslöst.

Das Problem des Präparationstraumas entsteht vorwiegend bei der maschinellen Präparation einer ausgedehnten Retentions- bzw. Extensionsform, die für verschiedene Restaurationsarten erforderlich sind.
Ist der unphysiologische Reiz nur von kurzer Dauer und wenig traumatisch, so kann eine reversible Entzündung des pulpalen Gewebes ohne später nachweisliche Schädigung erfolgen. Überschreitet der Reiz jedoch die physiologische Belastungsgrenze der Pulpa, führt dies zu Entzündungsmechanismen und folglich meist zu einem partiellen Zelluntergang (Odontoblastenaspiration und/oder Verlagerung von Erythrozyten in Dentinkanälchen) bis hin zur vollständigen Pulpanekrose.
Die Problematik des Entzündungsprozesses liegt in der anatomischem Eingrenzung des pulpalen Bindegewebes durch die Zahnhartsubstanz. Durch diese Limitierung der Ausbreitungsmechanismen (entzündliches Infiltrat) kommt es als Folge der Kapillardruckerhöhung und der verminderten Heilungsmechanismen (Metabolitabbau und Zirkulation verhindert) zur Degeneration und zu lytischen Gewebeprozessen mit vollständiger Pulpanekrose. In manchen Fällen kann es auch ohne Ausbildung eines schmerzhaften, akut entzündlichen Geschehens zu einer Gewebenekrose kommen.

Kavitätenpräparation

Für die Präparation einer Kavität der Zahnhartsubstanz stehen die unterschiedlichsten Instrumente zur Verfügung. Die älteste Methode ist die manuelle Präparation mit Handinstrumenten. Diese Technik ist in den westlichen Industrienationen nicht mehr von Bedeutung. Heutzutage werden vorwiegend rotierende und oszillierende Instrumente verwendet. Die Möglichkeit der Laserpräparation stellt im klinischen Alltag aufgrund mangelnder Steuerbarkeit der Defektbegrenzung noch keine Alternative zu rotierenden Instrumenten dar.

Handinstrumente

Zur optimalen Kariesentfernung werden insbesondere im Dentinbereich Handexkavatoren verwendet, scharfe, löf-

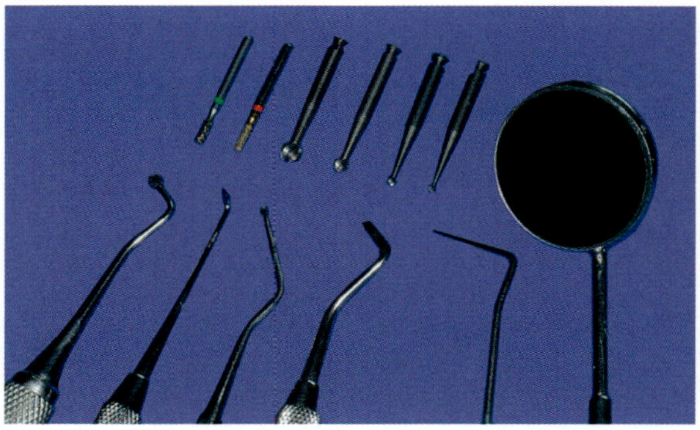

Abb. 6.**6** Handinstrumente und Bohrer zur Kariesentfernung.

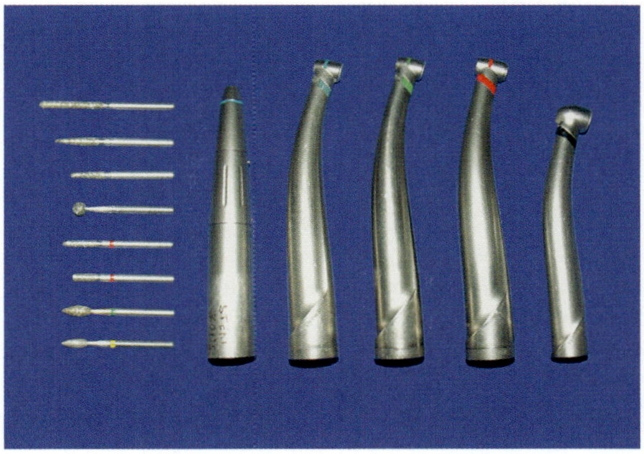

Abb. 6.**7** Rotierendes Instrumentarium: Winkelstücke und diamantierte Bohrer.

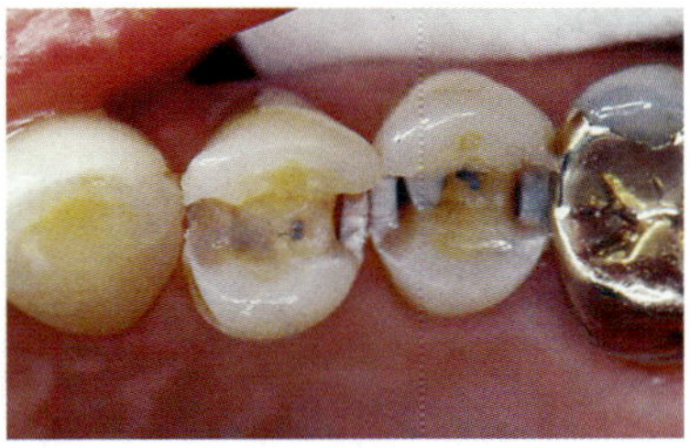

Abb. 6.**8** Teilexkavierte Prämolaren mit typischer Approximalkaries. Für die Entfernung der kariösen Schmelzanteile sind rotierende Instrumente erforderlich, Dentinkaries sollte mit Rosenbohren unterschiedlicher Größe und Handinstrumenten exkaviert werden.

felförmige Instrumente unterschiedlichster Größe. Für die eigentliche Kavitätenpräparation werden Handinstrumente nur dort eingesetzt, wo rotierende Instrumente zu einer Schädigung der Nachbarzähne führen könnten (Gingivarandschräger, Schmelzmeißel, hauenförmige Instrumente). Die Instrumente sind meist paarig ausgelegt, besitzen also eine mesiale und eine distale Schneidekante (Abb. 6.**6**).

Die Handinstrumente müssen in regelmäßigen Abständen nachgeschliffen werden (Abrieb durch Härte der Zahnhartsubstanz), da nur scharfe Schneidekanten saubere Kavitätenränder ermöglichen. Dies erfolgt mittels Arkansassteinchen oder Schleifmaschinen mit Schleifölzusatz.

Der Einsatz der Handinstrumente ist seit Einführung der rotierenden Instrumente stark zurückgegangen, für die Glättung von Kavitätenwänden oder zur Entfernung von Karies in tiefen Kavitäten aber immer noch sehr hilfreich. Durch die schonende, druckkontrollierte Handexkavation von erweichtem Dentin wird das Risiko eines Pulpaschadens deutlich minimiert.

Auf diesem Prinzip beruht auch das „atraumatic restaurative treatment“ (ART), eine Technik, die insbesondere für Entwicklungsländer ohne zahnärztliche Versorgungseinheiten eingeführt wurde. Dabei wird nach ausschließlicher Handexkavation kariös erweichten Dentins die Kavität mit Glasionomerzement gefüllt.

Rotierende Instrumente

Die rotierenden Instrumente (Bohrer und Schleifer mit Diamantkörnung, aus Hartmetalllegierung, Steinchen) werden in Hand- und Winkelstücke eingespannt (Abb. 6.**6** u. 6.**7**), die mit unterschiedlichen Drehzahlen arbeiten. Für die Präparation einer Kavität benötigt man in der Regel verschiedene Instrumente (Bohr- und Schleifinstrumente), wobei sehr genau auf die zugelassene und empfohlene Höchstdrehzahl für das jeweilige Instrument zu achten ist. Die Auswahl geeigneter Instrumente erleichtert die Orientierung über die abzutragende Zahnhartsubstanz und kann vor einer Eröffnung bzw. Entzündung der Pulpa schützen (Abb. 6.**8**).

Bei hohen Drehzahlen und entsprechendem Druck während der Präparation bildet sich sehr viel **Reibungswärme**, welche die vitale Pulpa des zu bearbeitenden Zahns erheblich schädigen kann, indem sie eine akute Entzündung auslöst mit Hyperämie, Stasen und Thrombosen in Gefäßen der Mikrozirkulation bis hin zur Nekrose. Deshalb ist es wesentlich, stets unter maximaler **Wasserkühlung** (mindestens 50 ml/min), geringem Druck und intermittierend zu arbeiten. Die aktiven Instrumententeile und wenn möglich auch die Zahnhartsubstanz sollten vollständig mit Kühlmedium benetzt sein, wobei der Spraystrahl das Arbeitsende des Instruments am Dentin erreichen und nicht durch Fehleinstellungen oder Fehlhaltung (keine Wasserzufuhr in der Kavität) abgeleitet werden darf.

Langsame Geschwindigkeiten mit sehr niedrigem Druck können in manchen Fällen auch ohne Wasserkühlung benutzt werden und dienen zur Exkavation von kariösem Dentin sowie zum vorsichtigen visuellen Vorgehen. Man unterscheidet verschiedene Umdrehungsstufen:

- Höchstdrehzahlbereiche 120000–400000 U/min
- Hochdrehzahlbereiche 45000–120000 U/min
- mittlerer Drehzahlbereich 4500– 45000 U/min
- niedriger Drehzahlbereich 500–4500 U/min.

Für die Präparation und das Finieren der Kavität werden vor allem höchst- und hochtourige Drehzahlbereiche verwendet, bei der Exkavation, dem Finieren der Schmelzränder sowie der Politur von Restauration niedrigtourige Drehzahlbereiche. Stets sollte die Regel gelten: je näher die Pulpa, desto niedriger die Drehzahl.

Oszillierende Instrumente

Oszillierende Instrumente stellen zu den herkömmlichen Handinstrumenten zur Kavitätenrandbearbeitung eine Alternative dar. Bewährt hat sich in diesem Zusammenhang das sog. EVA-System. Bei diesem handelt es sich um ein Handstück mit einem speziellen Arbeitskopf, der in der Lage ist, eine Rotationsbewegung von bis zu 300 U/min in eine Hubbewegung umzuwandeln. Der erreichbare Hub kann bis zu 0,4 mm betragen.
Das EVA-System kann insbesondere bei der Kavitätenrandbearbeitung im schwer zugänglichen Approximalbereich eingesetzt werden, aber auch bei der Korrektur approximal überkonturierter Füllungsränder oder bei der approximalen Füllungspolitur. Die große Vielzahl der zur Verfügung stehenden diamantierten Feilen weist Körnungen von 15–75 µm auf und ist entweder einseitig oder beidseitig belegt. Bei einseitiger Belegung ist eine maximale Schonung des Nachbarzahns gewährleistet.

Laser

Laser ist eine Abkürzung des Ausdrucks „*L*ight *A*mplification by *S*timulated *E*mission of *R*adiation" (Lichtverstärkung durch stimulierte Strahlungsemission) und beschreibt das zugrunde liegende Prinzip der Generierung von Laserstrahlung. Entsprechend ihrer Entstehung hat jede Art von Laserstrahlung folgende charakteristische Eigenschaften:

- Monochromasie: Alle Wellenzüge haben die gleiche Wellenlänge, Frequenz und Energie.
- Kohärenz: Alle Wellenzüge sind exakt in Phase zueinander, sowohl in der Zeit als auch im Raum.
- Kollimation: Das Strahlenbündel ist fast parallel.
- Hohe Energiedichte: Aufgrund der Kohärenz besteht die Möglichkeit der Energiebündelung auf engstem Raum.

Welche Wirkung die Laserstrahlung auf das Gewebe ausübt, beruht auf der Wechselwirkung zwischen Laserphotonen und Gewebemolekülen. Prinzipiell kann nur der Anteil der Strahlung wirksam werden, der absorbiert worden ist. Je nach applizierter Leistungsdichte werden photochemische, photothermische und sog. nichtlineare Prozesse (Photoablation und -disruption) unterschieden.
Im Zusammenhang mit der Zahnhartsubstanzbearbeitung und Kariesexkavation ist die **Photoablation** von Bedeutung. Diese ist Folge der Energiebestrahlungen mit Werten über 10^7 W/cm^2 und Bestrahlungszeiten im Mikrosekundenbereich, wodurch es zur Zerstörung von Molekülstrukturen mit explosionsartiger Entfernung aus der Bestrahlungszone kommt. Die Gesamterwärmung des Zahns muss so gering bleiben, dass keine thermische Schädigung der Pulpa resultiert.
Für diese spezielle Anforderung zur Zahnhartsubstanzbearbeitung scheint der Er:YAG-Laser gut geeignet zu sein (Abb. 6.**9a, b**). Er emittiert Strahlung in einem Wellenlängenbereich (2940 nm), der genau in einem Maximum des Absorptionsspektrums von Wasser liegt. Dies ermöglicht eine fast vollständige Absorption der Strahlung bereits an der Zahnoberfläche. Die Schädigung tiefer liegender Schichten kann minimiert werden.
Auch andere Laser wie der CO_2-Laser oder der Nd:YAG-Laser wären prinzipiell in der Lage, Zahnhartsubstanz ablativ zu bearbeiten. Gegenwärtig sind ihre thermischen Nebenwirkungen jedoch so groß, dass sie sich bisher in der Praxis nicht bewährt haben.
Vorteile der Laserbehandlung liegen zweifellos in der schmerzarmen Präparation und in der geringen Vibrationswirkung. Nachteile sind heute noch im erhöhten Zeitaufwand, der schwierigen Handhabung und den hohen Kosten zu sehen. Des Weiteren kann es zur unge-

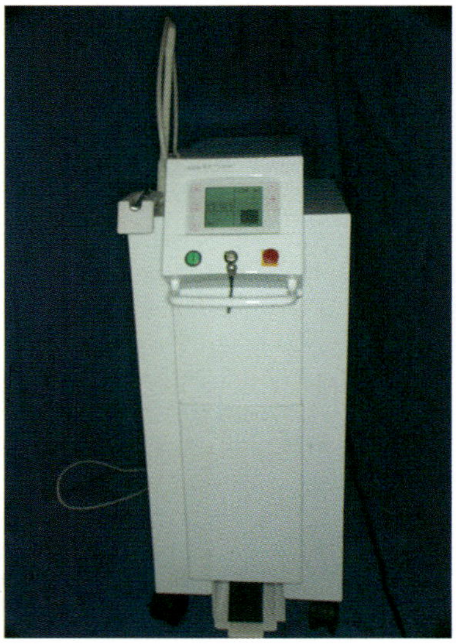
a

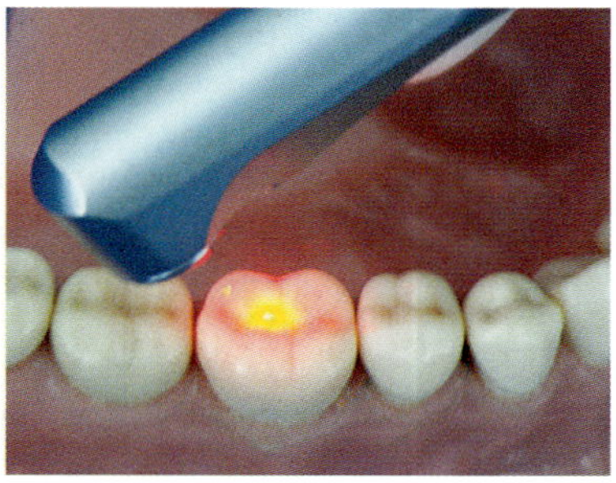
b

Abb. 6.**9a, b** Er:YAG-Laser zur Zahnhartsubstanzbearbeitung.
a Ansicht des Gerätes.
b Zielstrahl auf der Okklusalfläche von Zahn 46.

wollten Entfernung alter Restaurationen (Amalgam, Komposit, Zement) und zur Bildung toxischer Reaktionsprodukte (z. B. in Form von Dämpfen) kommen. Ein Unterschied bezüglich möglicher schädigender Pulpareaktionen nach Zahnhartsubstanzpräparation durch herkömmliche Bearbeitung mit rotierenden Instrumenten einerseits und durch Laseranwendung andererseits ist bisher nicht nachweisbar.

Chemische Exkavation

MERKE

Unter der chemischen oder mechanochemischen Exkavation versteht man das Auflösen/Entfernen von kariös erweichtem Dentin durch Aufbringen spezieller Stoffklassen, welche die kariösen Strukturen auflösen, und deren nachfolgende mechanische Entfernung mithilfe von Handinstrumenten.

Eines der bekanntesten Systeme zur chemomechanischen Exkavation ist das Carisolv. Es handelt sich um ein Zweikomponentensystem aus einem rotem und einem farblosen Gel. Die 1. Komponente enthält die 3 Aminosäuren Glutamin, Leucin und Lysin sowie Natriumchlorid, Erythrocin und Natriumhydroxid. Die 2. Komponente enthält nur Natriumhypochlorit (NaOCl). Diese Mixtur löst kariöse Zahnhartsubstanz auf, bedingt durch den stark alkalischen pH-Wert (Natriumhydrochlorit) und den hydrolytischen Abbau (Aminosäuren) des teilweise freigelegten Kollagens (Abb. 6.**10a, b**).
Bakteriell nicht besiedelte Zahnhartsubstanz soll weitgehend unverändert bleiben. Die durch Carisolv angelöste Zahnhartsubstanz kann nach einer gewissen Einwirkzeit relativ leicht mit Handinstrumenten entfernt werden. Bei zu langer Einwirkzeit (mehr als 15 min) kann es jedoch auch bei gesunder Zahnhartsubstanz zur alkalischen Schädigung der Dentinbereiche kommen (vgl. NaOCl-Anwendung in der Endodontie). Weitere Vorteile von Carisolv sollen Schmerzfreiheit während des Exkavierens, die Vermeidung von Vibrationen und die Schonung der Pulpa sein, da es im Gegensatz zur rotierenden Arbeitsweise zu keiner Hitzeentwicklung kommt. Die tatsächlichen Erfolge der Kariesentfernung mit Carisolv werden gegenwärtig sehr kontrovers diskutiert, sodass die klinische Effizienz bisher nicht gesichert ist.

Schallpräparation

Eine Schädigung der Pulpa durch Schallwellen wurde bisher nicht belegt. Einseitig diamantierte Schallansätze werden für die minimal invasive Gestaltung approximaler Kavitäten vorgeschlagen, ohne sich bisher in der Praxis durchsetzen zu können.

Kavitätenreinigung

Nach abgeschlossener Kavitätenpräparation und vor dem Legen einer definitiven Füllung bzw. Unterfüllung sollte die Kavität sorgfältig von bakteriell infizierten Präparationsrückständen und von organischen Bestandteilen gereinigt werden. Dieser zu entfernende Anteil umfasst in der Regel anorganische Zahnhartsubstanzpartikel (smear layer) und organische Glykoproteine, die vom Speichel, der Sulkusflüssigkeit oder blutenden Wunden kommen können. Bei manchen Restaurationsarten (Dentinadhäsivsysteme von Kompositfüllungen) ist es notwendig, alle Anteile der gut haftenden Schmierschicht komplett zu entfernen (Total-Etch-Technik) (Abb. 6.**11**).
Die präparierte Dentinoberfläche sollte prinzipiell als infizierte Wunde betrachtet und aus diesem Grund sorgfältig behandelt und desinfiziert werden. Maßnahmen zur Reinigung der präparierten Zahnoberfläche sind stets notwendig, um die Keimzahlen zu reduzieren und eine bessere Adaptation und Haftung der Restaurationsmaterialien zu gewährleisten.

Reinigungslösungen

Diese Desinfektionsmaßnahmen (Kavitätentoilette) können mit Chlorhexidindigluconat-Lösungen (0,2 %), Natriumhypochlorit-Lösung (bei devitalen Zähnen: 0,5–2 %) und Wattepellets erfolgen (Abb. 6.**12**). Anschließend wird

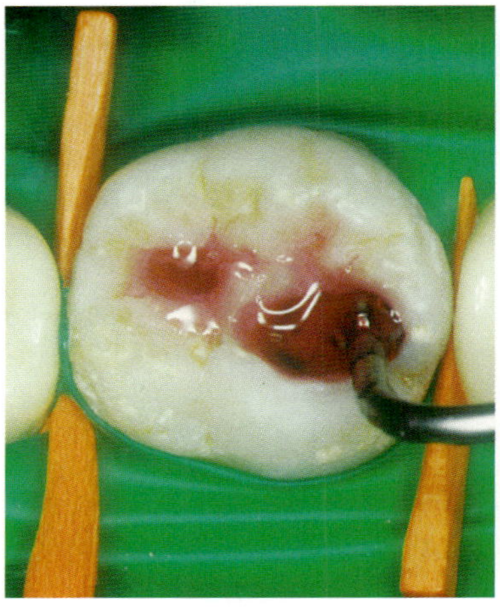
a

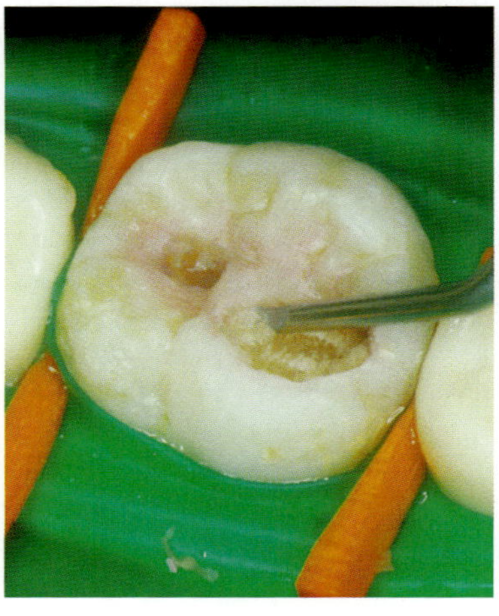
b

Abb. 6.**10a, b** Exkavation mit Carisolv.
a Auftragen der Zweikomponentenlösung auf die eröffnete Kavitation.
b Entfernen angelöster kariöser Dentinanteile mittels spezieller Exkavatoren.

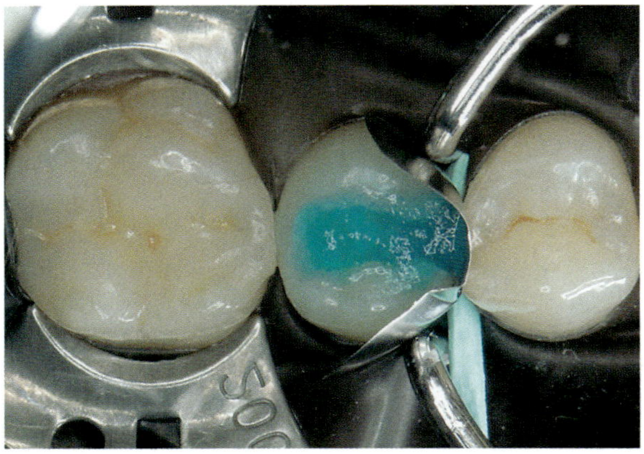

Abb. 6.**11** Total-Etch-Technik zur Entfernung der Schmierschicht (smear layer).

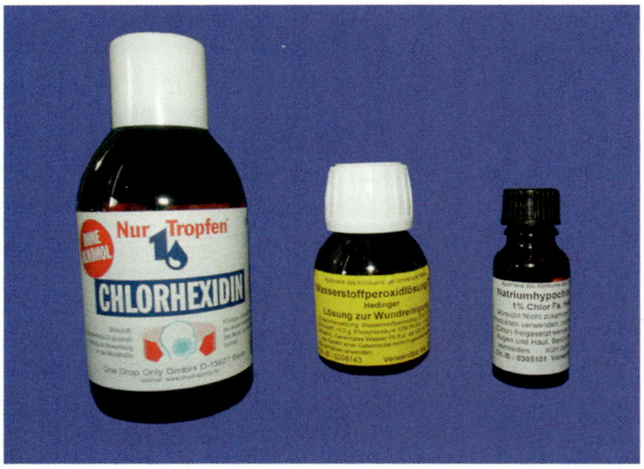

Abb. 6.**12** Reinigungslösungen: Chlorhexidindigluconat-Lösung 0,2%, Wasserstoffperoxid-Lösung 3%, Natriumhypochlorit-Lösung 0,5–2%.

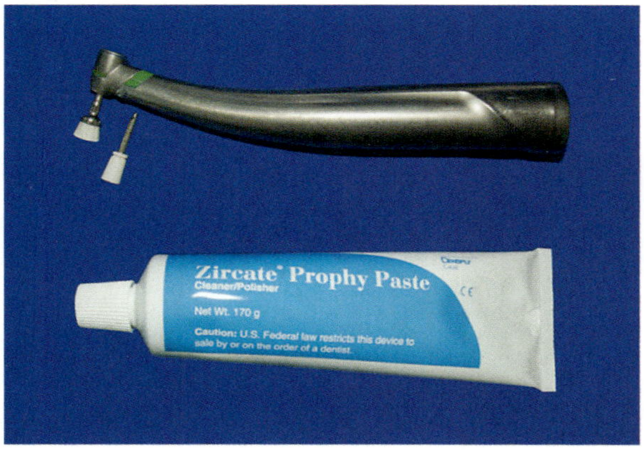

Abb. 6.**13** Winkelstück mit Ziegenhaarbürstchen und Politurgummikelch sowie Bimssteinpolierpaste.

die Kavität unter Vermeidung einer Desikkation (Austrocknung) vorsichtig getrocknet.

Kontraindiziert sind entfettende Lösungsmittel (u. a. Alkohole, Phenolderivate, Tetrachlorkohlenstoff), da sie eine toxische Wirkung auf das Pulpagewebe ausüben können. Auch ätzende Substanzen (Phosphorsäure zur Zahnhartsubstanz-Konditionierung, Flusssäure zur Keramikvorbehandlung), die im Rahmen der Säureätztechnik verwendet werden, können Dentinbereiche schädigen und über Dentinkanälchen pulpitische Beschwerden hervorrufen.

Obwohl die Verwendung von physiologischer Kochsalzlösung keinen so guten Reinigungseffekt erzielt, ist diese hinsichtlich der toxischen Wirkung am unbedenklichsten.

Rotierendes Instrumentarium

Die durch die Präparation entstandene Schmierschicht kann mit Bimsstein und diversen Bürstchen (u. a. Ziegenhaar-) im niedrigen Drehzahlbereich wegpoliert werden, wenn es die Zugangskavität zulässt (Abb. 6.**13**).

Ozon

Bei Ozon (O_3) handelt es sich um ein farbloses, in hoher Konzentration stark riechendes Gas. Es entsteht, wenn ein Sauerstoffatom (Sauerstoffradikal) mit einem Sauerstoffmolekül reagiert. In der Atmosphäre wird Ozon natürlicherweise gebildet durch Einwirkung ultravioletter Strahlung auf ein Sauerstoffmolekül der Luft (Sauerstoffanteil 20%).

Da Ozon ein reaktionsfreudiges, starkes Oxidationsmittel ist (Radikalkettenreaktion), kann es die meisten Mikroorganismenarten innerhalb kurzer Zeit im Stoffwechselverhalten schädigen. Ozon kann bakterizid, fungizid und viruzid wirken. Oxidationsprozesse werden an Proteinstrukturen, organischen Makromolekülen (Bleichwirkung farbgebender Makromoleküle), metallischen Lösungen und an Sulfhydrylgruppen der Zellmembranen der Mikroorganismen beobachtet. Über eine Reihe von Destruktionsprozessen kann es zu einer Lyse von Bakterienzellen kommen. Deshalb wird Ozon bereits seit längerer Zeit zur Sterilisation von Trinkwasser oder Nahrungsmitteln verwendet.

In den 1950iger-Jahren hielt die Ozontherapie Einzug in die Medizin. Im zahnmedizinischen Bereich (Abb. 6.**14**) werden inzwischen zahlreiche **Indikationen** beschrieben: Behandlung von Fissuren- und Wurzelkaries sowie von offenen kariösen Läsionen, Desinfektion von Kavitäten und Präparationsstümpfen mit ozonisiertem Wasser.

Die **Vorteile** der Ozonbehandlung sind die einfache Handhabung, der geringe Zeitbedarf und die patientenfreundliche Anwendung ohne Bohrergeräusche, Vibrationen oder Schmerzen. Als **Nachteil** ist die sehr kontrovers diskutierte tatsächliche Wirksamkeit dieser Therapiemethode zu nennen (geringe Eindringtiefe, rasche Sauerstoffabspaltung). Eine abschließende Beurteilung ist noch nicht möglich.

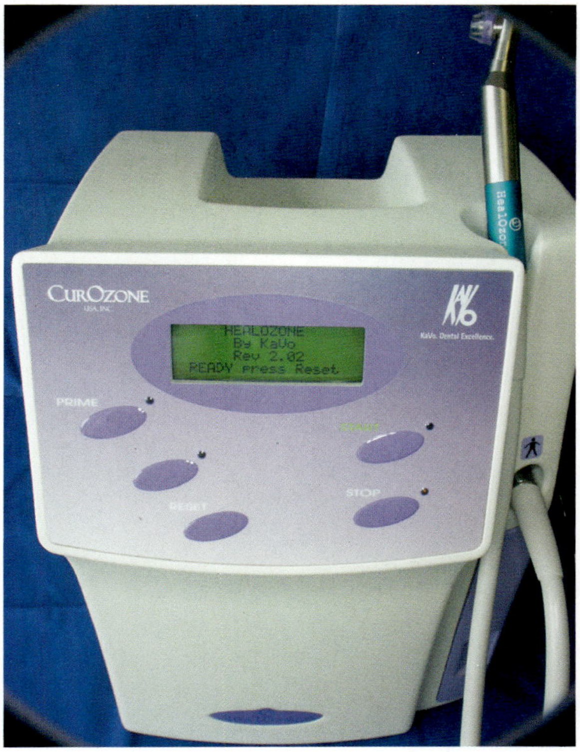

Abb. 6.**14** Das Gerät CurOzone (KaVo) zur Ozonbehandlung im zahnärztlichen Bereich.

Grundlagen der Biokompatibilität und der Funktionszeit von Restaurationen

Peter Gängler

Die Präkaries (als Remineralisationsdefizit) und die Läsionen der Initialkaries (mit drastisch erhöhtem Porenvolumen, aber ohne Kavitation) unterliegen der Selbstheilung und der noninvasiven Therapie mit ständiger Bioverfügbarkeit von Fluoridionen. Demgegenüber werden in der Regel alle minimal invasiven Primärkavitäten und späteren Sekundärkavitäten sowie Kronenpräparationen mit alloplastischen Biomaterialien restauriert, weil eine histogene Regeneration von Schmelz, Dentin und Zement ausgeschlossen ist. Deshalb kommt der Biokompatibilität von Materialien und der Funktionszeit von Restaurationen eine entscheidende Bedeutung für die klinische Indikation zu.

Zahnärztliche Restaurationsmaterialien und Hilfsstoffe für die Füllungstherapie sind **Medizinprodukte**, deren Prüfung und klinischer Einsatz in der Europäischen Union durch das Medizinprodukte-Gesetz geregelt ist. Zur Minimierung biologischer Risiken und Nebenwirkungen hat der Gesetzgeber strenge Auflagen zur biologischen Prüfung und klinischen Langzeitsicherheit vorgegeben. Diese Prüfungen unterliegen internationalen Standards:

- ADA/ANSI – Council on Dental Materials, Instruments and Equipment. Addendum to American National Standards/American Dental Association Document No. 41 for recommended standard practices for biological evaluation of dental materials; Chicago 1982
- ISO 10993 – International Organisation for Standardization: Biological evaluation of medical devices; Geneva 1992–1997.

MERKE

Die **Biokompatibilität** eines Medizinprodukts (Biomaterials) wird definiert als biologische Verträglichkeit eines bestimmten Materials mit einer angemessenen Wirtsantwort des Makroorganismus bei einer spezifischen funktionsorientierten Applikation.

Der Ursprung der Biokompatibilitätsprüfungen geht auf Autian (1974) zurück, der Testketten in 3 Stufen einführte, die von Langeland und Cotton (1980) entscheidend weiterentwickelt wurden und heute folgende Schritte umfassen (Abb. 6.**16a–e**):

1. Screeningtests der unspezifischen Toxizität:
   - Zytotoxizitätstests an unterschiedlichen Zelllinien in direktem Kontakt, mit Eluaten oder Dentinbarrieren
   - Bakterientests zur Bestimmung der Wachstumshemmung mit Streptokokken und Laktobazillen
   - Tests der Genotoxizität, Mutagenität und Karzinogenität an Bakterien und Muscheln
   - Tests der systemischen Toxität bei oraler oder respiratorischer Aufnahme an Ratten und Mäusen
   - Tests der Sensibilisierung und Hautirritation an Ratten und Mäusen
2. Anwendungstests der spezifischen Toxizität im Tierexperiment an Ratten, Schweinen und Affen
   - Implantationstests in Bindegewebe und Knochen
   - vitalmikroskopischer Pulpatest an Rattenschneidezähnen zur Bestimmung der akuten und kurzfristigen Toxizität bis zu 10 Tagen
   - histopathologischer und histobakteriologischer Pulpatest an Zähnen von Schweinen und Affen bis zu 3 Monaten
3. Klinisch kontrollierte Studien am Menschen mit kurzfristiger (1–3 Jahre), mittelfristiger (5 Jahre) und langfristiger standardisierter Verlaufskontrolle (10+ Jahre)
   - Index des United States Public Health System (USPHS) mit klinischen Parametern (anatomische Form, Randverhalten, Oberflächenverhalten, Farbanpassung, Frakturverhalten, klinische Akzeptabilität)
   - Clinical, Photographic and Micromorphologic Index (CPM), USPHS-kompatibel mit den klinischen Parametern und parallele Verlaufsbeobachtung der rasterelektronenmikroskopischen Veränderungen von Restaurationen
   - Restoration Failure Index (RFI), auf der Grundlage des CPM-Index zur Entscheidung der Füllungsreparatur oder Füllungserneuerung.

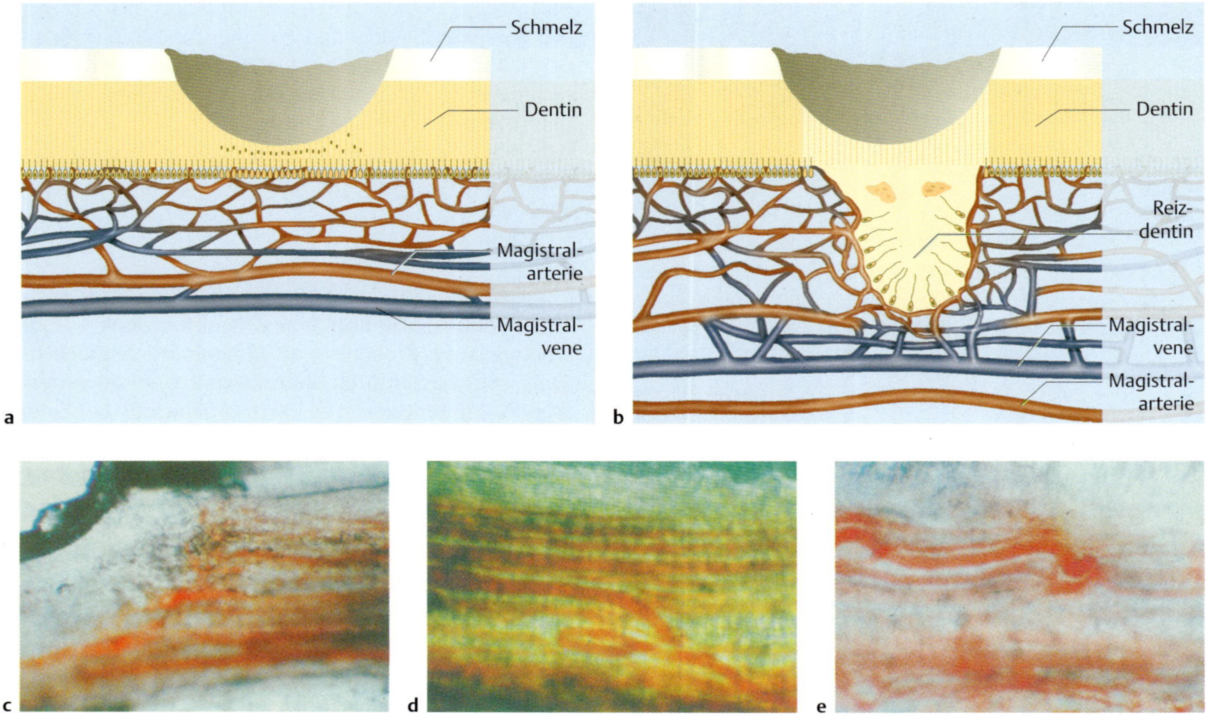

Abb. 6.**15 a–e** Reaktion der Pulpa auf tiefe Kavitätenpräparation und weitere exogene Reizeinflüsse bei experimenteller vitalmikroskopischer Kontrolle am Rattenzahn.

a Unmittelbare Präparationsfolgen mit Hyperämie, Stasen der Blutzellen und Aspiration von Odontoblastenkernen in die Dentintubuli.

b, c Schema der Pulpareaktion nach 7 Tagen mit Reizdentinbildung durch Pulpoblasten und Um- und Neubildung von Gefäßen, normale Blutströmungsverhältnisse ohne persistierende Entzündung (**b**), entsprechend dem Befund der lebenden Pulpa (**c**).

d, e Eine reversible Hyperämie entsteht auch unmittelbar nach Applikation von Polymethylmethacrylat-(PMMA-)Materialien (rechts) zur provisorischen Versorgung (**d**) und längerfristig nach Legen von Phosphatzement (**e** Befund nach 24 h).

Aus dieser 3. Stufe der Risikobestimmung von Restaurationsmaterialien ergibt sich die Definition der Funktionszeit:

MERKE

Die **Funktionszeit** umfasst den Zeitraum einer klinisch sicheren Restaurationstechnik mit einem biokompatiblen Restaurationsmaterial bis zum Ende der klinischen Akzeptabilität bei

- minimal invasiven Versorgungen (z. B. erweiterte Fissurenversiegelung) nach Erreichen der Präparationstiefe durch die natürliche Abrasion und Attrition
- reparaturfähigen Versorgungen zum Zeitpunkt der Feststellung der Reparaturbedürftigkeit
- klinisch inakzeptablen Versorgungen zum Zeitpunkt der Füllungserneuerung.

Biokompatibilität

Je nach Testmethodik wird entweder die Toxizität des Biomaterials selbst oder die bakterielle Besiedelung am Kavitätenboden in den Vordergrund der **Pulpaschädigung** gestellt. Zwischen beiden entgegengesetzten Auffassungen besteht ein heftiger wissenschaftlicher Disput. Durch das Mikroleakage an Restaurationsrändern ist in der Regel keine Restauration der Zähne bakteriendicht. Außerdem ist die bakterielle Besiedelung von leeren Dentintubuli und Mikrospalten bei Abrasion, Attrition und freiliegenden Zahnwurzeln ein natürliches Alersphänomen, das für die Pulpa tolerierbar ist. Unstrittig ist die Bedeutung der Präparationstiefe und der verbleibenden Restdentinschicht und ihrer Struktur für das komplexe Risiko einer Pulpaschädigung.

Die Erfassung der **systemischen Toxizität** konzentriert sich bei Füllungsmaterialien auf das Risiko der Sensibilisierung mit der Auslösung allergischer Reaktionen.

Zemente

Alle Zemente binden mit anorganischen oder organischen Säuren ab, wobei das ausgehärtete Biomaterial keine

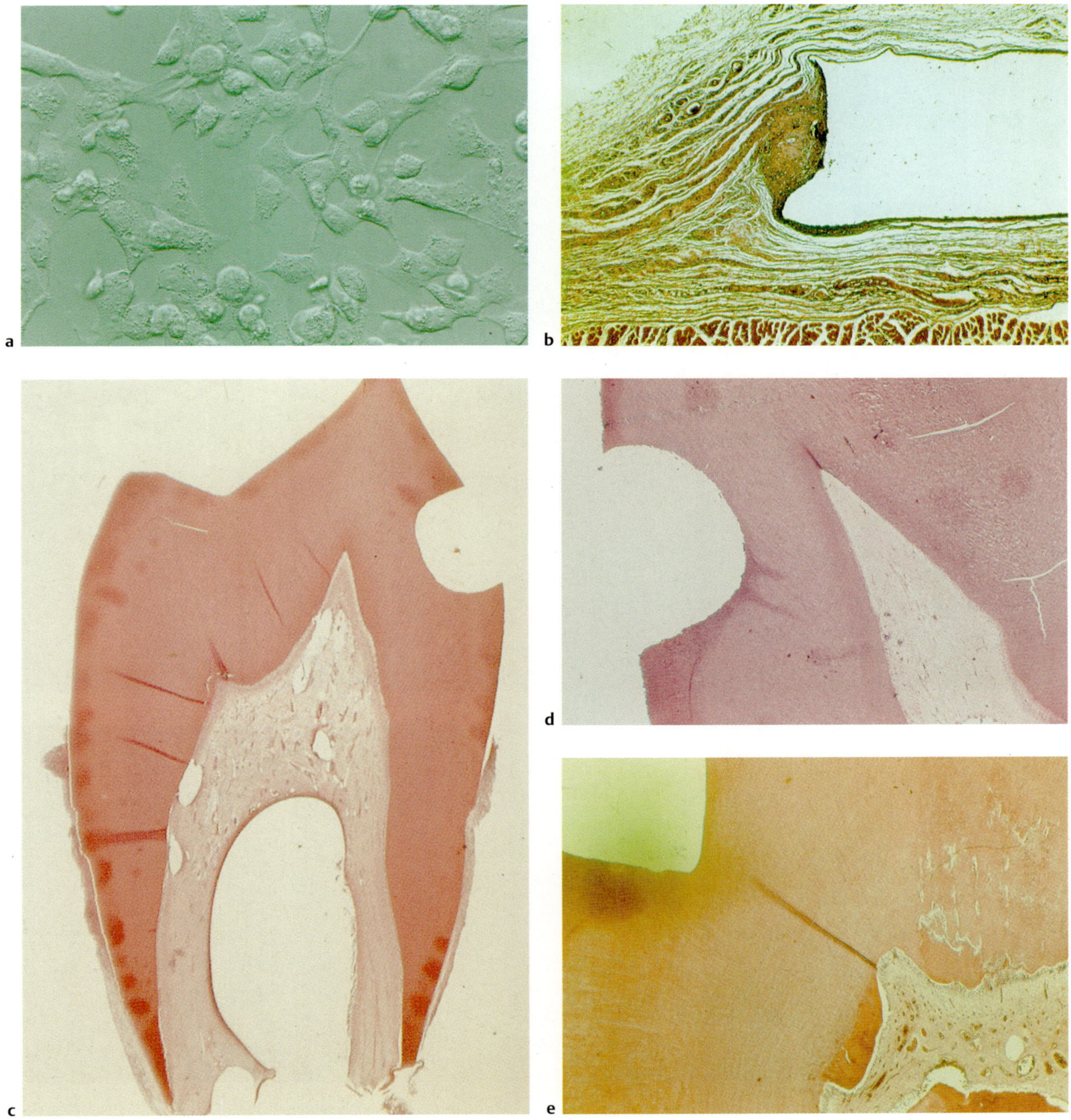

Abb. 6.**16a–e** Biologische Prüfung von Füllungsmaterialien.
a Zytotoxizitätstest an unterschiedlichen Zelllinien in vitro.
b Subkutaner Implantationstest mit Bindegewebereaktion.
c Anwendungsprüfung am menschlichen Zahn mit Testkavität.
d Entzündungszellinfiltration und geringfügige Reizdentinbildung in der Pulpa.
e Reaktion der Pulpa (30 Tage) im Anwendungstest mit geringfügiger Entzündung und starker Reizdentinbildung am Schweinezahn.

freien Säureanteile mehr enthält. Problematisch ist der pH-Abfall auf Werte von 2–3 während der Abbindephase. An einem als Pulpaschutz formulierten Glasionomerzement (Ketac-Bond) wurde erstmalig vor dem klinischen Einsatz eine Kette von Biokompatibilitätstests durchgeführt (Gängler et al. 1990), die bestätigte, dass Zinkphosphatzement und Glasionomerzement bei korrekter Kapselanmischung einen klinisch sicheren Dentinersatz mit ausreichendem Pulpaschutz bei tieferen Kavitäten darstellen.

Kompositmaterialien

Das biologische Risiko wird durch den Harzcharakter und die Ätztechnik am Dentin bestimmt. Deshalb sind alle Biomaterialien mit unterschiedlichen Harzformulierun-

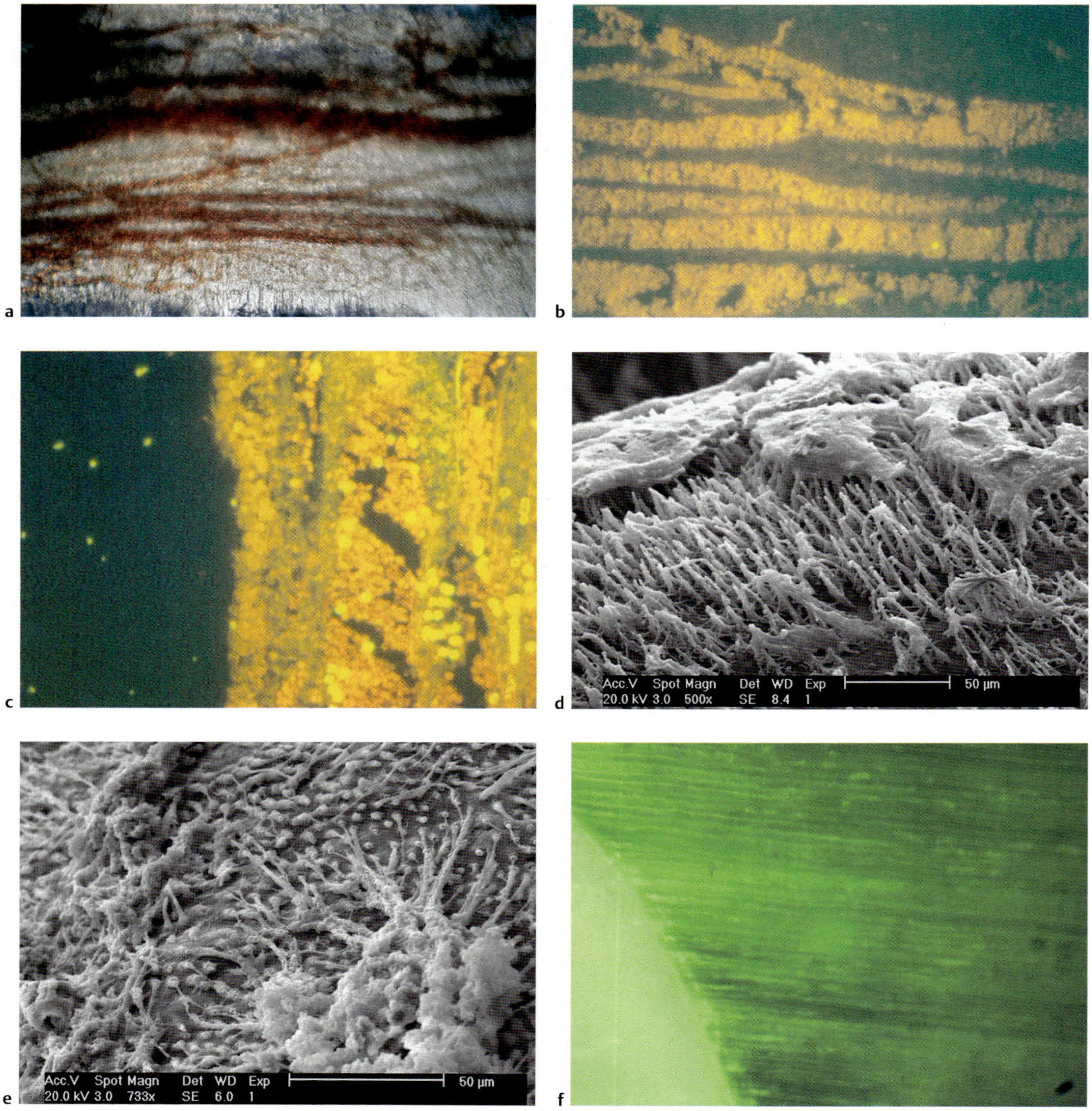

Abb. 6.**17 a–f** Biokompatibilität und Haftmechanismus von Dentinhaftmitteln.
a Normale Blutzirkulation des Ratteninzisivus.
b Wenige immunfluoreszenzmarkierte polymorphnukleäre Leukozyten (PML) in der Rattenzahnpulpa nach kurzer Exposition des Dentinhaftmittels an einer experimentellen Kavität.
c Massive Entzündungsreaktionen mit PML nach längerem Dentinkontakt mit Haftmittel.
d, e Die rasterelektronischen (REM-)Aufnahmen zeigen eine ausgeprägte Verzapfung in offenen Dentintubuli (**d**) und eine reduzierte Verzapfung in okkludierten Tubuli (**e**).
f Fluoreszenzmarkierung der Dentinhaftschicht.

gen (Komposit, Kompomer, Dentinhaftvermittler, harzverstärkte Glasionomerzemente) hinsichtlich ihrer Biokompatibilität vergleichbar. Dabei spielt die unterschiedliche Konversionsrate der Monomere eine entscheidende Rolle, weil eine vollständige Polymerisation nicht erreicht wird und 25–50% der Doppelbindungen des Methacrylat-Monomers nicht reagieren. Dieser **Restmonomergehalt** birgt folgende Risiken:

- Diffusion durch normales und sklerotisches Dentin in die Pulpa mit Auslösung akuter und chronischer Entzündungen
- sehr seltene allergische Reaktionen
- potenzielle karzinogene Wirkung ohne klinische Bestätigung
- vermutete systemische, Östrogen simulierende Wirkung ohne experimentellen Nachweis.

Während die **Schmelzätztechnik** biologisch unproblematisch ist, birgt die Dentinätztechnik erhebliche Gefahren für die Auslösung einer akuten oder chronischen Pulpitis (z. B. „postoperative Sensibilität"), die umso größer ist, je tiefer die Kavität ist und je mehr Dentintubuli mit direktem Kontakt zur Pulpa erreicht werden. Bei flachen Kavitäten ist derzeit die konventionelle **Dentinätztechnik** hinsichtlich Haftverbund und Pulpaschutz den selbstätzenden Dentinhaftmitteln überlegen.

Dentinhaftmittel können im Rahmen der minimal invasiven Versorgung eine ausreichend gute, aber niemals komplette Versiegelung gewährleisten. Alle Restaurationen weisen an Randspalten ein mehr oder weniger ausgeprägtes **Mikroleakage** (mehrere µm breite Spalten) auf und alle Hybridschichten der Dentinhaftmittel sind durch Nanospalten zum mineralisierten Dentin geprägt. Dies wird wegen der inkompletten Versiegelung als **Nanoleakage** bezeichnet.

Hinsichtlich der natürlichen bakteriellen Biofilme auf freiliegenden Dentinoberflächen der Krone und der Wurzel ist es strukturbiologisch zweifelhaft, ob der Mythos einer zurzeit unerreichbaren kompletten Versiegelung durch Restaurationen angestrebt werden sollte.

MERKE

Die minimal invasive Präparation auf allen Stufen der Kariesprogression, ausreichender Pulpaschutz durch Glasiomerzement in tieferen Kavitäten und klinisch langfristig geprüfte Kompositmaterialien gewährleisten eine allen anderen Füllungsmaterialien ebenbürtige und zum Teil überlegene, sichere Kariestherapie.

Wurzelkanal-Füllungsmaterialien

Das wichtigste und in zahlreichen Testketten als ausreichend biokompatibel geprüfte Material ist **Guttapercha**. Sie wird in verschiedenen Techniken zur Obturation der biomechanisch aufbereiteten Wurzelkanal-Konfigurationen meist mit einem Versiegelungsmaterial im apikalen Bereich eingesetzt. Diese **Versiegler** (Sealer) beruhen auf Zinkoxid-Eugenol (Grossman-„Zement") oder auf Kunststoffbasis (Polyketon – Diaket) und ihre Zytotoxizität ist höher als die der Guttapercha. Antibakterielle Zusätze erhöhen per se die Zytotoxizität. Kein Wurzelkanalfüllungsmaterial verhindert vollständig eine residuale Bakterienbesiedlung in apikalen Ramifikationen oder ihre Reinfektion auf hämatogenem Wege.

MERKE

Die klinisch sichere und ausreichend biokompatible Wurzelkanalfüllung wird erreicht, wenn die biomechanische Aufbereitung und das Füllungsmaterial bis an die apikale Konstriktion des Kanals heranreichen, um der Ausbreitung von Entzündungen des apikalen Parodonts vorzubeugen. Histopathologisch stagnierende leichte Entzündungsmerkmale sind immer nachweisbar, auch bei langfristig klinisch erfolgreichen Wurzelkanalbehandlungen.

Amalgame

Amalgame haben, von Nordeuropa ausgehend, auch in Westeuropa im Gefolge des wirtschaftlichen Wohlstands bei einigen Patientengruppen eine **Nocebo-Wirkung** entfaltet: Krankheitssymptome werden auf ein Agens projiziert, ohne dass eine Wirkung nachweisbar wäre (im Gegensatz zur Placebo-Wirkung, die zu Heilergebnissen führt, ohne dass das Heilmittel eine Wirkung hätte). Als psychiatrische Erkrankung ist aber die Amalgamphobie, wie alle anderen Phobien auch, klinisch ernst zu nehmen.

Das **toxikologische Risiko** von Amalgamen besteht in der Freisetzung von Quecksilber. Eine neu gelegte Amalgamfüllung gibt 20–60% der Quecksilbermenge ab, die während der täglichen durchschnittlichen Aufnahme über Nahrungsmittel erfolgt. Das entspricht lediglich 3–11% der von der WHO angegebenen akzeptablen Tagesdosis. Aufgrund der wesentlich höheren Korrosionsresistenz von Non-Gamma-2-Amalgamen, die heute ausschließlich verwendet werden, ist die Freisetzung von Quecksilber während der Funktionszeit extrem gering. Durch Oberflächenreaktionen (Passivierung) beträgt die messbare Queksilberdampfkonzentration an einer Füllung etwa ein Dreitausendstel (!) des MAK-Wertes. Die Praxishygiene beim Umgang mit Amalgamen in dichten Kapselsystemen und mit sicherer Entsorgung muss strikt eingehalten werden.

Das **allergische Risiko** ist außerordentlich gering. Extrem seltene Allergien müssen nach festgelegten Standards allergologisch-fachärztlich zweifelsfrei bestätigt werden. Phobiepatienten tendieren zur Akzeptanz obskurer Diagnostikmethoden und paramedizinischer „Ausleitungstherapien". Das ist ein wichtiges Indiz für die psychiatrische Grunderkrankung, die interdisziplinär behandlungspflichtig ist.

Das **Risiko des Pulpaschadens** besteht in der hohen Wärmeleitfähigkeit von Amalgamen (und allen anderen rein metallischen Versorgungen). Durch eine Zementunterfüllung als Dentinersatz bei tiefen Kavitäten wird die Auslösung einer länger bestehenden Pulpitis sicher ausgeschlossen.

Gold und Goldlegierungen

Goldfolien und Schwammgold für minimal invasive Goldhämmerfüllungen und duktile Goldlegierungen für maximal invasive Versorgungen tief zerstörter Zähne zählen zu den 3 geeignetsten Materialklassen (Komposit, Amalgam, Gold), welche die lebenslange physiologische Abrasion und Attrition der Zähne nicht behindern. Direkter pulpanaher Dentinkontakt birgt das Risiko einer Pulpitis. Goldrestaurationen können wahrscheinlich zur Sensibilisierung beitragen, allergische Reaktionen sind tatsächlich extrem selten.

Keramische Materialien

Alle Keramiken sind aufgrund ihrer Kristallstruktur nahezu unlöslich. Sie gehören deshalb zu den bioinertesten alloplastischen Materialien mit der besten Biokompatibilität. Demzufolge wären sie eigentlich das geeignetste Restaurationsmaterial. Doch die notwendige Schichtstärke schließt sie in der Regel für minimal invasive Füllungen aus und die im Vergleich zum Schmelz und erst recht zum Dentin höhere Härte kann die individuelle physiologische Abrasion und Attrition erheblich behindern. Insbesondere bei jüngeren Patienten mit einer jahrzehntelangen Perspektive der dynamischen Adaption der Okklusal- und Approximalflächen der Zähne sind deshalb Indikationsgrenzen gesetzt.

Funktionszeit

Mit der Einführung der systematischen Therapie postulierte Black 1914, dass eine Füllung ein Leben lang halten könne. Das ist trotz wesentlich verbesserter Biomaterialien nur in Ausnahmen für mehrere Jahrzehnte der Fall. Gut dokumentierte prospektive klinische Studien geben Auskunft über die Funktionszeiten der verschiedenen Therapiemethoden. Diese gliedern sich in:

- **Primärtherapie** – noninvasive Therapie der initialen Karies durch ständige Bioverfügbarkeit von Fluoriden und Mundhygiene; kann lebenslang erfolgreich sein durch vollständige Remineralisation oder Stagnation einer chronischen initialen Karies
- **Sekundärtherapie** – minimal invasive Therapie der superfiziellen Karies mit einer Funktionszeit der Mehrzahl der Restaurationen über 10 Jahre
- **Tertiärtherapie** – maximal invasive Therapie bei profunder Karies, Randkaries oder läsionsüberschreitender Neukaries mit einer Funktionszeit der Mehrzahl der Restaurationen über 10 Jahre; 50–60% der Wurzelkanalfüllungen mit einer Funktionszeit von 10 und mehr Jahren.

MERKE

Obwohl weit weniger als ⅕ aller Studien an größeren Zentren den Evidenzkriterien der Bestimmung der Funktionszeit von Restaurationen entspricht und demzufolge eine erhebliche Wissenslücke aus der Sicht der zahnärztlichen Praxis klafft, überstehen bei kritischer Bewertung 50–80% aller Füllungen unabhängig vom Material und 50–60% aller Wurzelkanalfüllungen die Funktionszeit von 10 Jahren.

Einzelfallstudien belegen, dass selbst mehrflächige Goldhämmerfüllungen und Goldinlays 50–70 Jahre und Kompositfüllungen über 20 Jahre ohne Funktionseinbußen in der Mundhöhle überlebten und die altersadäquate Veränderung der Morphologie der Zähne nicht behinderten.

Temporäre Füllungstherapie

Eike Glockmann, Ingrid Hoyer

MERKE

Provisorische Füllungsmaterialien dienen temporär:
- dem dichten Verschluss von Kavitäten
- der Stabilisierung der verbliebenen Zahnhartsubstanzen sowie
- der Sicherung approximaler und okklusaler antagonistischer Zahnkontakte.

Provisorische Füllungen werden in 2 Indikationsgebieten eingesetzt:
Kurzzeitprovisorien werden bei Behandlungen, die sich über mehrere Tage erstrecken, benötigt:
- Überbrückung der Zeit bis zur definitiven Therapie bei akuten Schmerzen oder Füllungsverlusten
- Kavitätenverschluss bei der exspektativen Pulpitisdiagnostik, der weiteren endodontischen Therapie und der Inlayversorgung.

Langzeitprovisorien kommen besonders bei der schrittweisen Karieskontrolle (schrittweise Exkavation) für mehrere Wochen bis Monate zur Anwendung. Sie müssen zur Gewährleistung eines dichten und genügend abrasionsfesten Verschlusses der Kavitäten eine hohe mechanische Widerstandsfähigkeit und Mundbeständigkeit aufweisen.

Kurzzeitprovisorien

Die Kurzzeitprovisorien werden als anmischbare Materialien (Pulver/Flüssigkeit) oder Einphasenmaterialien angeboten. Zur ersten Gruppe gehören:
- Zinksulfatzemente (sog. Fletscher-Zemente)
- Zinkoxid-Eugenol-Zemente
- Zinkphosphatzemente
- Glasionomerzemente
- Kunststoffe (alle Klassen).

Bei den **Zinksulfatzementen** besteht das Pulver hauptsächlich aus Zinksulfat und Zinkoxid. Zum Anmischen wird Wasser (Dextrin im Pulver) oder eine Dextrinlösung benutzt. Die Vorteile dieser Zemente bestehen in der raschen Kristallisationsreaktion unter Bildung von Zinkoxidsulfaten und in der einfachen Entfernbarkeit. Nachteilig sind die völlig unzureichende Kanten- und Abriebfestigkeit.
Zinkoxid-Eugenol-Zemente. Wesentlich fester, aber auch schlechter entfernbar sind die provisorischen Zemente auf Zinkoxid-Eugenol-Basis, die einen sehr dichten Verschluss ergeben. Zinkoxid-Eugenol polymerisiert unter Speichelzutritt zu einer ligninähnlichen Substanz. Extrem eugenolarm angemischt, besteht eine ausreichende Pulpaverträglichkeit, während freie Eugenolreste (Meth-

oxyallylphenol) eine sehr hohe zytotoxische Wirkung auf die Pulpa haben. Nachteilig ist auch die längerfristige Geschmacksbeeinträchtigung durch das Eugenol.
Als Kurzzeitprovisorium auf der Basis von Zinkoxid-Eugenol hat sich u. a. das **IRM** (Intermediate Restorative Material) bewährt. Es ist vordosiert, maschinell anmischbar und weist eine ausreichende Festigkeit auf. Schwieriger im Vergleich zu den Zinksulfatzementen ist die Entfernbarkeit aus der Kavität.
Die aus den Zinkoxid-Eugenol-Zementen weiterentwickelten Ethoxybenzoesäurezemente (**EBA-Zemente**) enthalten in der Anmischflüssigkeit zu ⅔ Ethoxybenzoesäure und nur zu einem Drittel Eugenol. Sie gewährleisten eine ausgezeichnete Dichtigkeit des Verschlusses und im Vergleich zu den Zinkoxid-Eugenol-Zementen höhere Druckfestigkeit und geringere Löslichkeit, ohne Weichmacherwirkung auf Komposits auszuüben.
Glasionomerzemente. Wird eine besondere Stabilität der provisorischen Füllungen verlangt, stehen auch als Langzeitprovisorien nutzbare Zemente und Polymere zur Verfügung. Neben den bewährten Zinkphosphatzementen trifft das auch auf die Glasionomerzemente zu. Sie können besonders dann zur provisorischen Kavitätenversorgung benutzt werden, wenn bei Patienten mit florider Karies gleichzeitig bei mehreren Zähnen primär- und/oder sekundärkariöse Defekte exkaviert werden müssen. Die Glasionomerzemente weisen die Vorteile einer chemischen Haftung an Schmelz und Dentin sowie einer initialen Fluoridabgabe aus den Glaspartikeln und einer Fluoridspeicherung auf.
Kunststoffe. Bei ausgedehnten Präparationen für Einlagefüllungen kann die Anfertigung von direkten und in Ausnahmefällen auch indirekten Kunststoffprovisorien indiziert sein. Sie sichern auch über längere Zeit einen exakten approximalen und okklusalen Kontakt bis zur Eingliederung der definitiven Restaurationen.
Zu den einphasigen, kurzzeitig zu belassenden Provisorien gehört die **thermoplastische Stangenguttapercha** mit hohem Füllstoffanteil (Zinkoxid, Harze, Schlämmkreide). Infolge ihrer leichten Entfernbarkeit ist sie ebenso wie die Zinksulfatzemente für den sehr kurzfristigen Verschluss von Inlaykavitäten nach erfolgter Abformung anwendbar.
Weite Verbreitung hat das aus Zinksulfat und Zinkoxid in Verbindung mit Calciumsulfat-Hemihydrat zusammengesetzte **Cavit** gefunden. Es ist sehr gut verarbeitbar, härtet unter Speichelzutritt und besitzt eine noch akzeptable Kantenfestigkeit und Abrasionsresistenz. Provisorien aus Cavit sind genügend dicht und kurzfristig pulpaverträglich. Bei beabsichtigter längerer Liegedauer ist jedoch Pulpaschutz notwendig.
Als **lichthärtende** Materialien stehen solche aus **Polymethacrylaten** oder **Dimethacrylaten** zur kurzfristigen provisorischen Füllung von Inlaykavitäten zur Verfügung. Sie lassen sich problemlos mit der Sonde aus der Kavität entfernen.

Langzeitprovisorien

Langzeitprovisorien müssen für Wochen und Monate dicht, kantenfest und abrasionsfest sein. Neben *Zinkphosphatzementen* sind auch die *Glasionomerzemente* entsprechend der individuellen Zahnform mit Aufbau von Kanten, Höckern und Approximalkontakten gut modellierbar und für mehrere Monate weitgehend mundbeständig. Weiterhin sind *Kunststoffmaterialien* als längerfristig liegende Provisorien anzuwenden. Auch *Kompositmaterialien* und im Einzelfall *Amalgame* können für Langzeitprovisorien benutzt werden.
Die Entscheidung für die unterschiedlichen Materialien und Techniken der temporären Füllungstherapie hängt vom sicheren Schutz des Zahns und des Parodonts, seiner Kavität, von der Aufrechterhaltung der normalen Kaufunktion und des kosmetischen Anspruchs der Patienten sowie von der Mundbeständigkeit über den prognostizierten Therapiezeitraum ab.

Schrittweise Karieskontrolle

Ingrid Hoyer, Eike Glockmann

MERKE

Im Rahmen der Caries-profunda-Therapie bietet die schrittweise Karieskontrolle bei Zähnen mit erweichter Dentinkaries bis zum Pulpakavum eine sichere Methode zur Vitalerhaltung.

Die Therapie der Caries profunda schließt normalerweise in einer Sitzung mit einer definitiven Füllung ab. Voraussetzungen dafür sind die vollständige Entfernung des erweichten Dentins und die Kontrollierbarkeit eines harten Kavitätenbodens (Sondenprobe!) in der hypermineralisierten Transparenzzone der Dentinsklerose oder im Reizdentin.
Klinisch ist es aber häufig der Fall, dass bei Milch- und permanenten Zähnen die kariöse Demineralisation das Pulpenkavum erreicht und bei konsequenter Entfernung des erweichten Dentins die Pulpa eröffnet würde. Wissenschaftlich ist eindeutig belegt, dass die Methode der indirekten Überkappung mit der bewussten Belassung auch geringer Mengen erweichten Dentins unter einer definitiven Füllung strikt abzulehnen ist. An ihre Stelle ist die **schrittweise Karieskontrolle** (Synonyme: schrittweise Kariesentfernung, intermittierende Exkavation) getreten (Magnusson u. Sundell 1977).

Indikation

Die schrittweise Karieskontrolle ist an vitalen Zähnen mit erweichter Dentinkaries, bei deren Entfernung die Pulpaeröffnung droht, indiziert. Für diese Entscheidung, die klinisch nicht exakt überprüfbar ist, können Röntgenbild und bisherige Progression der Karies richtungsweisend sein. Die schrittweise Kariesentfernung wird grundsätzlich nur an schmerzsymptomlosen Zähnen durchgeführt.

Behandlungstechnik

Zuerst wird alles erweichte kariöse Dentin an den Kavitätenwänden restlos entfernt und nur ein geringer Rest in Pulpanähe belassen. Dieser verbleibende Anteil kariös erweichten Dentins wird mit einem antibakteriell wirksamen Calciumhydroxid-[$Ca(OH)_2$-]Präparat abgedeckt. Die Überschichtung dieses Areals sollte zur optimalen Abdichtung mit Zinkoxid-Eugenol-Zement erfolgen. Der Zahn wird danach temporär mit Zinkphosphat- oder Glasionomerzement verschlossen (Abb 6.**18a, b**).
Bei stark zerstörten Zähnen ist zum Schutz der temporären Füllung die Applikation einer direkt oder laborgefertigten Kunststoffkrone zu erwägen. Die Erhaltung der vitalen Pulpa ist zwischenzeitlich durch Sensibilitätstests zu kontrollieren. Nach 8–12 Wochen wird die Kavität wieder eröffnet und das verbliebene erweichte Dentin restlos entfernt. Nach Legen einer Unterfüllung erfolgt dann die definitive Restauration (Abb 6.**18c**). Wird bei der Kariesausräumung während des 2. Schritts die Pulpa doch eröffnet (Abb 6.**18d**), so folgen Pulpektomie und Wurzelkanalbehandlung.
Die hohe Erfolgsrate der Methode baut auf 3 Grundpfeilern auf:

- Auch bei ausgedehnten chronisch entzündlichen Veränderungen der Pulpa unter einer profunden Karies wird durch Pulpoblasten und sekundäre Odontoblasten Reizdentin gebildet, das als Fibrodentin bzw. tubuläres Dentin auftritt. Die Pulpa kann langfristig vital erhalten werden.
- Calciumhydroxid-Präparate besitzen keine spezifische Wirkung zur Anregung einer Reizdentinbildung. Durch ihren antibakteriellen Effekt können sie jedoch die intrapulpale Hartgewebebildung begünstigen (Gängler 1977).
- Die Wiedereröffnung der Kavität nach 8–12 Wochen und die Kontrolle des pulpanahen Dentins mit Ausräumung aller erweichten Anteile (Exkavator) ist klinisch sicher zur Vitalerhaltung des Zahns oder führt bei negativem Ausgang (Pulpaeröffnung im kariös erweichten Dentin) zur unmittelbaren Einleitung eines Pulpektomieverfahrens.

Wenn bei Caries media oder Caries profunda spontan kurzfristige, leichte Zahnschmerzen auftreten, wird mithilfe der **exspektativen Pulpitisdiagnostik** geprüft, ob diese nach Ausräumen der Dentinkaries reversibel sein können. Nach vollständiger Ausräumung allen erweichten Dentins wird die Kavität ohne Medikamente temporär verschlossen, um innerhalb der nächsten 24 Stunden bis maximal 5 Tagen zu prüfen, ob die Spontanschmerzen

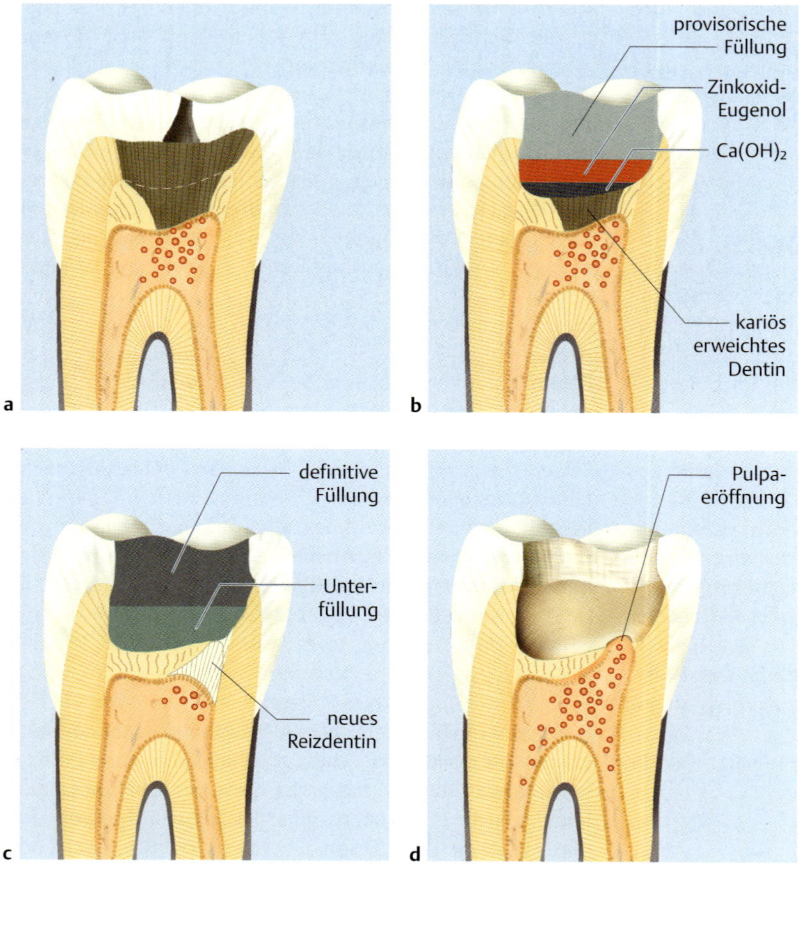

Abb 6.**18a–d** Schrittweise Karieskontrolle.
a Ausgangssituation bei Caries profunda.
b 1. Behandlungsschritt.
c 2. Behandlungsschritt.
d Misserfolg: eröffnetes Pulpakavum.

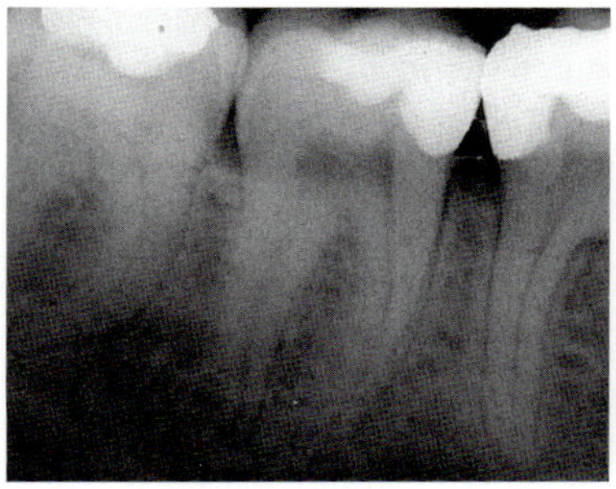
a

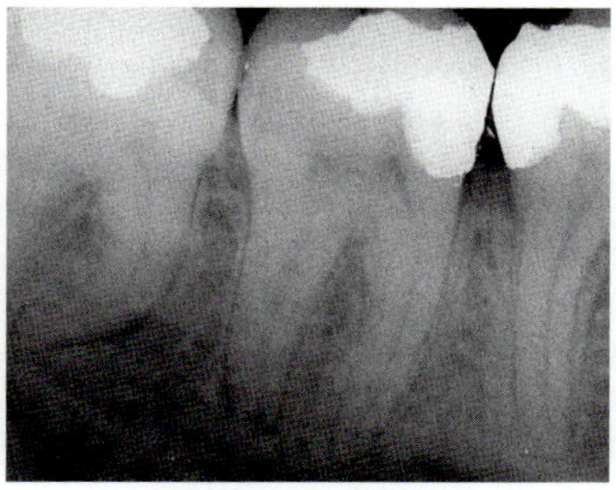
b

Abb 6.**19a, b** Röntgenbefunde bei schrittweiser Karieskontrolle.
a Caries profunda an Zahn 37, Sensibilitätskontrolle positiv, schrittweise Karieskontrolle mit Calciumhydroxid, temporärer Verschluss mit Zinkphosphatzement.
b Wiedereröffnung des Zahns 37, Sensibilitätstest positiv, nach restloser Entfernung des kariös erweichten Dentins Zinkphosphatzement-Unterfüllung und Amalgamfüllung. (Die posteriore Wurzel bedarf der Kontrolle – Röntgen und Sensibilitätstest!)

verschwinden und die Pulpa weiterhin vital bleibt. Dazu wird der Kavitätenboden mit einem sterilen Wattepellet abgedeckt und der Zahn dicht mit provisorischem Füllungsmaterial verschlossen. Nur bei rascher Schmerzlinderung und längerfristig positivem Sensibilitätstest darf vermutet werden, dass die Vitalerhaltung nach definitiver Füllung eine gute Prognose hat. Weder die Reversibilität der Zahnschmerzen noch der Sensibilitätstest sagen etwas über das pathohistologische Bild des Pulpaschadens aus, sodass in allen Zweifelsfällen die Pulpektomie die sicherere Methode ist.

MERKE
Die exspektative Pulpitisdiagnose ist pathobiologisch mit der schrittweisen Karieskontrolle verwandt, verfolgt aber klinisch andere Ziele.

Pulpaschutz

Ingrid Hoyer, Eike Glockmann

MERKE
Mittel zum Pulpaschutz sollen die durch Kariesprogression vorgeschädigte und/oder während der Kavitätenpräparation traumatisierte Pulpa sicher vor weiteren mikrobiellen, chemischen und physikalischen Reizen schützen.

Ziel ist ein Schutz des Endodonts gegenüber Reizeinflüssen wie Säureeinwirkung, Materialtoxizität, Temperatureinflüssen bei metallischen Füllungsmaterialien und Infektionswegen der Bakterien entlang der Füllungsrandspalten (marginales Leakage). **Unterfüllungsmaterialien** sollten antibakteriell wirken, ohne selbst zytotoxische Effekte auf die Pulpa auszuüben; sie sollten säureresistent und unlöslich sein, eine hohe mechanische Stabilität besonders unter okklusionstragenden Füllungen besitzen und keine Randspaltbildung zulassen.

Im Rahmen der Kavitätenpräparation der Dentinkaries kommt es in der Regel zur Einbeziehung beider Dentinqualitäten, von gesundem Dentin an den Kavitätenwänden und von Dentin im Bereich der Transparenzzone entsprechend der Ausdehnung der Läsion.

Nach wie vor wird ein sicherer Pulpaschutz durch **Zinkphosphatzement** erreicht. Die Zementabbindung nach Anmischen des Pulveranteils (80–90% Zinkoxid, Zusätze von Magnesiumoxid u. a.) mit Orthophosphorsäure führt kurzfristig zu einem drastischen pH-Abfall auf den Wert 2,3 und zu einer Temperatursteigerung. Es resultiert eine reversible Entzündung der Pulpa. Bei korrektem Mischungsverhältnis verbleibt nach dem Abbinden keine freie Säure, die Unterfüllung reagiert neutral. Hohe mechanische Stabilität, relativ geringe Löslichkeit und eine dem Dentin entsprechende Wärmeleitfähigkeit zeichnen die Unterfüllungen aus Zinkphosphatzement aus.

Alternativ bieten sich auch für okklusionstragende Füllungen **Glasionomerzemente** als Material für Unterfüllungen an. Ihre Bildung beruht chemisch auf einer Säure-Base-Reaktion von z. B. Calcium-Aluminium-Fluoro-Silicat-Gläsern mit Polycarbonsäuren. Die Säuren lösen aus den Glaspartikeln Calcium- und Aluminiumionen heraus und bilden über eine Gelphase ein ionisches Polymer („ionomer"), das den Zementen ihren Namen gab. Durch unterschiedliche Zusammensetzung der Polycarbonsäuren, z. B. Acrylsäure mit Malein- und/oder Itaconsäure, und der Zugabe von Weinsäure als Katalysator können die Werkstoff- und Verarbeitungseigenschaften modifiziert werden.

Glasionomerzemente können im Seitenzahngebiet bei tiefen Kavitäten als Pulpaschutz auch unter ausgedehnten Kompositfüllungen angewandt werden. Sie dienen einerseits als Dentinersatz und ermöglichen andererseits eine ausreichende Haftung des Kompositmaterials sowie eine Reduzierung der schrumpfenden Kompositmasse.

Zinkoxid-Eugenol-Zemente ermöglichen zumindest temporär einen sehr dichten Verschluss. Sie werden z. B. bei der schrittweisen Kariesentfernung zur Abdeckung von Calciumhydroxid angewandt. Als Unterfüllungsmaterial sind sie wegen unzureichender mechanischer Stabilität und nicht auszuschließender Zytotoxizität abzulehnen (Gängler 1977). Unter Kompositrestaurationen ist ihre Anwendung infolge möglicher Störungen der Polymerisation und ihrer Weichmacherwirkung auf Kunststoffe kontraindiziert.

Calciumhydroxid-Salicylat-Zemente, z. B. Dycal oder Kerr-Life, neutralisieren aufgrund der Abgabe von OH^--Ionen das saure Milieu im Dentin des Kavitätenbodens und wirken zeitlich begrenzt antibakteriell. Wegen der hohen Löslichkeit sind sie nur in dünner Schicht auf eng begrenztem Areal in Pulpanähe aufzubringen und mit einem Unterfüllungsmaterial zu überdecken.
Ausgehend von der Intention, durch Versiegelung des Dentins eine bakterielle Invasion von Mikroorganismen in die Pulpa auszuschließen, werden **Dentinadhäsive** als Dentin- und Pulpaschutz angewandt. Dentinadhäsive haben sich klinisch auch zur Desensibilisierung freiliegenden Dentins bewährt.
Kavitätenlacke (in Lösungsmitteln gelöste Harze) und Kavitätenliner (mit Zugabe therapeutischer Zusätze wie Calciumhydroxid) haben sich klinisch als Pulpaschutz *nicht* bewährt. Gründe dafür sind ihre mangelnde mechanische Belastbarkeit, die Instabilität gegenüber chemischen Einflüssen und nicht auszuschließende pulpatoxische Effekte der Lösungsmittel (Klötzer u. Langeland 1994).

Fazit
Bei Präparationen im gesunden Dentin bewirken Unterfüllungen aus Zinkphosphat- oder Glasionomerzementen einen ausreichenden Pulpaschutz auch ohne zusätzliche Hilfsmittel. Calciumhydroxid-Salicylat-Zemente können bei Restbakterien in der Frontkeimzone der Dentinkaries die Therapiesicherheit mit ihrer antibakteriellen Wirkung erhöhen.
Zur Behandlung einer Caries superficialis mit Kompositfüllungen kann infolge der Adhäsivtechnik auf zusätzlichen Pulpaschutz verzichtet werden.

Füllungstherapie mit Amalgam

Walter Kamann

MERKE
Amalgame sind nach wie vor das dominierende Füllungsmaterial für Kavitäten des Seitenzahngebiets, sowohl in Milchzähnen als auch in Zähnen der 2. Dentition. Seit fast einem Jahrhundert routinemäßig für die Versorgung von kariösen Defekten im Gebrauch, bietet Amalgam durch seine klinische Erprobung eine hohe Sicherheit der Versorgung.

Gamma-2-Amalgame wie auch Kupferamalgame, zuletzt nur noch in der Kinderzahnheilkunde gebräuchlich, sind heute aufgrund der Materialverbesserungen der **Non-Gamma-2-Amalgame** nicht mehr indiziert. Die überlegenen Eigenschaften der Non-Gamma-2-Spezifikationen wird durch höhere Kupfergehalte in hochsilberhaltigen Amalgamen erreicht. Bei diesen Amalgamen wird die korrosionsbestimmende Gamma-2-Phase (Quecksilber-Zinn-Phase) durch Bindung des Zinns an Kupfer vermieden. Non-Gamma-2-Amalgame erwiesen sich als korrosionsbeständiger und zeigten deshalb deutlich niedrigere Creep-Werte, die entscheidend für die klinische Bewährung des Werkstoffs sind (s. weiter unten). Die für die traditionellen Legierungen typische merkuroskopische Expansion wird weitgehend vermieden.
Materialverbesserungen, neue Präparationsinstrumente und substanzschonendere Konzepte der Kavitätengestaltung haben die **mittlere Funktionszeit** der Amalgamfüllungen in den letzten Jahrzehnten erhöht. Wie Crabb (1981) in einer repräsentativen Studie nachwies, erreichen selbst von ungeübten Studenten gelegte Füllungen der Kavitätenklasse I und II eine mittlere Liegedauer von 10 Jahren und sind somit in dieser Indikation sogar Goldinlays leicht überlegen.
Das Primat der **Substanzschonung** zwingt zu einer differenzierteren Befolgung der beiden Hauptgrundsätze Blacks (1914). Die präventive Extension der Umrissgestaltung wird heute sowohl okklusal, approximal als auch zervikal modifiziert, sodass so viel Zahnsubstanz wie möglich erhalten wird und die Füllungsränder möglichst supragingival liegen. Weiterhin erfolgt der Wiederaufbau der Kontaktflächen altersadäquat, d. h., die Approximalraumgestaltung orientiert sich an dem vorliegenden Attritionsgrad.
Die Idealforderung Blacks (1914), eine Füllung solle „ein Leben lang" halten, wird zwar auch durch die modifizierten Präparationsregeln nicht erreicht, aber die frühe Füllungstherapie mit grazilen Kavitätenformen und die Einheit von präventiver und kurativer Betreuung haben die Funktionszeiten wesentlich erhöht und gewährleisten weiterhin die Möglichkeit, den Zahn nach Versagen der Erstversorgung erneut mit einem plastischen Füllungsmaterial zu versorgen.

Indikation und Kontraindikation

Amalgam kommt bei den Kavitätenklassen I, II, III, V und bei den reinen Wurzeloberflächenläsionen zur Anwendung. Dabei ist es immer das Material der Wahl bei der **Erstversorgung kleiner Defekte**. Materialtechnische Grenzen werden dem Amalgam als plastischem Füllungsmaterial durch die Größe der Kavität und die mechanische Inanspruchnahme gesetzt. Misserfolge ergeben sich hauptsächlich aus einer Überschreitung der Indikation.
Kontraindiziert ist die Amalgamfüllung in Kavitäten, bei denen aufgrund des reduzierten Dentinkörpers die verbleibenden Schmelzwandungen bei erneuter Versorgung weder eine intra- noch eine extrakoronale Retention ermöglichen würden. In diesen Fällen ist primär von plastischen Füllungsmaterialien Abstand zu nehmen. Eine Kontraindikationen aus systemischer Sicht besteht lediglich bei extrem seltenen Reaktionen, die allergologisch mit den entsprechenden Legierungen nachzuweisen sind.

Toxikologie und Biokompatibilität

Die Jahrzehnte anhaltende Diskussion um die toxische Gefährdung durch Amalgamfüllungen hat geklärt, dass eine Gefährdung durch diesen Werkstoff nicht zu erwarten ist. Die Quecksilberkonzentration im Urin bei Patienten mit und ohne Amalgamfüllungen ist annähernd gleich, Einzelwerte variieren ernährungsbedingt, weisen aber keine Korrelation zur Anzahl der Füllungen auf. Lediglich professionell exponierte Patienten haben höhere Ausscheidungsraten im Urin.

Die aus Amalgamfüllungen aufgenommenen Quecksilbermengen liegen weit unter denen des täglichen Nahrungsangebots. Eine frisch gelegte Amalgamfüllung gibt zwischen 20 und 60% der Quecksilbermenge ab, die während der täglichen durchschnittlichen Aufnahme über Nahrungsmittel erfolgt. Diese wiederum entspricht lediglich 3–11% der von der WHO/FAO angegebenen annehmbaren Tages- bzw. Wochendosis. Aufgrund ihrer Korrosionsresistenz ist die Freisetzung von Quecksilber aus Non-Gamma-2-Amalgamen sehr viel niedriger als aus den heute nicht mehr verwendeten konventionellen Amalgamen.

Freigesetztes Quecksilber an der Füllungsoberfläche wird offenbar auch rückresorbiert, sodass die messbare Quecksilberdampfkonzentration von einer Füllung ein Dreitausendstel (!) des MAK-Wertes beträgt. Ältere Füllungen werden zudem durch Oberflächenreaktionen „passiviert", sodass weniger Quecksilber freigesetzt wird.

Bei ausreichender Praxishygiene und Einhaltung der Verarbeitungsnormen wird der MAK-Wert nicht erreicht. Dies wurde in einer repräsentativen ADA-Studie (1975–1983) an 4272 Zahnärzten, bei denen der Quecksilbergehalt des Urins geprüft wurde, ermittelt. Die mittlere Konzentration entsprach 14,2 µg/l (bei einer Spanne von 0–556 µg/l); lediglich 1,3% der Zahnärzte hatten Urin-Quecksilberwerte >100 µg/l. Diese Werte korrelierten eindeutig mit Verarbeitungsfehlern.

MERKE

Amalgamfüllungen stellen für den Patienten eine sichere und toxikologisch unbedenkliche Versorgung im Seitenzahnbereich dar. Bei Einhaltung der Arbeitsschutzbestimmungen für das zahnärztliche Personal kann ein professionelles Intoxikationsrisiko mit gleicher Sicherheit ausgeschlossen werden.

Werkstoffkunde der Amalgame

Grundsätzlich werden alle Legierungen des Quecksilbers mit anderen Metallen als **Amalgame** bezeichnet. Die für die Zahnheilkunde verwendeten Amalgame enthalten im Legierungspulver (Feilung) hauptsächlich Silber, Zinn und Kupfer. Wegen der praktischen Relevanz werden Amalgame nach den metallurgischen und morphologischen Eigenschaften der Feilung eingeteilt.

Gamma-2-Amalgame

Diese früheren Amalgame enthielten ca. 65% Silber (Ag), 30% Zinn (Sn) und 5% Kupfer (Cu). Die Härtung erfolgte hauptsächlich durch die Umsetzung der *Gamma-Phase* (Ag_3Sn) mit Quecksilber in die *Gamma-1-Phase* (Ag_5Hg_6) und die *Gamma-2-Phase* (Sn_8Hg). Wegen ihrer unedlen Bestandteile war die Gamma-2-Phase nur wenig korrosionsbeständig. Bei der korrosiven Zersetzung frei werdendes Zinn und Teile des Quecksilbers gingen in den Speichel über.

Ein Teil des Quecksilbers diffundierte aber in die Füllung zurück und führte zu einer „Nachreaktion", welche die Füllungsränder aufwarf und den Eindruck eines Herauskriechens der Füllung aus der Kavität entstehen ließ (**merkuroskopische Expansion**, **Creep**). Da durch diese Vorgänge der Bildung von Randspalten Vorschub geleistet wurde, erschien es sinnvoll, die Bildung der Gamma-2-Phase zu unterdrücken. Dies führte zur Entwicklung der Gamma-2-freien Amalgame.

Non-Gamma-2-Amalgame

Hinsichtlich ihres Abbindemechanismus unterscheidet man heute 2 Typen von Non-Gamma-2-Amalgamen:

- Bei den **High-Copper-Dispersant-Legierungen** wird die Bildung der Gamma-2-Phase durch Beimischung eines Silber/Kupfer-Eutektikums zugunsten einer korrosionsresistenteren Kupfer/Zinn-Phase, der sog. *Eta-Phase* (Cu_6Sn_5), verhindert. Diese Legierungen härten zunächst wie ein konventionelles Amalgam unter Bildung einer Gamma-2-Phase aus. Diese wird dann sekundär in die Eta-Phase unter gleichzeitiger Entstehung von weiterer Gamma-1-Phase umgesetzt.
- Bei den **High-Copper-Single-Composition-Legierungen** werden fein verdüste Kugeln oder Späne mit homogen verteilten Silber/Zinn- oder Kupfer/Zinn-Bestandteilen bei zugunsten des Kupfers reduziertem Silberanteil verwendet. Bei der Umsetzung der Gamma-Phase und einer als *Epsilon-Phase* bezeichneten Kupfer-Zinn-Phase (Cu_3Sn) mit Quecksilber entsteht direkt die Gamma-1- und die Eta-Phase. Die intermediäre Ausbildung einer Gamma-2-Phase unterbleibt.

Die Non-Gamma-2-Amalgame enthalten also die gleichen Legierungsbestandteile, deren Konzentration variiert aber mehr. Sie enthalten im Allgemeinen 12–30% Kupfer, 40–70% Silber und einen Restanteil Zinn.

Die Legierungen können nach der Morphologie ihrer Partikel in **Splitteramalgame**, **sphärische/sphäroidale Amalgame** und **Mischamalgame** eingeteilt werden. Die Partikelmorphologie ist für eine Reihe von Eigenschaften (Abbindegeschwindigkeit, Verarbeitung) verantwortlich.

Klasse-I-Amalgamfüllungen

Indikation/Diagnostik. Die Füllungen erfolgen vorwiegend bei Caries superficialis oder media im Bereich der Grübchen und Furchen auf den Kauflächen und palatinalen sowie bukkalen Einziehungen. Die klinischen Untersuchungsverfahren zur Feststellung einer Grübchen-/Fissurenkaries wie die visuelle Diagnostik, die Sondierung, die Röntgendiagnostik, Transillumination u. a. sind unsicher.

FEHLER UND GEFAHREN

Der Progressionsgrad der Karies wird zumeist unterschätzt, sodass öfter eine superfizielle Karies angenommen wird, diese sich aber nach der Eröffnung des Defekts als Caries media erweist oder in Ausnahmefällen schon zur Caries profunda entwickelt hat.

Präparation. Der Defekt wird substanzschonend mit dünnen walzenförmigen Diamantschleifern im hochtourigen Bereich eröffnet. Die unterminierende Dentinkaries wird mit der Defektgröße angepassten Rosenfräsern entfernt. Die Schmelzwandungen werden in okklusaler Richtung konvergierend gestaltet. Zum Abschluss der Präparation werden die Schmelzränder finiert. Der Kontrolle der unterminierenden Dentinkaries in lateraler Ausbreitung mittels Sondierung und Spiegelung durch den grazilen Kavitäteneingang ist besondere Aufmerksamkeit zu schenken.

Füllungstechnik. Die Übertragung des Materials in die Kavität mit anschließender Kondensation erfolgt in kleinen Portionen, nach der materialspezifischen Latenzzeit zur Aushärtung wird die Füllung geschnitzt. Für die frühe Füllungstherapie leisten grazile Instrumente und die Lupenbrille gute Dienste.

Klasse-II-Amalgamfüllungen

Indikation/Diagnostik. Die Diagnostik der irreversiblen Approximalkaries mit Kavitation an Prämolaren und Molaren ist klinisch schwierig, weil die Läsion als sog. okkulte Karies schwer erkennbar entsteht. Opake Schmelzverfärbungen deuten schon weit unterminierende Dentindefekte an, sodass die Bissflügel-Röntgendiagnostik die einzige Methode zur Frühdiagnostik und Abschätzung der Behandlungsnotwendigkeit (noninvasiv vs. invasiv) ist.

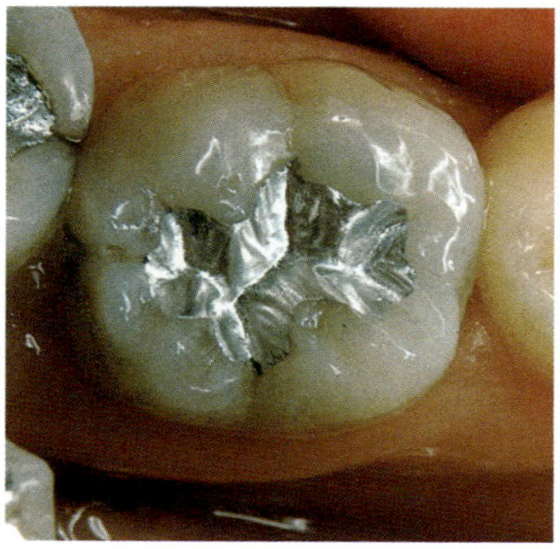

Abb. 6.**20** Beispiel für die indikationsgerechte Versorgung einer Kavität der Klasse I mit Amalgam.

Präparation. Liegt eine Kavität vor, wird sie in konventioneller Weise okklusal eröffnet, wodurch 2 Teile entstehen: der approximale Kasten und die okklusale Stufe:

- Liegt keine gleichzeitige, unterminierende Fissurenkaries vor, wird diese *okklusale Stufe* heute nicht mehr – wie früher üblich – als Schwalbenschwanz aufgezogen. Der Umriss folgt grazil und, falls durch die Extension der Karies erforderlich, substanzschonend dem Fissurenverlauf mit okklusal konvergierender Wandneigung. Lediglich im Bereich eines erhaltenen Randwulstes wird nach okklusal divergierend präpariert. An Molaren und Prämolaren wird nicht mehr das ganze Fissurenrelief aufgezogen, wenn es kariesfrei ist.
- Der *approximale Kasten* wird so eröffnet, dass der Schmelzrandwulst unterminiert wird, ohne mit dem Diamantschleifer in den interdentalen Raum einzudringen. Anschließend werden die Seitenflügel des approximalen Kastens gerade so weit aufgezogen, dass sie aus dem Kontaktpunktbereich herauskommen. Da die approximale Wand noch steht, wird sie erst jetzt mit einem Schmelzmeißel oder Exkavator ausgebrochen.
- Die *approximale Stufe* wird so gelegt, dass sie sich unterhalb des Kontaktpunkts, aber noch über der dentogingivalen Verbindung befindet. Die *Glättung der Kavitätenränder* erfolgt mit Gingivarandschrägern und Schmelzmeißeln, um lose Schmelzprismen zu entfernen.

Wird bei der approximalen Eröffnung eine behandlungsbedürftige *Karies an der Kontaktfläche des Nachbarzahns* entdeckt, so ist im Gegensatz zu früheren Auffassungen ihre Präparation und Füllung ohne okklusale Eröffnung möglich, wenn die Dentinkaries nicht den okklusalen Schmelz erreicht hat.

Füllungstechnik. Die Amalgamfüllung wird vorzugsweise unter Kofferdam mithilfe von Matrizen vorgenommen (Abb. 6.**21 d**). Häufig ermöglichen konfektionierte Matrizenhalter trotz korrekter Holzkeilanwendung nicht den Wiederaufbaus der Kontaktflächen entsprechend den anatomischen Gegebenheiten. In diesen Fällen hilft eine Individualisierung des Matrizenbandes weiter.

Der **Oberflächengestaltung** der Amalgamfüllung nach Abschluss der Kondensation und Entfernung des Überschusses (Witzel-Überbau) folgt die Fissurenkonturierung, die Ausarbeitung der marginalen Randwülste und die Ausgestaltung der Approximalfläche (Abb. 6.**21 e**). Die modellierte Füllung kann und soll nicht einem theoretischen anatomischen Bild entsprechen. Sie soll in möglichst vielen Details der individuellen Zahnform, den altersadäquat attridierten Kontaktflächen und den abradierten bzw. attridierten Okklusalflächen entsprechen.

Anschließend ist nach der Entfernung des Kofferdams die Okklusion zu prüfen. Es besteht kein Zweifel, dass der hohe operative Aufwand für mehrflächige Amalgamfül-

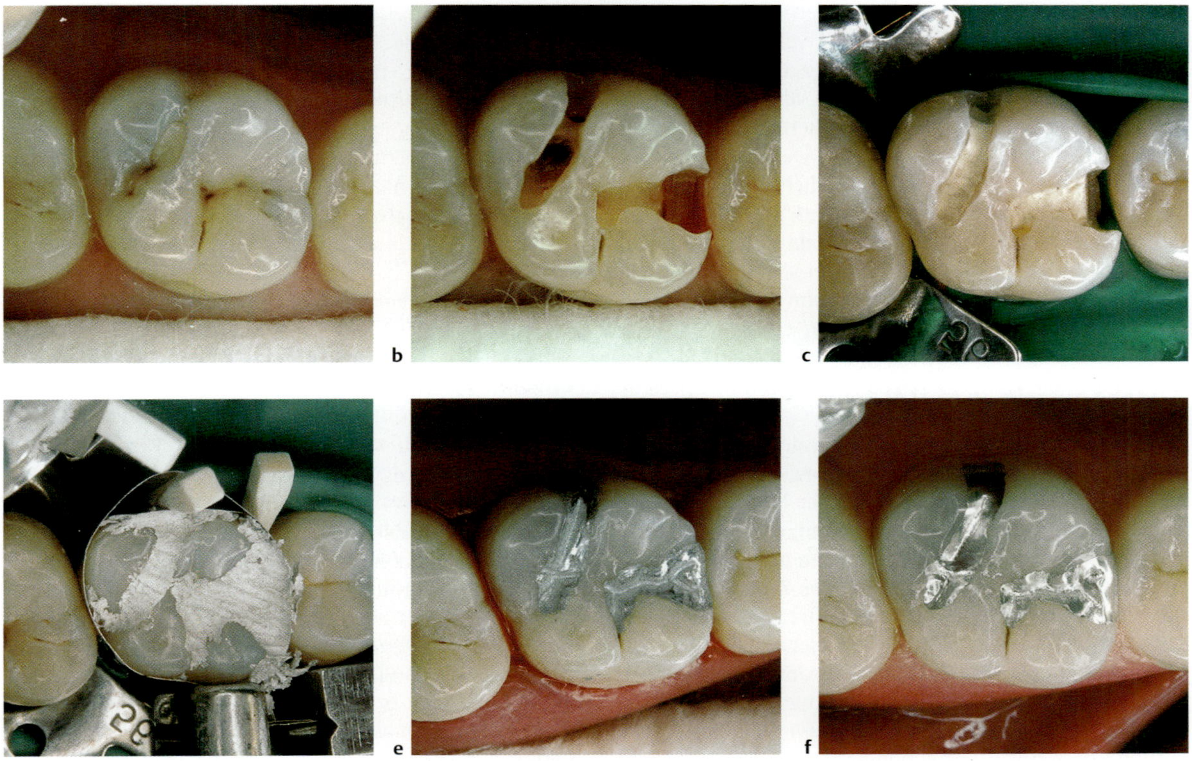

Abb. 6.**21 a–f** Arbeitsschritte der Amalgamfüllung einer Kavität der Klasse II.
a Ausgangssituation.
b Darstellung des Defekts.
c Unterfüllung.
d Situation nach Anlegen der Matrize, Verkeilen und Kondensation.
e Fertig geschnitze Füllung.
f Füllung nach der Politur.

lungen in direkter Beziehung zur Liegedauer von einem Jahrzehnt und länger steht.

Klasse-V-Amalgamfüllungen

Die Versorgung von **Zahnhalskavitäten** an Seitenzähnen ist ein typisches Einsatzgebiet für Amalgam. Mit der Zunahme dieses Defekttyps bei älteren Patienten wird sich dieser Indikationsbereich weiter ausdehnen. Grundsätzlich sind zu unterscheiden:

- rein schmelzbegrenzte Kavitäten
- im koronalen Bereich von Schmelz und im apikalen Bereich von Dentin/ Zement begrenzte Kavitäten und
- sich zirkulär bis in den Approximalraum erstreckende Kavitäten.

Bei letzteren ist die Gefahr einer Indikationsüberschreitung für Amalgam groß. Differenzialtherapeutisch bietet sich bei zirkulären Defekten oft nur die Überkronung an. Bei subgingivaler Extension der Kavitätenwandungen ist als vorbereitende Maßnahme eine partielle Gingivektomie mit Freilegung des gesamten späteren mutmaßlichen Füllungsumrisses vorzunehmen. Die Füllung wird dann erst in der nachfolgenden Sitzung gelegt.
Die **Präparation** von Klasse-V-Kavitäten wird zur Vermeidung unkontrollierter Substanzverluste grundsätzlich normaltourig vorgenommen. Die Kavität wird in koronal-apikaler Richtung zur Oberfläche konvergierend und unter Erhalt eines rechtwinkligen Übergangs zur Zahnoberfläche in anterior-posteriorer Richtung zwangsläufig divergierend präpariert.
Die Füllungsanlage sollte wie bei Kavitäten der Klasse II unter Kofferdam erfolgen.

Wurzeloberflächenfüllung

Materialtechnische Überlegungen lassen im Bereich der Wurzeloberfläche neben der Goldhämmerfüllung nur die Verwendung von Amalgam als Füllungsmaterial zu. Wegen der aus topographischen Gründen nur geringen Restdentinstärke ist bei der Präparation besondere Vorsicht geboten. Die Retention kann durch unterschnittige Präparation mit Kugelfräsern verbessert werden.

Klasse-III-Amalgamfüllungen

Frühe Kariesläsionen an den posterioren Approximalflächen der Eckzähne können statt mit Kompositmaterialien auch mit Amalgam versorgt werden. Die Perspektive des Zahns und der korrekte Aufbau der interdentalen Kontaktbeziehung zum Prämolaren favorisieren das langlebigere Füllungsmaterial.

Die Kavität wird mit Diamantschleifern nur wenig nach lingual bzw. palatinal eröffnet, jede weitere Präparation erfolgt normaltourig oder mit Handinstrumenten. Der Approximalraum wird nur so weit nach vestibulär aufgezogen, dass der Füllungsrand nicht im Bereich der Kontaktfläche zu liegen kommt.
Die Matrizentechnik ist außerordentlich kompliziert, sodass fast immer individuell zurechtgeschnittene und geformte Matrizenbänder mit Verkeilung zur Anwendung kommen. Sie müssen sichern, dass der schmale palatinale bzw. linguale Zugang zur Kondensation des Füllungsmaterials instrumentell erreichbar bleibt.

Ausarbeitung und Politur

Die Ausarbeitung und Politur stellen den letzten Schritt bei Herstellung einer Amalgamfüllung dar. Jede Amalgamfüllung erfordert eine mechanische Nachbearbeitung. Dabei wird die Oberfläche der Füllung endgültig konturiert und den okklusalen Verhältnissen angepasst.
Die Politur führt zur Verbesserung des Randschlusses, da die beim Abbinden des Amalgams auftretenden Volumenveränderungen, die mit Niveauunterschieden am Kavitätenrand einhergehen, egalisiert werden. Sie verringert weiterhin die Korrosionsanfälligkeit aufgrund der verkleinerten und veredelten Oberfläche sowie die Plaqueanlagerung und somit das Sekundärkariesrisiko.
Ein vergleichbarer, gesunder Zahn des Patienten und die Okklusionsbeziehungen am behandelten Zahn bestimmen die Modellation. Die Bearbeitung der Füllungsoberfläche beginnt mit kleinen Rosenfräsern, mit denen die Tiefen der Fissuren, die Auskehlungen am mastikalen Randwulst und Fissurenausläufer bearbeitet werden. In einem 2. Schritt werden Ränder mittels feiner Steinchen oder Finierer nachgezogen und die Oberfläche der konvexen Flächen geglättet. Es sollte dabei immer von der Füllungsoberfläche zum Schmelz hin gearbeitet werden.
Im 3. Schritt werden Gummipolierer unterschiedlicher Form niedrigtourig eingesetzt, um die Glattflächen und Furchen zu glätten. Approximal erfolgt die Glättung durch feine Sandpapierstreifen, die von Hand geführt werden. Zuletzt wird die Hochglanzpolitur mit weichen Bürstchen unterschiedlicher Formen und Gumminäpfchen mit Zinkoxid, Schlämmkreide oder konfektionierten Polierpasten vorgenommen. Nachpolituren sind bei den korrosionsbeständigeren Non-Gamma-2-Amalgamen selten notwendig.

Fehler bei der Therapie mit Amalgamfüllungen

Die diffizile Amalgamfüllungstechnik birgt zahlreiche Fehlermöglichkeiten, welche die Haltbarkeit, Mundbeständigkeit und Liegedauer entscheidend beeinflussen. Feuchtigkeitszutritt und ungenügende Kondensation stellen die häufigsten Ursachen von Misserfolgen der Amalgamfüllungstherapie dar.

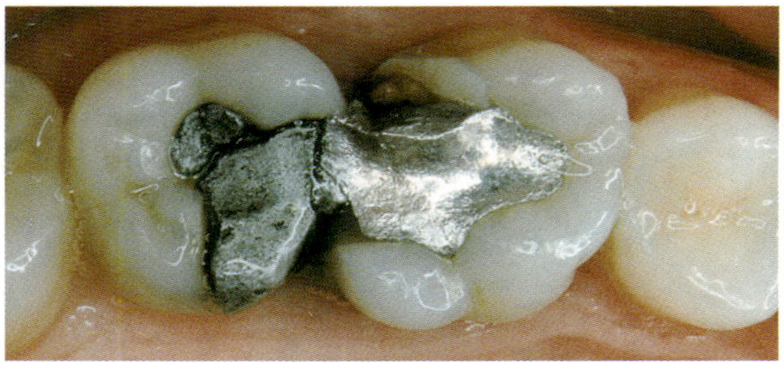

Abb. 6.22 Misserfolg nach Amalgamfüllungstherapie durch nicht sachgerechte Indikation und Verarbeitung.

Unvollständige Kariesexkavation. Bei der notwendigerweise grazilen Eröffnung der Kavität können den Schmelz unterminierende, erweichte Dentinbezirke übersehen oder aus zugangstechnischen Gründen ungenügend entfernt werden. Dies kann zu weiterer Kariesprogression (Kariesrezidiv) führen.
Ungenügende Widerstandsform. Bei ausgedehnten Defekten im Dentin halten die Schmelzwände dem Kaudruck nicht mehr stand und frakturieren. Läuft Schmelz oder Amalgam spitzwinkelig aus, so besteht immer die Gefahr von Randabbrüchen. Die Abtragung unterminierter Höcker bzw. ganzer Wandpartien und der Wiederaufbau mit Amalgam und der Einsatz von gegossenen Restaurationen mit Kaukantenschutz sind bei umfangreich zerstörten Zähnen differenzialtherapeutisch abzuwägen.
Feuchtigkeitszutritt. Bei nur relativer Trockenlegung besteht immer die Gefahr eines Feuchtigkeitszutritts während der Kondensation. Da die Feuchtigkeit sich weder durch Absaugung noch durch vermehrte Bemühungen bei der Kondensation wieder entfernen lässt, resultiert ein inhomogener Füllungskörper, der einer raschen Korrosion unterliegt. Besonders bei unkooperativen Patienten, Patienten mit hoher Speichelflussrate und Kindern ist deshalb die absolute Trockenlegung mittels Kofferdam das Mittel der Wahl.
Ungenügende Kondensation. Das Einbringen zu großer Einzelportionen führt zur unausreichenden Kondensation des Amalgams. Das Amalgam wird portionsweise mittels Amalgampistolen oder Amalgamträgern in die Kavität überführt und kondensiert. Eine ungenügende Kondensation führt zu inhomogenen Füllungskörpern, größerer Korrosion und Creep, breiteren Randspalten und Füllungsbrüchen.
Ungenügende Retentionsform. Alle Füllungsanteile (okklusaler Kasten, approximaler Kasten) sollten eine genügende Eigenretention aufweisen. Die Retention sollte sich aus der konvergierenden Gestaltung korrespondierender Schmelz- und Dentinwände ergeben, eine zusätzliche Unterschnittpräparation im Dentin wird selten erforderlich sein. Zu hohe Unterfüllungen können besonders bei Zahnhalskavitäten und im Bereich des okklusalen Kastens die Verankerung einschränken.
Fehler bei der Politur. Die Hauptgefahr bei der Politur ist die Überhitzung der Füllung bei nicht sachgerechtem Ge-

brauch von Gummipolierern ohne ausreichende Kühlung. Fehlende Beachtung der individuellen morphologischen Situation kann die Ursache für okklusale Hindernisse (okklusales Trauma), für eine falsche Lenkung des Speisebreis und für undichte Kontaktbeziehungen zum Nachbarzahn sein. Die iatrogen ausgelöste Approximalkaries und marginale Parodontitis durch Impaktion von Nahrungsbestandteilen zwischen den Zähnen ist eine häufige und schwerwiegende Komplikation nach Füllungstherapie.

Amalgamfüllungstherapie im Milchgebiss

Die Füllungstherapie im Milchgebiss bewegt sich immer im Spannungsfeld zwischen zu geringen Platzvorgaben bei ungünstigen Behandlungsbedingungen und materialtechnischen Notwendigkeiten. Die anatomisch-topographischen Vorgaben zwingen zu einer konsequenten Frühbehandlung aller kariösen Kavitationen. Voraussetzung für eine frühzeitige Therapie ist aber ein risikoorientiertes, engmaschiges Recall.

Die Milchzahnkrone ist kürzer und hat eine flachere Okklusalfläche, die Kontaktfläche der Milchzähne ist breiter und liegt mehr apikal. Das ausgedehnte Pulpakavum bringt stets die Gefahr einer akzidentellen Eröffnung. Mehr noch als bei bleibenden Zähnen wird sich der Kavitätenboden an der vermuteten Innenkontur des Pulpakavums orientieren. Da die Möglichkeiten der intrakoronalen Retention bei Milchzähnen schnell erschöpft sind und somit auch die Indikation für eine Amalgamfüllung überschritten ist, wird anstelle umfangreicher Amalgamfüllungen vielfach die Versorgung mit Milchzahnkronen angezeigt sein.

Füllungstherapie mit Kompositmaterialien und Glasionomerzementen

Peter Städtler

MERKE

Die Therapie der Karies erfährt durch Frühdiagnostik und neue zahnfarbene, plastische Biomaterialien einen andauernden Wandel.

Dabei umfassen die therapeutischen Maßnahmen folgende Schritte:

- Monitoring initialer Läsionen und der weiteren Kariesprogression oder -stagnation
- präventive Maßnahmen zur noninvasiven Therapie initialer Läsionen in Schmelz oder Wurzeldentin durch ständige Bioverfügbarkeit von Fluoridionen zur möglichen Remineralisation
- minimal invasive Therapie mit erweiterter Versiegelung, vertikaler Slotpräparation, Tunnelpräparation und horizontaler Slotpräparation
- Füllungstherapie ausgedehnter Läsionen mit Modifikationen (z. B. Inserts).

Die Qualität muss unterschiedlichen Ansprüchen genügen:

- Notversorgung mit Provisorien für einen relativ beschränkten Zeitraum
- Versorgung kariöser Defekte in Regionen mit unzureichenden zahnmedizinischen Behandlungseinrichtungen (atraumatic restorative treatment, ART) durch manuelle Exkavation sowie Verwendung selbsthärtender Füllungsmaterialien
- Standardversorgung mit einer dauerhaften und im Frontzahnbereich auch kosmetisch akzeptablen Füllungstherapie
- Füllungstherapie für hohe Ansprüche an die individuelle Gestaltung und kosmetisch-physiognomische Wirkung.

Materialgruppen und Aushärtungsreaktion

Glasionomerzement

Die Glasionomerzemente (GIZ) entwickelten sich aus den Carboxylat- und Silicatzementen. Die 2 Hauptbestandteile sind Calcium-Fluoro-Aluminium-Silicatgläser (Base) und Polyacrylsäure. Die erhärtete Zementmatrix besteht aus einem ionischen Polymer („Ionomer") mit makromolekularer Struktur mit festen kovalenten Bindungen sowie mit Polymermolekülen, die über Ionenbindungen vernetzt sind.

Strontium, Barium, Lanthan, Silber, Zinkoxid oder Zirconiumoxid geben dem Glas die Röntgenopazität. Weinsäure, Itaconsäure und andere Polysäuren werden zugesetzt, um die Verarbeitungszeit zu verlängern und die Abbindungsrate zu erhöhen.

Die **Abbindungsreaktion** erfolgt in 3 Phasen:

- *Säureangriff auf die Glaspartikel:* Hydratisierte Protonen der Polyacrylsäure lösen Natrium-, Calcium- und Aluminiumionen aus dem Calcium-Aluminium-Silicatglas. Dies wird durch die Weinsäure gefördert.
- *Gelation und Aushärtung:* Es entsteht ein Gel, in dem die Kationen Metallbrücken mit den Carboxylgruppen der Polyacrylsäure bilden und die Polyacrylsäuremoleküle miteinander vernetzen. In dieses Netzwerk sind die Glaspartikel eingebettet. In diesem Stadium ist der Zement viskos-elastisch und feuchtigkeitsempfindlich.
- *Hydratation:* Während der nächsten 24 Stunden reift der Zement und es findet eine fortschreitende Vernetzung statt. Schließlich entsteht eine komplexe Struktur, bei der die originalen Glaspartikeln von einem Hydrogel umgeben und in eine Matrix von hydriertem, fluoridiertem Calcium- und Aluminiumpolyacrylat eingebunden sind.

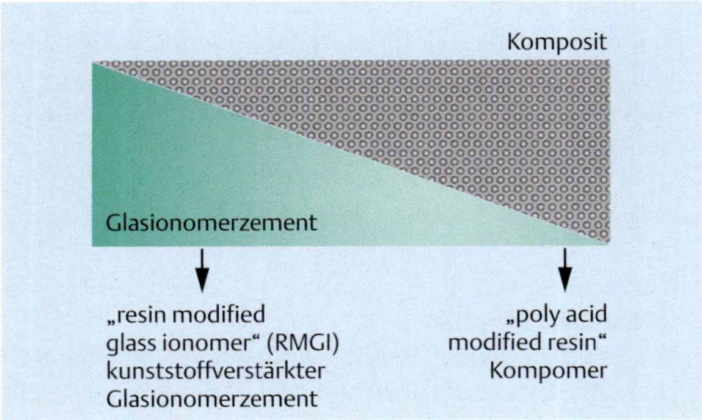

Abb. 6.**23** Glasionomerzement (GIZ) – kunststoffverstärkter GIZ – Kompomer – Komposit. Beide Materialgruppen überlappen sich, wobei RMGI einem Komposit näher kommt (Harzanteil!) und das Kompomer einem Komposit entspricht.

Während der Hydradation gibt es für Glasionomerzement ein kritisches Wassergleichgewicht: Zu viel Feuchtigkeit, aber auch Austrocknung kann den Zement permanent schädigen. Bei Kontakt mit Wasser werden die zementbildenden Calcium- und Aluminiumionen herausgewaschen und stehen für die Zementbildung nicht mehr zur Verfügung. GIZ darf aber auch nicht zu stark ausgetrocknet werden, dadurch geht Wasser verloren, das für die Zementbildung notwendig ist.

Kunststoffverstärkte Zemente (RMGI) sind Glasionomer-Füllungsmaterialien, denen Kunststoff zugesetzt wurde, um die Festigkeit zu verbessern. Sie müssen angemischt und polymerisiert werden.

Kompomere ähneln in der Zusammensetzung den Kompositmaterialien und werden nicht angemischt, sondern nur lichtpolymerisiert. Die Füllkörper sind anlösbare Glaspartikel wie bei den Glasionomerzementen und die einzelnen Partikel sind mit 0,1–10 µm wesentlich größer als bei einem Komposit.

Kompomere härten durch radikalische Polymerisation, weisen aber auch nach der Lichtpolymerisation nur eine begrenzte Durchhärtungstiefe auf. Möglicherweise verhindert die im Vergleich zu Komposits größere Opazität des Materials ein tieferes Eindringen des Polymerisationslichts. Nach Wasseraufnahme erfolgt eine Säure-Base-Reaktion, die mit der Freisetzung von Fluorid einhergeht. Die Säure-Base-Reaktion läuft nur im wässrigen Milieu und nur in oberflächlichen Schichten ab. Kompomere werden mit Dentinadhäsiven angewendet.

Als **Giomere** werden Kompomere bezeichnet, bei denen Fluoraluminiumsilicatglas mit Polyalkensäure in Wasser ausgehärtet wird und erst die ausgehärteten Reaktionsprodukte der SiO_2-gefüllten Polyurethanmatrix zugesetzt werden. Sie sind Einpastensysteme und werden wie Kompomere lichtpolymerisiert und benötigen Bonding-Systeme.

Kompositmaterialien

Komposits beruhen auf dem von Bowen vom National Bureau of Standards (USA) entwickelten Füllungsmaterial. Durch die Reaktion eines Epoxidharzes mit Acrylatmonomeren entsteht ein Dimethacrylat.

Bei der Polymerisation werden Doppelbindungen innerhalb der Methacrylatgruppen geöffnet und die Methacrylatgruppen vernetzt. Die Polymerisation beginnt mit der Bildung von freien Radikalen, die ein ungepaartes Elektron aufweisen. Sie reagieren mit einem Molekül des Monomers, indem die ungesättigte Doppelbindung geöffnet und das ungepaarte Elektron an das Ende der Kette transferiert wird. Das Monomermolekül ist nun aktiviert und in der Lage, ein anderes Monomermolekül – durch Übertragung des freien Elektrons – an das Ende der wachsenden Kette zu binden. Diese Kettenreaktion dauert so lange, bis sämtliche Radikale gebunden sind oder keine benachbarten Bindungen mehr zur Verfügung stehen. Je weniger Restmonomer verbleibt, desto höher ist der Polymerisationsgrad.

Kompositmaterialien bestehen aus:

- der organischen Matrix
- Füllstoffen und
- der Verbundphase (Silanverbindungen, Kopolymere).

Organische Matrix

Die organische Matrix enthält u. a. Monomere, Verdünner, Initiatoren, Inhibitoren, Akzeleratoren, Weichmacher und Stabilisatoren.

Die **Monomere** (Bisphenol-A-[di]glycidylmethacrylat, *BisGMA*; Urethan-dimethacrylat, *UDMA*) sind mehrfunktionelle Methacrylate mit der vereinfachten Formel MA-R-MA: Das mit R bezeichnete Zwischenglied kann aus aliphatischen Ketten, Urethanpräpolymeren, aromatischen Ringen und Polyethern bestehen. Die chemische Zusammensetzung beinflusst Schrumpfung, Wasseraufnahme, Polymerisationsgrad und Viskosität. Enthalten die Moleküle viele Sauerstoffatome oder Hydroxylgruppen, resultiert eine hohe Wasseraufnahme. Bei langkettigen Atomen ist die Schrumpfung geringer, aber die Viskosität höher als bei kurzkettigen Molekülen.

Verdünner werden zur besseren Verarbeitbarkeit der relativ viskosen langkettigen Monomermoleküle zugesetzt. Dazu werden die Komonomere TEGDMA (Triethylenglykol-dimethacrylat) und EGDMA (Ethylenglykol-dimethacrylat) eingesetzt.

Initiatoren wie Benzoylperoxid oder Campferchinon bilden freie Radikale, die Doppelbindungen des Monomers aufspalten. Es kommt dann zu einer netzförmigen Verkettung der Ausgangsmoleküle, bis keine Doppelbindungen mehr vorhanden sind.

Akzeleratoren – meist tertiäre Amine – werden zugesetzt, um die im Mund sehr langsam ablaufende Polymerisationsreaktion von Diacrylaten zu beschleunigen.

UV-Absorber (Oxybenzophenonderivate) sollen die Farbstabilität zu erhöhen.

Stabilisatoren und **Inhibitoren** haben die Aufgabe, die Lagerfähigkeit des Füllungsmaterials zu erhöhen. Dazu werden Phenole verwendet, die mit vorzeitig entstehenden Radikalen in der Monomerpaste reagieren und so eine vorzeitige Polymerisation verhindern. Des Weiteren werden auch **Weichmacher**, Phthalate, zugesetzt und bis zu 1 Gew.-% Pigmente (z. B. Eisenoxide).

Siliciumdioxidcluster dienen in der organischen Matrix der Reduktion der Schrumpfung. Siliciumdioxidpartikel neigen aufgrund ihrer Oberflächenenergie zur Bildung von 0,04–0,06 µm großen Clustern. Bei Nanofüllkörpern kann durch eine spezielle Beschichtung die unkontrollierte Aggregation verhindert werden.

Durch 2–3 nm große **Nanopartikel** aus methacrylatmodifiziertem Polysiloxan entsteht ein organisch-anorganisches Hybridharz. Mit dem Einbau von Nanopartikeln nimmt die Biegefestigkeit zu und die biologische Verträglichkeit wird verbessert, es lässt sich auch eine sehr hohe Transluzenz erreichen. Nanofüllkörper werden im Vakuum Atomschicht für Atomschicht aufgebaut.

Füllstoffe

Zusätzlich zu den feindispersen Siliumdioxidclustern und den Nanopartikeln werden größere anorganische **Füllkörper** zugesetzt, um die Schrumpfung, die thermische Ausdehnung und die Wasseraufnahme zu verringern und die Steifigkeit, Bruchfestigkeit und Abrasionsbeständigkeit zu erhöhen:

- Eine Möglichkeit besteht darin, splitter- oder kugelförmige Vorpolymerisate der organischen Matrix oder gesinterte und zerkleinerte Siliciumdioxidteilchen als Füllkörper zu verwenden. Diese inhomogenen **Mikrofüllerkomposits** sind nicht röntgendicht, haben eine relative hohe Polymerisationsschrumpfung, Wasseraufnahme und wenig zufrieden stellende mechanischen Eigenschaften.
- Bei den heute hauptsächlich verwendeten **Hybridkomposits** werden dagegen 0,5–10 µm große Glaspartikel verwendet. Beimengung von Barium und Strontium oder Ytterbiumtrifluorid machen das Füllungsmateral im Röntgenbild erkennbar.

Verbundphase

Die Verbundphase zwischen Glasfüllern und Matrix entsteht durch Silanisierung (Reaktion mit einem Silan, z. B. 3-Methacryloxy-propyl-trimethoxysilan). Dies ermöglicht die chemische Bindung der anorganischen Füllstoffe mit der organischen Matrix. Der hydrophobe Füllkörper lässt sich dadurch besser in die organische Matrix eingliedern, da die Wasseraufnahme verringert wird, wenn nur sehr wenige Atomgruppen vorhanden sind, die Wasserstoffbrücken bilden können.

Silanverbindungen haben einen wesentlichen Einfluss auf das Abrasionsverhalten, sie sind aber auch anfällig für Hydrolyse. Dadurch kann es im Mundhöhlenmilieu zum Zusammenbruch des Füller-Matrix-Verbundes kommen.

Komposits und auch z.T. Kompomere stehen in unterschiedlicher **Konsistenz** (fließfähig, normal, stopfbar) zur Verfügung. Fließfähige Komposits haben einen niedrigeren Fülleranteil. Stopfbare Komposits enthalten mehr hochdisperses Siliciumdioxid und/oder gröbere Füllpartikel.

Farbnuancen

Je nach Anwendungszweck werden die Füllungsmaterialien in unterschiedlichen **Farben** mit z. T. unterschiedlicher **Transparenz** (Schmelz, Dentin, Bleichfarben, opake Farben) angeboten.

Polymerisationslampen

Das Spektrum der Wellenlängen des sichtbaren Lichts reicht von ca. 400–800 nm. Zur Polymerisation wird eine ausreichende Dosis benötigt, jedoch darf die Wärmeentwicklung nicht zu hoch sein. Der Photoinitiator wirkt umso effektiver, je besser das Lichtspektrum der Polymerisationslampe mit dem für die Aktivierung notwendigen Spektrum übereinstimmt. Das Absorptionspektrum von Campherchinon reicht von 350–550 nm mit einem Maximum bei 468 nm. Als Lichtquellen werden angeboten:

- Halogenlampen
- Diodenlampen
- Plasmalampen und
- Laser.

Halogenlampen

Direktgeräte haben einen kurzen, starren Lichtleiter. Die Vorteile liegen in der großen Lichtausbeute, der kurzen, einfachen Lichtleitung, der freien Handstückführung und der einfachen Lagerung. Nachteilig ist die limitierte Kühlkapazität und die beschränkte Leistung auf 100–150 W.

Leitergeräte sind meist in die Behandlungseinheit integriert. Das Handstück ist grazil und garantiert eine gute Übersicht über das Operationsfeld. Die Kühlkapazität ist größer als bei den Direktgeräten. 150–250 W Leistung und Dauerbetrieb sind möglich. Die Nachteile liegen in der eingeschränkten Handstückführung, der langen, komplexen Lichtleitung sowie dem verletzlichen und alternden Lichtleiter. Die Lichtverluste sind relativ groß.

MERKE

Ungenügende Polymerisation führt zu erhöhter Verfärbungstendenz, reduzierten physikalischen Eigenschaften, erhöhtem Restmonomergehalt und erhöhter Wasseraufnahme.

FEHLER UND GEFAHREN

Strahlung mit einer Wellenlänge <400 nm wird von der Hornhaut des Auges und der Linse absorbiert. Kurzwelliges, sichtbares Licht gelangt zur Retina und kann dort irreversible photochemische Veränderungen hervorrufen, vor allem im Wellenlängenbereich von 400–510 nm. Dabei sind vor allem jugendliche Augen gefährdet.

Aufgrund dieser Nebenwirkungen sollten Vorsichtsmaßnahmen getroffen und Schutzvorrichtungen wie Brillen, Brillenclips oder Schilde verwendet werden.

Halogen-Polymerisationslampen geben eine Lichtleistung von 200–1000 mW/cm^2. Bei einer Energieabgabe über ca. 500 mW/cm^2 wurde eine Temperaturerhöhung von 3–8° C an der Dentin-Pulpa-Grenze gemessen. Die Intensität von Polymerisationslampen nimmt im Laufe der Zeit ab. Daher ist es unerlässlich, die Intensität des Polymerisationsgerätes mindestens 4-mal pro Jahr zu kontrollieren. Immer sollten mindestens 300 mW/cm^2 abgegeben werden.

Plasmalampen

Plasmalampen haben ein relativ schmales Emissionsspektrum zwischen 440–495 nm. Die große Lichtintensität von 1300–2000 mW/cm^2 sollte eine kurze Polymerisationszeit von 1–3 s ermöglichen. Die auftretenden Kontraktionskräfte sind signifikant niedriger, sie resultieren aber aus unzureichenden Aushärtung. Bei Verwendung von Plasmalampen sollten 2 mm dicke Kompositschichten mindestens 12 s lang bestrahlt werden, damit sie ausreichend gut ausgehärtet sind. Im Vergleich zur Polymerisation mit Halogenlampen wurden entweder eine ähnlich gute Biegefestigkeit und Randadaptation, meist aber eher schlechtere Werte in Bezug auf Randspaltbildung, Biegefestigkeit, Scherhaftfestigkeit, E-Modul und Durchhärtungstiefe gemessen. Durch die hohe Energieabgabe kommt es auch zu einer stärkeren Wärmeentwicklung.

Argonlaser

Der Argonlaser emittiert Licht von ca. 456–530 nm mit einem Maximum bei 514,5 nm. Die Polymerisation erfolgt sehr rasch und ermöglicht kein Nachfließen von Material in Randspalten.

Diodenlampen

LED oder lichtemittierende Dioden bestehen aus einer Kombination von 2 Halbleiterkristallen, einer mit einem Elektronenüberschuss und einer mit einem Mangel an Elektronen. Wird eine Stromspannung angelegt, fließen Elektronen (4 Volt, 10–40 mA) und dabei wird Licht emittiert. Sie geben ein Lichtspektrum von 450–490 nm ab, das optimal zum Initiator Campherchinon passt und damit eine gute Konversionsrate ermöglicht. Die Wärmeentwicklung ist geringer als bei Halogenlampen. LED-Lampen geben >800 mW/cm^2 ab.

Polymerisationsmodus

Kontinuierliche Polymerisation. Von Beginn bis Ende der Bestrahlung wird die höchste Leistung der Lampe verwendet. Dabei entstehen größere Randspalten als bei stufenweiser Härtung oder Impulshärtung.

Stufenweise Polymerisation. Gestartet wird mit niedriger Leistung; 10 s später wird die Leistung angehoben und verbleibt für die Restzeit. Bei Stufenpolymerisation wird eine bessere Polymerisationsrate, eine höhere Biegefestigkeit und ein höherer Elastizitätsmodul erzielt.

Softstartpolymerisation. Der Start der Härtung (10 s) erfolgt bei niedriger Leistung, dann wird die Leistung kontinuierlich auf 800–900 mW/cm^2 angehoben. Dies verringert die Polymerisationsspannungen um bis zu 30% und ermöglicht ein Nachfließen des Materials. Die Polymerisationsschrumpfung oder die Konversionsrate werden durch die Softstartpolymerisation nicht beeinflusst.

Impulspolymerisation. Zuerst wird mit niedriger Energie polymerisiert (200 mW/cm^2). Dann folgt eine Pause, in der die Oberfläche finiert wird (3 min) und ein Nachfließen des Materials möglich ist. Abschließend wird wieder mit hoher Energie (500 mW/cm^2) belichtet. Dies verringert im Vergleich zur kontinuierlichen Bestrahlung die Konversionsrate.

Schnellpolymerisation. Es wird mit Plasmalampen oder sog. Turbolichtleitern während eines kurzen Intervalls eine gleich bleibend hohe Leistung abgegeben.

> **MERKE**
> Für die marginale Integrität der Kompositfüllung ist die optimale Kombination von Dentinhaftmittel und Komposit wichtiger als der Polymerisationsmodus.

Anforderungen an Füllungsmaterialien

Füllungsmaterialen sollen zahnfarben, randdicht, kaubeständig, chemisch beständig, biologisch verträglich und gut verarbeitbar sein (Tabelle 6.**1**). Im Labor können jeweils nur bestimmte Eigenschaften gemessen, aber nicht die gesamten Belastungen des Materials unter Mundhöhlenbedingungen ermittelt werden. Wie sich ein Material in der Mundhöhle bewährt, kann nur in mittel- und langfristigen klinischen Studien eruiert werden.

Füllkörpergehalt

Komposits haben meist einen Füllergehalt von 70–80 Gew.-% (entspricht 60–70 Vol.-%). Mithilfe der Nanotechnologie sind ein höherer Füllergehalt (bis 87 Gew.-%), eine geringere Schrumpfung und eine bessere biologische Verträglichkeit möglich.

Biegebruchfestigkeit

Für okklusale Füllungen wird eine Biegefestigkeit von 80 MPa und für andere Füllungen von mindestens 50 MPa gefordert. Glasionomerzemente haben eine Biegefestigkeit von maximal 40 MPa. Höher ist sie bei kunststoffverstärkten Glasionomerzementen und Kompomeren. Die meisten Komposits haben eine Biegebruchfestigkeit von 120–170 MPa (Abb. 6.**24**).

Tabelle 6.**1** Anforderungen und Eigenschaften von Kompositmaterialien

Anforderung	Betroffene Eigenschaften
Kaubeständig	Biegefestigkeit, Risszähigkeit, Füllergehalt, Abrasion, Oberflächenhärte, Druckfestigkeit
Randdicht	Schrumpfung, Schrumpfungsstress, Elastizität, thermische Expansion, Wasseraufnahme, Schmelzhaftung, Dentinhaftung
Zahnfarben	Transparenz, Oberflächenrauigkeit, Farbbeständigkeit, Polymerisationsgrad
Chemisch beständig	Wasseraufnahme, chemische Degradation, Löslichkeit, Polymerisationsgrad, Durchhärtungstiefe, Oberflächenhärte
Kontrollierbar	Röntgenopazität
Karies vorbeugend	Freisetzung von Ionen, die das Bakterienwachstum hemmen, Remineralisationsförderung
Biologisch verträglich	Polymerisationsgrad, Restmonomergehalt, Toxizität, allergenes Potenzial
Praktisch gut anwendbar	Viskosität (stopfbar, fließfähig), Zeitaufwand für Polymerisation, Angebot an Farbnuancen

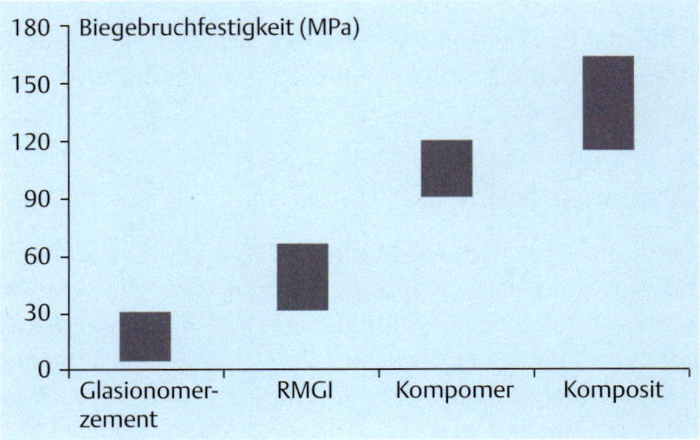

Abb. 6.**24** Vergleich der Biegebruchfestigkeit verschiedener Materialgruppen.

Bruchzähigkeit

Sie wird mit dem Spannungsintensitätsfaktor (K_{IC}) ausgedrückt. Die Reihenordnung der Werte ist identisch mit den Bruchfestigkeitswerten.

Druck- und Zugfestigkeit

Bei Zementen wird als physikalische Eigenschaft meist nur die Druckfestigkeit angegeben. Sie liegt bei Glasionomerzementen bei 180–290 MPa. Bei Komposits beträgt sie dagegen 250–350 MPa. Die Druckfestigkeit von Kompomeren ist geringer als bei Hybridkomposits und mikrogefüllten Komposits.

In der diametralen Zugfestigkeit unterscheiden sich Hybridkomposits, stopfbare Komposits und Kompomere nicht voneinander und zeigen höhere Werte als Glasionomerzemente und mikrogefüllten Komposits.

Abrasionsbeständigkeit

Vor allem im okklusalen, dem Kaudruck ausgesetzten Bereich ist es wichtig, dass ein Füllungsmaterial beständig gegenüber Kontaktabrasion, Erosion durch Speisen, chemische Degradation und Oberflächenermüdung ist. Ob ein Material abrasionsbeständig ist, kann aus der Oberflächenhärte abgelesen werden. Glasionomerzemente sind wenig abrasionsbeständig. Feinpartikelhybridkomposits und Kompomere sind ähnlich abrasionsbeständig wie Amalgam. Komposits auf Urethanbasis zeigen eine geringere Abrasion als jene auf BisGMA-Basis.

Entstehen beim Anmischen und Applizieren des Füllungsmaterials Poren in der Füllung, resultiert daraus eine verminderte Abriebfestigkeit. Aus diesem Grund sollte das Füllungsmaterial direkt aus vakuumverpackten Applikatoren in die Kavität eingebracht werden.

Schrumpfung

Kunststoff schrumpft bei der Polymerisation, da die Moleküle nach der Umwandlung (Konversion) der Doppelbindungen in Einfachbindungen im Polymer enger aneinanderliegen als im Monomer. Die Schrumpfung des Kunststoffs kann nicht beeinflusst werden, wohl aber die Schrumpfung des Kompositmaterials, und zwar indem nichtschrumpfende SiO_2-Cluster und Glasfüller zugesetzt werden. Komposits enthalten zudem Nanopartikel, bei denen anorganische Verbindungen in ein Skelett organischer Verbindungen integriert sind. Die Polymerisationsschrumpfung ist stärker, wenn mehr Monomer und weniger Füllkörper enthalten sind, sie ist bei fließfähigen Komposits größer als bei Universalkomposits. Die Schrumpfung geht auch nach Wegnahme der Lampe weiter und erreicht nach 1 Stunde ihr Maximum. Das Ausmaß der Schrumpfung der Füllung wird hauptsächlich durch die Kavitätenform beeinflusst: Bei genügend freier Oberfläche ist die Füllung eher randdicht als in einer engen Kavität mit langen Kavitätenwänden. Je mehr gebundene Oberflächen vorhanden sind, umso größer ist der C-Faktor (configuration factor; Abb. 6.**25**).

Auch die Qualität des Haftvermittlers spielt eine Rolle. Die Randdichtigkeit kann verbessert werden, indem durch einen langsamen Start der Polymerisation (Softstartpolymerisation) Nachfließen des Materials von freien Ober-

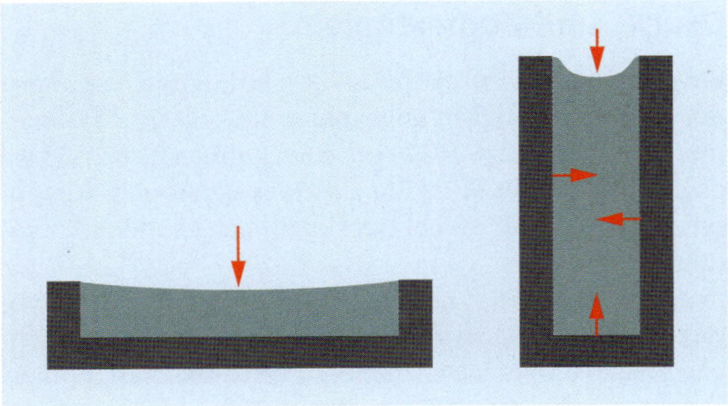

Abb. 6.**25** C-Faktor – Schrumpfung: Links: Viel freie Oberfläche und geringe Schrumpfung; rechts: wenig freie Oberfläche und starke Schrumpfung.

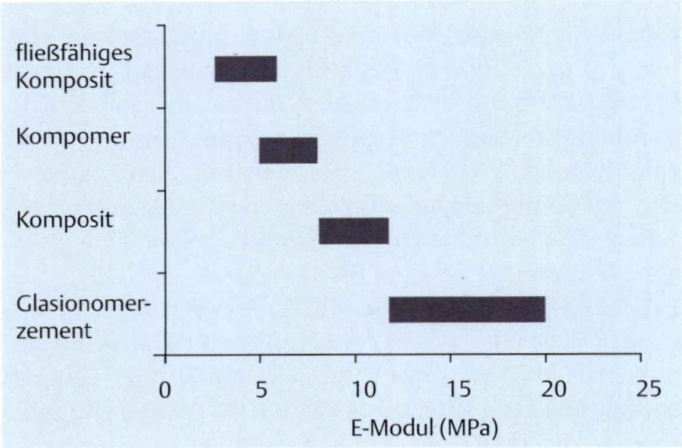

Abb. 6.**26** Vergleich des E-Moduls verschiedener Materialgruppen.

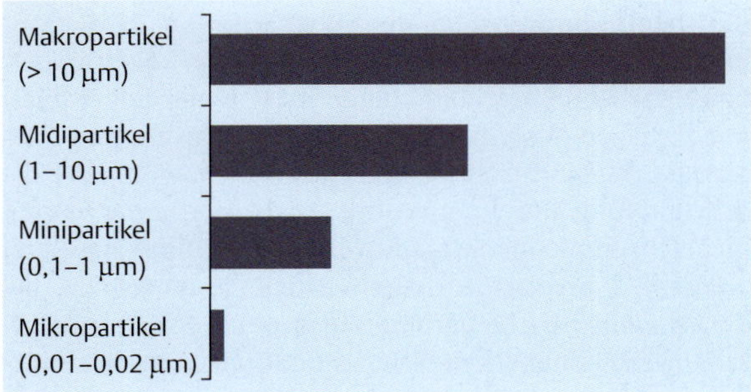

Abb. 6.**27** Partikelgröße von Kompositmaterialien.

flächen ermöglicht wird. Komposit schrumpft aber nicht gegen das Licht und daher kann die Schrumpfung der Füllung an der gingivalen Stufe auch nicht durch Verwendung reflektierender Lichtkeile vermindert werden. Als Folge der Schrumpfung kommt es zu Mikrosprüngen, Höckerflexion nach innen, Oberflächenverschleiß, Adhäsivbruch (Spalt zwischen Kavitätenwand und Komposit), Kohäsivbruch (Spalt im Komposit), Randspaltbildung, postoperativer Sensibilität und schließlich Sekundärkaries.
Neben der Schrumpfung beeinflusst auch die Kraft, mit der die Schrumpfung erfolgt, die Randdichtigkeit einer Füllung. Dieser sog. **Kontraktionsstress** hängt von der Konversationsrate ab. Ob die Schrumpfung oder der Kontraktionsstress mehr über das Verhalten eines Material aussagen, steht derzeit noch nicht fest.
Kompomere haben eine Schrumpfung von ca. 2,6 Vol.-%, bei Komposits liegt sie bei 1,6–2,5 Vol.-%.

Elastizität

In Bereichen, die dem Kaudruck ausgesetzt sind, darf das Material nicht elastisch nachgiebig sein, da sonst die Gefahr besteht, dass der Zahn beim Aufbiss gesprengt wird. Im Zahnhalsbereich dagegen wird ein elastisches Material benötigt. Die Elastizität wird durch den E-Modul ausgedrückt. Je höher der Wert des E-Moduls, desto steifer ist das Material. Der E-Modul beträgt bei Glasionomerzementen 12–20 GPa, bei Universalkomposits 8–12 GPa, bei Kompomeren 5–8 GPa und bei fließfähigen Komposits ca. 3–6 GPa (Abb. 6.**26**).

Oberflächenrauigkeit

Sie beeinflusst wesentlich die kosmetische Wirkung einer Füllung. Je feiner die Füllpartikel sind, desto niedriger ist die Oberflächenrauigkeit.
Durch eine Versiegelung wird die Oberflächenrauigkeit einer Kompositfüllung nicht wesentlich verbessert, da die Versiegelung rasch abgenutzt wird.

Thermische Ausdehnung

Bei Temperaturveränderungen in der Mundhöhle sollte ein Füllungsmaterial sich ähnlich ausdehnen oder schrumpfen wie der Zahn. Ist dies nicht der Fall, entstehen Spannungen am Füllungsrand und in der weiteren Folge Randspalten. Glasionomerzemente zeichnen sich durch eine gute Randständigkeit und eine geringe thermische Expansion aus.

Wasseraufnahme

Glasionomerzemente nehmen in den ersten 24 Stunden Wasser auf. Auch Komposits nehmen verzögert Wasser auf, wodurch die Schrumpfung zum Teil wieder kompensiert wird, jedoch erst im Laufe von Wochen. Kompomere nehmen mehr Wasser auf als Komposits, sind jedoch weniger randdicht.
Mit zunehmender Wasseraufnahme wird der chemische Abbau begünstigt und die Dentinhaftung beeinträchtigt. Die Wasseraufnahme liegt bei Komposits im Bereich von 10–20 µg/mm^3.

Transluzenz

Der natürliche Zahnschmelz ist sehr lichtdurchlässig. Einen 1 mm dicken Schliff können ca. 70% des einfallenden Lichts durchdringen. Das Dentin ist deutlich weniger transluzent, ein 1 mm dicker Schliff lässt ca. 30% des einfallenden Lichts durch. Um eine Restauration durchführen zu können, benötigt man ein Füllungsmaterial mit entsprechend abgestufter Transluzenz. Ist der Teilchendurchmesser größer als die Wellenlänge des einstrahlenden Lichts, wird die Trübung durch Brechungs- und Reflexionsphänomene verursacht, bei kleineren Teilchen tritt die Beugungstrübung in den Vordergrund. Kompositmaterialien werden deshalb in unterschiedlichen Farben und auch in unterschiedlicher Transparenz für den stufenweisen Aufbau von Dentin- und Schmelzanteilen angeboten. Die Transparenz des Materials entspricht bei Dentinfarben 7–8%, bei Schmelzfarben 13–15%.

Farbstabilität

Kompomere zeigen im Laufe der Zeit stärkere Farbveränderungen als Komposits. Hydrophiles Material ist weniger farbstabil als hydrophobes Material.

Röntgenopazität

Im Vergleich zu einer 1 mm dicken Aluminiumschicht (100%) ist Dentin 118% und Schmelz 215% röntgenopak. Damit Randspalten deutlich erkennbar sind, sollten Füllungsmaterialien mindestens 200% röntgenopak sein. Glasionomerzemente zeigen ca. 200–250% und Komposits ca. 250–350% Röntgenopazität.

Karieshemmung durch Fluoridfreisetzung

Glasionomerzemente geben initial mehr und später weniger Fluoride ab. Durch Lokalapplikation von Fluoriden können sich GIZ-Füllungen wieder mit Fluorid „aufladen“. Auch Komposits wurden so formuliert, dass sie Fluoridionen freisetzen, sie geben aber weniger Fluoridionen ab als Glasionomerzemente. Ob aus der in vitro messbaren Freisetzung von Fluorid auch eine klinisch relevante Karieshemmung resultiert, ist bisher nicht sicher.

Polymerisationsgrad und Restmonomergehalt

Der Polymerisationsgrad ist der Prozentsatz des auspolymerisierten Monomers, der Restmonomergehalt umfasst die Anteile des Monomers, die mit keinen Doppelbindungen mehr reagieren konnten. Der Polymerisationsgrad hat einen wesentlichen Einfluss auf die Qualität: Ungenügende Polymerisation führt zu mangelnder Pulpaverträglichkeit, reduzierten physikalische Eigenschaften, verminderter Verschleißfestigkeit und geringer Farbstabilität. Bei der Insertion in dünnen Schichten werden in der Tiefe der Kavität erheblich bessere Härtewerte erzielt als bei Insertion in dickeren Schichten. Mit Lichtpolymerisaten sollten nicht mehr als 2 mm tiefe Schichten polymerisiert werden.

Biokompatibilität

Verschiedene Bestandteile von Dentinhaftvermittlern, Kompomeren und Komposits können allergisierend oder toxisch wirken, vor allem bei unzureichender Polymerisation. Klinisch werden bei mit Dentinhaftvermittlern gelegten Kompositfüllungen häufiger postoperative Beschwerden beobachtet als bei Füllungen mit GIZ-Unterfüllung ohne Verwendung von Dentinhaftvermittlern.
Ob die Pulpa durch eine Füllung geschädigt wird, hängt in erster Linie von der Tiefe und Ausdehnung der Kavität und von der Dicke der verbleibenden Dentinschicht ab. Eine potenzielle Schädigung durch Materalien besteht hauptsächlich während der Aushärtung und danach durch Restmonomere. Eine exakte Rangordnung unterschiedlich formulierter Füllungsmaterialien hinsichtlich ihrer Biokompatibilität ist derzeit aber nicht möglich.

Chemische Degradation und Löslichkeit

Plaquesäuren, Alkohol, Speichel und auch Fluoridgel können bei langer Einwirkung eine chemische Degradation von Füllungsmaterialen bewirken.

Materialwahl

Die Auswahl des für die jeweilige Situation (Milch-, Front-, Seitenzähne, Zahnhals, Zahnwurzel) geeigneten Materials erfolgt durch eine strukturierte Entscheidungsfindung. Dabei werden Minimal- und Maximalwerte für eine gewisse Eigenschaft definiert (Tabelle 6.**2**) und die Anforderungen nach Prioritäten gereiht.
Danach wird entschieden, ob man sich für universell einsetzbares Material oder für ein spezifisches Material entscheidet, dessen Eigenschaften (z. B. Farbpalette, Opazität, Viskosität, Polymerisationszeit) für einen bestimmte Anwendungszweck optimiert wurden.

Tabelle 6.**2** Physikalische Eigenschaften von Kompositmaterialien

Eigenschaft	Minimal- bis Maximalwert
Biegefestigkeit	120–150 MPa
Druckfestigkeit	300–400 MPa
Spezifisches Gewicht	1–2 g/cm³
Elastizität	8–12 GPa
Partikelgröße	< 1 µm
Füller	70–87 Gew.-% 60–70 Vol.-%
Schrumpfung	1,6–2,5%
Wasseraufnahme	10–20 µg/mm³
Röntgenopazität	250–350% Al

Indikationen der Versorgung mit Kompositmaterialien

Füllungen bei Milchzähnen

Als Füllungsmaterialien für Milchzähne (Abb. 6.**28**) stehen Glasionomerzemente, Kompomere oder Kompositmaterialien zur Verfügung. Sie erfordern zwar nur eine zeitbegrenzte Dauerhaftigkeit, sollen aber der Kaubelastung standhalten. Glasionomerzemente weisen eine geringe Biegebruchfestigkeit und Abrasionsbeständigkeit sowie eine wesentlich höhere Oberflächenrauigkeit auf als Kompomere und Komposits. Aus diesen Gründen sind sie für Füllungen im Milchgebiss nicht empfehlenswert. Besser geeignet sind Komposits oder Kompomere.

Minimal invasive Therapie

Präparation. Erweiterte Fissurenversiegelung: Kariös verfärbte Fissuren werden mit einem weniger als 1 mm dicken, walzenförmigen Diamantschleiferbohrer eröffnet.

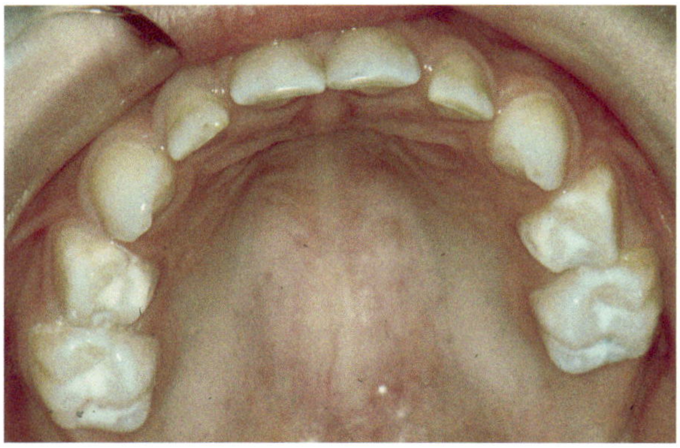

Abb. 6.**28** Versiegelte Milchzähne. Kompositversorgung der Molaren nach Fissureneröffnung bei hohem Kariesrisiko.

Hat der kariöse Prozess in der zentralen Fossa bereits die Schmelz-Dentin-Grenze überschritten, wird auch das kariös erweichte Dentin mit Exkavator oder Rosenbohrer bei geringer Umdrehungszahl schonend entfernt.

Vorbehandlung und Füllungstechnik. Dann wird die minimal invasive Kavität mit 0,2% Chlorhexidin-Lösung gespült und getrocknet. Anschließend wird mit der Säureätztechnik eine Füllung gelegt. Dabei wird der Schmelz angeätzt, um eine retentive Oberfläche zu erzeugen. Anschließend lässt man einen gering viskosen Kunststoff (Bonding bzw. Primer) in die durch das Anätzen entstandenen Mikrovertiefungen fließen und aushärten. Darüber wird dann das eigentliche Füllungsmaterial, ein Komposit mit röntgenopaken Glasfüllkörpern, geschichtet (Abb. 6.**29**).

Okklusale Füllungen

Als Füllungsmaterialien für kleinere oder mittelgroße Kavitäten steht eine Reihe von Komposits in unterschiedlicher Konsistenz (fließfähig, normal, stopfbar) zur Verfügung.

Fließfähige Kompositmaterialien

Fließfähige Komposits haben einen niedrigeren Fülleranteil, eine geringere Abrasionsbeständigkeit, eine niedrigere Biegefestigkeit und sind elastischer als Universalkomposits. Sie weisen eine starke Schrumpfung (über 3 Vol.-%) auf mit einem höheren Schrumpfungsstress. Deshalb sollte die Anwendung auf Klasse-V-Kavitäten und nur sehr kleine, minimal invasive Klasse-I- und Klasse-II-Kavitäten beschränkt bleiben.

Universelle Kompositmaterialien

Füllungen, die dem Kaudruck ausgesetzt sind, müssen hohe Werte der Biegebruchfestigkeit, der Oberflächenhärte und des Füllkörpergehalts aufweisen.

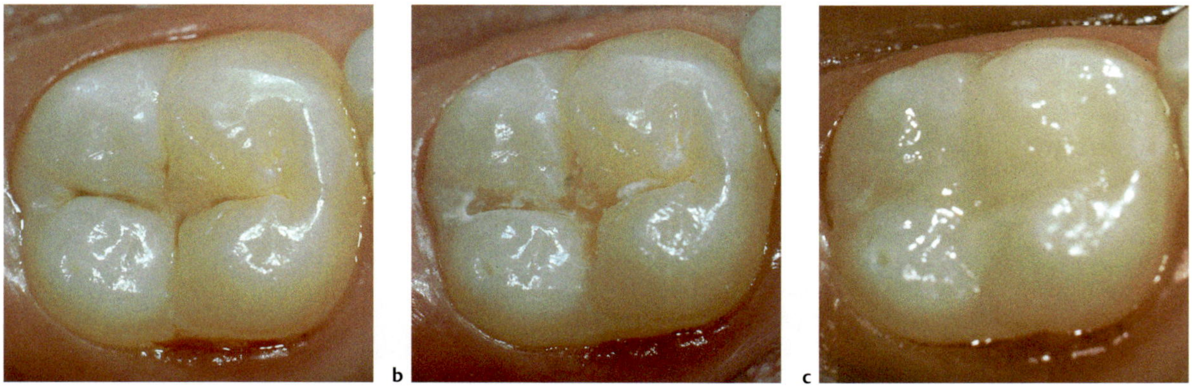

a b c

Abb. 6.**29 a–c** Minimal invasive Versorgung einer okklusalen superfiziellen Karies.
a Progrediente Fissurenkaries nach längerer Beobachtung.
b Eröffnung der Fissurenkaries mit früher Dentinläsion.
c Kompositversorgung der minimal invasiven Präparation.

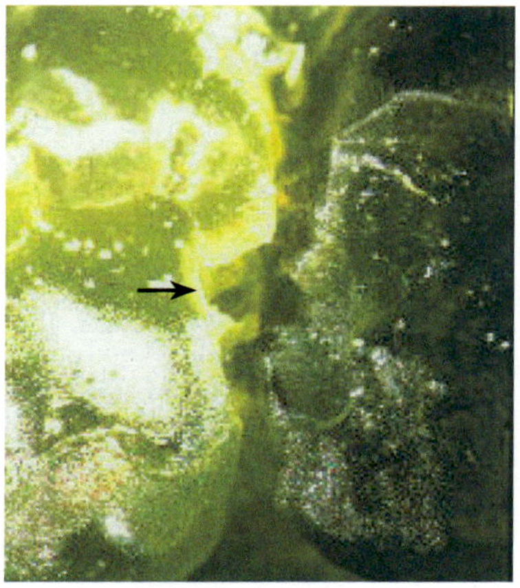

Abb. 6.**30** Chipfrakturen am Randwulst.

Stopfbare Kompositmaterialien

Stopfbare Komposits enthalten mehr hochdisperses Siliciumdioxid und/oder gröbere Füllpartikel. Mit der Füllkörpergröße steigt aber auch die Oberflächenrauigkeit und – wenn Füllkörper aus der Matrix herausbrechen – in der weiteren Folge die Verfärbungstendenz. Sie fließen nicht gut in dünn auslaufende Kavitätenbereiche und daraus resultiert ein mangelhafter Randschluss. Hochviskose Komposits sind aber nicht abrasionsbeständiger als Hybridkomposits.

Keramikinserts

Liegt eine Fissurenkaries mit einer deutlichen Kavität in der zentralen Grube vor, können keramische Inserts eingesetzt werden. Mit einem genormten Vorbohrer wird die Kavität präpariert und mit einem fließfähigen oder normalen Komposit mit Säureätztechnik versorgt. Das entsprechende zylindrisch-kegelstumpfförmige Keramikinsert wird in das Komposit gedrückt, das mit Licht polymerisiert wird.

Approximale Füllungen

Bei approximaler Karies gibt es verschiedene Möglichkeiten der minimal invasiven Versorgung. Bei direktem Zugang wird eine kleine minimal invasive Füllung in Säureätztechnik gelegt.

Vertikale Slotpräparation

Ist der Nachbarzahn vorhanden und überschreitet die kariöse Läsion gerade die Schmelz-Dentin-Grenze, empfiehlt sich die vertikale Slotpräparation: Zuerst wird mit rotierenden Diamanten ein kleiner senkrechter Schlitz in den approximalen Randwulst präpariert, wobei eine hauchdünne Lamelle zum Nachbarzahn stehen gelassen wird. Diese wird dann mit schallaktivierten Mikrospitzen entfernt. Dabei wird der Nachbarzahn optimal geschont.
Anschließend wird die Kavität in Säureätztechnik mit Komposit versorgt. Zur Verminderung des Schrumpfungsstresses kann an der gingivalen Stufe eine Schicht fließfähiges Komposit unter das kondensierbare Komposit gelegt werden.

Tunnelpräparation

Bei approximalen Kompositfüllungen können kleine Frakturen (Abb. 6.**30**) am approximalen Randwulst entstehen. Auch die Gestaltung des approximalen Kontaktpunkts ist nicht immer optimal. Hat die approximale kariöse Läsion gerade erst die Schmelz-Dentin-Grenze überschritten, sollte daher der approximale Randwulst möglichst erhalten bleiben.
Dies ist mit der sog. Tunnelpräparation möglich: Zuerst wird die okklusale Füllung entfernt und von okklusal mit einem rotierenden Diamanten und schallaktiviert mit Mikrospitzen ein Tunnel präpariert, wobei der Nachbarzahn mit einer Stahlmatrize geschützt wird. Dieser Tunnel wird dann in Säureätztechnik (inklusive Dentinhaftmittel) zuerst mit fließfähigem und Universalkomposit aufgefüllt (Abb. 6.**31 a–g**).

Keramikinserts

Bei mittelgroßen approximalen Kavitäten ist es empfehlenswert, ein Keramikinsert einzusetzen. Damit lässt sich das Ausbrechen von Komposit am Randwulst verhindern und der approximale Kontaktpunkt verbessern. Außerdem können die durch den rotierenden Bohrer entstehenden spitzwinkeligen Schmelzränder optimal geglättet und abgeschrägt werden (Abb. 6.**32**).
Zuerst wird mit einem rotierenden Diamanten approximal in die Tiefe präpariert, aber eine dünne Schmelzlamelle stehen gelassen. Dann wird schallaktiviert mit Mikrospitzen eine definierte Kavität präpariert, für die das entsprechend große Insert verfügbar ist. Die Versorgung der Kavität erfolgt in Säureätztechnik mit (fließfähigem oder/und normalem) Komposit, in welches das Insert hineingedrückt wird.

Füllungen an Frontzähnen

Für Frontzahnfüllungen ist ein Material gefragt, mit dem sich möglichst viele Farbnuancen realisieren lassen.

Farbwahl

Die Farbwahl sollte vor der Präparation erfolgen, um möglichst viel Zahnsubstanz für den Vergleich zu haben. Die Farbe des Zahns wird vom relativen Anteil an Schmelz und Dentin im jeweiligen Zahnbereich, aber auch von der Oberflächentextur bestimmt. Die posterioren Zähne erscheinen dunkler und grauer. Bei durch Zahnlücken bedingtem dunklem Hintergrund wirken die Zähne heller. Auch die Zahnfleischfarbe, Form und Farbe der Papille sowie die Farbe der Lippen beeinflussen den optischen Eindruck.
Die Grundfarbe des Zahns wird am besten im zervikalen Bereich bestimmt, dort ist der Schmelz am dünnsten. Eine weitere Farbbestimmmung sollte nach der Kavitätenpräparation erfolgen, wenn tiefe Dentinschichten freigelegt

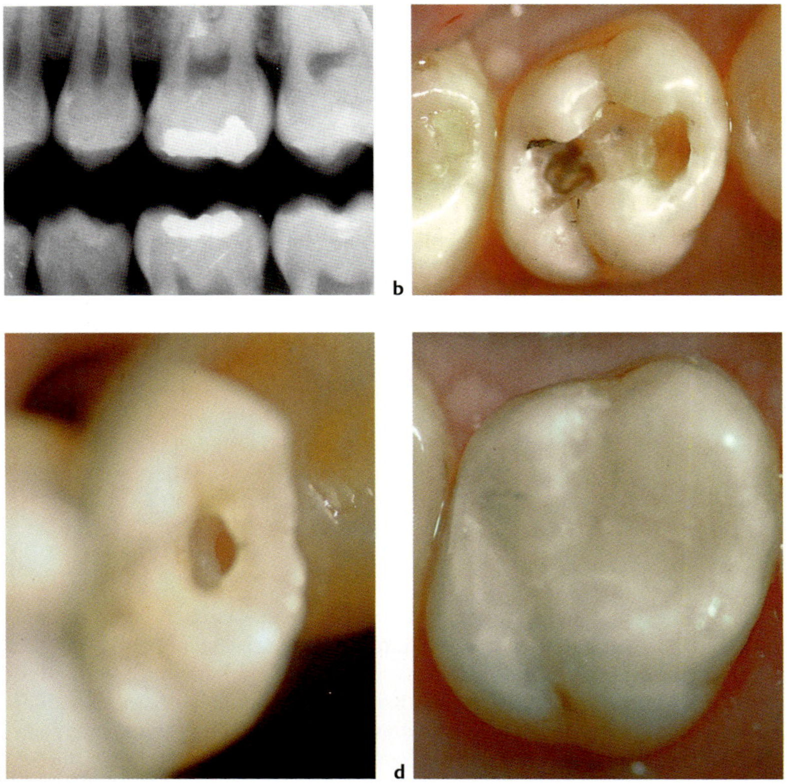

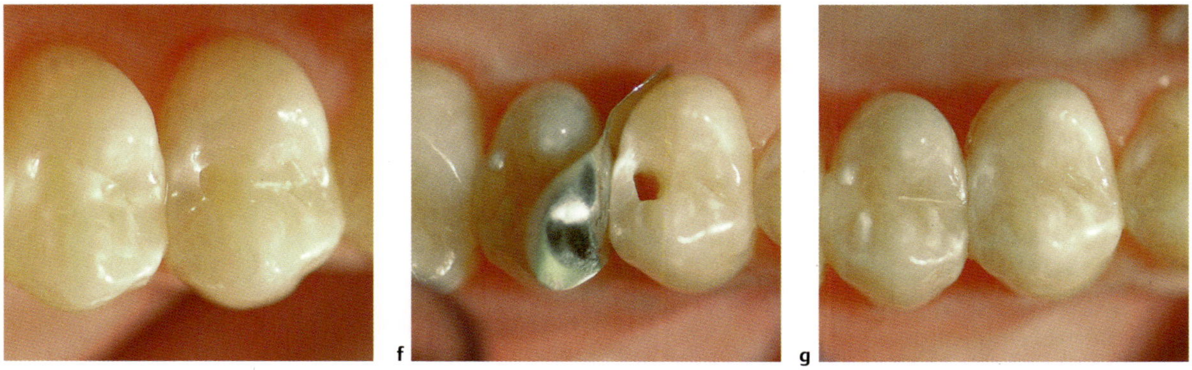

Abb. 6.**31 a–g** 2 Beispiele für die Tunnelpräparation.
a Röntgenbild der Karies an Zahn 26 mesial.
b Präparation der okklusalen Kavität.
c Tunnelpräparation mit Erhaltung des Randwulstes.
d Füllung mit fließfähigem und nachfolgend mit Universalkomposit.
e Tunnelpräparation mit Erhaltung des Randwulstes bei Zahn 15 distal.
f Matrizenschutz des Nachbarzahns während der Tunnelpräparation.
g Kompositversorgung.

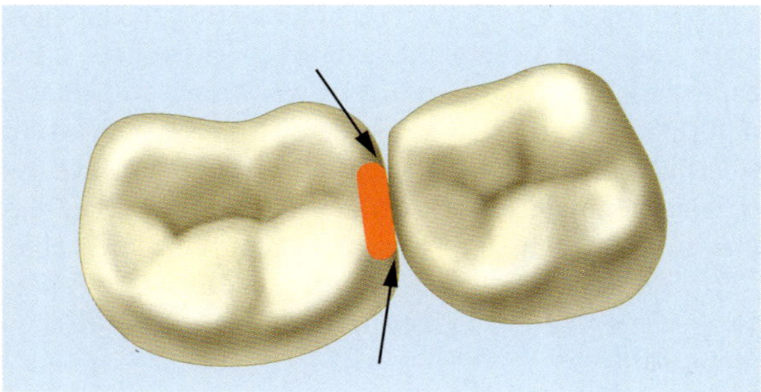

Abb. 6.**32** Bei Präparation mit rotierenden Instrumenten besteht die Gefahr der Verletzung des Nachbarzahns. Zudem ist es schwierig, die Ränder zu glätten und abzuschrägen.

sind. Außerdem sollten Verfärbungen, Frakturlinien und Verschleißmerkmale dokumentiert werden.

Farben lassen sich mit Koordinatensystemen wie z. B. L*A*B* (schwarz-weiß, rot-grün, gelb-blau) oder L*C*h* (Helligkeit, Chroma = Intensität, hue = Farbton) beschreiben oder mithilfe eines Farbschlüssels bestimmen. Da Farbschlüssel nicht genau den Farben der Komposits entsprechen, empfiehlt es sich, selbst einen Farbschlüssel aus dem jeweiligen Komposit anzufertigen. Er sollte nicht zu breit sein, um 2 Farben am Zahn anlegen zu können.

Bei der Farbauswahl sollte folgendermaßen vorgegangen werden:

- Der Zahn muss gründlich gereinigt werden, alle Verfärbungen und Beläge sind zu entfernen.

- Der Zahn soll noch feucht sein, sodass die durch den Speichel verursachte diffuse Lichtreflexion nachvollzogen wird; trockene Zähne erscheinen zu hell.
- Auch das Farbmuster soll angefeuchtet werden.
- Intensive farbliche Einflüsse der Umgebung können die Auswahl verfälschen.
- Die ausgewählte Farbe soll sowohl bei künstlichem als auch bei natürlichem Licht mit dem Zahn übereinstimmen.
- Zur Entspannung der Augen kann man zwischenzeitlich auf einen hellblauen Gegenstand schauen.
- Die Farbwahl soll rasch erfolgen.
- Schließlich sollte auch der Patient an der Farbwahl beteiligt werden.

Formgestaltung

Die einfachste Möglichkeit zur farblichen Anpassung einer Füllung ist die **Schichttechnik**, bei der opake Farben, Dentin und Schmelzfarben einzeln nach dem jeweiligen Bedarf aufgetragen werden. Zusätzlich können *Farbmodifizierer* (pigmentreiche, transluzente Kunststoffe) oder *Opaker* (pigmentreiche, aber nicht transluzente Kunststoffe) eingesetzt werden. Pigmentreiche Komposits reduzieren die Penetrationstiefe des Lichts bei der Photopolymerisation; dies ist bei der Polymerisationszeit zu berücksichtigen.

Das Aussehen eines Frontzahns wird durch die zervikale Kantenlinie, die laterale Kantenlinie, die labiale Wölbung des Zahns in den verschiedenen Richtungen und die inzisale Kantenlinie bestimmt.

Eine subjektive optische **Verbreiterung** des Zahns (Abb. 6.**34a–c**) kann erfolgen z. B. durch:

- eine Abflachung der Wölbung des Zahns
- eine stärkere Biegung der lateralen Kantenlinie
- horizontale Furchen und Rillen
- eine Aufhellung der approximalen Zahnbereiche sowie
- eine Verlagerung des approximalen Kontaktpunkts mehr nach labial.

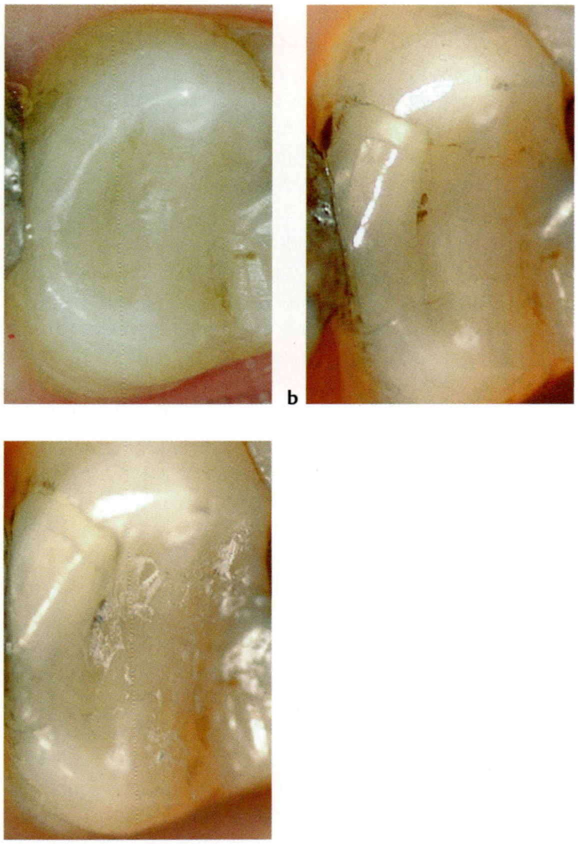

a b c

Abb. 6.**33a–c** Sonicsys-Insert nach 1 (**a**), 5 (**b**) und 7 (**c**) Jahren Liegedauer.

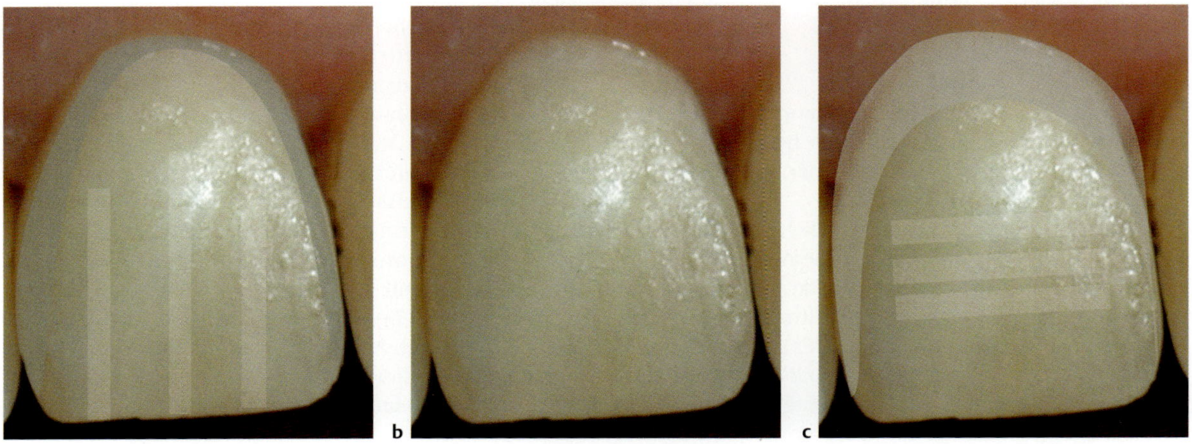

a b c

Abb. 6.**34a–c** Optische Zahnverlängerung und -verschmälerung.
a Verlängerung.
b Unveränderter Zahn.
c Verkürzung und Verschmälerung.

Das Gegenteil dieser Maßnahmen bewirkt eine subjektive optische **Zahnverschmälerung** (Abb. 6.**34a–c**):

- Abflachung
- Verlagerung der zervikalen Kantenlinie wurzelwärts
- vertikale Furchen und Rillen
- Aufhellen des zervikalen Bereichs
- Verkürzung des Nachbarzahns.

Ein dunkler Zahn wird subjektiv in den Hintergrund verschoben und hellere Zähne werden als weiter im Vordergrund wahrgenommen. Schließlich sollten folgende Aspekte bei der Formgestaltung der Frontzähne auch in die Überlegungen zur Füllungsgestaltung mit einbezogen werden:

- die Schattenräume (interinzisale bzw. interdentale Dreiecke)
- der Bukkalkorridor (beim Lachen) zwischen Mundwinkel und Zahnreihen
- die Schattenzone zwischen Unterlippe und Zahnreihen sowie
- der Verlauf der Lippen beim Lachen.

Zahnhalsfüllungen

Im Zahnhalsbereich wird ein elastisches Material benötigt, da bei Kaubelastung im Füllungsbereich Druck- und Zugbelastungen auftreten. Diese führen dazu, dass ein steifes Material aus der Kavität herausgeschoben wird, während ein elastisches Material in seiner Position bleibt. Für Zahnhalsfüllungen eignen sich daher fließfähige Kompositmaterialien am besten.

Dentinhaftvermittler

Karl Glockner

Im Rahmen der Säureätztechnik nehmen die Dentinhaftvermittler (Dentinadhäsive) eine Sonderstellung ein. Im Unterschied zum hydrophoben Schmelz kann man das hydrophile Dentin nicht mit einem hydrophoben und öligen Bonding (BisGMA) benetzen.

MERKE

Ein Verbund vom hydrophoben Komposit zum hydrophilen Dentin ist nur durch einen hydrophilen Haftvermittler, den Dentinhaftvermittler, möglich.

Adhäsion, Haftung kommt hauptsächlich durch mechanische Retention, aber auch durch chemische Kräfte zustande. Adhäsive müssen eine Haftkraft besitzen, die dem Schrumpfungsstress der Kompositmaterialien widerstehen kann. Erst dadurch ist neben der spaltfreien Befestigung von Komposits auch eine Stabilisierung der Restzahnsubstanz und im Besonderen eine Versorgung der Dentinwunde gegeben.
Für die adhäsive Befestigung von Komposits an der Zahnhartsubstanz sind prinzipiell 4 Arbeitsschritte notwendig:

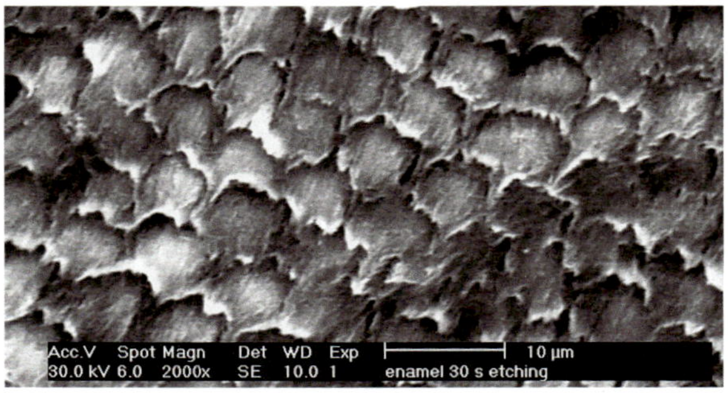

Abb. 6.**35** Ätzmuster im Schmelz nach 30 s Konditionierung mit 37%iger Phosphorsäure. Aufnahme im Rasterelektronenmikroskop (REM) bei 2000facher Vergrößerung.

- Konditionierung
- Primen des Dentins
- Applikation des Adhäsivs
- Applikation des Kompositmaterials.

Schmelz

Nach Phosphorsäureätzung erfolgt die Anbindung von Komposits im Schmelz durch mikromechanische Retention. Diese Entwicklung geht auf Buonocuore (1955) zurück. Das Ätzmuster im Schmelz (Abb. 6.**35**) wird makroskopisch durch die sichtbare milchig-weiße Trübung verifiziert. Gering viskose Materialien fließen in die durch Konditionierung entstandenen Mikroporositäten ein. Nach der Polymerisation dieser dünn fließenden Bondings kommt es zu einer mikromechanischen Verankerung im Schmelz.

Dentin

Im Dentin ist aufgrund der Dentintubuli und des sich darin befindlichen Dentinliquors eine direkte Verbindung zur Pulpa gegeben. Hier ist es nur für einen hydrophilen Haftvermittler möglich, die Anbindung an das Komposit zu erreichen.
Die Schmierschicht (smear layer; Abb. 6.**36**) stellt für den Dentinhaftvermittler eine Barriere dar. Als man früher versuchte, diese zu imprägnieren und damit das Komposit an den Zahn anzubinden, musste man feststellen, dass das Problem hierbei die schwache Haftung der Schmierschicht am Dentin war. Da sie für das Adhäsiv eine Barriere darstellt, muss die Schmierschicht entfernt werden. Die einfachste Form der sog. **Konditionierung** ist die Verwendung von Phosphorsäure. Daraus enwickelte sich die sog. Totalätztechnik (total etch technique), bei der sowohl Schmelz als auch Dentin in einem Arbeitsschritt konditioniert werden (vgl. Abb. 6.**11**). Die Ätzzeit ist im Schmelz allerdings mit mindestens 30 s im Vergleich zum Dentin mit maximal 20 s unterschiedlich kurz. Dies bedeutet eine Techniksensitivität und beinhaltet damit auch Fehlerquellen.
Im Dentin wird durch Säureapplikation die Schmierschicht entfernt und Hydroxylapatit herausgelöst (Abb.

6.**37**). Dadurch werden nicht nur Dentintubulieingänge, sondern auch das Kollagenfasernetzwerk freigelegt.
Nun muss ein hydrophiles Monomer in die freigelegten Dentinareale eindringen. Die so entstandene Ersatzschicht, das Schmierschichtäquivalent, wird **Hybridschicht** genannt. Sie wurde von Nakabayashi et al. (1991) das 1. Mal beschrieben.

Priming

Durch die Applikation des Primers wird das Dentin und das Kollagenfasernetzwerk für die Aufnahme der hydrophilen Monomere vorbereitet. Die Benetzbarkeit des Dentins wird für das anschließend aufzutragende Adhäsiv erhöht. Hierzu ist es erforderlich, dass die Dentinoberfläche nicht ausgetrocknet wird. Ohne diesen oberflächlichen Feuchtigkeitsgehalt fiele das Kollagennetzwerk zusammen und wäre für das aufgetragene Monomer nicht mehr durchdringbar. Dies würde mit einer massiven Reduktion der Haftung einhergehen.

Adhäsivapplikation

Das Auftragen des Adhäsivs nach dem Priming ermöglicht die Ausbildung der Hybridschicht. Hierbei wird das Kollagenfasernetzwerk mit Monomeren imprägniert und es bilden sich durch deren Eindringen in die Dentintubuli nach der Polymerisation Zapfen, sog. Tags. So erfolgt eine mechanische Anbindung an das Dentin, um damit die anschließend notwendige Verbindung mit dem hydrophoben Komposit zu erreichen.

Kompositapplikation

Der nächste Schritt nach Applikation des Dentinadhäsivs ist das Auftragen eines fließfähigen Kompositmaterials in einer maximal 1 mm dünnen Schicht. Diese fließfähigen Komposits benetzen die gesamte Kavitätenoberfläche. So wird die nur wenige Mikrometer dünne Hybridschicht verstärkt und Porositäten im Verbund von Zahnhartsubstanz und Komposit werden vermieden.

Adhäsivsysteme

Es gibt mehrere unterschiedliche Adhäsivsysteme. **Mehrflaschensysteme** haben für jeden angeführten Schritt ein äquivalentes Produkt. Ihr Vorteil liegt in der Trennung des Primens und Bondens. Die Materialien haben genügend Zeit, die Oberflächen zu imprägnieren und die Haftwerte sind sowohl im Schmelz als auch am Dentin gut. Ihr Nachteil ist der erhöhte Zeitaufwand, die Vielzahl an Materialien und die damit verbundene Techniksensitivität.
Eine Weiterentwicklung stellen die sog. **Einflaschenadhäsive** dar. Hier werden in Kombination mit der Phosphorsäure-Konditionierung in Totalätztechnik Dentinhaftvermittler appliziert, die das Primen und das Bonden in einem Schritt zusammenfassen. Ihr Vorteil liegt in einem geringen Zeitgewinn und der geringeren Techniksen-

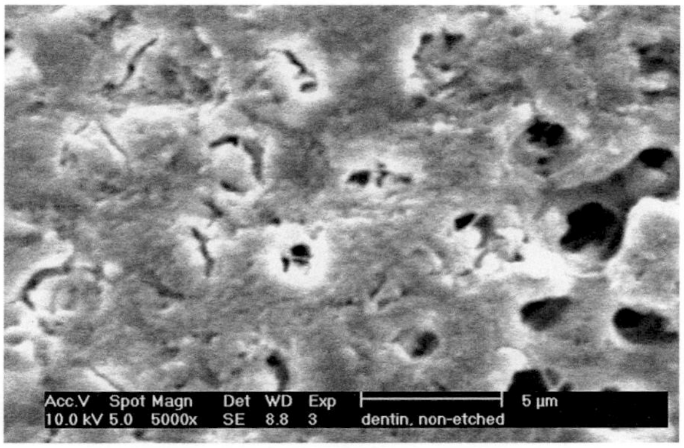

Abb. 6.**36** Präparierte Dentinoberfläche (REM, 5000fach vergrößert) mit bestehender Schmierschicht, der eine Penetration und Imprägnierung des oberflächlichen Dentins durch das Adhäsiv unmöglich macht. Man erkennt die großteils verschlossenen Eingänge der Dentintubuli.

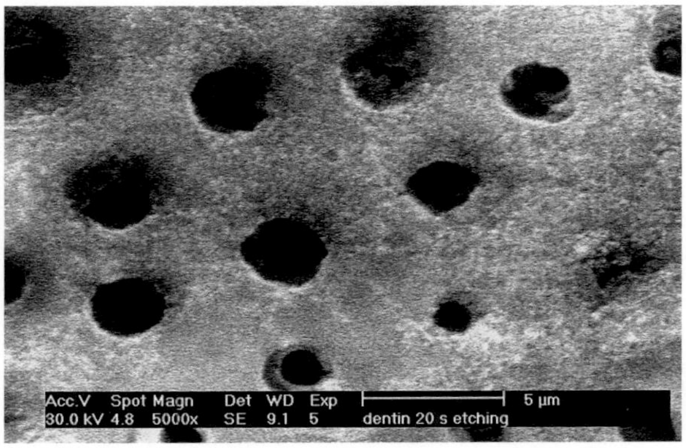

Abb. 6.**37** Nach 20 s Konditionierung mit 37%iger Phosphorsäure erkennt man die im Durchmesser bis zu 2 µm großen Eingänge der Dentintubuli bei 5000-facher Vergrößerung im REM.

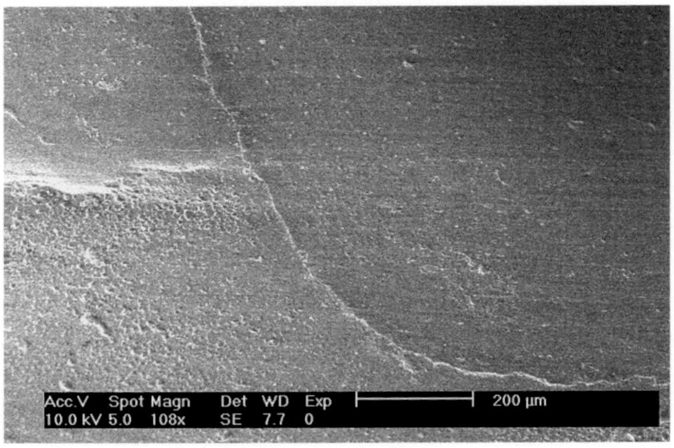

Abb. 6.**38** Perfekt adaptierte Kompositfüllung an der approximalen Stufe am Übergang zum Dentin (links: Schmelz-Zement-Grenze; REM, 100-fach vergrößert).

sitivität. Nachteilig ist die geringere Haftung an der Zahnhartsubstanz als bei Mehrflaschensystemen und die größere Streuung der Ergebnisse. Ursache ist die dünnere Hybridschicht durch geringere Penetration in die demineralisierte Dentinoberfläche.
Dem Lösungsmittel des Dentinhaftvermittlers kommt je nach Feuchtigkeitsgehalt der Kavitätenoberfläche eine große Bedeutung zu. Da das Kollagenfasernetzwerk bei einer ausgetrockneten Oberfläche zusammengesunken ist, wirkt es als Barriere gegen die eindringenden Monomere. Damit die Dentinoberfläche imprägniert werden kann, muss die Oberfläche wieder befeuchtet werden. Dafür gibt es 3 Arten von Lösungsmitteln: Wasser, Aceton und Ethanol:

- Zum Wiederbefeuchten der Dentinoberfläche ist **Wasser** oder **Hydroxyethylmethacrylat** (HEMA) am besten geeignet. HEMA ist ein hydrophiles Monomer und Bestandteil vieler Dentinhaftvermittler.
- **Aceton** ist geeignet, trotz feuchter Dentinoberfläche in diese einzudringen und die Oberfläche mit dem mitgeschleppten Monomer zu imprägnieren. Im Gegenzug ist es bei acetonhaltigen Dentinhaftvermittlern nicht möglich, trockene Dentinoberflächen zu benetzen.
- Ist **Ethanol** das Lösungsmittel eines Haftvermittlers, hängt es vom Wassergehalt ab, welche Oberflächenbeschaffenheit notwendig ist. In jedem Fall sollte man aber auf eine feuchte Oberfläche achten.

Eine weitere Entwicklung stellen die sog. **selbstätzenden Dentinadhäsive** dar. Hier werden nicht nur die Schritte Primen und Adhäsivauftragen vereint, sondern zusätzlich erfolgt noch die Konditionierung in einem Schritt. Derartige Primer sind säurehaltig, lösen die Schmierschicht selektiv auf und bewirken gleichzeitig die Infiltration von hydrophilen Monomeren in die freigelegten Dentinareale. Für die Konditionierung sind saure Monomere mit Phosphat- und Carboxylatgruppen verantwortlich.
Die Anwendung dieser selbstkonditionierenden Primer ist im Vergleich zur Totalätztechnik weniger techniksensitiv. Die Haftwerte im Dentin liegen über denen der Einflaschensysteme mit Phosphorsäure-Konditionierung. Allerdings ist der Verbund im Schmelz dem bei Phosphorsäure-Konditionierung unterlegen. Das bringt insbesondere Randverfärbungen mit sich, die eine Verwendung von selbstätzenden Primern im Frontzahnbereich disqualifizieren.
Die Frage der **Pulpaverträglichkeit** von Haftvermittlern stellt sich in pulpennahen Kavitäten. Hier zeigen Untersuchungen, dass Phosphorsäureätzung stärkere Pulpairritationen hervorruft als die Applikation von selbstätzenden Primern.

Zusammenfassung

Die einzelnen Arbeitsschritte bei der Verarbeitung der Dentinadhäsive sind das Konditionieren, das Primen, das Bonden und die Applikation von Komposit. Ein gering viskoses Komposit ist als primäre Schicht zu bevorzugen. Die Adhäsivtechnik ist nur mit Dentinhaftvermittlern, mit dem Wissen um deren Funktionsweise und dem richtigen Prozedere ohne Eile adäquat klinisch umsetzbar. Dentinhaftvermittler schaffen nur die Basis einer direkten Füllung. Um Erfolg zu erzielen, muss mit großer Sorgfalt auf eine exakte Verarbeitung des Füllungsmaterials mit vielen Einzelschichten, ausreichender Polymerisation und korrekter Ausarbeitung großer Wert gelegt werden.

Füllungstherapie mit gegossenen Restaurationen

Brita Willershausen, Alexander Pistorius

Bei umfangreichen Zahnhartsubstanzdefekten, wie nach ausgedehnter Kariesentfernung, traumatischen Ereignissen oder bei großflächigen Schmelzbildungsanomalien, können spezielle Restaurationswerkstoffe erforderlich sein. Gegossene metallische Legierungen (hochedelmetallhaltige eutektische Gemische) haben sich besonders bewährt, da diese nahezu alle Kronenformen anatomisch korrekt zu rekonstruieren vermögen, kaudruckstabil und chemisch weitgehend inert sind sowie eine gute Biokompatibilität und beeindruckende Langzeiterfahrungen aufweisen. Zu den Nachteilen zählen die fehlende Farbanpassung, erhöhter Zahnsubstanzverlust und Zeitaufwand.

Geschichte der Goldgussfüllung

HINTERGRUND

Erste Kenntnisse zur Verarbeitung von Goldlegierungen für zahnärztliche Behandlungen fanden sich bereits um 2500 v. Chr. in Ägypten. Der Mönch Theophilus beschrieb im 11. Jahrhundert das Gießverfahren nach der „verlorenen Wachsmethode" und im 13. Jahrhundert berichtete Marco Polo bei seinen Reisebeschreibungen, dass „die Männer und Frauen ... ihre Zähne mit dünnen Goldplättchen bedecken, die genau der Zahnform entsprechen und dauerhaft eingesetzt sind". Giovanni da Vigo empfahl 1415 in seiner *Practica in arte chirurgica copiosa* Goldfüllungen und das *Artzney Buchlein wider allerlei kranckeyten und gebrechen der tzeen* von 1530 (vgl. Abb. 1.**2a**) kennt ebenfalls Goldfüllungen als Restaurationsmaterial.
Die moderne Gussfüllungstechnik ist mit den Namen von Philbrook, Taggart oder Solbrig untrennbar verbunden, die zum Ende des 19. und Anfang des 20. Jahrhunderts bahnbrechende Entwicklungen in der Gusstechnik vorstellten. Labortechnische Herausforderungen wie die Problematik der Wachsexpansion, die Goldschrumpfung beim Abkühlen oder das Phänomen der hygroskopischen Expansion des Gipses wurden vor allem von van Horn, Hollenback oder Scheu beschrieben und wissenschaftlich bearbeitet. In den letzten Jahrzehnten wurden die Präparations-

und Einsetztechnik sowie die Abdruck- und Labortechnik erheblich verfeinert, neue Werkstoffgruppen entwickelt und aufeinander abgestimmt, sodass die Goldgusstechnik heute als eine weithin perfektionierte Methode gilt.

Biokompatibilität von Goldgusslegierungen. Reines Gold (Au) ist weich, schmiegsam und deshalb nicht kaudruckgeeignet. Für die Gussfüllungstechnik werden daher stets Metalllegierungen benötigt, die den Anforderungen der Mundhöhle gerecht werden, wie permanente Feuchtigkeit, Temperaturdifferenzen (ca. –5 bis +45°C), hohe Kaubelastungen, pH-Wert-Schwankungen (ca. pH 1–12) und mikrobielle Stoffwechselaktivitäten.
Gegenwärtig existieren mehr als 300 nichtaufbrennfähige Goldlegierungen. Gold und **Palladium** (Pd, führt zu Erhöhung von Elastizitätsmodul, Schmelzintervall, Festigkeit) können sich vollständig ineinander lösen und bei Legierungen mit einem Gold-Massengehalt von weniger als 68% ist Palladium, zur Vermeidung von Korrosion und Verfärbung, unerlässlich. **Platin** (Pt) wird aus ähnlichen Gründen wie das Palladium zugegeben, ist jedoch etwas weniger effektiv. **Silber** wird in Verbindung mit **Kupfer** verwendet, um Festigkeit und Härte zu steuern; Silber gleicht des Weiteren die rötliche Farbe des Kupfers aus und senkt das Schmelzintervall sowohl von Palladium als auch von Gold. **Zink** bindet Sauerstoff und kann zur Reduktion von Gasporositäten der Gussobjekte führen. Zu den **Spurenelementen** zählen Indium (In; Verbesserung der Gießfähigkeit), Ruthen, Iridium und Rhenium (Ru, Ir, Re; Verfeinerung der Korngröße).
Je nach Größe der Restauration werden für Inlays oder Teilkronen verschiedene Legierungen bevorzugt. Im Rahmen der biologischen Verträglichkeit von Dentallegierungen sind das toxische und allergene Potenzial von Bedeutung. Trägt ein Patient einen Allergiepass, sind die betreffenden Legierungsbestandteile auszuschließen (Pass über Dentallegierungen sinnvoll).
Begriffsdefinition. Die Nomenklatur gegossener Restaurationen ist nicht einheitlich, insbesondere bei Präparationen mit Höcker- oder Kaukantenschutz (Tabelle 6.**3**).
Indikationen für eine Goldrestauration mit oder ohne Höckerschutz bestehen:
- für den Fall einer Kontraindikation für Amalgam
- bei subgingivalen Kavitäten, die eine Matrizentechnik nicht mehr erlauben
- beim Vorliegen geschwächter Kavitätenwände mit Frakturgefahr, die durch ein Höckerschutzinlay oder eine Teilkrone zu stabilisieren sind.

Als **Kontraindikationen** gelten:
- zirkuläre Demineralisationen an Zähnen
- keine ausreichende intrakoronale Retentionsmöglichkeit
- Nichterhaltungswürdigkeit der bukkalen und/oder lingualen Wand
- eine sehr kurze klinische Krone.

Tabelle 6.**3** Begriffsdefinition gegossener Restaurationen

Restauration	**Definition**
Inlay	Restauration bedeckt die Kaufläche nicht vollständig
Onlay	Kaufläche ist genau bis auf die Höckerspitzen bedeckt
Overlay	Kaufläche ist bis auf die Höckerspitzen bedeckt, Höckerspitzen sind mit einem Außenschliff gefasst (Kaukantenschutz)
Stufenteilkrone	Überkupplung des (tragenden) Höckers mit Anlage einer abgeschrägten Stufe
Teilkrone	Überkupplung der (tragenden) Höcker endet mit Hohlkehlpräparation; Umfassung des Zahns jedoch nicht wie bei Vollkrone zirkulär, sondern erhaltungswürdige Höcker werden z. B. mit einem Kaukantenschutz versehen, ähnlich wie bei einer Stufenteilkrone

Sämtliche **Arbeitsschritte** einer Goldgussfüllung müssen exakt geplant und präzise durchgeführt werden:
1. Präparation des Zahns
2. Abdrucknahme
3. Ausgießen des Abdruckes
4. Vorbereitung des Stumpfs
5. Wachsmodellation
6. Einbetten und Gießen
7. Ausarbeiten des Gusses
8. Einzementierung
9. Goldgussfinierung am Patienten.

Präparationstechniken

MERKE

Eine gründliche klinische und ggf. radiologische Diagnose ist in therapeutischer und prophylaktischer Hinsicht von unverzichtbarem Wert für die weitere Behandlungsplanung.

Um unphysiologische Kontakte, okklusale Strukturen oder Kronenkonturen, Stellungsanomalien, Abrasionen oder Randschlussbeurteilungen optimieren zu können, haben sich weiterhin **Studienmodelle** immer wieder bewährt (Funktionsanalyse, entsprechende Vorbehandlungen, Gipsmodelle der exkavierten Zähne).
Eine Reihe von Faktoren bestimmt die Art der Präparation. Zunächst ist die maximale Schonung der Zahnhartsubstanz zu nennen. Weiterhin spielen Retentions- und Widerstandsform der Kavität eine entscheidende Rolle. Neigung der Kavitätenwände und Länge der Präparation bestimmen überwiegend die Retentionsform. Die Verhinderung jeglicher Hebelwirkung bzw. Rotationskräfte auf die

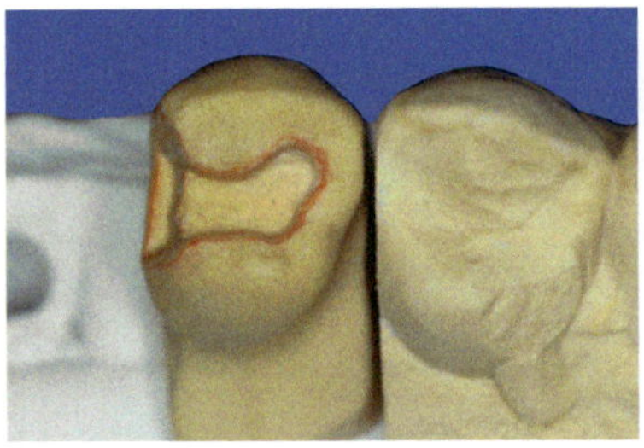
a

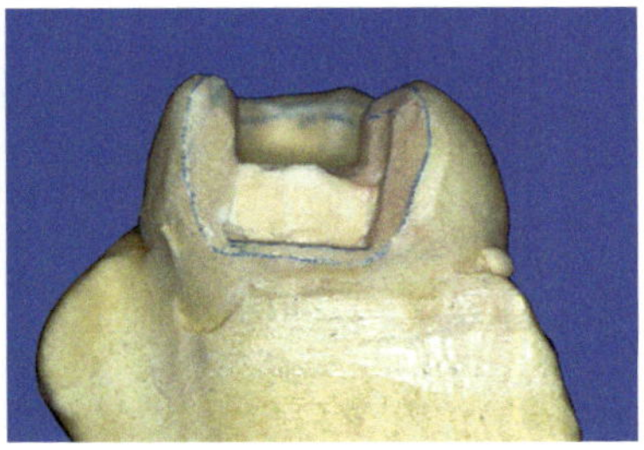
b

Abb. 6.**39a, b** Zahntechnische Gipsmodelle von Klasse-II-Kavitäten, präpariert für 2-flächige Inlays.
a Modell einer typischen Klasse-II-Präparation an einem Prämolaren. Zu erkennen sind die leicht divergierenden Kastenwände (ca. 6–10°), der okklusale Federrand (ca. 15°), der approximale Kastenboden sowie die approximalen Ausschrägungen.
b Modell eines präparierten Molaren. Zu erkennen ist der Federrand im Bereich der gingivalen Stufe, die Ausschrägungen der beiden Flanken sowie Teile des okklusalen Federrandes. Die Divergenz der Kastenwände beträgt 6–10°.

Restauration wird durch die Präparation einer geeigneten Widerstandsform gewährleistet. Die Präparationsform muss die Stabilität der späteren Restauration garantieren. Die Anlage der Präparationsgrenze, die Gewährleistung eines perfekten Randschlusses sowie die Schonung parodontaler Strukturen sind weitere präparationsbestimmende Faktoren.

Gussfüllungen werden in der Kavität primär durch **Friktion** fixiert, die durch die Gestaltung von leicht divergierenden Kastenwänden (Divergenzwinkel 6–10°) gewährleistet wird. Die Friktion wird durch die Verwendung eines Einsetzzements so weit gesteigert, dass die gegossene Restauration über Jahrzehnte in der Kavität verbleiben kann. Die Präparation muss die Retention des Gussobjekts in okklusale und in approximale Richtung hin gewährleisten.

Das wichtigste **Retentionselement** ist die Kastenpräparation. Die nur geringgradig divergierenden Kastenwände erlauben einerseits das Platzieren der Füllung und garantieren andererseits die nötige Friktion. Zusätzliche Retentionselemente sind die okklusale Schwalbenschwanzpräparation, eine parapulpäre Nut-Feder-Retention sowie approximale Rillen. Alle Retentionselemente müssen im Dentin liegen. Die parapulpäre Nut-Feder-Retention wird mit einem konisch zulaufenden Hartmetallbohrer (u. a. Feinkorndiamanten, Arkansassteinchen) angelegt, ebenso die approximalen Rillen.

Grundpräparationsschritte für ein Klasse-II-Inlay

Präparation des okklusalen und approximalen Kastens

Die okklusale Umrissform umschließt Grübchen, Fissuren und Schmelzdefekte unter weitestgehender Schonung der okklusalen Höckerabhänge. Sie wird mit einem feinen walzenförmigen Diamanten angelegt, die Divergenz der Kavitätenwände beträgt pro Seite zwischen 3 und 5° (Gesamtwinkel 6–10°). In approximaler Richtung wird bis zur Mitte der Randleiste präpariert, unter Erhalt einer dünnen Schmelzlamelle zum Nachbarzahn. Der approximale Kastenboden kommt unterhalb des approximalen Kontaktpunkts zu liegen. Die bukkale und linguale Kastenwand des Approximalkastens sollte ebenfalls einen Divergenzwinkel nach okklusal von 3 und 5° pro Seite aufweisen. Der Kasten ist in Pulparichtung schmal zu halten und sollte nach bukkal bzw. lingual nicht unnötig extendiert werden. Die zum Nachbarzahn stehende Schmelzlamelle kann anschließend mit einem Handinstrument (u. a. Heidemann-Spatel, Gingivarandschräger) abgebrochen werden.

Präparation des Federrandes

Der Federrand (Breite 0,5–1 mm) garantiert eine minimierte Distanz zwischen Gussobjekt und Zahn nach dem Einzementieren und muss eine genügende Materialstärke des Goldes aufweisen. Weiterhin soll er die Goldgussfinierung ermöglichen und die Schmelzprismen im Bereich der Präparationsgrenze schützen. Der Federrand soll im okklusalen Bereich in einem Winkel von etwa 15° und im Bereich der approximalen Stufe in einem 45°-Winkel angelegt werden. Als geeignete Instrumente empfehlen sich flammenförmige Diamantschleifer oder Arkansassteinchen (Abb. 6.**39a, b**).

Finieren der Präparation

Ist die Präparation angelegt, werden alle Bereiche der Präparation, also Kastenwände, okklusaler Boden und Federrand, sorgfältig finiert, um alle Rauigkeiten und Diamantschleifspuren zu entfernen (Abb. 6.**40a, b**). Die gesamte Präparation sollte mit einer mehrfach vergrößernden Lupenbrille begutachtet werden.

Präparation eines „Slot-Inlays"

Eine approximale Kavität kann mit einem Inlay versorgt werden, ohne das okklusale Relief mit einzubeziehen (Abb. 6.**41**). Dafür wird von der Mitte der Randleiste ausgehend ein approximaler Kasten präpariert. Die okklusale Präparationsgrenze muss vor dem Beginn des okklusalen Fissurenreliefs enden, um keine Kariesprädilektionsstelle entstehen zu lassen. Da die Kastenwände meist nach approximal hin divergieren, sind Retentionsrillen im Dentin der approximalen Flanken erforderlich.

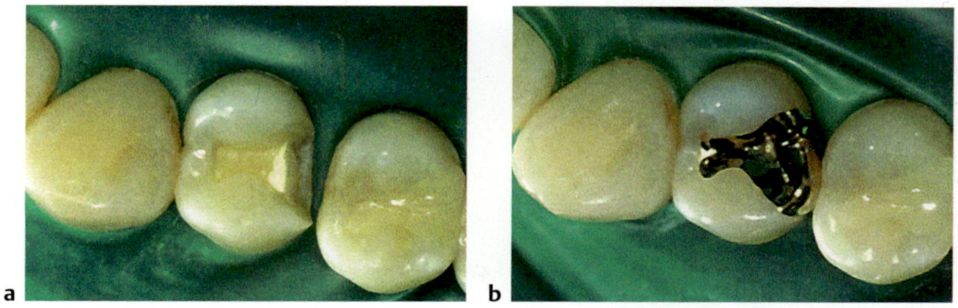

Abb. 6.**40a, b** Klasse-II-Kavität für 2-flächiges Inlay an oberem Prämolaren.
a Klinische Situation nach Präparation.
b Eingepasstes 2-flächiges Goldinlay im Munde des Patienten. Um die Qualität des Zements nicht zu gefährden und eine optimale Goldgussfinierung durchführen zu können, ist das Einsetzen unter Kofferdam empfehlenswert.

Inlaypräparationsmethode nach Tucker

Eine inzwischen fast legendäre Präparations- und Goldverarbeitungstechnik wurde von Tucker vorgestellt. Nach dem Entfernen alter Füllungsreste, des kariösen Dentins und nach der Präparation der Kavität (spezielles Sortiment von Hartmetallinstrumenten, 45°-Winkel zwischen Inlay und Verlauf der Schmelzprismen) werden die pulpanahen und axialen Flächen mit einer Calciumhydroxidpaste bestrichen und die gesamte Kavität mit Kunststoff aufgefüllt. Dieser initiale Kunststoffaufbau ermöglicht eine ideale Präparation, wird vor dem Einsetzen wieder entfernt und durch den Einsetzzement ersetzt, was zusätzlich außerordentlich keimarme Verhältnisse unter der Goldgussrestauration garantiert.

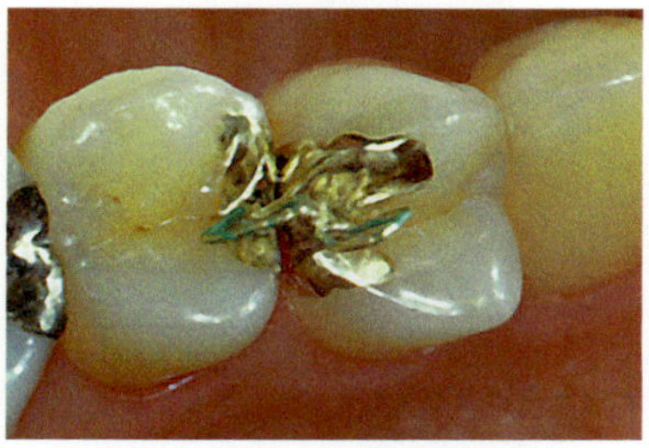

Abb. 6.**41** Einprobe zweier Slot-Inlays an Oberkiefer-Prämolaren. Zu erkennen sind die vom Zahntechniker angelöteten Golddrahtschlaufen, die eine bessere Handhabung der sehr grazilen Gussobjekte ermöglichen und später entfernt werden. Diese Therapievariante verbindet eine zahnhartsubstanzschonende Präparation mit den Vorteilen der Goldgussfüllung, insbesondere der Langlebigkeit der Restauration.

Inlaypräparationsformen für spezielle Indikationen

Wesentlich seltener als für Klasse-II-Inlays ergeben sich **Indikationen** für Klasse-III- oder Klasse-V-Inlays:

- Indiziert sind Klasse-III-Goldrestaurationen bei tiefen distalen Kavitäten meist oberer Eckzähne, bei denen aufgrund tiefer approximaler Kavitäten das Anlegen des Kofferdams und eine Füllung in Adhäsivtechnik nicht möglich ist, bezüglich der Restzahnsubstanz sich aber eine Überkronung verbietet (Abb. 6.**42a, b**).
- Ein Klasse-V-Inlay kann bei großen oder komplizierten Defekten im nichtsichtbaren Bereich erwogen werden.

Bei der **Präparation** für ein Klasse-III-Inlay gelten grundsätzlich die gleichen Präparationsregeln wie für die Klasse II (Abb. 6.**43a–c**). Für ein Klasse-V-Inlay wird eine nierenförmige Präparation im Zahnhalsbereich angelegt, deren inzisale und gingivale Wand die Retention für das Inlay gewährleisten.

Präparation von Onlays und Overlays

Die Präparationsmöglichkeiten, die zwischen den klassischen Inlaypräparationen und der Vollkrone liegen, sind außerordentlich vielfältig. Im Folgenden werden nur wesentliche Grundformen beschrieben.
Der **Indikationsbereich** beginnt bei Kavitäten, die nicht mehr Erfolg versprechend mit einem Inlay versorgt werden können (u.a. einseitige zirkuläre Entkalkung oder unterminierte Höcker). Eine Höckerschutzpräparation sollte dann erwogen werden, wenn die vestibulolinguale Ausdehnung der Kavität größer ist als ⅓ des Abstands zwischen bukkaler und lingualer Höckerspitze (Modellherstellung evtl. sinnvoll). Als **Kontraindikation** gelten

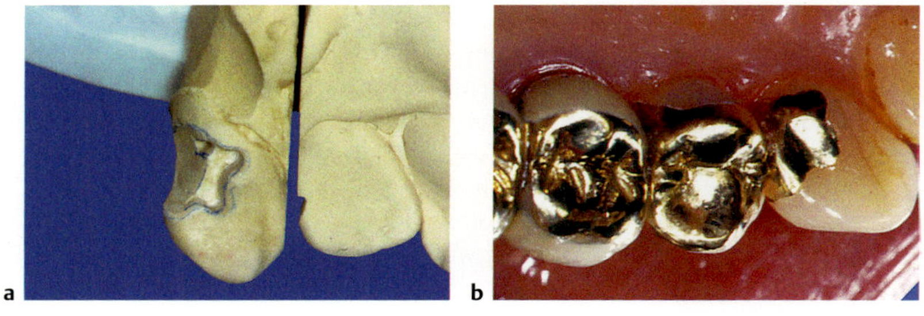

Abb. 6.**42a, b** Präparation und Insertion von Klasse-III-Inlay.
a Zahntechnisches Modell einer 2-flächigen Klasse-III-Inlaypräparation an oberem Eckzahn. Palatinal wurde ein Schwalbenschwanz präpariert und in der gingivalen Flanke zusätzlich eine Retentionsrille, da aufgrund des approximal ausladenden Defekts kein approximaler Kasten präpariert werden konnte.
b Anprobe des palatinal-distalen Klasse-III-Inlays.

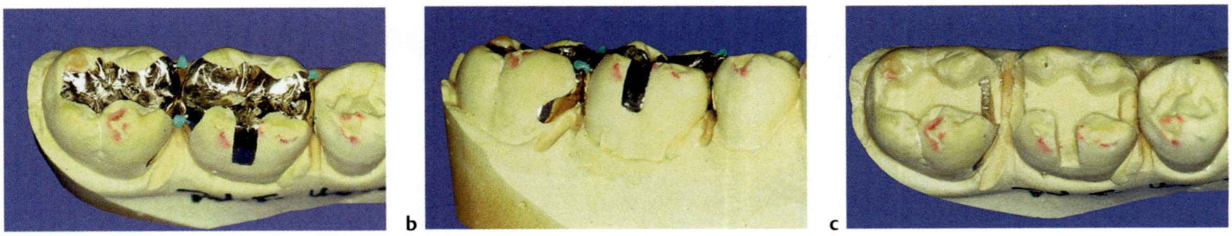

a b c

Abb. 6.**43a–c** Zahntechnisches Modell mit 4-flächiger gegossener modb-Inlayrestauration an Zahn 46 und 2-flächigem mo-Inlay sowie eingearbeitetem bukkalem Zahnhalsinlay an Zahn 47. Trotz bukkaler Karies kann so eine Teilkronenpräparation vermieden und der mesiobukkale Höcker erhalten werden.

a Okklusale Ansicht.
b Bukkale Ansicht.
c Das Zahnhalsinlay, das die Hälfte der Breite der gingivalen Stufe einnimmt, wird vor dem mo-Inlay eingesetzt.

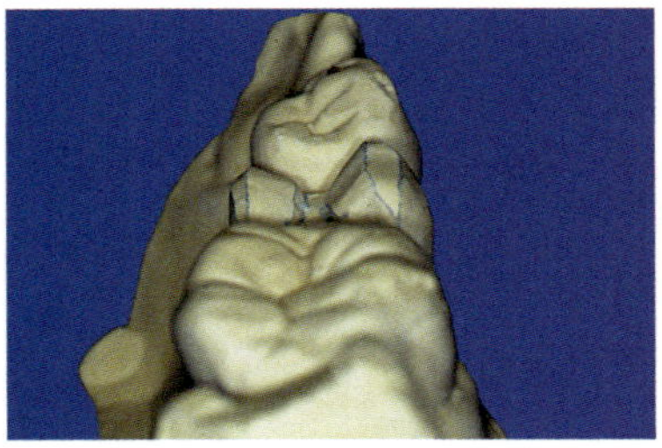

Abb. 6.**44** Blick von distal auf eine Overlaypräparation eines unteren Prämolaren im zahntechnischen Modell: Beide Höcker sind mit einem Kaukantenschutz versehen.

zirkuläre Entkalkungen um den gesamten Zahn, die Nichterhaltung der bukkalen und/oder oralen Wand oder auch eine kurze klinische Krone.

Vorteile dieser Präparationsformen sind

- Vermeidung von Höckerfrakturen
- Substanzschonung gegenüber einer Krone und
- suffiziente Retentions- und Widerstandsform bei minimaler Sichtbarkeit des Goldes unter Ausnutzung von dessen vielfältigen Vorteilen.

Die **Onlaypräparation** beginnt zunächst mit einer mod-Inlaypräparation. Der zu schützende Höcker wird anschließend von der Mitte der betreffenden okklusalen Kavitätenwand ausgehend mit einem walzenförmigen Diamanten bis genau auf die Höckerspitze ausgeschrägt und finiert. Nachteilig ist das auf der Höckerspitze zusammentreffende, dünn auslaufende Gold mit den ebenfalls spitz angeschnittenen Schmelzprismen. Beide Bereiche sind nur relativ gering belastbar, sodass diese Präparationsform nur an den bukkalen Höckern der Oberkiefer-Prämolaren ausgeführt werden sollte.

MERKE

Die Onlaypräparation ist stets eine Kompromisslösung zwischen Frakturprophylaxe und kosmetischer Wirkung.

Bei der **Overlaypräparation** wird der betreffende Höcker ebenso angeschrägt, die Kaukante wird jedoch mit einem etwa 1 mm breiten bukkalen Außenschliff gefasst (Abb. 6.**44**). Dieser schützt die Schmelzprismen, kann die Frakturgefahr des Höckers wesentlich herabsetzen und hat die Funktion eines Federrandes. Er hat sich klinisch so bewährt, dass einige Autoren bei mod-Situationen grundsätzlich eine Overlayfassung der Höcker fordern.

Stufenteilkrone und Teilkrone

MERKE

Teilkronen erfassen und bedecken einen Teil der klinischen Krone und benötigen eine primäre Retentions- und Widerstandsform.

Eine Teilkrone ist eine „reduzierte" Krone, kein „erweitertes" Inlay, sodass andere Präparationsfaktoren hinzukommen. Neben der intrakoronalen Retention werden **extrakoronale Retentionsmöglichkeiten** genutzt. Für die extrakoronal liegenden Retentionsflächen gilt, dass sie nicht in Divergenz, sondern in konvergierender Ausrichtung präpariert werden müssen. Konvergenzwinkel von 3–8° pro Seite (gesamter Konvergenzwinkel ca. 6–15°) werden je nach Länge der retentiven Flächen angestrebt. Je kürzer die retentiven Flächen sind, desto kleiner muss der Konvergenzwinkel sein.

FEHLER UND GEFAHREN

Zu sehr konisch divergierende Präparationsformen bieten keine ausreichende Retention und sind nur durch die Klebekraft der jeweiligen Befestigungszemente fixiert, die jedoch langfristig eine falsch gestaltete Restauration *nicht* in situ halten können.

Der Zement sollte vorrangig als retentionssteigerndes Element und nicht als „Kleber" betrachtet werden.

Teilkronen sind durch eine unvollständige Umfassung des Zahns gekennzeichnet und müssen **intrakoronale Retentionsprinzipien** nutzen. Das Präparieren approximaler Rillen ist für viele Teilkronenvarianten ein wesentlicher Faktor. Bei ausgeprägter Approximalkaries bzw. großen Approximalfüllungen werden die Rillen durch approximale Kastenpräparationen ersetzt.

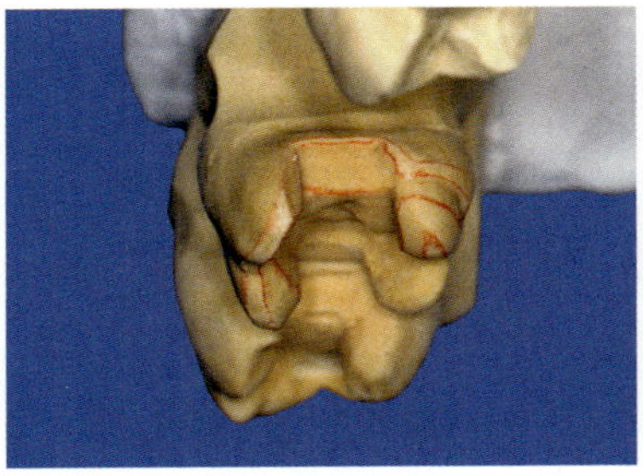

Abb. 6.**45** Zahntechnisches Modell einer Stufenteilkronen-Präparation eines oberen Molaren. Der palatinale Höcker ist gekürzt und mit einer abgeschrägten Stufe umgeben, der bukkale Höcker im Sinne eines Kaukantenschutzes präpariert. Kontinuierlich begrenzt der Federrand die gesamte Präparation.

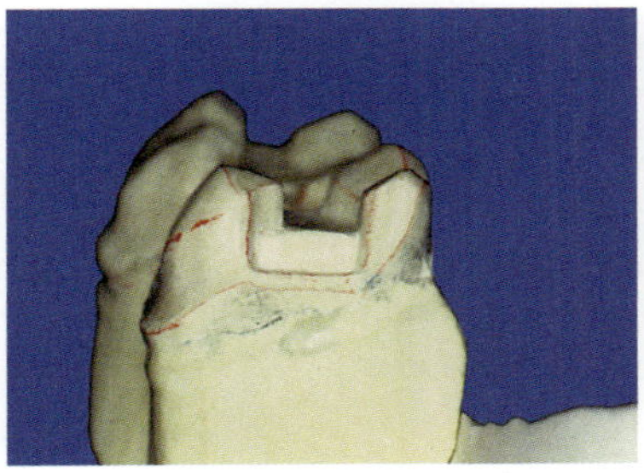
a

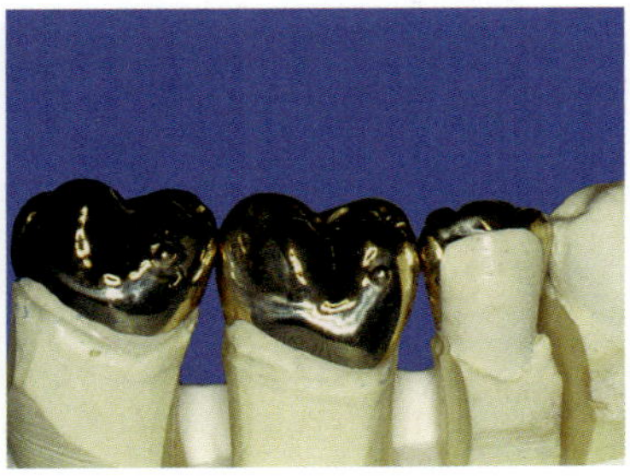
b

Abb. 6.**46a, b** Umfangreiche Goldgussrestaurationen im Seitenzahnbereich.

a Zahntechnisches Modell einer Teilkrone an unterem 1. Molaren (Zahn 46). Der tragende bukkale Höcker ist mit einer Hohlkehle umfasst, der linguale Höcker wurde im Sinne eines Kaukantenschutzes präpariert. Der Federrand geht kontinuierlich in die Hohlkehle über.

b Fertig gestellte Restaurationen. Die Zähne 47 und 46 sind mit Teilkronen, Zahn 45 ist mit einer Overlayrestauration versehen.

Die **vielfältigen Präparationsformen** ergeben sich aus dem Grundprinzip, möglichst wenig Zahnhartsubstanz zu opfern. Es empfiehlt sich, die Präparationsausdehnung vor dem Präparieren mit dem Patienten durchzusprechen und zu demonstrieren. Müssen aus Gründen der Zahnfrakturprophylaxe insbesondere tragende Höcker umfassender in die Präparation einbezogen werden, d. h. reicht eine Kaukantenschutz-Präparation nicht aus, wird die Widerstandsform der Präparation dahingehend erweitert, dass der betreffende Höcker entweder mit einer Stufen- oder einer Hohlkehlpräparation gefasst wird. Die Entscheidung für eine abgeschrägte Stufe oder eine Hohlkehle wird von der Lage der Präparationsgrenze aus getroffen (Abb. 6.**45**–6.**48a, b**):

- Liegt diese etwa im Bereich des Kronenäquators, sollte eine abgeschrägte **Stufe** bevorzugt werden, um zu den übrigen okklusalen und approximalen Kastenwänden eine zusätzliche retentive Wand zu schaffen. Die Präparation einer Hohlkehle würde in diesem Fall eine schräge Wand ergeben, die für die Retention wertlos wäre.

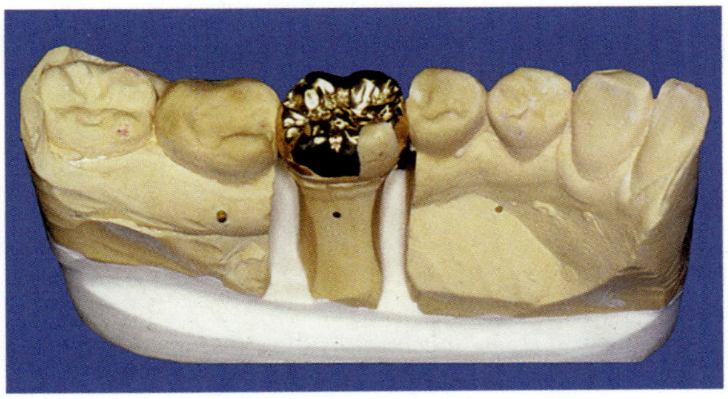

Abb. 6.**47** Zahntechnisches Modell einer Teilkrone, die die bukkalen und den distolingualen Höcker umfasst. Der nicht tragende, noch sehr stabile mesiolinguale Höcker kann geschont werden.

- Liegt die Präparationsgrenze im Zahnhalsbereich, empfiehlt sich eine **Hohlkehlpräparation**, da dadurch eine retentive Wand ermöglicht und Zahnhartsubstanz geschont wird.

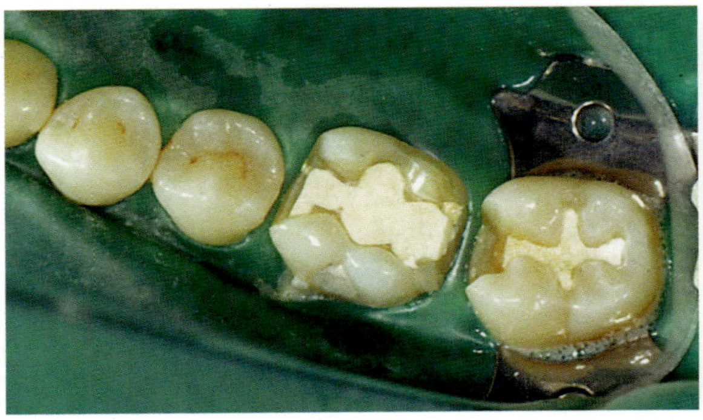
a

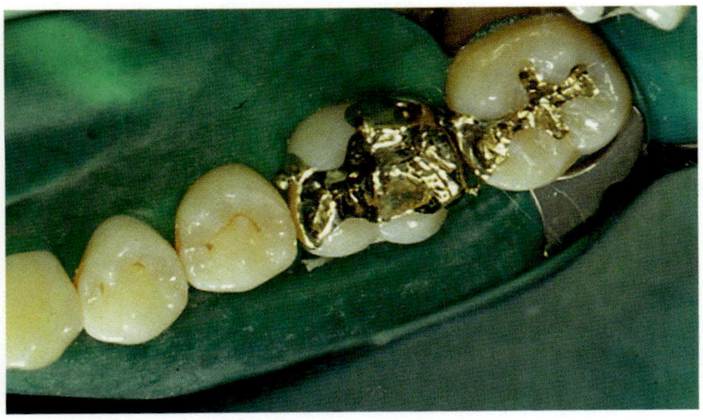
b

Abb. 6.**48a, b** Teilkronen- und Inlayversorgung im Seitenzahnbereich.

a Präparation des Zahns 36 für eine Teilkrone mit Umfassung des distolingualen Höckers und des Zahns 37 für ein 2-flächiges Inlay.

b Einprobe der Teilkrone 46 und des Inlays 47, nachfolgende Zementierung und Goldgussfinierung unter Kofferdam.

Abformung und provisorische Versorgung

MERKE

Zum Schutz präparierter Zahnhartsubstanz und zur Verhinderung eventueller Dislokationsbewegungen des Zahns muss nach erfolgter Präparation ein Provisorium angefertigt werden.

Einfaches Kunststoffprovisorium. Für eine rein intrakoronale Präparation genügt häufig die Herstellung eines Provisoriums aus lichthärtendem Provisoriumkunststoff. Es ist darauf zu achten, dass der Kunststoff nicht breitbasig auf der marginalen Gingiva und dem interdentalen Col aufliegt, da Kunststoffe nicht selten zu Gingivanekrosen führen. Die Okklusion wird nach dünnem Bestreichen der Okklusalfläche mit Vaseline kontrolliert und der Kunststoff lichtgehärtet.

Sind weitere Kronenbereiche präpariert (Kaukanten- bzw. Höckerschutz oder Teilkrone), sollte ein **spezielles Provisorium** angefertigt werden. Der betreffende Zahn muss dafür vor der Präparation mit einem Siliconabformmaterial in einem Teillöffel abgeformt (Überabdruck) werden. Die Herstellung des provisorischen Kunststoffmaterials erfolgt auf dem üblichen Wege. Die Okklusion der provisorischen Versorgung muss eingeschliffen und das Provisorium anschließend mit einem provisorischen Zement eingesetzt werden.

Von wesentlicher Bedeutung für die zahntechnischen Arbeiten und die Genauigkeit des Gussobjekts (Langlebigkeit und Funktion der Restauration) ist eine fehlerfreie Abformung. Liegt die Präparationsgrenze äqui- oder subgingival, wird vor dem eigentlichen Abdruck ein **Retraktionsfaden** zwischen Zahn und Gingiva eingebracht, um die Gingiva vom Zahn abzudrängen und eine einwandfreie Darstellung des Übergangs zwischen präparierten und unpräparierten Zahnarealen zu garantieren. Es können gezwirnte oder geflochtene Fäden mit oder ohne Zusatz von Adrenalin verwendet werden (cave: Adrenalin-Kontraindikationen). Bei tiefer subgingival gelegenen Präparationsgrenzen kann zunächst ein sehr dünner Faden eingelegt werden, über den dann ein dickerer Faden gelegt wird (V-Technik). Nach Trockenlegung werden dann unmittelbar vor Abdrucknahme die Fäden entfernt.

Abformung. Mit einer Spritze wird das Abdruckmaterial in den Gingivasulkus und die gesamte Präparation appliziert, ein gefüllter Abdrucklöffel auf die Zahnreihe gebracht und nach dem Aushärten des Abdruckmaterials wieder entfernt, desinfiziert und zur weiteren Bearbeitung in das zahntechnische Labor gegeben. Als Abdruckmaterialien haben sich besonders Polyether- oder Hydrokolloidabformungen bewährt.

Bei Einzel- oder Doppelzahnabformungen genügt in der Regel die Verwendung eines sog. **Okklusionslöffels**, der die Ober- und Unterkieferabformung in einem Arbeitsschritt ermöglicht. Die klinische Erfahrung lehrt, dass diese einfache Abdrucknahme in habitueller Okklusion eine sehr präzise Okklusionsgestaltung im Labor ermöglicht, die dann im Mund des Patienten kaum noch korrigiert werden muss (Abb. 6.**49a–c**).

Sind mehrere Zähne präpariert oder Stützzonen verloren gegangen, sollten Ober- und Unterkiefer getrennt abgeformt und nach exakter Registrierung einartikuliert werden.

Übersicht über die Laborarbeitsschritte

Die Laborschritte sollen im Sinne einer Aufzählung der Arbeitsgänge nur kurz skizziert werden. Im zahntechnischen Labor werden ein Sägemodell in Superhartgips mit Magnetsplitcast sowie ein nichtgesägter Zweitausguss der Abformung aus Superhartgips angefertigt, um Ränder und Approximalbereiche kontrollieren zu können.

Nach entsprechender Montage im Artikulator wird die Präparationsgrenze freigelegt, die spätere Restauration wird aufgewachst und der Gusskanal wird angestiftet. Nachdem die Restauration gegossen wurde, erfolgt das Ausbetten, das Entfernen von Gussperlen und die Politur des Gussobjekts unter einem Stereomikroskop, wobei den Rändern der Restauration äußerste Sorgfalt zu widmen ist. Das fertig gestellte Gussobjekt wird hochglanzpoliert, die Kauflächen sind gummiert.

Einzementieren der Restauration und Goldgussfinierung

Zu den letzten, häufig unterschätzten Arbeitsschritten zählen das Einzementieren der Edelmetallrestauration sowie die Goldgussfinierung. Diese Arbeiten sind von entscheidender Bedeutung für die langfristige Funktionsfähigkeit der Restauration und die Sicherung/Stabilisierung der Okklusion der Zähne. Die Goldgussrestauration ist auf folgende **Kriterien einer perfekten Passung** zu überprüfen:

- Gussobjekt muss einen korrekten Sitz aufweisen
- Goldrand darf weder über- noch untermodelliert sein
- visuelle Kontrolle (mehrfach vergrößernde Lupenbrille) darf keinen Randspalt erkennen lassen
- mit der spitzen Sonde darf kein Randübergang zwischen Gold und Zahn tastbar sein
- Approximalkontakte mit Zahnseide und einem Metallmatrizenband (0,045 mm) überprüfen
- statische und dynamische Okklusion mit Okklusionspapieren unterschiedlicher Farbe überprüfen
- Innenpassung mit entsprechenden Sprays bzw. dünn fließenden Siliconabdruckmassen.

Nach positiver Klärung aller Punkte kann die Restauration fertig poliert und eingesetzt werden.

Das **Einzementieren** erfolgt mit einem Einsetzzement, der sowohl die Friktion zwischen Gussobjekt und Kavität entscheidend erhöht als auch eine gewisse Klebewirkung aufweist. Infrage kommen Zinkphosphat-, Glasionomer- oder dualhärtende Komposit-Einsetzzemente. Bei der Verarbeitung der Zemente sind die Herstellerangaben exakt

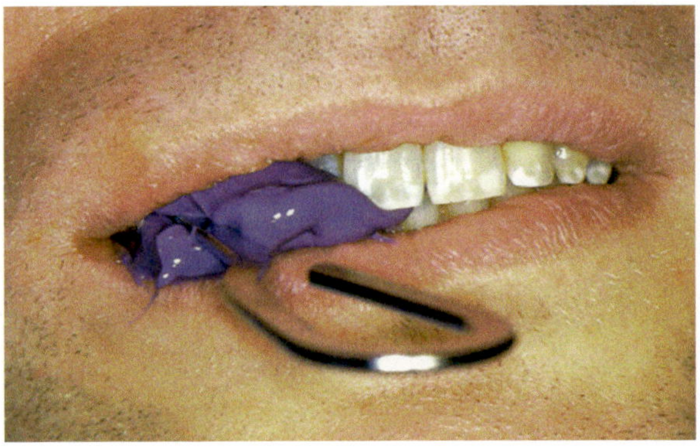
a

Abb. 6.**49a–c** Einfache Abdrucknahme bei einer einzelnen Teilkronenpräparation mithilfe eines Okklusionslöffels.

a Der Okklusionslöffel ermöglicht die Oberkiefer- und Unterkieferabformung in einem Arbeitsschritt und wird in habitueller Okklusion durchgeführt.

b Okklusionslöffel unmittelbar nach der Abdrucknahme.

c Anschließend werden die halbseitigen Ober- und Unterkiefermodelle montiert und die Restauration wird angefertigt.

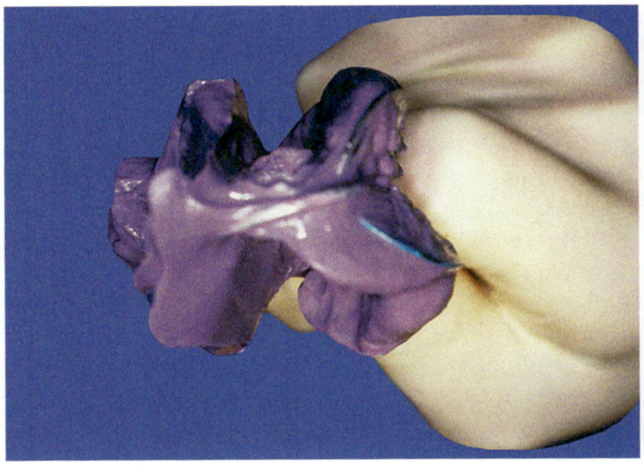
b

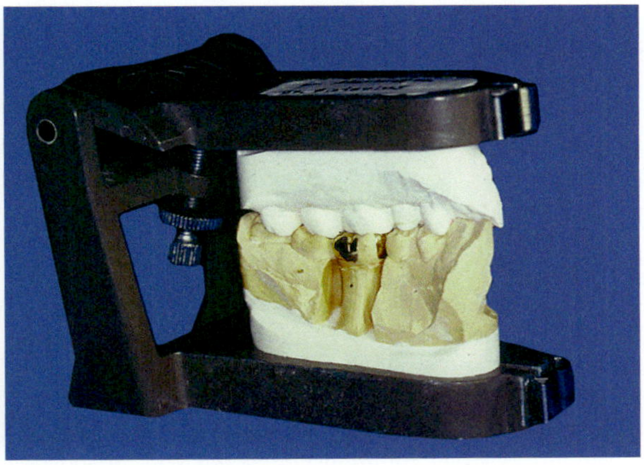
c

zu berücksichtigen (Aushärtungsmodus, Qualität der Zemente).

Nach Desinfektion und Trockenlegung der Kavität wird der Zement dünn auf die Innenseite des Gussobjekts bzw. der Kavität appliziert. Das Gussobjekt wird zunächst unter geringem und dann sich langsam steigernden Druck in die Kavität gebracht, um einen Stau des Einsetzzements zu vermeiden. Die Verwendung eines langsam abbindenden Zements ist meist vorteilhaft.

Finierung. Nach dem endgültigen Abbinden des Zements erfolgt das Anfinieren mit Moore-Scheiben bzw. Arkansassteinchen und Vaseline, gefolgt von einer schonenden und vorsichtigen Politur der Ränder mit flammenförmigen Gummipolierern. Alle Zementreste müssen sorgfältig entfernt werden (Abb. 6.**50**).

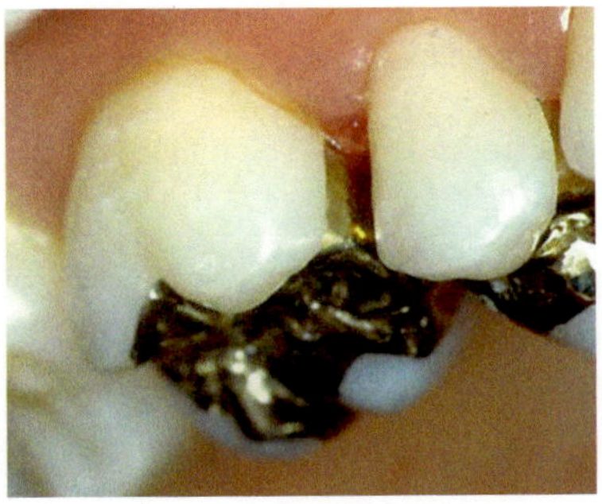

Abb. 6.**50** Bei einem adaptierten Goldrand darf sich weder optisch (Lichtbrechung) noch taktil (sehr spitze Sonde) ein Übergang zwischen Gold und Zahn feststellen lassen. Auf den Arbeitsschritt der Goldgussfinierung muss äußerste Sorgfalt verwandt werden.

Zusammenfassung

Goldgussrestaurationen zählen zu den langlebigsten Restaurationen der konservierenden Zahnheilkunde. Eine hochdifferenzierte, systematische Arbeitstechnik und genau aufeinander abgestimmte Materialien sind Grundlagen für diesen Erfolg. Kaplan-Meier-Analysen geben nach 20 Jahren nahezu 90%ige Funktionsfähigkeit gegossener Restaurationen an (Studer et al. 2000). Die Erfolgsraten von spezialisierten Zahnärzten liegen noch darüber (Erpenstein et al. 2001). Bedingung für die Langlebigkeit und den Erfolg sind sichere Diagnosestellung und Therapieplanung, eine sorgfältige und selbstkritische Arbeitsweise, die genau abgestimmte Laborarbeit sowie die Mundhygiene des Patienten. Kommen diese Faktoren zusammen, so sind gegossene Zahnrestaurationen mit einer Funktionszeit von 30–40 Jahren erreichbar. Goldgussrestaurationen setzen somit einen hohen Standard für die gesamte konservierende Zahnheilkunde, an dem sich andere Restaurationstechniken messen lassen müssen.

Füllungstherapie mit plastischem Gold

Walter Kamann

MERKE

Die Füllungstherapie mit plastischem Gold ist indiziert im Rahmen der minimal invasiven Therapie sowie der Versorgung von Zahnhals- und Wurzeloberflächenläsionen. In dieser Indikation ist sie alternativen Materialien hinsichtlich der Funktionszeit überlegen.

Eine vonseiten der Werkstoffkunde ideale, in der praktischen Durchführung aber vergleichsweise anspruchsvolle Versorgung stellt die Restauration mit plastischem Gold (Goldhämmerfüllung, Goldstopffüllung, direkte Goldfüllung) dar. Die Technik der Goldhämmerfüllung in der heute geübten Formen ist seit Mitte des 19. Jahrhunderts bekannt. Die in ihrer Randdichte allen anderen Füllungsmaterialen überlegene Goldhämmerfüllung erreicht die längsten Funktionszeiten. Die früher übliche Technik der „nonkohäsiven" Füllung, deren Funktionsprinzip die Verkeilung von Gold in der Kavität war, ist heute zugunsten der „kohäsiven" Technik aufgegeben worden, bei der eine Kaltverschweißung der applizierten Goldlagen angestrebt wird.
Obwohl bei ausreichendem Pulpaschutz die Goldhämmerfüllung zu den mundbeständigsten Therapiemitteln zählt, spielte sie in der zahnärztlichen Praxis lange eine untergeordnete Rolle. Mit dem Einzug der minimal invasiven Therapie erlebte diese Füllungstechnik jedoch eine Renaissance.

Indikation und Kontraindikation. Für Goldhämmerfüllungen gibt es aus heutiger Sicht 4 Indikationsgebiete (Abb. 6.**51 a–h**):

- Kavitätenklasse V im Seitenzahnbereich
- kleine Kavitäten der Klasse I
- 1- bis 2-flächige Kavitäten der Klasse II und
- Verschluss von Trepanationsöffnungen in hochgoldhaltigen Restaurationen.

Früher angegebene Indikationsgebiete, wie die Kavitäten der Klasse III und IV, sind wegen der einfacheren Technik und der materialtechnischen Überlegenheit alternativer Materialien wie Komposits in diesem Bereich heute für die Goldhämmerfüllung als obsolet anzusehen.

Biokompatibilität. Bei korrekter Verarbeitung weist die Goldhämmerfüllung gegenüber Endodont und Parodont eine ausgezeichnete Biokompatibilität auf. Entzündliche Veränderungen der angrenzenden Gingiva können direkt nach Kondensation und Politur auftreten. Nach Heilung der Gingiva kann ein Attachment des Epithels auf der Goldoberfläche erfolgen.

Als Ursache einer **Schädigung des Endodonts** durch Goldhämmerfüllungen kommen in Betracht:

- die bei der Kondensation applizierten Kräfte
- Randundichtigkeiten (Mikroleakage)
- das Präparationstrauma
- die unsachgemäße, trockene Politur der Füllung und
- die hohe thermische Leitfähigkeit.

Während fast alle Untersuchungen über diese Füllungstechnik Reaktionen der Pulpa im direkten Zusammenhang mit der Kondensation angeben, fallen die Langzeitergebnisse für die Goldhämmerfüllung durchgehend positiv aus. Pulpaschädigungen fanden sich insbesondere, wenn ein direkter Kontakt des Goldes zum präparierten Dentin ohne schützende Unterfüllung bestand.

Werkstoffkunde

Die **thermische Leitfähigkeit** des Goldes ist gegenüber anderen Materialien wie Amalgam und Komposit sowie insbesondere gegenüber den Zahnhartsubstanzen extrem hoch. Da bei Kavitäten am Zahnhals und auf der Wurzeloberfläche die Restauration aus anatomisch-topographischen Gründen pulpanah liegt, wirkt sich die hohe thermische Leitfähigkeit besonders nachteilig aus.
Der **lineare Wärmeausdehnungskoeffizient** von Gold liegt näher am Wert des Schmelzes als jener der anderen Füllungsmaterialien. Wird der lineare thermische Ausdehnungskoeffizient von Zahnhartsubstanz gleich 1,0 gesetzt, liegt reines Gold bei 1,2, Amalgam bei 2,2 und Komposit bei 3,0. Die im Vergleich zu anderen Materialien bessere Randdichte erklärt sich also, neben dem Fehlen einer Zementfuge, durch die Ähnlichkeit der Wärmeausdehnungskoeffizienten von Schmelz, Dentin, Zement und Stopfgold.
Die bei der Kondensation erreichbare **Dichte** weicht je nach Technik von der maximal erreichbaren Dichte des vergossenen Goldes ab. Sie ist Ausdruck der im Verlauf der Kondensation entstehenden Porositäten und Fehlstellen. Diese scheinen für die Elastizität der Goldhämmerfüllung mit verantwortlich zu sein und das gute Randverhalten zu gewährleisten.
Eine niedrige Dichte bedingt aber auch Porositäten auf der Füllungsoberfläche. Das Ziel der Kondensation einer möglichst dichten Oberflächenschicht lässt sich am besten mit Goldfolie erreichen.
Die **Härte** von Goldhämmerfüllungen liegt weit über dem Wert für reines, vergossenes Gold im Bereich zwischen Typ-I- und Typ-II-Goldlegierungen. Die größere Härte des verarbeiteten Goldes resultiert aus der mit der Kondensationstechnik verbundenen Kaltverformung.

Verarbeitungsform

Ursprünglich waren nur Folien, die zu Schnüren, Zylindern oder Pellets gerollt wurden, für Goldhämmerfüllungen gebräuchlich. Wegen des nur kleinen Volumenanteils dieser Darreichungsformen gestaltete sich die Füllungstechnik aber sehr zeitintensiv. Mit der Verwendung von Pulvergold für die Kondensation des Füllungskörpers und der Gestaltung lediglich der Oberfläche mittels Foliengold wurde die Füllungstechnik wesentlich zeitökonomischer.

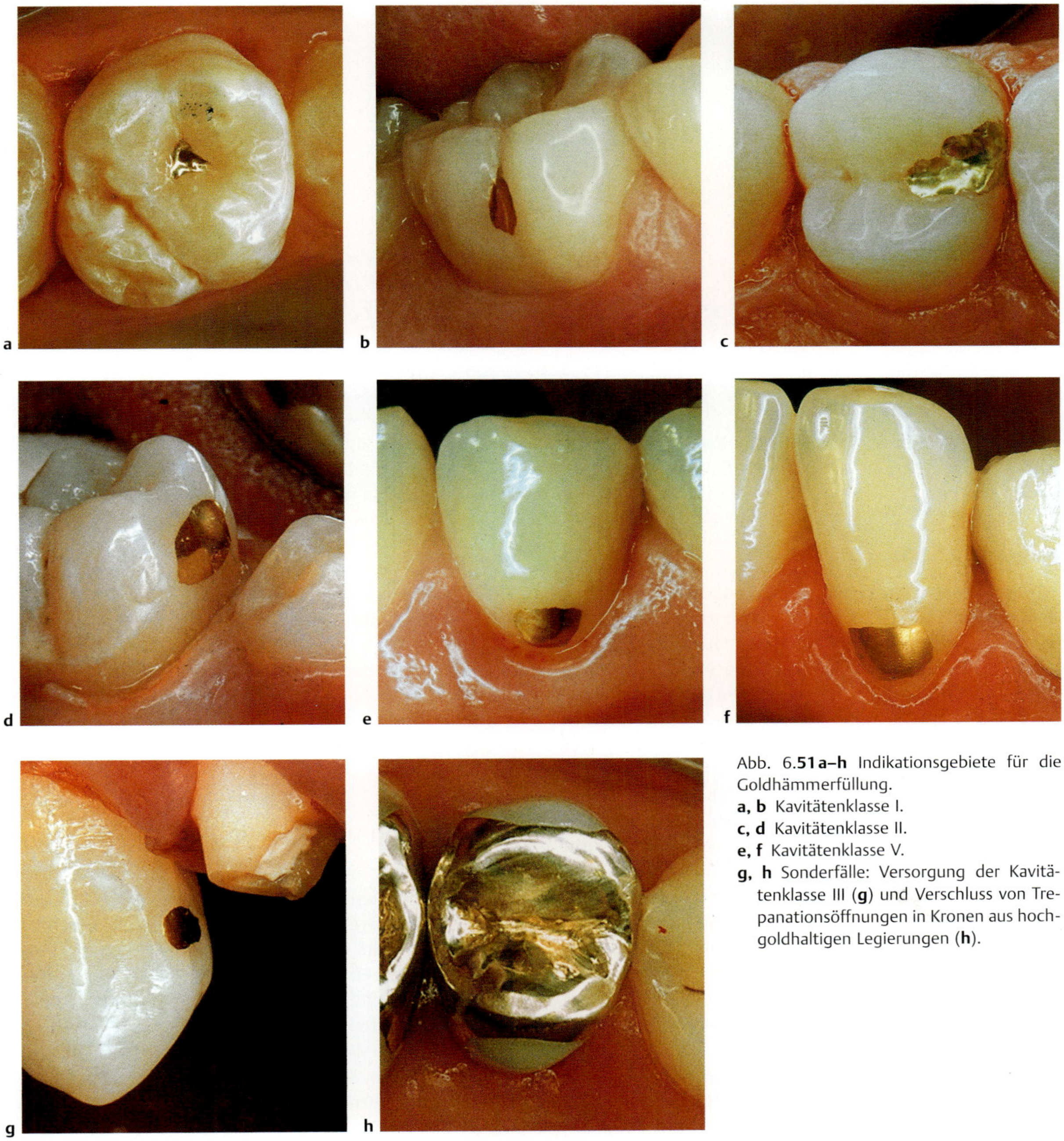

Abb. 6.**51 a–h** Indikationsgebiete für die Goldhämmerfüllung.
a, b Kavitätenklasse I.
c, d Kavitätenklasse II.
e, f Kavitätenklasse V.
g, h Sonderfälle: Versorgung der Kavitätenklasse III (**g**) und Verschluss von Trepanationsöffnungen in Kronen aus hochgoldhaltigen Legierungen (**h**).

Das Gold wird vor der Überführung in die Kavität in einer Alkoholflamme ausgeglüht. Durch die Kondensationskräfte werden die nacheinander in die Kavität eingebrachten Lagen kalt verschweißt. Die Retention der Füllung ergibt sich aus einer Verbolzung des Goldes in der Kavität (sekundäre Presspassung).

Kavitätenpräparation

Die Kavitätengestaltung für Goldhämmerfüllungen erfolgt so substanzschonend wie möglich. Die Präparation richtet sich vornehmlich nach der Prismenorientierung am Kavitätenrand. Okklusale Kavitäten sind danach je nach vestibulooraler Ausdehnung entweder konvergierend, parallelwandig oder divergierend.

Bei divergierenden Wandungen sind zusätzlich retentive Bezirke zu schaffen. Die Kavität sollte nach Legen der Unterfüllung noch eine Tiefe von 1,0–1,5 mm haben. Die Retention wird hauptsächlich über scharfe Linien und Winkel vermittelt. Es sind also sowohl in der Tiefe der Kavität als auch bei der Gestaltung der Umrissform scharfe Winkel zu präparieren. Die Präparation erfolgt

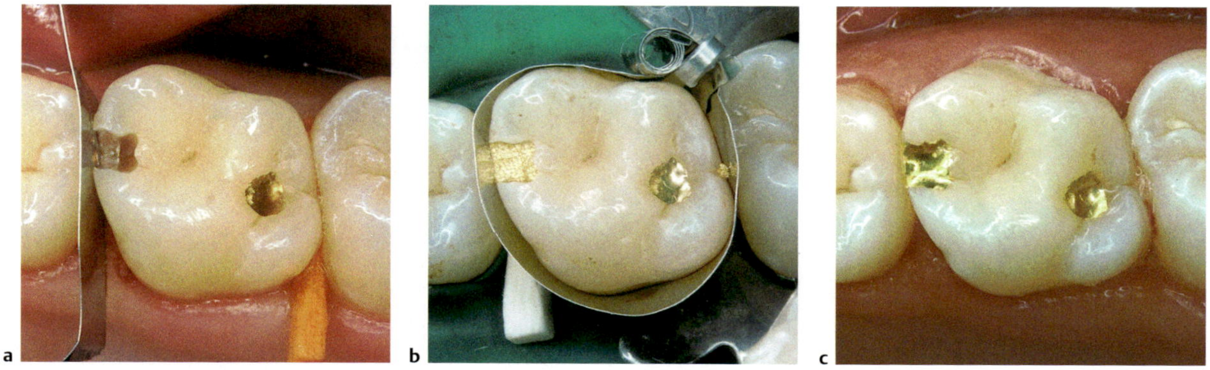

Abb. 6.**52 a–c** Goldhämmerfüllung einer Kavität der Klasse II.
a Defektdarstellung.
b Kondensation.
c Fertige Restauration.

hauptsächlich mit Handinstrumenten. Rotierendes Instrumentarium kommt nur zu Beginn der Kavitätengestaltung zur Anwendung.

Kondensation

Wurde bei der ursprünglichen nonkohäsiven Technik das Gold mit einem leichten Überschuss portionsweise in die Kavität „gestellt“ und mit Handdruck lateral kondensiert, so versucht man bei der kohäsiven Technik die Kontaktfläche zwischen den übereinander geschichteten Goldlagen mittels Hammerschlag zu optimieren. Neben manuellen Hämmern wie Blei- und Holzhämmern wurden auch schon frühzeitig maschinelle Systeme (Power-Hammer, Hollenback) angewandt. Mit maschinellen Hämmern sind die Kondensationskräfte besser zu kontrollieren als beim Einsatz manueller Hämmer und die Arbeit ist durch die Bereitstellung abgebogener Handstückköpfe und abgewickelter Ansätze erheblich erleichtert.
Die vom Hammer übertragene Kraft sollte 7 kp pro 0,5 mm^2 nicht überschreiten. Die einwirkende Kraft ist abhängig von der mit dem Hammer applizierten Kraft, von der Größe der Kondensorspitze und von der Güte der Verblockung des behandelten Zahns über die Kofferdamklammer.
Die verwendeten **Kondensoren** werden grundsätzlich nach der Beziehung des Schafts zum Handgriff klassifiziert. Man unterscheidet gerade, abgewinkelte und kontrawinkelige Ansätze:

- Bei den geraden und kontrawinkeligen Ansätzen kommt es zu einer direkten, gradlinigen Kraftübertragung.
- Bei den abgewinkelte Ansätzen ist neben der gradlinigen Kraftübertragung immer auch eine laterale Komponente vorhanden, die zu einer Dislokation des Materials in der Kavität führen kann.

Die Kondensoren für die Handkondensation haben großflächige Enden in Form von Rauten, Parallelogrammen oder Rechtecken (foot condenser, parallelogram condenser), die Kondensoren für die Hammeranwendung haben runde oder ovale Enden. Diese können im rechten Winkel (oblique-faced condenser) oder abgewinkelt zum Handgriff (conventional monangle condenser) stehen.

MERKE
Die oberflächliche Füllungsschicht muss immer aus Foliengold bestehen.

Bei der Kondensation (Abb. 6.**52 a–c**) ist zu gewährleisten, dass durch den rechtzeitigen Einsatz von Folie auch nach dem Schnitzen nicht die Schicht des für die schnelle Auffüllung der Kavität benutzten Pulvergoldes freigelegt wird.

Ausarbeitung und Politur

Die Ausarbeitung der Füllung erfolgt vorzugsweise nur mit Handinstrumenten. Durch abwechselndes Schnitzen und Brünieren (Verdichten) wird die Füllung in die definitive Form gebracht.
Sandpapierscheiben vereinfachen die Ausarbeitung, bergen aber die Gefahr der Verletzung der umgebenden Zahnhartsubstanzen. Eine Ausarbeitung mit Steinchen ist durch die hohe Duktilität des Materials nicht effizient. Das Gold wird bei der Verwendung von Steinchen nicht abgetragen, sondern nur über die harte Schmelzunterlage gezogen.
Die Hochglanzpolitur erfolgt mit Bürsten oder Gummikelchen unter Zuhilfenahme von feinkörnigen Polierpasten.

FEHLER UND GEFAHREN
Fehler bei der Versorgung mit Goldhämmerfüllungen ergeben sich hauptsächlich bei Überschreitung der Indikation, einer unzureichenden Vorbehandlung im Sinne einer nicht ausreichenden Freilegung des Arbeitsgebiets oder einer unzureichenden Trockenlegung durch Undichtigkeiten des Kofferdams.

PRAXISTIPP

Die Politur noch unter Kofferdam hilft Verletzungen der umgebenden Gewebe zu vermeiden und eröffnet die Möglichkeit, Fehlstellen nachzubessern.

Füllungstherapie mit zahnfarbenen Inlays und Onlays

Norbert Hofmann

Begriffsbestimmung und Indikation

Inlays und Onlays sind solide Füllkörper, die (in der Regel) außerhalb des Mundes hergestellt und mit einem Befestigungsmaterial in der Kavität befestigt werden. Bei Inlays sind die bukkalen und palatinalen/lingualen Höcker erhalten, bei Onlays zumindest teilweise in die Restauration einbezogen.

Indikationen:

- mittlere bis große Kavitäten der Black-Klasse II
- Allergien gegen Bestandteile anderer Restaurationen wie Amalgam oder Gold (selten!)
- Neugestaltung der Kaufläche erforderlich (Onlay).

Kontraindikationen:

- kleine oder rein okklusale Defekte, da diese substanzsparender durch direkte Füllungen restauriert werden können
- approximal tiefe Defekte, bei denen eine sichere Trockenlegung während der Eingliederung nicht möglich ist
- ausgeprägte Parafunktionen
- Allergien gegen die Inlay- oder Befestigungsmaterialien (insbesondere gegen die in der Regel zur Befestigung verwendeten Dentinhaftvermittler und Komposits).

Inlaymaterialien

Keramik

Keramiken sind Verbundwerkstoffe, bei denen Quarzkristalle in einer Matrix aus Feldspat eingebettet sind.

Gesinterte Inlays/Onlays aus Feldspatkeramik

Die Restaurationen werden auf einem Duplikat des Meisterstumpfs aus einer feuerfesten Einbettmasse in mehreren Schichten gesintert. Dies gewährt sehr gute farbliche Gestaltungsmöglichkeiten durch die Verwendung von Keramikmassen unterschiedlicher Farbtöne bzw. Transluzenzen, sodass sich mit dieser Technik die besten Ergebnisse erzielen lassen.

Gepresste Inlays/Onlays aus leucitverstärkter Glaskeramik

Aufgrund des Herstellungsprozesses weist die leucitverstärkte Glaskeramik sehr kleine, gleichmäßig verteilte Kristalle auf und ist deshalb gut polierbar und wenig abrasiv.

Die Restauration wird auf einem Gipsstumpf in Wachs modelliert und in eine spezielle hochfeste Einbettmasse eingebettet. Die plastifizierte Keramikmasse wird dann unter Druck in die Hohlform eingepresst. Nach Ausbettung und Aufpassen auf den Meisterstumpf wird die Restauration durch aufgesinterte Keramikmalfarben individuell eingefärbt.

Durch die Modellation in Wachs können auf einfache Weise gute Okklusal- und Approximalflächen gestaltet werden. Die erzielbare Passgenauigkeit ist sehr gut, zumal fehlerträchtige Zwischenschritte wie die Herstellung von Duplikatstümpfen entfallen. Die Möglichkeiten bei Einsatz der Maltechnik sind sicherlich weniger vielfältig als bei in Schichttechnik gesinterten Inlays, sollten den Anforderungen im Seitenzahngebiet jedoch genügen. Sind nach Eingliederung allerdings größere Schleifkorrekturen erforderlich, kann nach Abtrag der aufgesinterten Keramikmalfarbe der (milchig helle) Einheitsfarbton der Presskeramik sichtbar werden.

CAD-CAM-gefräste Inlays/Onlays aus Keramik

Das ursprünglich von Mörmann und Brandestini entwickelte CEREC-System (*ce*ramic *rec*onstruction) wurde 1988 eingeführt und steht mittlerweile in der 3. Systemgeneration zur Verfügung. Hierbei wird in einer Sitzung direkt am Behandlungsstuhl die präparierte Kavität optisch abgetastet, der Passkörper an einem Computerbildschirm konstruiert, mit einer Schleifmaschine aus einem Materialrohling ausgeschliffen und am Patienten eingegliedert.

Die Okklusalfläche kann, von den noch vorhandenen Resthöckern ausgehend, extrapoliert oder aus einer Zahndatenbank angepasst werden. Darüber hinaus ist auch die Auswertung der Antagonisten oder von FGP-Registraten (functionally generated path: Siliconquetschbiss zur Aufzeichnung von Funktionsspuren) zur Kauflächengestaltung möglich.

Als Restaurationsmaterialien stehen Feldspatkeramik und leucitverstärkte Glaskeramik zur Verfügung. Materialblöcke aus Feinkornhybrid-Komposit werden nur außerhalb Europas angeboten. Eine individuelle Farbcharakterisierung durch Aufbrennen von Keramikmalfarben ist grundsätzlich möglich, wird jedoch bei Inlayversorgungen eher selten eingesetzt.

Die Passgenauigkeit so gefräster Inlays hat sich seit der 1. Gerätegeneration kontinuierlich verbessert und steht nun sehr guten laborgefertigten Inlays nur wenig nach, hängt aber in hohem Maße von der Sorgfalt und dem Können des Anwenders ab. Auf die Einstellung und Überprüfung der okklusalen Beziehungen ist besondere Sorgfalt zu verwenden, da die im zahntechnischen Labor durch die ein-

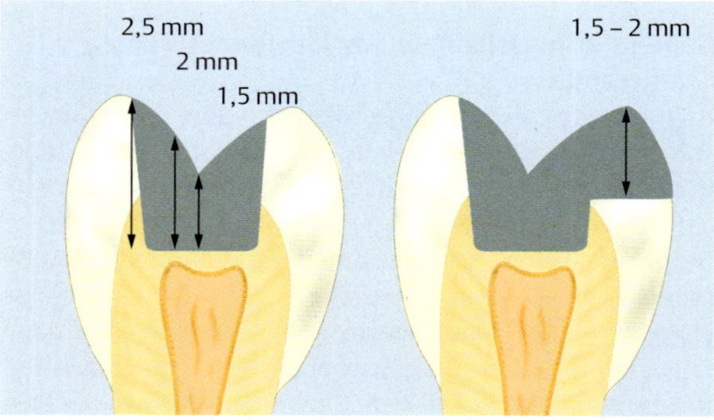

Abb. 6.**53** Kavitätenform und -dimensionen.

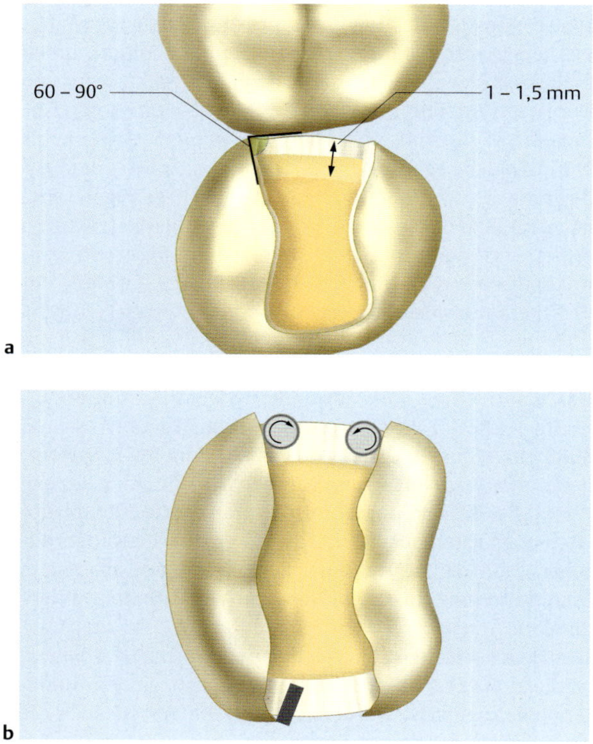

Abb. 6.**54a, b** Präparationsregeln für zahnfarbene Inlays.
a Approximaler Kasten: Kantenwinkel 60–90°, Stufenbreite 1–1,5 mm.
b Drehrichtung rotierender Instrumente zur Außenseite der Kavität (oben); Entfernen von Schmelzüberhängen mit oszillierenden Feilen (unten).

artikulierten Modelle gegebenen Kontrollmöglichkeiten naturgemäß fehlen.

Der apparative Aufwand für gefräste Keramikinlays ist höher als bei gesinterten oder gepressten Keramikinlays. Der große Vorteil der Technik liegt in der guten Materialqualität durch die industrielle Herstellung der Materialrohlinge und in der Fertigstellung der Restauration in nur einer Sitzung ohne zwischenzeitliche provisorische Versorgung.

Komposits

Aufgrund ihrer guten mechanischen Eigenschaften, ihrer guten Abrasionsfestigkeit und geringen Abrasivität haben sich Feinkornhybrid-Komposits als Materialien für Inlays durchgesetzt. Der apparative Aufwand für die Herstellung von Kompositinlays ist sehr gering.

Direkt hergestellte Kompositinlays

Die Restaurationen werden direkt in der mit einem Trennmittel (z. B. Glyceringel) isolierten Kavität hergestellt. Die Entnahme des Inlays gelingt nur bei absolut unterschnittfreien Kavitäten. Dann weisen direkte Inlays jedoch eine hervorragende primäre Passgenauigkeit auf. Durch die sofortige Eingliederung steht eine frische Oberfläche für den Verbund mit dem Befestigungskomposit zur Verfügung und es wird keine 2. Behandlungssitzung und kein Provisorium benötigt. Dennoch hat die direkte Inlaytechnik keine weite Verbreitung gefunden.

Indirekt hergestellte Kompositinlays/-onlays

Nach Abformung und Modellherstellung wird das Inlay auf dem Meistermodell hergestellt. Die Gestaltungsmöglichkeiten okklusal und approximal sind gut. Die Passgenauigkeit indirekter Inlays ist gut, erreicht aber nicht ganz das Niveau direkter Inlays.

Durch den Zeitverzug zwischen Herstellung und Eingliederung des Inlays wird eine Radikalverarmung an der Inlayoberfläche und dadurch eine Verschlechterung der Voraussetzungen für den Verbund mit dem Befestigungskomposit diskutiert. Entsprechende Vorteile direkter Inlays konnten in einer Nachuntersuchung allerdings nicht verifiziert werden.

Präparation

Präparationsrichtlinien für zahnfarbene Inlays/Onlays (Abb. 6.**53** u. 6.**54a, b**):

- kastenförmige Kavitäten mit scharf geschnittenen Außenrändern
- Kantenwinkel: zervikal 90°, axial 60–90°
- Innenkanten gerundet
- Ränder allseits vom Nachbarzahn gelöst
- Mindestschichtstärken:
  - okklusal (in der Fissur): 1,5–2 mm
  - zervikale Stufe: 1–1,5 mm
  - Reduktion bei Höckerüberkuppelung: 2 mm
- keine Unterschnitte im Randbereich
- eindeutige Einschubrichtung und Lagesicherung
- Makroretention nicht erforderlich
- dank der adhäsiven Eingliederung können dünne Wände erhalten werden, sofern keine exzentrischen Kontakte auf der Resthöckerfläche liegen.

Zur Präparation eignen sich insbesondere leicht konusförmige Walzen mit einem Kegelwinkel von 3° und abgerundeter Kante (Abb. 6.**55**).

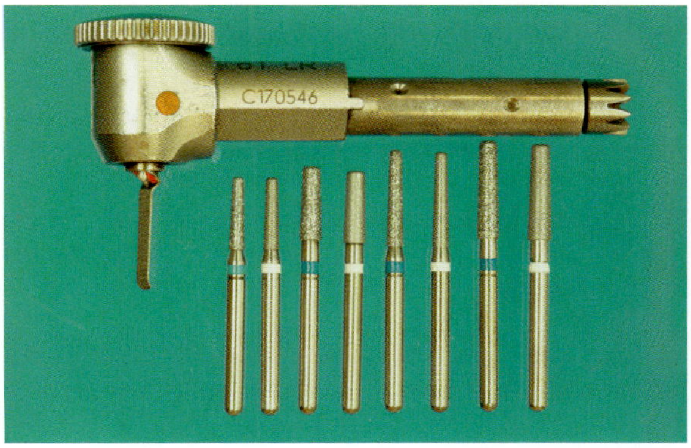

Abb. 6.**55** Präparationsinstrumente: abgerundete, leicht konische Walzen, Cavishape-Feile im Prepcontrolkopf.

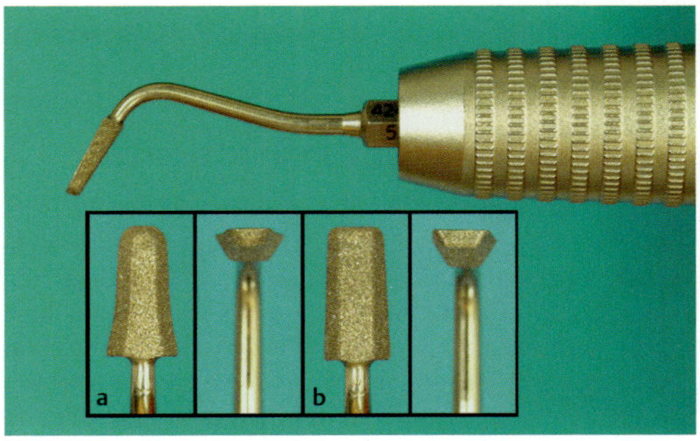

Abb. 6.**56 a, b** Schallpräparationsansätze SONICflex prep ceram (**a**) bzw. CAD-CAM (**b**).

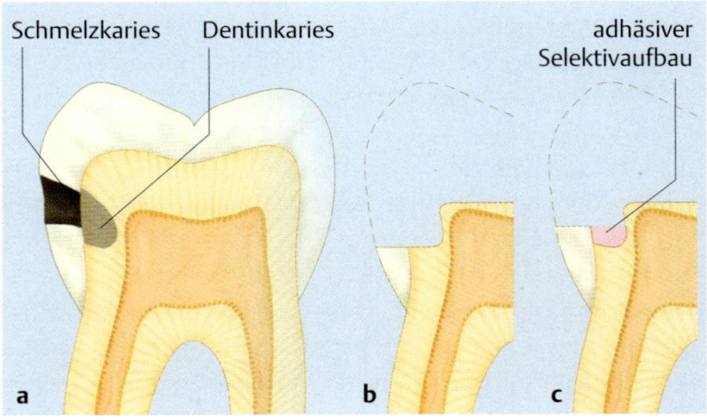

Abb. 6.**57 a–c** Adhäsiver Defektaufbau bei unterminierender Dentinkaries.

a Kariesprogression in Verlaufsrichtung der Dentintubuli.
b Starker Substanzverlust bei Präparation der approximalen Stufe bis zur apikalsten Ausdehnung der Karies.
c Aufbau des kariösen Defekts im Dentin, Erhalt des gesunden Schmelzes.

PRAXISTIPP

Ist an der lateralen Wand des approximalen Kastens das Ausschwenken der Walze möglich, so sollte darauf geachtet werden, dass die Drehrichtung des Instruments die Wand entlang aus der Kavität heraus gerichtet ist, um optimal scharfe Präparationsgrenzen zu erzielen (Abb. 6.**54 a, b**). Andernfalls zieht sich das Instrument beim Erreichen der äußersten Kante um die Kante herum auf die Außenfläche des Zahns und rundet die äußere Kante ab.

Bei schmalen approximalen Defekten können die lateralen Wände nicht mit rotierenden Instrumenten bearbeitet werden. Hier bietet sich der Einsatz **oszillierender Feilen** im Winkelstückkopf (Abb. 6.**55**) an.
Der Einsatz von **Schallpräparationsansätzen** bietet folgende Vorteile:

- effizienter als oszillierende Feilen
- perfekt gerundete Übergänge zwischen lateraler Kastenwand und zervikaler Stufe (Abb. 6.**56 a**).

Ihnen stehen diese Nachteile gegenüber:

- zervikale Stufe fällt nach außen ab (Abb. 6.**56 a**)
- Schädigung des zervikalen Schmelzes möglich (Abb. 6. **56 b**).

Der Einsatz der Schallansätze zur Bearbeitung der lateralen Wände ist unproblematisch.

PRAXISTIPP

Zur Glättung der Wände sollte die Schallpräparation im sog. *Finiermodus*, d. h. mit niedrigem Luftdruck (Reduktion über Fußanlasser oder über einstellbares Handstück) abgeschlossen werden.

Stumpfaufbau

Kleinere Defekte, die im Inneren der Kavität nach dem Exkavieren der Karies zurückbleiben, können belassen und auf dem Stumpf ausgeblockt werden; sie werden dann bei der Eingliederung durch das Befestigungskomposit ausgefüllt.
Bei komplexen Defekten erleichtert allerdings ein Stumpfaufbau am Patienten die Übersicht über die Präparation. Besonders empfehlenswert ist es dabei, das gesamte Dentin z. B. unter Anwendung eines Dentinhaftvermittlers zu versiegeln und die unter sich gehenden Bereiche mit einem fließfähigen oder einem normal viskosen Komposit auszublocken (Selektivaufbau). Die Dentinversiegelung stellt einen guten Pulpa-Dentin-Schutz für die Zeit der provisorischen Versorgung dar und ermöglicht im Idealfall die Inlayeingliederung ohne Lokalanästhesie, was wiederum die Überprüfung der Okklusion erleichtert. Die Außenränder der Kavität werden allerdings komplett freifiniert.
Weil die Karies dem Verlauf der Dentintubuli folgt, dehnt sich die Zerstörung im Inneren des Zahns häufig weiter nach apikal aus als an der Zahnoberfläche. Die zervikale Stufe sollte dann nicht auf das Niveau der apikalen Kariesausdehnung gelegt werden, sondern der Defekt sollte durch einen adhäsiven Selektivaufbau verschlossen und der gesunde Schmelz an der Zahnoberfläche erhalten werden (Abb. 6.**57 a–c**).

Provisorische Versorgung

Zur provisorischen Versorgung stehen weich bleibende, lichthärtende Komposits zur Verfügung, aus denen das Provisorium direkt in der Kavität modelliert und mit Licht ausgehärtet wird. Dabei ist der Aufwand gering, die Randdichtheit gut und die Oberfläche nach Provisorienentfernung sauber (da kein provisorischer Zement benötigt wurde).
Allerdings sind solche Provisorien bei nicht aufgebauten / ausgeblockten Kavitäten gelegentlich schwierig zu entfernen. Durch Wasseraufnahme können sie quellen, sodass die Zähne separiert werden und bei der Inlayeinprobe die Approximalkontakte zu schwach erscheinen. Bei komplexen Kavitäten / Höckerüberkupplungen ist die Gestaltung schwierig. Alternativ können Provisorien mithilfe der Vorabdrucktechnik aus Methacrylaten oder Komposits hergestellt werden. Zur Befestigung werden eugenolfreie Materialien empfohlen, um die spätere adhäsive Eingliederung nicht zu beeinträchtigen.

Einprobe

Nach der Entfernung der provisorischen Versorgung wird der provisorische Zement sorgfältig entfernt. Noch vor der ersten Einprobe untersucht man die Restauration auf Überschüsse an den okklusalen Rändern. Diese verhindern ggf. ein vollständiges Einsetzen und führen, wenn zu viel Druck aufgewendet wird, zu muschelförmigen Ausbrüchen aus dem Inlayrand.
Die erste Anprobe der Restauration erfolgt ohne Kofferdam, da letzterer die Zahnstellung verändern kann. Störstellen an der Restauration können mithilfe von Siliconproben oder durch Verwendung einer TiO_2-Suspension als „Kontaktfarbe" ermittelt werden.
In der Regel erfolgt keine oder nur eine sehr vorsichtige Überprüfung der Okklusion, da zahnfarbene Inlays/Onlays vor der adhäsiven Befestigung sehr frakturanfällig sind.

Adhäsive Eingliederung

Zahnfarbene Inlays/Onlays müssen zur Stabilisierung der spröd-harten Restaurationsmaterialien mithilfe der Adhäsivtechnik und eines Befestigungskomposits eingegliedert werden (einzige Ausnahme: oxidverstärkte Infiltrationskeramik). Hierbei sollte auf absolute Trockenheit nicht verzichtet werden.

PRAXISTIPP

Unmittelbar vor Anlegen des Kofferdams sollten die zentrischen Okklusionskontakte, z. B. mit roter Okklusionsfolie, markiert werden. Nach der Eingliederung der Restauration dienen diese dann als Referenz bei der Überprüfung der Okklusion.

Konditionierung des Inlays/Onlays

Zur leichteren Handhabung wird die Restauration mit Bonding oder Fissurenversiegler (Keramikinlay) bzw. mit rosa Plattenwachs (Kompositinlay) an einem Kugelstopfer befestigt.
Bei **Feldspat- und Glaskeramiken** kann durch Ätzung mit 5% HF-Gel für 1–2 min ein retentives Mikrorelief erzeugt werden.

FEHLER UND GEFAHREN

Kontakt des Ätzgels mit Wasch-/Speibecken oder Aluminiumtrays vermeiden!

Als chemischer Haftvermittler wird eine Silanlösung aufgetragen und nach 60 s mit dem Luftbläser verblasen.
Kompositinlays werden mit Alkohol gereinigt, eventuell durch vorsichtiges Abstrahlen mit Al_2O_3 (50 µm) angeraut und silanisiert.

Konditionierung der Zahnhartsubstanz

Die Schmelzränder werden 30–60 s mit 35% H_3PO_4-Gel geätzt. Bei Verwendung eines Dentinhaftvermittlers ohne selbstkonditionierende Eigenschaften ist eine Dentinätzung für 15 s erforderlich, andernfalls ist sie fakultativ. Nach einer Dentinätzung sollte die Kavität nur vorsichtig getrocknet werden, um ein Verkleben der freigelegten Kollagenfasern zu vermeiden; dies würde die Ausbildung einer Kunststoff-Dentin-Hybridschicht behindern.

PRAXISTIPP

Mithilfe eines chirurgischen Saugers, ggf. mit aufgesetzter Ätzgelkanüle, kann die Kavität sehr leicht trocken gesaugt werden, ohne das Dentin mit dem Luftbläser zu übertrocknen.

Die Kavitätenwände werden mit einem Dentinhaftvermittler behandelt. Ohne separate Lichtpolymerisation wird der Dentinhaftvermittler durch das die Restauration durchdringende Licht bzw. das polymerisierende Befestigungskomposit aktiviert. Unverträglichkeiten bestehen allerdings zwischen selbstkonditionierenden Einschritt-Dentinhaftvermittlern und der Autopolymerisations-Aktivatorkomponente von Komposits.

Auswahl und Verarbeitung des Befestigungskomposits

Gemeinhin wird die Verwendung dualhärtender (d. h. sowohl licht- als auch chemisch härtender) Befestigungskomposits empfohlen, um eine Aushärtung auch in lichtunzugänglichen Bereichen sicherzustellen. Rein chemisch härtende Materialien kommen grundsätzlich ebenfalls infrage; hierbei muss vor der Ausarbeitung allerdings die vollständige Aushärtung abgewartet werden. Die Verwendung von Matrizen bei der Eingliederung führt zu großflächigen, dünn auslaufenden Überschüssen auf den

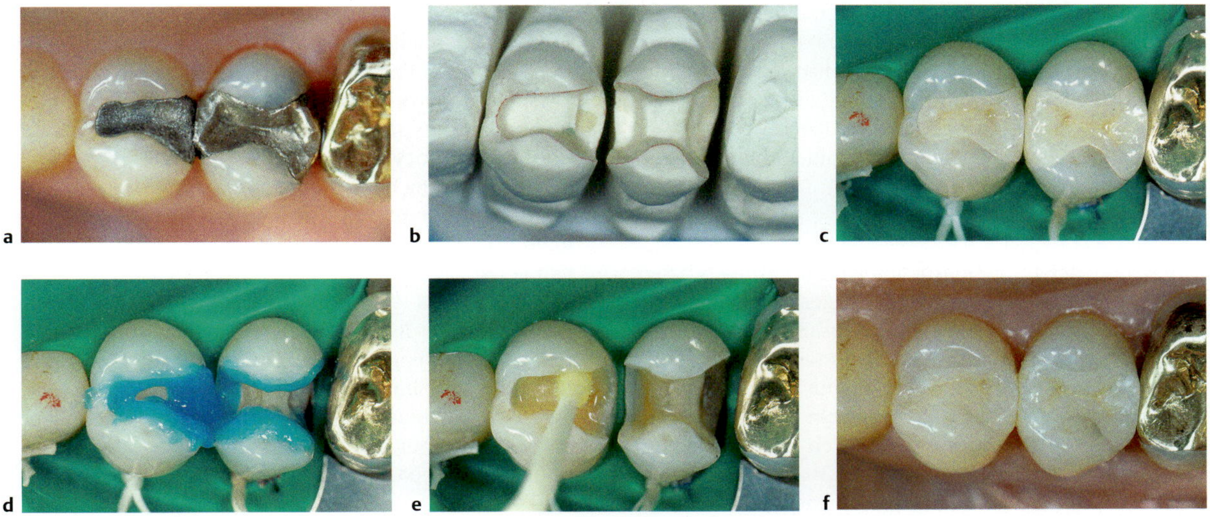

Abb. 6.**58a–f** Falldarstellung.
a Ausgangsbefund.
b Meistermodell.
c Einprobe (gepresste Keramikinlays); Zentrikkontakte vor Anlegen des Kofferdams rot markiert.
d Ätzung der Schmelzränder.
e Applikation des Dentinhaftvermittlers.
f Zustand nach Eingliederung.

Glattflächen, die nach Aushärtung des Befestigungskomposits schwierig zu entfernen sind.

Die Eingliederung ohne Matrize setzt eine gute primäre Passgenauigkeit der Restauration voraus, erlaubt allerdings guten Zugang zur Entfernung der Überschüsse vor der Lichtpolymerisation. Das Befestigungskomposit sollte hierbei mindestens mittlere Viskosität aufweisen. Das angemischte Komposit sollte in Einmalspritzen gefüllt und so in die Kavität appliziert werden. Ein selbstkonditionierendes und selbstadhäsives Befestigungskomposit auf Basis phosphorylierter Methacrylate wird in einer Anmisch- und Applikationskapsel angeboten. Als anwenderfreundlich erweisen sich Materialien in Doppelspritzen mit Automixkanülen und Applikationsspitzen.

Nach dem Einsetzen in die Kavität wird überprüft, ob die Restauration ihre Endposition erreicht hat. Zu diesem Zweck sondiert man den okklusalen Rand auf Niveauunterschiede zwischen Zahn und Restauration. Das überschüssige Befestigungskomposit wird mit Sonde und Spateln entfernt. Glattflächen können gut durch Schaumstoffpellets saubergewischt werden.

FEHLER UND GEFAHREN

Im Fügebereich wird durch Schaumstoffpellets leicht ein Unterschuss erzeugt!

Die Approximalräume werden durch Zahnseide gereinigt. Dabei muss die Restauration sorgfältig durch die Assistenz, z. B. mithilfe eines Kugelstopfers, fixiert werden.

Zur Vermeidung der Sauerstoffinhibitionsschicht wird ein entsprechendes Glycerinschutzgel auf den Fügebereich aufgetragen. Das Befestigungskomposit wird von jeder Seite für 40 s mit Licht polymerisiert.

Mehrere nebeneinander liegende Restaurationen wird das geübte und eingespielte Behandlungsteam in der Regel in einem Arbeitsgang einsetzen. Bei konsekutivem Vorgehen sind die später zu versorgenden Kavitäten auf das Sorgfältigste vor einer Kontamination mit den Befestigungsmaterialien zu schützen, da sich ansonsten die nachfolgenden Restaurationen nicht mehr bis zur Endposition einsetzen lassen.

Zu diesem Zweck kann eine Matrize an die zu schützende Kavität angelegt und mit Wattepellets ausgestopft werden oder der Kofferdam wird zunächst nur über die zuerst zu versorgende Kavität angelegt. Weiterhin sollte man sich vergewissern, dass die Einschubrichtung der Kavitäten die geplante Reihenfolge der Eingliederung auch zulässt (was allerdings auch bei Eingliederung in einem Arbeitsgang gilt).

Ausarbeitung und Okklusionskontrolle

Vor der Lichtpolymerisation übersehene Überschüsse lassen sich durch Scaler oder Skalpelle, rotierende Instrumente oder approximal durch oszillierende Feilen entfernen. Die approximale Politur mit Sandpapierstreifen kann zur Schonung der Gingiva bei noch liegendem Kofferdam erfolgen. Nach dessen Entfernung müssen insbesondere die Zervikalbereiche, auch an den Nachbarzähnen, sorgfältig auf Überschüsse und Bondingfahnen untersucht werden.

Okklusionskontakte in der Zentrik werden nun mit schwarzer Okklusionsfolie markiert. Eventuelle Vorkontakte auf dem Inlay (oder auf Überschüssen/Bondingfahnen, die auch auf Nachbarzähnen liegen können!) werden reduziert, bis sich die vor der Eingliederung rot markierten

Zentrikkontakte schwarz einfärben. Anschließend werden auch Latero- und Mediotrusionskontakte überprüft und ggf. korrigiert. Die abschließende Politur erfolgt je nach Zugänglichkeit mit Sandpapierscheiben und/oder Siliconspitzen. Für Keramiken werden auch Diamantpolierpasten oder entsprechend imprägnierte Filzräder empfohlen.

Prognose

Adhäsiv befestigte, zahnfarbene Inlays und Onlays haben sich in klinischen Studien über längere Beobachtungszeiträume bewährt. Auf der Okklusalfläche unterliegt das Befestigungskomposit einem Substanzverlust, dessen Tiefe von der Fugenbreite abhängt. Eine spätere Versiegelung wäre zwar möglich, ist jedoch nicht erforderlich. Eine übermäßige Attrition des Antagonisten durch (Teil-)Restauration der Kaufläche mit Keramik ist bei Verwendung moderner feinkörniger Materialien nicht zu befürchten. Die häufigste Ursache für Misserfolge ist, insbesondere bei Keramikinlays, die Inlayfraktur. Dies sollte bei der Indikationsstellung berücksichtigt werden, insbesondere wenn Hinweise auf ausgeprägte Parafunktionen vorliegen.

Füllungsreparatur und Reparaturfüllung

Walter Kamann

Die Methode der Füllungsreparatur bzw. die Reparaturfüllung wurde lange aus einer prinzipiellen Haltung heraus abgelehnt. Die heutigen Kenntnisse der sich durch mehrfache Füllungserneuerungen ergebenden Folgeschäden für die Zahnhartsubstanzen und die Pulpa räumen der Füllungsreparatur und Reparaturfüllung ein breites Indikationsspektrum ein.

Begriffsbestimmung

MERKE

Unter einer **Füllungsreparatur** versteht man subtraktive oder additive Maßnahmen zum Erhalt einer Restauration.

Die Maßnahmen können lediglich das Beseitigen von Stufen oder Überhängen (**Füllungskorrektur**), aber auch das Nachtragen von Material umfassen. Erfolgen vor dem Nachtragen von Material noch Präparationsmaßnahmen, wird der fließende Übergang zwischen Füllungsreparatur und **Reparaturfüllung** deutlich.
Hinsichtlich der Lokalisation kann die Reparaturfüllung, wie nach kohäsivem Versagen des Füllungswerkstoffs, allein von der Primärrestauration umgeben sein (**Einschlussfüllung** oder **zentrale Reparaturfüllung**) oder, wie nach einer Karies im Bereich eines Randspalts, sowohl an die Primärrestauration als auch an Zahnhartsubstanz grenzen (**periphere Reparaturfüllung**). Die topographische Beschaffenheit der die Reparaturfüllung umgebenden Wandung(en) hat Einfluss auf die Materialwahl.
Hinsichtlich der verwendeten Materialien werden homotype und heterotype Reparaturen unterschieden:

- Bei einer **homotypen Reparatur** gehören Primär- und Reparaturfüllung der gleichen Werkstoffgruppe an.
- Bei einer **heterotypen Reparatur** werden für die Primär- und Reparaturfüllung unterschiedliche Materialien verwendet.

Je nach zeitlicher Beziehung zwischen der Primärrestauration und der Reparaturfüllung unterscheidet man eine Früh- von einer Spätreparatur:

- Bei der **Frühreparatur** ist der Abbindevorgang des für die Primärrestauration verwendeten Materials bei Einbringen des Reparaturmaterials noch nicht vollständig abgeschlossen.
- Bei der **Spätreparatur** war die Füllungsoberfläche zwischenzeitlich schon über einen mehr oder minder langen Zeitraum dem oralen Milieu ausgesetzt.

Bei den einer Reparaturfüllung zugrunde liegenden Defekten handelt es sich zumeist um:

- Randfrakturen
- kohäsive Frakturen
- partielle Füllungsverluste
- Frakturen des die Füllung umgebenden Schmelzes oder
- abrasionsbedingte Perforation.

Im weitesten Sinn muss auch das Rezementieren eines Inlays o. Ä. nach Totalverlust als eine Maßnahme der Füllungsreparatur gelten.

Indikation und Kontraindikation

Die Indikation zur Füllungsreparatur wird eher bei umfangreichen Primärrestaurationen zu stellen sein, insbesondere wenn durch eine **Ersatzrestauration** ein weiterer Verlust noch gesunder Zahnhartsubstanz droht. Ein typisches Beispiel für einen solchen Fall ist die Reparatur einer umfangreichen Amalgamfüllung zur Vermeidung einer (Teil-)Kronenversorgung. Dabei ist immer zu beurteilen, ob die Reparaturfüllung nicht gleichen oder ähnlichen Bedingungen unterliegen wird, die auch schon zu einem Scheitern der Erstversorgung geführt haben

Versagensgründe von Füllungen

Der Mechanismus, der zum Versagen einer Restauration geführt hat, bestimmt im Wesentlichen die Möglichkeit zur Füllungsreparatur oder bedingt die Notwendigkeit der Ersatzrestauration. Aufgrund materialtechnischer Gegebenheiten, aber auch der Wechselwirkung von Füllungsmaterial mit den Zahnhartsubstanzen und dem oralem Milieu sind die Versagensgründe bei den heute verwendeten Werkstoffen höchst unterschiedlich.

Mit abnehmender Häufigkeit wird in Untersuchungen vor 1980 für Amalgamfüllungen, Kompositfüllungen und Goldgussrestaurationen sowie Keramikinlays die **Sekundärkaries** als Erneuerungsgrund angegeben. Jüngere Studien lassen aber Zweifel an einer einfachen Beziehung zwischen Füllungsmaterial und der Häufigkeit des Auftretens einer Sekundärkaries aufkommen. Die hohe Prävalenz von Sekundärkaries an Amalgamfüllungen wird darauf zurückgeführt, dass in vielen älteren Untersuchungen die Randfraktur (ditching) und konsekutive Verfärbung des Randspalts konventioneller Gamma-2-Amalgame mit dem Ereignis „Sekundärkaries" gleichgesetzt wurden.

Isthmusfrakturen werden bei Keramikinlays, Amalgam- und Kompositfüllungen beobachtet. Aus materialtechnischen Gründen sind sie nicht bei Goldinlays zu finden.

Versagensgründe wie **Verfärbungen** und der **Verlust der anatomischen Form** sind in hohem Maße materialspezifisch und für Kompositfüllungen und Glasionomerzementfüllungen charakteristisch.

Andere Gründe für eine Ersatzrestauration bzw. Reparatur, wie die **Fraktur angrenzender Zahnhartsubstanzen**, finden sich unabhängig vom verwendeten Material. Sie sind offensichtlich mit der Güte der Kavitätengestaltung korreliert.

MERKE

Auch veränderte Konzepte der konservierenden Zahnheilkunde haben zu einer differenzierteren Bewertung vorhandener Restaurationen und somit auch zu Verschiebungen bei der Indikationsstellung zur Füllungsreparatur bzw. -erneuerung geführt. Galt früher ein Randspalt an einer Restauration per se als Erneuerungsgrund, so ist nach heutigem Kenntnisstand erst bei gleichzeitigem Vorliegen eines hohen Kariesrisikos dieser als Prädilektionsstelle für eine Sekundärkaries anzusehen.

Werkstoffkundliche Aspekte der Reparaturfüllung

Im Hinblick auf die Zuordnung eines Reparaturmaterials zum Werkstoff der Primärrestauration interessieren deren Haftung aneinander und die dadurch vermittelte Retention und Abdichtung der Kavität. Entgegen einer verbreiteten Vorstellung muss dabei nicht unbedingt die homotype Reparatur der heterotypen überlegen sein. Werkstoffkundliche Parameter für die Materialwahl einer defektadäquaten Reparaturfüllung sind neben Verarbeitungseigenschaften die Druck-, Zug- und Biegefestigkeit. Als klinisch relevanter Parameter muss beispielsweise die kariostatische Eigenschaft des Reparaturmaterials betrachtet werden.

Der Verbund zwischen Primärrestauration und Reparaturfüllung aus Amalgam wird im Hinblick auf die Druck-, Zug- und Biegefestigkeit experimentell sehr unterschiedlich bewertet, im Vergleich zum kohäsiven Verbund intakter Füllungen aber geringer. Somit bedarf bei Amalgam die homotype Kombination von Primär- und Reparaturfüllung einer makroretentiven Kavitätengestaltung. Inwiefern Gleiches für die homotype Reparatur von Kompositrestaurationen gilt, wird uneinheitlich angegeben und hängt wohl auch von der individuellen Situation ab. Ähnlich ist die Situation auch bei der Kombination von indirektem Kompositinlay als Primärrestauration und direkter Kompositfüllung als Reparatur.

Die Durchführung von Füllungsreparaturen bedarf eines der technischen Sensitivität des Reparaturmaterials adäquaten Aufwands bei der Behandlung. Somit ist zumeist die absolute Trockenlegung angeraten. Zudem erfordern die grazilen Kavitätenstrukturen für die Reparaturfüllung eine sorgfältige Präparations- und Kondensationstechnik.

Reparatur von Amalgamfüllungen

Die Anzahl der zu beobachtenden Fälle legt nahe, dass die Reparaturfüllung in der Zahnarztpraxis eine gängige Methode darstellt. Trotzdem ist die Reparatur von Amalgamfüllungen im Falle einer Fraktur, einer Randimperfektion oder eines partiellen Verlusts werkstoffkundlich nur wenig untersucht worden. Obgleich die ersten werkstoffkundlichen Untersuchungen zur Füllungsreparatur von und mit Amalgam in den Anfang der 1960er-Jahre fallen, wurden seither keine systematischen klinisch kontrollierten Studien zu dieser Methode initiiert.

Die wenigen Arbeiten zu diesem Themengebiet weisen für Restaurationen nach einer Reparatur zwar schlechtere materialtechnische Parameter aus, die klinische Relevanz der werkstoffkundlichen Untersuchungen ist aber schwer zu beurteilen. Vor diesem Hintergrund sollten Reparaturfüllungen zunächst noch auf Flächen begrenzt werden, die keiner hohen mechanischen Belastung ausgesetzt sind.

Aufgrund des individuell unterschiedlichen Mischungsverhältnisses selbst bei Kapselsystemen entsteht auch bei der homotypen Reparatur eine Grenzfläche zweier metallurgisch unterschiedlicher Amalgame. Eine prinzipiell vorstellbare Beeinflussung des Verbundes zwischen Primär- und Reparaturfüllung durch korrosive Prozesse bleibt aber ohne klinische Bedeutung.

Für den Verschluss von Randspalten wurde die Verwendung handelsüblicher Versiegelungsmaterialien auf Methylmethacrylat-Basis vorgeschlagen, wie sie für die Fissurenversiegelung verwendet werden.

Für den Sonderfall der Astlochfraktur, also einer kohäsiven Aussprengungsfraktur, die zu einer zentralen Reparaturfüllung führt, ist ein eng umgrenztes Indikationsgebiet angegeben.

Die heutigen Möglichkeiten der Reparatur von Amalgamfüllungen werden wesentlich durch die Eigenretention aller Füllungsanteile erleichtert. Die eigenretentive Gestaltung von okklusalen und approximalen Kästen erlaubt beispielsweise die lokale Reparatur von Isthmusfrakturen, entweder unter Belassen beider Frakturfragmente oder nur unter Ersatz eines, zumeist des approximalen Fragments.

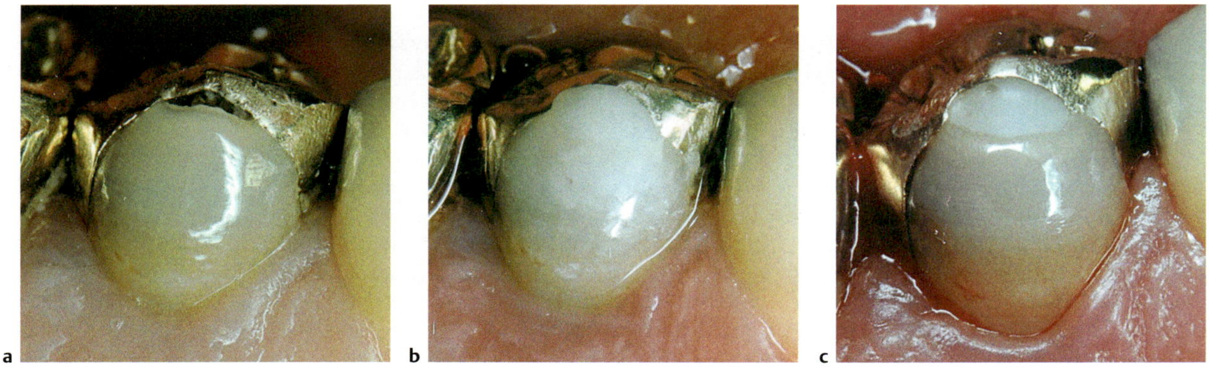

Abb. 6.**59a–c** Arbeitsschritte der heterotypen Reparatur einer gegossenen Restauration mit einem Kompositwerkstoff.
a Ausgangssituation.
b Situation nach Reparatur.
c Situation nach 10 Jahren.

Reparatur von direkten Kompositfüllungen

Schon frühzeitig nach Einführung der lichthärtenden Kompositwerkstoffe bzw. deren Indikationsausweitung auf die Kavitätenklassen I und II wurde die Frage der Reparaturfähigkeit dieser Materialien aufgeworfen. Sie wird bis heute kontrovers diskutiert.
Oberflächenverfärbungen von Kompositfüllungen lassen sich im Sinne einer Füllungsreparatur durch eine Politur (bei mikrogefüllten Werkstoffen) und durch leicht abrasive Oberflächenbearbeitung (bei hybriden Werkstoffen) entfernen. Auch bei Verfärbungen des Füllungskörpers muss die Restauration nicht unbedingt ganz entfernt werden, sondern kann analog der Veneertechnik direkt mit einem Komposit „verblendet" werden.
Durch die mikroretentive Verankerung der Kompositfüllungen über die Schmelzätztechnik sind sowohl hinsichtlich des Erhalts der Primärrestauration als auch der Möglichkeiten der Reparatur heute weitere Grenzen gezogen, als dies noch vor Jahren der Fall war.
Parameter, welche die Verbundqualität bei den Komposits beeinflussen, sind:

- die werkstoffliche Beziehung der verwendeten Materialien
- das mechanische Anrauen der späteren Verbundfläche
- die Art der Konditionierung der Oberflächen
- der Zeitpunkt der Reparatur (Früh-/Spätreparatur).

Der beste Verbund wurde bei Verwendung des gleichen Materials sowie bei Anrauen der Grenzflächen von Primär- zu Reparaturfüllung und deren chemischen Konditionierung gefunden. Frühreparaturen innerhalb eines kurzen Zeitintervalls von wenigen Minuten nach Legen der Primärfüllungen weisen generell höhere Verbundwerte auf als Spätreparaturen. Wurde die Füllung einmal dem oralen Milieu ausgesetzt, ist der Verbund zwischen Primär- und Reparaturfüllung erheblich reduziert.

Reparatur von Goldgussrestaurationen

Goldgussrestaurationen können prinzipiell mit allen bekannten plastischen Füllungsmaterialien repariert werden.
Nach Trepanation hochgoldhaltiger Restaurationen aufgrund eines endodontischen Eingriffs bietet sich die Goldhämmerfüllung als Reparatur an. Sie eignet sich auch für die Versorgung kleiner zervikaler Randdefekte.
Obgleich zumeist Komposit (Abb. 6.**59a–c**) oder Glasionomerzement eingesetzt werden, ist aber, trotz der Möglichkeit der Lokalelementbildung und der damit verbundenen Korrosion, aus werkstoffkundlicher Sicht auch die Verwendung von Amalgam als Reparaturmaterial für gegossene Restaurationen möglich.
Im Gegensatz zu plastischen Füllungsmaterialien besteht bei Restaurationen mittels gegossener Formkörper bei Totalverlust die Möglichkeit des Rezementierens. Dabei ist häufig auch die Entfernung einer Sekundärkaries infolge einer über einen längeren Zeitraum bestehenden Lockerung der Restauration vonnöten. Werden im Zuge der Kariesentfernung randnahe Schmelzpartien entfernt, verbleibt nach Rezementieren an dieser Stelle ein vergleichsweise breiter Zementspalt. Je nach Umfang und Lage begrenzen solche Defekte die Restfunktionszeit der Primärrestauration.

Reparatur von Keramikrestaurationen

Die zum Sprödbruch neigenden Keramikrestaurationen in der Ausführung als Inlays bis hin zu Teilkronen neigen zu stereotypen Frakturmustern. Vorkontakte oder Spannungen führen zu Mikrorissen, die prolongieren und zu lamellären Frakturen (chipping) oder Isthmusfrakturen führen können. Die hohen initialen Kosten der Keramikrestaurationen haben zur Entwicklung einer Anzahl von Reparaturmethoden und -materialien, zumeist auf der Basis von Methylmethacrylat, geführt. Auf die Bedeutung der sorgfältigen Indikationsstellung und die hohe technische

Sensitivität der Materialien und Methoden bei der Reparatur von Keramikrestaurationen wurde hingewiesen. Die Eigenretention aller Füllungsanteile aufgrund ihrer mikromechanischen Verankerung lässt den Reparaturmöglichkeiten an Keramikrestaurationen einen breiten Spielraum.

Aufbaumöglichkeiten stark zerstörter Zahnkronen

Brita Willershausen, Haki Tekyatan

Nach Kariesentfernung, abgeschlossener Wurzelkanalbehandlung sowie nach traumatischen Ereignissen liegen häufig deutlich reduzierte Zahnhartsubstanzanteile vor. Die verbliebene Restzahnkrone kann zudem durch die vorausgegangenen Therapiemaßnahmen, wie Exkavation oder endodontische Zugangskavität, in Struktur und Stabilität merklich geschwächt sein. Für die Rekonstruktion der Zahnhartsubstanz sind deshalb häufig Kronen- und Stumpfaufbauten erforderlich, die eine anschließende Füllungstherapie oder nachfolgende prothetische Behandlungsmaßnahme ermöglichen. Nach endodontischen Maßnahmen sind zusätzlich oft Aufbaumaßnahmen mit Stiftsystemen notwendig.
Diese Therapieschritte setzen die Kenntnis der Wurzelanatomie einschließlich des Verlaufs der aufbereiteten Wurzelkanäle voraus und sollten daher in der Hand des gleichen Behandlers bleiben. Vor jeder Behandlung eines stark zerstörten Zahns sollte der Behandler stets:

- klinische und radiologische Untersuchungen durchführen
- Überlegungen zum Ausmaß des vorliegenden Defekts und zu den Grenzen der späteren Kronenaufbauten und einer möglichen Langzeitprognose anstellen und mit dem Patienten diskutieren.

Die Therapietechniken ermöglichen in vielen Situationen den Erhalt eines Zahns. Eine maximale Zahnerhaltung ist jedoch nicht immer sinnvoll. Nach der Abklärung der Fragen zur möglichen Erhaltbarkeit des Zahns muss die verbliebene Restzahnsubstanz und das geplante Restaurationskonzept untersucht werden. Die Entscheidungen zum Konzept der Restauration sind von folgenden Faktoren abhängig:

- Alter des Patienten – Milchzahn oder permanenter Zahn
- allgemeinmedizinische Überlegungen – u. a. Systemerkrankungen, Strahlentherapie, Behinderungen, Compliance
- vitaler versus wurzelkanalbehandelter Zahn
- Rekonstruktionmöglichkeit der Zahnkrone
- Kontrolle der bakteriellen Infektion
- parodontale Erkrankungen mit pathologischen Sondierungstiefen
- Funktion des Zahns im Gesamtgebiss
- Planung für spätere prothetische oder Kfo-Behandlungen
- Wünsche des Patienten.

Diese Überlegungen müssen gemeinsam auf der Grundlage der Allgemeinanamnese und des Mundgesundheitzustands des Patienten, der klinischen Untersuchungen und einer hochqualitativen radiologischen Beurteilung erfolgen (Abb. 6.**60a–c**).
Vor Beginn der konservativen Behandlung muss ebenso überprüft werden, ob die kariesfreie Zahnhartsubstanz für die spätere Restauration genügend breit sein wird. Wie verschiedene Studien nachwiesen, ist eine Mindestumfassung von ca. 2 mm kariesfreier Zahnhartsubstanz zur Erfolgsrate von Restaurationen stark zerstörter Zähne notwendig.
Prinzipiell liegen keine wesentlichen Unterschiede der Restaurationsprinzipien zwischen der Versorgung devitaler und vitaler Zähne vor und es müssen stets die Therapiemaßnahmen gewählt werden, die den geringsten Substanzverlust fordern. Bei wurzelkanalbehandelten Zähnen müssen zusätzlich nachfolgende Punkte beachtet werden:

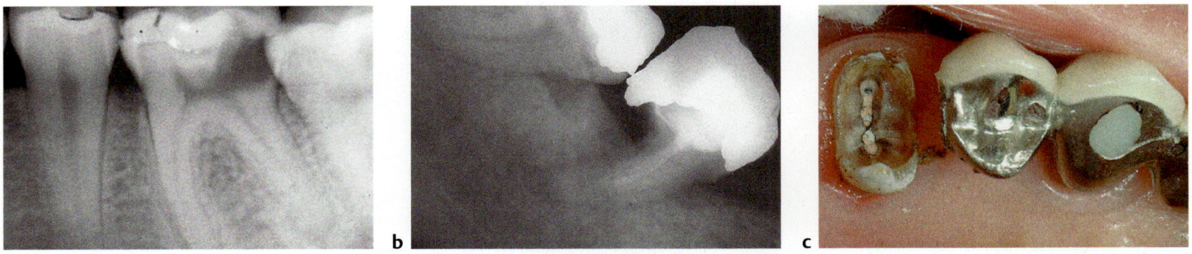

Abb. 6.**60a–c** 3 Beispiele für stark zerstörte Zähne.
a Zahn 36, 3 Jahre nach Eingliederung eines Keramikinlays mit profunder Karies im Approximalbereich und pulpitischer Reaktion. Deutlich erkennbare periapikale Veränderungen. Der Zahn wurde wurzelkanalbehandelt, mit Kompositmaterial aufgebaut und mit einer Metallkeramikkrone restauriert.
b Gekippter Zahn 47 mit Amalgamrestauration. Die distale Wurzel war kariös zerstört und die mesiale Wurzel wies eine unvollständige Wurzelfüllung auf. Der Zahn war nicht mehr erhaltungswürdig.
c Wurzelrest von Zahn 25. Die alte Wurzelkanalfüllung war unauffällig, der Zahn wurde mit einem Kompositstift aufgebaut und anschließend mit einer Krone versorgt. Die weitere Gebisssanierung erfolgte mit Implantaten.

- Überprüfung der verbliebenen Substanz auf Retentionsmöglichkeiten
- Entscheidung zur Stiftversorgung
- Überprüfung der Kaudruckbelastung (fehlende Mechanorezeptoren können zu erhöhter Druckbelastung führen).

Auswahl möglicher Restaurationsmaterialien

Je nach Zahnlokalisation, Zahnalter und Defektausmaß kommen verschiedene dentale Werkstoffgruppen zur Rekonstruktion inklusive Kronen-Stumpf-Aufbau infrage. Die Weiterentwicklung der Füllungswerkstoffe auf Kunststoffbasis einschließlich der erheblich verbesserten Dentinanbindung durch moderne Adhäsivsysteme hat zu einer starken Indikationserweiterung geführt. Die adhäsive Anbindung der Zahnhartsubstanz an die Kompositmaterialien kann zur erheblichen Stabilisation der Dentinbereiche führen, des Weiteren können vorhandene Mikrosprünge sowie kleinere Frakturlinien additiv fixiert werden (Abb. 6.**61 a–c**).

Glasionomerzemente weisen im Vergleich zu den Kompositsystemen eine schlechtere Dentinhaftung auf, haben aber dennoch für bestimmte Indikationen ihre Berechtigung. Nicht mehr genutzt werden sollten Aufbauten aus Amalgam (sehr seltene allgemeine Kontraindikation, Frakturgefahr) oder Phosphatzemente (schlechte Dentinanbindung). Im Milchgebiss haben sich Materialien auf Kunststoffbasis bewährt. Größere Defekte werden teils durch Komposit, Kompomermaterialien und kurzfristig auch durch Glasionomerzemente restauriert.

Sind aufgrund der ausgedehnten Zahnhartsubstanzverluste keine Kunststoffmaterialien indikationsgerecht anwendbar, so können Milchmolaren mit vorgefertigten Stahlkronen und Frontzähne mit entsprechenden Kunststoffkäppchen (Polycarbonatkronen, Frasaco-Käppchen mit Kunststoffmaterialien) aufgebaut werden. Bei wurzelkanalbehandelten Zähnen liegen häufig zu wenig Retentions- und Widerstandsmöglichkeiten vor, sodass der Kronenaufbau nur durch zusätzliche Nutzung von Stiftsystemen ermöglicht wird. Die gegenwärtig zur Verfügung stehenden Stiftsysteme werden unterteilt in:

- metallische Stiftsysteme
- Keramikstifte
- Kohlenstofffaserstifte und faserverstärkte Kompositstifte (vgl Abb. 6.**69 d**).

Stumpfrestaurationen wurzelkanalbehandelter Zähne erfolgen bevorzugt mit Materialien auf Kunststoffbasis. Bei größeren Defekten kommen zusätzlich adhäsiv verankerte Stiftsysteme zur Anwendung (Abb. 6.**62 a–f**).

Indikation und Kontraindikation

Milchzahnversorgung

Bei den Überlegungen zur Milchzahnrekonstruktion sind das Alter des Kindes, der Resorptionsvorgang der Milchzahnwurzel, Anlage bzw. Nichtanlage der 2. Dentition, Mundhygieneverhalten und Mitarbeit des Kindes und der Eltern zu berücksichtigen. Das Gebiss sehr junger Patienten, von Kindern mit geistiger oder körperlicher Behinderung sowie Kindern mit Angststörungen kann häufig nur unter Intubationsnarkose-Bedingungen sinnvoll saniert werden. Im Milchgebiss ist eine längerfristige Zahnerhaltung der Molaren oft nur durch Eingliederung von Stahlkronen möglich (Abb. 6.**63 a, b**).

Versorgung im permanenten Gebiss

Vitale Zähne

Die Versorgung der 2. Dentition bei Jugendlichen erfordert im besonderen Maße die Berücksichtigung des Wurzelwachstums. Bei noch nicht abgeschlossenem Wurzelwachstum und vitaler Pulpa sind Kompromisse bei der Entfernung des infizierten Dentins möglich. Weitere Restauration sollte in diesen Fällen mit drucklosen Techniken (Materialien auf Kunststoffbasis) erfolgen. Dabei ist ein dichter Restaurationsverschluss zur weitergehenden Ver-

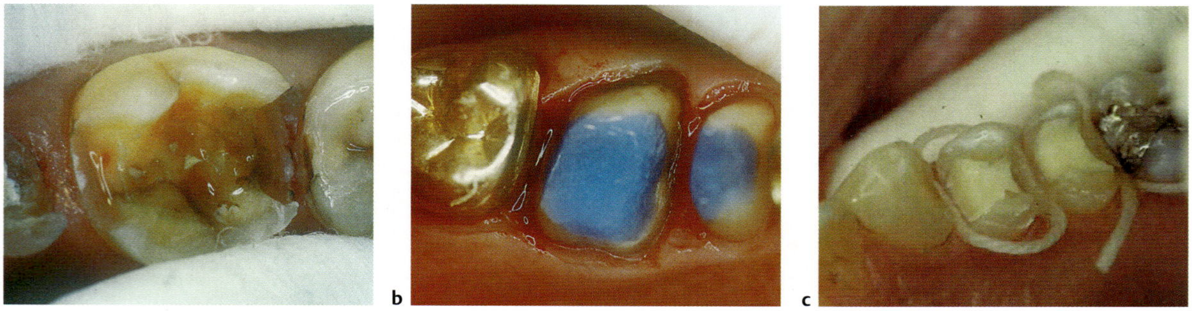

a b c

Abb. 6.**61 a–c** 3 Beispiele für stark zerstörte, vitale Zähne.
a Zahn 36: Nach Entfernung einer Amalgamfüllung sind Infraktionen in mesiolingualer und bukkaler Richtung erkennbar. Therapie: adhäsive Anbindung der Schmelz-Dentin-Sprünge mit Kompositmaterialien und spätere Teilkronenrestauration.
b Zahn 26 mit wenig verbliebener Zahnsubstanz. Aufbau mit blauem Kompositmaterial zur deutlichen Abgrenzung subgingivaler Bereiche.
c Zähne 14 und 25: Aufbau mit Glasionomerzementen zur Stabilisierung der bukkalen Wände. Nachfolgende Onlayversorgung mit Edelmetall.

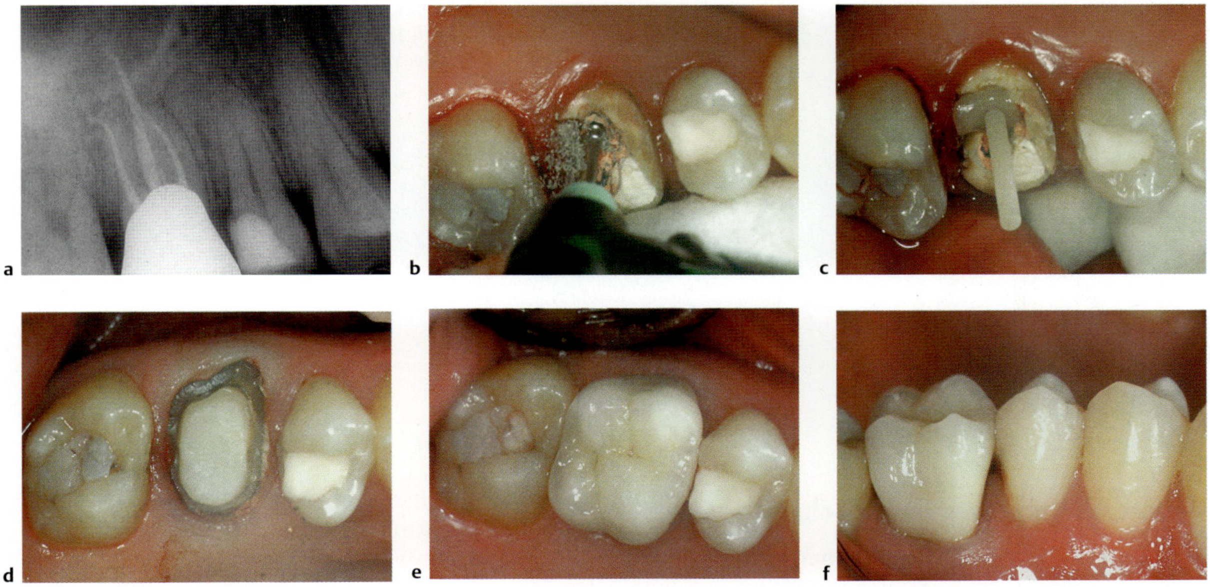

Abb. 6.**62a–f** Stumpfaufbau mit glasfaserverstärkten Stiften (Adhäsivtechnik) und Komposit; Beispiel: Zahn 26 nach Wurzelkanalfüllung.
a Radiographische Kontrolle.
b Erweiterung des palatinalen Wurzelkanals.
c Stiftapplikation mit dualhärtendem Kompositmaterial.
d Stumpfaufbau mit Kompositmaterial.
e Metallkeramikkrone in der Ansicht von okklusal.
f Ansicht von bukkal.

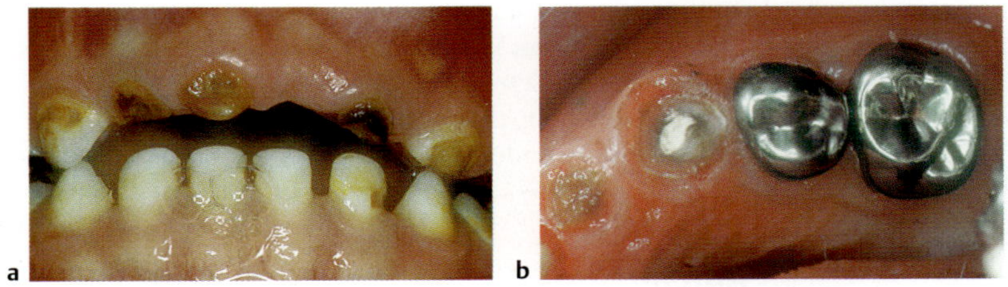

Abb. 6.**63a, b** Sanierungsbedürftiges Gebiss eines 3-jährigen Kindes.
a Frontalansicht.
b Die Stahlkronenversorgung erfolgte in Allgemeinanästhesie.

meidung der bakteriellen Reinfektionen erforderlich, wie ihn die indikationsgerechte Nutzung von Adhäsivsystemen ermöglicht. Bei bereits abgeschlossenem Wurzelwachstum können alle beschriebenen Restaurationstechniken zur Anwendung kommen.

Wurzelkanalbehandelte Zähne

Auf die Wurzelkanalbehandlung selbst wird ab S. 217 näher eingegangen. Wurzelkanalgefüllte Zähne weisen häufig erhebliche Zahnhartsubstanzverluste auf. Dies beruht einerseits auf den ursprünglich vorliegenden kariösen Defekten oder Substanzverlusten durch traumatische Ereignisse und andererseits auf der weiteren Zahnhartsubstanzschwächung durch die endodontische Zugangskavität. Diese Zähne weisen folglich erhebliche Stabilitätsverluste innerhalb der Kronenstruktur auf.
Die frühere Annahme, wurzelkanalbehandelte Zähne seien aufgrund möglicher Versprödungen stark geschwächt und folglich nur durch Überkronungsmaßnahmen zu erhalten, ließ sich nicht bestätigen. Bei wurzelkanalbehandelten Zähnen mit großem Substanzverlust haben sich Aufbaumaterialen auf Kunststoffbasis besonders bewährt. Ist genügend Zahnsubstanz verblieben, so kann der Zahnkronenanteil mit Kompositmaterialien – ohne zusätzliche Anwendung von Stiftsystemen – mit den üblichen Techniken der weiteren definitiven Restauration wieder aufgebaut werden.
Sind die vorliegenden Zahndefekte mehr als 2-flächig oder finden sich im Extremfall keinerlei Retentionsmöglichkeiten, ist eine zusätzliche Stiftverankerung erforderlich. Da insbesondere konfektionierte metallische Stiftsysteme aufgrund erhöhter Frakturgefahr zu einer verminderten Lebensdauer führen können (Abb. 6.**64a, b**), sollten vorrangig Stiftsysteme mit adhäsiver Anbindung verwendet werden. Die mittelfristige klinische Prüfung (mindestens 5 Jahre) dieser Stiftsysteme steht jedoch noch aus.

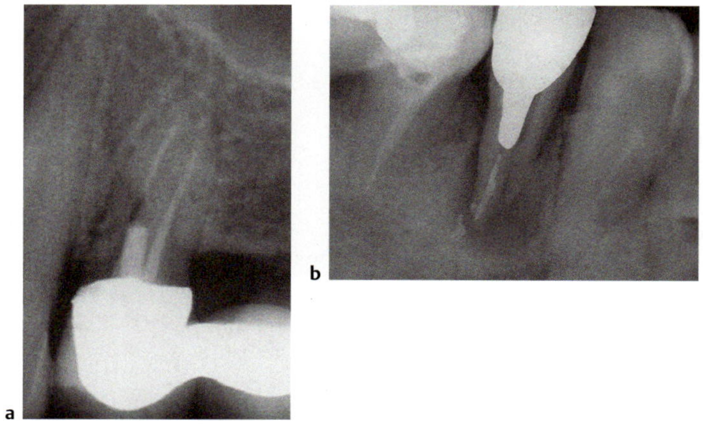

Abb. 6.**64a, b** Wurzelkanalbehandelte Zähne mit metallischen Stiftsystemen. Eine Zahnerhaltung war aufgrund der Wurzelfrakturen nicht mehr möglich.

Behandlungsablauf bei Milchzähnen

Bei stark zerstörten **vitalen Milchzähnen** muss die Dringlichkeit der Zahnerhaltung kritisch geprüft werden. Eine gewissenhafte Kariesentfernung ist unabdingbar. Bei Eröffnung der Pulpa oder Vorliegen bis zur Pulpa reichender infizierter Dentinbereiche sind eventuell Maßnahmen der Pulpotomie sinnvoll. Bei allen Behandlungen ist es wesentlich, auf die Symptomfreiheit des Zahns, die Gewährleistung einer entsprechenden Knochenbarriere zur permanenten Dentition sowie auf eine geeignete Schmerzausschaltung durch Auswahl entsprechender Anästhesieverfahren zu achten.

Im Milch- und frühem Wechselgebiss ist zur Schmerzausschaltung einzelner Zähne eine Infiltrationsanästhesie ausreichend. Zur Schmerz- und Angstreduzierung können bei Kindern des Weiteren verhaltenstherapeutische Möglichkeiten, wie kommunikative Techniken (operantes Konditionieren, schrittweise Heranführung, Hypnose, Suggestion, Ablenkung, verbale/nonverbale Suggestion), Behandlung unter Einschränkung der Bewegungsfreiheit sowie medikamentöse Maßnahmen (minimale Sedierung, Analgosedierung und Intubationsnarkose) herangezogen werden.

Liegen **avitale Zähne** vor (Extraktionstherapie abklären), muss eine Wurzelkanalbehandlung durchgeführt oder eine bereits vorliegende Wurzelkanalbehandlung radiologisch überprüft werden. Eine Indikation zur Wurzelkanalbehandlung ist bei Milchmolaren meist sinnvoll, da diese bis zum 10. Lebensjahr eine Platzhalterfunktion ausüben können. Bei Frontzähnen stellt sich die Frage der absoluten Zahnerhaltung seltener, da weder eine Platzhalterfunktion noch eine lange Verweildauer (rascher Zahnwechsel mit entsprechend früh beginnender Wurzelresorption) gegeben ist.

Aufbau von Milchfrontzähnen

Defekte Füllungen werden ausgeräumt und die Karies wird mittels langsam rotierender Rosenbohrer bzw. Handexkavatoren sorgfältig entfernt. Als Aufbaumaterialien haben sich Komposits oder Kompomere besonders bewährt. Da Milchzähne im Vergleich zu permanenten Zähnen einen geringeren Mineralgehalt haben und höhere Abrasionswerte zeigen, sind Kompomermaterialien aufgrund der geringeren Härte und des vermehrten Abriebs vorrangig zu verwenden.

Bei der Auswahl der Adhäsivsysteme sollten bevorzugt selbstkonditionierende Systeme ausgewählt werden. Konventionelle Adhäsivsysteme mit vorausgehender Konditionierung erfordern bei Milchzähnen eine erhöhte Anätzzeit und somit einen zusätzlichen Arbeitschritt; diese Maßnahmen können bei der Kleinkindbehandlung oft hinderlich sein. Vorgefertigte Polycarbonatkronen oder Frasaco-Käppchen, die mit den Restaurationsmaterialien gefüllt werden, erleichtern oft die Kronenformgebung.

Aufbau von Milchmolaren

Bei der Rekonstruktion von Milchmolaren müssen analog zur Frontzahnbehandlung alle kariösen Anteile entfernt und die Vitalerhaltung des Zahns muss überprüft werden. Größere Defekte können in der Regel nur durch **Stahlkronen** versorgt werden. Die betroffenen Zähne lassen sich so langfristig bis zur natürlichen Exfoliation erhalten. Stahlkronen weisen im Vergleich zu Kunststoffmaterialien eine bessere Prognose auf.

Indikationen zur Stahlkronenversorgung:

- mehr als 2-flächiger Kariesbefall, floride Karies oder ungünstige Voraussetzungen (approximaler Kastenboden subgingival, große Kavitätenausdehnung)
- Zustand nach endodontischen Maßnahmen
- Zerstörung der klinischen Krone, fehlende Möglichkeit für eine funktionsgerechte Füllung
- Wiederherstellung der okklusalen Kontakte und der Kaufunktion
- Erhaltung des mesiodistalen Kronendurchmessers, Vermeidung der Mesialwanderungen
- Aufbau von nicht oder nicht mehr in Okklusion stehenden Milchmolaren, um die Elongation des Antagonisten zu verhindern

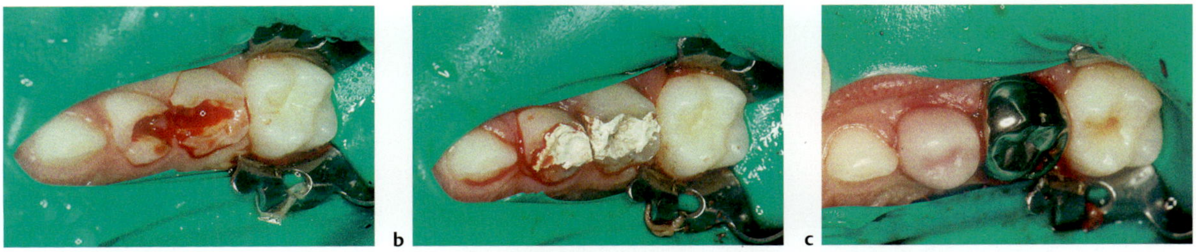

Abb. 6.**65 a–c** Milchmolarenrestauration mit Acetalkrone (Zahn 54) und Stahlkrone (Zahn 55).
a Exkavation, profunde Karies bis zur Pulpa.
b Pulpotomie, Eisensulfatlösung, ZnO-Eugenol.
c Präparation: 4er mit Acetalkrone, 5er mit Stahlkrone.

- Anomalien der Zahnform und der Zahnhartgewebe
- Verankerungs- oder Retentionsprobleme im Rahmen einer Kfo- oder prothetischen Behandlung im Kindesalter.

Nach der Kariesentfernung bzw. den abgeschlossenen endodontischen Maßnahmen, wenn möglich unter Kofferdam oder relativer Trockenlegung (Parotiswatterollen, Mundkeil), erfolgt eine Reduktion der koronalen Anteile unter Wahrung des ursprünglichen Höckerreliefs. Die distalen und mesialen Bereiche werden separiert und die vestibulären bzw. oralen Wände dürfen nur geringfügig unter Schonung des basalen Schmelzwulstes präpariert werden.
Nach vorheriger Anprobe der Stahlkrone (Mesiodistaldistanz zur Größenorientierung) wird diese mit Glasionomerzement oder Phosphatzement gefüllt und eingesetzt. Sinnvoll ist es, den Befestigungszement anschließend mit Wasserspray aus dem Sulkusbereich zu entfernen, um eine mühsame, oft schmerzhafte Überschussentfernung zu vermeiden (Abb. 6.**65 a–c**).

Behandlungsablauf im permanenten Gebiss

Bei einem bereits länger vorliegenden Zahnkronenverlust kann durch Wanderung der Nachbarzähne ein approximaler oder okklusaler Platzmangel entstehen, der in manchen Fällen eine kieferorthopädische Behandlung sinnvoll macht.

Zähne mit Schmelzrissen oder Infraktionen

Eine gründliche Untersuchung des Kavitätenbodens auf Schmelzrisse, Frakturlinien (Infraktionen) und mögliche Höckereinrisse ist erforderlich (vgl. Abb. 6.**61 a–c** u. 6.**64 a, b**). Dazu können, je nach Situation, visuelle Maßnahmen, Sondierung, Mobilität, Färbetest (u. a. Kariesdetektorlösung), Transillumination und Röntgenaufnahmen zur Anwendung kommen.
Lassen sich am Kavitätenboden oder an den angrenzenden Wänden Risse als Infraktionslinien bei noch ausreichender Stabilität der beteiligten Flächen erkennen, so sollten diese Defekte unter Nutzung adhäsiver Kompositmaterialien versorgt werden. Bei diesen Zähnen sollte die Kaufunktion und speziell die Situation der Antagonisten überprüft werden. Nach einem Kompositaufbau, der insbesondere die gefährdeten Zahnflächen bedecken sollte, kann der Zahn je nach Defektausmaß mit verschiedenen Werkstoffen überkront (Vollkeramik, Metallkeramik, Vollgussgoldkrone) oder mit Onlays bzw. Teilkronenrestaurationen versorgt werden.

Frontzahnbereich

Stark zerstörte, erhaltungswürdige Frontzähne sollen zügig versorgt werden, da hier nicht nur kosmetische, sondern auch phonetische und funktionelle Gesichtspunkte wesentlich sind. Unmittelbar nach den Aufbaumaßnahmen muss eine gut abdichtende **provisorische Versorgung** erfolgen:

- Bewährt haben sich selbsthärtende provisorische Kunststoffmaterialien.
- Weniger sinnvoll sind lichthärtende provisorische Kunststoffe, die in der Kavität modelliert und ausgehärtet werden. Diese können innerhalb weniger Tage bereits zu nekrotischen Veränderungen der Gingiva führen.
- Weiche, selbsthärtende provisorische Pasten (z. B. Cavit) sollten nur eingeschränkt angewandt werden, da diese neben der schlechten Formbarkeit bei vitalen Zähnen und noch freiliegenden Dentinbereichen eine Pulpitis auslösen können. Dieser Effekt beruht auf der hohen Feuchtigkeitsaufnahme (ca. 30% Volumenzunahme durch Wasseraufnahme aus der Umgebung) der jeweiligen Materialen innerhalb von 24 Stunden.

Bei Zahnrestaurationen mit begleitenden parodontalchirurgischen Therapiemaßnahmen kann das Einsetzen von Langzeitprovisorien erforderlich sein. Alle provisorischen Versorgungen sollen den Zahndefekt dicht verschließen, keine zusätzlichen Irritationseffekte auf das marginale Parodontium ausüben und es ist darauf zu achten, dass der überschüssige Einsetzzement gewissenhaft entfernt wird.

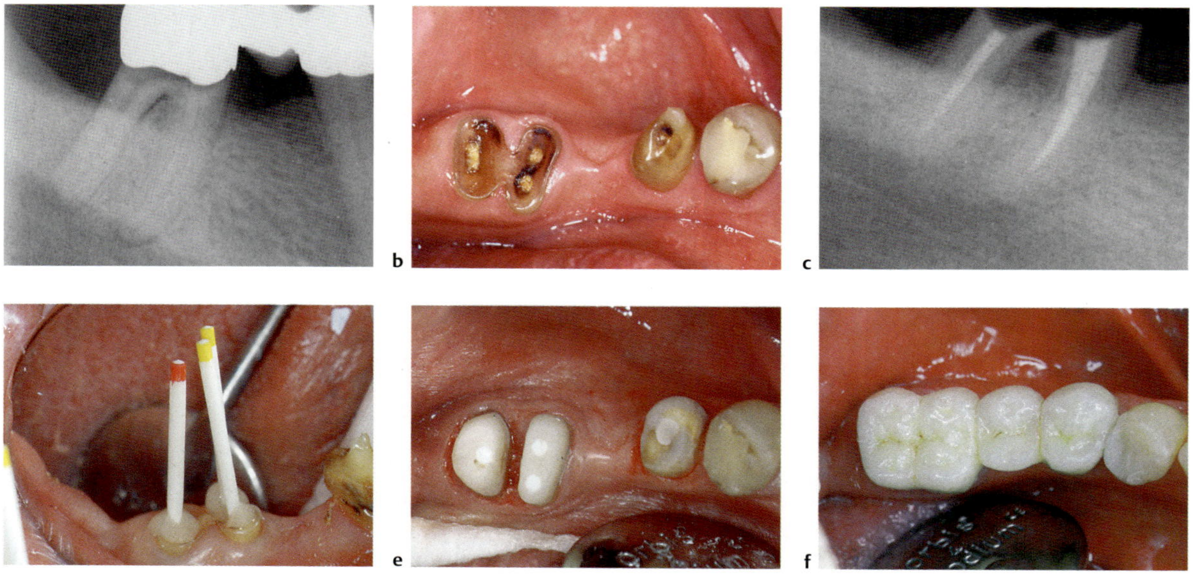

Abb. 6.**66 a–f** Prämolarisierung eines unteren Molaren nach Wurzelkanalbehandlung; Stumpfaufbau mit glasfaserverstärkten Stiften (Adhäsivtechnik) und Komposit.
a Radiographischer Befund einer apikalen Parodontitis.
b Brückenentfernung und Wurzelkanalbehandlung.
c Radiographischer Kontrollbefund.
d Applikation von 3 Glasfaserstiften.
e Stumpfaufbauten mit Kompositmaterial.
f Metallkeramische Brückenrestauration.

Seitenzahnbereich

Bei Prämolaren und Molaren müssen nach gründlicher Kariesentfernung nachfolgende Therapiekonzepte berücksichtigt werden. Bei älteren Patienten sind gehäuftes Vorkommen von Wurzelkaries, möglicher Furkationsbefall der Molaren (Indikation zur Prämolarisierung) und vermehrter Attachmentverlust (chronische Parodontitis, gingivale Rezessionen) bei der Therapieplanung zu berücksichtigen (Abb. 6.**66 a–f**).

Wenn es gelingt, die Kaufunktion des stark zerstörten Zahns durch Stumpfaufbau und separate Kronen- bzw. Teilkronenversorgung vollständig wiederherzustellen, sind zusätzliche retentionsfördernde Maßnahmen wie Stiftversorgungen verzichtbar. Bei der Miteinbeziehung der teilbeschädigten Zähne in Brückenversorgungen (u. a. auch Implantat-Zahnabstützung) oder weiteren prothetischen Maßnahmen (u. a. teleskopierenden Arbeiten, Geschieberestaurationen, herausnehmbarem Zahnersatz) müssen neben der Schaffung ausreichender Retentionsmöglichkeiten die fragliche Zahnsensibilität und parodontale Situation gründlich überprüft werden. Als Aufbaumaterialen sind Komposits, in Kontrastfarben eingefärbt, empfehlenswert, da bei wenig einsehbaren, tiefen, teils subgingivalen Defekten eine gute visuelle Abgrenzung zwischen Zahnsubstanz und Aufbaumaterialen hilfreich ist.

Bei stärker zerstörten Zähnen ist eine absolute Trockenlegung mit Kofferdam oft nicht möglich, da die fehlende Substanz erst aufgebaut werden muss. Die für die Adhäsivtechnik erforderlichen Bondingsysteme erlauben jedoch keinerlei Kontamination mit glykoproteinreichen Flüssigkeiten wie Speichel, Sulkusflüssigkeit oder Blut, da diese Makromoleküle (Benetzung der vorbehandelten Zahnhartsubstanz, Abdeckung des Mikroretentionsmusters) eine Anbindung zwischen Zahnhartsubstanz und Kompositsystemen verhindern. Die relative Trockenlegung, z. B. mit Parotisrollen und Retraktionsfäden, kann ein kontaminationsfreies Arbeiten ermöglichen.

Wurzelkanalbehandelte Zähne

In den letzten Jahrzehnten haben endodontische Maßnahmen bezüglich Bedarf (Altersstruktur der Bevölkerung) und Gewichtung (Weiterentwicklung von Wurzelkanalpräparations- und Wurzelkanalfüllsystemen) zugenommen. Die Möglichkeiten der definitiven Restauration wurzelkanalgefüllter Zähne und die Frage nach der Dringlichkeit einer Stiftversorgung werden gegenwärtig kontrovers diskutiert; eine maximale Zahnhartsubstanzschonung ist jedoch unstrittig.

Grundkonzepte zur Restauration wurzelkanalbehandelter Zähne

- Möglichst kurze Wartezeit zwischen Wurzelkanalfüllung und definitiver Restauration: 1–2 Wochen
- maximale Schonung der Zahnhartsubstanz, niemals Dekapitation verbliebener stabiler Zahnkronenanteile
- Stiftversorgung bei insuffizienter verbliebener Restzahnsubstanz unter Nutzung der Wurzelkanalanatomie:

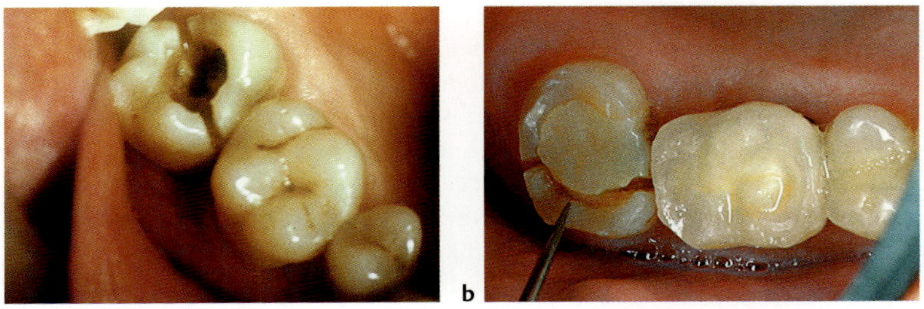

a b

Abb. 6.**67a**, **b** Kronenlängsfraktur bei wurzelkanalbehandeltem Zahn.
a Mangelnde Patienten-Compliance, 7 Monate ohne definitive Versorgung.
b Provisorische Kompositversorgung nach Wurzelkanalfüllung; starker Bruxismus führt 11 Monate später zur Kronenfraktur.

möglichst nicht ⅔ der Wurzellänge, ca. 5–7 mm Länge sind meist ausreichend
- Nutzung der Adhäsivtechnik zur Restaurationstherapie einschließlich erforderlicher Stiftversorgungen.

Zeitspanne zwischen Wurzelkanalfüllung und definitiver Restauration

Endodontisch behandelte Zähne wurden früher unter Missachtung der Pathogenese apikaler Parodontitiden erst nach einer „Beobachtungszeit" von 3–6 Monaten (Empfehlung durch Krankenkassen) definitiv versorgt. Langzeitprovisorische Versorgungen haben jedoch aufgrund von Reinfektionen des Wurzelkanals eine signifikant schlechtere Prognose für die Zahnerhaltung. Deshalb werden heute kurze Beobachtungszeiten von 1–2 Wochen empfohlen (Abb. 6.**67a**, **b**).

Wurzel(kanal)stiftsysteme

Für wurzelkanalbehandelte Zähne gelten prinzipiell die gleichen Restaurationsmöglichkeiten wie für vitale Zähne; stets sollte die substanzschonendste Versorgung gewählt werden. Bei Vorliegen von mehr als 2-flächigen Defekten können folglich Stiftversorgungen zur zusätzlichen Stabilisierung und Retention angewandt werden. Liegen kleinere Defekte oder nur eine kleine Zugangskavität vor, so sollte der Zahn ohne Stift und mit substanzschonenden Materialien (Komposit) restauriert werden.

Länge der Stiftversorgung

Zur erforderlichen Länge eines Wurzelstifts liegen bisher keine evidenzgestützten Ergebnisse vor. Diskutiert werden Längen von ⅓, ½ oder ⅔ der Wurzellänge bzw. eine Stiftlänge vergleichbar mit der Kronenlänge. Ferner gibt es Empfehlungen, dass der Stift bei Zähnen mit parodontalen Erkrankungen unter der Grenze des alveolären Knochens liegen sollte.

Bedeutung haben auch die variierenden Krümmungen der Wurzelkanäle, die radiologisch (2-dimensionale Ausrichtung) problematisch sind und die ausschließlich der Zahnarzt kennt, der die Wurzelkanalbehandlung durchgeführt hat. Stiftversorgungen sollte deshalb die Person durchführen, die über Kenntnisse der jeweiligen Wurzelkanalmorphologie verfügt. Prämolaren weisen z. B. erste Krümmungswinkel bei Wurzellängen (Schmelz-Zement-Grenze) von bereits 5 mm auf (Abb. 6.**68**). Eine Stiftpräparation von ⅔ der Wurzelkanallänge würde folglich eine Fehlaufbereitung (via falsa) mit erhöhter Wurzelfrakturgefahr bedeuten.

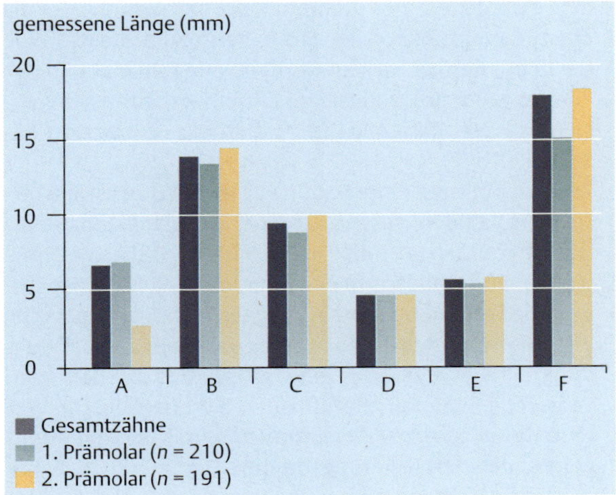

Abb. 6.**68** Röntgenologische und morphologische Wurzellängenbestimmung bei Oberkiefermolaren unter Berücksichtigung von Wurzelkrümmungen.
A Kronenlänge
B Wurzellänge
C Schmelz-Zement-Grenze bis zum Anfang einer 1. Krümmung
D gemessene Strecke ab einer 1. Krümmung bis zu einer vorliegenden 2. Krümmung
E Strecke der 1. Krümmung bis zum physiologischen Apex
F Gesamtlänge des Wurzelkanals.

Dicke der Wurzelstifte

Exakte Richtwerte zur Dicke der zu verwendeten Stifte liegen nicht vor. Die Stiftpräparationen sollten zu keiner zusätzlichen Schwächung des Wurzelkanals führen. Nachfolgende definitive Restaurationen (Kaudruckbelastungen) mit möglicher zusätzlicher Materialermüdung sind zu berücksichtigen. In früheren Empfehlungen zur Verwendung gegossener Stiftsysteme wurde auf einen relativ großen Stiftdurchmesser Wert gelegt, der den Radius konfektionierter metallischer Stifte noch übertreffen sollte.

Einteilung der Wurzelstiftsysteme

Stiftsysteme zur Restauration stark zerstörter Zähne bestehen aus einer Reihe von unterschiedlichen Werkstoffen:

- Zu den klassischen Wurzelkanalstiften zählen *metallische Stiftsysteme*, die sowohl als gegossene Stifte als auch als teilkonfektionierte Systeme angewandt werden.
- Eine neuere Entwicklung stellen *Keramikstiftsysteme* dar, die besonders für Frontzähne geeignet sind. Zu den Nachteilen der Keramikstifte zählen ihre hohe Frakturgefahr (Härte der Stifte, geringe Elastizität), die schlechte Entfernbarkeit aus dem Wurzelkanal und der Zeitaufwand des adhäsiven Einsetzverfahrens (Silanisierung der Keramikstifte, adhäsives Einsetzen des Stifts).
- Zu den jüngsten Entwicklungen der Wurzelkanalstiftsysteme zählen *faserverstärkte Kunststoffstiftsysteme* (Kunststoffmatrix), die sich mittels Adhäsivtechnik weitgehend drucklos in den Wurzelkanal einsetzen lassen. Die Faserkomponenten können aus Quarz, Silicium, Zirconium, Kohlenstoff oder Glas bestehen. Die Verwendung scheint derzeitig eine Alternative zu den konventionellen Metallstiftaufbauten darzustellen. Die Vorteile dieser Systeme liegen im minimal invasiven Vorgehen, der Stabilisierung dünner Dentinwände durch plastische Kompositmaterialien und der Nutzung unter sich gehender Bereiche zur zusätzlichen Retention. Nachteile liegen bisher in der Problematik der adhäsiven Befestigung der Stiftsysteme und mangelnder Langzeiterfahrungen.

Anhand der Materialien, der Form und des Querschnitts werden Stiftsysteme unterschieden. Dabei handelt es sich um metallische nichtadhäsive oder nichtmetallische adhäsive Systeme.

Einteilung nach der Form

Zylindrische Stifte. Meist zeigen Stifte mit zylindrischer Form und zylindrischem Durchmesser eine höhere Retention. Im Gegensatz dazu haben konische Stiftsysteme im präparierten Wurzelkanal geringere Friktionsmöglichkeiten. Bei zu tiefer Präparation kann jedoch eine relativ große Schwächung im apikalen Drittel des Wurzelkanals erfolgen, wobei es auch zu einer Wurzelperforation als Folge der Kanalpräparation kommen kann.

Konische Stifte. Vorteil dieser Stiftformen ist die gute Passgenauigkeit und Adaptierfähigkeit. Im Vergleich zu zylindrischen Systemen ist bei konischen Stiften ein geringerer Substanzverlust bei der Präparation zu verzeichnen. Nachteilig ist, dass sie eine geringere Retention als andere Stiftformen aufweisen und im Rahmen der Präparation im koronalen Bereich verglichen mit den zylindrischen Systemen zu mehr Substanzabtrag führen.

Zylindrisch-konische Stifte. Diese Form ist der anatomischen Form der Wurzelkanäle besser angepasst, was ein Vorteil bei der Stiftpräparation sein kann. Folglich resultiert ein geringerer Substanzabtrag als bei rein zylindrischen Stiftsystemen. Dennoch zeigen sich Retentionsverluste, da die kombinierte Gestaltung im Bereich des konischen Anteils im Vergleich zu den rein zylindrischen Formen Nachteile aufweist und die Retentionsfähigkeit merklich reduziert.

Schraubensysteme. Diese Formen haben verbesserte Retentionsmöglichkeiten. Trotz dieses positiven Effekts können solche Schraubensysteme zu Spannungen im Wurzeldentin und folglich zu Spannungsrissen und zu Wurzelfrakturen führen.

Einteilung nach Art des restaurativen Aufbaus

Halbkonfektionierte Aufbauten aus plastischen Materialien. Bei sehr weit aufbereiteten Wurzelkanälen (größer als ISO 40) an Frontzähnen oder Prämolaren können verschiedene Stiftsysteme, wie Titanstifte, Zirconiumoxidkeramikstifte, glasfaserverstärkte Kunststoffstifte oder Kohlenstofffaserstifte, zur Stabilisierung verwendet werden. Vorhandene koronale Hartsubstanzen sollten möglichst belassen und in der gewünschten Form beschliffen werden. Die Zementierung kann mit dualhärtenden Komposits erfolgen. Bei Zähnen im sichtbaren Bereich, die mit Vollkeramikkronen versorgt werden, ist die Verwendung zahnfarbener Stifte aus Zirconiumoxidkeramik oder glasfaserverstärkter Stifte sinnvoll (Abb. 6.**69a–f**).

Halbkonfektionierte Aufbauten aus Metall. Der Aufbau des Zahns mit adhäsiv verankerten Systemen ist bei sehr stark zerstörten Zähnen erschwert. Bei solchen klinischen Situationen wird dem stiftverankerten, gegossenen Aufbau der Vorzug gegeben. Bei der Anfertigung halbkonfektionierter gegossener Stiftaufbauten finden angussfähige Stifte aus hochgoldhaltigen Legierungen Verwendung. Der Aufbau selbst wird dabei auch aus einer hochgoldhaltigen Legierung gegossen. Nach Fertigstellung des Stifts im Labor erfolgt die Passkontrolle mittels eines radiologischen Zahnfilms und dünn fließenden Siliconmaterials. Im Anschluss an Reinigung und Entfettung mit Alkohol wird die Zementierung mittels chemisch härtender Komposits oder Glasionomerzemente vorgenommen. Anschließend erfolgt die Präparation und das weitere Vorgehen für die Anfertigung einer Krone.

Individueller Aufbau aus Metall. Bei dieser Art der Versorgung ist der kariöse Defekt bzw. der Zerstörungsgrad des Zahns und das vorliegende Kanallumen sehr groß, sodass sich mit konfektionierten Stiftsystemen weder eine Wandständigkeit des Stifts noch eine Retention bzw. Friktion erzielen lässt. Dabei wird der Wurzelkanal mit einem gummielastischen Material abgeformt. Diese Aufbauten werden aus hochgoldhaltigen Legierungen gegossen und mit Zementen eingesetzt.

Halbkonfektionierter Aufbau aus Keramik. Bei stark zerstörten, wurzelkanalbehandelten Zähnen insbesondere im sichtbaren Bereich finden vollkeramische oder adhäsive Aufbauten in Kombination mit vollkeramischen Kronen Verwendung. Dazu dienen als Basis zahnfarbene, vorgefertigte Stifte aus Zirconiumoxidkeramik oder glas-

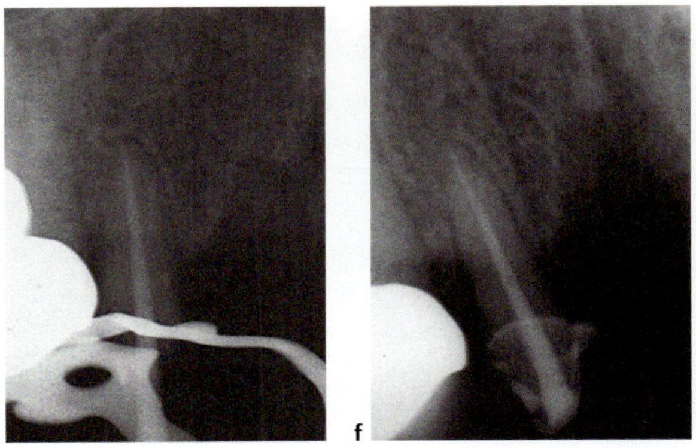

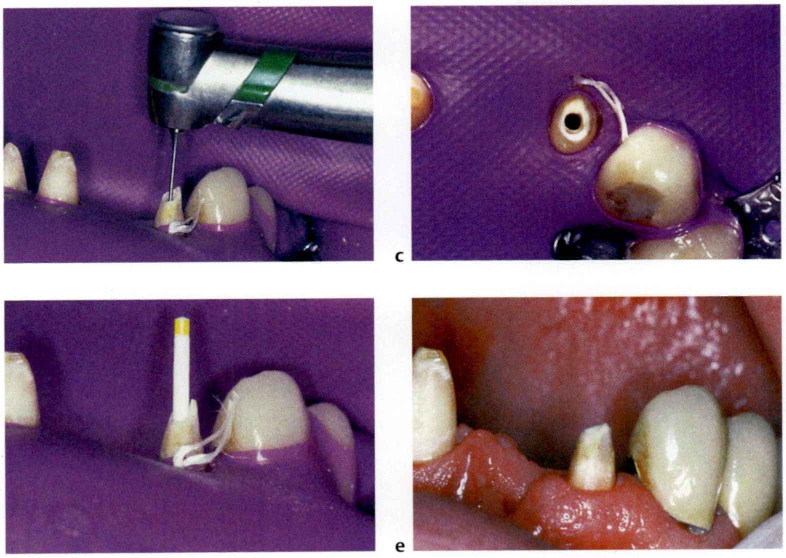

Abb. 6.**69 a–f** Adhäsive Befestigung eines faserverstärkten Kompositstifts an Zahn 12 nach abgeschlossener Wurzelkanalbehandlung.
a Radiographische Kontrolle.
b, c Erweiterung des Wurzelkanals (**b**) zur Stiftaufnahme (**c**).
d Einprobe des Stifts.
e Präparierter Stumpfaufbau aus Kompositmaterial zur Brückenankeraufnahme.
f Radiographischer Abschlussbefund 2 Wochen nach Wurzelkanalbehandlung.

faserverstärkte Adhäsivstifte. Ähnlich wie bei den halbkonfektionierten Aufbauten wird der Aufbau nach Insertion des Stifts direkt intraoral oder nach Abformung indirekt extraoral angefertigt. Als Beispiel wird bei der indirekten Anfertigung Keramik an den angebrachten Keramikstift angepresst. Weitere Möglichkeiten der Aufbaukeramik sind durch Aluminiumoxidkeramik gegeben. Hier wird der koronale Anteil durch Kopierfräsung angefertigt und nach der Glasinfiltration mit dem Stift intraoral verklebt. Die Zementierung erfolgt mit chemisch härtenden Komposits.

Gegenwärtig existieren viele verschiedene Möglichkeiten zur adhäsiven Befestigung von Wurzelkanalstiften. Hierfür werden neben lichthärtenden Zementen rein chemisch oder aber dualhärtende Zemente verwendet. Da der präparierte Wurzelkanal in der Regel schlecht einsehbar ist und enge Volumina aufweist, sollten selbstkonditionierende Adhäsivsysteme oder Befestigungskomposits mit selbstkonditionierenden Eigenschaften bevorzugt werden.

Wurzelkanalbehandlung

Rudolf Beer, Benjamin Briseño

Wurzelkanalanatomie

MERKE

Die Anatomie des Wurzelkanalsystems eines Zahns bestimmt entscheidend das Vorgehen der biomechanischen Aufbereitung und der klinisch akzeptablen Obturation durch die Wurzelkanalfüllung. Wurzeln und Wurzelkanäle sind selten gerade, obwohl sie auf dem Röntgenbild kaum gekrümmt erscheinen.

Die Wurzeln sind in bukkolingualer Richtung breiter als in mesiodistaler Ausbreitung. Der Wurzelkanaldurchmesser verkleinert sich in apikaler Richtung und hat am Foramen apicale den kleinsten Durchmesser von 0–1,5 mm. Dieser Punkt wird auch als apikale Konstriktion oder Foramen physiologicum bezeichnet und kann eine runde, ovale

Tabelle 6.**4** Anzahl der Wurzelkanäle und ihre Lokalisation an ein- und mehrwurzeligen Zähnen. Bei der Anzahl der Wurzelkanäle ist nicht die der Wurzelkanaleingänge, sondern die der physiologischen Foramina berücksichtigt worden

Zahn	Zahnlänge (mm)	Häufigkeit von 1, 2 oder 3 Wurzelkanälen (%)			Lokalisation
		1	2	3	
OK 1. Schneidezahn	23	100	–	–	
OK 2. Schneidezahn	23	100	–	–	
UK 1. Schneidezahn	21	98	2	–	
UK 2. Schneidezahn	21	99	1	–	
OK Eckzahn	26	100	–	–	
UK Eckzahn	23	95	5	–	
OK 1. Prämolar	21	50	49	1,0	
OK 2. Prämolar	21	82	18	–	
UK 1. Prämolar	21	74	25	1,0	
UK 2. Prämolar	22	99	1	–	
OK 1. Molar	21	100	–	–	palatinal
	21	52	49	–	mesiobukkal
	21	99	1	–	distobukkal
OK 2. Molar	21	100	–	–	palatinal
	21	73	27	–	mesiobukkal
	21	100	–	–	distobukkal
UK 1. Molar	21	86	14	–	distal
	21	43	57	–	mesial
UK 2. Molar	21	96	3,5	–	distal
	21	79	21	–	mesial

oder nierenförmige Form haben. Ab diesem Punkt erweitert sich der Wurzelkanal bis zum Foramen apicale, das sich 0–3 mm vor dem Apex befindet.

Seitenkanäle treten bei 75% der Molaren im mittleren oder koronalen Wurzelbereich auf. Sie können jedoch überall entlang dem Wurzelkanal vorhanden sein und haben Durchmesser von wenigen Mikrometern bis hin zum Durchmesser des Hauptkanals. Die Kentnisse über durchschnittliche Zahnlängen und Wurzeln mit 2 Wurzelkanälen sind bei der Feststellung der Arbeitslänge von großer Hilfe (Tabelle 6.**4**).

Um die Vielfalt anatomischer Varianten besser zu erfassen, wird die Anzahl der Kanäle unterschieden, die:
- am Boden der Pulpakammer starten
- im Verlauf des Kanals auftreten
- am Foramen apicale münden.

Es ergeben sich 8 Typen von **Kanalkonfigurationen**:
- 1 einzelner Kanal
- 2 konfluierende Kanäle
- 1 sich teilender Kanal
- 2 separate Kanäle
- 1 Kanal, der sich kurz vor dem Foramen teilt
- 2 Kanäle, die sich in der Wurzel wieder vereinigen
- 1 Kanal, der sich aufzweigt, vereinigt und wieder teilt
- 3 separate Kanäle in einer Wurzel.

Die bis heute umfassendsten Untersuchungen zur Wurzelkanaltopographie nahm Meyer bereits 1970 vor, der neben den Hauptkanälen die apikalen Ramifikationen, Seitenkanäle und blind endende Abzweigungen dreidimensional rekonstruierte (Abb. 6.**70 a–d**).

Abb. 6.**70 a–d** Pulpatopographie und Verzweigung der Wurzelkanalsysteme. ▷
a Obere Frontzähne.
b Obere Seitenzähne.
c Untere Frontzähne.
d Untere Seitenzähne.

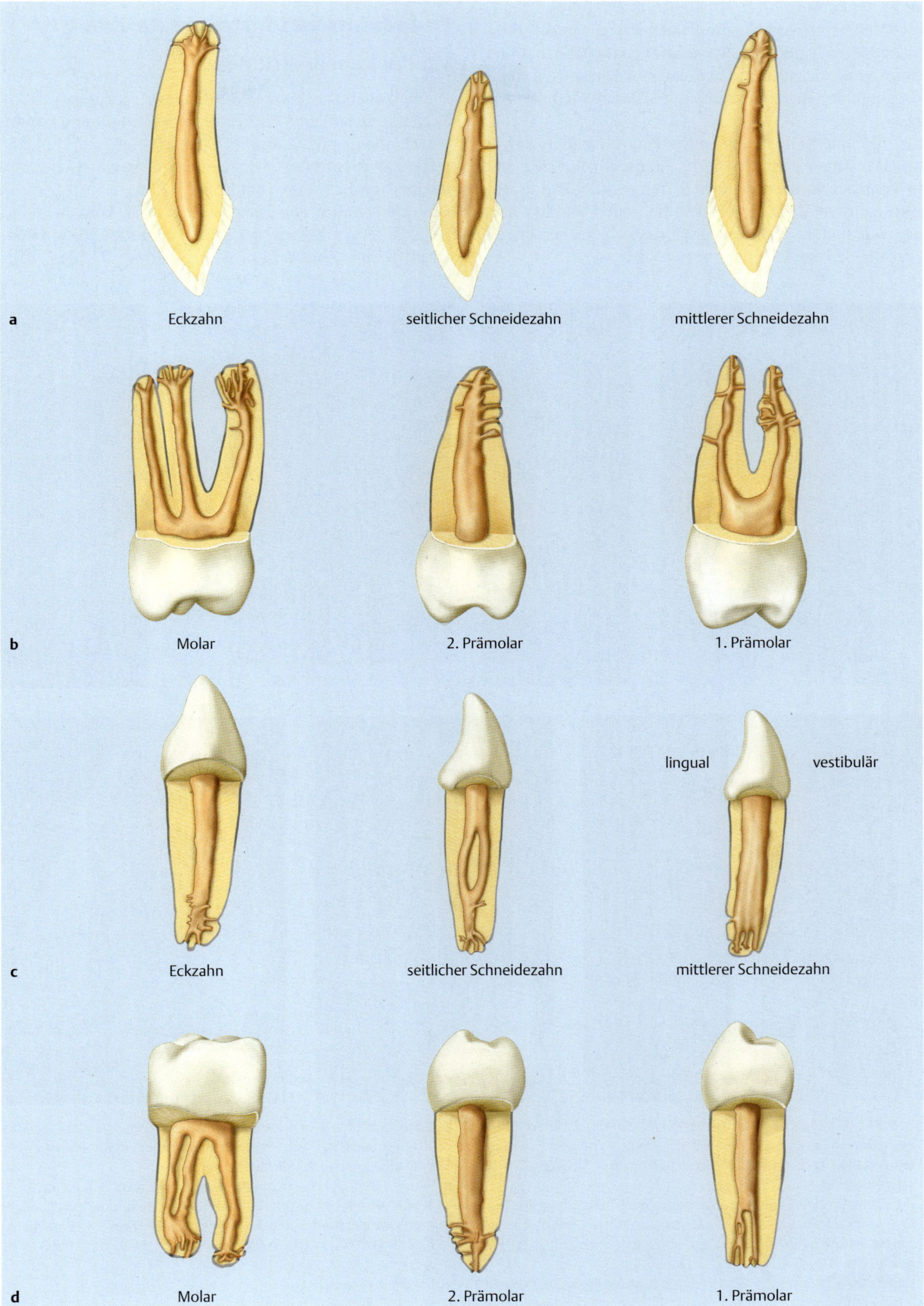
a
Eckzahn
seitlicher Schneidezahn
mittlerer Schneidezahn
b
Molar
2. Prämolar
1. Prämolar
c
lingual
vestibulär
Eckzahn
seitlicher Schneidezahn
mittlerer Schneidezahn
d
Molar
2. Prämolar
1. Prämolar

Aus dieser komplizierten Kanalanatomie ergeben sich ungewollte Misserfolge. Um diese jedoch so gering wie möglich zu halten, sind eine ausreichend große Trepanationsöffnung mit guter Sichtkontrolle sowie gut auswertbare Röntgenbilder auch in exzentrischer Darstellung notwendig.

Eine Besonderheit stellen außerdem C-förmige Kanäle dar. Die Diagnose ist schwierig. Klinische Hinweise sind ein konstant fortbestehender Schmerz, anhaltende Blutung aus dem Kanal sowie konfluierende Lumina nach der Trepanation. Auf dem Röntgenbild erscheinen die Wurzeln eher konisch oder verwachsen.

Endodontisches Instrumentarium

Wurzelkanalinstrumente

Wurzelkanalinstrumente werden aus rostfreiem Stahl, Kohlenstoffstahl oder Nickel-Titan hergestellt und weisen verschiedene physikalische Eigenschaften auf: Kohlenstoffstahl ist spröder, rostfreier Stahl ist elastischer, am flexibelsten ist Nickel-Titan (Abb. 6.**71 d**).

Die Querschnitte von Handinstrumenten können für K-Feilen und Reamer viereckig bzw. dreieckig, rund (Hedström-Feilen, Abb. 6.**71 c**) oder S-förmig (S-Files) sein.

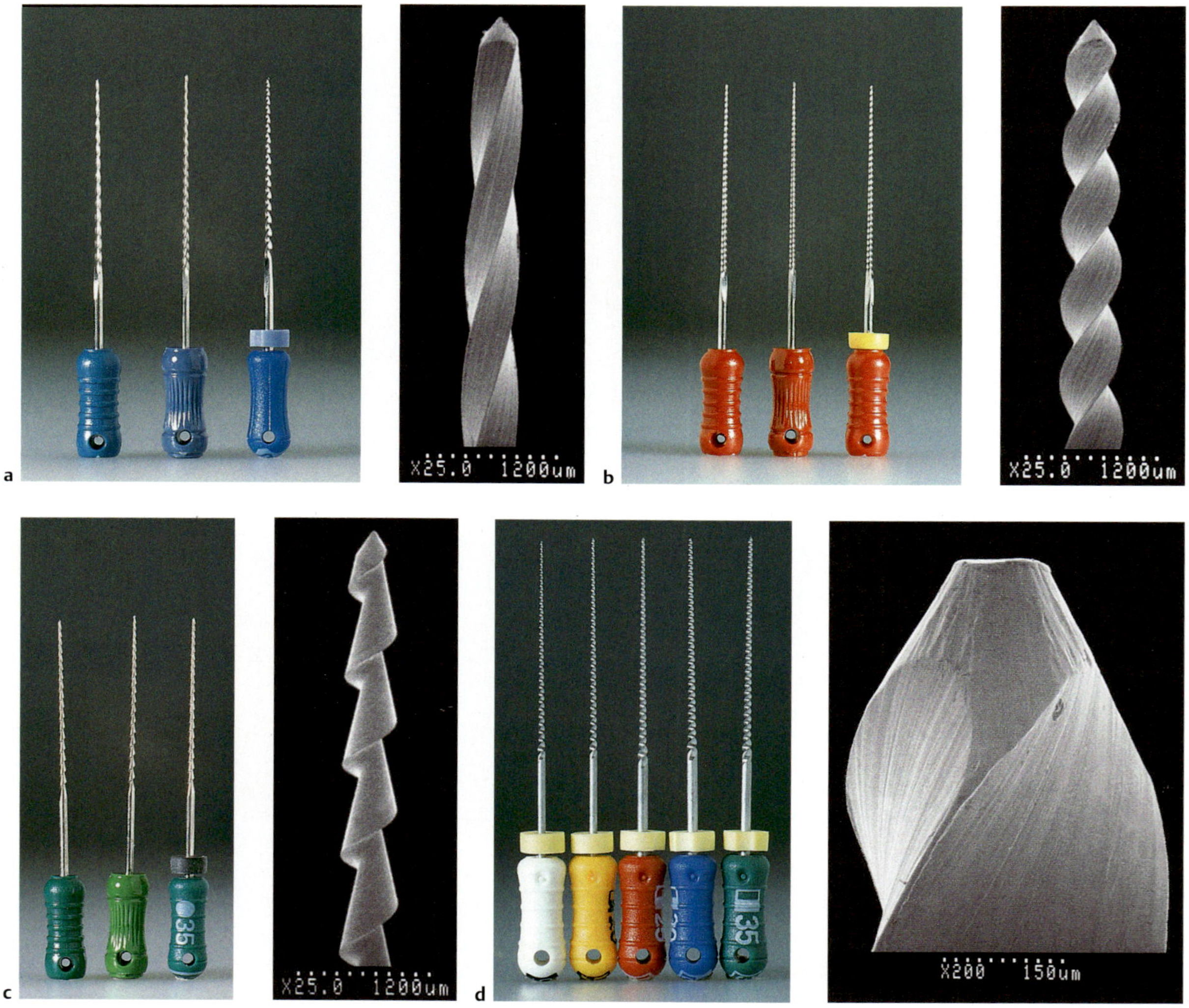

Abb. 6.**71 a–d** Manuelle Instrumente zur Wurzelkanalaufbereitung.

a Reamer werden drehend eingesetzt, um die Kanalwand zu glätten und eine konische Kanalform zu präparieren. Sie weisen 8–16 Schneiden auf.

b K-Feilen werden in Viertelkreisbewegungen drehend, in erster Linie jedoch feilend in kleinen 1-mm-Amplituden eingesetzt. Sie weisen 24–36 Schneidflächen auf, abhängig von der Instrumentenstärke.

c Hedström-Feilen tragen Dentin durch leichte Viertelkreis- und Aufwärtsbewegungen zirkumferent ab. Sie werden aus einem Rundstahl geschliffen mit progressiver Steigung, d. h. zum Instrumentenschaft werden die Schneidflächen tiefer, was der Feile eine ausgezeichnete Flexibilität verleiht.

d Nickel-Titan-Handinstrumente werden drehend in Balanced-Force-Technik eingesetzt und zeichnen sich durch besonders gute Flexibilität auch in gekrümmten Kanälen aus. Die Batt-Spitze einer K-Feile führt das Aufbereitungsinstrument durch den Wurzelkanal.

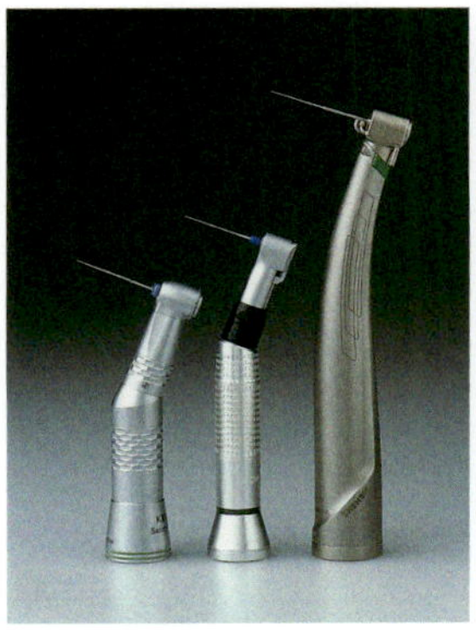
a

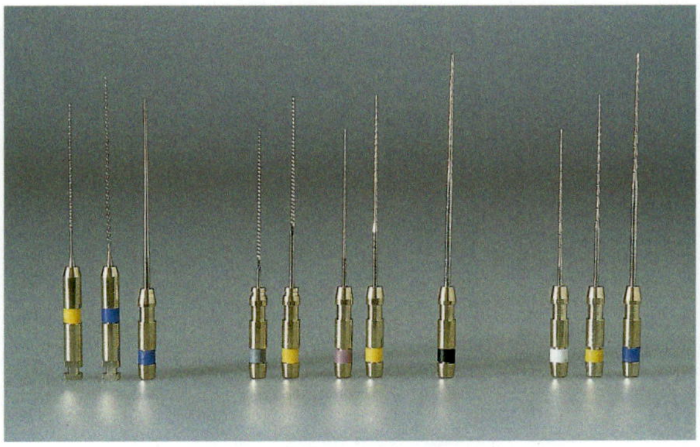
b

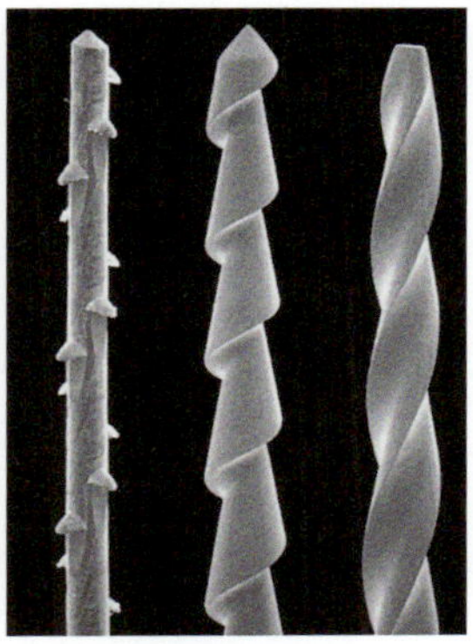
c

Abb. 6.**72a–c** Maschinelle Wurzelkanalaufbereitung.
a Winkelstücke. Von links: Endolift, Giromatic, Canal Leader.
b Stahlinstrumente. Links: Füllspiralen, Lentulo, Spreader, Mitte: K-Feilen, rechts: Hedström-Feilen.
c REM-Aufnahmen: Reibahle (links), Hedström-Feile (Mitte) und K-Feile (rechts) zur maschinellen Bearbeitung des Wurzelkanals.

Die Schneidekante des Wurzelkanalinstruments entsteht durch Drehen entlang der Achse oder Fräsen des Rohlings. Der dreieckige Querschnitt ist bei gedrehten Wurzelkanalinstrumenten flexibler als der viereckige.

Exstirpationsnadeln als Einmalinstrumente werden bis kurz vor das physiologische Foramen eingeführt, um mit voller Drehung die vitale Pulpa in toto zu entfernen. **K-Feilen** (Abb. 6.**71 b**) werden durch Drehung eines vierkantigen, konischen Rohlings hergestellt. **Reamer** (Abb. 6.**71 a**) werden aus einem im Querschnitt drei- bzw. viereckigen Rohling hergestellt und tragen Dentin durch Rotationsbewegungen ab. K-Flex-Feilen werden aus einem im Querschnitt rhombischen Rohling hergestellt.

Wichtigstes Kennzeichen der Flexibilität und der Bruchsicherheit eines Instruments sind das Biegemoment, die Torsion und die Deflektion. Bei der Aufbereitung stark gekrümmter Wurzelkanäle sind die Biegeeigenschaften von entscheidender Bedeutung. Beim Vorbiegen der Instrumente entsprechend dem Kanalverlauf schließt sich einer initialen elastischen Verformung eine plastische Deformation an. Nach der Biegung stellt sich das Instrument nicht mehr in den ursprünglichen Zustand zurück, dies entspricht dem Biegemoment.

Jede plastische Deformation führt zu einer Verfestigung und gleichzeitig zu einer Versprödung metallischer Werkstoffe. Jede Versprödung aber bedeutet Abnahme der plastischen Verformbarkeit bis zum möglichen Instrumentenbruch. Ein einmal plastisch verformtes und dem Wurzelkanal angepasstes Instrument darf nicht zurückgebogen und wiederverwendet werden, da dadurch die Bruchgefahr deutlich ansteigt.

PRAXISTIPP

Wesentlichstes Sicherheitskriterium für schneidende Instrumente ist die Torsion, welche die bei Drehung auf das Instrument einwirkende Kraft misst. Bevor ein Instrument bricht, dreht sich das Profil bei Drehung in Uhrzeigerrichtung auf, ein deformiertes Instrument darf nicht wieder verwendet werden.

Es wird eine Abhängigkeit vom Instrumentenquerschnitt deutlich. Reamer der Größe 35 mit einem Vierkantquerschnitt erreichen einen Torsionswert von 159 Ncm, beim Übergang zum Dreikant bei der Größe 45 nur einen Wert von 139 Ncm, sind also bruchgefährdeter. K-Feilen der Größe 25 (Vierkant) erreichen einen Wert von 81 Ncm, die Flexicut mit einem Dreikant dagegen nur 38 Ncm. Stahlinstrumente mit hoher Flexibilität weisen demzufolge gleichzeitig eine höhere Bruchgefahr auf.

Hauptanforderung an ein endodontisches Instrument ist die Schneidleistung und damit der Dentinabtrag von der Kanaloberfläche. Hedström-Feilen zeigen erwartungsgemäß den besten, Vierkantreamer den geringsten Abtrag. H-Feilen haben eine ca. 14fach bessere Schneidleistung als K-Feilen. Feilen mit 2 oder 3 umlaufenden Schneiden sind erstaunlicherweise weniger effizient als klassische Hedström-Feilen. Es kann aber ein deutlicher Schärfeverlust bei mehrmaligem Gebrauch festgestellt werden:

- Eine Hedström-Feile verliert nach 5-maliger Verwendung bis zu 80% ihrer ursprünglichen Schneidfähigkeit,
- K-Feilen verlieren dagegen nur etwa 55%.
- Stahlinstrumente sollten als Einweginstrumente angesehen, auf keinen Fall aber häufiger als 3-mal eingesetzt werden.

Die Sterilisation im Autoklaven oder mit Heißluft hat keine Auswirkungen auf die Schneidleistung von Instrumenten aus Edelstahl.

Maschinelle Instrumente

Winkelstücke mit gegenseitigen Viertelrotationsbewegungen werden mit Rotationsbewegungen von 90° im Uhrzeiger- bzw. Gegenuhrzeigersinn eingesetzt (Abb. 6.**72a–c**). Nachfolger der Giromatic (1964) sind der Endo-Cursor und Endolift mit zusätzlichen Translationsbewegungen. Giro-pointer, Giro-broach, Giro-Feilen, Heli-Girofeilen können mit diesen Winkelstücken verwendet werden.

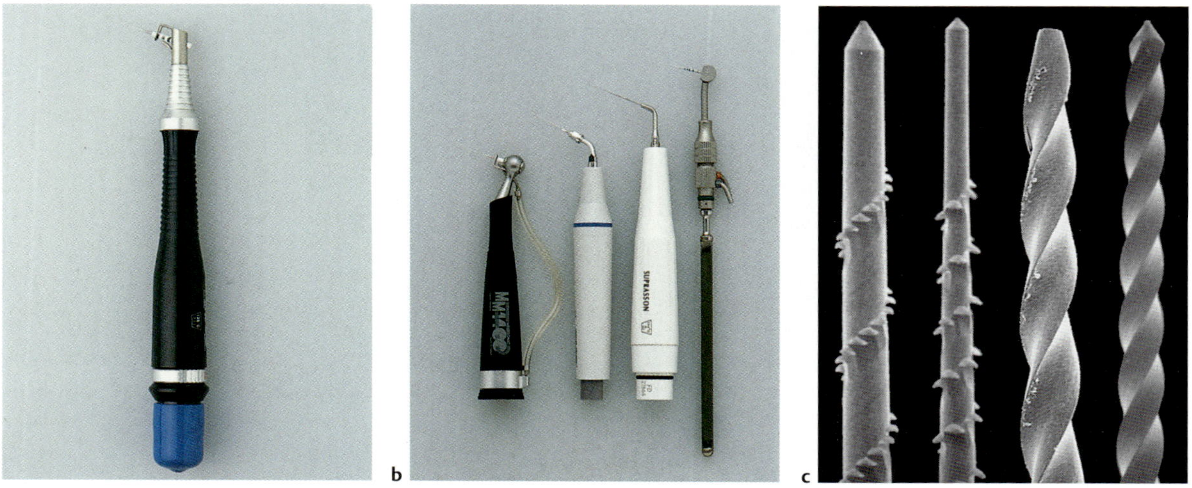

a b c

Abb. 6.**73a–c** Ultraschallgeräte und Instrumente.
a Winkelstück zur Erzeugung von Schallwellen-Schwingungen mit 6000 Hz.
b Ultraschallwinkelstücke (Piezoelektrik bzw. Magnetostriktion) zur Erzeugung von Schwingungen von 25000–40000 Hz.
c Shaper und Rispisonic-Feilen mit spiralig umlaufenden Häkchen sowie Ultraschallfeilen im K-Feilen-Design (REM-Aufnahme).

Der Canal Leader vollführt Translationsbewegungen mit einer Amplitude von 0,4–0,8 mm. Die Rotationsbewegungen sind im Uhrzeiger- und Gegenuhrzeigersinn auf 30° begrenzt. Beide Bewegungen sind von der Geschwindigkeit des Winkelstücks und dem Widerstand der Wurzelkanalwand abhängig.
Das Excalibur-Winkelstück arbeitet mit lateral vibrierenden Bewegungen. Die Instrumente sind modifizierte K-Typ-Feilen, die bei 20000–25000 U/min eingesetzt werden.
Im Schallbereich arbeitende Geräte sind die Sonic Air 1500, die Megasonic 1400 und das Endostar-Winkelstück. Ultraschallgeräte erzeugen durch elektromagnetische oder piezoelektrische Effekte Schwingungen im Wurzelkanalinstrument. Der piezoelektrische Effekt induziert stärkere Schwingungen als die elektromagnetische Methode und bedarf keiner Wasserkühlung. Die Schaftbewegungen verursachen sog. akustische Mikroströmungen mit Turbulenzbereichen im mittleren Schaftteil und an der Spitze des Wurzelkanalinstruments. Bei beiden Ultraschallarten findet die größte Amplitudenbewegung an der Spitze des Wurzelkanalinstruments statt.
Der höhere Reinigungseffekt des Ultraschalls wird durch diese akustischen Mikroströmungen und den permanenten Zufluss der Spüllösung erreicht. Ultraschallgeräte haben sich als sehr geeignet für die Entfernung von Stiftaufbauten und frakturierten Wurzelkanalinstrumenten erwiesen (Abb. 6.**73a–c**).

Nickel-Titan-Instrumente

Für die Anwendung in der Endodontie sind bis heute 2 Titanlegierungen bekannt: Titan-Aluminium- und Nickel-Titan-(NiTi-)Legierungen. Bei beiden Legierungen macht man sich die besonderen Eigenschaften des Metalls Titan zunutze. Titanmaterialien mit der Hauptkomponente Nickel als Grundsubstanz haben sich für die Herstellung von Wurzelkanalinstrumenten durchgesetzt:

- **Nitinol:** Ni steht für Nickel, Ti für Titan und NOL ist der Hersteller der Legierung. Es besteht aus 56 m% Nickel und 44 m% Titan.
- Legierungen aus Titan-Aluminium für Wurzelkanalinstrumente enthalten einen Anteil von etwa 95 m% Titan und 5 m% Aluminium.

Alle Nickel-Titan-Legierungen besitzen einen kleinen Elastizitätsmodul (33–43% gegenüber Edelstahl). Man bezeichnen diese Eigenschaft auch als **Superelastizität** oder **Pseudoelastizität**, d. h. die Instrumente bringen einem mechanischen Druck nur einen geringen Widerstand entgegen und lassen sich leicht verbiegen, ohne dass es zu irreversiblen Deformationen kommt. Des Weiteren haben Titan und zu einem gewissen Anteil auch Nickel-Titan die Eigenschaft, sich in korrosiven Medien sehr schnell zu passivieren. Dies ist eine wesentliche Voraussetzung für die Biokompatibilität eines Metalls.

Präparation der Zugangskavität

MERKE

Die Umrissform der endodontischen Zugangskavität entspricht dem Umriss des Pulpakammerdachs:

- Bei Frontzähnen ist sie lingual lokalisiert.
- Bei Oberkiefer-Schneidezähnen ist sie dreieckig und liegt im Zentrum der palatinalen Fläche.
- Bei Unterkiefermolaren ist sie trapezförmig.

Die initiale Trepanation liegt zentral mit Achsrichtung des Bohrers nach distal, da der Raum über dem distalen Kanal am besten zu lokalisieren ist. Nach Erreichen der Pulpakammer wird die Fräse unter Kontakt mit dem Pulpaboden nach bukkal bewegt, um das überhängende Dach zu entfernen. Die endgültige Form verschafft einen ungehinderten Zugang zu allen Wurzelkanälen (Abb. 6.**74a–f**). Erst dadurch wird ein geradliniges Einführen der Wurzelkanalinstrumente ermöglicht. Da viele Wurzelkanäle im koronalen Anfang gekrümmt sind, muss die zervikale Leiste bzw. die koronale Auswölbung vorsichtig entfernt werden.
Ist die Pulpakammer nur schwer auffindbar, wird mit einem langen Rosenfräser oder einem diamantierten Ultraschallinstrument in der trockenen Kavität in Richtung der vermuteten Kanaleingänge bis in eine Tiefe von 2 mm präpariert. Der Boden der Pulpakammer liegt 1–2 mm unterhalb der Schmelz-Zement-Grenze. Ist eine Lokalisation der Pulpakammer schwierig, kann der Abstand am Röntgenbild ausgemessen und auf den Trepanationsbohrer übertragen werden. Auch eine Parodontalsonde ist für eine Messung hilfreich, um Perforationen zu vermeiden. Anschließend wird der Kanaleingang mit einem Gates-Glidden-Bohrer der Größe 5 durch leicht wischende Bewegungen erweitert und so großzügig dargestellt (Abb. 6.**75a–f**).

Sondierung der Wurzelkanaleingänge

Nach Penetration des Pulpakammerdachs und Präparation der Zugangskavität werden die Wurzelkanaleingänge sondiert. Unterstützt durch eine 6- bis 8fache Lupenbrille oder ein Op-Mikroskop unter Zuhilfenahme eines oberflächenverspiegelten Mundspiegels muss kontrolliert werden, ob ein ungehinderter Zugang zu den Kanälen präpariert worden ist.
Mit einer dünnen, aber festen Sonde wird der Kanaleingang abgetastet. Bleibt die Sonde stecken, so wird anschließend mit einer K-Feile der Größe 10 oder einer Hedström-Feile der Größe 15 geprüft, ob es sich um einen Wurzelkanal handelt. Bei Unsicherheit wird sofort ein elektrisches Längenmessgerät angeschlossen, das Perforationen sicher ausschließen hilft. Erst anschließend kann der Eingangsbereich von koronal beginnend leicht erweitert werden.
Ist der Wurzelkanal nicht auffindbar, muss mit Ultraschall nachpräpariert, die Kavität gespült und getrocknet und ggf. angefärbt werden. Sind die Kanaleingänge obliteriert, orientiert man sich am Pulpaboden: Grau-schwarze Linien weisen die Richtung zu den Kanaleingängen. Bleibt die Sonde in einem vermuteten Wurzelkanal stecken, so kann der Kanaleingang durch eine Aktivierung mittels Ultraschall freipräpariert werden.
Man beginnt anschließend mit einem Instrument der Größe 10 die Kanaleingänge zu lokalisieren. Bei einigen Instrumenten wurde extra für diesen Zweck das sonst 16 mm lange Arbeitsteil erheblich reduziert.

Bestimmung der Arbeitslänge

MERKE

Die Wurzelkanalaufbereitung verfolgt das Ziel, den Kanal von Pulpageweberesten und Bakterien zu säubern und ihm eine Form zu verleihen, die eine Füllung des gesamten Kanals mit einem biologisch inerten Material erlaubt. Die Aufbereitung soll bis zur engsten Stelle des Wurzelkanals, der apikalen Konstriktion, erfolgen.

Die Distanz zwischen apikalem Foramen und der apikalen Konstriktion beträgt im Mittelwert 0,5 mm. Die Wurzelkanalaufbereitung sollte demzufolge 0,5 mm vor dem röntgenologischen Apex enden. Der Apex ist dabei der anatomische Punkt des Zahns, der morphologisch am weitesten von der Inzisalkante bzw. Okklusalfläche entfernt ist, der radiologische Apex dagegen ist der auf dem Röntgenbild am weitesten entfernte Punkt. Seine Position kann von der des anatomischen Apex abweichen.

MERKE

Die genaue Festlegung der Arbeitslänge gehört zu den wichtigsten Arbeitsschritten der endodontischen Behandlung und entscheidet über Erfolg und Misserfolg. Sie kann mittels Röntgenbild sowie durch elektronische Hilfsmittel erfolgen.

Bei **elektrischen Längenmessgeräten** wird eine relative Impedanzmessung eingesetzt. Hierbei werden 2 bei verschiedenen Frequenzen gemessene absolute Impedanzen rechnerisch in Relation gestellt. Die Elektrodenimpedanz kann an der Messinstrumentenspitze als Referenzmessgröße zur Ermittlung der Arbeitslänge genutzt werden.
Die Elektrodenimpedanz ist im Wurzelkanal groß (geringer Stromfluss über die Instrumentenspitze durch den Wurzelkanalquerschnitt) und abhängig von der Wurzelkanalquerschnittsfläche. Sie erreicht an der apikalen Konstriktion ihr Maximum (kleinster Wurzelkanalquerschnitt = größter Ohm'scher und kapazitiver Widerstand). Mit zunehmendem Vorschub des Instruments wird sie plötzlich kleiner (stärkerer Stromfluss in alle Richtungen). Da das Wurzelkanalwanddentin keinen Isolator darstellt, kann lediglich ein Punkt im Bereich zwischen apikaler Konstriktion und Foramen apicale bestimmt werden.
Flüssigkeit im Wurzelkanal ist ein Vorteil und verbessert die Messergebnisse deutlich. Der Wurzelkanal muss demzufolge vor der Messung mit Natriumhypochlorit gespült, die Trepanationsöffnung aber mit einem Wattepellet getrocknet werden.
Die in den neuen Gerätetypen errechnete Elektrodenimpedanz wird über Impedanzquotienten bestimmt und nur noch unwesentlich von im Wurzelkanal vorhandenen Elektrolyten beeinflusst. Die histologisch nachkontrollierten Trefferintervalle für den Bereich zwischen apikaler Konstriktion und Foramen apicale liegen nach entsprechenden Untersuchungen bei über 80%. Die exakte Er-

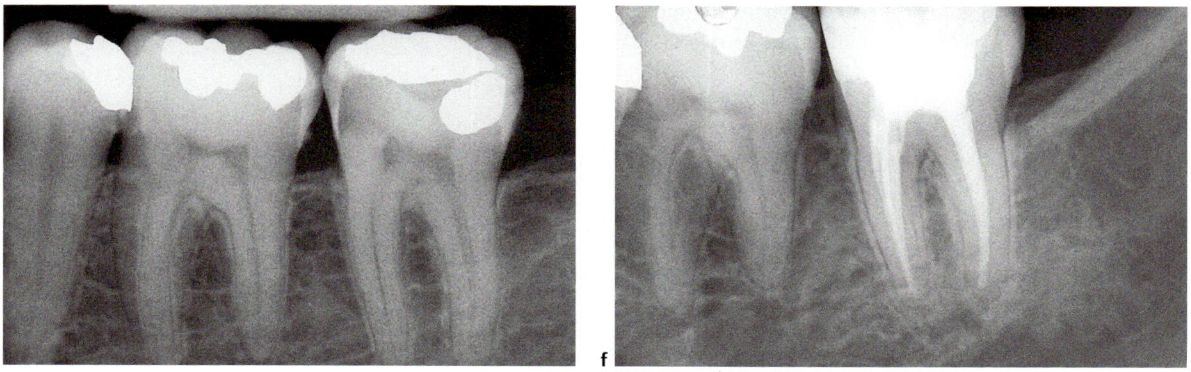

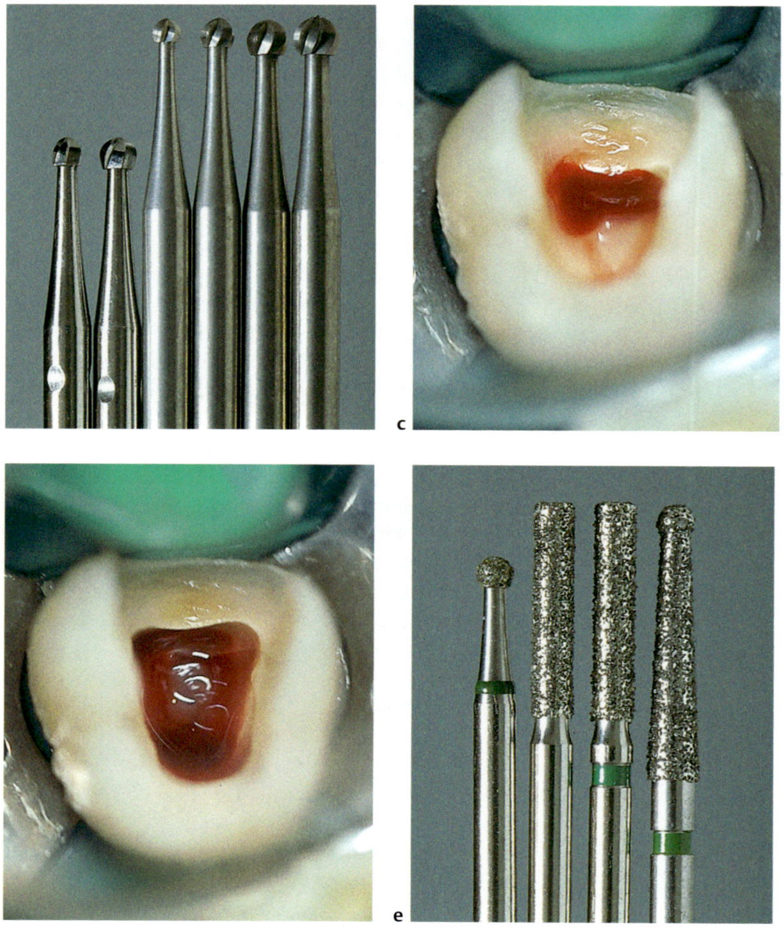

Abb. 6.**74a–f** Wurzelkanalbehandlung eines unteren 2. Molaren mit massivem Karieseinbruch mesial.

a Röntgenaufnahme vor der Behandlung

b Eröffnung der Pulpakammer mit rosenförmigem Fräser.

c Um nicht Bakterien zu verschleppen, wird die Pulpakammer erst nach Kariesentfernung eröffnet.

d, e Nach Abtragen des gesamten Pulpakammerdachs (**d**) wird die Tiefenpräparation und die Umrissform mit diamantierten Schleifkörpern (**e**) zur konischen Ausformung vervollständigt.

f Röntgenkontrolle der Wurzelkanalfüllung.

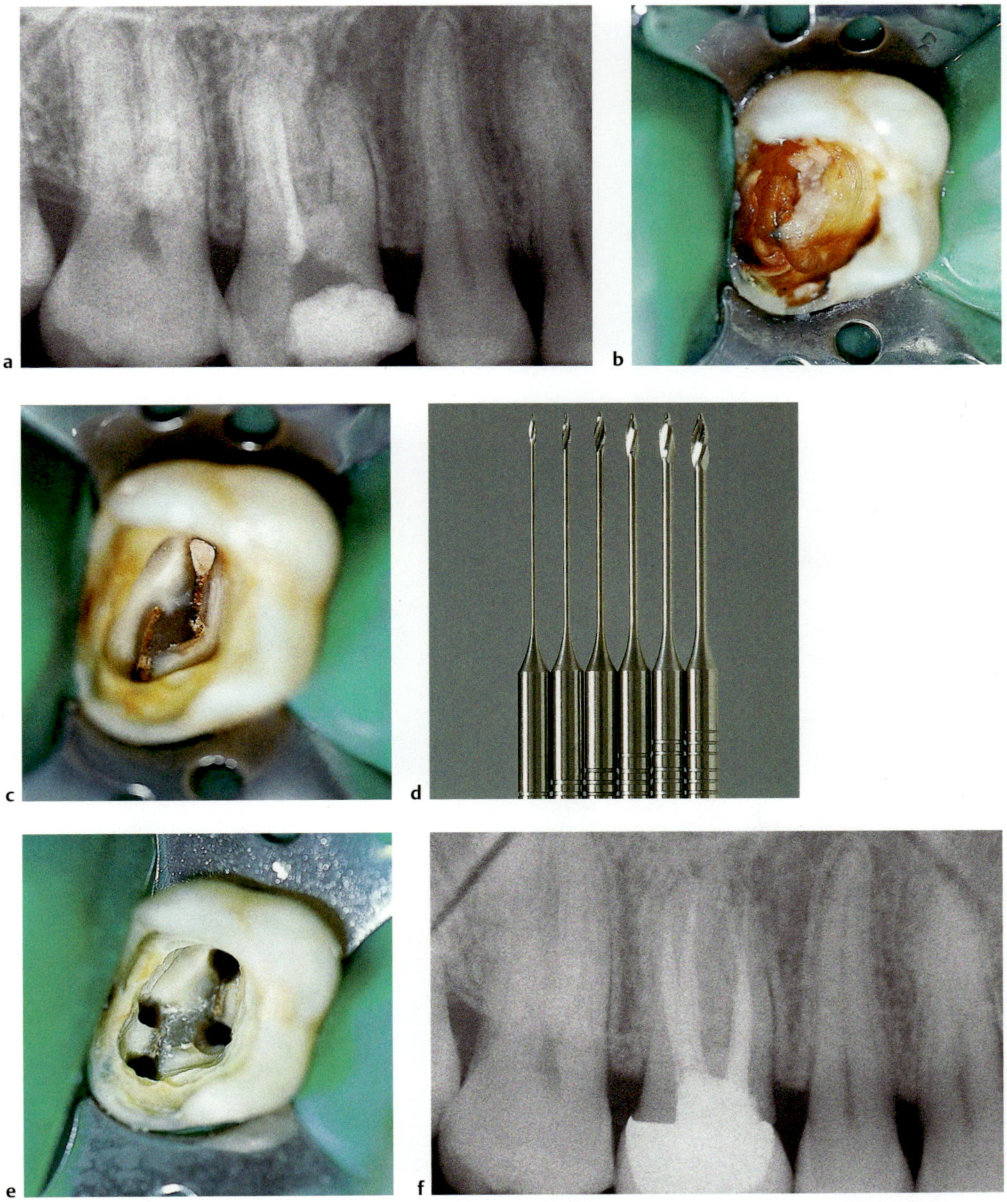

Abb. 6.**75 a–f** Wurzelkanalbehandlung eines oberen 1. Molaren mit insuffizienter Komposit- und Wurzelkanalfüllung.

a Röntgenaufnahme vor der Behandlung.

b Nach Entfernen der Kompositfüllung zeigt sich ausgeprägte Sekundärkaries.

c Komplette Entfernung des erweichten kariösen Dentins sowie Ausformung der Zugangskavität und Darstellung der Kanaleingänge.

d Gates-Glidden-Bohrer werden in leicht wischenden Bewegungen zur koronalen Eingangserweiterung eingesetzt.

e Einblick in die fertig präparierte Zugangskavität mit koronal erweiterten Wurzelkanälen.

f Röntgenkontrolle 4 Jahre nach Abschluss der Wurzelkanalbehandlung.

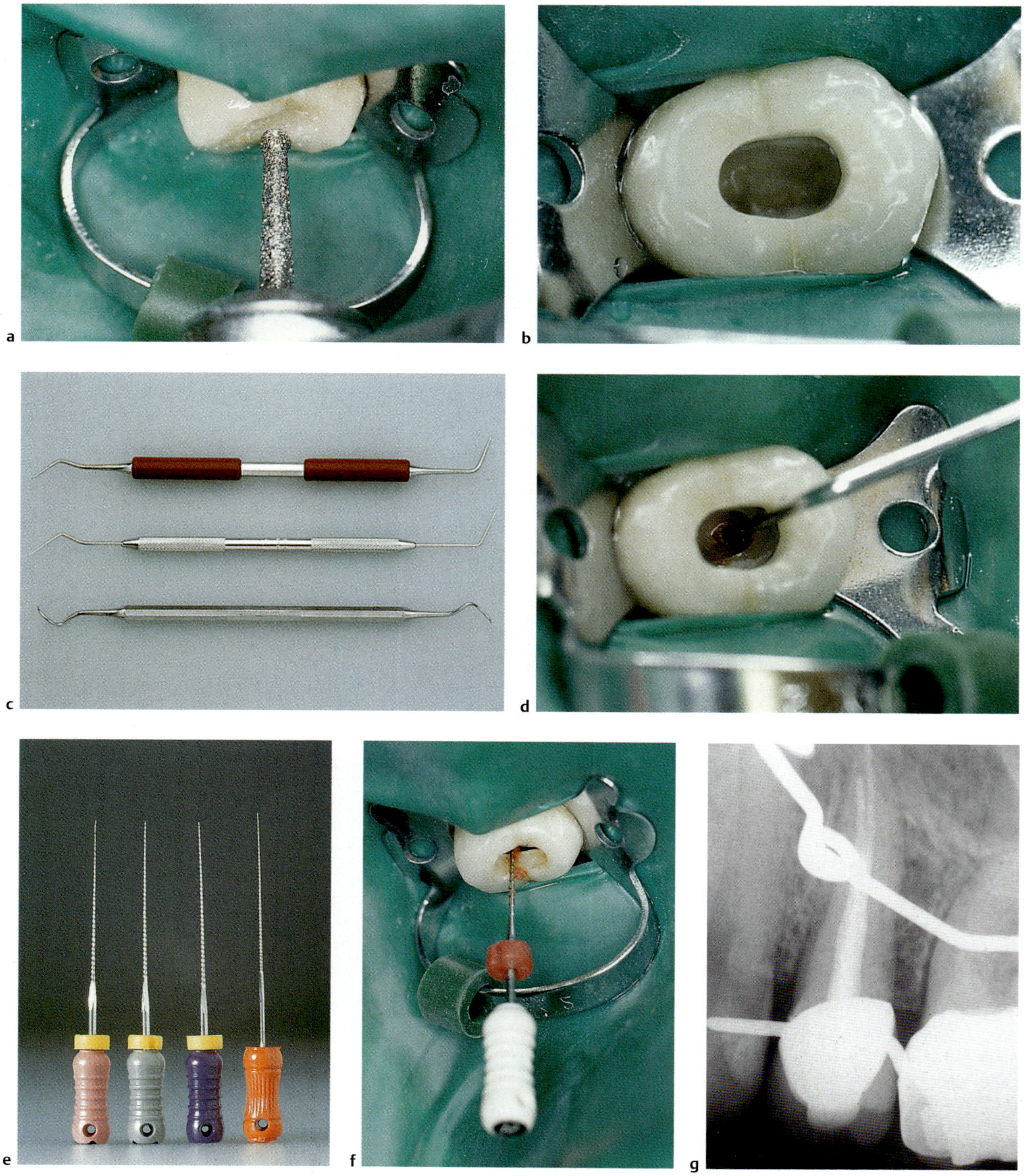

Abb. 6.**76 a–g** Wurzelkanalbehandlung eines oberen 1. Prämolaren.

a, b Trepanation der Zugangskavität mit einem kombinierten Diamantschleifer, mit dem sowohl Tiefengewinn erreicht wird als auch seitliche Kavitätenwände präpariert werden können (**a**). Dabei entsteht die fertige Umrissform der Zugangskavität (**b**).

c–e Die Kanaleingänge werden mit einer überlangen endodontischen Sonde (**c** Mitte u. **d**) lokalisiert. Zum Erzielen eines Gleitpfades wird eine K-Feile der Größe 10 eingesetzt; ist diese zu groß, verwendet man eine Feile der Größe 8 oder 6 (**e**).

f Klemmt die Feile im apikalen Wurzelkanalbereich, so muss zuerst koronal mit einer Hedström-Feile erweitert werden.

g Abschließend erfolgt die radiographische Kontrolle der konischen Wurzelkanalpräparation beider Kanäle.

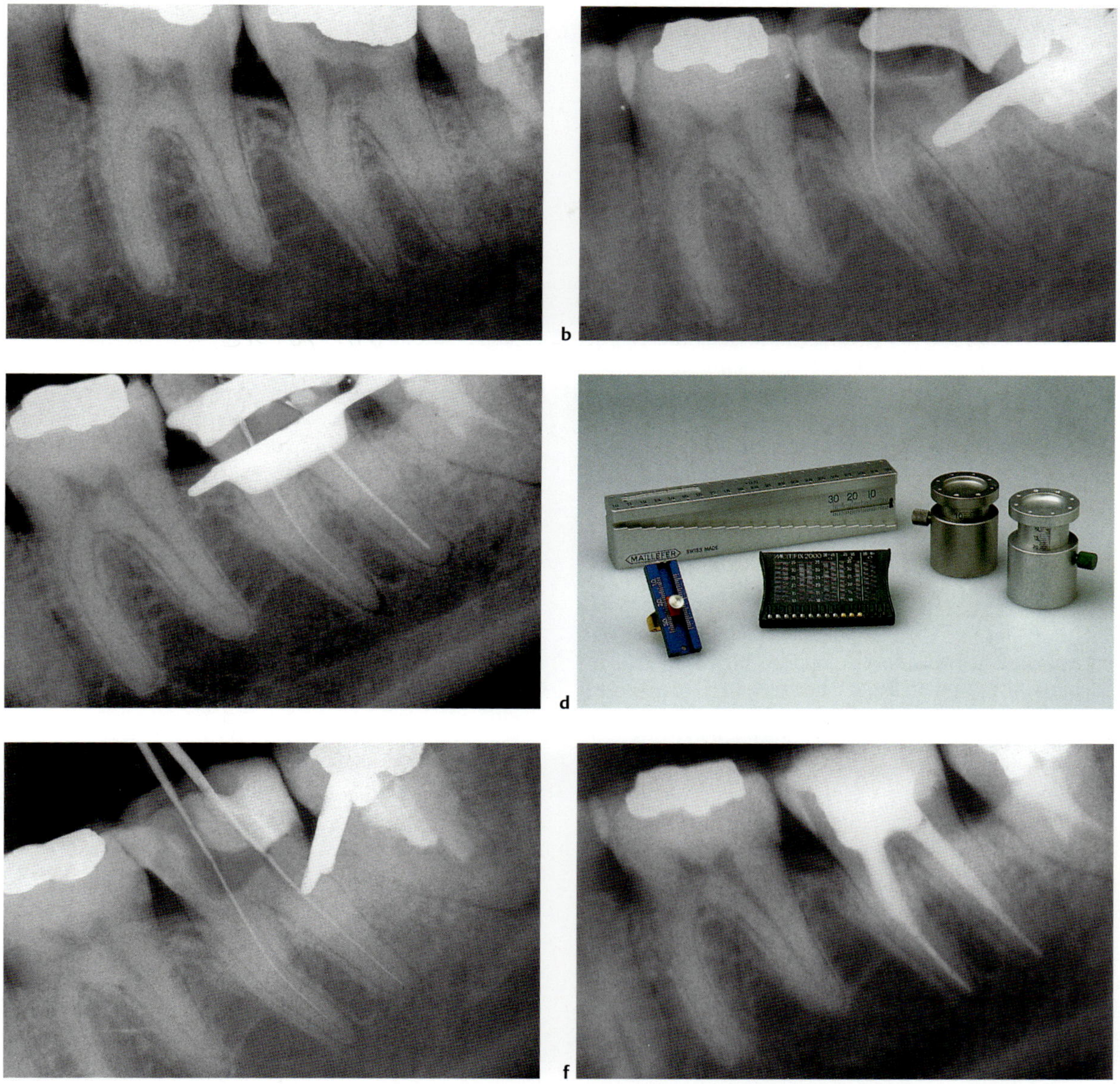

Abb. 6.**77a–f** Wurzelkanalbehandlung des Zahns 47 mit geringer periapikaler Aufhellung.

a Diagnostisches Röntgenbild zur ersten Orientierung über den Abstand zwischen Okklusalfläche und Pulpaboden, über Kanallängen, Kanalkrümmungen und Krümmungswinkel.
b Herstellen eines Gleitpfades mit einer K-Feile der Größe 10. Eine exakte Längenmessung ist erst ab Größe 15 gewährleistet.
c Längenmessung und sich daraus ableitende Längenkorrekturen, die auch direkt auf das Röntgenbild notiert werden können.
d Längenmessgeräte zur Einstellung der Arbeitslänge (Messblock nach Guldener, Messring nach Villa, Messzylinder, Messlehre für Stahlstopper).
e Bei sich überlagernden Kanalkonfigurationen (z. B. mesiobukkal und mesiolingual) können die Längen getrennt gemessen werden, bei Abweichungen über 2 mm sollte eine 2. Röntgenmessaufnahme erfolgen.
f Die Röntgenkontrolle zeigt eine gut adaptierte und in der Länge exakt ausgemessene Wurzelkanalfüllung.

mittlung der apikalen Konstriktion gelingt in etwa 50% der Fälle.

MERKE

Unter klinischen Bedingungen sind Endometriegeräte neuester Generation mit hoher Wahrscheinlichkeit in der Lage, einen Punkt zwischen Konstriktion und Foramen apicale zu bestimmen, und somit der röntgenographischen Längenmessung mindestens ebenbürdig.

Aufbereitung des Wurzelkanals

MERKE

Bei der **apikal-koronalen Technik** wird zuerst der apikale Bereich vollständig aufbereitet und anschließend der Kanal konisch erweitert.

Die erste auf Arbeitslänge innerhalb des Wurzelkanals klemmende Feile wird als **initiale Apikalfeile** bezeichnet. Der Wurzelkanal muss von dieser Größe um etwa 4 weitere Instrumentenstärken durch zirkuläres Feilen aufbereitet werden. In dieser Anfangsphase der Aufbereitung dürfen keine Instrumentengrößen übersprungen werden, da es sonst zu Verblockungen kommen kann. Ein häufiges Rekapitulieren mit der vorangegangenen Feile ist zur Verbesserung der Aufbereitungsqualität zu empfehlen. Auch muss nach jedem Instrumentenwechsel ausreichend gespült werden.

Die zuletzt auf Arbeitslänge instrumentierende Feile, die nur noch weiße Dentinspäne entfernt, wird als **apikale Masterfeile** bezeichnet. Die Größe entspricht später dem Guttapercha-Masterpoint (Hauptstift). Der koronale Teil des Wurzelkanals wird anschließend in Step-back-Technik konisch ausgeformt. Dazu werden die auf die apikale Masterfeile folgenden Feilen um jeweils 1 mm kürzer eingestellt. Eine ständige Rekapitulation mit der initialen Apikalfeile sichert die Durchgängigkeit des Wurzelkanals.

MERKE

Bei der **koronal-apikalen Instrumentation** wird zuerst koronal erweitert und anschließend der apikale Kanalbereich aufbereitet.

Bei der Aufbereitung beginnt man koronal mit größeren Instrumenten. Kleinere Feilen dringen dann immer tiefer in den Kanal ein, bis die kleinste Feile den Apex erreicht. Zuerst wird allerdings auch hier mit einer K-Feile der Größe 10 die Durchgängigkeit des Wurzelkanals festgestellt.

Man beginnt die koronale Erweiterung beispielsweise mit einer K-Feile der Größe 35, die nur wenige Millimeter in den koronalen Anteil eindringen kann, und erweitert vorsichtig durch zirkumferentes Feilen. Danach wird gespült und mit der 15er-Feile die weitere Durchgängigkeit getestet. Dieses ständige Rekapitulieren ist außerordentlich wichtig, um Verblockungen bereits im Ansatz zu vermeiden.

Anschließend dringt eine 30er-Feile einige Millimeter tiefer ein, auch hier ist anschließend eine Rekapitulation notwendig. Danach wird eine 25er-Feile angewendet und kann bereits bis in mittlere Kanalabschnitte vordringen. Die 20er-Feile dringt weiter ein, vorsichtiges zirkumferentes Feilen erweitert bis in diesen Abschnitt. Mit der 15er-Feile erreicht man nun den apikalen Abschnitt, eine 10er-Feile dringt noch tiefer ein und mit einer 08er-Feile ist die apikale Konstriktion erreicht.

MERKE

Die Feilen müssen sorgfältig anhand des ersten diagnostischen Röntgenbildes vorgebogen werden.

FEHLER UND GEFAHREN

Werden die Feilen nicht vorgebogen, so tragen Dreikantfeilen an der Außenseite des gekrümmten Kanals im apikalen Bereich Material ab. Nicht vorgebogene Instrumente erzeugen möglicherweise einen apikalen Trichter und eine Änderung des ursprünglichen Kanalverlaufs.

Nach dieser ersten koronal beginnenden Erweiterung wiederholt man den gleichen Vorgang mit einer um eine Größe stärkeren Feile, d. h. der Größe 40. Kleinere Feilen dringen anschließend tiefer ein und man kann in dieser 2. Aufbereitungssequenz bis zum Apex mit einer Feilengröße 10 erweitern. In einer 3. Sequenz beginnt man koronal bereits mit der Größe 45 und erreicht den Apex mit Größe 15. Diese Sequenzen werden so lange durchgeführt, bis man apikal um 4 Größen erweitert hat, abhängig von der ersten Feilengröße, die den Apex erreicht hat.

Die Aufbereitung des Kanals mit Nickel-Titan-Feilen soll exemplarisch anhand des **Flexmaster**-Systems beschrieben werden: Diese Feilen weisen einen dreieckigen, konvexen Querschnitt mit scharfen Schneidekanten auf. Der im Vergleich zu anderen NiTi-Systemen massive Instrumentenkern soll einen erhöhten Torsionswiderstand und reduzierte Bruchgefahr zumindest im geraden Wurzelkanal garantieren.

Das Instrumentenset besteht aus:

- einer kürzeren, stark konischen Introfeile zur koronalen Erweiterung
- jeweils 3 Feilen mit 6- bzw. 4%iger Konizität in den Größen 20, 25 und 30
- Feilen mit 2%igem Anstieg
- weitere Größen können geordert werden.

Für die Aufbereitung mit diesen Feilen gilt:

- Festlegen der Arbeitslänge nach koronaler Erweiterung
- Einhalten konstanter Drehzahlen von 280 upm
- das Instrument soll sanft auf und ab gleiten, ohne zu stark nach apikal forciert zu werden.

Die Aufbereitung wird in eine Crown-down- und in eine apikale Sequenz unterteilt:

- Für die **koronale Erweiterung** werden Feilen mit 6 und 4% Konizität verwendet, die Apikalpräparation erfolgt mit konischen Feilen mit 2%igem Anstieg.
  - Vor jedem Crown-down-Schritt wird zuerst die Introfeile eingesetzt, mit der man den Kanaleingang sowie die ersten 10–12 mm bis zur Kanalkrümmung schnell erweitern kann.
  - Die blaue Sequenz beginnt mit der blauen Feile 06/30 (Konizität 6%, Größe 30).

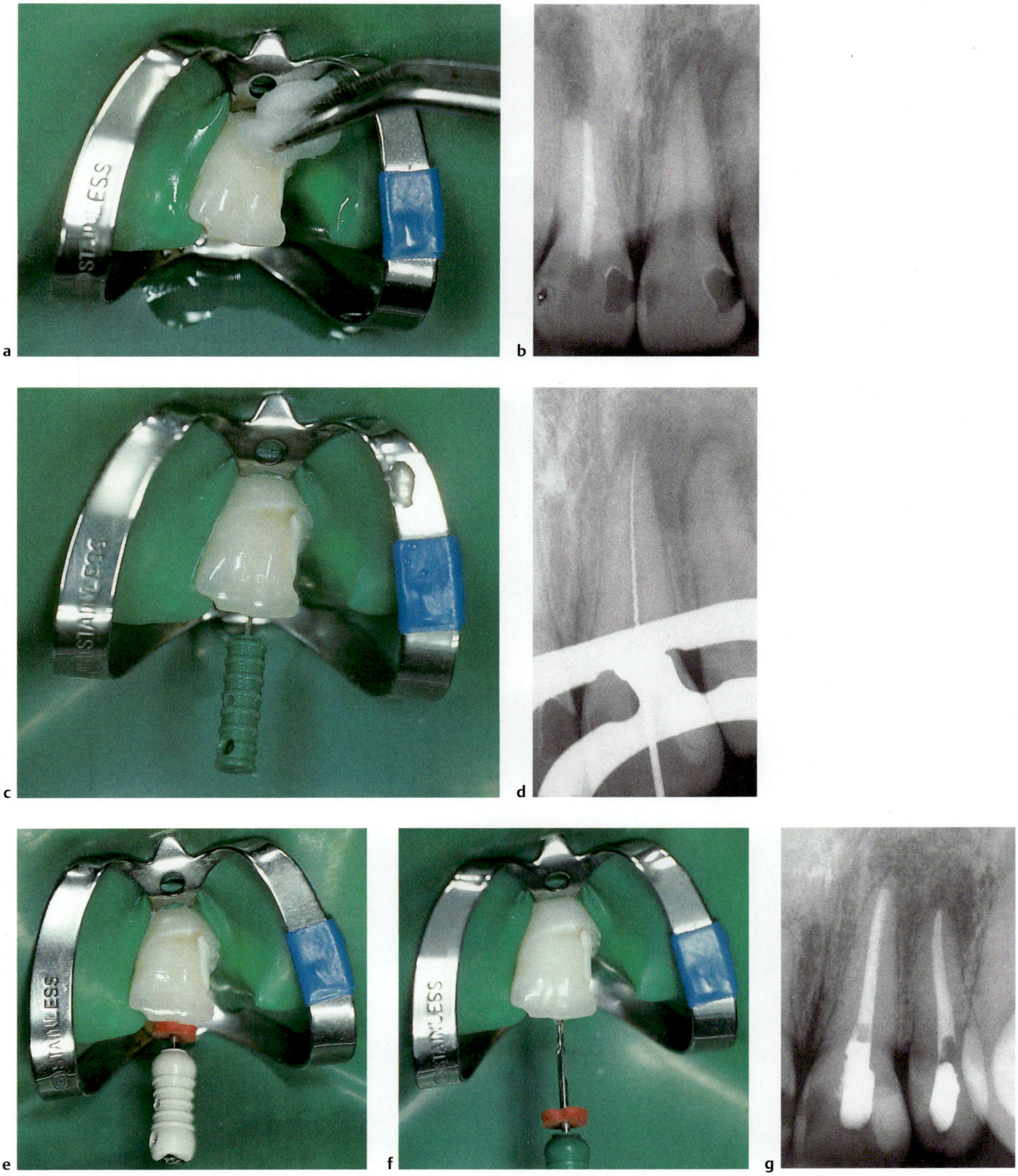

Abb. 6.**78a–g** Wurzelkanalbehandlung der Zähne 21 und 22 bei chronischer apikaler Parodontitis.

a Nach Anlegen von Kofferdam werden dieser und die Zahnoberfläche desinfiziert.

b Das Röntgenbild zeigt eine kirschgroße periapikale Aufhellung an Zahn 21 sowie eine Wurzelkanalbehandlung post resectionem an Zahn 11.

c, d Im Anschluss an die Trepanation werden die Pulpareste mittels Exstirpationsnadel (**c**) durch leichte Drehbewegungen entfernt. Nach Herstellen der Durchgängigkeit wird mit einer K-Feile der Größe 15 die Länge im Röntgenbild bestimmt (**d**).

e–f Die initiale Apikalfeile als erste auf Arbeitslänge klemmende Feile weist die Größe 15 auf (**e**). Danach wird der Wurzelkanal um 4 Größen erweitert. Dabei werden Reamer in einer Rechtsdrehbewegung aus dem Kanal herausgedreht, wodurch dieser konisch geformt und geglättet wird (**f**).

g Die Röntgenkontrolle der Wurzelkanalfüllungen nach 1 Jahr weist eine fast vollständige Reduktion der periapikalen Läsion auf.

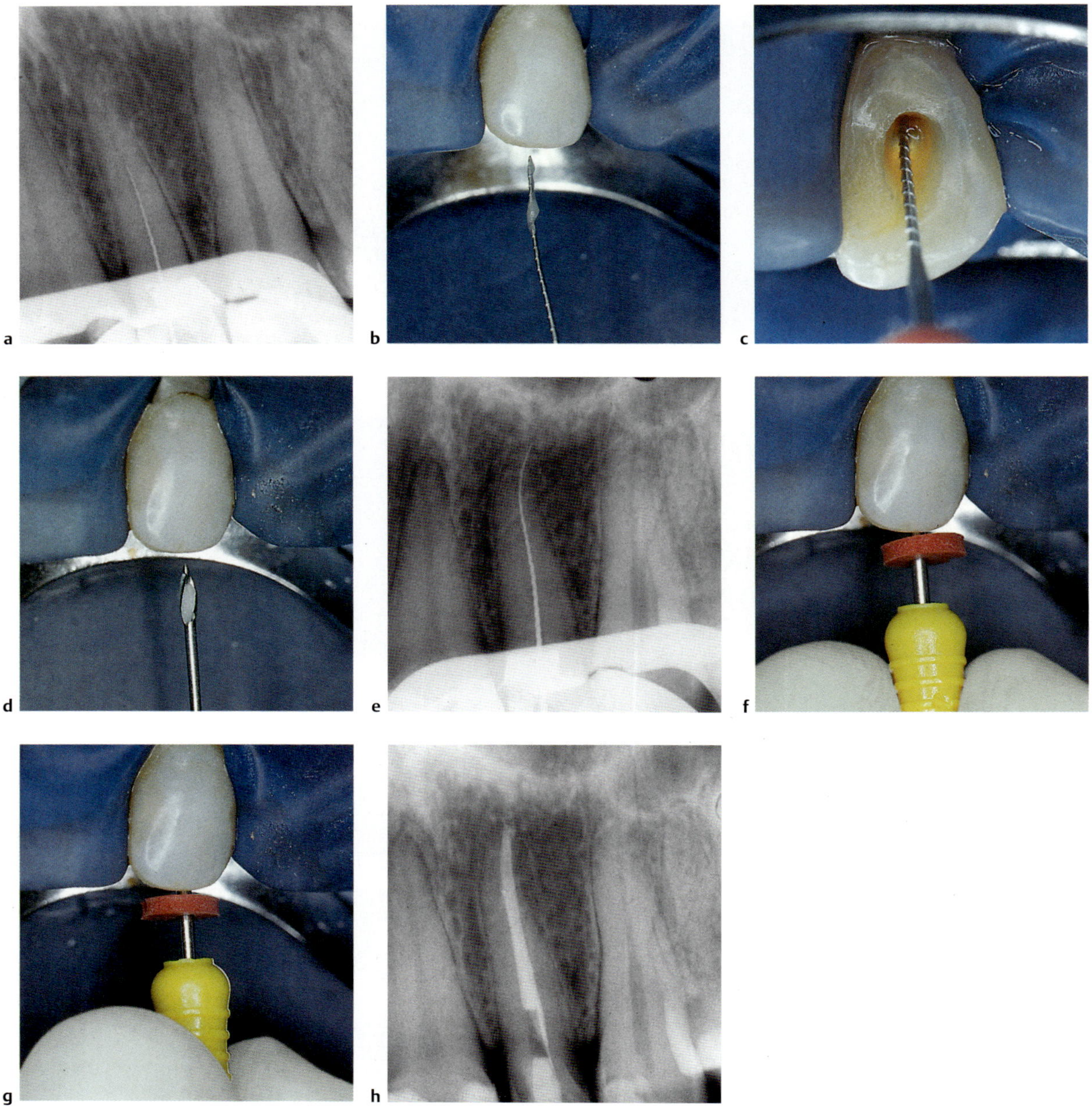

Abb. 6.**79a–h** Aufbereitung eines oberen seitlichen Schneidezahns nach der Step-down-Technik.

a, b Erste Längenmessung nach Prüfung der Durchgängigkeit des Wurzelkanals, die noch nicht vollständig erzielt wurde (**a**). Eine deshalb mit Gleitmittel bestrichene Hedström-Feile erweitert den koronalen und mittleren Wurzelkanal und erleichtert so den weiteren Tiefengewinn (**b**).

c, d Durch zirkumferentes Feilen an der gesamten Kanalwand wird der Wurzelkanal erweitert (**c**). Anschließend werden Gates-Glidden-Bohrer in einer Step-back-Technik eingesetzt (**d**): Größe 1 erreicht den mittleren Kanalbereich, jeder größere Gates-Bohrer wird 1 mm kürzer verwendet.

e, f Mit einer Hedström-Feile der Größe 15 kann nach ausreichender konischer Erweiterung anschließend die Arbeitslänge erreicht werden (**e**). K-Feilen arbeiten auf voller Arbeitslänge in Balanced-Force-Technik: Dazu wird die Feile zuerst nach rechts und anschließend eine Dreivierteldrehung nach links gedreht (**f**).

g, h Anschließend werden die Dentinspäne durch eine halbe Rechtsdrehung aufgenommen und die Feile wird aus dem Kanal entfernt (**g**). Die Röntgenkontrollaufnahme zeigt eine leichte Kanalbegradigung bei kompletter Wurzelkanalfüllung (**h**).

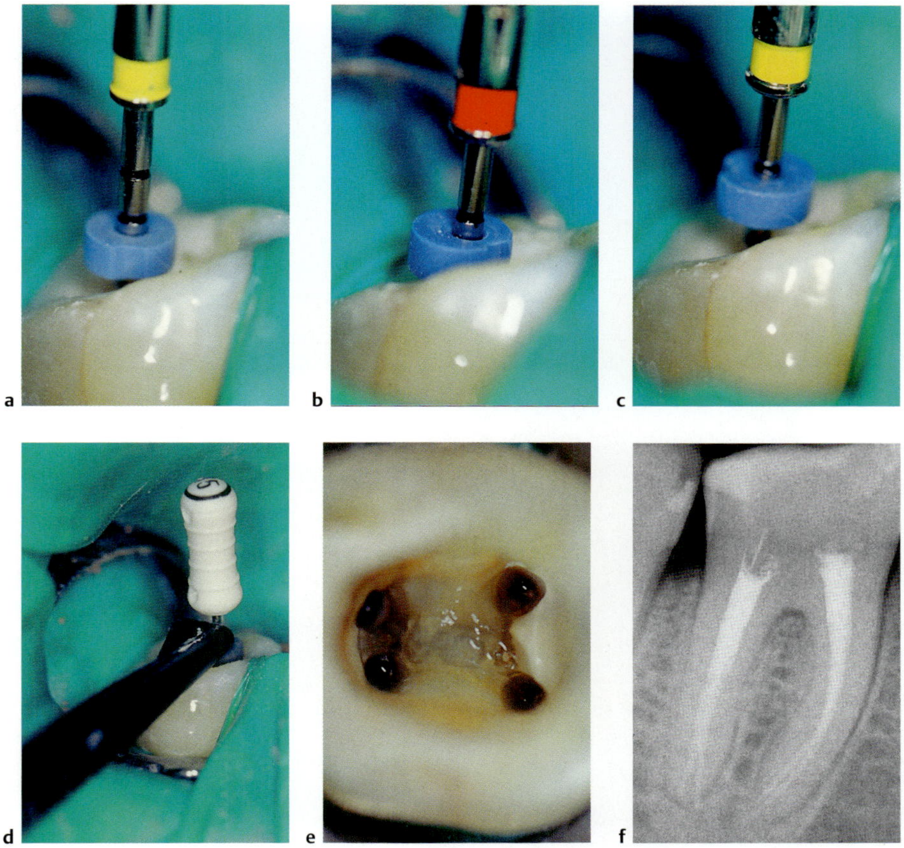

Abb. 6.**80a–f** Maschinelle Aufbereitung mittels NiTi-Feilen in Crown-down-Technik.

a–c Gekrümmte und enge Wurzelkanäle werden zuerst mit einer 6% konischen Feile Größe 20 bis zum Beginn des apikalen Drittels erweitert (**a**). Anschließend dringen Feilen mit 4%iger Konizität weiter in den Kanal ein (**b**). Schließlich bereitet eine 4% konische Feile Größe 20 den Wurzelkanal bis 2 mm vor die apikale Konstriktion auf (**c**).

d–f Die Arbeitslänge wird laufend elektrometrisch ermittelt, bis die apikale Konstriktion erreicht ist (**d**). Danach wird der apikale Bereich um 3 Größen mit 2% konischen Feilen erweitert. Die optische Kontrolle zeigt die kreisrunde Kanalform (**e**). Im Kontrollröntgenbild ist die konische Aufbereitungsform sichtbar, alle 4 Wurzelkanäle sind bis zur apikalen Konstriktion aufbereitet und abgefüllt (**f**).

  - Die rote Feile 06/25 dringt etwas tiefer in den Kanal ein,
  - gefolgt von der gelben Feile 06/20.
  - Die abschließend einzusetzende blaue Feile 04/30 dieser Sequenz überschreitet bereits die Kanalkrümmung und dringt in die apikale Region des Kanals ein.
  - Es folgt die röntgenographische Bestimmung der Arbeitslänge.
- Man beginnt anschließend die **apikale Erweiterung** mit einer Feile der Größe 20 mit 2%iger Konizität und schließt diese je nach Größe des Wurzelkanals mit den Größen 30 oder größer ab.
  Die Feilen werden in einer sanften Auf- und Abwärtsbewegung mit einer Amplitude von etwa 1 mm in den Kanal eingeführt und müssen öfters gereinigt werden, da sie in der Anfangsphase sehr viel Dentin abtragen. Dieses kann sich zwischen den Schneiden ansammeln und führt zu einem Verklemmen der Feilen im Kanal. Auch häufiges Spülen des Kanals mit Natriumhypochlorit ist notwendig.

Spülung des Wurzelkanals

MERKE

Die Wurzelkanalspülung soll Dentinspäne aus dem Kanal herausschwemmen, vitales und nekrotisches Gewebe in den Bereichen auflösen, die der instrumentellen Bearbeitung nicht zugänglich sind, eine Gleitwirkung für die Instrumente erzeugen sowie antibakteriell wirken. Für die Spülung ist eine Substanz zu bevorzugen, die bei möglichst großer antibakterieller Wirkung eine geringe Gewebetoxizität aufweist.

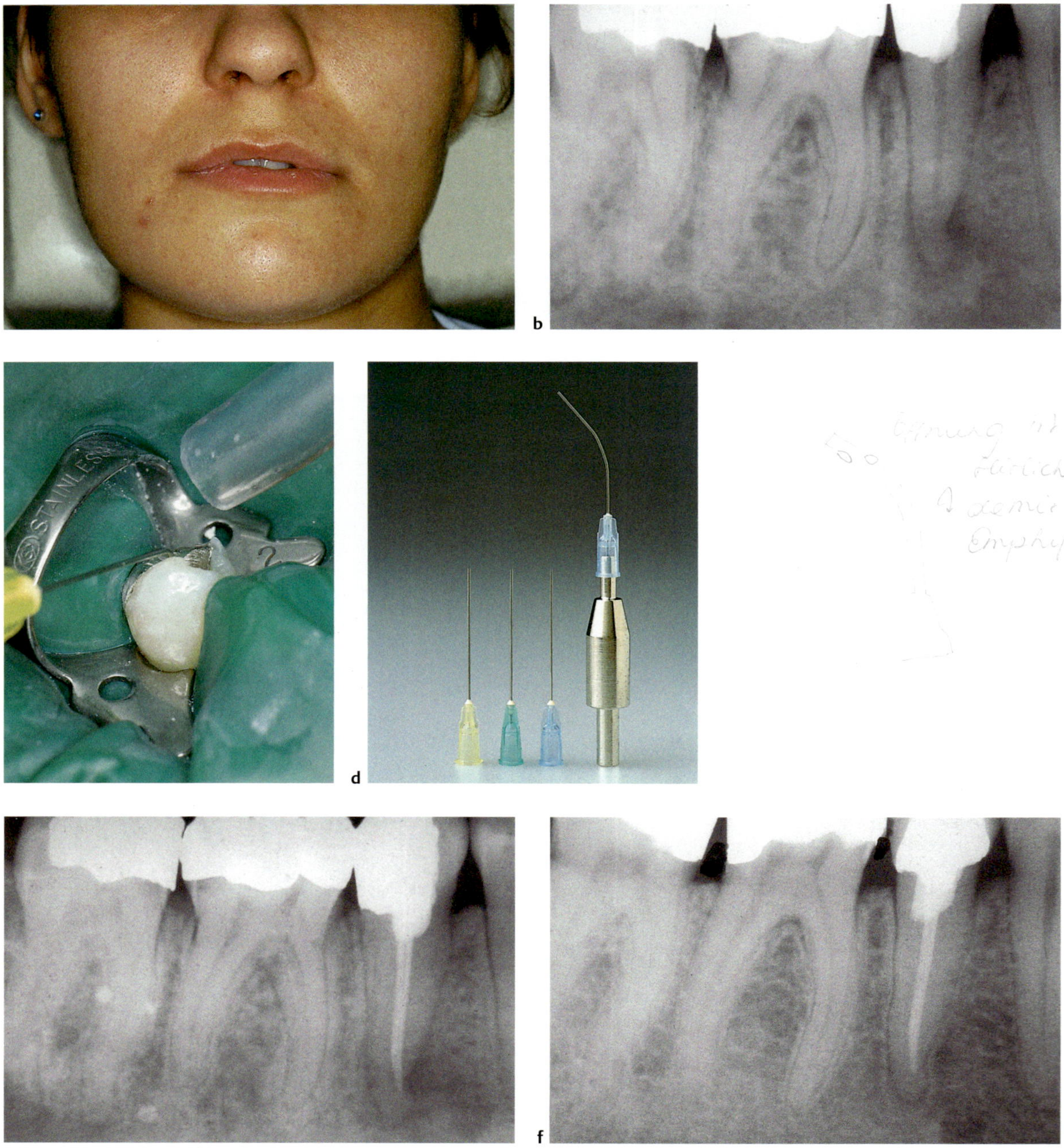

Abb. 6.**81 a–f** Spülregime bei einer Wurzelkanalbehandlung eines Prämolaren mit apikaler Parodontitis.

a Patientin mit Schmerzen und Schwellung am Unterkieferrand.

b Ursache ist die Exazerbation einer chronischen apikalen Parodontitis am unteren 2. Prämolaren.

c Während der Instrumentation des Kanals wird mit 5%iger Natriumhypochlorit-Lösung sowie abschließend mit einer 15%igen EDTA-Lösung gespült, Mindestspülmenge 20 ml.

d Spülkanülen werden leicht vorgebogen, mit einem Sauganstz können Mikropräparationen auch getrocknet werden.

e 3 Monate nach Erstvorstellung zeigt sich eine beginnende Regeneration der periapikalen Läsion.

f Die 2-Jahres-Kontrolle zeigt eine weitere Regeneration der Läsion, der Zahn ist zwischenzeitlich auch prothetisch rekonstruiert worden.

Natriumhypochlorit (NaOCl) ist eine chemisch aktive Spüllösung und wegen seiner Gleit- und Spülungseffekte sowie seiner bakteriziden bzw. gewebeauflösenden Eigenschaften die Spüllösung der Wahl. Es wird in 0,5–5%iger Konzentration eingesetzt. Gegenüber einer 0,5%igen Lösung ist der antibakterielle Effekt einer 5%igen Lösung mehr als 5fach erhöht. Erst nach 2 Stunden ist ein Pulpagewebestück in einer 2%igen Lösung komplett aufgelöst, eine 5%ige Lösung erzielt die gleiche Wirkung bereits nach 10 min. Der auflösende Effekt kann bei Anwendung zusammen mit Ultraschall noch verbessert werden.
Nachteile von Natriumhypochlorit sind, dass es stark ätzend ist, Korrosion von Instrumenten und Geräten verursacht und je nach angewendeter Konzentration bei Kontakt mit dem periapialen Gewebe stark reizend wirken kann. Durch eine sachgemäße Spülung mit Natriumhypochlorit lassen sich diese Nachteile weitgehend eliminieren.
Die Anwendung von **Chelatoren** (Ethylendiamintetraacetat, EDTA) dient der Entfernung der Schmierschicht. Sie sind gute Gleitmittel und bei der Präparation von engen und gekrümmten Wurzelkanälen nützlich, haben jedoch kaum bakterizide Eigenschaften. Durch die Bindung von Calcium an EDTA wird das Dentin weicher. Die Wirkung von EDTA ist aber begrenzt und hängt von der Konzentration und Menge ab.
Die Effektivität der Wurzelkanalspülung lässt sich durch gleichzeitige Anwendung von Ultraschallfeilen steigern. Dies scheint auf mehrere Faktoren zurückzuführen zu sein: Durch die hochfrequent schwingende Feile wird das Spülmittel Natriumhypochlorit bis in die apikale Region des Wurzelkanals transportiert, der Flüssigkeitsaustausch im Kanal wird verbessert und das Spülmittel erwärmt sich.
Microstreaming ist wahrscheinlich der einzige in der Endodontie nutzbare Vorteil. Man versteht darunter die Erzeugung ständig in einer Richtung verlaufender Flüssigkeitszirkulationen in unmittelbarer Nachbarschaft eines kleinen schwingenden Objekts. Es können zahlreiche Wirbel auftreten, deren schnellste an der Spitze des Wurzelkanalinstruments nachweisbar sind. Dieser durch Wirbel erzeugte Effekt besteht in einem gerichteten Flüssigkeitsstrom. Folgen des akustischen Microstreaming können Zersetzung von Bakterien und von Enzymen sein.
Während der Ultraschallanwendung kann die Spüllösung sich nur dann über die gesamte Wurzelkanallänge verteilen, wenn die Feile frei schwingt. Dagegen gelangt das Spülmittel nicht über den ersten Schwingungsknoten, wenn die Schwingungen durch Interferenzen mit der Kanalwand behindert werden.
Mithilfe von Ultraschall konnte bei 70% der Zähne mit apikaler Parodontitis bereits in der 1. Sitzung Keimfreiheit erzielt werden. Wurde mit 1%igem NaOCl gespült, waren 50% der Kanäle bakterienfrei, eine Spülung mit Kochsalzlösung erzielte 20%ige Keimfreiheit.

Zwischeneinlage in den Wurzelkanal

MERKE

Calciumhydroxid, $Ca(OH)_2$, ist eine stark alkalische Substanz (pH-Wert der gesättigten wässrigen Lösung beträgt 12,4). Bis zu seiner allmählichen Umwandlung in Calciumcarbonat wirkt es stark antimikrobiell. Die Mehrzahl pathogener Bakterien ist nicht in der Lage, in einem stark alkalischen Milieu zu überleben. Nach Calciumhydroxid-Einlage sind mehr als 90% der Kanäle bakterienfrei.

In wässriger Lösung dissoziiert Calciumhydroxid in Calcium- und Hydroxylionen. Die antimikrobielle Wirkung beruht auf der Freisetzung von Hydroxylionen. Diese reagieren als stark oxidierend wirkende Radikale mit zahlreichen organischen Stoffen. Diese Reaktion ist unspezifisch und intensiv, sodass die Radikale nur selten vom Applikationsort wegdiffundieren können, da sie bereits vorher schnell gebunden werden. Die letalen Effekte beruhen auf der Zerstörung der Zellmembran, der Denaturierung von Strukturproteinen und Enzymen sowie einer Schädigung der DNA.
Darüber hinaus kann Calciumhydroxid seine antimikrobielle Wirkung auch auf indirektem Wege entfalten. Eine Zwischeneinlage im gesamten Kanalbereich kann als Diffusionsbarriere wirken, welche die Proliferation überlebender Bakterien und die Reinfektion mit Keimen aus der Mundhöhle verhindert. Eine Reinfektion kann erst nach über 40 Tagen stattfinden. Dies limitiert die Liegezeit der Zwischeneinlage.
Calciumhydroxid führt aber nicht immer zur vollständigen Keimelimination. Dies kann dadurch bedingt sein, dass verbliebene Bakterien in Isthmi, Dentinkanälchen oder Ramifikationen durch die Einlagematerialien nicht beeinflusst werden konnten. Zum anderen ist Calciumhydroxid beispielsweise nicht gegen Enterococcus faecalis wirksam. Diese Spezies verdankt ihre Fähigkeit, auch in stark alkalischer Umgebung zu überleben, einer Protonenpumpe, die Protonen in das Zellinnere pumpt und das Zellplasma in einem sauren pH-Bereich hält.

MERKE

Bei Zähnen mit periapikaler Läsion muss eine Primärinfektion mit nekrotischem Pulpagewebe und eine Sekundärinfektion bei endodontischem Misserfolg unterschieden werden.

In Fällen einer **endodontischen Primärinfektion** besteht die Mikroflora vorwiegend aus obligat anaeroben Keimen. In diesen Fällen ist Calciumhydroxid als einziges Einlagemedikament dazu geeignet, fast alle relevanten Bakterien abzutöten.
Die **Mikroflora bei einem endodontischen Misserfolg** unterscheidet sich von der bei Primärinfektion:

- Grampositive Keime dominieren in Fällen einer persistierenden periapikalen Läsion.

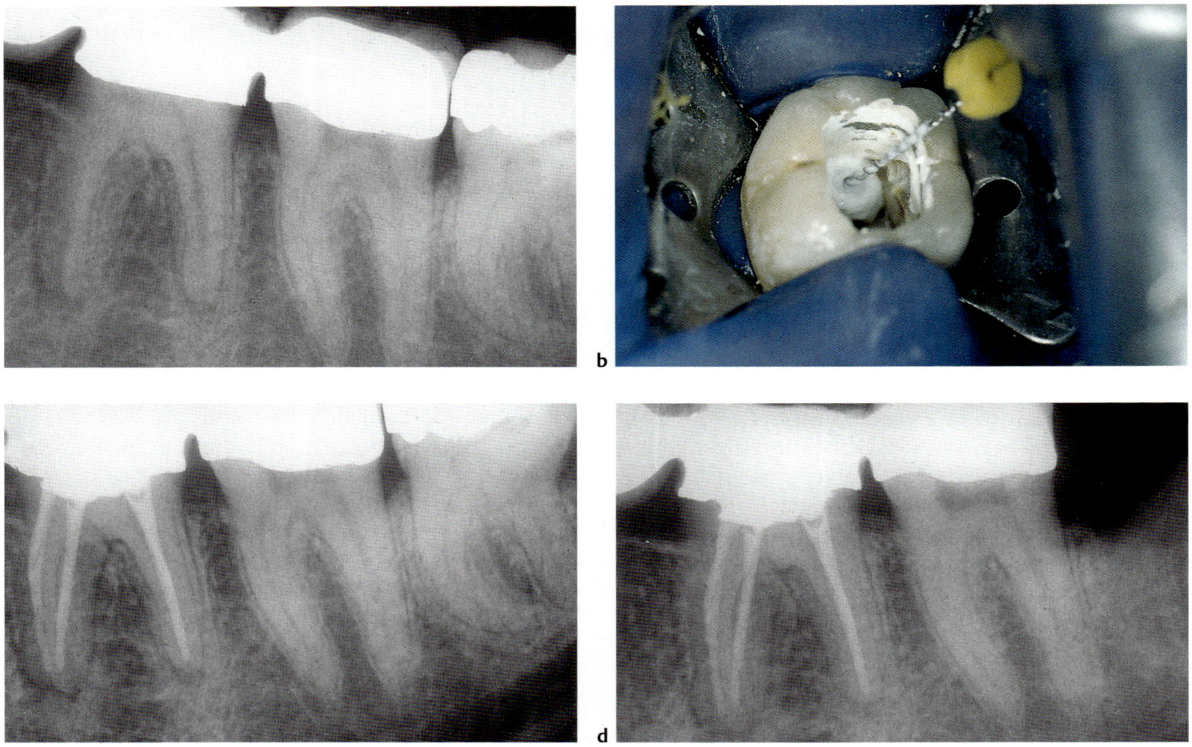

Abb. 6.**82 a–d** Zwischeneinlage bei Infektion des Wurzelkanals.
a Unterer 1. Molar mit ausgedehnter Parodontitis apicalis chronica.
b Nach Aufbereitung und Spülung wird Calciumhydroxid einrotiert und die Trepanationsöffnung verschlossen.
c 6 Monate später zeigt sich nach Wurzelkanalfüllung nur eine geringe Regeneration der periapikalen Läsionen.
d 2 Jahre nach Wurzelkanalfüllung haben sich beide periapikale Läsionen zurückgebildet.

- Enterococcus faecalis war der am häufigsten auftretende Keim beim klinisch symptomlosen Misserfolg, ein Keim, der schwer mit herkömmlichen Mitteln zu bekämpfen ist.

Die mechanische Instrumentation kombiniert mit Natriumhypochlorit bewirkt *keine* Bakterienfreiheit bei endodontischen Misserfolgen. Auch Calciumhydroxid als Zwischeneinlage übt *keine* ausreichende antibakterielle Wirkung gegenüber E. faecalis im Wurzelkanal aus.
Chlorhexidin und Campfer-paramonochlorphenol erwiesen sich dagegen als effizient, wenn Calciumhydroxid mit einer dieser beiden Lösungen angemischt wird. Als Spüllösungen sind sowohl 0,2% Chlorhexidin als auch 5% Natriumhypochlorit bei einer Einwirkzeit von 5 min gleich gut antibakteriell gegen E. faecalis wirksam.

Wurzelkanalfüllung

MERKE

Ziel einer Wurzelkanalfüllung ist die Vermeidung einer bakteriellen Rekontamination. Eine Wurzelkanalfüllung sollte die Eigenschaft haben, das Eindringen und das Bakterienwachstum im Wurzelkanal zu vermeiden, ohne dass das periapikale Gewebe gereizt wird.

Ein optimal geeignetes Wurzelkanalfüllungsmaterial erfüllt folgende Anforderungen:
- bakteriostatisch
- gewebefreundlich gegenüber dem periapikalen Gewebe
- keine systemische Toxizität
- gute Wandständigkeit mit lateralem und vertikalem Verschluss des Wurzelkanals
- dauerhafte Volumenbeständigkeit, keine Schrumpfung
- unempfindlich gegenüber Feuchtigkeit
- röntgenopak
- leicht einführbar und, falls notwendig, leicht entfernbar
- nicht zahnverfärbend.

MERKE

Zu den entscheidenden Auswahlkriterien von Wurzelkanalfüllungsmaterialien gehören die Randdichte und Biokompatibilität.

Guttapercha ist das meistverbreitete Material für die Füllung konisch präparierter Wurzelkanäle. Tabelle 6.**5** zeigt die Zusammensetzung gebräulicher Guttapercha. Sie kann in 2 kristallinen und einer amorphen Phase vor-

Tabelle 6.**5** Durchschnittliche Zusammensetzung zahnärztlicher Guttapercha (in %)

Guttapercha	18,9–21,8
Zinkoxid	59,1–75,3
Metallsulfate	1,0– 4,1
Wachse / Kunststoffe	1,5–17,3

liegen. Die kristalline Phase kann bei ständiger Erwärmung auf 53–59°C in eine amorphe Phase überführt werden. Die exakte Phasenänderungstemperatur der Guttapercha ist von den verschiedenen Herstellungsprozessen abhängig und mit Volumenänderungen assoziiert. Je höher die Erwärmungstemperatur ist, umso stärker ist das Schrumpfen bei der Abkühlung. Dies bedeutet in der Praxis, dass erwärmte Guttapercha ständig kompaktiert werden muss, um die Schrumpfung zu kompensieren.

MERKE

Ziel eines **Wurzelkanalfüllungszements (Sealer)** ist, die irregulären Räume zwischen Wurzelkanalwand und Guttaperchastiften zu füllen.

AH-Plus und Diaket sind die verbreitetsten Wurzelkanalfüllungszemente. Beide binden durch eine Polymerisationsreaktion ab. AH-Plus ist ein Epoxidharz. Sein Vorteil ist die lange Abbindezeit. Diaket ist ein Polyketonpräparat. Viele Wurzelkanalzemente beinhalten Zinkoxid-Eugenol (z. B. Grossman-Sealer, Procosol, Tubliseal, Wachs-Zement und Hermetic). Wurzelkanalfüllungszemente enthalten zusätzlich ein Röntgenkontrastmittel wie Bariumsulfat, Argentum praecipitatum oder Wismutsalze.

FEHLER UND GEFAHREN

Der Gebrauch zytotoxischer Wurzelkanalzemente, die irreversible Knochen-, Weichgewebe- oder Nervenschädigungen hervorrufen können, ist kontraindiziert.

Überfüllungen bis zum Mandibularkanal können Parästhesie und starke Schmerzen zur Folge haben.

Wurzelkanalfüllungszemente können mit Papierspitzen, Feilen oder dem Guttapercha-Hauptstift an die Wurzelkanalwand angebracht werden.

Die zurzeit meistverwendeten **Wurzelkanalfüllungsmethoden** sind:

- Einzelstiftfüllung
- laterale Kondensation
- vertikale Kondensation und
- thermoplastische Guttapercha-Injektion.

Bei der Einzelstiftfüllung kann es durch die Komplexität der Wurzelkanalanatomie zu einer unvollständigen Obturation des Wurzelkanals kommen, die zu späteren Misserfolgen führen kann.

Laterale Kondensation

MERKE

Nach wie vor ist die Wurzelkanalfüllung mittels lateraler Kondensation die am häufigsten eingesetzte Füllmethode mit der am längsten nachgewiesenen Funktionszeit mit klinischem Erfolg.

Ein geeigneter Fingerspreader (Abb. 6.**83a**) wird ausgewählt, der 1 mm vor Erreichen der Arbeitslänge Wandkontakt haben soll. Die Länge kann mittels Stopper markiert werden. Entsprechend der Größe der apikalen Meisterfeilen werden die Guttapercha-Hauptstifte ausgesucht und die Länge und Lage in den Wurzelkanälen wird mittels Röntgenmessaufnahme bestimmt.

Die Länge der Guttaperchastifte wird mit einem Pinzetteneindruck übertragen. Anschließend wird der mit einem Sealer bestrichene Guttaperchastift langsam bis zum koronalen Referenzpunkt in den Wurzelkanal eingeschoben. Der Nitinol-Spreader (Abb. 6.**83b**) wird bis zur Stoppermarkierung mit höherem Kraftaufwand in den Wurzelkanal eingeführt, anschließend für wenigstens 5 s belassen und leicht drehend entfernt.

Dringt der Spreader während des Einprobierens nicht tief genug in den Wurzelkanal ein, liegt meist eine falsche Gestaltung des Wurzelkanals vor. Des Weiteren kann die Ursache in einer falschen Spreadergröße liegen. Klemmt das Kondensierinstrument in mittleren Kanalbereichen, sollte koronal mit Gates-Glidden-Bohrern stärker erweitert werden oder es wird ein kleinerer Spreader ausgewählt. Keilförmige Spreader sind auch wegen der Gefahr einer vertikalen Zahnfraktur nicht indiziert.

Während der Kondensation kommt es beim Einführen des Spreaders nicht nur zur Lateralverformung, sondern auch zu einer Apikalverschiebung der Guttapercha. Die gesamte Elongation ist mit einem Durchschnittswert von 0,3 mm allerdings gering, an der Spitze des Guttaperchastifts können aber auch Verschiebungen von 0,7 mm auftreten.

In den entstandenen Hohlraum wird ein genormter Guttapercha-Zusatzstift der Größe 20 eingeschoben. Alle Zusatzstifte werden an der Spitze kurz durch den Sealer gezogen und erst anschließend in den Kanal eingeführt. Zwischen Guttaperchastift und Dentinkanalwand wird wiederum der gleiche Fingerspreader in den Kanal eingeführt und mit Kraft nach apikal möglichst bis in die ausgemessene Tiefe eingeführt und anschließend durch Drehbewegungen entfernt: Die Guttapercha ist an die Kanalwand und den 1. Stift gepresst (Abb. 6.**84a–i**).

Um Verfärbungen der Zahnkrone durch Wurzelkanalfüllmaterial zu vermeiden, muss die Füllung 2 mm unterhalb der Schmelz-Zement-Grenze heiß abgetrennt werden. Hilfreich zum Stopfen ist ein längenmarkierter Plugger. Da die Guttapercha nach dem Abtrennen auf einer Länge

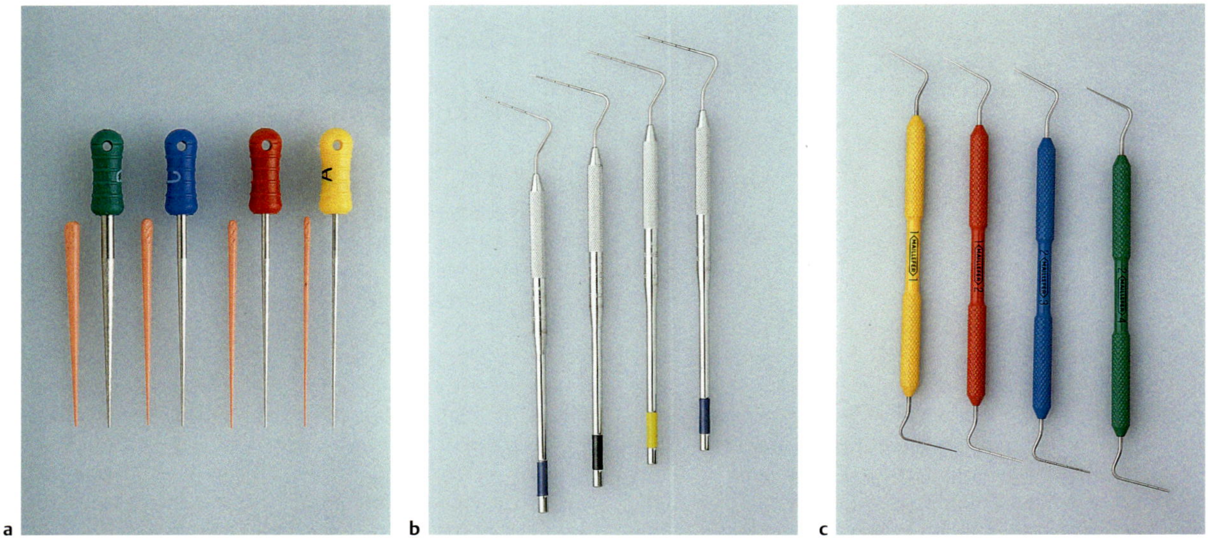

Abb. 6.**83a–c** Guttaperchastifte und Fingerspreader zur lateralen Kondensation (**a**), Handspreader zur Wurzelkanalfüllung im Seitenzahnbereich (**b**), Plugger zur vertikalen Kondensation von Guttapercha (**c**).

von 4 mm plastisch verformbar ist, kann die Restguttapercha gut in den Kanaleingang hineinkondensiert werden. Die Wurzelkanalfüllung wird zum Schluss nach Legen einer Deckfüllung im Röntgenbild (Abb. 6.**84h**) kontrolliert.

Vertikale Kondensation

Bei der vertikalen Kondensation besteht das Instrumentarium aus einem Pluggerset (Abb. 6.**83c**) von 9 Instrumenten. Der kleinste Plugger sollte bis auf 4–5 mm an das apikale Foramen heranreichen. Im koronalen Drittel muss der dickste Plugger ohne Berühren der Kanalwand arbeiten können, ein schmalerer Plugger wird für das mittlere Kanaldrittel ausgewählt. Die Plugger werden vor Einprobe des Masterpoints ausgewählt. Zur Erwärmung der Guttapercha kann ein über der Flamme erhitzter Spreader verwendet werden. Besser sind jedoch Hitzegeräte.

Der nichtstandardisierte Masterpoint wird bis zur vollen Arbeitslänge einprobiert und die Lage mittels Röntgenbild kontrolliert. Danach wird er aus dem Wurzelkanal entfernt und zeigt beim Zurückziehen einen geringen apikalen Widerstand. Bevor anschließend der Guttaperchastift wieder eingesetzt wird, schneidet man noch 0,5 mm von der Spitze ab. Sind Sealer und Masterpoint eingesetzt, beginnt man in der 1. Phase mit dem heißen Abtrennen der Guttapercha in Höhe des Kanaleingangs und der 1. Kondensation mit dem stärksten Plugger (Abb. 6.**85a–d**). Nach der 1. vertikalen Kondensation wird die erhitzte Sonde erneut in die Guttapercha eingeführt. Ein kleinerer Plugger dringt tiefer in den Wurzelkanal ein und kondensiert die erwärmte Guttapercha, die sich dabei dreidimensional über eine Strecke von 4–5 mm verteilt und auch Seitenkanäle erreichen kann.

Während des letzten Erwärmvorgangs erreicht die Hitzesonde den apikalen Bereich. Der dünnste Plugger wird maximal 5 mm bis an die apikale Konstriktion herangeführt und füllt während der Kondensation feine Verzweigungen des apikalen Deltas (vgl. Abb. 6.**70a–d**).

Nach Abschluss der 1. Phase der vertikalen Kondensation schließt sich entweder das Einpassen eines Stiftaufbaus an oder der Wurzelkanal wird koronal vollständig mit Guttapercha gefüllt. Dazu kann eine Guttaperchapistole (Obtura) eingesetzt werden.

Abb. 6.**84a–i** Wurzelkanalfüllung mittels lateraler Guttapercha-Kondensationstechnik. ▷

a Zustand vor Behandlungsbeginn im Röntgenbild.

b In den aufbereiteten Kanal wird ein Guttapercha-Masterpoint der Größe 30 so eingepasst, dass beim Herausziehen ein geringer Widerstand verspürt wird.

c Anschließend wird der Sealer angemischt und die Konsistenz mit dem Spateltest geprüft.

d Der mit Sealer benetzte Masterpoint wird langsam bis zur Längenmarkierung in den getrockneten Kanal eingeschoben.

e Ein Nickel-Titan-Fingerspreader kondensiert den Guttaperchastift an die Kanalwand.

f In den entstandenen Hohlraum wird ein 2., kleinerer Guttaperchastift eingeschoben und an Kanalwand und 1. Guttaperchastift ankondensiert.

g–i Die fertig kondensierte Wurzelkanalfüllung (**g**) wird anschließend koronal mit einem heißen Instrument in Höhe des Kanaleingangs abgetrennt. Röntgenkontrolle der Homogenität der Wurzelkanalfüllung (**h**). Die 2-Jahres-Kontrolle ohne radiographischen periapikalen Befund weist den Erfolg nach (**i**).

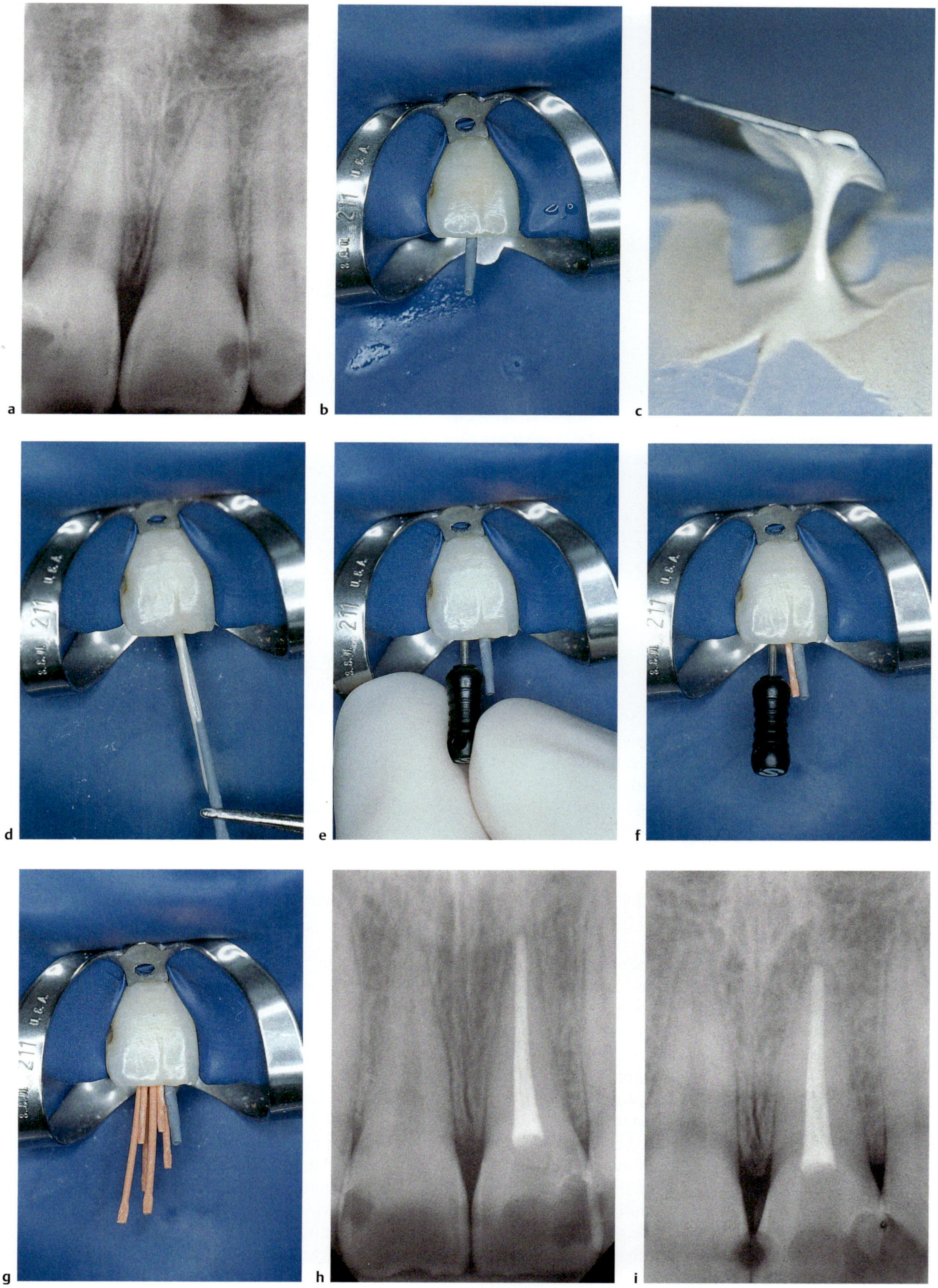
a
b
c
d
e
f
g
h
i

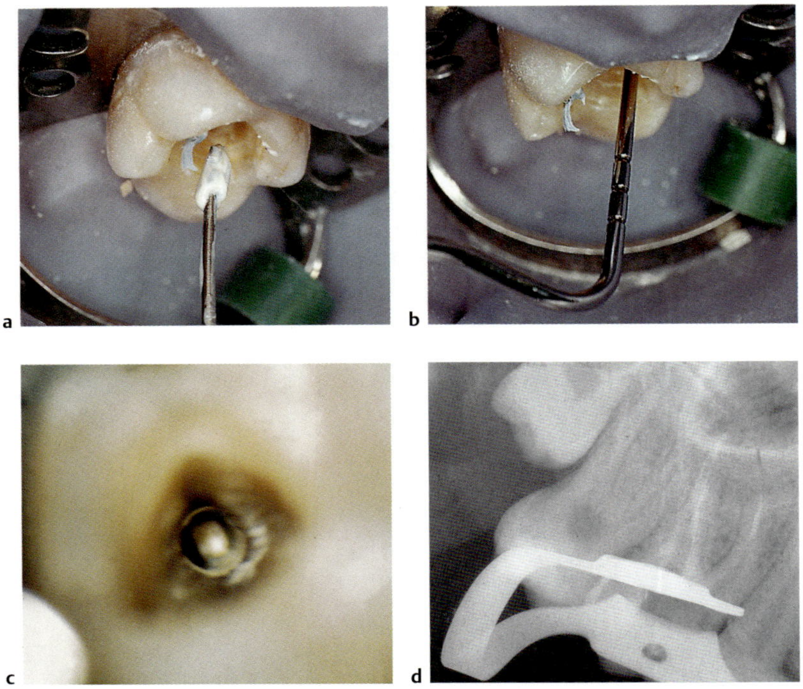

Abb. 6.**85 a–d** Wurzelkanalfüllung mittels vertikaler Guttapercha-Kondensationstechnik.
a Heißes Abtrennen des eingepassten Guttaperchastifts, der dadurch auf einer Tiefe von 4 mm plastisch verformbar wird.
b Anschließend wird die Guttapercha mit dem größten Plugger nach apikal kondensiert (down-pack).
c Mikroskopischer Einblick in die bis apikal kondensierte Guttapercha, Ziel ist das Abfüllen auch von Seitenkanälen und apikalen Ramifikationen.
d Röntgenkontrolle der 1. Phase der vertikalen Kondensation, in deren Folge die Kanäle apikal mit Guttapercha gefüllt sind. Der Rest des Kanals wird anschließend mit Guttapercha komplett abgefüllt (back-pack).

Revisionen endodontischer Behandlungen

Indikationen

MERKE

- Wurzelkanalbehandelte Zähne mit periapikalen Läsionen, die in einem Zeitraum von 4 Jahren nicht rückläufig sind oder sich neu bilden
- klinische Symptome wie Perkussion, apikaler Druckdolenz, Fistelbildung oder Weichteilschwellung als Folgen einer akuten apikalen Parodontitis
- bei prothetischer Neuversorgung: mangelhafte Wurzelkanalfüllungen auch ohne klinische Symptome einer Exazerbation.

Der Erfolg der Revision einer Guttaperchafüllung hängt von der Qualität der Kondensation, der Länge der Füllung und der Krümmung des Kanals ab. Koronale Anteile werden mit einer heißen Sonde erweicht und entfernt. Anschließend wird ein Guttaperchaanteil von 3–5 mm mit einem Gates-Glidden-Bohrer herausgebohrt, um Platz für die Applikation eines Lösungsmittels, z. B. **Eucalyptol**, zu schaffen. Das Anlösen der Guttapercha ist indiziert, wenn die Füllung gut verdichtet und nicht überpresst ist. Anschließend wird das Füllmittel zuerst mit Hedström-Feilen und danach beispielsweise mit Nickel-Titan-Feilen mit 6%iger Konizität entfernt (Abb. 6.**86 a–h**).
Ist der Bereich 2 mm vor der apikalen Konstriktion erreicht, beginnt man mit der kompletten Ausformung des Wurzelkanals. Dazu werden die Kanäle außer mit einer 5%igen **Natriumhypochlorit**-Lösung abwechselnd auch mit 0,2%igem **Chlorhexidin** gespült, da mit der Anwesenheit von E. faecalis zu rechnen ist. Nach der Längenfestlegung wird der Wurzelkanal komplett instrumentiert. Der Wurzelkanal sollte bei einer Revision nicht in der gleichen Sitzung verschlossen werden. Als Einlage wird für ca. 4 Wochen **Calciumhydroxid** eingebracht.

Zwischenfall Instrumentenfraktur

Die Fraktur eines Aufbereitungsinstruments gehört zu den unangenehmsten Zwischenfällen. Die orthograde Revision ist in den meisten Fällen sehr schwierig, zeitaufwändig und bleibt in Abhängigkeit von der Tiefe der Fraktur in vielen Fällen erfolglos.

MERKE

Jeder Revision eines endodontischen Misserfolgs muss eine ausführliche **Patientenaufklärung** vorangehen. Es kann während der Entfernung der insuffizienten Füllung zu einer Perforation der Wurzel, zur Instrumentenfraktur und zum Überstopfen von Füllmaterial oder eines Frakturstückes über den Apex kommen.

Unter Abwägung möglicher Alternativen muss entschieden werden, ob der Versuch der Zahnerhaltung auch unter Berücksichtigung eines erhöhten Zeitaufwands und der physischen Belastung des Patienten aussichtsreich ist. Die Instrumentenfragmente sollten, wann immer möglich, aus dem Wurzelkanal entfernt werden, der anschließend erneut instrumentiert werden sollte. Anatomische

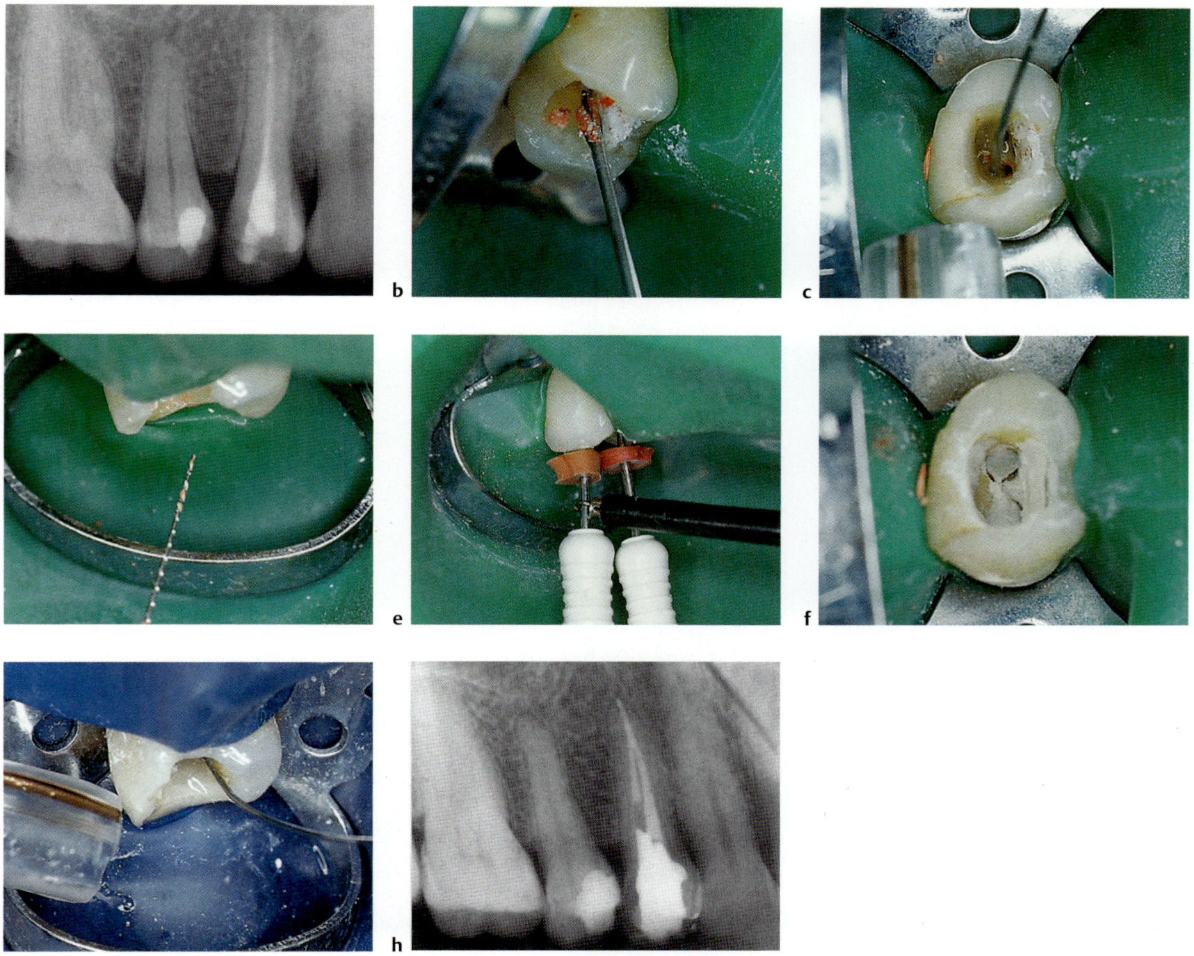

Abb. 6.**86a–h** Revisionsbehandlung eines oberen 1. Prämolaren mit klinischen und Aufbissbeschwerden.
a Im Röntgenbild ist eine geringe periapikale Radioluzenz sichtbar.
b Nach Eröffnung wird koronal Guttapercha mit einem Gates-Glidden-Bohrer Größe 3 entfernt.
c In den so entstandenen Raum wird langsam ein Lösungsmittel (Eucalyptol) eingebracht.
d Die angelöste Guttapercha wird mit einer Hedström-Feile entfernt und die Kanäle werden maschinell aufbereitet.
e Während der Kanalaufbereitung muss elektrometrisch die Länge bestimmt werden, gleichzeitig können so rechtzeitig mögliche Perforationen diagnostiziert werden.
f Nach Spülung mit Chlorhexidin wird Calciumhydroxid als Zwischeneinlage eingebracht.
g 4 Wochen später wird die Einlage herausgespült, die Kanäle werden gefüllt.
h Röntgenkontrolle der Wurzelkanalfüllung: Man erkennt 2 Kanäle, die sich apikal zu einem einzigen Kanal vereinigen.

Faktoren können den Erfolg oder Misserfolg einer Entfernung frakturierter Instrumente ebenso beeinflussen wie Typ, Länge und Lage des Fragments. Weitere Faktoren betreffen Frakturart, Routine des Behandlers, Durchmesser und Querschnittsform des Kanals sowie die verfügbaren Techniken und Instrumente. Die Erfolgsquote der Entfernung frakturierter Instrumente ist höher, wenn:

- die Instrumente aus Oberkieferzähnen entfernt werden
- das Fragment bis in das koronale Kanaldrittel reicht
- das Instrument koronal der Kanalkrümmung frakturiert und das Fragment länger als 7 mm ist.

Die Revision sollte mit einer Analyse der Art des Fragments und seiner Lage im Kanal beginnen. Wurde ein Instrument mit zu viel Kraft ins Kanaldentin eingedreht, ist von starker Friktion auszugehen, wodurch die Chancen einer erfolgreichen Revision minimal sind. Beim Ermüdungsbruch dagegen ist die Friktion gering und die Revisionsmöglichkeit gut. Frakturierte Förderspiralen sind ausreichend flexibel und können gut umgangen und entfernt werden.

Mit einem Gates-Bohrer der Größe 1 wird bis zum Instrumentenbruchstück erweitert, desgleichen wird Größe 2 eingesetzt. Anschließend muss der koronal liegende Kanalbereich in aufsteigender Größe mit Gates-Bohrern der Größe 3, 4, 5 und evtl. noch 6 für den Kanaleingang so erweitert werden, dass ein Ultraschallspreader freischwingend das Instrumentenstück umfahren und lockern kann.

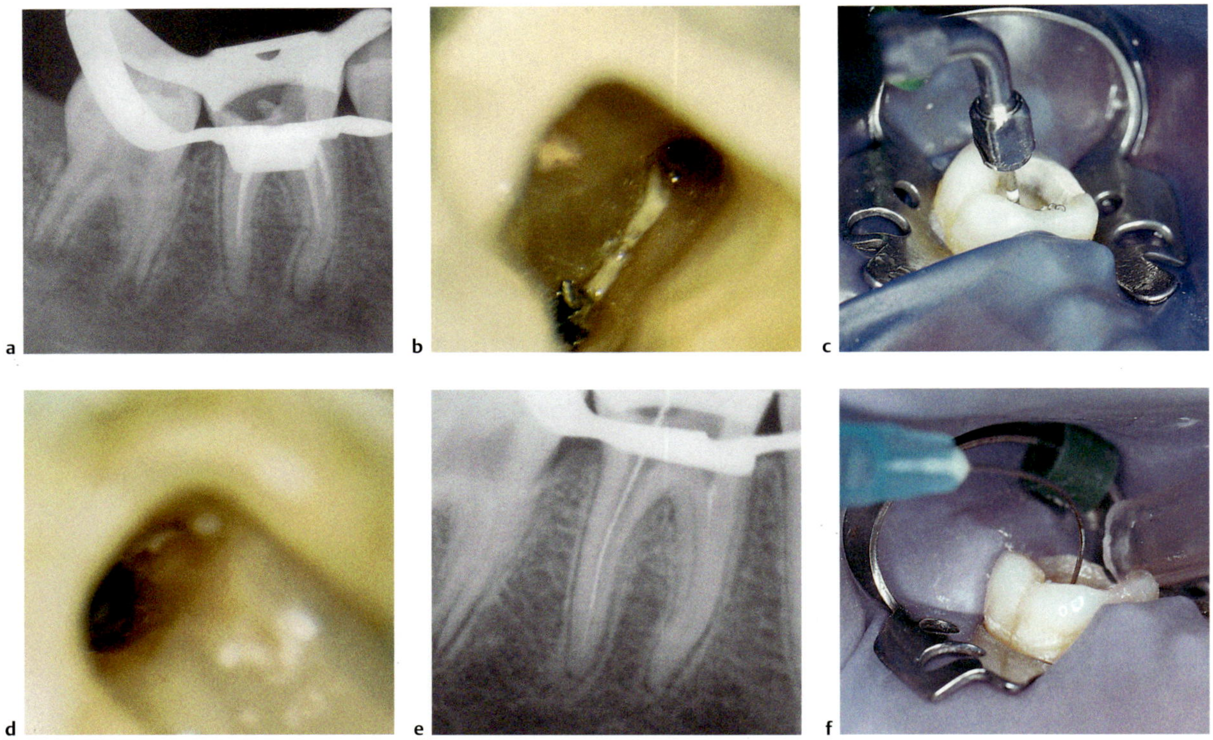

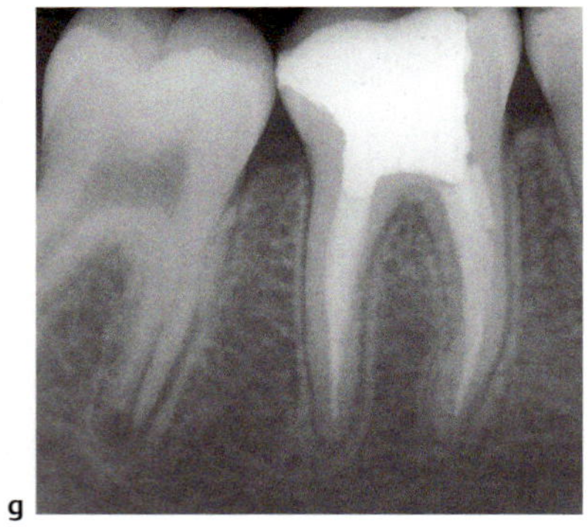

Abb. 6.**87 a–g** Revisionsbehandlung bei insuffizienter Wurzelkanalfüllung und Instrumentenfraktur.

a Im Röntgenbild ist in der mesiobukkalen Wurzel eine frakturierte Förderspirale sowie apikal eine deutliche Aufhellung sichtbar.
b Nach Trepanation erkennt man unter dem Operationsmikroskop die abgebrochene Förderspirale.
c Durch Ultraschall wird das Instrumentenfragment gegen den Uhrzeigersinn umfahren und dabei gelockert.
d Bei genauer Nachuntersuchung ist distal ein 2. Kanaleingang oberhalb des bereits instrumentierten Wurzelkanals zu erkennen.
e Kontrolle der Arbeitslänge nach Revision der insuffizienten Guttaperchafüllung.
f Nach Spülung mit Chlorhexidin wird als Zwischeneinlage Calciumhydroxid eingebracht, die Wurzelkanalfüllung folgt nach 4 Wochen.
g Das Kontrollröntgenbild 6 Monate nach Revisionsbehandlung weist eine gut adaptierte Wurzelkanalfüllung auf.

Behandlung von Zahnwurzelperforationen

MERKE

Perforationen gelten als der zweithäufigste Grund eines endodontischen Misserfolgs. Die günstigsten Erfolgsaussichten finden sich bei sofortigem Verschluss der Perforationsöffnung und steigen mit der Entfernung vom Apex an:

- Liegt die Perforation im koronalen Drittel, kann eine orthograde Behandlung und Verschluss erfolgen.
- Im mittleren Wurzeldrittel ist meist eine chirurgische Freilegung der Perforationsöffnung indiziert,
- im apikalen Drittel eine Wurzelspitzenresektion, Amputation oder Hemisektion.

Eine Perforation der Wurzel wird mit einer in den trockenen Wurzelkanal eingeführten Papierspitze diagnostiziert:

- Blut an der Spitze bedeutet Überinstrumentation,
- Blut an der Seite weist auf eine laterale Perforation bzw. Wurzelschlitzung hin.

Die genaue Lage der Perforation kann nach Blutstillung mit einem elektrischen Längenmessgerät bestimmt werden. Nach koronaler Fixation der vorgebogenen K-Feile wird mittels Röntgenbild der Abstand zum Referenzpunkt und an der Richtung der Stoppereinkerbung die dreidimensionale Lage geprüft.
Nach Lokalisation der Perforationsöffnung wird mit einem längenmarkierten Plugger angespatelter Zement (z. B. ProRoot) in kleinen Portionen in den Perforationskanal geschoben und damit die Perforation verschlossen

(Abb. 6.**88a–f**). Koronal wird die Trepanationsöffnung mit Komposit verschlossen, um eine Reinfektion zu vermeiden.

Mikrochirurgische Revision

Die endodontische Chirurgie lässt sich in Inzision und Drainage, in periradikuläre und korrigierende Chirurgie sowie in Extraktion mit Replantation unterteilen.

MERKE

Die Wurzelspitzenresektion hat das Entfernen eines Wurzelteils zur Aufgabe, der z. B. nur unvollständig aufbereitet und abgefüllt ist. Die Resektion erleichtert die apikale Präparation zur Aufnahme eines retrograden Verschlussmittels, durch das die apikalen Verbindungswege zum periapikalen Gewebe versiegelt werden sollen.

Indikation. Die Wurzelspitzenresektion ist dann indiziert, wenn eine orthograde Wurzelkanalbehandlung scheiterte, eine Revision ebenfalls erfolglos oder nicht indiziert war und der Zahn erhalten werden soll. Die immer noch geübte Praxis, eine endodontisch bedingte periapikale Läsion chirurgisch zu revidieren, muss wegen des invasiven Eingriffs mit operativer Limitierung, teilweise nicht tolerierbaren Zahnhartsubstanzopfern sowie damit implizierten Komplikationen wie Längsfrakturen bzw. -perforationen kritisch betrachtet werden. Der mit der chirurgischen Entfernung großer Teile der Wurzelspitze einhergehende Verlust der apikalen Konstriktion erleichtert bakteriellen Toxinen den Zugang zum Periapikalgewebe über viele angeschnittene Dentintubuli.

Bei strenger Indikationsstellung und auf der Basis einer kritischen Auseinandersetzung mit potenziellen Risiken bleibt die Wurzelspitzenresektion dennoch eine wertvolle Ergänzung der konservativen Endodontie und der orthograden Revision, wenn beide fehlgeschlagen sind.

Die chirurgische Endodontie hat sich in den letzten Jahren grundlegend gewandelt, die Anwendung eines **Operationsmikroskops** verbessert die Diagnostik und ermöglicht neue Wege in Präparation und Verschluss apikaler Ramifikationen und lateraler Perforationen. Das Mikroskop soll mit einer 5-stufigen (oder stufenlosen) Vergrößerung von 4- bis 25fach und einem um 180° schwenkbaren Binokular und Objektiv mit 200 mm Brennweite ausgestattet sein.

Bei Progression apikaler Läsionen nach endodontischer Behandlung ohne Indikation zur orthograden Revision werden chirurgische Methoden angewendet. Viele der früher akzeptierten Indikationen werden heute restriktiver gesehen, weil die Einführung neuer Materialien, Techniken und vor allem des Operationsmikroskops neue Möglichkeiten nichtchirurgischer Revisionen eröffnet hat. Bei der Indikationsstellung sind klinische Zeichen wie Schmerzen, Schwellung und Fistelbildung, Aufhellungen und die Qualität der Wurzelkanalfüllung sowie die Anamnese zu berücksichtigen.

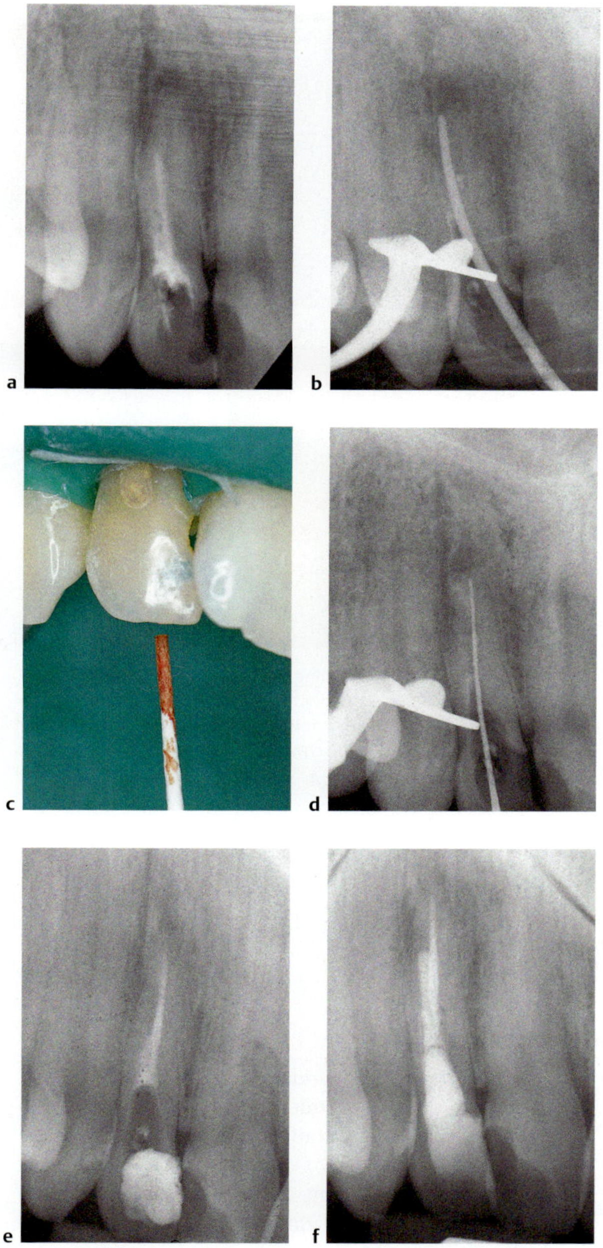

Abb. 6.**88a–f** Behandlung einer Zahnwurzelperforation.
a Oberer seitlicher Schneidezahn mit insuffizienter Wurzelkanalfüllung.
b Bei der Revision ist es zur Perforation der Wurzel gekommen, sichtbar durch einen eingeschobenen Guttaperchastift.
c Blut an der Papierspitze weist auf eine Via falsa hin.
d Mit einer stark nach mesial gebogenen K-Feile konnte der richtige Wurzelkanal erschlossen werden.
e In der gleichen Sitzung wurde nach Instrumentation und Spülung der getrocknete Wurzelkanal mit Guttapercha abgefüllt.
f Anschließend wurde in den Perforationskanal MTA-Zement eingestopft und die Kavität mit einer Kompositfüllung verschlossen.

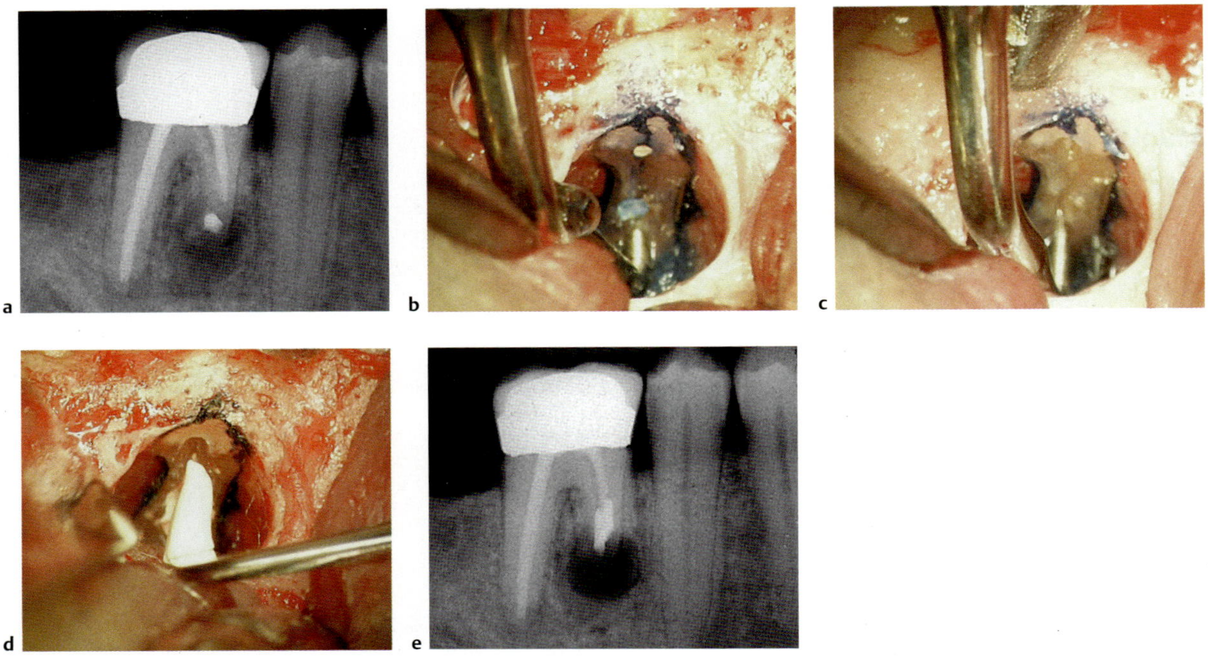

Abb. 6.**89a–e** Revisionsbehandlung durch Wurzelspitzenresektion. Unterer Molar mit stagnierender Läsion der apikalen Parodontitis, dessen mesiale Wurzelspitze erfolglos reseziert worden war (**a**). Ursache der persistierenden Beschwerden war ein nicht instrumentierter zusätzlicher Wurzelkanal (**b**), der von retrograd mit einem Ultraschallansatz aufbereitet wurde (**c**). Das Röntgenbild unmittelbar nach Operation (**e**) zeigt die retrograde Wurzelkanalfüllung mit Diaket (**d**) (Operateur: Dr. Frank Willebrand, Essen).

Notfalltherapie

Rudolf Beer

MERKE

Vom Endodont ausgehende Zahnschmerzen sind die am häufigsten auftretenden Notfälle, mit denen der Zahnarzt in der Praxis konfrontiert wird.

Kariöse Läsionen und deren Progression sind dabei die Hauptursache, gefolgt von Zahntraumen und hypersensiblen Zahnhälsen. Der Schmerzbehandlung muss eine exakte Diagnostik vorausgehen, die eine Differenzierung in reversible oder irreversible Pulpitis ohne oder mit apikaler Mitbeteiligung erlaubt. Der Zustand der reversiblen Pulpitis ist geprägt durch einen schmalen Korridor an Symptomen, der Übergang in die irreversible Pulpitis ist fließend. Schmerz ist auf kalt, süß und sauer mit kurzzeitiger Überempfindlichkeit auslösbar.
Die Röntgenaufnahme weist meist eine tiefe Karies oder eine alte Füllung mit Sekundärkaries auf, röntgenographisch ist der Zahn periapikal unauffällig.

Notfall bei irreversibler Pulpitis

Zur Notfallbehandlung bei irreversibler Pulpitis hat eine sofortige Wurzelkanalbehandlung mit Exstirpation und temporärer Füllung mit über 90% Schmerzfreiheit die höchste Erfolgsquote. Allerdings ist diese besonders bei Molaren als ungeplante Behandlung häufig nicht durchführbar.

PRAXISTIPP

Die Schmerzbeseitigung durch **Amputation der Kronenpulpa** bis in Höhe der Kanaleingänge ist das Mittel der Wahl. Sie hat mit 90% Erfolg eine fast ebenso hohe Quote wie die aufwändige Vitalexstirpation mit kompletter Aufbereitung der Wurzelkanäle.

Unter Kofferdam und nach Anästhesie wird nach Trepanation die gesamte Kronenpulpa abgetragen. Mit einem feuchten sterilen Wattepellet wird die Blutung gestoppt, ein in Eugenol getränktes Wattepellet aufgebracht und der Zahn verschlossen. Die Verwendung von Chlorphenolcampfer und Kochsalzlösung ist ebenso möglich wie die Applikation eines trockenen Wattepellets (Abb. 6.**90a–f**). Klinisch können ca. 80% der so behandelten Patienten unmittelbar nach Abklingen der Anästhesie schmerzfrei sein.

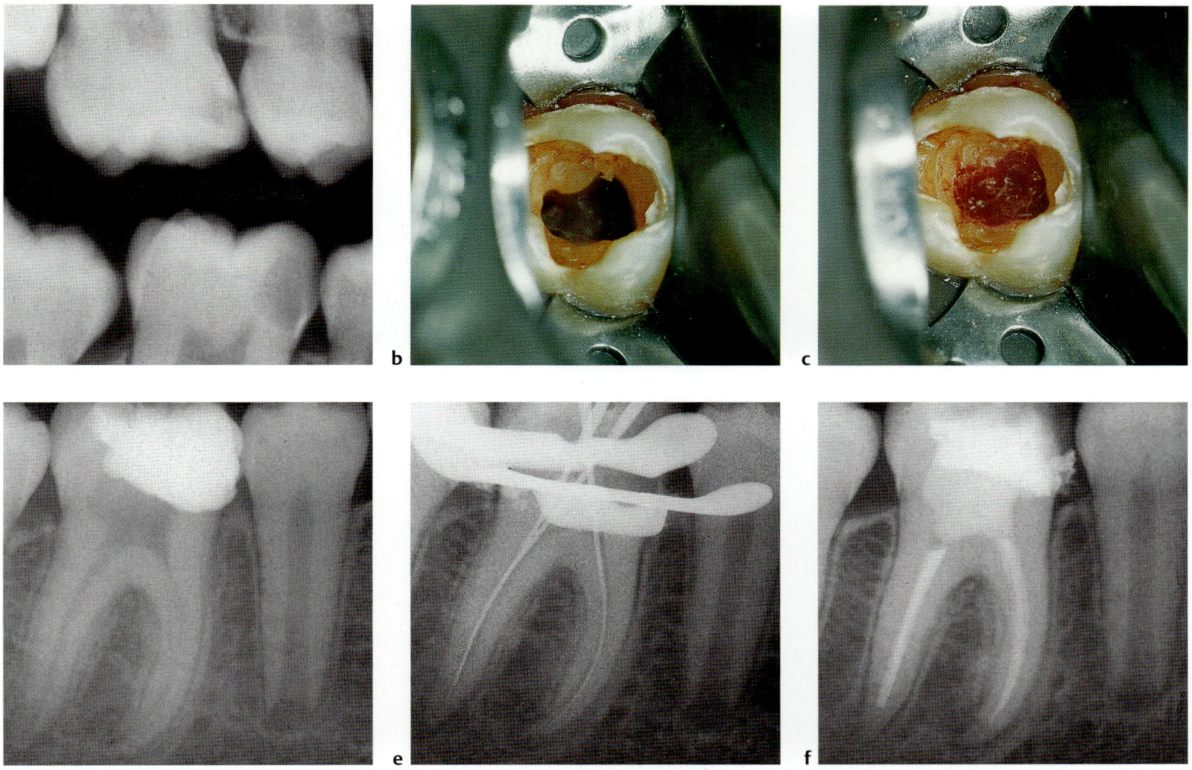

Abb. 6.**90 a–f** Notfallbehandlung bei irreversibler Pulpitis.
a Tiefer kariöser Einbruch mit Penetration bis zur irreversibel geschädigten Pulpa bei einem unteren 1. Molaren.
b Unter Anästhesie wird der Zahn trepaniert und die Kronenpulpa vollständig ausgeräumt.
c Nach Blutstillung wird ein in Eugenol oder Kochsalzlösung getränktes Wattepellet aufgebracht und fest angedrückt.
d Anschließend wird der Zahn provisorisch verschlossen und der Patient nach 2 Tagen zur Kontrolle einbestellt.
e In einer nächsten geplanten Sitzung in einem Zeitraum bis zu 3 Wochen werden alle Wurzelkanäle aufbereitet.
f Können die Kanäle getrocknet werden und liegt Schmerzfreiheit vor, werden in der gleichen Sitzung die Wurzelkanäle gefüllt.

Notfall bei nekrotischer Pulpa

Das nekrotische Pulpagewebe muss aus den Wurzelkanälen entfernt werden. Gelingt dies notfallmäßig nicht vollständig, so doch mindestens bis zum Übergang ins apikale Drittel. Am besten werden die Erfolgsaussichten sein, wenn der Wurzelkanal in der 1. Sitzung komplett instrumentiert werden kann, wie dies bei einwurzeligen Zähnen möglich ist.

PRAXISTIPP

Bei mehrwurzeligen Seitenzähnen kann es aufgrund der Wurzelkanalanatomie schwierig sein, innerhalb von 20 min Schmerzfreiheit durch komplette Reinigung der Wurzelkanäle zu erzielen. Hier wird nur der am einfachsten zu instrumentierende gerade Wurzelkanal bis apikal aufbereitet und der Zahn anschließend koronal verschlossen.

Die Aufbereitung erfolgt nach der Crown-down-Technik, bei der man sich von koronal in apikaler Richtung vorarbeitet. Dazu ist ein guter koronaler Zugang notwendig. Anschließend erweitern Gates-Glidden-Bohrer, beginnend mit Größe 4 oder 5, den Kanaleingang. Wichtig ist eine ausgiebige Spülung mit Natriumhypochlorit-Lösung. Mit kleineren Gates-Bohrern dringt man immer tiefer in den Wurzelkanal ein. Anschließen wird bis zum Beginn des apikalen Drittels instrumentiert, ohne in die apikalen 3–4 mm einzudringen.

Die so aufbereiteten Kanäle werden nochmals ausgiebig gespült und anschließend wird die Trepanationsöffnung verschlossen. Es wird entweder Calciumhydroxid als Einlagemedikament verwendet, bis zu 5 Tage kann auch nur die Spüllösung im Kanal verbleiben (Abb. 6.**91 a–d**).

Notfall bei akuter apikaler Parodontitis

Der Zahn ist druck- und perkussionsempfindlich und meist beweglich sowie leicht aus der Alveole gehoben. Sehr oft treten Schwellungen der angrenzenden Weichgewebe auf. Die Schwellung kann fluktuierend (Abb. 6.**92 a**), lokalisiert oder diffus, intra- und/oder extraoral sein. Behandlungsziel ist das Erreichen einer effizienten Drainage mit Pusabfluss.

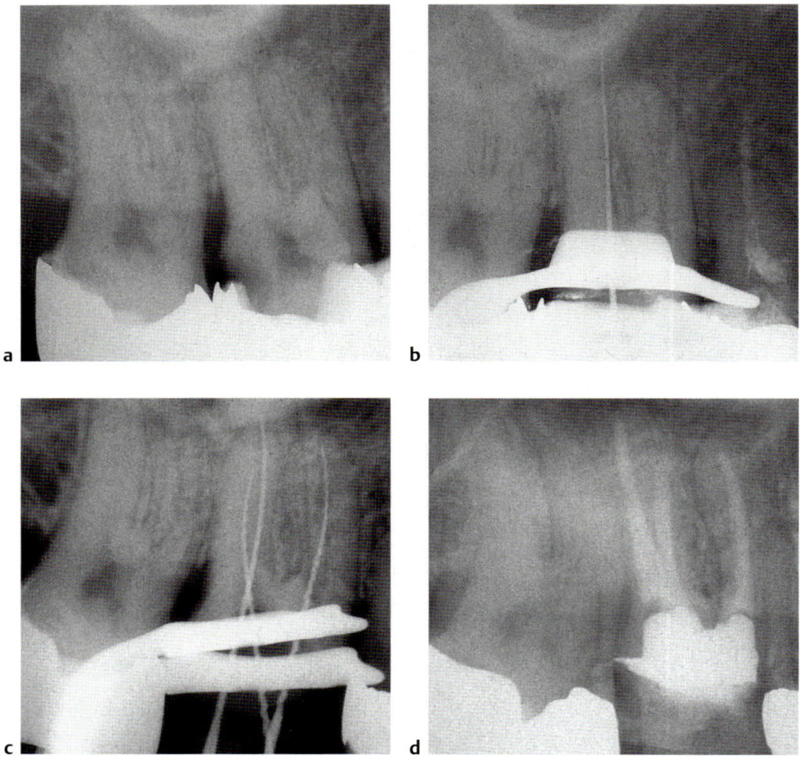

Abb. 6.**91 a–d** Notfallbehandlung bei nekrotischer Pulpa.

a Oberer 1. Molar mit penetrierender Sekundärkaries. Der Zahn reagiert nicht im Kältetest, es liegt eine Pulpagewebenekrose vor.

b Nach Trepanation, Entfernen der insuffizienten Füllung und Ausräumen der gesamten Karies und der Kronenpulpareste wird nur der palatinale Kanal instrumentiert und gespült und der Zahn danach verschlossen.

c In einer 2. Sitzung nach 5 Tagen werden nun alle Wurzelkanäle komplett instrumentiert, als Zwischeneinlage sollte eine Calciumhydroxid-Einlage einrotiert werden.

d Bei Schmerzfreiheit wird der Zahn in einem Zeitraum von bis zu 4 Wochen wurzelkanalgefüllt.

PRAXISTIPP

Bei einer lokalisierten Schwellung wird der Zahn trepaniert, um einen Pusabfluss über den Wurzelkanal zu erzielen. Grundsätzlich wird zuerst koronal und anschließend mit einer Hedström-Feile bis zum Apex leicht erweitert.

In vielen Fällen entleert sich bereits unter der **Trepanation** Pus (Abb. 6.**92 b**), nur in wenigen Fällen ist ein leichtes Überpressen der Feile über den Apex erforderlich.

Inzision. Liegt eine relativ große und fluktuierende Schwellung vor und fließt kein Pus über den Wurzelkanal ab, so muss chirurgisch ein Abfluss geschaffen werden. Nach Anästhesie wird auf dem Scheitelpunkt der Schwellung inzidiert. Meist entleert sich sofort eine größere Eitermenge.

Im Anschluss an die Inzision wird mit physiologischer Kochsalzlösung gespült und ein T-förmiger Gummidrain in die Inzisionswunde eingeführt. Diese **Drainage** wird mit einer Knopfnaht am umliegenden Gewebe fixiert und verbleibt 3–5 Tage in der Inzisionsöffnung, um einen ausreichenden Abfluss zu gewährleisten. Der Patient wird nach 1 Tag und dann nach 3 bis spätestens 5 Tagen wieder einbestellt, die Öffnung gespült und der Rückgang der Schwellung kontrolliert.

PRAXISTIPP

Bei geringen Schwellungen und ausreichendem Pusabfluss über den Wurzelkanal wird dieser nur für 20 min unter Kofferdam offen gelassen, um 1–2 Größen erweitert, anschließend mit Calciumhydroxid gefüllt und koronal verschlossen. In der 2. Sitzung wird der Kanal vollständig aufbereitet und für 4 Wochen eine Einlage eingebracht.

Bei diffuser Schwellung besteht keine Indikation zur Inzision, der Patient muss antibiotisch abgeschirmt und der Wurzelkanal komplett instrumentiert werden. Der Kanal wird abwechselnd mit Natriumhypochlorit und Chlorhexidin 0,2% gespült. Nach dem Trocknen wird Calciumhydroxid locker einrotiert und der Patient nach 24 Stunden zur Kontrolle wieder einbestellt.

Schmerzpersistenz bei übersehenen Wurzelkanälen

Die Ursachen von Beschwerden nach Instrumentation sind meist multifaktoriell. Unbestritten treten Schmerzen infolge unvollständigen Debridements auf, d. h. durch Belassen nekrotischen und infizierten Pulpagewebes aufgrund insuffizienter Instrumentation oder eines übersehenen Wurzelkanals.

Die beste Methode, postoperative Schmerzen zu vermeiden, ist eine effektive Notfallbehandlung mit vollständigem Reinigen des Wurzelkanals und Erreichen eines vollständig durchgängigen Kanals. Das Einbringen einer 1-wöchigen Calciumhydroxid-Zwischeneinlage reduziert die Bakterienzahl.

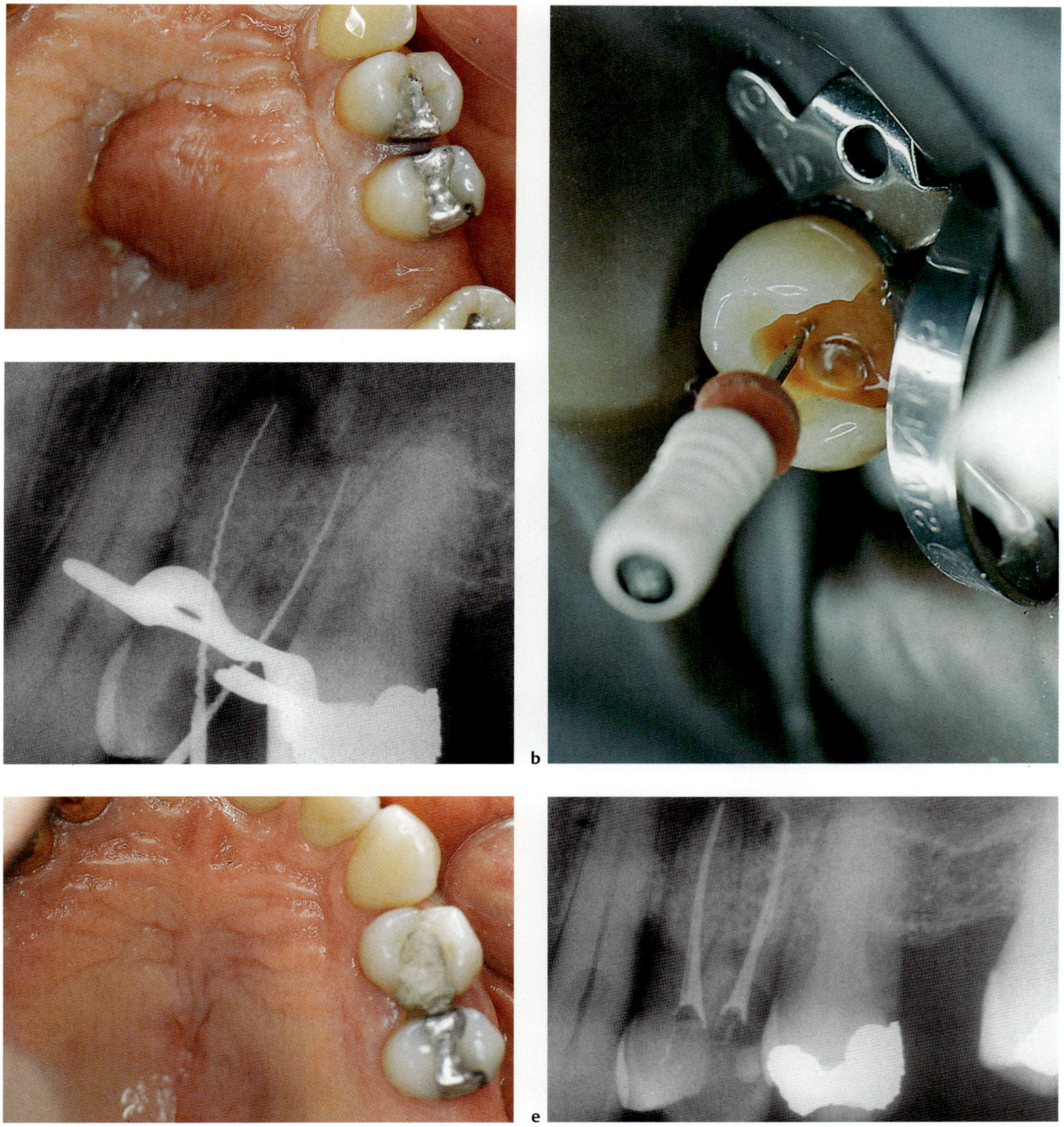

Abb. 6.**92a–e** Notfallbehandlung bei akuter apikaler Parodontitis.

a Palatinal liegende fluktuierende Schwellung, ausgehend von einem avitalen oberen Prämolaren.

b Nach Eröffnung des Zahns und leichter Instrumentation mit einer Hedström-Feile der Größe 15 fließt Pus über die Kanäle ab.

c Die Kanäle werden aufbereitet und reichlich mit 5%iger Natriumhypochlorit-Lösung gespült. Nach Zwischeneinlage wird die Trepanationsöffnung koronal verschlossen.

d Bereits nach 1 Woche hat sich die Schwellung zurückgebildet. Der Zahn wird erneut eröffnet und gespült; eine Zwischeneinlage wird für 4 Wochen eingebracht.

e Sind die Wurzelkanäle nach Eröffnung und Spülung getrocknet, können sie gefüllt werden.

Untere Schneidezähne haben in ca. 40% und Eckzähne in 25% 2 Wurzelkanäle. Obere 1. Prämolaren weisen in ca. 80%, obere 2. Prämolaren in 50% einen weiteren Wurzelkanal auf. Untere Prämolaren weisen das komplizierteste Wurzelkanalsystem auf: Ca. 30% der 1. und 10% der 2. unteren Prämolaren weisen 2 primäre Ramifikationen auf, 3% besitzen einen 3. Hauptkanal.

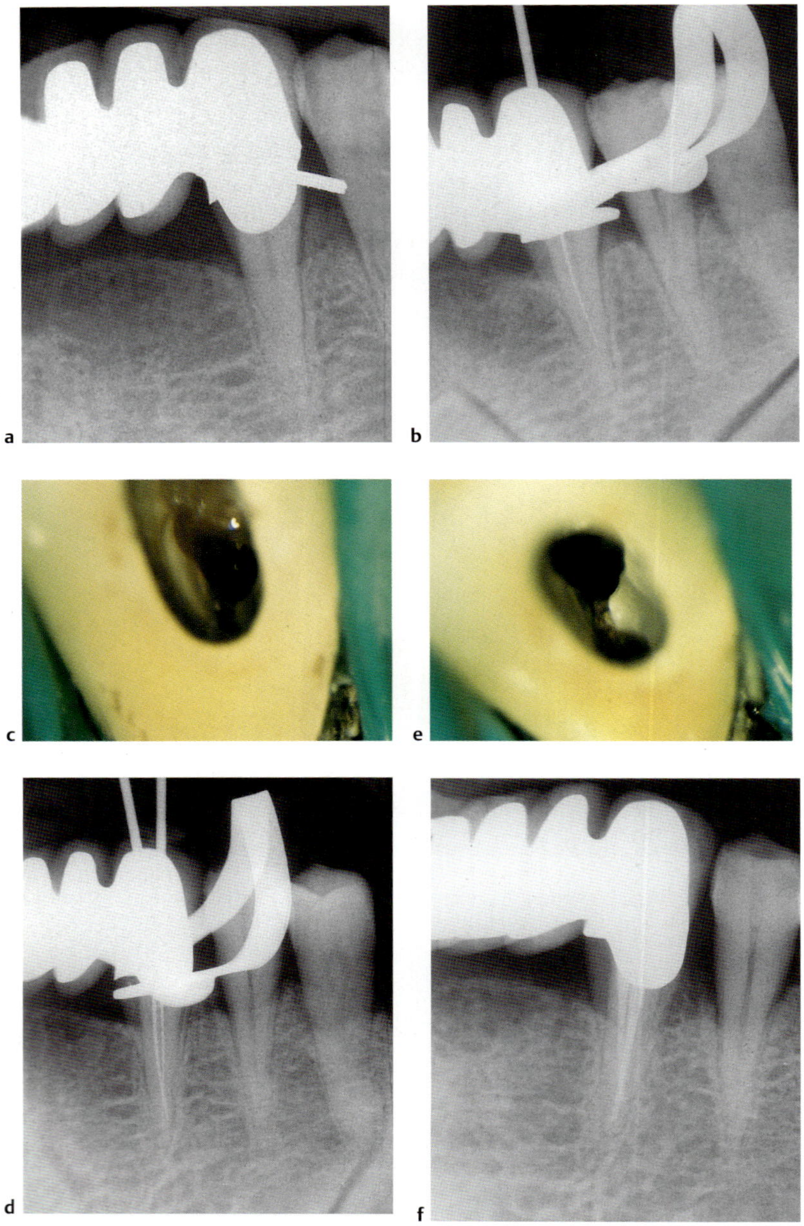

Abb. 6.**93a–f** Schmerzpersistenz aufgrund eines übersehenen Wurzelkanals.

a, b Unterer Eckzahn mit pulpitischen Beschwerden unmittelbar nach definitivem Eingliedern einer prothetischen Rekonstruktion. Nach vorsichtigem Eröffnen wird der sichtbare Wurzelkanal aufbereitet, eine Einlage einrotiert und die Trepanationsöffnung koronal verschlossen.

c Bei anhaltenden Beschwerden wird der Zahn kurzfristig erneut eröffnet und die Trepanationsöffnung ausgedehnt, sodass der Op-mikroskopgestützte Einblick einen 2. Kanal sichtbar werden lässt.

d Das Röntgenmessbild lässt 2 getrennte Wurzelkanäle sichtbar werden, auch 2 äußere Wurzelumrisse weisen auf getrennte Kanäle hin.

e Beide Wurzelkanäle werden komplett instrumentiert, gespült und getrocknet. Danach wird eine Calciumhydroxid-Einlage einrotiert.

f Nach 4 Wochen erfolgt bei Beschwerdefreiheit die Wurzelkanalfüllung.

PRAXISTIPP

Die Wurzelkanäle müssen mit feinen, vorgebogenen Feilen der Größe 10 sondiert werden. Dazu wird die Feile entlang der Außenwand des bereits lokalisierten Kanals vorgeschoben, bis ein Widerstand bzw. eine Abzweigung spürbar ist. Durch leichte Drehbewegungen kann ein zusätzlicher Kanal erschlossen werden.

Ramifikationen als laterale oder akzessorische Kanäle sind Verzweigungen des Wurzelkanals, die im Periodontalligament münden. Mehr als 20% aller Frontzähne und 50% der Seitenzähne besitzen zahlreiche Ramifikationen. Diese sind instrumentell kaum erfassbar, aber durch ausreichende Spülung mit Natriumhypochlorit effektiv zu reinigen. Größe und Tiefe des Pulpakavums sollte mithilfe der Röntgenaufnahme abgemessen werden. Das Entfernen zervikaler Leisten ist zum Erkennen zusätzlicher Kanäle von besonderer Bedeutung. Gleichzeitig wird der Zugang zu gekrümmten Kanälen erleichtert. Werden diese zusätzlichen Kanäle nicht lokalisiert, können nach Abschluss der Aufbereitung postoperative Schmerzen auftreten mit Schwellungen oder gar Fistelbildung.

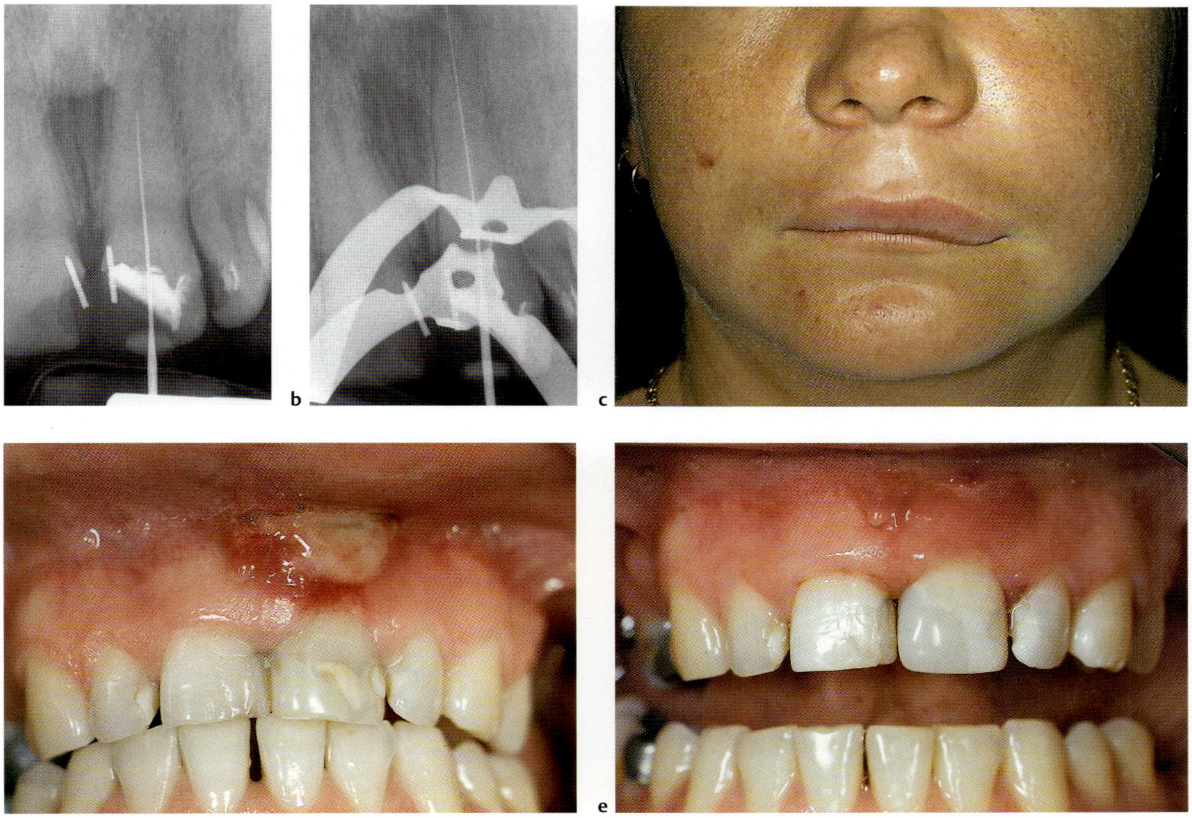

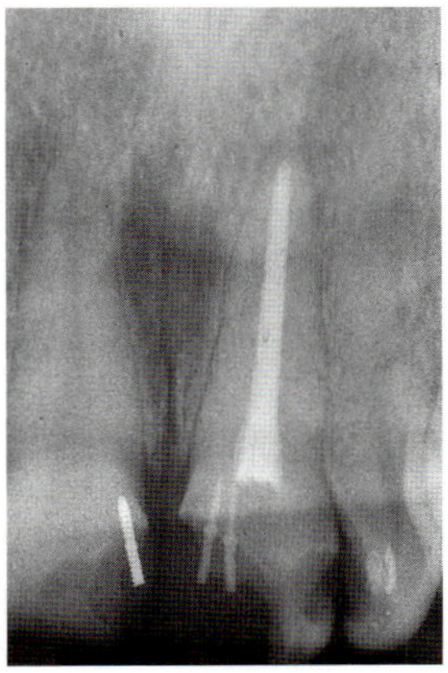

Abb. 6.**94a–f** Schmerzen nach Kanalinstrumentation (flare-up).

a In einer 1. Notfalltherapie wurde der obere Frontzahn mit parapulpärer Stiftverankerung einer Restauration unvollständig instrumentiert und eine kortikoidhaltige Zwischeneinlage eingebracht.

b In einer 2. Sitzung wurde anfänglich 1 mm überinstrumentiert, die Länge röntgenographisch korrigiert, eine Calciumhydroxid-Einlage eingebracht und der Zahn verschlossen.

c Am folgenden Tag erschien die Patientin mit einer deutlichen Schwellung in der Infraorbitalregion wieder in der Praxis.

d Nach Inzision in der Umschlagfalte entleert sich massiv Pus, ein Gummidrain hält die Öffnung 5 Tage offen.

e Nach Entfernen des Gummidrains wird der Kanal erneut gespült und die Calciumhydroxid-Einlage gewechselt.

f 4 Wochen später kann der Wurzelkanal gefüllt werden.

Schmerzen nach Kanalinstrumentation

Eine weitere Ursache für das Auftreten postinstrumenteller Beschwerden ist das **Überpressen nekrotischer Gewebereste** während der Aufbereitung. Trotz exakter Längenbestimmung kommt es bei feilender Bewegung eines Instruments zur Extrusion sowohl von Mikroorganismen und nekrotischen Geweberesten als auch von Spüllösung. Dies führt direkt zur periapikalen Entzündungs- und Fremdkörperreaktion.

MERKE

Bei fehlender elektronischer oder röntgenographischer Längenbestimmung ist ein massives Überinstrumentieren möglich.

Postoperative Beschwerden verschwinden bei den meisten Patienten innerhalb von 72 Stunden. Interessanterweise treten Schmerzen besonders häufig bei ängstlichen Patienten auf.

WEITERFÜHRENDE UND ZITIERTE LITERATUR

Grundlagen der Biokompatibilität und der Funktionszeit von Restaurationen

Autian J. General toxicity and screening tests for dental materials. Int Dent J. 1974; 24: 235–50.

Bouillaguet S. Biological risks of resin-based materials to the dentin-pulp complex. Crit Rev Oral Biol Med. 2004; 15: 47–60.

Downer MC, Azli NA, Bedi R, Moles DR, Setchel DJ. How long do routine dental restorations last? A systematic review. Brit Dent J. 1999; 187: 432–9.

Gängler P, Beer R, Wutzler P, Krehan F. Vergleichende biologische Prüfung des Glasionomerzementes Ketac-Bond. Dtsch Zahnärztl Z. 1990; 45: 202–8.

Gaengler P, Hoyer I, Montag R, Gaebler P. Micromorphological evaluation of posterior composite restorations – a 10-year report. J Oral Rehabil. 2004; 31: 991–1000.

Geurtsen W. Biocompatibility of dental casting alloys. Crit Rev Oral Biol Med. 2002; 13: 71–84.

Langeland K, Cotton WR. Recommended standard practices for biological evaluation of dental materials. Int Dent J. 1980; 30: 140–88.

Visser H. Quecksilberexposition durch Amalgamfüllungen. Heidelberg: Hüthig; 1993.

Schrittweise Karieskontrolle

Gängler P. Vergleichende vitalmikroskopische und histologische Untersuchungen zum Wirkungsmechanismus der Pulpaüberkappungsmittel Calciumhydroxid und Zinkoxid-Eugenol. Zahn-Mund-Kieferheilkd. 1977; 65: 376–91.

Magnusson BO, Sundell SO. Stepwise excavation of deep carious lesions in primary teeth. J Int Dent Child. 1977; 8: 36–40.

Pulpaschutz

Klötzer WT, Langeland K. Pulpaschutz durch Lacke und Liner – eine tierexperimentelle Studie. Dtsch Zahnärztl Z. 1994; 49: 307–10.

Füllungstherapie mit Amalgam

Crabb HSM. The survival of dental restorations in a teaching hospital. Br Dent J. 1981; 105: 315–8.

Kamann W. Die Amalgamfüllung. Köln: Deutscher Ärzteverlag; 2003.

Füllungstherapie mit Kompositmaterialien und Glasionomerzementen

Bowen RI. Bonding of restorative materials to dentine: the present status in the United States. Int Dent J. 1985; 35: 155–9.

Dentinhaftvermittler

Buonocuore MG. A simple method of increasing the adhesion of acrylic filling materials to enamel surfaces. J Dent Res. 1955; 34: 849–53.

Nakabayashi N, Nakamura M, Yasuda N. The hybrid layer as a dentin bonding mechanism. J Esthet Dent. 1991; 3: 133–8.

Füllungstherapie mit gegossenen Restaurationen

Erpenstein H, Kerschbaum T, Halrin T. Long-term survival of cast-gold inlays in a specialized dental practice. Clin Oral Invest. 2001: 162–6.

Studer SP, Wettstein F, Lehner C, Zullo TG, Schaerer P. Long-term survival estimates of cast gold inlays and onlays with their analysis of failures. J Oral Rehabil. 2000: 461–72.

Füllungstherapie mit plastischem Gold

Kamann W. Die Goldhämmerfüllung. München: Hanser; 1997.

Füllungstherapie mit zahnfarbenen Inlays und Onlays

Burke FJ, Fleming GJ, Nathanson D, Marquis PM. Are adhesive technologies needed to support ceramics? An assessment of the current evidence. J Adhes Dent. 2002; 4: 7–22.

van Dijken JW, Hasselrot L, Ormin A, Olofsson AL. Restorations with extensive dentin/enamel-bonded ceramic coverage. A 5-year follow-up. Eur J Oral Sci. 2001; 109: 222–9.

Frankenberger R, Sindel J, Krämer N, Petschelt A. Dentinhaftung von Keramikinlays in simulierten Kavitäten. Dtsch Zahnärztl Z. 1998; 53: 507–12.

Herder S, Roulet J-F. Seitenzahnversorgung mit adhäsiv befestigen Keramikinlays. Berlin: Quintessenz; 1989.

Krejci I, Lutz F, Reimer M, Heinzmann JL. Wear of ceramic inlays, their enamel antagonists, and luting cements. J Prosthet Dent. 1993; 69: 425–30.

Krejci I, Lutz F, Reimer M. Wear of CAD/CAM ceramic inlays: restorations, opposing cusps, and luting cements. Quintessence Int. 1994; 25: 199–207.

Füllungsreparatur und Reparaturfüllung

Kamann W, Gängler P. Füllungsreparatur und Reparaturfüllung. Schweiz Monatsschr Zahnmed. 2001; 110: 1055–65.

Aufbaumöglichkeiten stark zerstörter Zahnkronen

Strub JR, Türp JC, Blatz MB, Heydecke G. Aufbau vitaler und avitaler Zähne. In: Kronen- und Brückenprothetik. 4. Aufl. (Praxis der Zahnheilkunde, Bd. 5.) München: Urban & Fischer; 1999.

Willershausen B, Briseno B, Tekyatan H, Pistorius A. Retrospektive Studie zur definitiven Restauration von 533 endodontisch behandelten Zähnen. Dtsch Zahnärztl Z. 2003; 58: 50–4.

Willershausen B, Ernst CP, Kasaj A, Topf J, Pistorius A. Influence of dental restorative materials on salivary Streptococcus mutans and Lactobacilli in the primary dentition. Oral Health Prev Dent. 2003; 1: 157–62.

Wurzelkanalbehandlung

Beer R., Baumann MA, Kim S. Endodontology. (Color Atlas of Dental Medicine.) Stuttgart: Thieme; 2000.

Gomes BPF, Ferraz CC, Garrido FD, Rosalen PL, Zaia AA, Teixeira FB, Souza-Filho FJ. Microbial susceptibility to calcium hydroxide pastes and their vehicles. J Endod. 2002; 28: 758–61.

Guldener PHA, Langeland K. Endodontologie. Diagnostik und Therapie. Stuttgart: Thieme; 1993.

Haenni S, Schmidlin PR, Mueller B, Sener B, Zehnder M. Chemical and antimicrobial properties of calcium hydroxide mixed with irrigating solutions. Int Endod J. 2003; 36: 100–5.

Meyer W. Die Anatomie der Wurzelkanäle, dargestellt an mikroskopischen Rekonstruktionsmodellen. Dtsch Zahnärztl Z. 1970; 25: 1064–77.

Peters LB, Wesselink PR. Periapical healing of endodontically treated teeth in one and two visits in the presence or absence of detectable microorganisms. Int Endod J. 2002; 35: 660–7.

Pinheiro ET, Gomes BP, Ferraz CC, Sousa EL, Teixeira FB, Souza-Filho FJ. Microorganisms from canals of root-filled teeth with periapical lesions. Int Endod J. 2003; 36, 1–11.

Schilder H. Filling root canals in three dimensions. Dent Clin North Am. 1967; 11: 723–44.

7

Parodontalerkrankungen – Grundlagen und Diagnostik

MERKE

Mit dem Begriff Parodontalerkrankungen werden alle entzündlichen pathologischen Veränderungen der komplexen Gewebe des Zahnbetts zusammengefasst.

Neben seltenen akut traumatischen, mechanisch, chemisch, thermisch oder durch Strahlenexposition ausgelösten Entzündungen ist die mikrobiell induzierte Entzündung der Gingiva die häufigste Parodontalerkrankung. Durch den Mundschleimhautcharakter der Gingiva können auch Virusinfektionen, hauptsächlich durch Herpesviren, zur Gingivitis führen.

Die entzündliche Destruktion des Periodontalligaments und des alveolären Kieferknochens ist als marginale Parodontitis eine selbständige pathogenetische Form.

HINTERGRUND

Seit der ersten umfassenden klinischen Beschreibung der Parodontalerkrankungen durch den Pionier der Zahnheilkunde Pierre Fauchard in *Le Chirurgien Dentiste* (1733) als Zahnfleischskorbut (Scharbock) wurden je nach Ätiologieauffassung sehr differente Bezeichnungen verwendet. Während in den Begriffen der Alveolarpyorrhö und der Schmutzpyorrhö lediglich das Terminalstadium mit eitrigem Exsudat aus den Zahnfleischtaschen zum Ausdruck kommt, wurden mit den nacheinander verwendeten Termini Paradentose, Parodontose und Parodontopathien die bakterielle Ursache und die entzündliche Pathogenese vernachlässigt.

Eine entscheidende Klärung wurde zuerst durch die Anerkennung der Gingivitis als Initialerkrankung und der Parodontitis als Gingivitis-Folgeerkrankung eingeleitet (WHO 1978). Die völlig verschiedenen epidemiologischen Befallsmuster und die differenten Wirtsreaktionen progredienter oder stagnierender Destruktionen des Zahnbetts haben aber in nachfolgenden Betrachtungen zu einer weitgehenden ätiopathogenetischen Abgrenzung der Selbständigkeit der Gingivitiserkrankungen und der Parodontitiserkrankungen geführt (Gängler et al. 1988, Johnson et al. 1988, Armitage 1999).

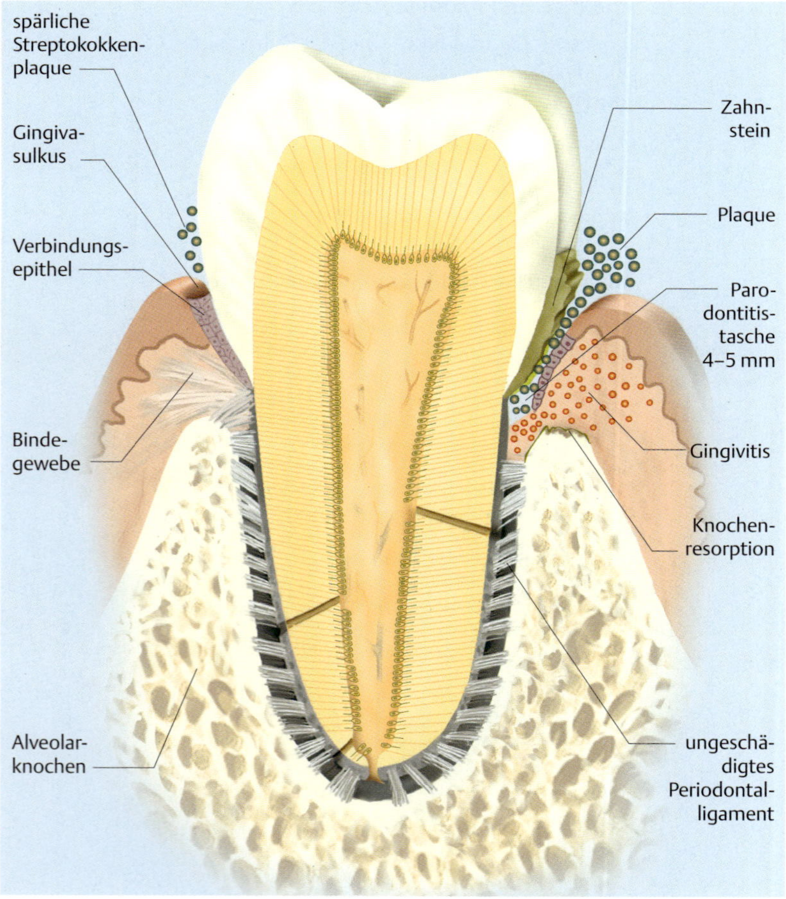

Abb. 7.**1** Vergleich des gesunden Parodonts (linke Zahnseite) mit der Progression einer marginalen Parodontitis (rechts) bei einem Attachmentverlust von 4–5 mm.

Epidemiologie

Thomas Hoffmann

Bestätigte Befunde lokalisierter oder generalisierter Parodontitiden sind ebenso wie die Karies bereits bei prähistorischen Menschen und Tieren gesichert. So wurden entzündliche Knochenresorptionen beim Neandertaler (La Chapelle aux Saints) gefunden und später auch an ägyptischen Mumien (Gizeh) nachgewiesen.

Epidemiologische Methodik

Die Anlage epidemiologischer Studien ist im Wesentlichen von der biologischen Fragestellung abhängig. Es sind deskriptive, analytische und experimentelle/evaluative epidemiologische Untersuchungen zu differenzieren. Sie können als Längs- oder Querschnittsstudien angelegt sein.

Sowohl für die Ätiologieforschung als auch für die Kontrolle der Effektivität von Präventions- und Therapieprogrammen bringen epidemiologische Untersuchungskriterien entscheidende Informationen. Für die Epidemiologie der Karies wie auch der Parodontalerkrankungen gilt gleichermaßen, dass der Übergang von epidemiologischer zu diagnostischer Befundung fließend ist. Deshalb stellt eine ordnungsgemäße zahnärztliche Patientendokumentation immer zugleich die dynamische individuelle Krankheitsentwicklung dar, die mitunter forensische Bedeutung erlangen kann.

Die epidemiologische Situation wird durch folgende Kriterien und Indizes charakterisiert:

- Die **Gingivitis**- und **Parodontitisfrequenz** stellt den Prozentsatz von Personen mit einem oder mehreren erkrankten Zähnen dar. Dabei erreicht die Gingivitisfrequenz nahezu 100% der Population, während die Parodontitisfrequenz im bleibenden Gebiss von 35% (20-Jährige) auf 70% (über 50-Jährige) ansteigt. Da diese Frequenzbestimmungen keine Aussagen über Schwere, Therapieanforderungen oder gar Wirksamkeit von Präventionsprogrammen zulassen, sind sie heute zugunsten besserer Methoden (WHO-TRS 621) verlassen worden. Demzufolge setzt sich die zahnbezogene Erfassung durch.
- Der **Gingivitisbefall** bezeichnet den Umfang von Zähnen mit Gingivitis bei einer Person, und der **Parodontitisbefall** stellt den Umfang der Zähne mit Parodontitis dar. Die **Gingivitis-** und die **Parodontitisverbreitung** (Prävalenz) werden aus dem durchschnittlichen Befall einer bestimmten Populationsgruppe errechnet. Dazu kann in Analogie zum DMF-Index der **GPM-Index** verwendet werden. Er zählt die Gingivitiszähne (G-Symptom: Blutung nach Sondierung), die Parodontitiszähne (P-Symptom: Parodontitistasche) und fehlende Zähne (M – missing) für eine Person als Befall und für eine Populationsgruppe als Verbreitung der Parodontalerkrankung zusammen.
- Zu den epidemiologischen Kriterien gehört der **Gingivitis-** bzw. **Parodontitiszuwachs** (Inzidenz), der innerhalb einer bestimmten Zeit die Entwicklung neuer Gingivitis oder Parodontitis bestimmt. Andererseits bezeichnet die **Gingivitis-** bzw. **Parodontitisreduktion** die Verringerung des Befalls im Vergleich zu einer Kontrollgruppe.
- Schließlich ist die **Gingivitisprogression** der Grad des Fortschreitens der Entzündung, der nach Attachmentverlust zu einer Parodontitis führt.
- Mitunter werden in epidemiologischen Untersuchungen auch der **Rezessionsgrad** (Parodontalatrophie) und der **Zahnsteinbefall** zusätzlich erhoben.
- Zur Erhebung der Behandlungsanforderungen in größeren Populationsgruppen wurde der **Community Periodontal Index of Treatment Needs** (CPITN) von WHO und FDI (1982) vorgeschlagen.

In größeren epidemiologischen Feldstudien wurden häufig bestimmte Indexzähne an ausgewählten Altersgruppen bewertet. Sie vereinfachen zwar die Erhebung, führen jedoch stets zu einer Unterbewertung des tatsächlichen individuellen Erkrankungsbefalls und damit auch der Prävalenz in einer Population. Vorzuziehen sind deshalb Untersuchungen an allen Zähnen in allen Altersgruppen.

Indizes in der Parodontologie

Indexsysteme haben die Aufgabe, vorwiegend klinische Symptome standardisiert und mit reduziertem subjektiven Faktor zu skalieren. Die Anforderungen an Indizes sind in Tabelle 7.**1** aufgeführt.

In der Parodontologie kann man 5 wesentliche **Indexgruppen** unterscheiden:

- Plaque- und Zahnsteinindizes
- Gingivitisindizes
- Parodontitisindizes
- Behandlungsbedarfsindex
- Mundgesundheitsindizes.

Plaque- und Zahnsteinindizes (Tabelle 7.**2**)

Oralhygieneindex OHI (Greene u. Vermillion 1960)

In die Bewertung geht native, nicht mineralisierte (Debris – OHI-D) und mineralisierte (Calculus – OHI-C) Plaque aller oder ausgewählter Zähne (OHI-S) ein, bei einer Differenzierung in 4 Grade (horizontale Drittelung der Zahnkrone).

Plaqueindex QHI (Quigley u. Hein 1962)

Ursprünglich wurde die Plaqueakkumulation der fazialen Frontzahnflächen bewertet und in 6 Grade differenziert. Modifikationen führten zur Einbeziehung von Indexzähnen (16, 21, 24, 36, 41, 44) aller Zähne sowie vestibulärer und oraler Zahnflächen.

Tabelle 7.**1** Bedeutung von Indexsystemen

Anwendung von Indexsystemen	Anforderungen an Indizes
Untersuchungen zum Gesundheitszustand einer Populationsschicht (beschreibende Epidemiologie)	Möglichkeit zu quantitativen Aussagen
Klinische Studien, die Aufschluss über die Ursachen einer Erkrankung geben (analytische Epidemiologie)	Einfachheit
Erhebungen, die Auskunft über den Erfolg präventiver bzw. therapeutischer Maßnahmen geben (experimentelle Epidemiologie, klinisch kontrollierte Studien)	rasche und praktische Anwendbarkeit Reproduzierbarkeit Möglichkeit einer statistischen Bearbeitung Handhabung durch nicht speziell geschulte Zahnärzte

Tabelle 7.**2** Übersicht ausgewählter Plaqueindizes

	Grad 0	Grad 1	Grad 2	Grad 3	Grad 4	Grad 5	Bemerkungen
Plaqueindex (Silness u. Löe 1964)	keine Plaque	Plaque mit dem bloßen Auge nicht erkennbar, nur mit Sonde abschabbar	moderate Plaqueansammlung entlang des Gingivarandes, mit dem bloßen Auge erkennbar, Interdentalraum frei	massiv Plaque bis in die Interdentalräume	–	–	• kein Anfärben • Trocknen mit Luftbläser • Sonde • 4 Messstellen (vestibulär: distal, median, mesial; oral)
Plaqueindex (Quigley u. Hein 1962)	keine Plaque	vereinzelt Plaqueinseln	deutliche Plaquelinie (bis 1 mm) entlang des Gingivarandes	Plaqueausdehnung >1 mm Breite entlang dem Gingivarand bis zum 1. Drittel der Zahnfläche	Plaqueausdehnung bis max. ⅔ der Zahnfläche	Plaqueausdehnung überschreitet ⅔ der Zahnfläche	• Anfärben • keine überkronten Zähne oder Zähne mit zervikalen Restaurationen einbeziehen
Mundhygieneindex (Greene u. Vermillion 1960)	keine Plaque kein Zahnstein	Plaque im gingivalen Kronendrittel Zahnstein im gingivalen Kronendrittel	Plaque bis mittleres Drittel Zahnstein bis mittleres Drittel bzw. subgingivale Inseln	Plaque über ⅔ der Krone Zahnstein über ⅔ der Krone bzw. subgingivales Band	–	–	• gesondert für Plaque (Debris) und Zahnstein (Calculus) • vereinfachte Form (OHI-S) bewertet Fazialflächen von 16, 11, 26 und Oralflächen von 31, 36, 46
Turesky-Plaqueindex (1970)	keine Plaque	vereinzelte Plaqueinseln am Gingivarand	dünne, zusammenhängende Plaquelinie am Gingivarand	Plaquelinie >1 mm, die jedoch weniger als ⅓ der Fläche bedeckt	Plaqueausdehnung bis mittleres Kronendrittel	Plaqueausdehnung bis koronales Kronendrittel	• Bewertung aller mesialen, distalen, vestibulären und oralen Zahnflächen • keine Restaurationen • keine 3. Molaren

Plaqueindex SLI (Silness u. Löe 1964)

Der SLI dient der visuellen (bzw. sondenunterstützten) Bewertung der nativen Plaque der bukkalen (median), mesialen (bukkal) und lingualen Zahnflächen in der Grenzregion von Zahn und Gingiva, wobei 4 Grade zu unterscheiden sind.

Turesky-Plaqueindex (1970)

Dieser Index stellt eine Modifizierung des Plaqueindex nach Quigley-Hein dar und bewertet die gefärbte Plaque anhand einer numerischen Skala.

Approximalraum-Plaqueindex API (Lange 1975)

Nach Anfärbung der Plaque mit einem Revelator werden die oralen Interdentalräume im 1. und 3. und die bukkalen im 2. und 4. Quadranten (mit Ausnahme der Interdentalräume zwischen 11 und 21 bzw. 31 und 41) bewertet (ja/nein) und der prozentuale Anteil plaquebedeckter Flächen ermittelt.

Gingivitisindizes (Tabelle 7.**3**)

Gingivaindex GI (Löe u. Silness 1963, Löe 1967)

Das 1963 entwickelte 4-gradige Indexsystem erhielt 1967 mit der Ergänzung der Sondierungsblutung seine Modifikation, welche die heutige Basis der Erhebung darstellt.

Sulkusblutungsindex SBI (Mühlemann u. Son 1971)

Während die Farbveränderung der Gingiva als Initialsymptom des GI zur Bewertung gelangt, ist es beim 6 Grade umfassenden SBI die Reizblutung.

Papillenblutungsindex PBI (Saxer u. Mühlemann 1975)

Der PBI bewertet die Intensität der provozierten Blutung nach Sondierung von der Papillenbasis zur Spitze des mesialen und distalen Sulkus der Zähne. Die Registrierungsareale liegen analog dem API im 1. und 3. Quadranten oral sowie im 2. und 4. Quadranten bukkal.

Gingival Bleeding Index GBI / Bleeding on Probing BOP (Ainamo u. Bay 1975)

Der Gingivasulkus wird an 6 Messpunkten je Zahn sanft sondiert und die prozentuale Anzahl blutender Situs dokumentiert.

Modifizierter Sulkusblutungs- bzw. Papillenblutungsindex (Lange 1978)

Dieser Index erfasst die Blutung nach Sondierung in Ja/nein-Antwort.

Parodontitisindizes (Tabelle 7.**4**)

Periodontal Index PI (Russel 1956)

Der PI ist häufig zur Erfassung der durchschnittlichen Parodontitisverbreitung verwendet worden und umfasst die in Tabelle 7.**4** dargestellten 6 Bewertungsgrade, die zahnbezogen erfasst werden. Der Durchschnittswert pro Patient ergibt sich aus dem Quotienten der Bewertungssumme aller Zähne und der Zahnzahl. Werte von 0–0,2 sind als klinisch gesund einzustufen, 0,3–0,9 als Gingivitis, 0,7–1,9 als beginnende Parodontitis, 1,6–5,0 als etablierte und 3,8–8,0 als finale Parodontitis.

Tabelle 7.**3** Übersicht ausgewählter Gingivitisindizes

	Grad 0	Grad 1	Grad 2	Grad 3	Grad 4	Grad 5	Bemerkungen
Gingivaindex (Löe u. Silness 1963, Löe 1967)	keine Entzündung	geringe Entzündung (leichte Rötung, geringe Oberflächenveränderung)	mäßige Entzündung (Rötung, Schwellung), Blutung bei Sondierung	starke Entzündung (starke Rötung und Schwellung), Spontanblutung, Ulzeration	–	–	• Trocknen mit Luftbläser • Sondieren des Marginalsaums • 4 Messstellen (vestibulär: distal, median, mesial; oral)
Sulkusblutungsindex (Mühlemann u. Son 1971)	keine Blutung	Blutung bei Sondierung	Blutung bei Sondierung, Rötung	Blutung bei Sondierung, Rötung, leichtes Ödem	Blutung bei Sondierung, Rötung, starkes Ödem	Blutung bei Sondierung/spontan, Rötung, starkes Ödem, Ulzeration	• in modifizierter Form in 4- oder 6-Punkt-Messung je Zahn mit stumpfer Sonde erheben
Papillenblutungsindex (Saxer u. Mühlemann 1975)	keine Blutung	einzelner Blutpunkt	mehrere Blutpunkte oder -linie sichtbar	interdentales Dreieck mit Blut gefüllt	starke Blutung über das interdentale Dreieck hinaus	–	• mit stumpfer Sonde Papille von der Basis bis zur Spitze ausstreichen • Feststellen der Blutung nach 20–30 s
Blutung nach Sondierung (Ainamo u. Bay 1975)	keine Blutung	Blutung	–	–	–	–	• Sondieren des Sulkus mit stumpfer Sonde und 0,25 N Sondierungskraft in 6-Punkt-Messung • Feststellen der Blutung nach 10 s

Tabelle 7.4 Bewertungskriterien des PI, PDI und CPITN

	Grad 0	Grad 1	Grad 2	Grad 4	Grad 6	Grad 8
Periodontal Index (Russell 1956)	keine Veränderung	leichte Gingivitis, nicht zirkulär	zirkuläre Gingivitis, keine Taschen	erste Resorptionen am Alveolarkamm im Röntgenbild	Schwere Gingivitis und Taschenbildung; Zahn jedoch funktionstüchtig, horizontaler AV bis maximal zur Hälfte der Wurzel	schwere Gingivitis und Taschenbildung, fortgeschrittene Zerstörung des Alveolarknochens, Funktionsverlust aufgrund starker Mobilität

	Grad/Code 0	Grad/Code 1	Grad/Code 2	Grad/Code 3	Grad/Code 4	Grad 5	Grad 6
Periodontal Disease Index (Ramfjord 1959)	keine Entzündung	leichte Gingivitis an einzelnen marginalen Abschnitten	mäßige zirkuläre Gingivitis	schwere Gingivitis mit Rötung, Schwellung, Blutungstendenz und Ulzeration	AV <3 mm	AV 3–6 mm	AV >6 mm
Community Periodontal Index of Treatment Needs (Ainamo et al. 1982)	gesund, ohne klinischen Befund	Blutung nach Sondierung	supra- und/oder subgingivaler Zahnstein, Plaqueretentionsstellen	Taschentiefe 4–5 mm	Taschentiefe 6 mm und größer		
	TN 0: keine Therapie	TN I: Mundhygieneinstruktion (auch für Code 2, 3 oder 4)	TN II: Mundhygieneinstruktion, Zahnsteinentfernung und Korrektur von Plaqueretentionsstellen (auch für Code 4)		TN III: komplexe Parodontitistherapie		

AV Attachmentverlust

Periodontal Disease Index PDI (Ramfjord 1959)

Der PDI beschränkt sich auf die Bewertung der 6 „Ramfjord-Zähne" (Zähne 16, 21, 24, 36, 41, 44). Er beurteilt in der Graduierung von 0–3 die Gingivitis und von 4–6 den Attachmentverlust.

GPM/T-Index (Gängler 1984)

Der zahnbezogene GPM/T-Index bewertet in 6-Punkt-Messung alle Zähne und eignet sich sowohl zur Ermittlung des Gingivitis- und Parodontitisbefalls als auch für die klinische Diagnostik und Therapiekontrolle. Gezählt werden für ein Individuum oder als Populationsmittelwert alle Zähne mit:

- Gingivitis (**G**):
  - 0 = gesund
  - 1 = Reizblutung
- Parodontitis (**P**) anhand der Taschentiefe:
  - 0 = bis 3 mm
  - 1 = 4–5 mm (P1)
  - 2 = 6–8 mm (P2)
  - 3 = > 8 mm (P3)
- sowie die fehlenden Zähne (**M**).

Der GPM/T-Index ist definiert als Relation:
G (Gingivitiszähne) / **P** (Parodontitiszähne) / **M** (fehlende Zähne).

Der **GPMR/T-Index** erlaubt darüber hinaus auf der Basis der TRS-621-Methodik den rechnerischen Ausdruck des **Attachmentverlusts** (R) pro Zahn (höchster Wert der 6-Punkt-Messung). Rezessionswerte sind in der Codierung zu dokumentieren:

- Code 0 keine/nicht eindeutig feststellbare Rezession
- Code 1 Rezession bis zu 3 mm
- Code 2 Rezession >3 mm.

Durch die Kombination der Messwerte für Taschentiefe und Rezession ist eine Darstellung des Attachmentverlusts in den Stufen 0–3, 4, 5, 6, 7, 9 und 11 mm möglich. Das Anliegen des GPMR/T-Index besteht neben der Erfassung des Attachmentverlusts in der Differenzierung in aktive (Blutung) und inaktive Parodontitistaschen (fehlende Blutung).

Für die Erhebung von **Progressionsindizes** kann auch der Befund der zervikalen Region und der bewertbaren Wurzeloberfläche codiert werden:

Tabelle 7.5 Bewertungskriterien des PSI

Code 0	Code 1	Code 2	Code 3	Code 4
Schwarzes Band bleibt vollständig sichtbar			schwarzes Band bleibt teilweise sichtbar	schwarzes Band verschwindet vollständig
Keine Blutung	Blutung nach Sondierung	Blutung nach Sondierung	Blutung nach Sondierung möglich	Blutung nach Sondierung möglich
Kein Zahnstein/ keine Plaque	kein Zahnstein/ keine Plaque	Zahnstein und/oder Plaque	Zahnstein/Plaque möglich	Zahnstein/Plaque möglich
Keine defekten Restaurationsränder	keine defekten Restaurationsränder	defekte Restaurationsränder	defekte Restaurationsränder möglich	defekte Restaurationsränder möglich

Klinische Abnormitäten (z. B. Furkationsbeteiligung, mukogingivale Probleme, Rezessionen, Zahnbeweglichkeit etc.) werden mit * gekennzeichnet

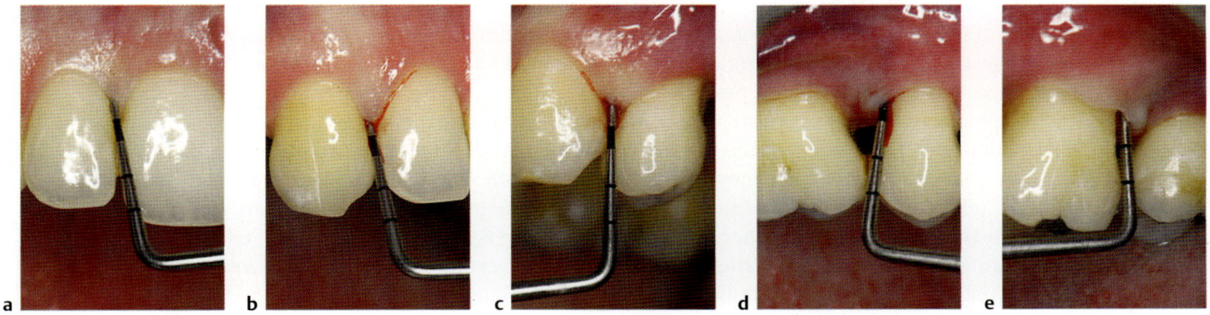

Abb. 7.**2a–e** Parodontaler Screeningindex PSI.
Grad 0 (**a**), Grad 1 (**b**), Grad 2 (**c**), Grad 3 (**d**) und Grad 4 (**e**).

- Code 0 gesund
- Code 1 Zahnstein, keine Wurzelkaries
- Code 2 Wurzelkaries, kein Zahnstein
- Code 3 Zahnstein und Wurzelkaries.

Extent and Severity Index ESI (Carlos et al. 1986)

Der ESI berücksichtigt gleichzeitig Ausmaß („extent“ – prozentualer Anteil befallener Zahnflächen/Zähne) und Schweregrad („severity“ – Mittelwert des Attachmentverlusts der Parodontitis) bei definiertem Schwellenwert für den Attachmentverlust (häufig 1 mm). Bewertet werden die mesialen und bukkalen Zahnflächen der Zähne eines oberen und eines unteren Quadranten (1. und 3. oder 2. und 4.), maximal 28 Flächen pro Proband.

Behandlungsbedarfsindex

Community Periodontal Index of Treatment Needs CPITN (Ainamo et al. 1982)

Der CPITN wurde von der WHO zur Erhebung der Behandlungsanforderungen in größeren Populationsgruppen empfohlen (Ainamo et al. 1982). Das Originalprinzip des CPITN ist eine Verknüpfung der klinischen Bewertungskriterien mit der Behandlungsnotwendigkeit. Dabei werden auf der Basis einer Segmentierung (6 Segmente oder „sextants“) des Gebisses nur 10 bzw. 6 Indexzähne (Zähne 17/16, 11, 26/27; 47/46, 31, 36/37) ausgewertet. Grundlage ist die Bewertung der mesialen und distalen Messpunkte lingual und vestibulär (4-Punkt-Messung (vgl. Tabelle 7.**4**). Dokumentiert wird pro Segment der höchste Codewert. Beim Fehlen von Indexzähnen müssen 2 funktionstüchtige Zähne im Segment vorhanden sein. Ist nur noch ein Zahn präsent, erfolgt die Zuordnung zum benachbarten Segment. 3. Molaren finden nur dann Berücksichtigung, wenn sie die Funktion der 2. Molaren übernommen haben. Ist ein Segment nicht auswertbar, wird es im Befundschema durchgestrichen. Auf die Zuordnung der *Behandlungsnotwendigkeit* (vgl. Tabelle 7.**4**) wird in neueren Untersuchungen nach Empfehlung der WHO verzichtet, sodass nur noch der CPI zu erstellen ist.

Parodontales Screening

Parodontaler Screeningindex PSI (AAP, ADA 1992)

Regelmäßig erhoben, bietet der PSI sowohl dem Zahnarzt als auch dem Patienten auf einfache Weise die Gewähr, dass schwerwiegende parodontale Erkrankungen nicht übersehen und die Patienten frühzeitig einer Therapie zugeführt werden können (Tabelle 7.**5**, Abb. 7.**2a–e**).

Der PSI wurde 1992 von der American Academy of Periodontology (AAP) zusammen mit der American Dental Association (ADA) entwickelt. Er beruht auf einer Modifizierung des CPITN. Zur Erhebung wird das Gebiss des Erwachsenen ebenfalls in 6 Segmente eingeteilt. Innerhalb jedes Segments werden alle Zähne an 6 Stellen (mesiobukkal, bukkal, distobukkal, mesiopalatinal, palatinal, distopalatinal) sondiert und der höchste Wert je Segment dokumentiert. Wird an einer Messstelle der Codewert 4 erreicht, so kann zum nächsten Segment übergegangen werden. Bei Kindern und Jugendlichen beschränkt sich die Untersuchung auf Inzisivi (Zähne 11, 31) und 1. Molaren.

Mundgesundheitsindizes

Erste Untersuchungen zur Bedeutung der oralen Gesundheit für die Lebensqualität des Menschen (Oral Health Related Quality of Life – OHR-QoL) setzten Mitte der 1990er-Jahre ein. Sie führten zur Entwicklung verschiedener Indexsysteme wie Oral Health Impact Profile (OHIP, OHIP-14, OHIP-19) und Geriatric Oral Health Assessment Index (GOHAI). Anliegen dieser Untersuchungen ist es, die Ergebnisse verschiedener Versorgungssysteme zu evaluieren, Behandlungsnotwendigkeiten zu identifizieren, Therapievarianten zu selektieren und die Patientenzufriedenheit zu bewerten. Hierfür kommen vorwiegend skalierte Fragebögen zum Einsatz, welche die Patienten zur Basisuntersuchung (und den Folgeuntersuchungen) zu beantworten haben. Ebenfalls möglich ist eine Kombination klinischen Screenings mit Fragebögen.

Dynamik und Geographie der Parodontalerkrankungen

Die Einführung der WHO-TSR621-Methodik (1978) als Grundlage des CPITN (1982) und des GPM/T (1984) ließen in den letzten 20 Jahren vergleichbare deskriptive epidemiologische Studien entstehen. Für die Altersgruppe der 15- bis 19-Jährigen, der 35- bis 44-Jährigen und der 65- bis 74-Jährigen liegen zahlreiche Daten in der WHO Global Oral Data Bank vor, die Aussagen über *globale Trends* gestatten (Pilot u. Miyazaki 1994):

- Zwischen den Daten der industrialisierten Vergleichsländer und Deutschland lassen sich dabei keine nennenswerten Differenzen finden.
- Sowohl bei den Jugendlichen als auch bei den Erwachsenen sind nur wenige Probanden ohne Parodontalerkrankung anzutreffen.
- Die Gingivitisfrequenz liegt bei beiden Altersgruppen bei nahezu 100%.
- Flache Taschen (P1) kommen vor, tiefe Taschen (P2) sind bei den jugendlichen Populationen nicht zu registrieren, mit Ausnahme einiger asiatischer Länder.
- Bei den 35- bis 44-Jährigen ist in allen Ländern eine deutliche Zunahme an flachen Taschen (P1) und eine geringere Zunahme an tiefen Taschen (P2) zu verzeichnen.

In einer in soziodemographischer Hinsicht repräsentativen Querschnittsuntersuchung wurde das epidemiologische Profil der Parodontalerkrankungen an der permanenten Dentition bei Jugendlichen und Erwachsenen in allen Altersgruppen anhand des zahnbezogenen GPM/T und der sextantenbezogenen Auswertung nach CPITN erhoben (Gängler et al. 1988; Tabelle 7.**6**).

Danach liegt bei allen Altersgruppen die **Gingivitisfrequenz** bei nahezu 100%. Bezogen auf den Durchschnittswert der Zähne betrifft das in der Gesamtpopulation etwa die Hälfte aller Zähne. Der **Parodontitisbefall** (P1) steigt bereits in der Altersgruppe der 20- bis 24-Jährigen erheblich an. Bei tiefen Taschen (P2) erfolgt eine kontinuierliche Zunahme in den einzelnen Altersgruppen bis zum 44. Lebensjahr. Gegenüber der Altersgruppe der 35- bis 44-Jährigen verdoppelt sich dann bei den 45- bis 54-Jährigen

Tabelle 7.**6** Gingivitis- und Parodontitisbefall in Thüringen nach dem GPM/T-Index (Gängler et al. 1988)

Altersgruppen	Anzahl der Personen	Gingivitiszähne (Blutung nach Sondierung)	Parodontitiszähne		Fehlende Zähne
			Taschen 4–5 mm (P1)	Taschen ≤ 6 mm (P2)	
15–19	421	9,90	0,22	0,01	0,93
20–24	283	12,24	1,25	0,02	2,21
25–29	250	8,73	1,04	0,10	2,90
30–34	354	10,71	2,23	0,48	3,72
35–44	335	9,63	2,90	0,35	5,32
45–54	225	8,14	3,80	1,02	7,95
55–64	229	6,65	3,86	0,96	12,38
>64	166	5,61	2,48	1,09	16,73

Tabelle 7.**7** Repräsentative Ergebnisse der NHANES III (National Health and Nutritional Examination Study) mit Definition der Schweregrade (Albandar et al. 1999)

Milde Parodontitis	Moderate Parodontitis	Fortgeschrittene Parodontitis
• ≤1 Zähne mit ST ≤3 mm oder • ≤1 Seitenzähne mit nicht durchgehendem Furkationsbefall	• ≤1 Zähne mit ST ≤5 mm oder • ≤2 Zähne oder 30% der untersuchten Zähne mit ST ≤4 mm oder • ≤1 Seitenzähne mit nicht durchgehendem Furkationsbefall	• ≤2 Zähne oder 30% der untersuchten Zähne mit ST ≤5 mm oder • ≤4 Zähne oder 60% der untersuchten Zähne mit ST ≤4 mm oder • ≤1 Seitenzähne mit durchgehendem Furkationsbefall
Prävalenz der 30- bis 90-Jährigen ca. 22%	Prävalenz der 30- bis 90-Jährigen ca. 13%	
Ca. 50% der 30- bis 90-Jährigen mit AV ≤3 mm, 65% mit ST ≤3 mm		
Ca. 20% der Probanden mit AV ≤5 mm		
Ca. 9% der Probanden mit ST ≤5 mm		
Ca. 14% der ≤30-Jährigen mit Furkationsbefall		
58% der Probanden mit Rezessionen ≤1 mm, 22% mit ≤3 mm		
Im Durchschnitt ca. 22% der Zähne mit einer Rezession ≤1 mm		

AV Attachmentverlust
ST Sondierungstiefe

der Anteil der Patienten mit tiefen Taschen! Flache Taschen sind ab dem 30. bis zum 64. Lebensjahr gleichmäßig über die Population verteilt. Für Parodontitis (P2) besteht bei den 2. Molaren und Frontzähnen ein erhöhtes Risiko. Epidemiologisch und klinisch wird deshalb unterschieden in Risikoalter und Risikozähne:

- Das **Risikoalter** für:
  - Attachmentverlust mit flacher Taschenbildung betrifft 20- bis 24-Jährige
  - für starken Attachmentverlust mit tiefer Taschenbildung betrifft 45- bis 54-Jährige.
- Dabei sind die **Risikozähne** für diesen ausgeprägten Befestigungsverlust im Oberkiefer die Incisivi und 2. Molaren und im Unterkiefer alle Schneidezähne.

Im europäischen Vergleich zeigt sich, dass im ausgesprochenen Risikojahrzehnt der 45- bis 54-Jährigen zwischen 40 und 70% der Bevölkerung flache und/oder tiefe Parodontitistaschen haben, wenngleich die Parodontitisfrequenz nichts über den tatsächlichen Befall aussagen kann. Wie aus Prävalenzstudien (Gängler et al. 1988) jedoch bekannt ist, weisen in Deutschland von 33% der 45- bis 54-Jährigen mit *flachen* Taschen:

- 20% 1–5 Parodontitiszähne auf
- 10% 6–10 Parodontitiszähne
- 2% 11–15 Parodontitiszähne und nur
- 1% 16 und mehr erkrankte Zähne.

Bei weiteren 32% der gleichen Altersgruppe mit *tiefen* Taschen ändert sich das Bild:

- 25% weisen 1–5 Parodontitiszähne auf und
- 7% 6–10 Parodontitiszähne.

Diese Daten werden durch die Ergebnisse aktueller nationaler (DMS III) und internationaler (NHANES III) Untersuchungen gestützt (Tabellen 7.**7** u. 7.**8**).

Die epidemiologische Erfassung einzelner Erkrankungsformen beruht in der Regel auf longitudinalen Nachfolgeuntersuchungen, die bisher nur in geringem Umfang vorliegen.

In einer 15-Jahres-Studie an zahnärztlich nicht versorgten Teearbeitern in Sri Lanka konnten Löe et al. (1986) den natürlichen Verlauf der Parodontitis untersuchen (Tabelle 7.**9**). Interessanterweise war der Bevölkerungsanteil von 8% mit rascher Progression der Parodontitis dem Wert in den Industrienationen vergleichbar.

Für die diagnostisch gut charakterisierte *lokalisierte aggressive (juvenile) Parodontitis* gibt es eine umfangreiche Studie an über 7000 Schülern in England von Saxby (1987) sowie an mehr als 11000 Schülern von Löe u. Brown (1991). Demzufolge liegt die Frequenz zwischen 0,1 und 0,53%, jedoch mit einer bemerkenswerten Differenzierung zwischen Schülern unterschiedlicher nationaler Herkunft (Tabelle 7.**10**). Für Brasilien (0,2%) und Nigeria (0,75%) liegen vergleichbar hohe Werte der juvenilen Parodontitisfrequenz vor.

Tabelle 7.**8** Repräsentative Ergebnisse der DMS III (3. Deutsche Mundgesundheitsstudie) in den Altersgruppen 35–44 und 65–74 Jahre (Micheelis u. Reich 1999)

Parameter	35- bis 44-Jährige			65- bis 74-Jährige		
	∅	♂	♀	∅	♂	♀
CPI 3 (%) (ST 4–5 mm)	32,2	31,2	33,1	39,7	37,3	41,6
CPI 4 (%) (ST ≤6 mm)	14,1	17,9	10,1	24,4	29,1	20,7
ESI-Ausmaß (% Flächen mit AV ≤2 mm)	45,1	48,8	42,3	69,1	71,8	66,9
ESI-Schwere (mm) (Mittelwert des AV der Flächen mit AV ≤2 mm)	3,7	3,7	3,6	4,6	4,9	4,5
Durchschnittlicher AV	4,8	5,0	4,6	6,1	6,6	5,7
Probanden mit AV ≤6 mm (%)	30,5	35,9	25,0	55,2	62,6	49,3

AV Attachmentverlust
ST Sondierungstiefe

Tabelle 7.**9** Parodontitisprogression bei Teearbeitern aus Sri Lanka im 15-Jahres-Zeitraum (Löe et al. 1986)

Gruppen	Rasche Progression	Moderate Progression	Ohne Progression
	8%	81%	11%
Mittlerer Attachmentverlust:			
• 35 Jahre	9 mm	4 mm	<1 mm
• 45 Jahre	13 mm	7 mm	
Jährliche Destruktionsquote	0,1–1,0 mm	0,05–0,5 mm	0,05–0,09 mm

Tabelle 7.**10** Frequenz lokalisierter aggressiver (juveniler) Parodontitis bei Schülern

	Saxby (1987)	Löe u. Brown (1991)
Probanden	>7000	>11 000
Frequenz gesamt	0,1%	0,53%
Frequenz Afroamerikaner	0,8%	2,0%
Frequenz kaukasische Population	0,02%	0,1%
Frequenz asiatische Population	0,2%	

Epidemiologie von Risikofaktoren

Aus deskriptiven epidemiologischen Studien geht, gestützt durch klinische Beobachtungen, hervor:

MERKE

Schwere Parodontitiden konzentrieren sich auf wenige Zähne einer geringen Patientenzahl.

Dabei sind diese Erkrankungen nicht zwangsläufig mit hoher Plaqueakkumulation und ausgeprägter gingivaler Entzündung vergesellschaftet. Vorwiegend analytische und vereinzelt experimentelle epidemiologische Untersuchungen sowie einzelne Fallkontrollserien der zurückliegenden 15 Jahre konnten in unterschiedlicher Trennschärfe eine Reihe der Risikofaktoren (Abb. 7.**3**) ermitteln.

MERKE

Unter einem **Risikofaktor** wird eine Variable aus dem Bereich des Lebensstils, der Umwelt und angeborener/erworbener Faktoren verstanden, die auf Basis

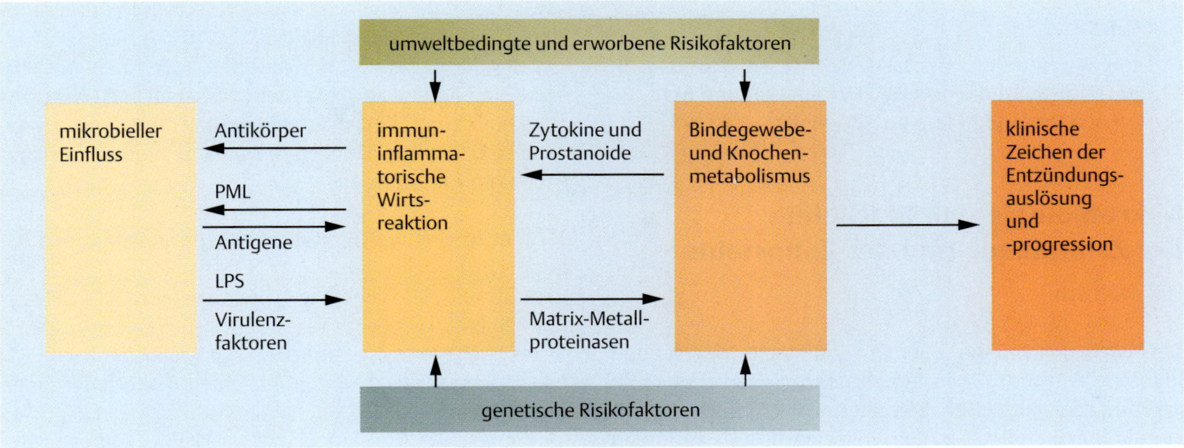

Abb. 7.3 Risikofaktoren der marginalen Parodontitis.

epidemiologischer Evidenz mit der Krankheitsentstehung eines Individuums in Zusammenhang steht.
Risikofaktoren für die Parodontitisprogression sind:

- Rauchen
- unbehandelter / ungenügend eingestellter Diabetes mellitus.

MERKE

Ein **Risikoindikator** ist ein potenzieller Risikofaktor, der in Querschnittsstudien ermittelt, jedoch nicht longitudinal bestätigt wurde.
Als Risikoindikatoren werden diskutiert:

- Stress
- Osteoporose
- HIV-Infektion
- Genpolymorphismen, z. B.: Interleukin-1-Cluster (IL-1-alpha, IL-1-beta und IL-Rezeptorantagonist), IgG-Rezeptoren Fc-gamma RII und III
- Fettstoffwechselstörungen.

Darüber hinaus zeigen verschiedene Studien, dass die marginale Parodontitis mit weiteren Erkrankungen/Zuständen korrelieren könnte: mit dem Risiko für chronisch ischämische Herzkreislauferkrankungen, mit Diabetes mellitus, respiratorischen Erkrankungen sowie untergewichtigen Frühgeburten.
Die zusammenfassende Analyse bisheriger Daten – Ergebnisse von Interventionsstudien fehlen fast vollständig – lässt vermuten, dass ein geringer Teil der Bevölkerung (ca. 10%) mit einer genetisch determinierten hyperreaktiven Wirtsantwort auf den infektiösen Angriff möglicherweise einem erhöhten Risiko mehrerer Erkrankungen – einschließlich der Parodontitis – ausgesetzt ist und die marginale Parodontitis nur ein Glied in einer Kette mehrerer Infektionen ist.

Ätiologie und Pathogenese

Peter Gängler, Wolfgang H. Arnold

MERKE

Gingivitis und marginale Parodontitis werden von den Wirtsfaktoren des Organismus entscheidend geprägt und verlaufen in kürzeren Schüben der Progression und längeren Phasen der Stagnation.

- Die Gingivitis ist eine überwiegend *nichtdestruktive*, chronische Entzündungsreaktion der Gingiva auf das phlogogene Potenzial des maturierten Biofilms der Zahnplaque.
- Die marginale Parodontitis ist eine ausgeprägte *destruktive* Entzündungsreaktion des Periodontalligaments und des Alveolarknochens auf das phlogogene Potenzial des maturierten Biofilms der parodontalen Tasche.

Die Erkenntnis der bakteriellen Ätiologie der Parodontalerkrankungen geht ebenso wie bei der Kariesauslösung auf die Pioniere mikrobiologischer Untersuchungen, Ficinus (1847) und Miller (1889), zurück. Maßgeblichen Anteil an der Differenzierung und Bewertung der anaeroben Flora der Mundhöhle hatte Gins (1934). Seit der Beschreibung der bakteriellen Zahnplaque und ihres Mineralisationsprodukts durch Black (1914) wurde Zahnstein besonders als subgingivale Konkrementablagerung in den pathologischen Parodontaltaschen auch verantwortlich für die Entstehung und Progression der Parodontalerkrankungen gemacht.
Erst die Auslösung einer experimentellen Gingivitis am Menschen durch Löe et al. (1965) brachte die entscheidende Erkenntnis, dass die Maturation einer ubiquitären Plaquebesiedelung durch Absetzen von Mundhygienemaßnahmen nach 4–21 Tagen zu einer klinisch und histologisch eindeutigen Entzündungsreaktion auf die veränderte Plaqueflora führt.

MERKE

Die Entzündung ist die konsequente Abwehrreaktion der Gingiva auf die durch Akkumulation und Maturation zunehmende Plaquepathogenität.

Mikrobiologie und Biochemie der Zahnplaque und des Zahnsteins

Lutz Netuschil

Die Bedeutung von Biofilmen in der Biologie, Medizin und Industrie wurde in ihren Konsequenzen erst relativ spät erkannt. Die weltweiten, faktisch unzählbaren Bakterienpopulationen sind schätzungsweise zu 90% in Biofilmen organisiert!

MERKE

Eine pathogenetische Bedeutung von Mikroorganismen ist, wie in der Zahnplaque, oft erst mit deren Biofilmbildung verknüpft.

Die Zahnplaque stellt ein typisches Beispiel für einen bakteriellen Biofilm dar und wird von Marsh u. Bradshaw (1995) auch entsprechend definiert: „Dental plaque is the biofilm that forms on the surfaces of teeth, and is comprised of a diverse community of bacteria, embedded in a matrix of polymers of microbial and host origin."
Zwischen „frei schwimmenden" planktonischen und in Biofilmen assoziierten Bakterien bestehen bedeutsame Unterschiede (Tabelle 7.**11**). Daraus ergeben sich wesentliche Konsequenzen:

- Während die Zahl nichtadhärenter, planktonischer Bakterien allein durch Verdünnung, Medienwechsel oder (Wasser-)Durchfluss drastisch reduziert werden kann, sind ortsständige Biofilme durch solche Maßnahmen nicht oder nur unvollständig zu eliminieren.
- Die Bakteriendichte in Biofilmen ist bis zu 1000-mal höher (Beispiel Zahnbelag: ca. 10^{11} Keime/g) als in freien wässrigen Systemen (Beispiele: Bakterienkulturen in vitro, In-vivo-System Speichel: ca. 10^{8} Keime/g).
- Während planktonische Bakterien sich durch Antibiotika oder andere antibakterielle Mittel faktisch eliminieren oder zumindest drastisch reduzieren lassen, erweisen sich Biofilme als hoch resistent gegenüber antibakteriellen Angriffen.

Tabelle 7.**11** Unterschiede zwischen Bakterien in „planktonischer Phase" und in Biofilmen

Merkmal	Planktonphase	Biofilm
Generelle Beschreibung	frei schwebend, nicht adhärent, nicht ortsständig	adhärent, ortsständig
Dichte	10^{8}–10^{9} Bakterien/ml = 10^{8}–10^{9} Bakterien/g	10^{11}–10^{12} Bakterien/cm^3 = 10^{11}–10^{12} Bakterien/g
Resistenz gegenüber antibakteriellen Stoffen	im Allgemeinen gering	im Allgemeinen hoch bis sehr hoch

Darüber hinaus weisen Biofilme weitere Charakteristika auf:

- spezifische Adhäsionsmechanismen zum unterliegenden Substrat
- spezifische Koaggregation durch physikochemische Assoziationen zwischen den einzelnen Bakteriengruppen des Biofilms
- komplexe wechselseitige Stoffwechselbeziehungen
- Ab-/An-/Umschalten von Genen aufgrund des Zustands in einem Biofilm
- zelldichteabhängige Signaltransduktion, ein Phänomen, das als „biofilm signaling" oder „quorum sensing" beschrieben wird.

HINTERGRUND

Die erste wissenschaftliche Untersuchung des Zahnbelags geht auf Antoni van Leeuwenhoek (1683) zurück, der Beläge an den Zähnen mikroskopisch untersuchte und die Morphotypen der Bakterien aufzeichnete. Dem Pionier der Zahnbelagforschung war sicherlich nicht bewusst, dass er einen Biofilm untersuchte – mikrobielle Aggregate als solche zu definieren und entsprechende Untersuchungsmethoden zu entwickeln, war für die folgenden 300 (!) Jahre nicht von Bedeutung.

Die medizinische Mikrobiologie konzentrierte sich in der Vergangenheit darauf, einzelne Spezies überhaupt erst zu isolieren, zu züchten und in ihrer pathogenetischen Bedeutung zu charakterisieren. Während damals nur die Reinkultur als mikrobiologischer Beweis diente, ist es heute umgekehrt:

MERKE

In-vitro-Studien bzw. die Betrachtung einzelner Spezies verlieren an Bedeutung gegenüber der Untersuchung der komplexen Wechselbeziehungen in Biofilmen.

Zumeist aus dem industriellen Sektor stammende Arbeiten, die Einführung der konfokalen Mikroskopie für die dreidimensionale Darstellung von Biofilmen und die Übertragung dieser Technik auf dentale Plaque haben wesentliche Einblicke erlaubt und die Entwicklung von Modellvorstellungen ermöglicht. Hierbei können mithilfe einer Vitalfluoreszenzmethode einzelne Mikroorganismen in ihrem Bezug zueinander sowie in ihrem Vitalitätszustand dargestellt werden (Abb. 7.**4** und 7.**5**).
Obwohl eine Untersuchung mit adäquaten, nichtinvasiven Methoden von Biofilmen angestrebt werden muss, ist die

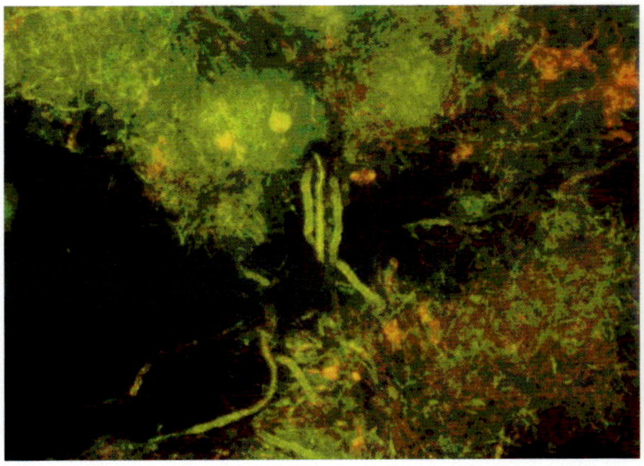

Abb. 7.**4** Mikroskopisches Bild einer Plaquebiofilmprobe nach Vitalfluoreszenzfärbung. Grün: lebende Mikroorganismen, rot: totes Zellmaterial. In der Mitte sog. Maiskolbenstrukturen mit zentralem, lebendem Filament (aus Netuschil L. Vitalfärbung von Plaque-Mikroorganismen mit Fluoresceindiacetat und Ethidiumbromid. Dtsch Zahnärztl Z. 1983; 38: 914–7, Nachdruck mit Genehmigung des Deutschen Ärzteverlags).

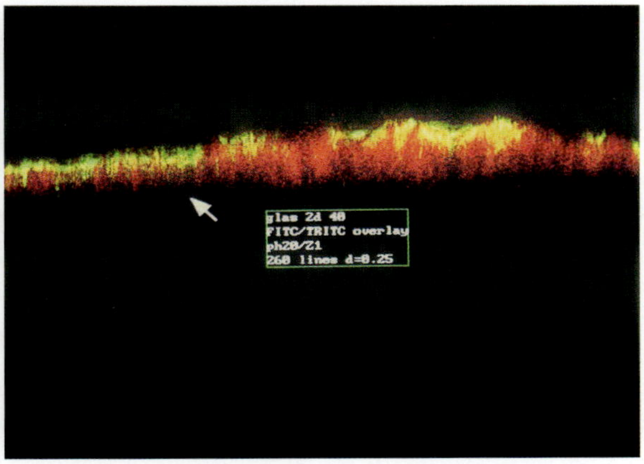

Abb. 7.**5** In vivo auf Glasplättchen gewachsene Plaque nach Vitalfluoreszenzfärbung im konfokalen Mikroskop. In der z-Achse überlagern lebende Bakterien (gelb-grün) eine tote (rote) Unterschicht (aus Netuschil L, Reich E, Unteregger G, Sculean A, Brecx M. A pilot study of confocal laser scanning microscopy for the assessment of undisturbed dental plaque vitality and topography. Arch Oral Biol. 1998; 43: 277–285, Nachdruck mit Genehmigung von Elsevier).

traditionelle Mikrobiologie insbesondere unter pathogenetischen Aspekten immer noch von Bedeutung.

Ließen sich unter anaerober Anzüchtung bereits 1946 „mindestens 27 Varianten" in der Mundhöhle finden, beläuft sich heute die Zahl der geschätzten Bakterienspezies auf mehr als 1000 (Tabelle 7.**12**).

Wesentliche Aussagen konnten durch die experimentelle Gingivitis gewonnen werden (Theilade et al. 1966), bei der Probanden für 3 Wochen jegliche Mundhygiene einstellten und die Entwicklung der mikrobiellen Flora und der korrelierenden klinischen Indizes (Plaqueindex, gingivale Entzündungsparameter) beobachtet wurde. Auf der Basis dieser Untersuchungen wie auch neuerer Arbeiten ergibt sich folgendes Bild (Abb. 7.**6**):

- Frühbesiedelung insbesondere mit Streptokokken (S. sanguis, S. oralis, S. gordonii) durch Anheftung an Pellikelstrukturen der Zahnoberfläche.
- Schon nach 20–30 Bakterienlagen (d. h. 20–30 µm Dicke) wird der Bakterienrasen in seinem Inneren durch Sauerstoffverbrauch anaerob.
- Nachfolgebesiedelung bereits nach wenigen (4–7) Tagen von prozentual mehr Anaerobiern in die Plaque.

Die wesentlichen dieser anaeroben Bakterienspezies sind in Tabelle 5.**3** (rechte Spalte) sowie Tabelle 7.**13** aufgelistet. Ihre pathogenetische Bedeutung ist im Einzelfall auch heute noch nicht endgültig geklärt.

Mit dieser auf den ersten Blick relativ klaren Zusammenstellung ist die Problematik der Entzündungsauslösung jedoch nicht gelöst. Neuere Daten belegen die unterschiedliche Virulenz von Klonen bzw. Subspezies, wie das Beispiel der Subspezies (ssp.) von Fusobacterium nucleatum (F. n.) zeigt:

Tabelle 7.**12** Speziesvielfalt im Oralraum

Jahr	Literaturangaben zur Spezieszahl
1946	„mindestens 27 Varianten"
1970	300
1980	500
1990	700
2000	1000

- gesundheitsassoziiert: F. n. ssp. polymorphum
- gingivitisassoziiert: F. n. ssp. nucleatum
- parodontitisassoziiert: F. n. ssp. vincenti, F. n. ssp. nucleatum.

Darüber hinaus ist anzunehmen, dass zur Auslösung der Entzündung mehrere Spezies zusammenarbeiten. Dies bedeutet, dass nicht nur Einzelkeimen sowie deren Subspezies Beachtung geschenkt werden muss, sondern auch deren gemeinsamem Auftreten in Komplexen, ihrer jeweiligen prozentualen Häufigkeit und schließlich ihrer Relation zu mit Gesundheit assoziierten Keimen. Socransky und Haffajee (2002) haben subgingivale Plaqueproben sog. „Cluster-Analysen" unterzogen, um die komplexen Beziehungen innerhalb der Biofilme darzustellen (Abb. 7.**7**, vgl. Kapitel 9, Abschnitt Infektiologische und inflammatorische Risikofaktoren).

Diese vorrangig anaeroben Bakterienspezies produzieren eine Vielfalt von Substanzen, welche die Gewebedestruktion einleiten und/oder aufrechterhalten. Tabelle 7.**14** listet diese bakteriellen parodontitisrelevanten Faktoren auf.

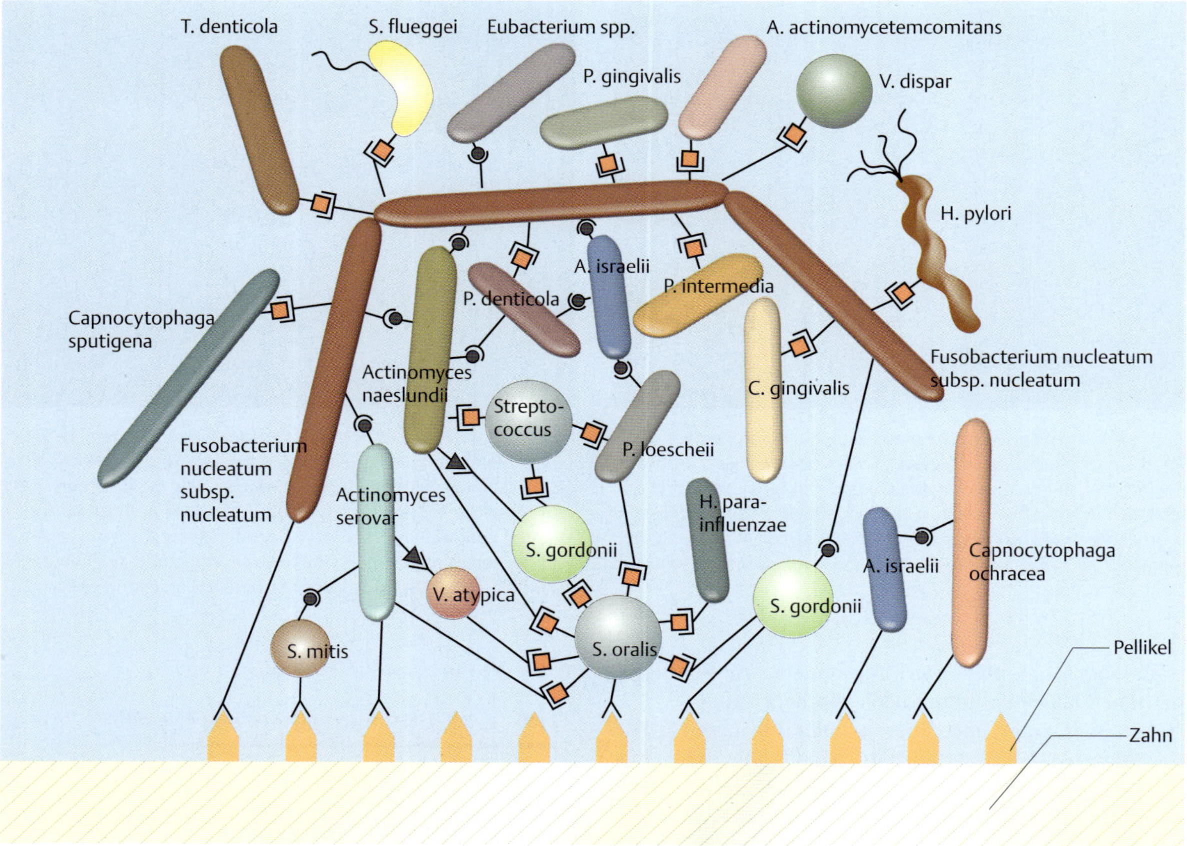

Abb. 7.**6** Schematische Darstellung des Adhäsions- und Bezugsmusters der oralen Mikroorganismen auf der Pellikel (nach Kolenbrander et al. 1999).

Tabelle 7.**13** Parodontitisassoziierte Bakterienspezies mit sehr hoher bzw. hoher klinischer Relevanz

Klinische Relevanz	
Sehr hoch	**hoch**
Actinobacillus actinomycetemcomitans	Eikenella corrodens
Porphyromonas gingivalis	Campylobacter recta
Prevotella intermedia	Fusobacterium nucleatum
Tannerella forsythensis	Prevotella intermedia
Nicht klassifizierte Spirochäten	Eubacterium nodatum
	Treponema denticola

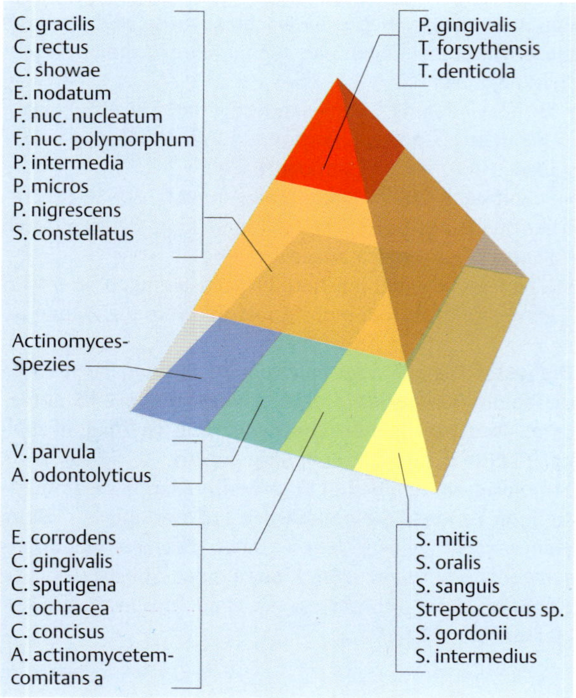

Abb. 7.**7** Assoziation zwischen subgingivalen Bakterienspezies. Die Basis der Pyramide besteht aus Spezies, von denen man annimmt, dass sie an der frühen Kolonisation der Zahnoberfläche teilnehmen. Der sog. orangefarbene Komplex wird erst später zahlenmäßig dominant und überbrückt vermutlich die Frühbesiedeler mit den Spezies des sog. roten Komplexes, die in einem noch späteren Stadium der Plaqueentwicklung an Bedeutung gewinnen (nach Socransky u. Haffajee 2002).

Es ist somit von grundsätzlicher Bedeutung, die Ausreifung und das ungestörte Plaquewachstum zu verhindern. Das geschieht entweder durch mechanische Reinigung als alleinige Maßnahme oder durch den unterstützenden Einsatz antibakterieller Substanzen. Dabei hat jedoch der Biofilm eine stark reduzierte Empfindlichkeit gegenüber antibakteriellen Wirkstoffen. Als Gründe für diese um den Faktor 500–1000 geringere Sensitivität werden am Beispiel der **Antibiotikaresistenz** diskutiert:

- direkte Interaktion zwischen extrazellulärer Matrix und Antibiotika, dabei Beeinflussung von Diffusion und Bioverfügbarkeit
- Abbau, Veränderung oder Abfangen von Antibiotika durch extrazelluläre Enzyme, wobei Synergien zwischen verschiedenen bakteriellen Populationen an Bedeutung gewinnen
- Veränderung des Substratangebots und der Wachstumsrate im Biofilm
- Ausprägung eines attachment- oder biofilmspezifischen Phänotyps.

Diese Resistenz gilt ebenso für den Einsatz weiterer antibakterieller Stoffe in Mundspüllösungen und Zahnpasten. Wesentlich sind die Unterschiede zwischen der minimalen bakteriziden Konzentration (MBK) in vitro, deren Bestimmung vorrangig auf Untersuchungen an planktonischen Bakterienkulturen beruht und den höheren Konzentrationen in Spüllösungen, Gelen und Pasten zum supra- oder subgingivalen Einsatz.

MERKE

Die orale Mikroflora steht mit dem Makroorganismus im Gleichgewicht, stellt einen Schutzfaktor dar und darf auf Dauer weder reprimiert noch aus dem Gleichgewicht gebracht werden. Der Zahnbelag gewinnt nur deshalb eine pathogenetische Bedeutung, weil sich ein nicht mehr abschilfernder mikrobieller Biofilm im direkten Dauerkontakt zum Wirtsgewebe befindet.

Der Zahnreinigung kommt somit eine vorrangige Rolle in der Mundhygiene zu. Wirkstoffe in Zahnpasten sowie der zusätzliche Einsatz von Mundspüllösungen können die mechanischen Mundhygienemaßnahmen ergänzen. Wird diese Mundhygiene unzulänglich durchgeführt, entsteht durch Mineralisation der Plaque **Zahnstein**. Wie Ultrastrukturuntersuchungen zeigten, kann die Mineralisation sowohl die Bakterienzellen selbst als auch die interzelluläre Matrix erfassen. Die Biofilmmineralisation führt an der Oberfläche zu neuen Schichten vitaler Plaque (die ihrerseits mineralisieren kann) sowie aufgrund der porösen Struktur des Zahnsteins zur Retention toxischer Substanzen.

Tabelle 7.**14** Bakterielle parodontitisrelevante Faktoren

Anti-Wirtsabwehr	Kapseln, Schleime Leukotoxine, Inhibitoren der polymorphnukleären Leukozyten (PML)
	Induktion von Suppressor-T-Zellen Immunglobulin und Komplement abbauende Proteasen
Direkte Gewebeschädigung	Enzyme (Proteasen, Kollagenasen, Hyaluronidase etc.) Knochenresorption (Lipoteichonsäure, Lipopolysaccharid etc.) zytotoxische Substanzen (Butyrat, Propionat, Ammonium etc.)
Indirekte Gewebeschädigung	Entzündungsauslösung gewebliche Interleukinproduktion

Wirtsreaktionen

Wolfgang Pfister

MERKE

Die Fähigkeit pathogener Erreger, mithilfe sog. spezifischer Adhäsine epitheliale Zellen und die Wurzeloberfläche zu besiedeln, ist bei der subgingivalen Biofilmbildung wichtig für den pathogenetischen Ablauf der Entzündung. Bakteriell produzierte zytotoxische Substanzen können das parodontale Bindegewebe und den Knochen direkt schädigen und abbauen.

Einige der pathogenen Spezies, wie Actinobacillus actinomycetemcomitans, sind in der Lage, ein aktives **Leukotoxin** zu produzieren, das polymorphkernige Granulozyten, Monozyten und auch Lymphozyten so schwer schädigen und sogar lysieren und somit deren Abwehrfunktionen ausschalten kann.

Pathogene Bakterien verfügen weiterhin über eine Vielzahl von **Virulenzfaktoren**, mit deren Hilfe eine direkte Schädigung des parodontalen Bindegewebes und des Knochens möglich ist:

- *Lipopolysaccharide* (LPS), die beim Abbau gramnegativer Bakterien frei werden und toxisch auf Granulozyten und Fibroblasten wirken, fördern die Knochenresorption, führen zur Freisetzung von Zytokinen und von Matrix-Metallproteinasen (MMP) aus körpereigenen Zellen und besitzen wichtige Funktionen für die Antikörperbildung sowie die Komplementaktivierung.
- *Bakterielle Lipoteichonsäuren* sind für die Resorption von Knochengewebe mitverantwortlich.
- *Proteolytische Enzyme* wie Kollagenasen, Phosphatasen, Phospholipasen, Hyaluronidasen und DNasen werden von vielen pathogenen Bakterien gebildet. Sie sind in der Lage, Bindegewebe direkt anzugreifen und zu zerstören.

- Eine besondere Rolle spielen arginin- und lysinspezifische Cysteinproteinasen von Porphyromonas gingivalis, die sog. **Gingipaine**. Sie können:
  - Matrix-Metallproteinasen aktivieren
  - Immunglobuline des Wirts, Komplement und Strukturproteine des Parodonts abbauen
  - das Komplementsystem und das Kallikrein-Kinin-System aktivieren und so die Gefäßpermeabilität steigern
  - Proteinaseinhibitoren des Wirts abbauen und
  - sie besitzen eine Schlüsselrolle bei der Gewebeschädigung.
- *Hitzeschockproteine* pathogener Bakterien aktivieren ebenfalls die Komplementkaskade.

Wenn eine Schädigung des parodontalen Epithels bereits eingetreten ist, können **zytotoxische Stoffwechselprodukte der Bakterien** wie *organische Säuren*, *Schwefelwasserstoff* (H_2S), *toxische Amine* und *Ammoniak* (NH_4) in das Gewebe gelangen und durch eine Störung der Mikrozirkulation zur Entzündungsauslösung und -manifestation beitragen.

MERKE

Neben den direkten Schädigungsmöglichkeiten der Bakterien bzw. von deren Stoffwechselprodukten sind die durch immunologische Vorgänge bedingten Schädigungsmöglichkeiten des Parodonts von herausragender Bedeutung. Im pathogenetischen Ablauf der Parodontitis treten dabei sowohl unspezifische als auch spezifische Immunreaktionen auf.

Unspezifische Immunreaktionen beruhen auf der Phagozytose und der Freisetzung von antimikrobiell wirksamen Substanzen in den extrazellulären Raum sowie in die Sulkusflüssigkeit. Bei einigen Formen der aggressiven Parodontitis ist die Phagozytoseleistung der polymorphkernigen Granulozyten vor allem durch eine Störung der Chemotaxis und/oder des intrazellulären Killings vermindert. Eine Schädigung der polymorphkernigen Granulozyten wird auch durch das Leukotoxin von A. actinomycetemcomitans hervorgerufen.

Bei den **spezifischen Immunreaktionen** entstehen Entzündungsreaktionen, die von Antigenen pathogener Bakterien initiiert werden und die neben einer direkten Schädigung des Parodonts durch die Erreger bzw. deren zytotoxische Substanzen ebenfalls zu einer Gewebezerstörung beitragen.

Humorale Immunität. Bakterielle Antigene wie das Lipopolysaccharid von P. gingivalis sind in der Lage, B-Lymphozyten direkt zu stimulieren. Dies kann zu einer vermehrten Produktion spezifischer Immunglobuline (Ig, Antikörper) führen. Immunglobuline der IgG-Klasse sind im Abwehrgeschehen der Parodontitis die entscheidenden. Tatsächlich werden bei einem großen Teil der Patienten mit Parodontitis erhöhte IgG-Titer gegenüber einzelnen Erregern nachgewiesen. Dies lässt sich auch diagnostisch nutzen. Die Proteasen einzelner Spezies wie P. gingivalis und A. actinomycetemcomitans vermögen Immunglobuline aller Klassen zu spalten.

Komplementaktivierung. Bakterielle Lipoteichonsäuren und Lipopolysaccharide sowie unlösliche Antigen-Antikörper-Komplexe aktivieren die Komplementkaskade. Dies löst eine Entzündungsreaktion im parodontalen Gewebe und die Bildung von Prostaglandinen aus. Prostaglandine wie das PGE2 können als **Entzündungsmediatoren** bezeichnet werden: Sie aktivieren die Osteoklasten, führen zu einer Vasodilatation, erhöhen die Gefäßpermeabilität und stimulieren die Differenzierung der Lymphozyten. Wichtig für die Pathogenese der Parodontitis ist ferner, dass Prostaglandine auch die Freisetzung von Matrix-Metallproteinasen fördern, die bei der Destruktion des Bindegewebes und des Knochens eine zentrale Rolle einnehmen.

Zelluläre Immunität. An der zellulären Immunantwort bei Parodontitis sind T-Helfer-Zellen, T-Suppressor-Zellen und zytotoxische T-Lymphozyten beteiligt. Die T-Zell-vermittelte Immunität führt pathogenetisch zur Freisetzung von Zytokinen aus aktivierten T-Lymphozyten und Makrophagen, die eine Vielzahl biologischer Wirkungen im parodontalen Gewebe entfalten. So findet man im entzündeten Parodont erhöhte Konzentrationen inflammatorischer Zytokine wie Interleukin-1 (IL-1), IL-6, IL-8, Tumornekrosefaktor TNF-α und γ-Interferon (IFN-γ). Während IL-6 die unspezifische B-Zell-Produktion anregt, stimulieren IL-1 und TNF-α in höheren Konzentrationen bei einer Vielzahl von Bindegewebezellen die Freisetzung von Matrix-Metallproteinasen. Darüber hinaus ist IL-1 an der Transmigration polymorphkerniger Granulozyten und Makrophagen beteiligt, verursacht eine Vasodilatation im Gewebe und führt letztlich mit zu einem „systemic inflammatory response syndrome“ (SIRS), hat also für die Entzündungsvorgänge im Allgemeinen eine wichtige Bedeutung.

Abb. 7.**8** fasst die verschiedenen Ursachen für die Schädigung des Parodonts zusammen.

Gingivitis

Peter Gängler, Wolfgang H. Arnold

MERKE

Die Gingivitis ist eine komplexe Entzündungsreaktion des Bindegewebes auf die bakterielle Plaque. Sie hat demzufolge primär defensiven Charakter zur Bekämpfung der Infektion. Bei Überwiegen der Plaquepathogenität führt die Gingivitis aber zu destruktiven Veränderungen, die bei Elimination der Ursache klinisch trotzdem langfristig reversibel sein können.

Das klinische Bild wird durch den Wechsel von erfolgreicher Abwehr und Destruktion geprägt. Dabei spielen Immunprozesse mit Aktivierung von polymorphnukleären Leukozyten sowie T- und B-Lymphozyten die Hauptrolle. Die Gewebezerstörung wird durch lysosomale Enzyme

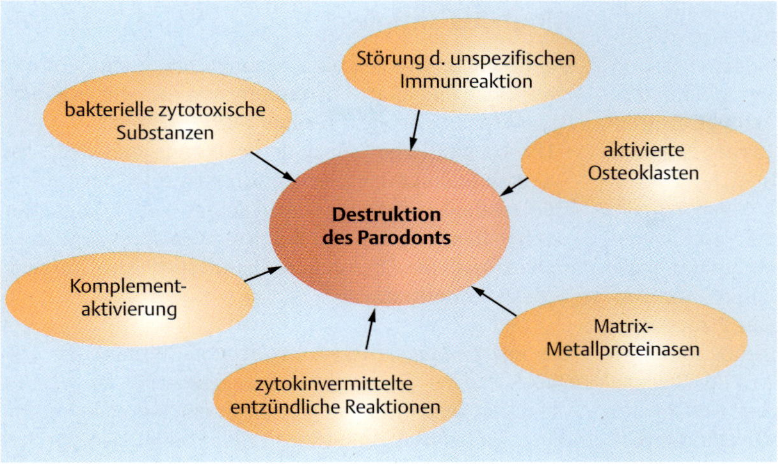

Abb. 7.**8** Ursachen für die Schädigung des Parodonts.

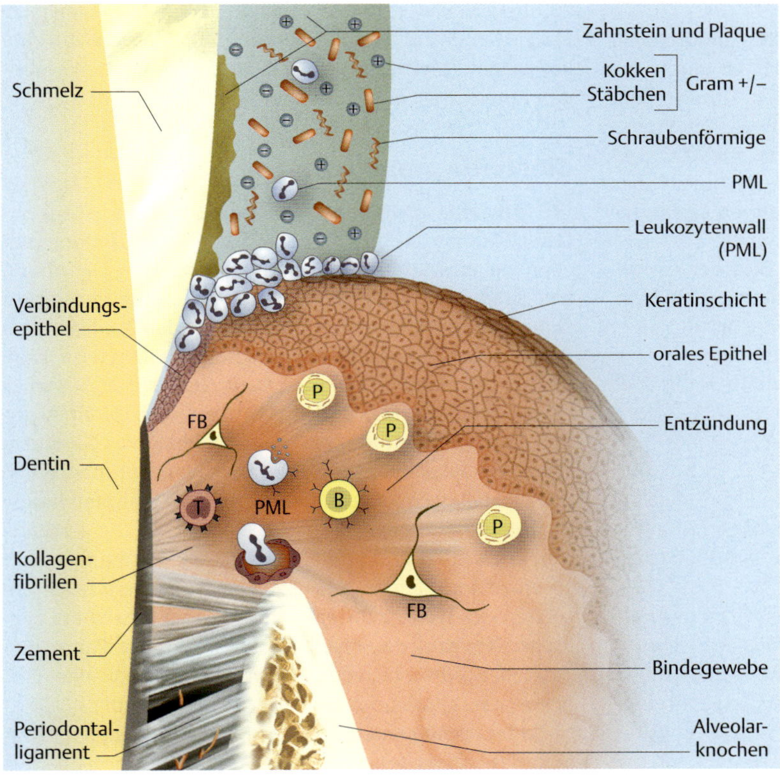

Abb. 7.**9** Gingivitisauslösung durch Plaque.
B B-Lymphozyten
FB Fibroblasten
P Plasmazellen
PML polymorphnukleäre Leukozyten
T T-Lymphozyten.

von den polymorphnukleären Leukozyten (PML) und den Makrophagen sowie durch Lymphokinausschüttung der T-Lymphozyten unterhalten (Abb. 7.**9**).

Obwohl eine experimentelle Gingivitis beim Menschen durch Plaqueakkumulation und unabhängig von der Nahrungszusammensetzung nahezu an jedem Zahn ausgelöst werden kann, sind die individuell unterschiedlichen Wirtsreaktionen entscheidend am Ausmaß der entzündlichen Destruktion beteiligt.

Die Pathogenese der Gingivitis und der marginalen Parodontitis wird in einzelne Läsionsphasen eingeteilt:

- Die **Initialläsion** ist eine akute exsudative Entzündung nach Plaqueakkumulation mit steigender Zahl von polymorphnukleären Granulozyten, Kollagenverlust und Zellinfiltration. Sie ist klinisch nicht sichtbar.
- Die **Frühläsion** ist durch 60- bis 70%igen Verlust des Kollagens, Lymphozyteninfiltrate und Veränderung der Fibroblasten gekennzeichnet. Die Sulkusfluid-Fließrate steigt durch Plasmadiapedese kontinuierlich. Oberflächlicher Zellverlust führt zur Bildung des klinischen Sulkus.

- Die **manifeste Gingivitis** umfasst immer akute und chronische Entzündungszeichen. Sie schließt in Abhängigkeit von der Plaquepathogenität und der Wirtsreaktivität hyperplastische, desquamative, granulomatöse und ulzerierende Veränderungen ein. Häufige Exazerbationen sind besonders im fortgeschrittenen Stadium typisch.

Damit stellt die Gingivitis eine dynamische, rasch wechselnde Entzündungsreaktion des Bindegewebes dar. Trotz ausgeprägter Chemotaxis scheitert schließlich der Versuch der durch das Verbindungsepithel in die Plaque migrierten PML, durch Phagozytose die steigende Pathogenität zu stoppen. Der Schlüsselmechanismus des Beginns irreversibler Epithelschäden im komplexen Aufbau des dentogingivalen Verbindungsepithels ist die zytotoxische Reaktion um degenerierende PML und Lymphozyten während ihrer chemotaktischen Migration durch dieses Epithel.
Die vaskuläre und zelluläre Reaktion führt andererseits durch die chemotaktisch angelockten PML zu einem regelrechten **Leukozytenwall** (Abb. 7.**9**), der – im Medium des Sulkusfluid begünstigt – die Plaque vom Verbindungsepithel und vom Sulkusepithel abgrenzt. Vitalität und Funktion dieser phagozytierenden Zellen können aber durch Leukotoxine der Bakterien sowie durch Chemotaxisdefekte gestört sein.
Das **histopathologische und klinische Bild der Gingivitis** wird entscheidend von der Wirtsreaktivität geprägt. Ausgedehnte Entzündungen werden begünstigt durch:
- allgemeine bakterielle und virale Infektionen
- defektive Granulozytenfunktion (hereditär, Neutropenie, Agranulozytose, Diabetes)
- Medikamente (Hydantoinpräparate, Immunsuppressiva)
- Geschlechtshormon-Ungleichgewicht (Schwangerschaft, Klimakterium, Kontrazeptiva)
- Trisomie 21, Akatalas(äm)ie, Papillon-Lefèvre-Syndrom.

Die Wirtsreaktionen betreffen sowohl den Grad der Entzündung hinsichtlich lokaler oder generalisierter granulomatöser, ulzeröser und hyperplastischer Gingivitiden als auch die Progressionsrate der Gingivitis und Parodontitis.
In der Folge werden die verschiedenen Ausprägungen der Gingivitis näher besprochen:
- Gingivitis simplex
- Gingivitis granulomatosa
- Gingivitis hyperplastica
  – Granuloma pyogenicum („Epulis granulomatosa")
- Gingivitis ulcerosa (akute nekrotisierende ulzerierende Gingivitis, ANUG)
- Gingivitis desquamativa.

Gingivitis simplex

Die Gingivitis simplex hat im manifesten Stadium immer chronische und akute Entzündungszeichen, die im Wechsel jeweils überwiegen können (Abb. 7.**10a–d**):
- Die traumatische Gingivitis ist vorwiegend *akut*. Die akuten Entzündungszeichen führen zur Exsudation des Sulkusfluid, Erhöhung der Fließrate, PML-Migration, Schwellung, Rötung und Blutung auf leichtes Sondieren.
- Die *chronische* Entzündung manifestiert sich im Lymphozyteninfiltrat.

Die Entzündungsausbreitung ist im interdentalen Col-Gebiet rascher als an der oralen Gingiva. Je länger eine Gingivitis besteht, umso größer ist der koronale Verbindungsepithelverlust und umso tiefer bildet sich der Sulkus (bis ca. 3 mm).
Die Gingivitis simplex ist *vollständig reversibel*, akute Entzündungszeichen verschwinden in den ersten Tagen nach Plaque- und Zahnsteinentfernung. Die Synthese neuer kollagener Faserbündel hat nach 4–6 Wochen den gesunden Zustand wieder erreicht.

Gingivitis granulomatosa

Die Gingivitis granulomatosa ist eine manifeste Gingivaläsion, die mit chronischen und akuten Entzündungszeichen aus einer Gingivitis simplex hervorgeht. Die marginale Gingiva wird, meist scharf begrenzt, durch hochrotes Granulationsgewebe ersetzt. Die Zellschichten des oralen Epithels werden erheblich reduziert, stellenweise kann Epithel ganz fehlen. Das Granulationsgewebe ist Ausdruck einer subakuten Entzündungsantwort und durch Akkumulation von Lymphozyten und Monozyten charakterisiert. Die ausgedehnte Proliferation von Endothelzellen und Fibroblasten führt zu übertriebener Gefäßneubildung mit Spontanblutungen.
Die Gingivitis granulomatosa kommt ebenso häufig *solitär* an einzelnen Zähnen oder Flächen wie *generalisiert* vor. Letztere ist typisch für erhöhtes Gingivitisrisiko bei zyklischer Neutropenie, myeloischen Leukämien, Panmyelopathien, Erythroblastenanämie und HIV-Infektionen. Früher war sie typisch für C-Avitaminose (Skorbut).
Nach dem pathogenetischen Prinzip ist die Gingivitis granulomatosa eine fehlgesteuerte Heilungsreaktion über die übliche Granulationsgewebebildung, die am marginalen Parodont misslingt. Sie ist bei Plaqueentfernung *vollständig reversibel*, wobei die akuten Entzündungszeichen in den ersten Tagen verloren gehen. Der Kollagenaufbau ist dagegen etwas verzögert. Bei therapieresistenten Fällen ist nach 3 Tagen das Blutbild zu kontrollieren und ein HIV-Test anzuraten.

Gingivitis hyperplastica

Die Gingivitis hyperplastica (Abb. 7.**11a, b**) entwickelt sich ebenfalls aus einer Gingivitis simplex. Die Entzündungsreaktion wird durch bekannte und unbekannte

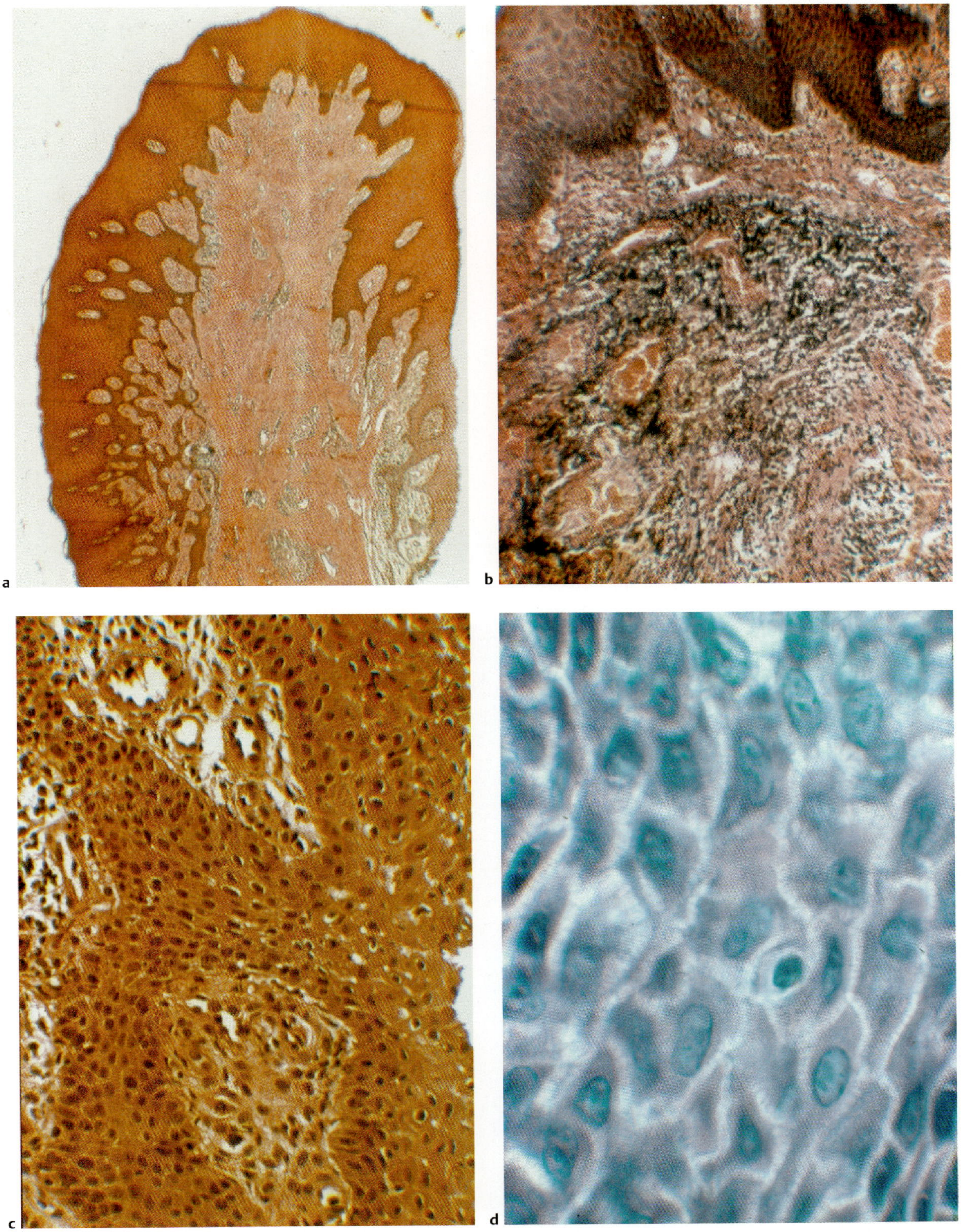

Abb. 7.**10 a–d** Gingivitis simplex.

a Leukozyteninfiltration in das subepitheliale Bindegewebe.

b Chronische Entzündungszeichen mit Leukozytenwallbildung unter dem Epithel.

c Akute Gingivitis simplex mit Penetration der Leukozyten in das Epithel.

d PML im Gingivaepithel.

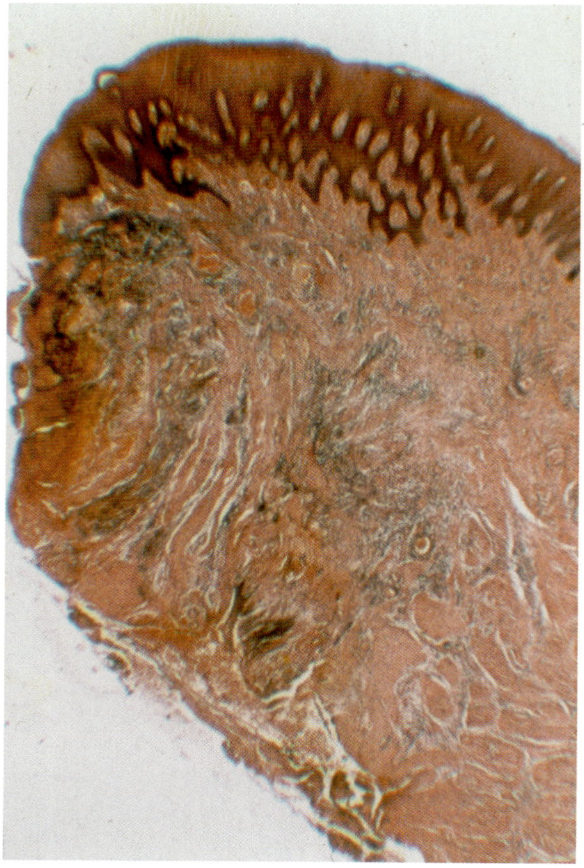
a

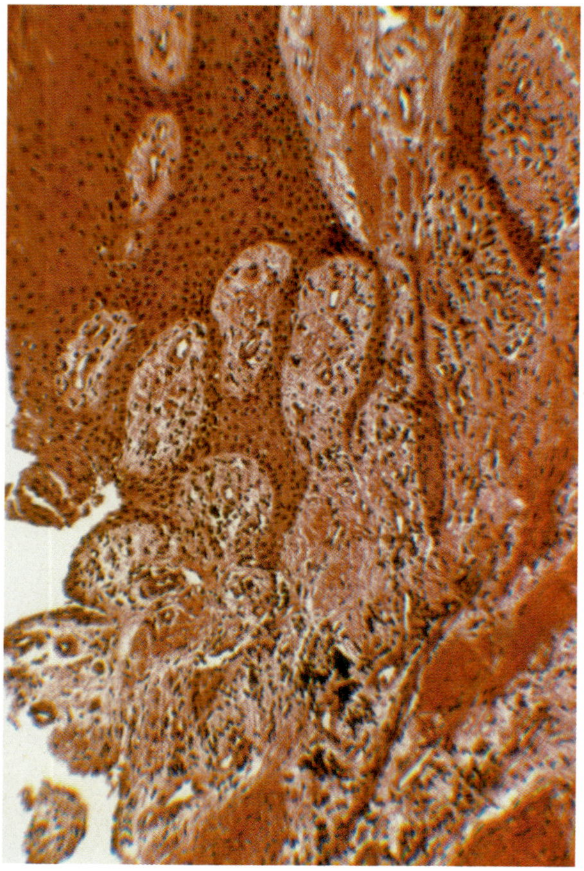
b

Abb. 7.**11 a, b** Gingivitis hyperplastica.
a Subepitheliale Bindegewebevermehrung und verbreiterte Papillae occultae.
b Leukozyteninfiltration in das subepitheliale Bindegewebe und beginnende Ulzeration.

Wirtsfaktoren zur bevorzugten Fibroblastenwucherung modifiziert. Dadurch wird auch das gingivale Fasernetz stark vermehrt. Unter dem Bild der Gingivawucherung verschwinden meist akute Entzündungszeichen. Die nichtentzündliche Gingivafibromatose, die hereditär sein kann, ist davon abzugrenzen.
Die Gingivitis hyperplastica kann als mehr schwammige Bindegewebewucherung mit proliferierten Kapillaren sowie Lymphozyten- und Plasmazellinfiltraten oder als mehr derbe, kollagenfaserreiche Wucherung auftreten. Sie ist solitär an Einzelzähnen oder generalisiert. Letztere ist typisch bei hormonellen Umstellungsphasen (Pubertät, Schwangerschaft, Kontrazeptiva) und bei Medikation mit Phenytoin (Antiepileptikum), Ciclosporin (Immunsuppressivum) sowie Nifedipin (calciumantagonistisches Antihypertensivum). Weitere mögliche Wirtsfaktoren sind unbekannt.
Zu den *solitären* Formen der Gingivitis hyperplastica zählt auch das **Granuloma pyogenicum** („Epulis granulomatosa"). Es entsteht als überschießende Gewebereaktion wahrscheinlich auf unspezifische Infektion mit Strepto- oder Staphylokokken. Endothelzellen und Fibroblasten proliferieren stark, neben dem lymphozytären Infiltrat entstehen akute Schübe von PML-Anhäufungen, die konfluierende Mikroabszesse darstellen („Schwangerschaftstumor"). Das pyogene Granulom kann auch an anderen Lokalisationen der Mundschleimhaut vorkommen.
Die Ursache der **Epulis fibromatosa** ist bisher ungeklärt. Sie besteht aus hyperplastischem kollagenreichem Bindegewebe mit unauffälliger Angioarchitektur und normalem oralem Epithel. An der breitbasigen oder gestielten Verbindung zum Parodont werden Osteoklasten aktiviert, die Knochen, Dentin und Zement resorbieren können. Diese fibröse Epulis ist eher als benigner Tumor einzustufen, da eine entzündliche Genese morphologisch nicht nachweisbar ist.
Unklar ist auch die Entstehung des extrem seltenen **Granuloma externum**. Es ist eine meist begrenzte Bindegewebewucherung mit blumenkohlförmiger Oberfläche, die aggressiv und rasch die Zahnhartsubstanz durch Osteoklasten resorbiert. Diese externen Granulome führen unbehandelt zur Spontanfraktur des Zahns.
Schließlich muss von den hyperplastischen Gingivitiden das **periphere Riesenzellgranulom** (Epulis gigantocellularis) abgegrenzt werden. Seine Entstehungsursache ist unbekannt. Es ist eine Bindegewebegeschwulst mit typi-

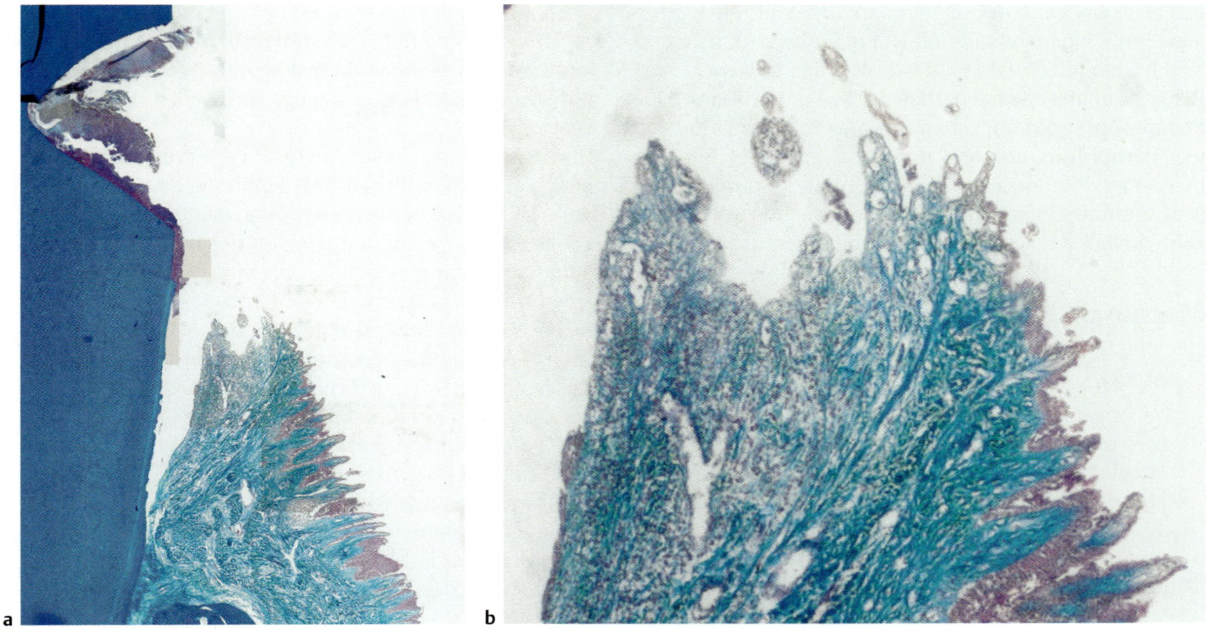

Abb. 7.**12a, b** Gingivitis ulcerosa.
a Zahn mit plaquebesiedeltem, keilförmigem Defekt.
b Ulkus mit Epithelverlust und freiliegendem Bindegewebe (Ausschnittvergrößerung von **a**).

schen Riesenzellen und zahlreichen Kollagenfasern. Damit ähnelt es dem zentralen Riesenzellgranulom. Sowohl das periphere Riesenzellgranulom als auch das pyogene Granulom kann am unbezahnten Kiefer entstehen. Klinisch und histopathologisch werden sie deshalb nicht mehr in einer Sammelgruppe von Epuliden geführt.

Gingivitis ulcerosa

Die Gingivitis ulcerosa ist eine besonders schmerzhafte und rasch destruktive Entzündung. Sie wird auch als **akute nekrotisierende ulzerierende Gingivitis** (ANUG) bezeichnet (Abb. 7.**12a, b**). Plaut (1894) und Vincent (1896) beschrieben erstmalig die Erkrankung als fusospirochätäre Infektion (Fusospirochätose). Sie entwickelt sich, besonders bei Jugendlichen und jungen Erwachsenen, häufig unter exogenen Stresssituationen auf der Basis einer Gingivitis simplex.

Spirochäten dringen rasch in das Gewebe ein. In der Plaque sind Fusobacterium nucleatum und Leptotrichia buccalis, neben den üblichen mit Gingivitis assoziierten Bakterien, typische Frontkeime. Die Keiminvasion beginnt im interdentalen Col, sodass die ersten sichtbaren klinischen Zeichen an der Papillenspitze erscheinen. Der Leukozytenwall ist von Bakterien durchdrungen, obwohl phagozytierende Zellen überleben und neu migrieren. Darunter befindet sich eine nekrotische Schicht mit Spirochäten und Fusobakterien, die das ulzerierende Gewebe bedeckt. Im bindegewebigen Ulkus findet man ausschließlich Spirochäten und zahlreiche akute Entzündungszellen (PML).

Die Erkrankung verläuft unterschiedlich rasch, da in Phasen der Stagnation Spontanheilungen der Ulzera möglich sind. Der nekrotische Gewebeverlust wird nicht wieder regeneriert.

Bei weiterer Progression erfasst die nekrotisierende Gingivitis die gesamte marginale Gingiva, geht in eine **nekrotisierende Parodontitis** (ANUP) über oder breitet sich auch als **Gingivostomatitis ulcerosa** mit „Abklatschgeschwüren" aus. Ohne therapeutische Intervention nach Spontanheilung der nekrotisierenden Gingivitis ist die Rezidivneigung groß. Es handelt sich aber stets um echte Neuinfektionen.

Disponierende Faktoren sind allgemeine Abwehrschwäche, psychischer Stress und Nicotin, die über Funktionsdefekte der Chemotaxis und Phagozytose der polymorphnukleären Leukozyten und Makrophagen wirken. Die Gingivitis ulcerosa gehört zu den frühen oralen Manifestationen bei **HIV-Infektion** (neben Candida-Mykosen, Leukoplakie der Zunge und Lymphknotenschwellungen). Auch andere latente Virusinfektionen können einen ätiologischen Einfluss haben.

Gingivitis desquamativa

Die **Pemphigoiderkrankung** entsteht auf dem Boden einer Gingivitis simplex, kann sich aber vielleicht auch ohne vorhergehende Entzündung manifestieren. Die Gingiva zeigt kleinere oder ausgedehnte fleckige Desquamationen, unter denen blutende Erosionen entstehen. Das Nikolski-Phänomen ist positiv. Diese Desquamationen sind nicht nur auf die Gingiva beschränkt, sondern kön-

nen auch weitere Mundschleimhautareale betreffen. Ätiologie und Epidemiologie sind wenig untersucht, meistens sind Arzneimittelallergien die auslösende Ursache.
Die Erkrankung ist histopathologisch vom **benignen Mukosapemphigoid** mit subepithelialer Bullaformation und von **Pemphigus vulgaris** mit intraepithelialer Bullaformation zu differenzieren. Beide Pemphiguserkrankungen sind autoimmunbiologische Reaktionen und offensichtlich von bakteriellen Gingivaentzündungen unabhängig.

Marginale Parodontitis

MERKE

Die Parodontitis marginalis ist eine chronisch-exazerbierende, erhebliche Destruktion des Zahnbetts mit unterschiedlich (3,5–>10 mm) tiefen Parodontaltaschen, zunehmendem Knochenverlust, eitrigem Sulkusfluid als Exsudat bei akuten Schüben, rezidivierenden Parodontalabszessen, Lockerung, Wanderung und schließlich Verlust des Zahns. Die Auslösung der Parodontitis erfolgt durch die subgingivale Plaque mit charakteristischen Frontkeimen.

Während die Entzündung der Gingiva auf das Bindegewebe des Zahnfleischs beschränkt bleibt, breitet sie sich bei Parodontitis in den Knochen und das Periodontalligament aus. Das Hauptkriterium der marginalen Parodontitis ist der entzündlich-resorptive Verlust von Alveolarknochen und ligamentärem Faserapparat. Das wird als **Befestigungsverlust** des Zahns (Attachmentverlust, AV) bezeichnet.
Die sich dabei zyklisch vertiefende **Parodontaltasche** wird von entzündlichen und funktionellen Rezessionen der Gingiva und der begrenzt permanenten Eruption des Zahns ebenso beeinflusst wie von der Pseudotaschenbildung bei hyperplastischer Gingivitis. Demzufolge entspricht die Taschentiefe dem Attachmentverlust nur, wenn die marginale Gingiva an der Schmelz-Zement-Grenze abschließt. Der Attachmentverlust vom apikalen Taschenboden bis zur Schmelz-Zement-Grenze ist deshalb pathogenetisch klinisch ein genauerer Parameter der Parodontitisprogression als die veränderbare Taschentiefe.
Die Plaquemenge korreliert weder bei Gingivitis noch bei Parodontitis mit der Ausdehnung der Entzündung.
Ohne therapeutische Intervention nimmt die Progression mit der Zeit zu. Die mittlere Attachmentverlustrate pro Jahr beträgt 0,1 mm, die inter- und intraindividuellen Unterschiede reichen von 0,08 bis über 2 mm! Auch ohne Behandlung ist bei Spontanheilung in Stagnationsphasen ein geringer Attachmentzuwachs möglich.
Auslösung und Verlauf der marginalen Parodontitis werden vom **Funktionszustand der Abwehr bestimmt.**

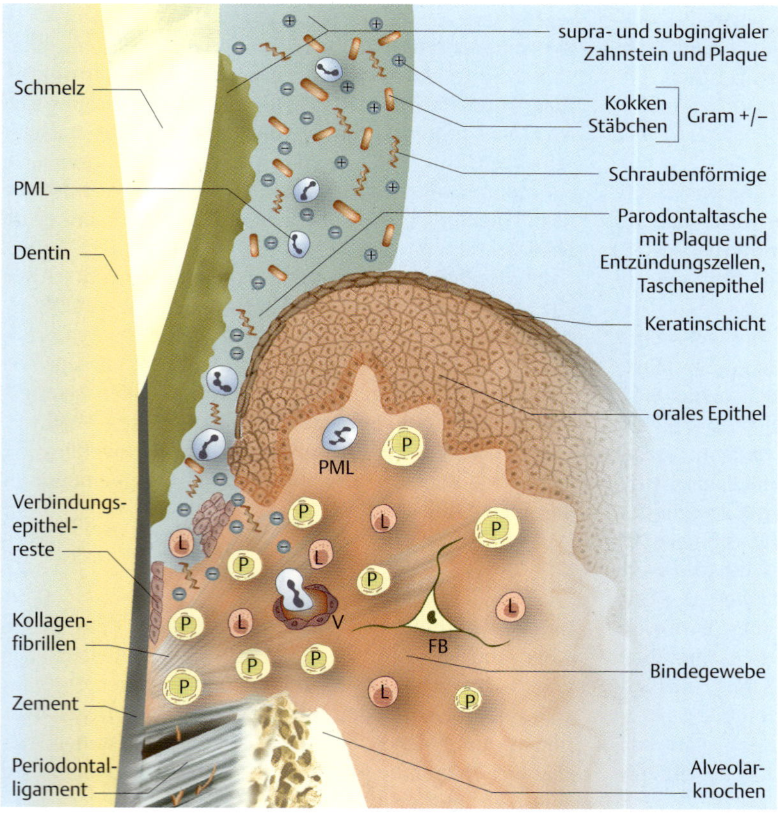

Abb. 7.**13** Progression der Parodontitis.
L Lymphozyten
P Plasmazellen
PML polymorphnukleäre Leukozyten
FB Fibroblasten
V Gefäß mit transmigrierenden PML.

Chemotaxisdefekte der polymorphnukleären Leukozyten bei einem Teil der Patienten mit aggressiver Parodontitis wurden erstmalig von Cianciola et al. (1977) nachgewiesen. In weiteren Untersuchungen konnten Genco et al. (1986) bei lokalisierter juveniler Parodontitis hereditäre Rezeptordefekte der PML zeigen, die bei normaler Chemokinesis zu einer reduzierten Chemotaxis führen. Damit kann die familiäre Häufung dieser typischen Erkrankungsform erklärt werden.

Diesen hereditären oder zeitlich begrenzten und auch durch andere Primärerkrankungen ausgelösten Funktionseinschränkungen der PML und Makrophagen kommt eine größere Bedeutung zu als primären Immundefekten der zellulären oder humoralen Immunität. Defekte der Reifung und Funktion von T- und B-Lymphozyten haben keinen Einfluss auf die Entzündungsreaktion und Therapieeffektivität. Patienten mit langfristig manifestem Diabetes mellitus zeigen – unbehandelt – meist eine raschere Entzündungsprogression. Die Therapieeffektivität ist in der Regel nicht eingeschränkt. Ein Unterschied in der pathogenen Keimflora besteht weder bei Immundefekten noch bei Diabetes im Vergleich zu Parodontitispatienten ohne Allgemeinerkrankungen.

Obligat ist die infantile und juvenile Parodontitis beim Papillon-Lefèvre-Syndrom. Die aggressive Parodontitis ist eine häufige Manifestation bei Trisomie 21, Chediak-Higashi-Syndrom (hereditärer Defekt der Chemotaxis von PML und Monozyten), „lazy leukocyte syndrome", Morbus Crohn und Akatalasämie.

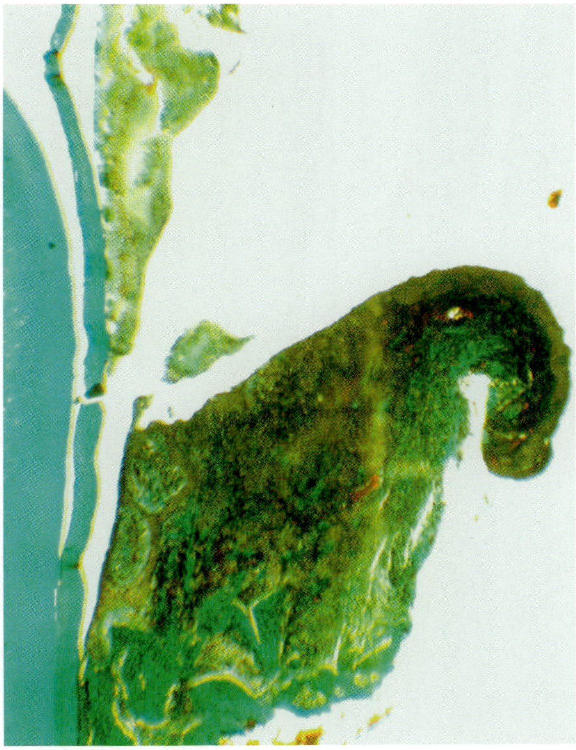

Abb. 7.**14** Marginale Parodontitis; tiefer Epithelansatz an Wurzelzement, ausgeprägte chronische Gingivitis.

Histopathologie – Stagnation und Progression

Das **histopathologische Bild** der Parodontitisprogression wird von den Wechselbeziehungen zwischen bakteriellem Infekt und lokalen sowie systemischen Abwehrmaßnahmen geprägt. Mit dem schubweisen Verlust von Verbindungsepithel hat sich der Gingivasulkus vertieft und in eine Parodontaltasche umgewandelt. Dabei migriert das Verbindungsepithel nach apikal. Die gingivale Taschenwand wird mit Taschenepithel ausgekleidet. Dieses ist durch lange Epithelzapfen im entzündeten Bindegewebe charakterisiert. Der bei der Gingivitis nur durch das Verbindungsepithel migrierende Strom von Sulkusfluid und Leukozyten erfolgt nun über die ganze Ausdehnung des Taschenepithels, sodass die subgingivale Plaque frontal in der Zahnzirkumferenz angegriffen wird.

Das Epithel ist mit T- und B-Lymphozyten und Plasmazellen infiltriert. Es ist hochpermeabel auch für Makromoleküle wie bakterielle Toxine und Enzyme. In **Phasen der Progression** entsteht eine überwiegend akute Entzündung mit Ulzeration der Taschenwand, die durch plötzliche Keiminvasion in das Gewebe, besonders von gramnegativen Keimen, ausgelöst wird. Diese massenhafte Migration von PML kann auch zu Abszessen führen, die nicht mit dem eitrigen Exsudat des Sulkusfluid zu verwechseln sind.

An der Knochenoberfläche entsteht eine hohe Osteoklastenaktivität, die in wenigen Stunden oder Tagen zur Resorption führt. Bei dicken Knochenwänden der Alveole entstehen dadurch intraalveoläre Knochentaschen, dünne Knochenwände werden total resorbiert, sodass supraalveoläre Parodontaltaschen resultieren. Als Ursache der Osteoklastenaktivierung sind zahlreiche Zytokine nachgewiesen, die durch Entzündungszellen freigesetzt werden (vgl. Abb. 8.**42**). Wahrscheinlich können, wie im Schmelz und Dentin, Bakterien auch selbst Knochen abbauen, wenn sie mit ihm in Kontakt kommen.

Der Kollagenabbau des supraalveolären und intraalveolären Faserapparates kann intrazellulär durch die Fibroblasten erfolgen, die dann auch die weitere Kollagensynthese stoppen oder diese bei Zwischenstufen der Fibrosierung besonders beschleunigen. Der extrazelluläre Kollagenabbau wird von lysosomalen Enzymen der polymorphnukleären Leukozyten übernommen. Diese Enzyme werden von vitalen PML während der Phagozytosetätigkeit freigesetzt, beim massenhaften Untergang dieser Abwehrzelle werden große Enzymmengen im Gewebe wirksam.

Auch das ist schließlich im phylogenetisch entwickelten Sinn der Abwehr noch eine defensive Leistung für den Organismus: Denn wenn die hochpathogene Infektion im Parodont nicht mehr bekämpfbar ist, so ist der folge-

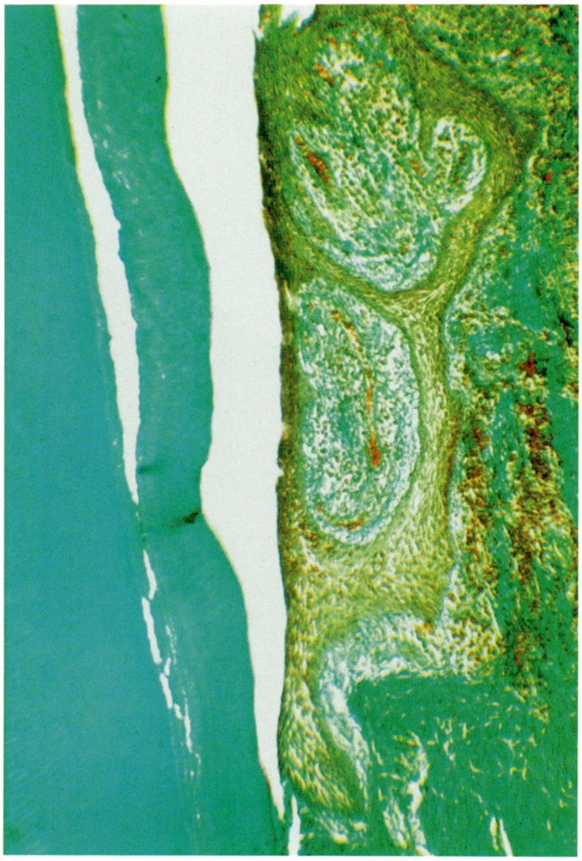

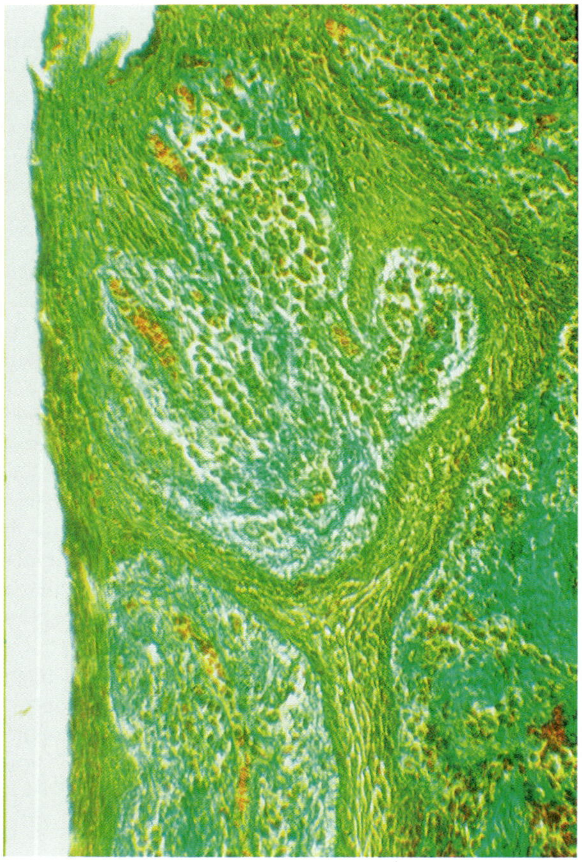

Abb. 7.**15a, b** Marginale Parodontitis (Ausschnittvergrößerung von Abb. 7.**14**).
a Akute entzündliche Infiltration von Leukozyten in das subepitheliale Bindegewebe.
b Transmigration von Leukozyten durch das Verbindungsepithel (Ausschnittvergrößerung von **a**).

richtige Schritt zur Vermeidung weiterer Ausbreitung die Exfoliation des ursächlichen Zahns über die möglichst rasche Auflösung des ganzen Zahnbetts. Unter diesem pathogenetischen Aspekt ist jeder ärztliche Eingriff der Versuch einer Steuerung pathobiologischer Abläufe.

In **Phasen der Stagnation** entstehen keine Ulzerationen des Taschenepithels. Das entzündliche Infiltrat besteht hauptsächlich aus Plasmazellen. Knochen kann wieder aufgebaut werden und auch Faserbündel regenerieren sich wieder. Die pathologischen Taschen verbleiben in der Regel unverändert, das Verbindungsepithel sorgt auf der jeweiligen Progressionsstufe am Wurzelzement oder selbst an Zahnstein für die Aufrechterhaltung des **epithelialen Attachments**.

Während solcher zyklischen Selbstheilungsphasen produzieren Makrophagen und Lymphozyten chemotaktische Faktoren, um Fibroblasten in das Läsionsgebiet zu locken. Dabei werden Fibroblasten aktivierende Faktoren sezerniert, die entweder die Kollagensynthese zum Wiederaufbau des verlorenen Faserapparates stimulieren oder nur eine Fibrosierung auslösen. Molekularbiologische Therapieansätze konzentrieren sich besonders auf diese Regenerationsmechanismen.

Bindegewebiges Reattachment und echter Attachmentzuwachs (new attachment) des ganzen Zahnbetts werden nur von parodontalen Fibroblasten hervorgebracht. Während die histologische Beweisführung eindeutig ist, scheitert die klinische Verifizierung dieser Regeneration häufig an der Fehlergröße der Sondierungstiefe.

Formen der marginalen Parodontitis

Auf der Grundlage des Erkrankungsbeginns und -verlaufs werden pathogenetisch und klinisch charakteristische **Parodontitisformen** unterschieden.

Neben der überwiegenden Form der **Parodontitis marginalis chronica**, die in kürzeren Schüben der Progression und in langfristigen Phasen der Stagnation meistens lokalisiert an einzelnen Situs von befallenen Zähnen und seltener generalisiert an allen Zähnen auftritt, wird die Pathogenese und das klinische Bild von weiteren Sonder-

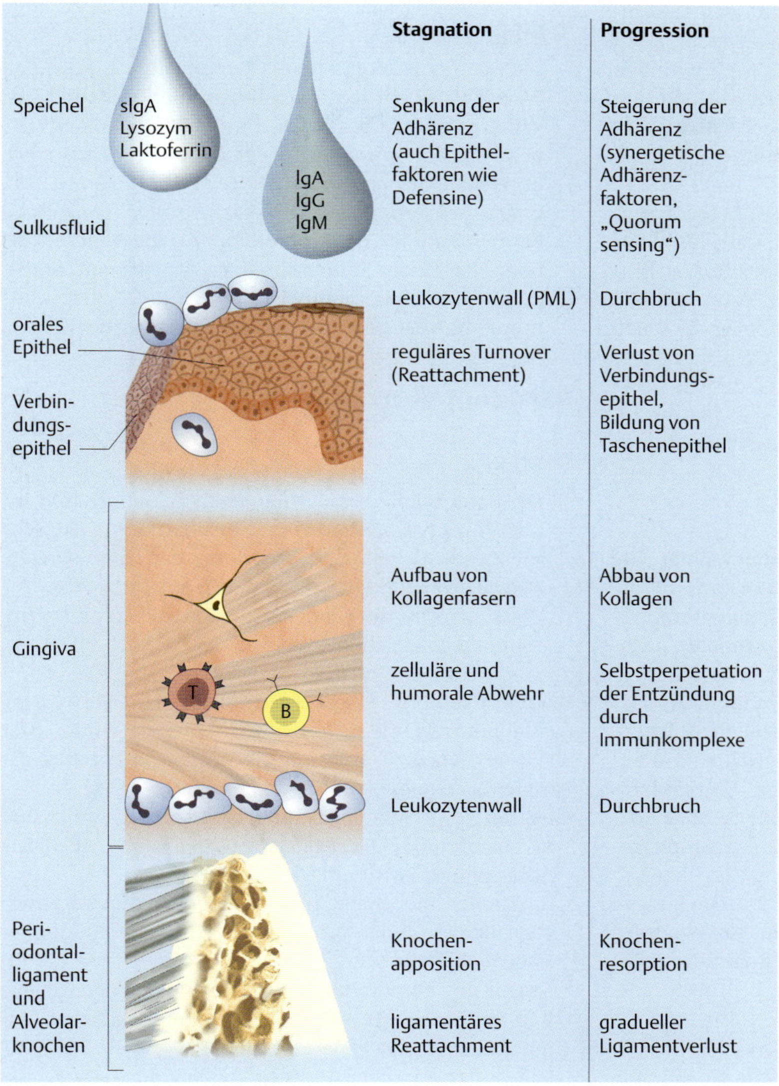

Abb. 7.**16** Pathogene und protektive Bedingungen der Stagnation oder Progression der Gingivitis und marginalen Parodontitis.
B B-Lymphozyten
T T-Lymphozyten

formen geprägt. Die pathogenetisch verschiedenen Formen werden ausschließlich durch die prinzipiellen Wirtsreaktionen bestimmt:

- Funktion der phagozytierenden Zellen (PML, Monozyten, Makrophagen)
- hereditäre Immunität (B- und T-Lymphozyten)
- erworbene lokale Immunität
- erworbene systemische Immunität.

Daraus resultieren folgende Formen:

- **Parodontitis marginalis chronica localisata** überwiegende Funktionsstörung der erworbenen Immunität
- **Parodontitis marginalis chronica generalisata** Funktionsstörung der erworbenen lokalen und systemischen Immunität und Phagozytose
- **Parodontitis marginalis aggressiva localisata** Funktionsstörungen der hereditären und erworbenen Immunität und Phagozytose
- **Parodontitis marginalis aggressiva generalisata** wie lokalisierte Form.

Die aggressiven Parodontitisformen können im Milchgebiss, im adoleszenten bleibenden Gebiss oder im adulten bleibenden Gebiss zuerst auftreten. Deshalb werden sie in 3 altersabhängige Formen eingeteilt:

- Parodontitis marginalis infantilis
- Parodontitis marginalis juvenilis
- Parodontitis marginalis adulta aggressiva.

Parodontitis marginalis infantilis

Sie wird auch als **präpubertäre Parodontitis** bezeichnet. Sie ist äußerst selten und tritt generalisiert im Milchgebiss

auf. Mit bisher therapeutisch nicht aufhaltbaren Entzündungen und rapider Knochendestruktion führt sie rasch zum vorzeitigen Milchzahnverlust. Dabei verschwinden alle Entzündungszeichen vollständig. Die präpubertäre Parodontitis geht aber wahrscheinlich nach einer zahnlosen Pause immer in eine juvenile Parodontitis über. Die Bakteriologie ist bisher nicht bekannt.
Die infantile Parodontitis tritt beim Papillon-Lefèvre-Syndrom und bei Akatalasämie hereditär auf. Dabei wird das gesamte parodontale Gewebe in ein unspezifisches Granulationsgewebe umgewandelt, bis der Zahn ausfällt. Funktionsdefekte der PML wurden beschrieben, die Zellen können im Gingivagewebe völlig fehlen. Oft sind andere häufige Infektionen des Respirationstrakts, des Ohrs und der Haut vergesellschaftet. Es wurden auch Fälle mit lokalisierter Form an einzelnen Zähnen beschrieben, ihr Verlauf ist weniger dramatisch.

Parodontitis marginalis juvenilis

Sie befällt symmetrisch die permanenten Zähne, die zuerst durchgebrochen sind, also die 1. Molaren und die Incisivi. Hereditäre Funktionsdefekte der polymorphnukleären Leukozyten sind bei den meisten Patienten nachweisbar. Die Knochenresorption verläuft erst kraterförmig, später ausgedehnt um den ganzen Zahn herum, das Bindegewebe ist vornehmlich mit Plasmazellen infiltriert. PML sind nur vereinzelt anzutreffen. Typisch sind überschießende Granulationsgewebebildungen. Die pathologische Taschenflora umfasst zu einem hohen Anteil Actinobacillus actinomycetemcomitans und Capnocytophaga-Spezies.
Geht die lokalisierte juvenile Parodontitis beim jungen Erwachsenen in eine generalisierte Form über, so wird sie als **Parodontitis marginalis postjuvenilis** abgegrenzt.

Parodontitis marginalis adulta aggressiva

Die aggressive adulte Parodontitis gehört wie die infantile und juvenile Erkrankung häufig zu den **Frühformen** (early onset aggressive periodontitis). Sie beginnt nach der Pubertät bis spätestens um das 35. Lebensjahr herum, kann sich aber auch aus einer juvenilen bzw. postjuvenilen Form entwickeln. Der Befall ist meist generalisiert, ohne jedoch ein symmetrisches Muster wie bei der juvenilen Form zu besitzen. Meist sind Funktionsdefekte der polymorphnukleären Leukozyten oder der Monozyten/Makrophagen nachweisbar. Progressionsschübe mit raschem und schwerem Knochenabbau werden von – auch längeren – Stagnationsphasen gefolgt.
Die aggressive adulte Parodontitis kann sich aber auch als **Spätform** (adult onset aggressive periodontitis) in jedem höheren Lebensalter entwickeln. Der Befall ist eher generalisiert, rasch destruktive Progressionsschübe mit massenhaftem eitrigem Exsudat und/oder Parodontalabszessen betreffen aber in der Regel meist nur einzelne Zähne oder Zahngruppen.

MERKE
Die pathohistologischen Formen der marginalen Parodontitis werden überwiegend von systemischen Wirtsreaktionen bestimmt. Dennoch führt die erworbene lokale Immunität in der Regel zu einem völlig unterschiedlichen Befall der einzelnen Zähne. Die Charakterisierung als aggressive oder chronische Form in Schüben der Progression (Attachmentverlust) oder Phasen der Stagnation (kein Attachmentverlust, evtl. -gewinn) ist pathohistologisch und klinisch immer **zahnbezogen** und niemals gebissbezogen.

Parodontalatrophie

MERKE
Die Parodontalatrophie führt zum Schwund der Gingiva (**Gingivarezession**) und des Parodonts (Attachmentverlust) mit der Freilegung der Zahnwurzeln. Alle nichtentzündlichen, aber auch entzündlichen Prozesse, welche die Gingivarezession zur Folge haben, führen zum gleichen Bild.

Daraus resultierte manche terminologische Verwirrung („Paradontose"), die nicht dadurch behoben wurde, dass alle Rezessionen zur Parodontitis zählten. 4 **Ursachen** der Parodontalatrophie kommen infrage:
- begrenzt permanente Eruption durch Zementanbau und Alveolenremodellierung als Ausgleich für okklusale Abrasion und Attrition
- funktionell-morphologische Belastungen durch Bänderzüge an vestibulär prominenten Zähnen mit dünner Knochenlamelle
- Folgen der chronisch-akuten Entzündung der Gingiva und des Parodonts, einschließlich therapeutischer Manipulationen (z. B. Gingivektomie)
- Folgen des ständigen Traumas durch Zähneputzen.

Die **begrenzt permanente Eruption** führt zu 2 *Mustern des Abrasionsausgleichs*:
- Entweder findet der weitere Zahndurchbruch beim Erwachsenen ohne Rezession der Gingiva statt, dann verbreitert sich die angewachsene Gingiva propria.
- Oder die Eruption führt zur Verlegung des dentogingivalen Verschlusses nach apikal, dann bleibt die ursprüngliche Breite der Gingiva propria erhalten. Die Rezession ist damit kein eigentlicher Schwund, sondern der Zahn wandert aus seinem Zahnbett.

Diese Rezessionen sind dem Abnutzungsgrad entsprechend generalisiert an allen Zähnen. Nur bei Zähnen ohne Antagonisten treten sie auch lokalisiert auf, wenn der funktionslos gewordene Zahn über die Eruption eine neue Kaufläche sucht. Es treten grundsätzlich keine Taschen auf, wenn nicht die Überlagerung mit einer Gingivitis bzw. Parodontitis erfolgt. Zement und Wurzeldentin unterliegen jedoch einer größeren Erosion und Abrasion

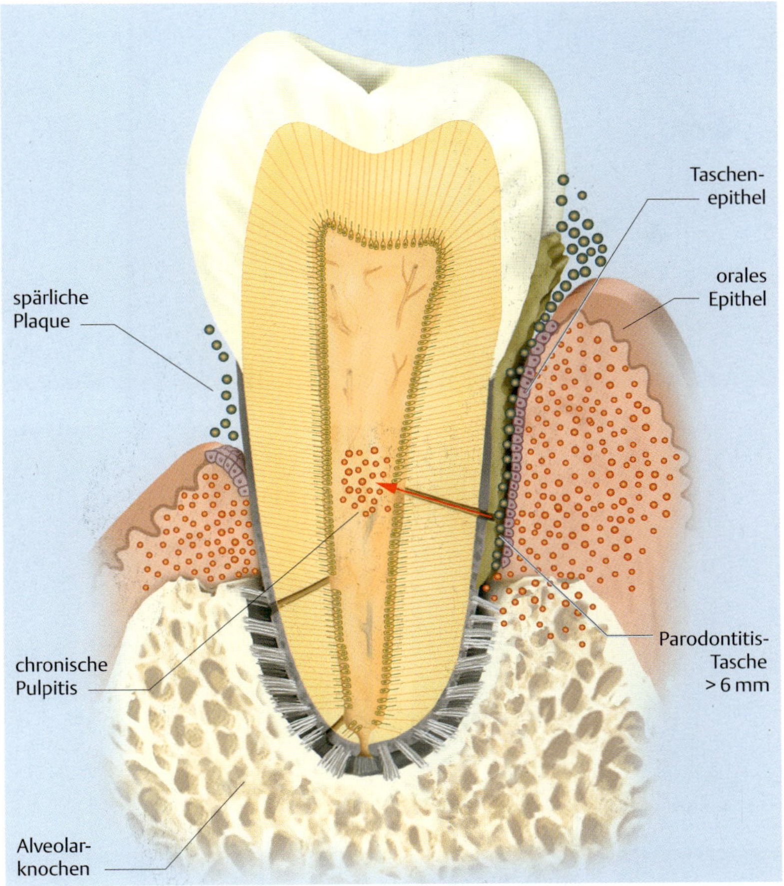

Abb. 7.**17** Parodontitisprogression bei Parodontalatrophie mit Gingivarezession (linke Zahnseite) oder bei tiefer Taschenbildung (rechts).

durch alimentäre Säuren und Zahnbürstfolgen. Die Wurzelkaries wird durch Plaqueretention begünstigt.

Funktionell-morphologische Belastungen führen ausschließlich auf der vestibulären Seite, wo durch die Eruption in die ursprüngliche Zahnstellung keilförmige Spalten und Fenestrationen des Alveolarknochens entstanden sein können, durch ansetzende Bänderzüge zur Parodontalatrophie. Ihr Charakteristikum ist das lokalisierte Auftreten an vestibulär prominenten Zähnen, wie Eckzähnen des Oberkiefers und Frontzähnen des Unterkiefers. Es treten keine Taschen auf, obwohl die frühe Mitbeteiligung einer Gingivitis oder Parodontitis nie ganz auszuschließen ist. Auch blande Entzündungen und traumatisierendes Zähneputzen führen an solchen exponierten Zähnen mit papierdünner Alveolenwand oder primärer Knochenfenestration rasch zum irreversiblen Attachmentverlust. Das okklusale Trauma hat dagegen keinen Einfluss auf die Entstehung von Rezessionen.

Folgen der entzündlichen Parodontalerkrankung manifestieren sich als Rezession mit zum Teil ausgedehntem Attachmentverlust bis zum apikalen Wurzeldrittel. Sie sind für bestimmte Formen der chronischen Parodontitis charakteristisch, während sie bei den aggressiven Formen nie auftreten. Diese entzündliche Parodontalatrophie stellt einen Schutzmechanismus dar, um die Infektionsgefahr tiefer pathologischer Taschen herabzusetzen. In der Regel ist sie demzufolge mit flachen Taschen verbunden, die jedoch in längeren Phasen der Stagnation oder der Spontanheilung den Charakter eines Gingivasulkus annehmen können. Entzündungsfolgen und Zahnputztrauma zählen zu den wichtigsten Ursachen der Gingivarezession.

Die Schwierigkeiten der klinischen Sulkus- und Taschentiefenmessungen und der longitudinalen Verfolgung über Jahre und Jahrzehnte haben die Dynamik zwischen apikaler Migration des Verbindungsepithels mit Sulkus- und Taschenvertiefung, Attachmentverlust oder -gewinn des parodontalen Stützgewebes, kompensatorischer permanenter Eruption und Parodontalatrophie bisher wenig erhellt. Es gilt deshalb eine eherne Regel für die Klinik:

MERKE

Die wechselvollen Beziehungen aller Formen und Stadien der Parodontalerkrankung und die mitunter Jahre und Jahrzehnte währende Anamnese bestimmen das pathogenetische und klinische Bild mehr als die phänomenologische Einzelbetrachtung.

Es ist eine zahnärztliche Kunst, die Erkrankungsgeschichte eines einzelnen Zahns vor dem Hintergrund der

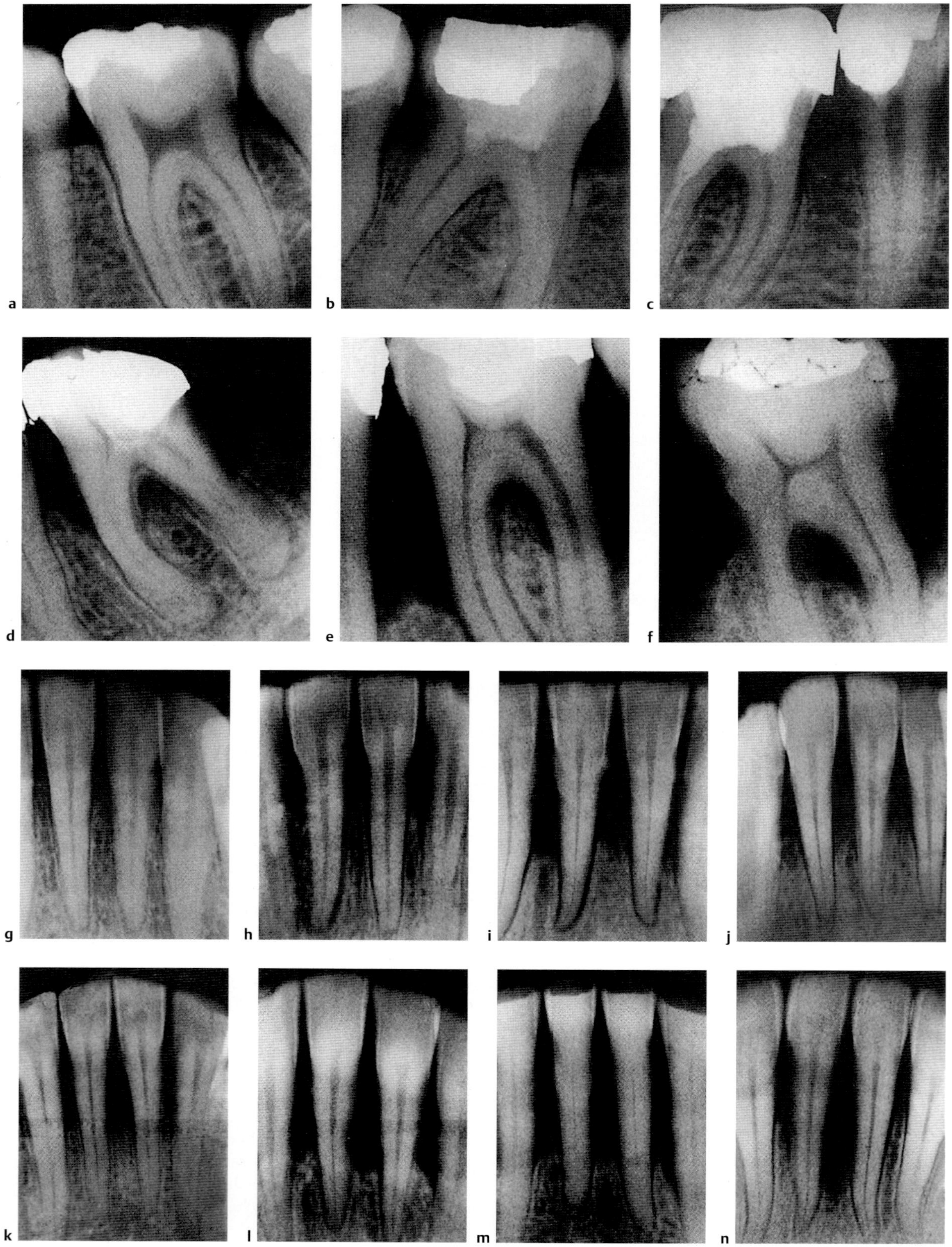
a
b
c
d
e
f
g
h
i
j
k
l
m
n

bekannten Pathogenese herauszulesen, um eine adäquate Therapie einzusetzen oder sich abwartend und kontrollierend zu verhalten.

Klinische Diagnostik und Klassifikation

Thomas Hoffmann

Klinische Diagnostik

Grundlage einer prognoseorientierten Therapie wie auch einer risikoorientierten Nachsorge bildet die umfassende Diagnostik.

Die **Anamnese** klärt anfangs die subjektiven Beschwerden des Patienten. Dazu gehören Zahnfleischbluten, Zahnlockerungen und Zahnwanderungen, Mundgeruch und schlechter Geschmack, Zahnverlust und frühere Parodontalabszesse oder nekrotisierende, ulzerierende Parodontalerkrankungen.

Die **Familienanamnese** ist besonders bei aggressiver Parodontitis wichtig. Eltern und Geschwister sollten nach Möglichkeit mit untersucht werden.

Die **Anamnese von systemischen Faktoren** oder **besonderen gesundheitlichen Situationen** (Pubertät, Schwangerschaft, Klimakterium) konzentriert sich neben allgemeinen Behandlungsrisiken vor allem auf *prädisponierende systemische Erkrankungen* wie Diabetes mellitus, HIV-Infektion, Nicotinabusus, Alkoholkrankheit, Morbus Down (Trisomie 21), Papillon-Lefèvre-Syndrom, auf die Erkrankungen des hämatopoetischen Systems wie akute Leukämie, Thrombozytopenie, Agranulozytose und zyklische Neutropenie sowie Haut- und Schleimhauterkrankungen mit Beteiligung der Gingiva.

◁ Abb. 7.**18a–n** Parodontitisprogression im Röntgenbefund.
a–f *Knochenabbau im Seitenzahnbereich:*
a Verlauf des alveolären Knochenrandes 1 mm unterhalb der Schmelz-Zement-Grenze.
b Horizontaler Knochenabbau.
c Knochenverlust an überstehender Füllung.
d Vertikaler Knochenabbau.
e Weitgehender Knochenverlust ohne Beteiligung der Wurzelbifurkation.
f Resorption auch unterhalb der Bifurkation.
g–n *Knochenabbau im Frontzahnbereich:*
g Verlauf des Knochenrandes ohne pathologische Veränderungen.
h Horizontaler Knochenabbau.
i Unterschiedliches Ausmaß des Knochenverlusts zwischen einzelnen Zähnen; maturierter Zahnstein.
j Auflösung der röntgendichten Struktur des knöchernen Alveolarrandes.
k Beginnender vertikaler Knochenabbau.
l Horizontaler Knochenabbau mit vertikalen Einbrüchen.
m Deutlich ausgeprägte Knochentaschen.
n Fast vollständiger Knochenverlust zwischen den beiden mittleren Schneidezähnen, lateral kaum Resorptionen.

Tabelle 7.**15** Klinische Untersuchungsparameter und Diagnostikanliegen

Untersuchungsparameter	Ziele
• Plaqueakkumulation • Taschentiefe/Attachmentniveau • Blutungsreaktion auf vorsichtige Sondierung • Knochenresorption (radiographische Befunde) • Zahnbeweglichkeit	• Befall und Schweregrad parodontaler Erkrankungen • Parodontitisrisiko • parodontale Behandlungsnotwendigkeit • prognoseorientierte Therapieplanung • Kontrolle des Krankheitsverlaufs • Bestimmung der Therapieeffektivität und -reaktivität

Die wesentlichen klinischen Untersuchungsparameter zur **Basisdiagnostik** sind in Tabelle 7.**15** zusammengefasst. Für die Beurteilung der zahnflächenbezogenen Läsionen ist die **Sechspunktmessung** an den unterschiedlichen „situs" (latein.) bzw. „sites" (engl.) jedes Zahns erforderlich. Dafür haben sich mehrere Parodontalsonden mit stumpfem oder kugeligem Ende (Abb. 7.**19a–d**) und mit unterschiedlicher Millimetermarkierung bewährt. Die Aufgaben der Sondierung bestehen:

- im Ertasten des Sulkus bzw. Taschenfundus (mit einem unvermeidlichen Eindringen in das Gewebe)
- im Ertasten von subgingivalem Zahnstein
- im Ertasten von Furkationen der Wurzel und
- im Auslösen der Reizblutung.

Deshalb wird die Parodontalsonde unter Zahnkontakt vertikal an jedem Messpunkt mit gleichem Druck von 0,2 N neu eingeführt. Drucksensible sowie computerassistierte Sonden sind bisher dem trainierten Palpationsgefühl nicht überlegen. Für die Behandlungsplanung, die Prognose und die Erhaltungstherapie ist die klinische **Verlaufskontrolle** von entscheidender Bedeutung.

MERKE

Diagnostische Maßnahmen kommen während sämtlicher Phasen der Behandlung (Prävention, Therapie, Nachsorge) zum Einsatz, und zwar als:
- Screening
- Anamnese
- klinische Diagnostik
- Evaluation/Reevaluation
- weiterführende Diagnostik
- Prognostik.

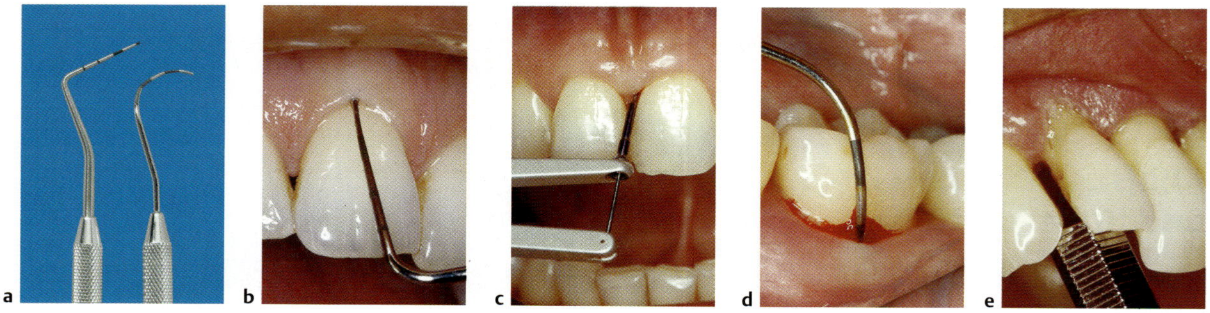

Abb. 7.**19a–e** Klinische Diagnostik.
a WHO- und Furkations-Messsonde.
b Sondierung eines Gingivasulkus.
c Druckkalibrierte Taschenmessung mit der Florida-Probe.
d Sondierung einer Bifurkation an Zahn 36.
e Erhöhte Zahnbeweglichkeit (>1 mm).

Tabelle 7.**16** Klassifizierung des Furkationsbefalls

Horizontale Messung nach Hamp et al. 1975		Vertikale Messung nach Tarnow u. Fletcher 1984	
F0	keine horizontale Sondierungstiefe	**A**	1–3 mm
F1	1–3 mm	**B**	4–6 mm
F2	>3 mm, aber nicht durchgehend	**C**	>6 mm
F3	durchgehend		

Parodontales Screening

MERKE

Die Erhebung des parodontalen Screeningindex PSI (vgl. Abschnitt Indizes in der Parodontologie) dient der Früherkennung gingivaler und parodontaler Erkrankungen und bildet den Ausgangspunkt für Prävention, fortführende Diagnostik und Therapie.

Blutung nach Sondierung

Die **Reizblutung** nach standardisierter Sondierung ist das klinisch sicherste Zeichen der Gingivitis (vgl. Abb. 7.**22g**). Bei erhöhtem Druck ab 0,25 N können jedoch auch gesunde Gingivaabschnitte bluten. Für die vergleichende Bewertung der Mundhygiene oder der Therapieeffektivität werden verschiedene Indexsysteme herangezogen. In diesem Sinne sind auch diskrete Blutungen bis ca. 30 s nach Sondierung an einem oder mehreren der 6 Situs des **Gingivasulkus** untrügliche Zeichen einer Gingivitis.
Obwohl in der Vergangenheit die Reizblutung häufig als Hinweis für Parodontitisaktivität bzw. deren Ausbleiben als stabiles Therapieergebnis galt, wird der prädiktive Wert blutender Situs für weiteren Attachmentverlust zunehmend infrage gestellt.

Klinische Sulkus- und Taschentiefe

Klinische Sondierungswerte spiegeln die Distanz vom Margo gingivae zum Taschenfundus wider. Demzufolge sind abzugrenzen:

- klinische **Sulkustiefe** einer gesunden oder entzündeten Gingiva — 2 bis 3 mm
- **Pseudotasche** (Gingivahyperplasie)
- echte **Parodontitistasche** — >3 mm.

Je nach epidemiologischer Methodik oder klinischer Klassifikation werden 3–5 mm tiefe parodontale Taschen den *flachen Taschen* und über 6 mm tiefe den *tiefen Taschen* zugeordnet.
Die Sondierung schließt freiliegende Furkationen der Wurzel ein (Furkationssonde, Abb. 7.**19d**), die entweder nach *horizontaler* Durchgängigkeit in 4 Grade F0–F3 oder intra operationem nach Ausmaß des *vertikalen* Defekts in 3 Klassen A–C unterteilt werden (Tabelle 7.**16**).

Klinisches Attachmentniveau

Das **klinische Attachmentniveau** entspricht der Distanz von der Schmelz-Zement-Grenze (SZG) zum Taschenfundus. Folgende Zusammenhänge bestehen:

Endet der Margo gingivae ...	... dann gilt:
• an der SZG ...	klinisches Attachmentniveau = Taschentiefe
• *koronal* der SZG ...	klinisches Attachmentniveau < Taschentiefe
• *apikal* der SZG (Gingivarezession) ...	klinisches Attachmentniveau > Taschentiefe.

Weder Taschentiefe noch Attachmentverlust haben bei einmaliger Erhebung eine Bedeutung für die Bestimmung der Progression oder Stagnation der Erkrankung. Erst der Attachmentverlust um 1 mm pro Jahr bei mehrjähriger Verlaufsdokumentation oder um 2 mm innerhalb eines Jahres bei kürzerer Beobachtung lässt auf Erkrankungs-

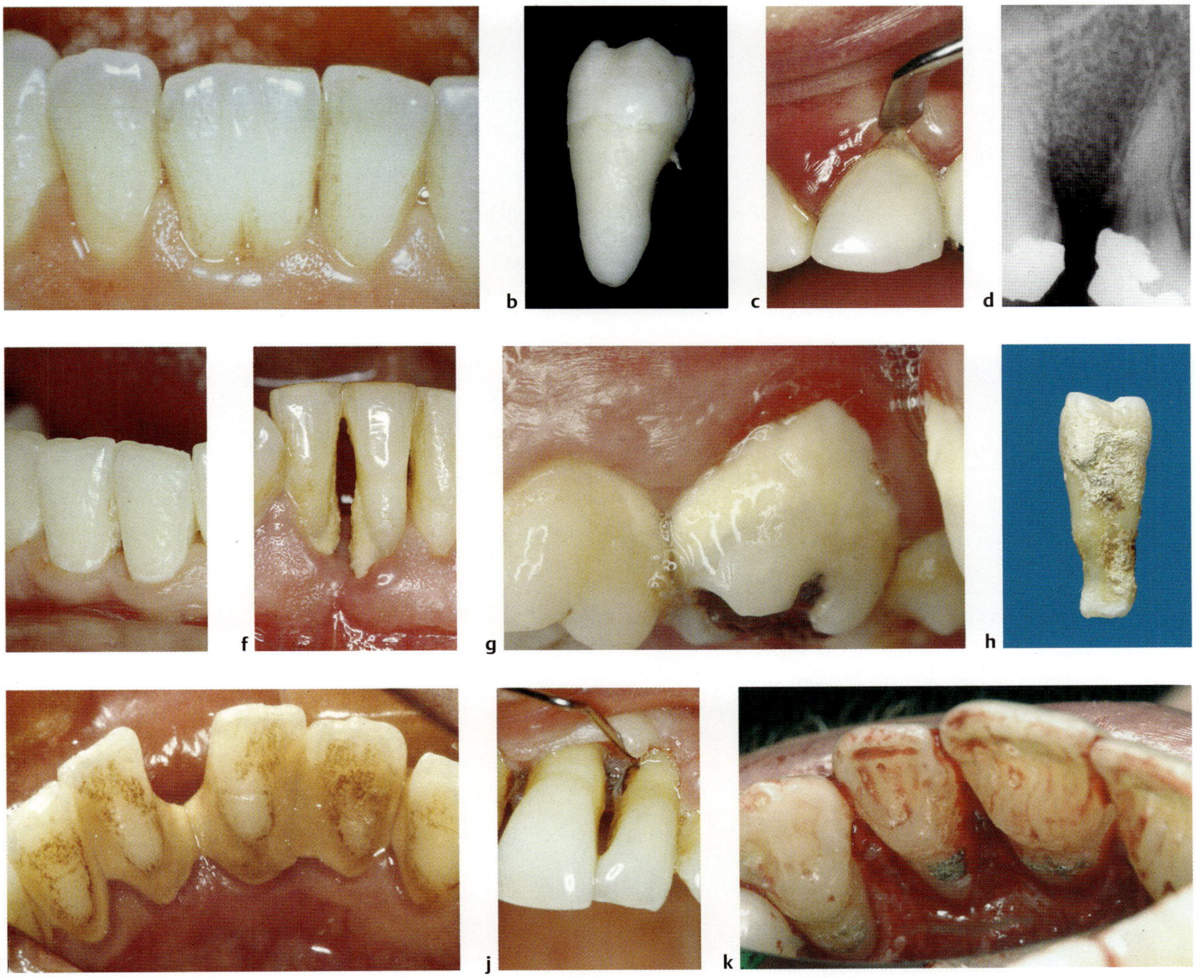

Abb. 7.**20 a–k** Plaqueretention, Plaquematuration, Plaquemineralisation.
a Dens geminatus.
b Schmelzperle.
c Überstehender Kronenrand.
d Füllungsüberschuss.
e–g Supragingivale mineralisierte und nicht mineralisierte Plaque.
h Plaquetiefenwachstum bis zum Apex am Prämolaren.
i–k Supra- und subgingivaler Zahnstein.

aktivität schließen. Der unvermeidliche Messfehler der Parodontalsonde pendelt um 1 mm!

Röntgenographischer Befund

Ein sicherer Befund ist durch **intraorale Röntgenbilder** in Paralleltechnik mit 14 Aufnahmen mittels konventioneller oder radiovisiographischer Technik zu erreichen (Röntgenstatus). Beurteilt wird die horizontale oder vertikale Knochenresorption, bezogen auf das normalerweise zwischen 1–2 mm von der Schmelz-Zement-Grenze entfernte Interdentalseptum.

Die Maskierung des röntgenographischen Befundes durch überlagerte Alveolarknochenstrukturen sowie durch den Zahn macht die Beurteilung von Knochentaschen schwierig, Knochenresorptionen im Furkationsbereich sind im Unterkiefer einfacher zu entdecken als im Oberkiefer. Neben der dominierenden orthoradialen Strahlenrichtung bringen mitunter exzentrische Einstellungen einen zusätzlichen Informationsgewinn.

Im **Orthopantomogramm** wird der Frontzahnbereich ungenügend dargestellt. Dagegen hat die **Subtraktionsradiographie** mit computerassistiertem Vergleich digitalisierter Bilder für longitudinale Verlaufskontrollen inzwischen einen Stand errecht, der die klinische Diagnostik bereichert.

Weitere Befunderhebung

Die weitere Befunderhebung umfasst die Beurteilung:

- der Plaqueakkumulation (Abb. 7.**20 e–k**)
- der Retentionsstellen für Plaque (Abb. 7.**20 a–d**)
- der Zahnsteinbildung (Abb. 7.**20 e–k**)
- der Zahnbeweglichkeit (Abb. 7.**19 e**) und
- des funktionellen Befundes.

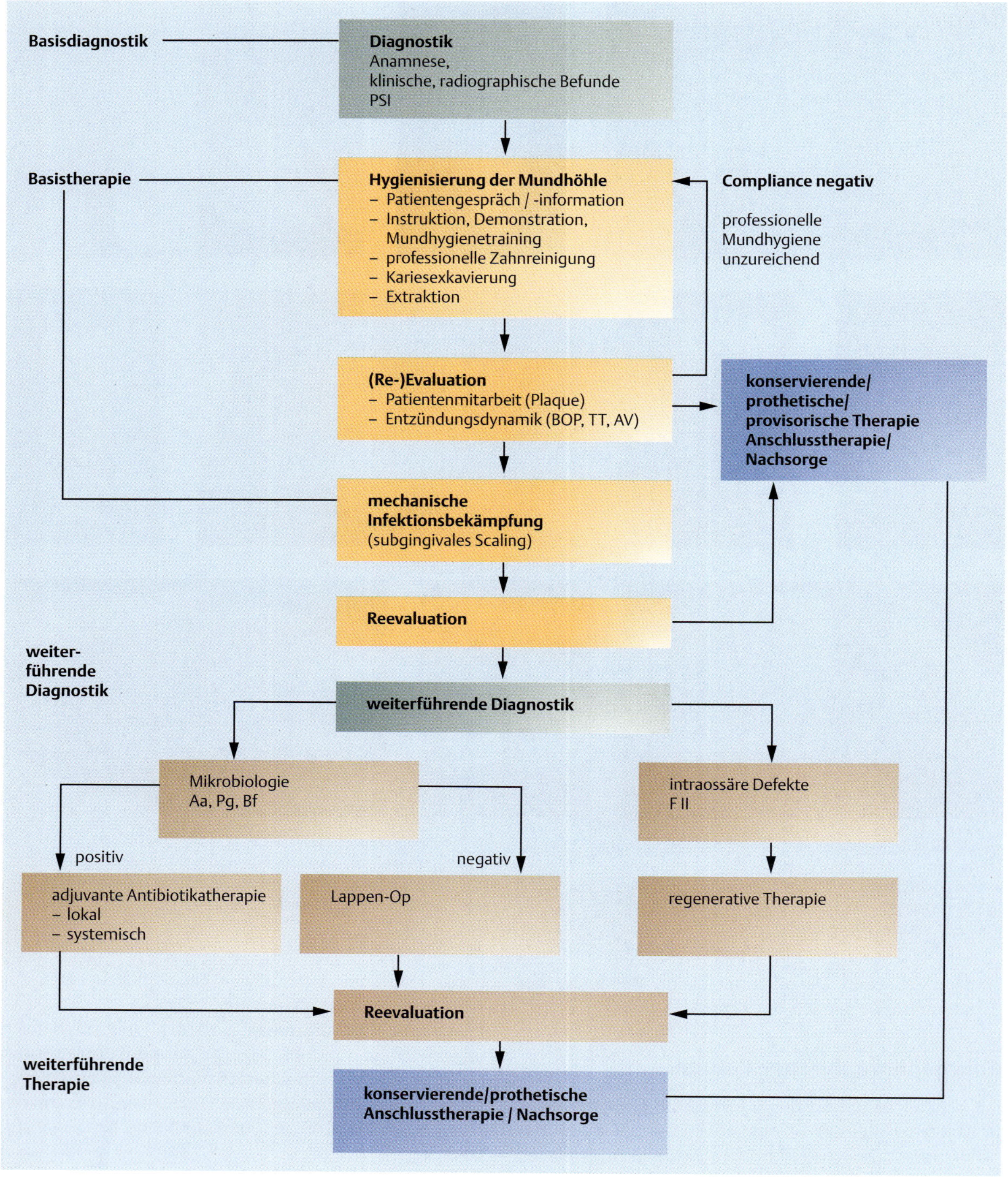

Abb. 7.**21** Parodontale Differenzialdiagnosik und -therapie.

Paraklinische Untersuchungen bei Verdacht auf Systemerkrankungen, mit denen Entzündungen der Gingiva und des marginalen Parodonts assoziiert sind, sollten mit dem betreuenden Facharzt vereinbart werden.

MERKE
Häufig ist der Zahnarzt der erste, der aufgrund von therapieresistenten Früherkrankungen des Parodonts die Vermutung einer Systemerkrankung äußern kann!

Weiterführende Diagnostik

Mikrobiologische Keimbestimmungen können bei aggressiven Parodontitiden, schweren, nicht auf die Therapie reagierenden chronischen Parodontitiden sowie bei Patienten mit systemischen Erkrankungen und schwerer chronischer Parodontitis angezeigt sein. Die Analysen erfolgen auf der Basis molekularbiologischer Methoden mittels kommerzieller DNA-Sonden bzw. der Polymerasekettenreaktion (PCR).

Darüber hinaus sind visuelle/metrische Erfassungen der Konfiguration intraossärer Defekte oder des Furkationsbefalls intra operationem für die endgültige diffenzialtherapeutische Entscheidung (Abb. 7.**21**) von Bedeutung. Paraklinische Testsysteme zur Bestimmung des individuellen Erkrankungsrisikos wie serologische Untersuchungen, Analysen des Gingivaexsudats (Entzündungsmarker, Wirtsenzyme, Gewebemetaboliten) und humangenetische Tests (IL-1-Genpolymorphismus) werden in ihrer Bedeutung unterschiedlich diskutiert und haben in den meisten Fällen bisher noch keine Praxisreife erreicht.

Klassifikation

Tabelle 7.**17** Klassifikation der parodontalen Erkrankungen (International Workshop for a Classification of Periodontal Diseases and Conditions 1999)

I. Gingivale Erkrankungen
- **A. Plaqueinduzierte gingivale Erkrankungen**
  - a. Plaqueinduzierte Gingivitis (mit und ohne lokal modifizierende Faktoren)
  - b. Plaqueinduzierte Gingivitis, durch *systemische* Faktoren modifiziert
    - 1. *Endokrines System*
      - 1.1 Pubertät
      - 1.2 Menstruationszyklus
      - 1.3 Schwangerschaft (Gingivitis, pyogenes Granulom)
      - 1.4 Diabetes mellitus
    - 2. *Bluterkrankungen*
      - 2.1 Leukämie
      - 2.2 Andere
  - c. Plaqueinduzierte Gingivitis, durch *Arzneimittel* modifiziert
    - 1. *Arzneimittelbeeinflusste Gingivawucherungen* (Nifedipin, Calciumkanalblocker, Ciclosporin, Hydantoin)
    - 2. *Arzneimittelbeeinflusste Gingivitis* (orale Kontrazeptiva, andere)
  - d. Plaqueinduzierte Gingivitis, durch *Mangelernährung* modifiziert
    - 1. *Vitamin-C-Mangel*
    - 2. *Andere Mangelernährungszustände*
- **B. Nicht plaqueinduzierte gingivale Erkrankungen**
  - 1. *Spezifische bakterielle Infektionen*
    - 1.1 *Neisseria gonorrhoea-assoziierte* Läsionen
    - 1.2 *Treponema pallidum-assoziierte* Läsionen
    - 1.3 Streptokokkenassoziierte Läsionen
    - 1.4 Andere
  - 2. *Virale Infektionen, vorwiegend die Herpes-Infektionen*
    - 2.1 Primäre Gingivostomatitis herpetica
    - 2.2 Rezidivierender oraler Herpes
    - 2.3 Varicella-Zoster-Infektionen
    - 2.4 Andere
  - 3. *Pilzbedingte gingivale Erkrankungen*
    - 3.1 Candida-Infektionen
    - 3.2 Lineares gingivales Erythem
    - 3.3 Histoplasmose
    - 3.4 Andere
  - 4. *Gingivale Erkrankungen genetischen Ursprungs*
    - 4.1 Vererbte Gingiva-Fibromatose
    - 4.2 Andere
  - 5. *Systemische Erkrankungen/Veränderungen, die sich an der Gingiva manifestieren*
    - 5.1 Schleimhautveränderungen
      - 5.1.1 Lichen planus
      - 5.1.2 Pemphigoid
      - 5.1.3 Pemphigus vulgaris
      - 5.1.4 Erythema multiforme
      - 5.1.5 Lupus erythematodes
      - 5.1.6 Arzneimittelinduziert
      - 5.1.7 Andere

(Fortsetzung S. 282)

Tabelle 7.**17** (Fortsetzung)

5.2 Allergische Reaktionen
5.2.1 Allergische Reaktionen im Zusammenhang mit Materialien der restaurativen Zahnheilkunde
- Edelmetalle
- Quecksilber
- Nickel
- Acryl
- Andere

5.2.2 Allergische Reaktionen im Zusammenhang mit Inhaltsstoffen von
- Arzneimitteln
- Zahnpasten
- Mundspüllösungen, Mundwässern
- Anderen

5.2.3 Allergische Reaktionen mit Zusatzstoffen in
- Nahrungs- und Genussmitteln
- Getränken
- Kaugummi
- Anderen

6. *Traumatische Läsionen*
6.1 Chemisch
6.2 Physikalisch
6.3 Thermisch
7. *Fremdkörperreaktionen*
8. *Nicht anderweitig spezifiziert*

II. Chronische Parodontitis
A. Lokalisiert
B. Generalisiert

III. Aggressive Parodontitis
A. Lokalisiert
B. Generalisiert

IV. Parodontitis als Manifestation einer Systemerkrankung
1. Hämatologische Erkrankungen
1.1 Erworbene Neutropenie
1.2 Leukämie
1.3 Andere
2. Genetische Erkrankungen
2.1 Hereditäre oder zyklische Neutropenie
2.2 Down-Syndrom
2.3 Leucocyte-Adhesion-Deficiency Syndrome (LADS)
2.4 Papillon-Lefèvre-Syndrom
2.5 Chediak-Higashi-Syndrom
2.6 Histiozytose-Syndrom oder Eosinophiles Granulom
2.7 Glykogenspeicher-Syndrom
2.8 Infantile genetische Agranulozytose
2.9 Cohen-Syndrom
2.10 Ehlers-Danlos-Syndrom, Typen IV und VIII
2.11 Hypophosphatasie
2.12 Andere
3. Nicht anderweitig spezifiziert

V. Nekrotisierende Parodontalerkrankungen
A. Nekrotisierende ulzerierende Gingivitis (NUG)
B. Nekrotisierende ulzerierende Parodontitis (NUP)

VI. Abszesse des Parodonts
A. Gingivaabszess
B. Parodontalabszess
C. Perikoronarabszess

VII. Parodontitis im Zusammenhang mit endodontischen Läsionen
A. Kombiniert parodontisch-endodontische Läsion

VIII. Entwicklungsbedingte oder erworbene Deformationen und Zustände
A. Lokalisierte zahnbezogene Faktoren, welche die Plaqueretention begünstigen
1. Zahnanatomie
2. Rekonstruktionen/Apparaturen
3. Wurzelfrakturen
4. Zervikale Wurzelresorptionen und Zementperlen

(Fortsetzung S. 283)

Tabelle 7.**17** (Fortsetzung)

B. Mukogingivale Verhältnisse (im Bereich von Zähnen)
1. Rezessionen
   - fazial
   - oral
   - approximal
2. Fehlen keratinisierter Gingiva
3. Verminderte Tiefe des Vestibulum oris
4. Lokalisation des Zungen-/Lippenbändchens
5. Gingivale Vergrößerungen
   - Pseudotasche
   - unregelmäßiger Gingivarandverlauf
   - Gingivawucherung
6. Abnorme Farbe

C. Schleimhautveränderungen am zahnlosen Alveolarkamm
1. Verlust an vertikalem und/oder horizontalem Knochenkamm
2. Verlust an Gingiva bzw. keratinisiertem Gewebe
3. Gingiva- bzw. Weichgewebewucherungen
4. Abnorme Lokalisation von Lippen- bzw. Zungenbändchen
5. Verminderte Tiefe des Vestibulums
6. Abnorme Farbe

D. Okklusales Trauma
1. Primäres okklusales Trauma
2. Sekundäres okklusales Trauma

Plaqueinduzierte gingivale Erkrankungen

Die **plaqueinduzierte Gingivitis** (Abb. 7.**22d–l**) ist als klinisches Resultat der immuninflammatorischen Reaktionsabläufe im subepithelialen Bindegewebe auf die bakterielle Infektion zu verstehen. Sie umfasst akute und chronische Entzündungszeichen, tritt lokalisiert oder generalisiert auf und ist durch hohe intra- und interindividuelle Variabilität des klinischen Bildes charakterisiert.

Die modifizierenden **systemischen Faktoren** können eine erhöhte Reaktivität des subepithelialen Bindegewebes auf die bakterielle Infektion bedingen:

- unter dem Einfluss veränderter Sexualhormonspiegel (Androgene, Östrogene, Progesteron) während ansonsten physiologischer Entwicklungsstadien und Biorhythmik des Menschen (Pubertät, Schwangerschaft, Menstruationszyklus) sowie
- in der pathogenetischen Interaktionen bei Diabetes mellitus.

Erhöhte Blutungsneigung, Schwellungen der Gingiva, hochrote bis livide Verfärbungen und entzündliche Hyperplasien, vereinzelt auch ulzerative Veränderungen charakterisieren das klinische Bild bei **akuter Leukämie**.

Die **Therapieresistenz** muss für den Zahnarzt Anlass sein, gemeinsam mit dem Hausarzt eine umgehende Differenzialdiagnostik einzuleiten. Ca. 17% der akuten und 4% der chronischen Leukämien werden auf diese Weise diagnostiziert.

Die durch **Arzneimittel** modifizierten Veränderungen der Gingiva stellen sich klinisch einerseits als **Gingivahyperplasien** (Abb. 7.**22m, n**) und andererseits als verstärkte **Gingivitis** dar. Im Mittel weisen in Abhängigkeit vom Mundhygienestatus bei höherer Prävalenz in der jüngeren Population 50% der Patienten unter Phenytoin-Medikation und 20–30% der Patienten mit Nifedipin- bzw. Ciclosporin-A-Verordnung verstärkte Gingivitiden auf.

Die **Differenzialdiagnose einzelner plaqueinduzierter Gingivitisformen** wird durch die Überlagerung ödematöser, granulomatöser und hyperplastischer Entzündungen erschwert. Mit einer Fehleinschätzung sind aber keine therapeutischen Konsequenzen verbunden, weil alle Formen initial nach dem gleichen Prinzip behandelt werden. Unter der Lokaltherapie bilden sich granulomatöse und ödematöse Anteile sehr rasch zurück, während die Hyperplasie länger persistiert.

Ulzerationen und Gingivawucherungen sind von *malignen Tumoren* abzugrenzen. Infiltratives Wachstum mit Knochen- und Zahnresorption sowie Metastasenbildung in regionalen und peripheren Lymphknoten weisen klinisch-röntgenographisch den Tumor aus.

Nicht plaqueinduzierte gingivale Erkrankungen

Gingivitiden und Stomatitiden **spezifisch bakteriellen Ursprungs** treten (sehr selten) dann auf, wenn nicht zur normalen Plaqueflora gehörende Spezies die primären Mechanismen der Wirtsabwehr überwinden. Als Pathogene spielen *Neisseria gonorrhoeae, Treponema pallidum, beta-hämolysierende Streptokokken* oder andere Bakterien eine Rolle. Das klinische Bild reicht vom symptomlosen gonorrhoischen Enanthem über schmerzhafte, hochrote Ulzerationen oder nicht ulzerierte, stark entzündete Gingivaregionen bis zu Ulcus durum (Lues-Primäraffekt),

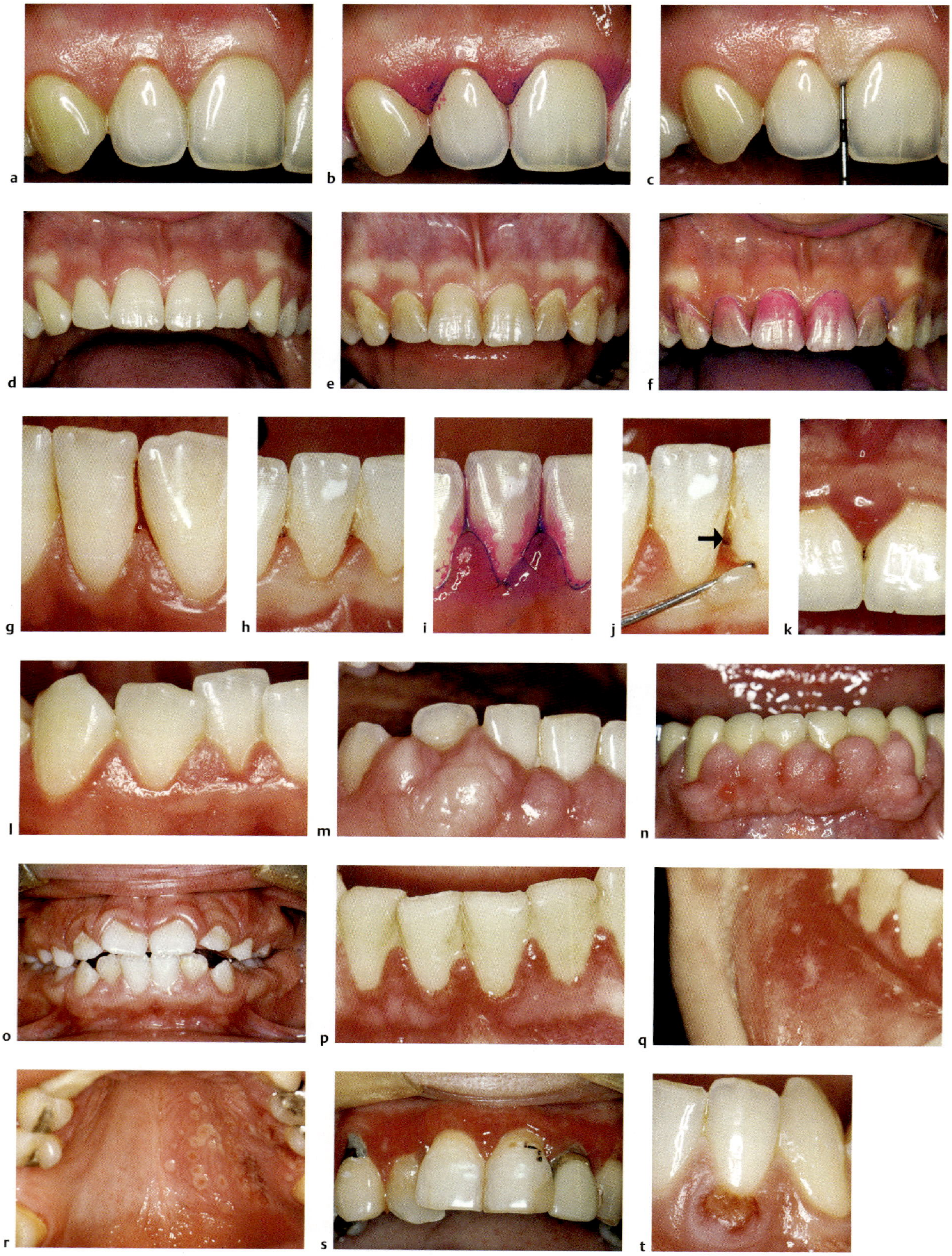
a
b
c
d
e
f
g
h
i
j
k
l
m
n
o
p
q
r
s
t

Plaque muqueuses (sekundäre Lues) oder Gummen am harten und weichen Gaumen (tertiäre Lues).

Die **Gingivostomatitis herpetica** (Abb. 7.**22p, q**) bei Kindern und Jugendlichen ist Ausdruck der initialen Manifestation der Infektion mit dem Herpes-simplex-Virus HSV-1, charakterisiert durch eine schmerzhafte, akute Gingivitis mit Ulzera, Ödemen, Bläschenbildung und fibrinbedeckten Erosionen. Beteiligung der Mundschleimhaut sowie Fieber und Lymphknotenschwellungen sind fakultativ.

Die Erstinfektion mit dem **Varicella-Zoster-Virus** äußert sich als Varizellen, eine spätere Reaktivierung des Virus als Herpes zoster. Typisch für die Erstinfektion sind kleine Ulzerationen an der Zunge, dem Gaumen (Abb. 7.**22r**) und der Gingiva. Bei späterer Reaktivierung breitet sich das Virus entlang sensorischer Nervenaxone aus und verursacht stark schmerzende Läsionen unilateral im Bereich der infizierten Nervenbahnen (z. B. N. trigeminus). Bei abwehrgeschwächten Patienten (HIV, maligne Lymphome) kann die Zosterinfektion zu schweren Gewebedestruktionen mit Zahnverlust und Alveolarknochennekrosen führen.

Einem erhöhten Risiko für **Pilzinfektionen** mit Beteiligung der Gingiva sind Patienten mit geschwächter Immunantwort (Immunsuppressiva, Glucocorticosteroide) sowie unter antibiotischer bzw. antineoplastischer Medikation ausgesetzt.

Die **akute Candidiasis** tritt als pseudomembranöse (weißliche, flächige oder gestippelte abwischbare Beläge) oder diffuse erythematöse Form auf, die **chronische Candidiasis** als hyperplastische oder noduläre Form.

Sog. Candida-assoziierte Prothesenstomatitiden und anguläre Cheilitiden werden überwiegend bei älteren Menschen angetroffen.

Eine **sekundäre orale Candidiasis** kann auf systemische Erkrankungen (Diabetes mellitus, HIV-Infektion) hinweisen.

Die hereditäre **Gingivafibromatose** (Abb. 7.**22o**) ist durch weitgehend generalisierte Gingivahyperplasien unterschiedlicher Ausprägung charakterisiert.

Zu den **Gingivamanifestationen systemischer Bedingungen** zählen hauptsächlich gingivale Veränderungen in Form von desquamativen, vesikulären, bullösen oder ulzerösen Läsionen im Rahmen dermatologischer Erkrankungen (Lichen planus – Abb. 7.**22s**, Pemphigoid, Pemphigus vulgaris, Erythema multiforme oder Lupus erythematodes).

Die **Epuliden** (Abb. 7.**22t**) stellen gutartige, der Gingiva aufsitzende Tumoren dar, die als reaktive Neubildungen der Zellen des Parodonts aufzufassen sind. Histologisch werden verschiedene Formen differenziert, von denen die *Epulis granulomatosa, Epulis gigantocellularis, Epulis fibromatosa* am häufigsten auftreten.

Chronische Parodontitis

Die **chronische Parodontitis** (Abb. 7.**23a–q** u. 7.**24a–q**) ist eine Infektionserkrankung, die mit klinischem Attachment- und Knochenverlust einhergeht. Sie ist durch Bildung von Zahnfleischtaschen und/oder Gingivarezessionen gekennzeichnet und stellt die am häufigsten vorkommende Parodontitisform dar. Wenngleich sie in jedem Lebensalter entstehen kann, dominiert sie im Erwachsenenalter. Ihre Pathogenese (und damit die Progression) ist durch die Wirtsreaktivität determiniert.

Die chronische Parodontitis kann nach ihrem Ausmaß unterteilt werden in:

- eine lokalisierte Form (<30% der Situs) und
- eine generalisierte Form (>30% der Situs betroffen);

sowie nach ihrer Schwere in:

- leichte (1–2 mm Attachmentverlust [AV])
- moderate (3–4 mm AV) und
- schwere Parodontitis (≤ 5 mm AV).

◁ Abb. 7.**22a–t** Gesundes Parodont, gingivale Erkrankungen.
a–c Gesundes Parodont.
d–f Experimentelle Gingivitis mit Ausgangsbefund (**d**), Plaquematuration (**e**) und Revelation (**f**).
g–k Plaqueinduzierte Gingivitis mit Blutungsreaktion (**g**), papillärer Rötung (**h**), Plaque (**i**), subgingivalem Zahnstein (**j**), ausgeprägtem papillärem Ödem (**k**).
l–n Gingivahyperplasie, lokalisiert (**l**), generalisiert (**m**), bei Hydantoin-Medikation (**n**).
o Hereditäre Gingivafibromatose.
p, q Herpes simplex.
r Herpes zoster.
s Lichenoide gingivale Erkrankung.
t Epulis.

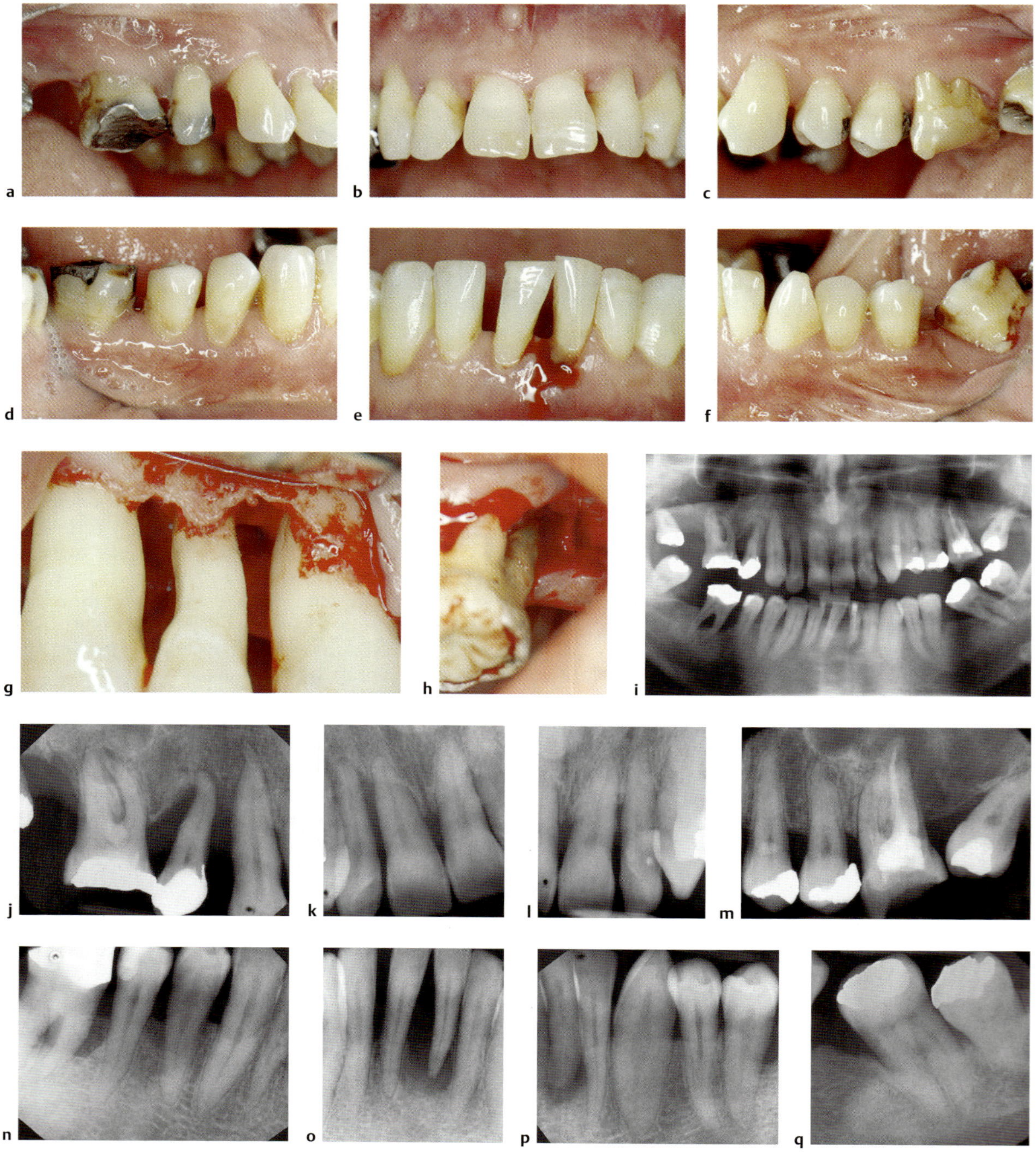

Abb. 7.**23a–q** Generalisierte, schwere chronische Parodontitis.

a–f Intraorale segmentbezogene Darstellung von vestibulär.

g Regio 13–11 intra operationem mit ausgeprägten intraossären Defekten.

h Zahn 26 mit Parodontitisprogression bis zum Apex der distobukkalen Wurzel.

i Röntgenübersicht nach endodontischer Therapie an Zahn 31.

j–q Radiographische Darstellung der Parodontitisprogression.

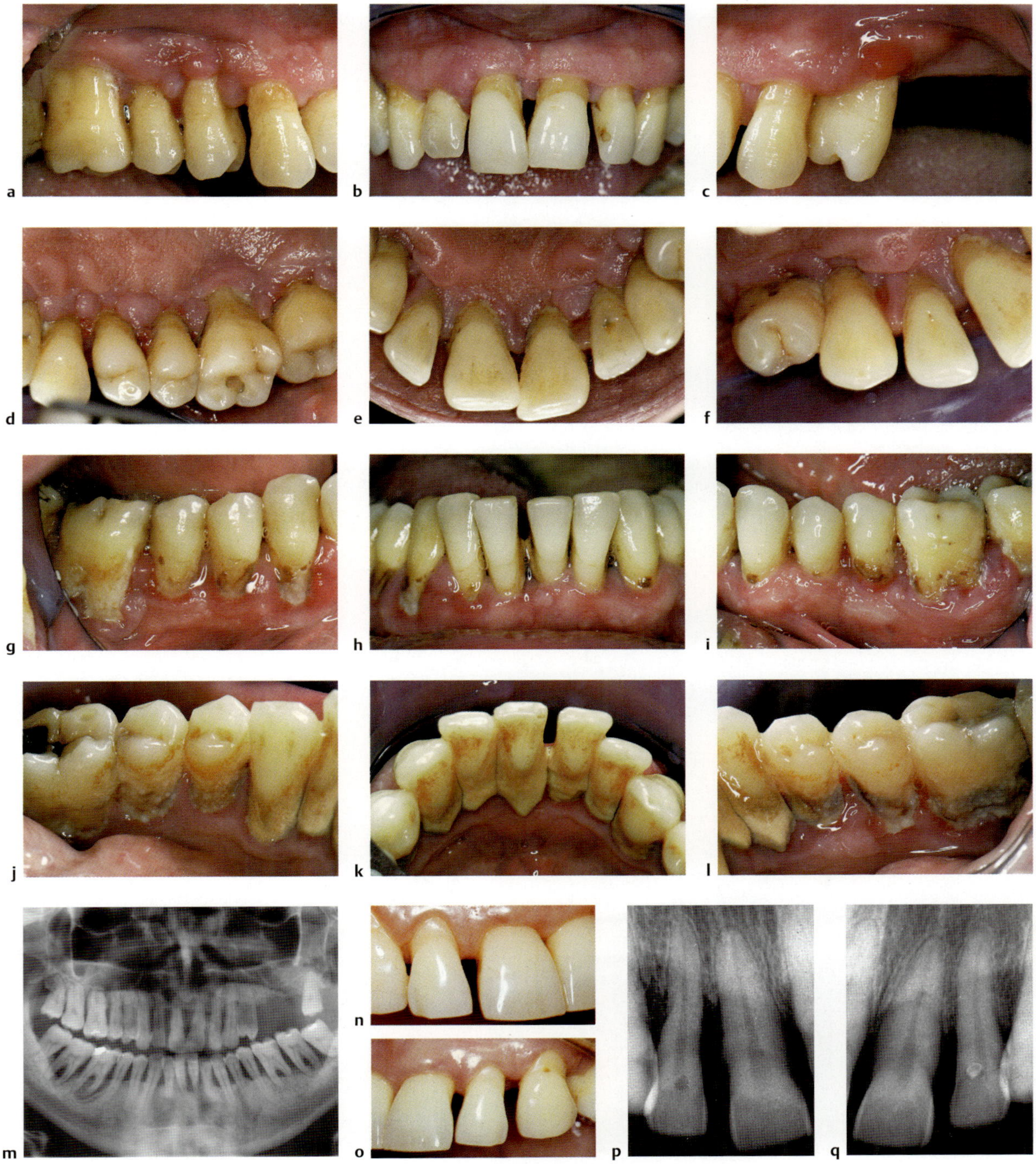

Abb. 7.**24a–q** Generalisierte, schwere chronische Parodontitis.

a–l Intraorale segmentbezogene Darstellung im Oberkiefer vestibulär (**a–c**) und palatinal (**d–f**) sowie im Unterkiefer vestibulär (**g–i**) und lingual (**j–l**).

m Röntgenübersicht.

n–q Zahnwanderung bei chronischer Parodontitis in klinischer (**n, o**) und radiographischer Darstellung (**p, q**).

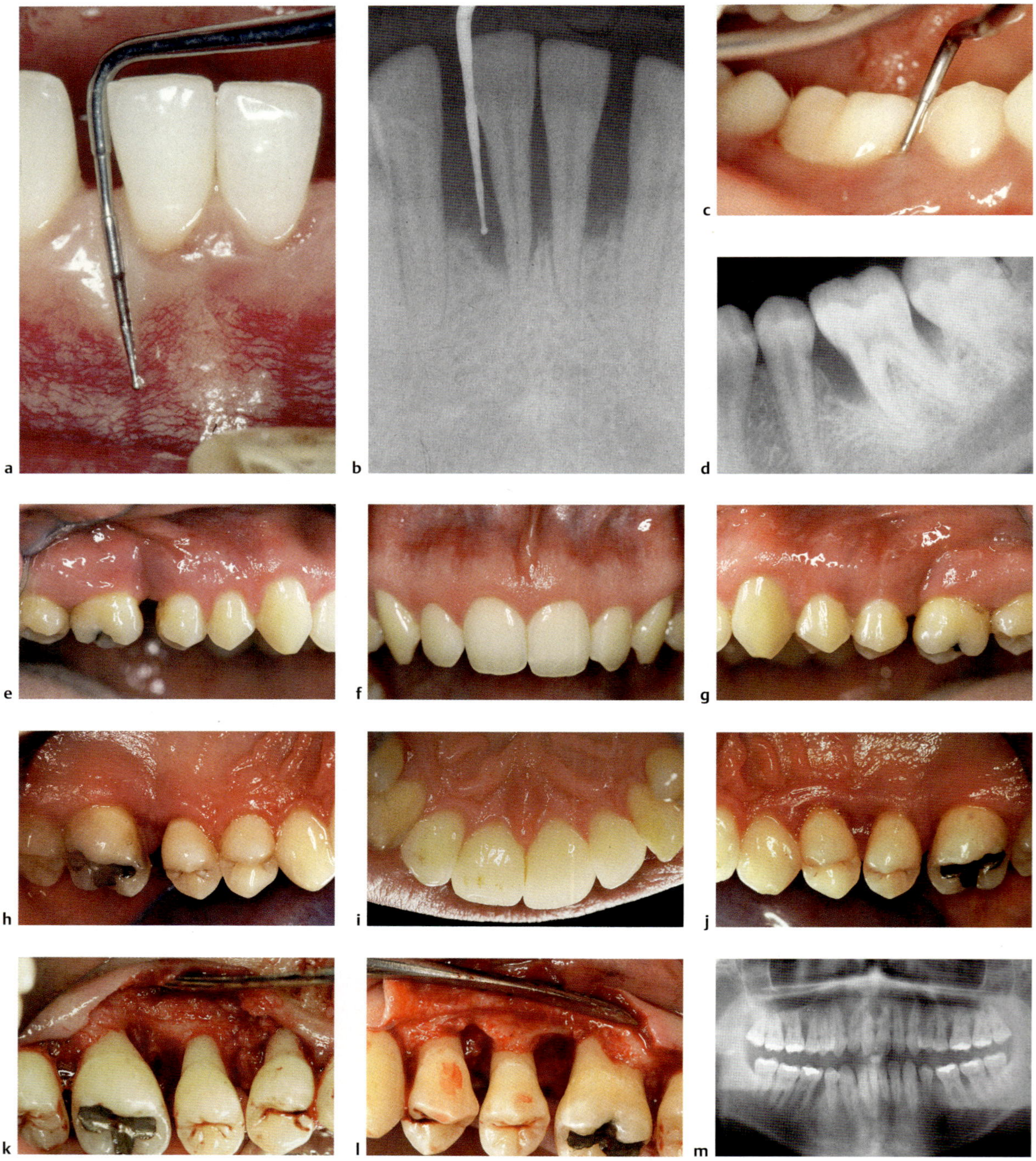

Abb. 7.**25 a–m** Lokalisierte aggressive Parodontitis.
a–d 14-jährige Patientin mit typischem Befall der Schneidezähne (**a, b**) und 1. Molaren (**c, d**).
e–m 21-jähriger Patient mit Übergang zur generalisierten aggressiven Parodontitis in intraoraler segmentbezogener Darstellung im Oberkiefer vestibulär (**e–g**) und palatinal (**h–j**) sowie intra operationem (**k, l**); radiographische Übersicht (**m**).

Aggressive Parodontitis

Die **aggressive Parodontitis** (Abb. 7.**25 a–m** bis 7.**27 a–e**) ist durch ihren progressiven Verlauf als Ergebnis der Wirt-Bakterien-Interaktion gekennzeichnet. Man unterscheidet eine **lokalisierte** und **generalisierte** Form mit jeweils primären und sekundären Merkmalen (Tabelle 7.**18**). Die für die chronische Parodontitis beschriebenen Risikoindikatoren/-faktoren sind gleichermaßen von Bedeutung.

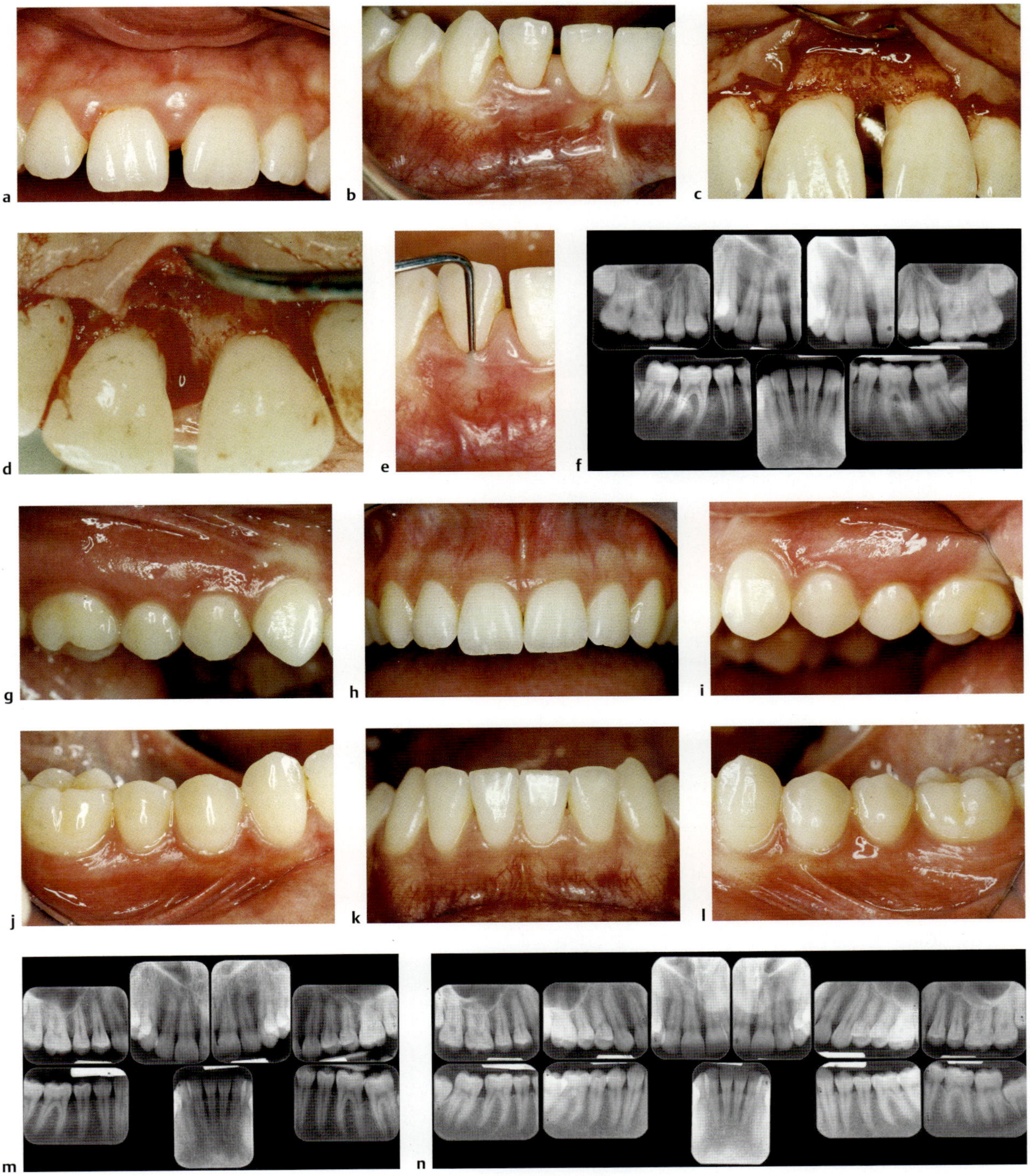

Abb. 7.**26a–n** Lokalisierte aggressive Parodontitis im 5-jährigen Therapieverlauf.

a–f 12-jährige Patientin mit klinischem, intraoperativem und radiographischem Ausgangsbefund.

g–l Therapieergebnis nach 5 Jahren.

m, n Radiographische Befunde 3 Jahre (**m**) und 5 Jahre nach Therapie (**n**).

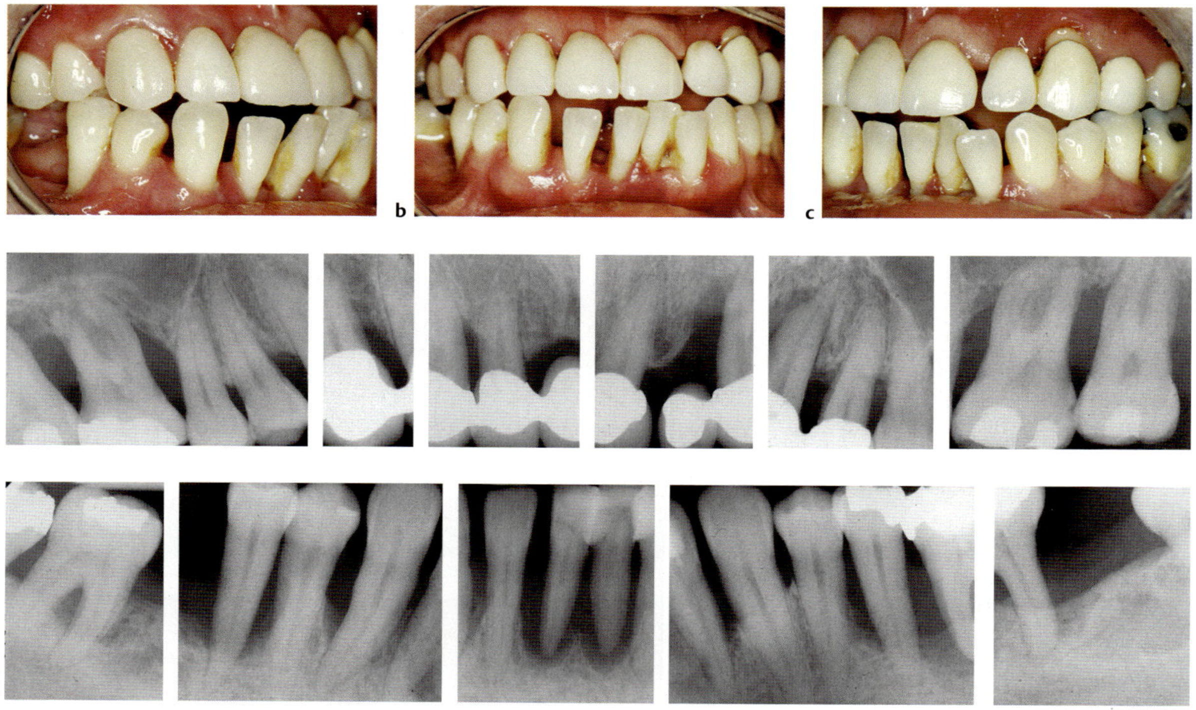

Abb. 7.**27 a–e** Generalisierte aggressive Parodontitis.
a–c Klinische Ansichten von vorn und seitlich.
d, e Oberkiefer- und Unterkiefer-Zahnfilmstatus.

Tabelle 7.**18** Charakterisierung der aggressiven Parodontitis (AP)

Primäre Merkmale	Sekundäre Merkmale (nicht obligat)	Lokalisierte AP	Generalisierte AP
• Klinisch gesunder Patient • Rasch fortschreitende Gewebedestruktion • Auffällige familiäre Häufung	• Missverhältnis zwischen Menge bakterieller Ablagerungen und Ausmaß der Gewebedestruktion • vermehrt Actinobacillus actinomycetemcomitans, in gewissen Populationen auch Porphyromonas gingivalis • gestörte Phagozytenfunktion • hyperresponsiver Makrophagenphänotyp mit erhöhter Produktion von PGE2 und IL-1β	• Beginn während der Pubertät • Befall der 1. Molaren und Schneidezähne • (markante Serumantikörpertiter gegen nachgewiesene bakterielle Agenzien)	• Patienten sind meist jünger als 30 Jahre • generalisierter approximaler Befall mit Attachmentverlust an mindestens 3 Zähnen außer den 1. Molaren und Schneidezähnen • schwache Serumantikörpertiter gegen nachgewiesene bakterielle Agenzien • deutlicher episodenhafter Verlauf

Parodontitis als Manifestation systemischer Erkrankungen

Die **Parodontitis als Manifestation systemischer Erkrankungen** (Abb. 7.**28 a–m**) betrifft Patienten mit jenen Systemerkrankungen, welche über die Beeinflussung der Wirtsreaktivität (hämatologische Erkrankungen mit Reduzierung der Abwehr, Störungen des Bindegewebemetabolismus) das individuelle Parodontitisrisiko drastisch erhöhen, nicht aber zu einer spezifischen Parodontitis führen. Obwohl ihre Prävalenz sehr gering ist, verlaufen sie meist als aggressive Form und sind den therapeutischen Interventionen nur bedingt zugänglich.

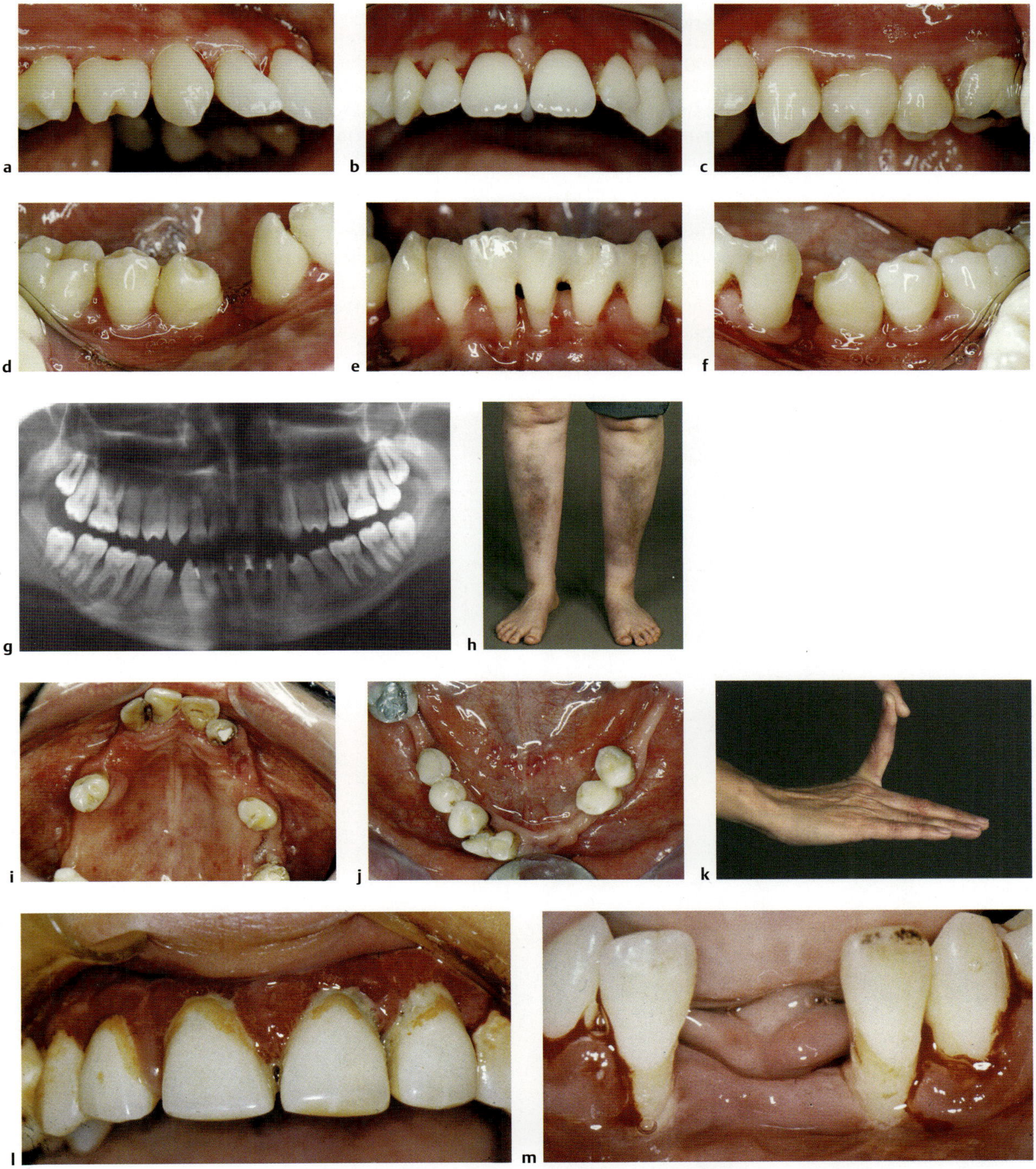

Abb. 7.**28a–m** Parodontitis als Manifestation systemischer Erkrankungen.

a–h 11-jährige Patientin mit Ehlers-Danlos-Syndrom. Klinischer intraoraler Befund (**a–f**); Röntgenübersicht (**g**); typische, nicht palpable Purpura nach Hauteinblutungen durch Verletzung an beiden Schienbeinen (atrophisch pigmentierte Narben) (**h**).

i–k 36-jährige Patientin mit Ehlers-Danlos-Syndrom. Intraorale Situation (**i, j**); ausgeprägte Überstreckbarkeit der Fingergrundgelenke (**k**).

l, m Aggressive Parodontitis bei ektodermalem Dysplasiesyndrom.

Nekrotisierende Parodontalerkrankungen

Die **nekrotisierende ulzerierende Gingivitis** (NUG; Abb. 7.**29 a–d**) führt zu irreversiblem Gewebeverlust. Im akuten Stadium bildet sich an der betroffenen Gingivaregion eine Pseudomembran aus. Sie erscheint zigarettenrauchfarben und besteht aus nekrotischem Gewebe, Fibrin und Bakterien. Kontaktgeschwüre an Lippe, Wange und Zunge sind möglich. Mit dem Krankheitsbild geht oftmals ein fader, süßlicher Foetor ex ore einher. Nach Abstoßen der Nekrosezone wird die Gewebeulzeration sichtbar. Die Geschwüre sind berührungsempfindlich und bluten leicht. Deswegen wird die Mundhygiene weiter eingeschränkt und weiche Nahrungsmittel werden bevorzugt. Beides spiegelt sich in massiver, flächendeckender Zahnplaque wider.

Die primäre Läsion entwickelt sich in den Bereichen der sattelförmigen Interdentalregion. Von hier breitet sich die Entzündung auf die Papillenspitze aus. Danach kann auch die marginale Gingiva erfasst werden. Durch den Verlust der papillären Gingiva kehrt sich die girlandenförmige Konturlinie um. Ein inverser Randverlauf zeigt eine vorausgegangene NUG an. Infolge des Gewebeverlusts entstehen keine tiefen Taschen. Typisch hingegen für die **nekrotisierende ulzerierende Parodontitis** (NUP) sind interdentale Krater mit freiliegendem Alveolarknochen. Sie verkörpern zusätzliche Plaqueretentionsnischen.
Klinisch mehr oder minder unauffällig sind Gewebeulzerationen im Kontaktbereich zu fehlerhaften Füllungen, Kronen und Brücken. Diese Geschwüre bestehen oftmals viele Jahre ohne Progressionstendenz und tragen zu fauligem

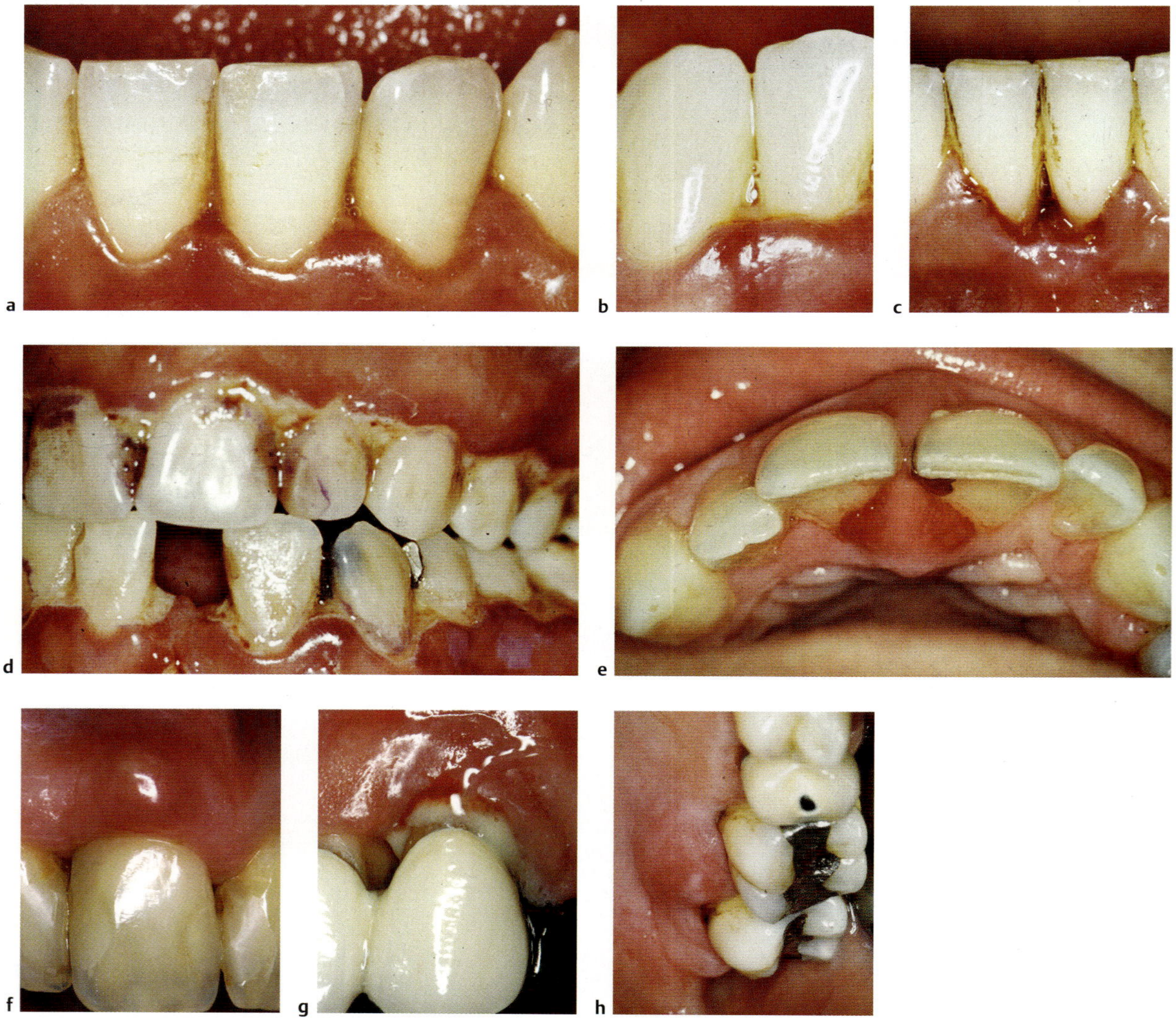

Abb. 7.**29 a–h** Nekrotisierende ulzerierende Gingivitis und Abszesse des Parodonts.
a–c Nekrotisierende ulzerierende Gingivitis mit Papillenverlust.
d Nekrotisierende ulzerierende Gingivostomatitis.
e Gingivaabszess.
f Parodontalabszess an Zahn 11.
g Parodontalabszess mit spontaner Pusentleerung über die Parodontitistasche.
h Parodontalabszess I an Zahn 26 palatinal.

Geschmack und Mundgeruch bei. Schwere Krankheitsformen fallen durch starken Befall, begleitende Lymphadenitis, Fieber und reduzierten Allgemeinzustand auf. Sie können eine stationäre Behandlung begründen.
Beide Erkrankungsformen, NUG und NUP, stehen in Zusammenhang mit einer verminderten systemischen Abwehr der bakteriellen Infektion.

Abszesse des Parodonts

Die Klassifikation der **Abszesse** richtet sich nach der Lokalisation der Infektion. Charakteristische klinische Merkmale (in verschiedener Kombination) sind Schwellung, Schmerz, Farbänderung, Zahnbeweglichkeit, Zahnextrusion, Suppuration, Fieber, Lymphadenitis, radiographische Aufhellung der betroffenen Knochenregion. Nicht alle Symptome müssen bei jedem Abszess auftreten.
Der **Gingivaabszess** (Abb. 7.**29e**) wird durch eine umschriebene, berührungsempfindliche Schwellung mit zentraler Einschmelzung und ödematöser Randzone manifest. Die papilläre Gingiva ist häufiger betroffen. Interdentale Lokalisation und geringfügige Ausdehnung erschweren die Prüfung der Beweglichkeit der Flüssigkeit im Gewebe (Fluktuationsprüfung). Die beteiligten Zähne sind klopfempfindlich und werden geschont. Der Abszess kann nach außen oder in die Tasche durchbrechen. Nach Pusentleerung bilden sich die klinischen Symptome rasch zurück.
Differenzialdiagnostisch sind Gingivaabszesse vom Granuloma pyogenicum abzugrenzen.
Der **Parodontalabszess** (Abb. 7.**29f–h**) ist durch umschriebene Schwellung und hohe Berührungsempfindlichkeit gekennzeichnet. Am beteiligten Zahn lösen vertikale und horizontale Perkussion Schmerzen aus. Der Aufbissschmerz schlägt sich in Schonhaltung des Zahns nieder. *Differenzialdiagnostisch* ist die submuköse Phase der akuten apikalen Parodontitis abzugrenzen (vgl. Kapitel 5). Für den Parodontalabszess sprechen positiver Sensibilitätstest, normaler apikaler Röntgenbefund und parodontaler Attachmentverlust mit Taschenbildung. Der Abszess kann sich über die Tasche oder Gingiva entleeren. Bei bestehender Fistel lassen sich apikaler oder marginaler Ursprung durch Gangsondierung abklären. Während der Exazerbationsphase treten Knocheneinschmelzungen auf, die z. T. als splitterförmige Sequester klinisch und röntgenographisch auffallen.
Der **Perikoronarabszess** stellt eine lokalisierte, purulente Infektion der Gewebe eines partiell eruptierten Zahns dar, welche die Zahnkrone umgeben.

Parodontitis im Zusammenhang mit endodontischen Läsionen

Infektionen parodontischen oder endodontischen Ursprungs können zu erhöhten Sondierungstiefen, Schwellungen, Blutungen nach Sondierung, Suppuration, Fistelungen, Perkussionsempfindlichkeit, erhöhter Zahnbeweglichkeit, Knochenverlust und Schmerz führen. Obwohl diese Symptome für plaqueinduzierte, von marginal nach apikal fortschreitende Parodontitiden typisch sind, können sie auch von endodontischen Prozessen ausgehen, die über apikale oder laterale Ramifikationen eine sekundäre Infektion des Parodonts auslösen, oder von Wurzellängsfrakturen. Bedingen endodontische Läsionen die Infektion, so führen Wurzelkanalbehandlungen – mit Ausnahme der Frakturen – meist zur vollständigen Heilung.
Eine Kombination parodontischer und endodontischer Läsionen wird als **kombinierte parodontisch-endodontische Läsion** (Abb. 7.**30a–j**) klassifiziert. Dies basiert jedoch nicht auf der initialen Ätiologie dieser Defekte: Parodontische oder endodontische Läsionen sind entweder Ursache oder Ergebnis oder beide entwickeln sich unabhängig voneinander.

Entwicklungsbedingte oder erworbene Deformationen und Zustände

Unter dieser Rubrik sind 4 Befundgruppen zusammengefasst:

- natürliche und iatrogene Plaqueretentionsfaktoren (vgl. Abb. 7.**20a–d**) einschließlich Wurzelfrakturen und zervikaler Resorptionen (externes Granulom; Abb. 7.**31a–k**)
- mukogingivale Deformitäten am bezahnten Kiefer
- mukogingivale Deformitäten am unbezahnten Kiefer
- okklusales Trauma.

Die **gingivale/parodontale Rezession** (Abb. 7.**32a–j**) manifestiert sich klinisch durch Wurzelfreilegung. Die exponierte Region reagiert auf thermische, mechanische und osmotische Reize mit erhöhter Sensibilität (Zahnwurzelhypersensibilität). Innerhalb der Zahnzirkumferenz prägen sich Rezessionen vornehmlich an der vestibulären Region aus. Dadurch wird die girlandenförmige Kontur akzentuiert. Außerdem schwanken Befall und Schweregrad von Zahn zu Zahn, sodass lokalisierte und generalisierte Formen zu differenzieren sind. Eckzähne und Prämolaren sind häufiger und schwerer betroffen.
Rezessionen entstehen sowohl bei breiter als auch schmaler Gingiva propria. Erreicht der Schwundprozess die Mukogingivallinie, sind Zugwirkungen auf die gingivale Rezession mit traumatischer Sulkusöffnung möglich. Insgesamt erscheint die Gingiva klinisch gesund oder wulstig verdickt (McCall-Girlande). Ihre Randzone ist klinisch zumeist auffallend plaquefrei. Der lokalisierte vestibuläre oder orale Attachmentverlust bleibt beim Röntgenbefund verborgen. Die Interdentalsepten und der Parodontalspalt erscheinen normal. Trotz zum Teil ausgeprägter Rezession ist die Zahnbeweglichkeit nicht oder nur geringfügig erhöht. Im Bereich der Schmelz-Zement-Grenze und exponierter Wurzelregionen werden *Wurzelkaries* und *keilförmige Defektbildung* beobachtet.
Neben der girlandenförmigen Rezession können selten Gingivaspalten (Stillman-Spalten) auftreten.
Das chronische Trauma des Parodonts oder **okklusale Trauma** führt als Ergebnis okklusaler Kräfte zu Gewebe-

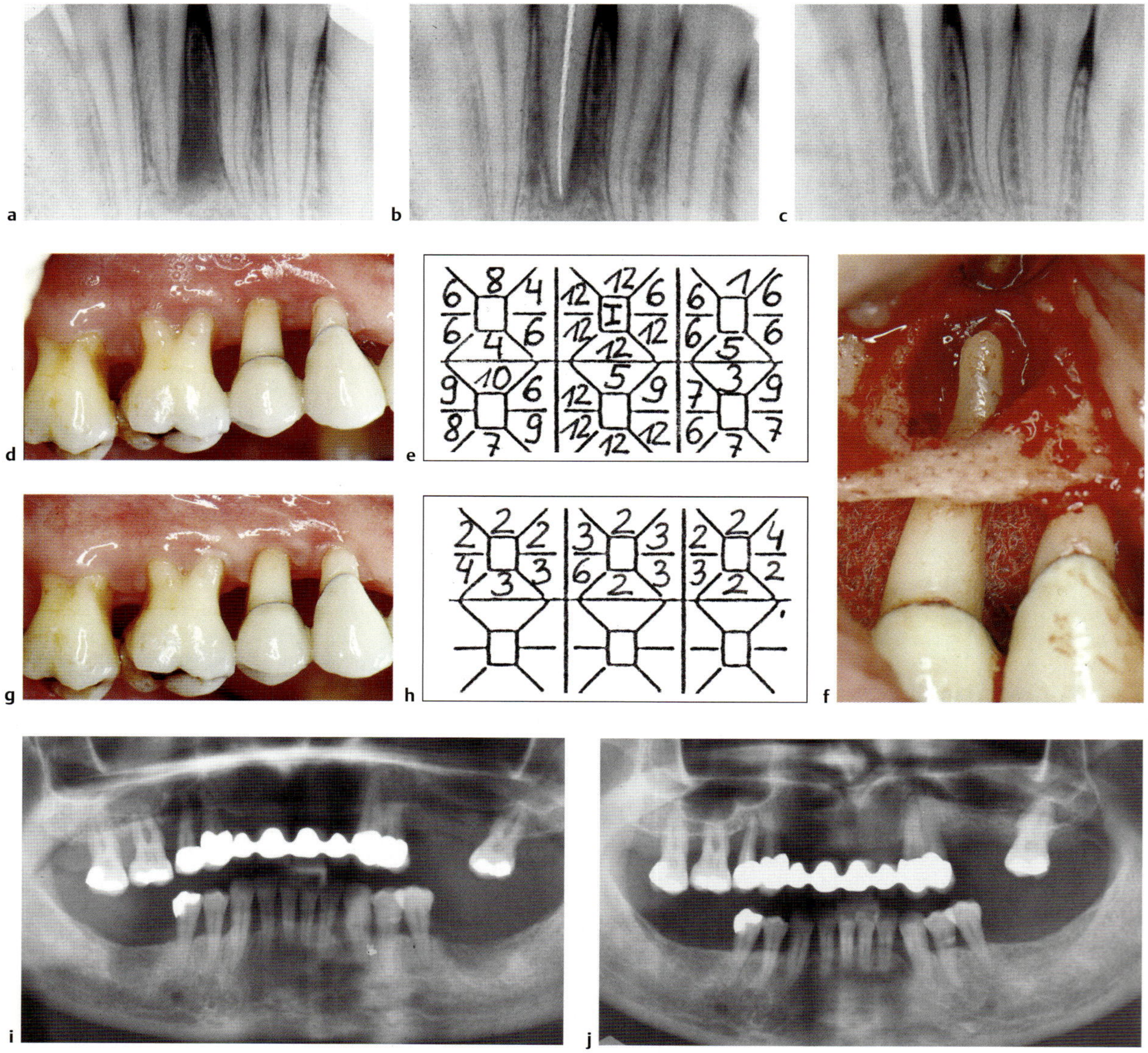

Abb. 7.**30 a–j** Parodontitis in Zusammenhang mit endodontischen Läsionen.

a–c Endodontisch-parodontische Läsion ausgehend von Zahn 31 vor (**a**), während (**b**) und nach endodontischer Therapie (**c**).

d–j Parodontisch-endodontische Läsion mit klinischem Ausgangsbefund (**d, e**), intraoperativer Darstellung (**f**) sowie klinischem Therapieergebnis (**g, h**) und Röntgenübersicht vor (**i**) und nach Therapie (**j**).

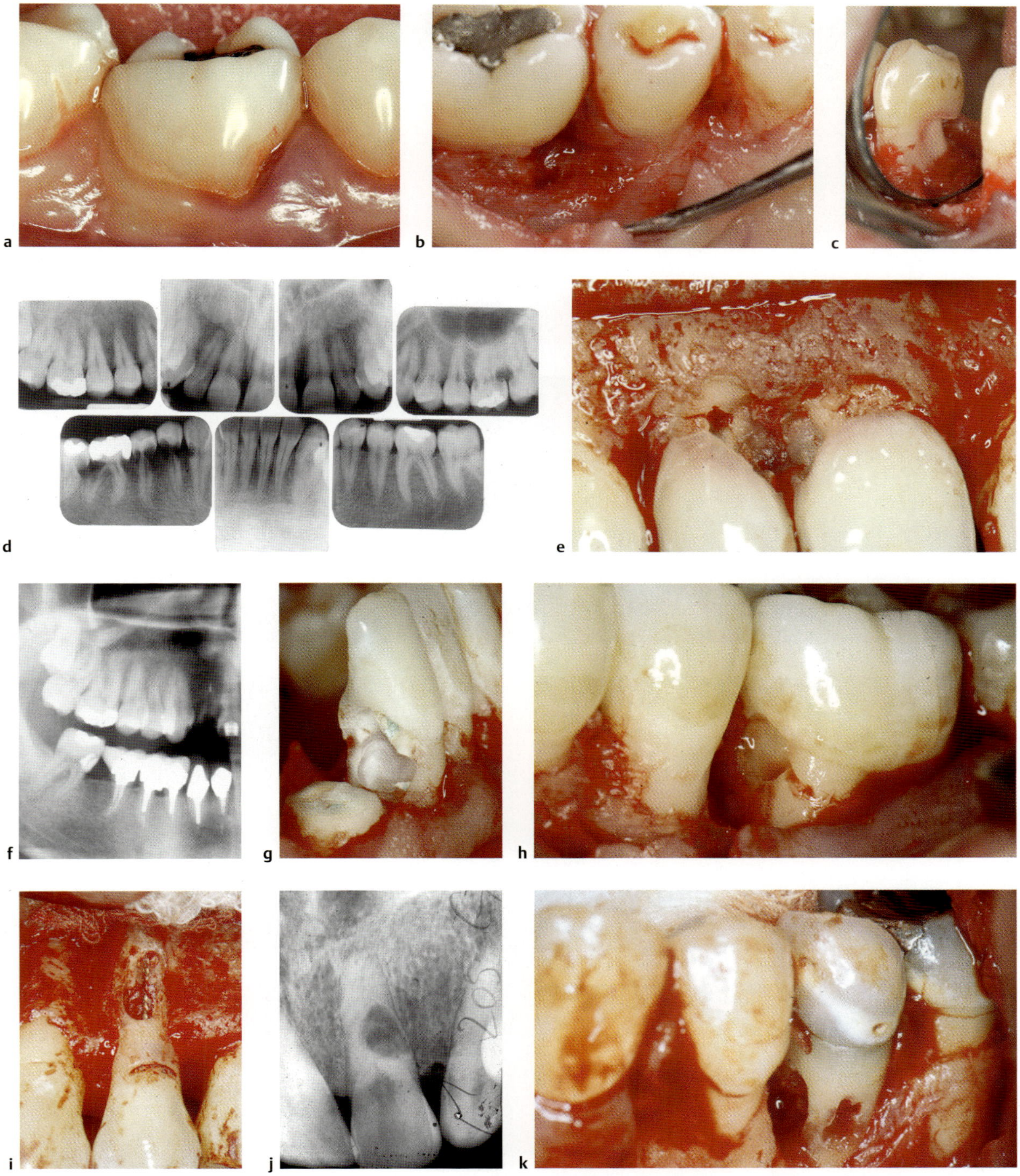

Abb. 7.**31 a–k** Externes und internes Granulom.

a–h Multiples externes Granulom eines 21-jährigen Patienten mit klinischer (**a**) und intraoperativer Darstellung der externen Resorption an den Zähnen 46 und 45 (**b, c**) sowie radiographischem Ausgangsbefund (**d**); nach 18 Monaten Ausdehnung der Resorptionen auf die Zähne 12 und 11 (**e, f**) sowie nach 3 Jahren auf die Zähne 41, 42 und 36 (**g, h**).

i, j Internes Granulom mit Resorption bukkaler Wurzelanteile an Zahn 24 in intraoperativer (**i**) und radiographischer Darstellung (**j**).

k Internes Granulom mit multiplen Durchbrüchen an Zahn 35.

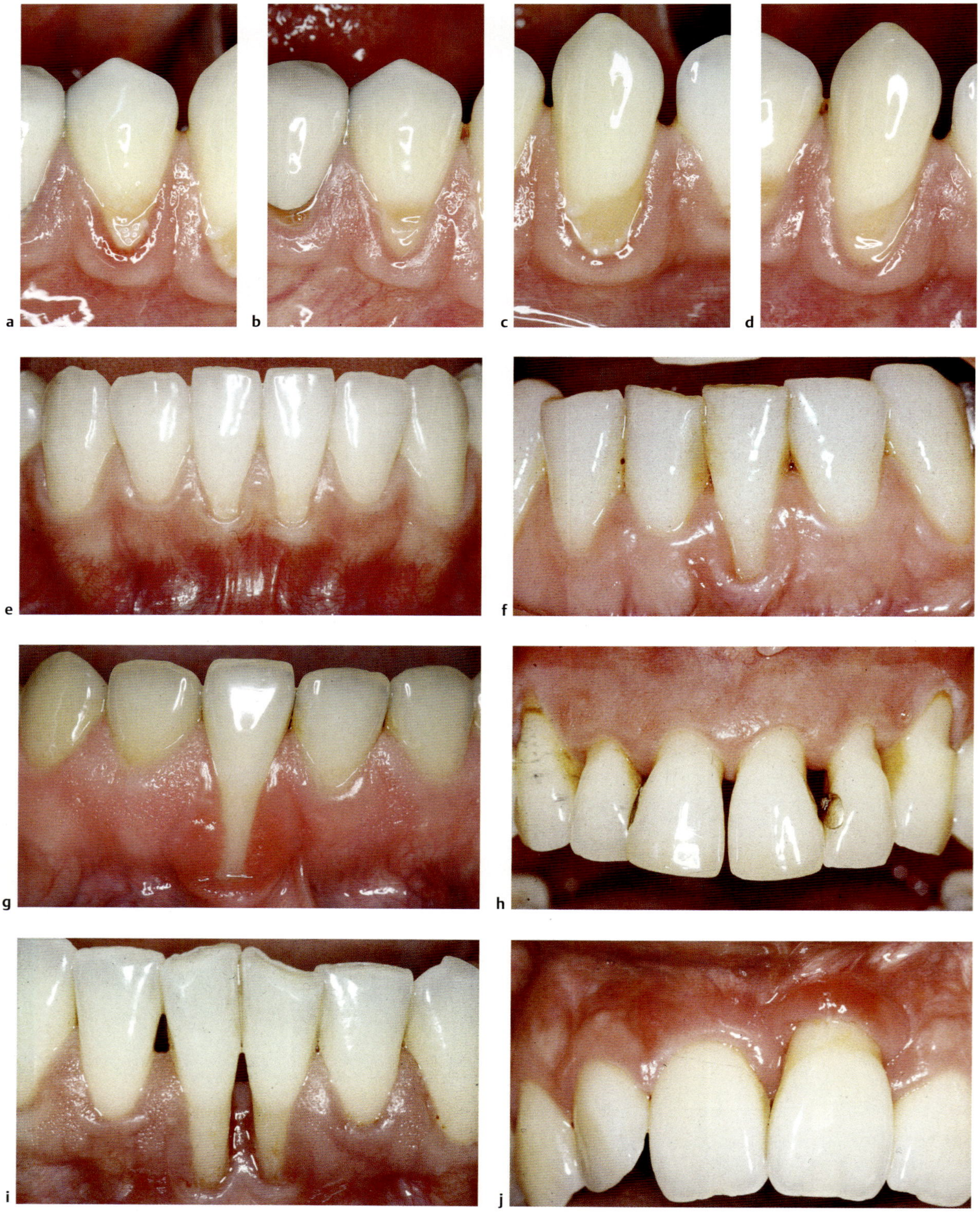

Abb. 7.**32a–j** Differenzialdiagnostik der gingivalen/parodontalen Rezession.

a–d Rezessionen an den Zähnen 43 (**a**, **b**) und 44 (**c**, **d**) mit plaqueinduzierter Gingivitis (**a**, **c**) sowie nach professioneller Zahnreinigung und Entzündungsreduktion (**b**, **d**).

e, f Rezession an den unteren mittleren Schneidezähnen mit Sulkusöffnung durch sekundären Bänderzug.

g Lokalisierte Rezession mit ausgeprägter granulomatöser Entzündung.

h Zustand nach chirurgischer Parodontitistherapie.

i Lokalisierte chronische Parodontitis an den Zähnen 31 und 41.

j Lokalisierte aggressive Parodontitis an Zahn 21.

veränderungen des Zahnhalteapparates (partieller Knochenabbau, Erweiterung des Parodontalspalts). Man unterscheidet:

- **primäres** okklusales Trauma, hervorgerufen durch exzessive okklusale Kräfte an Zähnen mit normalem Zahnhalteapparat, und
- **sekundäres** okklusales Trauma, hervorgerufen durch normale oder exzessive okklusale Kräfte bei Zähnen mit reduziertem Parodont.

WEITERFÜHRENDE UND ZITIERTE LITERATUR

Epidemiologie

Ainamo J, Barmes D, Beagrie G, Cutress TW, Martin J, Sardo-Infirri J. Development of the World Health Organization (WHO) Community Periodontal Index of Treatment Needs (CPITN). Int Dent J. 1982; 32: 281–91.

Albandar JM, Brunelle JA, Kingman A. Destructive periodontal disease in adults 30 years of age and older in the Unites States, 1988–1994. J Periodontol. 1999; 70: 13–29.

Carlos JP, Wolfe MD, Kingman A. The extent and severity index: a simple method for use in epidemiologic studies of periodontal disease. J Clin Periodontol. 1986; 13: 500–5.

Gaengler P. Prevalence and distribution of gingivitis, periodontitis and missing teeth in adolescents and adults according to GPM/T index. Community Dent Oral Epidemiol. 1984; 12: 255–9.

Gaengler P, Goebel G, Kurbad A, Kosa W. Assessment of periodontal disease and dental caries in a population survey using the CPITN, GPM/T and DMF/T indices. Community Dent Oral Epidemiol. 1988; 16: 236–9.

Genco RJ, Löe H. The role of systemic conditions and disorders in periodontal disease. Periodontol 2000. 1993; 2: 98–116.

Greene JC, Vermillion JR. The oral hygiene index: A method for classifying oral hygiene status. J Am Dent Assoc. 1960; 61: 172–9.

Hoffmann T, Werneburg K, Wiedemann B. Risikoscreening in der Parodontologie – erste Ergebnisse einer Querschnittsstudie. Dtsch Zahnärztl Z. 1998; 53: 357–60.

Kinane DF, Chestnutt IG. Smoking and periodontal disease. Crit Rev Oral Biol Med. 2000; 11: 356–65.

Locker D, Jokovic A, Clarke M. Assessing the responsiveness of measures of oral health-related quality of life. Community Dent Oral Epidemiol. 2004; 32: 10–8.

Löe H, Silness J. Periodontal disease in pregnancy. II. Prevalence and severity. Acta Odontol Scand. 1963; 21: 533–51.

Löe H. The gingival index, the plaque index and the retention index systems. J Periodontol. 1967; 38: 610–6.

Löe H, Brown LJ. Early onset periodontitis in the United States of America. J Periodontol. 1991; 62: 608–16.

Löe H, Anerud A, Boysen H, Morrison E. Natural history of periodontal disease in man. Rapid, moderate and no loss of attachment in Sri Lankan laborers 14 to 46 years of age. J Clin Periodontol. 1986; 13: 431–40.

Micheelis W, Reich E, Hrsg. Dritte Deutsche Mundgesundheitsstudie (DMS III). Köln: Institut der Deutschen Zahnärzte; 1999.

Mühlemann HR, Son S. Gingival sulcus bleeding – a leading symptom in initial gingivitis. Helv Odontol Acta. 1971; 15: 107–11.

Pilot T, Miyazaki H. Global results: 15 years of CPITN epidemiology. Int Dent J. 1994; 44: 553–60.

Quigley GA, Hein JW. Comparative cleansing efficiency of manual and power brushing. J Am Dent Assoc. 1962; 65: 26–9.

Ramfjord SP. Indices for prevalence and incidence of periodontal disease. J Periodontol. 1959; 30: 51–4.

Russel AL. A system of classification and scoring for prevalence surveys of periodontal disease. J Dent Res. 1956; 35: 350–7.

Saxby MS. Juvenile periodontitis – an epidemiological study in the West Midlands of the United Kingdom. J Clin Periodontol. 1987; 14: 594–8.

Saxer UP, Mühlemann HR. Motivation und Aufklärung. Schweiz Monatsschr Zahnheilkd. 1975; 85: 905–19.

Silness J, Löe H. Periodontal disease in pregnancy. II Correlation between oral hygiene and periodontal conditions. Acta Odontol Scand. 1964; 22: 121–35.

Turesky S, Gilmore ND, Glickman I. Reduced plaque formation by the chloromethyl analogue of vitamin C. J Periodontol. 1970; 41: 41–3.

WHO. Epidemiology, etiology, and prevention of periodontal disease. Technical Report Series 621, Genf 1978.

WHO. Oral health surveys: Basic methods. 4th ed. Wien: WHO; 1997.

Mikrobiologie und Biochemie der Zahnplaque und des Zahnsteins

Kolenbrander PE, Andersen RN, Clemans DL, Whittaker CJ, Klier CM. Potential role of functionally similar coaggregation mediators in bacterial succession. In: Newman HN, Wilson M, eds. Dental plaque revisited. Chippenham: BioLine, Antony Rowe; 1999: 171–86.

Marsh PD, Bradshaw DJ. Dental plaque as a biofilm. J Industr Microbiol. 1995; 15: 169–75.

Moore WEC. Microbiology of periodontal disease. J Periodontol Res. 1987; 22: 335–41.

Netuschil L. Vitalfärbung von Plaque-Mikroorganismen mit Fluoresceindiacetat und Ethidiumbromid. Dtsch Zahnärztl Z. 1983; 38: 914–7.

Netuschil L, Reich E, Unteregger G, Sculean A, Brecx M. A pilot study of confocal laser scanning microscopy for the assessment of undisturbed dental plaque vitality and topography. Arch Oral Biol. 1998; 43: 277–85.

Socransky SS, Haffajee AD. Dental biofilms: difficult therapeutic targets. Periodontology 2000. 2002; 28: 12–55.

Theilade E, Wright WH, Jensen SB, Löe H. Experimental gingivitis in man. II. A longitudinal clinical and bacteriological investigation. J Periodontol Res. 1966; 1: 1–13.

Ätiologie und Pathogenese der Gingivitis und Parodontitis

Adriaens P. Bacterial invasion in hard tissues of periodontally diseased teeth. Structural and cultural studies. Brüssel: Koninlijke Bibliotheek Albert I; 1988.

Armitage GC. Development of a classification system for periodontal diseases and conditions. Ann Periodontol. 1999; 4: 1–6.

Cianciola LJ, Genco RJ, Patters MR, Mc Kenna J, Oss CJ van. Defective polymorphonuclear leukocyte function in a human periodontal disease. Nature. 1977; 265: 445–7.

Gaengler P, Göbel G, Kurbad A, Kosa W. Assessment of periodontal disease and dental caries in a population survey using the CPITN, GPM/T and DMF/T indices. Community Dent Oral Epidemiol. 1988; 16: 236–9.

Genco RJ, Dyke TE van, Levine MJ, Nelson RD, Wilson ME. Molecular factors influencing neutrophil defects in periodontal disease. J Dent Res. 1986; 65: 1379–91.

Gins HA. Die nichtversporenden Anaerobier der Mundhöhle und der Zähne. Zbl Bakteriol Parasitenkd Infektionskrh. 1. Abt. 1934, 3/4; 132: 9–22.

Hoffmann T, Gängler P. Regeneration des Parodonts bei spontaner marginaler Parodontitis – eine tierexperimentelle Studie. Dtsch Zahnärztl Z. 1993; 48: 407–13.

Hoyer I, Gaengler P, Bimberg R. In vivo remineralization of human enamel and dental calculus formation. J Dent Res. 1984; 63: 1136–9.

Johnson NW, Griffith GS, Wilton JMA, Maiden MFJ, Curtis MA, Gillett IR, Wilson DT, Sterne JAC. Detection of high-risk groups and individuals for periodontal diseases. Evidence for the existence of high-risk groups and individuals and approaches to their detection. J Clin Periodontol. 1988; 15: 276–82.

Kinane DF, Hart TC. Genes and gene polymorphisms associated with periodontal disease. Crit Rev Oral Biol Med. 2003; 14: 430–49.

Lin LM, Gängler P, Skribner J, Hoffmann T. Reattachment oder Neu-Attachment bei apikal-marginalem Knochenverlust des Periodonts. Eine klinisch-histologische Diskussion. Zahn-Mund-Kieferheilkd. 1990; 78: 119–25.

Löe H, Theilade E, Jensen SB. Experimental gingivitis in man. J Periodontol. 1965; 36: 177–84.

Page RC, Schroeder HE. Periodontitis in man and other animals. A comparative review. Basel: Karger; 1982.

Plaut HC. Studien zur bakteriellen Diagnostik der Diphtherie und Anginen. Dtsch Med Wochenschr. 1894; 20: 920–7.

Socransky SS, Haffajee AD, Goodson JM, Lindhe J. New concepts of destructive periodontal disease. J Clin Periodontol. 1984; 11: 21–32.

Teng YA. The role of aquired immunity and periodontal disease progression. Crit Rev Oral Biol Med. 2003; 14: 237–52.

Vincent H. Sur l'étiologie et sur les lesions anatomo-pathologiques de la pourriture d'hôpital. Ann Inst Pasteur. 1896; 10: 448–59.

Walsh LJ. Mast cells and oral inflammation. Crit Rev Oral Biol Med. 2003; 14: 188–98.

Klinische Diagnostik und Klassifikation

Axelsson P, Lindhe J. The significance of maintenance care in the treatment of periodontal disease. J Clin Periodontol. 1981; 8: 281–94.

Hamp SE, Nyman S, Lindhe J. Periodontal treatment of multirooted teeth. Results after 5 years. J Clin Periodontol. 1975; 2: 126–35.

Hausmann E, Allen K, Carpio L, Christersson LA, Clerehugh V. Computerized methodology for detection of alveolar crestal bone loss from serial intraoral radiographs. J Periodontol. 1992; 63: 657–62.

Holmstrup P. Non-plaque-induced gingival lesions. Ann Periodontol. 1999; 4: 20–9.

Meng HX. Periodontal abscess. Ann Periodontol. 1999; 4: 79–82.

Meng HX. Periodontic-endodontic lesions. Ann Periodontol. 1999; 4: 84–9.

Novak, MJ. Necrotizing ulcerative periodontitis. Ann Periodontol. 1999; 4: 74–7.

Page RC, Altman LC, Ebersole JL, Vandersteen GE, Dahlberg WH, Williams BL, Osterberg SK. Rapidly progressive periodontitis. A distinct clinical condition. J Periodontol. 1983; 54: 197–209.

Renvert S, Persson GR. A systematic review on the use of residual probing depth, bleeding on probing and furcation status following initial periodontal therapy to predict further attachment and tooth loss. J Clin Periodontol. 2002; 29: 82–9.

Rowland RW. Necrotizing ulcerative gingivitis. Ann Periodontol. 1999; 4: 65–73.

Tarnow D, Fletcher P. Classification of the vertical component of furcation involvement. J Periodontol. 1984; 55: 283–4.

Tonetti MS, Mombelli A. Early-onset periodontitis. Ann Periodontol. 1999; 4: 39–52.

8.

Therapie der Parodontalerkrankungen

Die Therapieprinzipien der Parodontalerkrankungen folgten – historisch betrachtet – den ausgesprochen unterschiedlichen Ätiologieauffassungen seit dem 19. Jahrhundert. Während Miller (1889) den antiinfektiösen Therapieansatz in den Mittelpunkt gerückt hatte, wurden seine bis heute gültigen Ätiologieerkenntnisse zunehmend vernachlässigt. Dies führte bis weit in die 2. Hälfte des 20. Jahrhunderts zu 2 völlig gegensätzlichen Therapierichtungen:

- zum Versuch der rigorosen Taschenentfernung durch maximal invasive chirurgische Eingriffe an der Gingiva und am Alveolarknochen ohne Berücksichtigung der Stagnation, Regeneration oder Progression der Erkrankungsform und
- zur eklatanten Unterversorgung durch fehlende oder verspätete Diagnostik des Attachmentverlusts in der gesamten Zirkumferenz jedes Zahns und zur bevorzugten Extraktion eigentlich erhaltungsfähiger Zähne.

MERKE

Bis heute klafft eine Lücke zwischen dem epidemiologisch bekannten Parodontitisbefall und der Therapiefrequenz an den jeweils betroffenen Zähnen.

Die weitgehende pathogenetische Selbständigkeit der meist temporären Gingivitiden und der lebenslangen Parodontitiden begründet heute 2 Therapieziele:

- vollständige Ausheilung der meisten Gingivitisformen und
- Stagnation, begrenzte Regeneration und Verhinderung weiterer Progressionsrisiken der Parodontitisformen.

Dabei richtet sich die Therapie immer auf den betroffenen Zahn, eigentlich genauer auf den oder die betroffenen Situs um einen Zahn. Alle bakteriell ausgelösten Entzündungen des Bindegewebes im ganzen Organismus sind von der systemischen, insbesondere aber auch von der lokalen Immunreaktion abhängig.

MERKE

Nicht das Individuum ist an Gingivitis oder Parodontitis erkrankt, sondern der einzelne Zahn und sein(e) Situs. Demzufolge ist die Therapie der Parodontalerkrankungen zahnbezogen, longitudinal erhaltensorientiert und minimal invasiv zur Schonung des Alveolarknochens als entscheidendes Kriterium zur Stabilisierung des Attachments.

Therapie der Gingivitis

Barbara Noack

Plaqueinduzierte gingivale Erkrankungen

Die plaqueinduzierten Gingivitiden stellen in der Gruppe der gingivalen Erkrankungen epidemiologisch und klinisch den Hauptanteil. Sie können sowohl mit als auch ohne lokale oder systemische modifizierende Faktoren auftreten (s. Abschnitt Klassifikation in Kapitel 7). In der Regel handelt es sich um eine reversible Erkrankung und ihre Behandlung richtet sich als Kausaltherapie primär gegen die bakteriellen Beläge als auslösende Faktoren. Demnach stehen die individuelle und professionelle Plaquekontrolle im Mittelpunkt der therapeutischen Maßnahmen. Diese unterscheiden sich im Wesentlichen nicht von denen der allgemeinen Prophylaxe der Parodontalerkrankungen (z. B. persönliche Mundhygiene, professionelle Zahnreinigung, chemische Plaquekontrolle).
Die Motivation und Befähigung des Patienten zu einer effektiven Mundhygiene ist Voraussetzung jeglicher Parodontaltherapie. Die Aufklärung über die Erkrankungsursachen und Therapiemöglichkeiten und ein umfangreiches Training geeigneter Mundhygienemaßnahmen einschließlich Interdentalraumhygiene nehmen deshalb einen zentralen Platz in der Gingivitistherapie ein.

MERKE

Die deutliche Demonstration auffälliger Gingivitisbefunde wie Blutung, starker Rötung oder Schwellungen der Gingiva im Spiegel oder mittels intraoraler Kamera motiviert viele Patienten zur Mitarbeit. Praktisches Mundhygienetraining ist effektiver als umfangreiche, komplizierte verbale Erklärungen.

In Fällen einer moderaten Entzündung ohne wesentliche Zahnsteinakkumulation und ohne lokale oder systemische modifizierende Faktoren kann allein eine verbesserte individuelle Mundhygiene zum Therapieerfolg führen (Abb. 8.**1 a–c**).
Die Erhaltung dieses Therapieergebnisses bedarf jedoch vor allem bei Patienten mit unzureichenden manuellen Fertigkeiten oder nachlassender Motivation einer regelmäßigen professionellen Kontrolle und gegebenenfalls einer Reinstruktion und Remotivation.
Zusätzlich entfernt der behandelnde Zahnarzt oder die qualifizierte Fachhelferin mittels Hand- oder Maschineninstrumenten Plaque und Zahnstein vollständig mit dem Ziel, die Keimbelastung zu reduzieren und hygienefähige orale Verhältnisse zu schaffen, insbesondere bei Patienten mit ausgeprägten Entzündungszeichen (Abb. 8.**2 a, b** u. 8.**3 a, b**), starkem Zahnsteinbefall oder lokalen, die Plaqueakkumulation fördernden Faktoren.

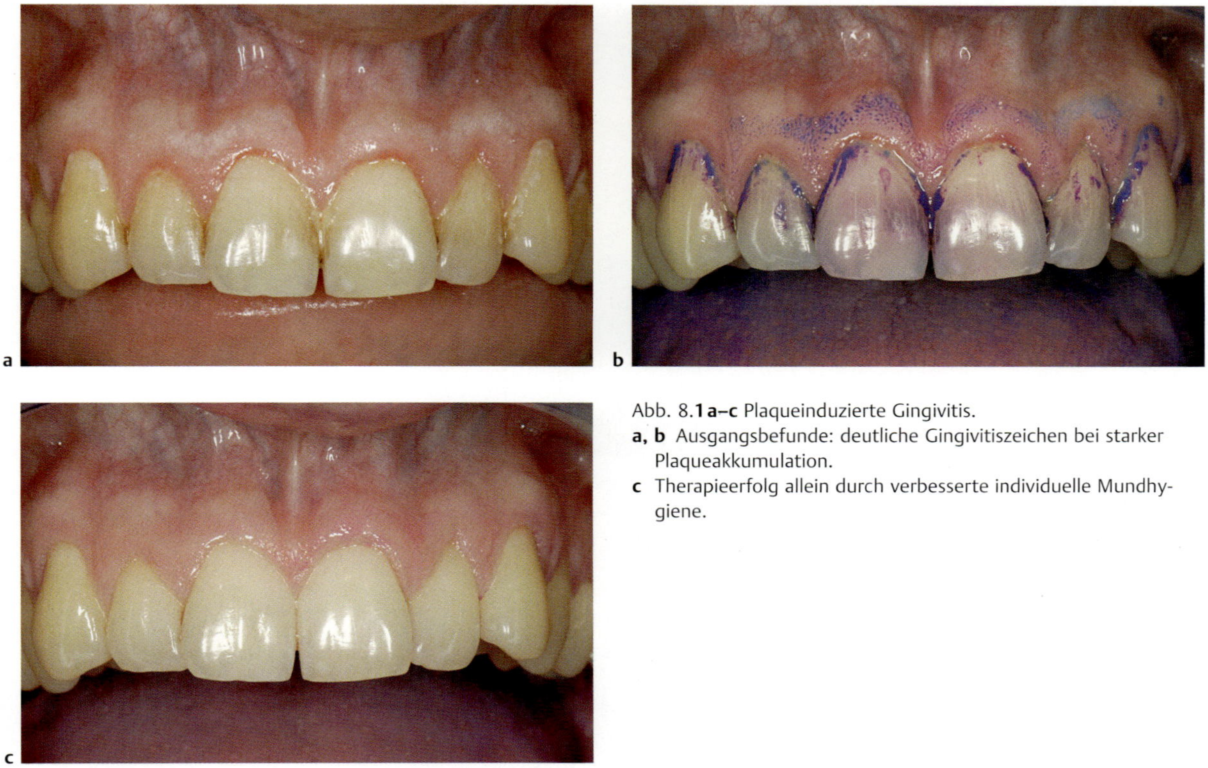

Abb. 8.**1 a–c** Plaqueinduzierte Gingivitis.
a, b Ausgangsbefunde: deutliche Gingivitiszeichen bei starker Plaqueakkumulation.
c Therapieerfolg allein durch verbesserte individuelle Mundhygiene.

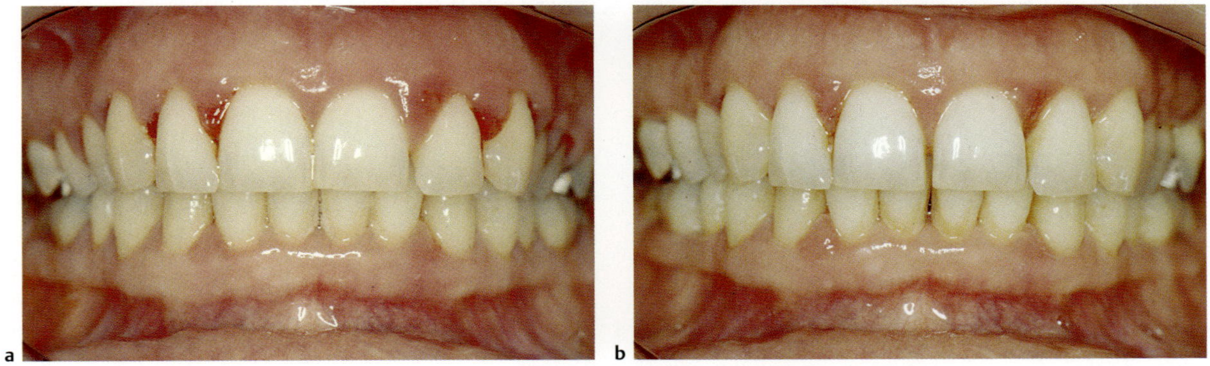

Abb. 8.**2 a, b** Akute Gingivitis.
a Ausgeprägte Zeichen der akuten Entzündung.
b Therapieergebnis 1 Woche nach professioneller Zahnreinigung: kein vollständiger, aber ein deutlicher Entzündungsrückgang.

MERKE

Lokale, die Plaqueakkumulation und damit die Entzündung fördernde Faktoren sind häufig iatrogen:
- überstehende und vor allem subgingival liegende Füllungs- und Kronenränder
- nicht hygienefähig gestaltete Interdentalräume, die einer Korrektur bedürfen.

Der lokale Einsatz plaquehemmender oder antibakteriell wirksamer Medikamente kann in Fällen mit eingeschränkter Mundhygienefähigkeit und ausgeprägten Entzündungszeichen als adjunktive Maßnahme indiziert sein (s. Abschnitt Adjuvante Pharmakotherapie).
Die individuelle und professionelle Plaquekontrolle ist die Therapie der 1. Wahl bei Vorliegen einer plaqueinduzierten und **durch systemische Faktoren oder Arzneimittel modifizierten Gingivitis**. Deutliche Therapieerfolge sind durch die erwähnten plaquereduzierenden Maßnahmen zu erzielen (Abb. 8.**4 a, b**). Beim Wegfall der modifizierenden systemischen Faktoren (z. B. Medikationsumstellung, nach der Entbindung) lässt sich ein stabiles Therapieergebnis bei entsprechender Plaquekontrolle erreichen (Abb. 8.**5 a–c**).

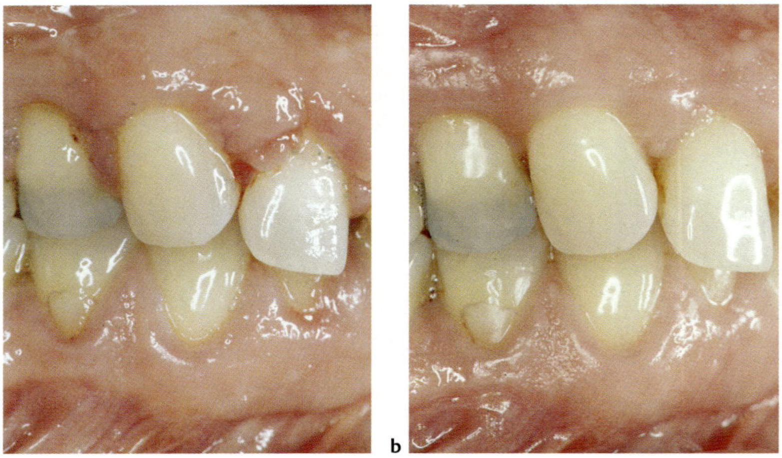

a b

Abb. 8.**3a, b** Chronische Gingivitis.
- **a** Ausgeprägte Schwellung der Gingiva.
- **b** Therapieergebnis 3 Wochen nach professioneller Zahnreinigung: Rückgang der Schwellung.

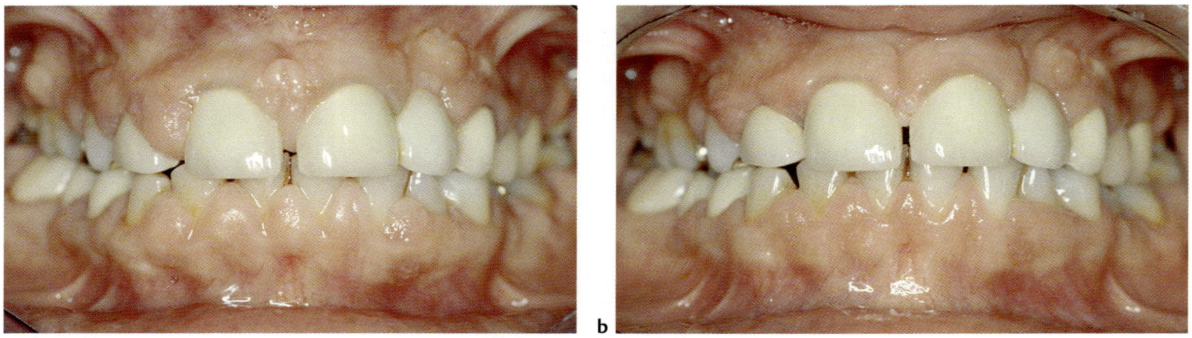

a b

Abb. 8.**4a, b** Arzneimittelbeeinflusste Gingivawucherung bei Nifedipinmedikation, kaum Entzündungszeichen.
- **a** Ausgangsbefund.
- **b** Rückgang der Hyperplasien allein durch plaquereduzierende Maßnahmen.

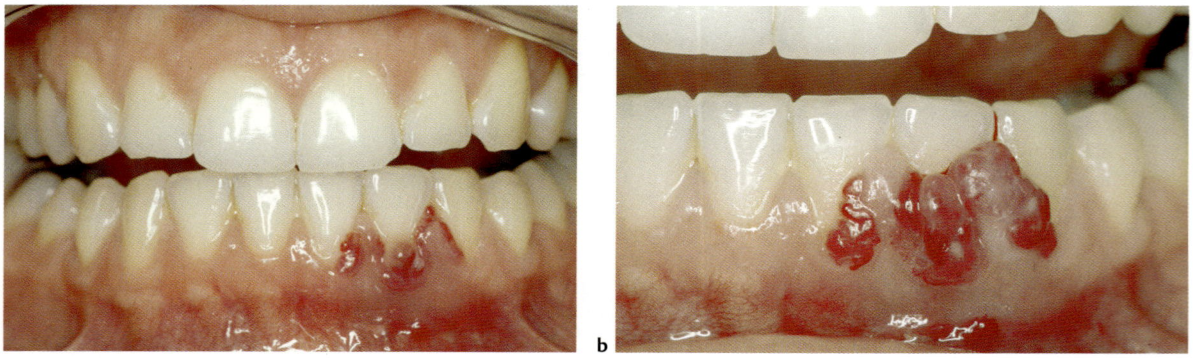

a b

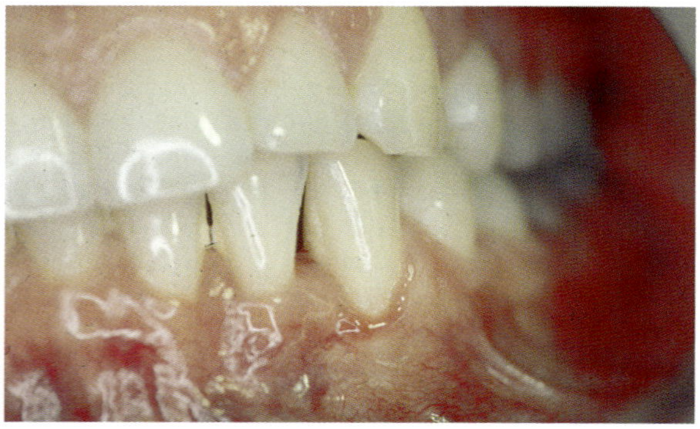

c

Abb. 8.**5a–c** Schwangerschaftsassoziierte Gingivitis und Gingivavergrößerung.
- **a** Ausgeprägte Entzündung im 2. Trimenon, beginnende Wucherung.
- **b** Trotz professioneller Zahnreinigung Fortschreiten der Erkrankung bis zum Ende der Schwangerschaft, keine optimale Mundhygiene möglich.
- **c** Vollständige Heilung nach der Entbindung ohne chirurgische Intervention.

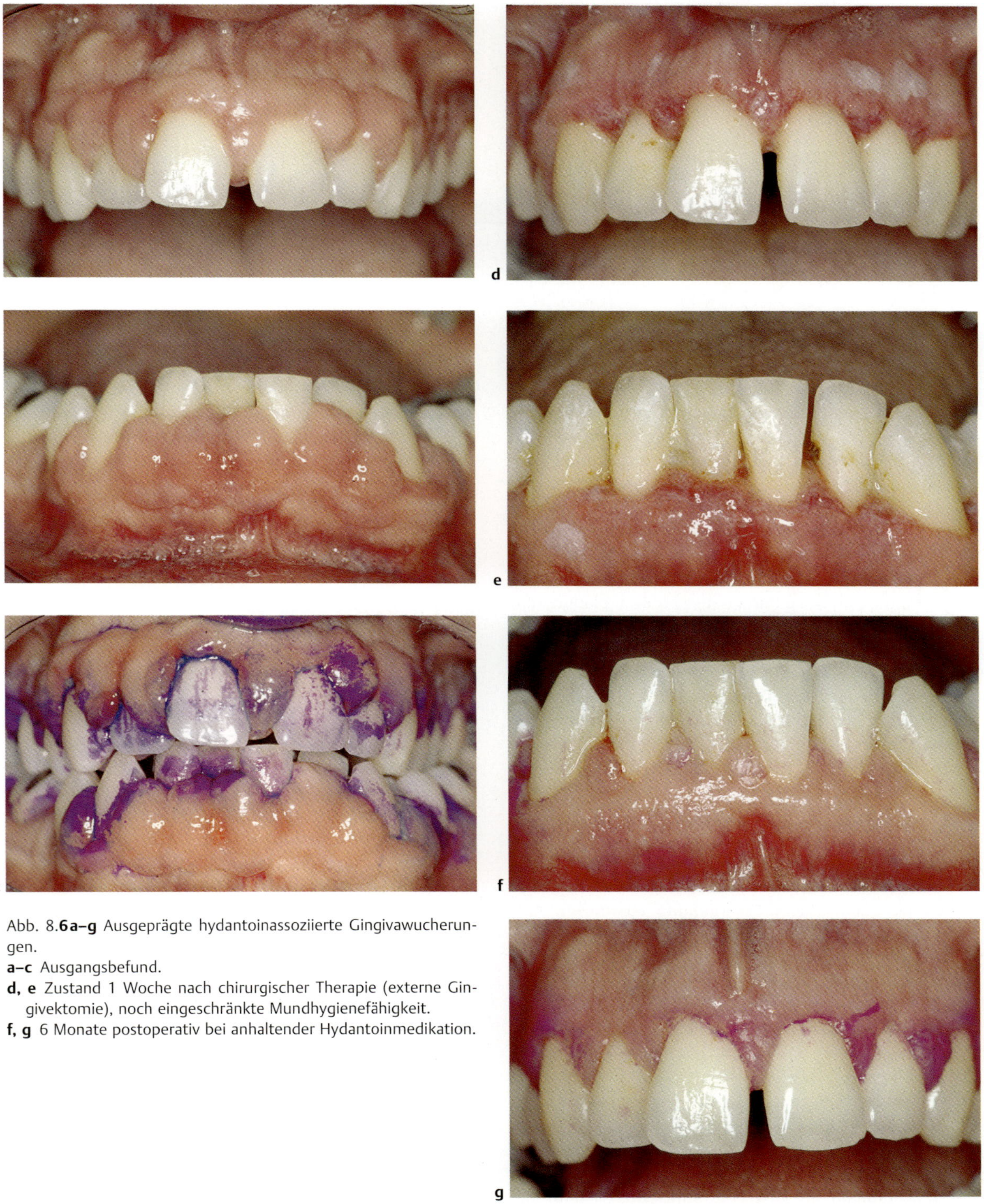

Abb. 8.**6a–g** Ausgeprägte hydantoinassoziierte Gingivawucherungen.
a–c Ausgangsbefund.
d, e Zustand 1 Woche nach chirurgischer Therapie (externe Gingivektomie), noch eingeschränkte Mundhygienefähigkeit.
f, g 6 Monate postoperativ bei anhaltender Hydantoinmedikation.

Ausgeprägte, überwiegend durch Arzneimittel modifizierte Gingivahyperplasien müssen jedoch häufig, bei Rezidiven gegebenenfalls mehrfach, zusätzlich chirurgisch mittels externer Gingivektomie entfernt werden, vor allem um die Mundhygienefähigkeit zu verbessern (Abb. 8.**6a–g**).

Nicht plaqueinduzierte gingivale Erkrankungen

Einige Gingivaerkrankungen werden primär nicht durch die Mischflora der bakteriellen Plaque verursacht. In diesen Fällen spielen andere ätiologische Faktoren wie spe-

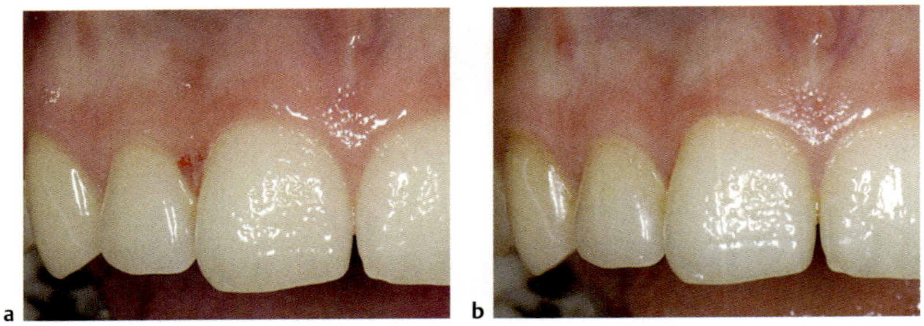

Abb. 8.**7a, b** Traumatische Gingivaläsion.
a Physikalisches Trauma durch exzessives Zähneputzen.
b Abheilung nach entsprechender Umstellung der Putztechnik.

zifische Infektionen, dermatologische Erkrankungen, allergische Reaktionen, genetische oder traumatogene Faktoren eine Rolle und führen zu charakteristischen klinischen Bildern. Die klassischen Gingivitiszeichen treten häufig nur sekundär in Erscheinung.
Die nicht plaqueinduzierten Gingivaerkrankungen sind in der Regel durch eine alleinige Plaquekontrolle nicht zur Abheilung zu bringen. Dennoch sollte nicht außer Acht gelassen werden, dass sie häufig mit einer verstärkten Plaqueakkumulation aufgrund eingeschränkter Mundhygienefähigkeit durch Schmerzen oder Pseudotaschenbildung einhergehen. Die Schwere der klinischen Manifestation hängt entscheidend vom Ausmaß der zusätzlichen Plaqueakkumulation ab und lässt sich durch plaquereduzierende Maßnahmen beeinflussen. Daneben kommen je nach ätiologischen Noxen lokale und systemische medikamentöse Therapieverfahren (antibakteriell, antiviral, antimykotisch oder antiinflammatorisch) zum Einsatz.
Allergisch, toxisch und traumatisch bedingte Gingivareaktionen erfordern die Karenz der entsprechenden auslösenden Faktoren (Abb. 8.**7a, b**; vgl. Abb. 8.**33a** u. 8.**44**).

Nekrotisierende ulzerierende Gingivitis

Die nekrotisierende ulzerierende Gingivitis (NUG) lässt sich klinisch, ätiologisch und histologisch von den Gingivitiden als eigenständige Erkrankung abgrenzen. Aufgrund des rasch voranschreitenden irreversiblen Gewebeverlusts und der häufig heftigen Schmerzsymptomatik müssen therapeutische Maßnahmen sofort nach Diagnosestellung eingeleitet werden.
Im Vordergrund der Therapie steht die mechanische Infektionsbekämpfung unterstützt durch plaquehemmende Mundspüllösungen (Chlorhexidin). In der akuten Phase der Erkrankung kann eine tägliche professionelle Zahnreinigung notwendig werden, da die individuelle Mundhygienefähigkeit der Patienten durch die Schmerzen stark beeinträchtigt ist. Bei reduziertem Allgemeinbefinden (Fieber, Lymphadenitis) ist eine adjuvante systemische Antibiotikatherapie indiziert. Metronidazol und Penicillin werden hierfür empfohlen.
Nach Abklingen der akuten Entzündung können weiterführende Maßnahmen zur Rezidivprophylaxe (Entfernung potenzieller Plaqueretentionsstellen), gegebenenfalls auch chirurgische Interventionen (Gingivoplastik) zur Korrektur von Weichgewebeveränderungen infolge der Defektheilung notwendig werden.

MERKE

Patienten mit therapieresistenter NUG sollten spätestens nach 10–14 Tagen einer weiteren Differenzialdiagnostik bezüglich potenzieller zugrunde liegender Allgemeinerkrankungen (HIV, hämatologische Erkrankungen) zugeführt werden.

Konservative Therapie der Parodontitis

Thomas Kocher, Jutta Fanghänel

Ziele der Wurzeloberflächenbearbeitung

MERKE

Die Entfernung der supra- und subgingivalen mikrobiellen Beläge ist Voraussetzung für eine erfolgreiche Parodontitisbehandlung.

Bei der konservativen Therapie wird – unter Umgehung chirurgischer Maßnahmen – die Wurzeloberfläche (Abb. 8.**8a, b**) ohne direkte Sicht mit Hand- und maschinellen Instrumenten bearbeitet. Ziel dieser systematischen **Kürettage** ist eine biologisch akzeptable Wurzeloberfläche. Dabei muss kein Wurzelzement entfernt werden. Der therapeutische Endpunkt ist die vollständig bearbeitete Oberfläche (Abb. 8.**9a**).
Bei der praktischen Durchführung der Kürettage sind 2 Maßnahmen nicht voneinander zu trennen:

- **Scaling:** Beseitigung des Biofilms und der harten supragingivalen sowie der subgingivalen Beläge
- **Wurzelglätten:** Entfernen weiterer verbliebener Zahnsteinpartikel und Einebenen von Rauigkeiten.

Insbesondere bei der Anwendung von maschinengetriebenen Instrumenten macht diese Unterscheidung keinen Sinn. Im Vordergrund der Taschenbehandlung steht die Bearbeitung der Wurzeloberfläche und nicht die des Weichgewebes.

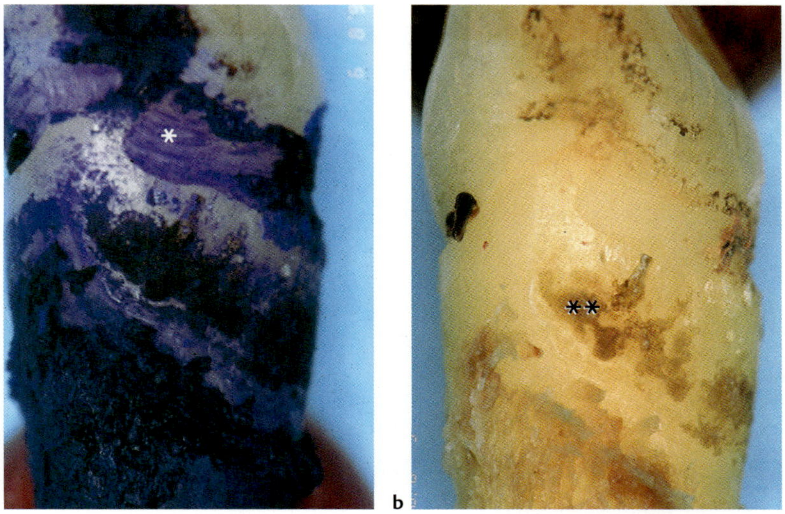

a b

Abb. 8.**8a, b** Bei der Kürettage sind weiche (* in **a**) und harte Beiläge (** in **b**) zu entfernen.

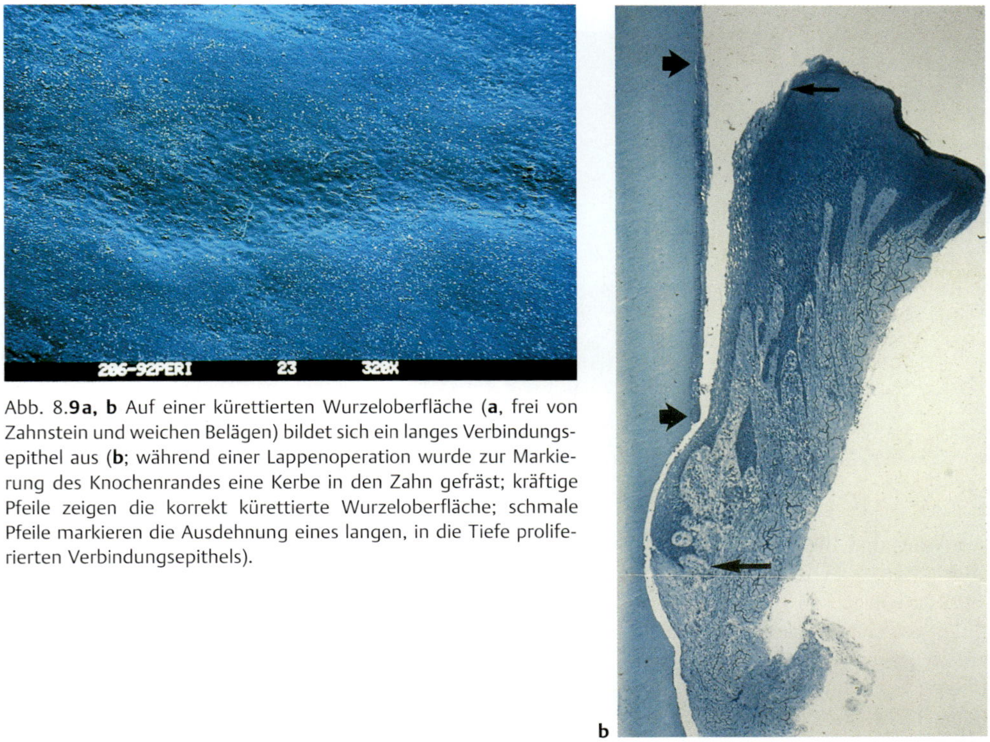

a b

Abb. 8.**9a, b** Auf einer kürettierten Wurzeloberfläche (**a**, frei von Zahnstein und weichen Belägen) bildet sich ein langes Verbindungsepithel aus (**b**; während einer Lappenoperation wurde zur Markierung des Knochenrandes eine Kerbe in den Zahn gefräst; kräftige Pfeile zeigen die korrekt kürettierte Wurzeloberfläche; schmale Pfeile markieren die Ausdehnung eines langen, in die Tiefe proliferierten Verbindungsepithels).

Morphologische Einflussfaktoren der Wurzelmorphologie

Je größer die Sondierungstiefe, desto schwieriger wird eine ausreichende Kürettage der Parodontitistasche. Die Wurzeloberfläche mit Resorptionslakunen sowie der Bereich der Schmelz-Zement-Grenze erschweren die Entfernung von Zahnstein und des Biofilms (Abb. 8.**10a–d**). Die Anatomie des Furkationsbereichs stellt an die Behandlung hohe Anforderungen. Furkationsbereiche lassen sich mit konservativen Behandlungsmethoden sehr selten optimal bearbeiten.

Instrumente und Bearbeitung

Küretten, Schall- und Ultraschallinstrumente sind die gebräuchlichen Instrumente zur Wurzeloberflächenbearbeitung. Sie hinterlassen unterschiedliche, elektronenmikroskopisch sichtbare Spuren (Abb. 8.**11a–d**).

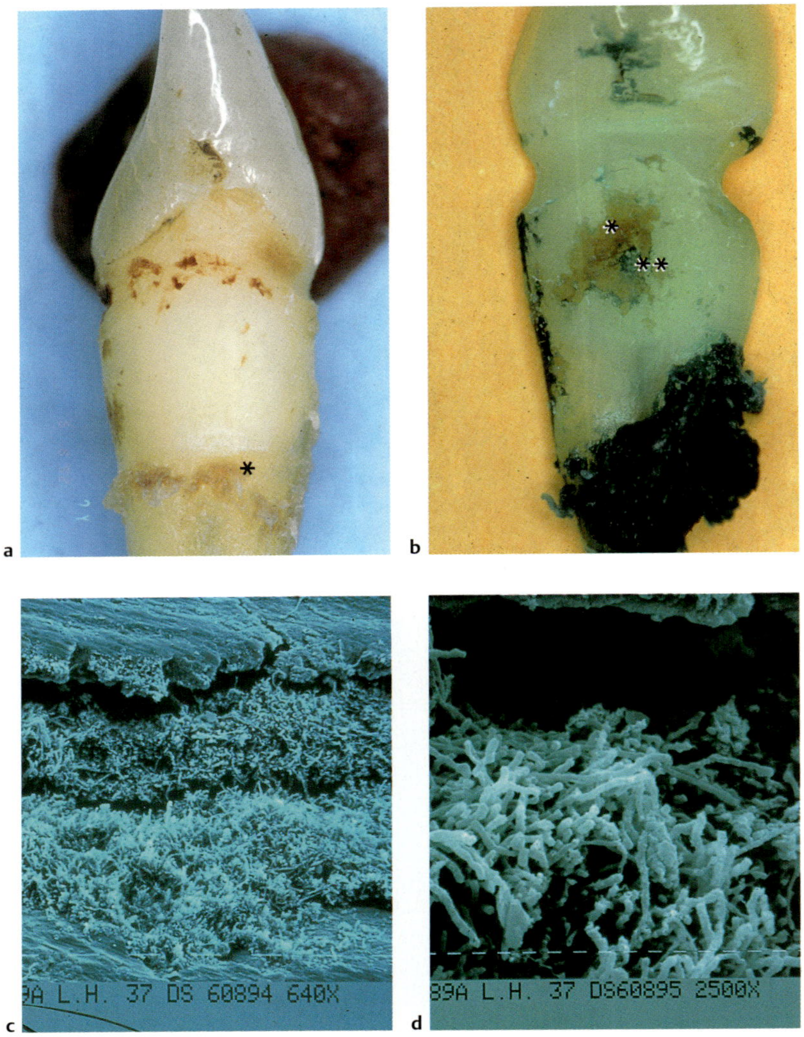

Abb. 8.**10a–d** Verhinderung der Wundheilung ...
a ... durch nicht bearbeitete Restflächen am Taschenboden (*),
b ... durch unvollständig entfernten Zahnstein (*) mit am Rand angefärbten weichen Belägen (**),
c, d ... durch Bakterien in Resorptionslakunen (REM-Aufnahmen).

Die Schwere der Erkrankung und die Anzahl Zähne bestimmen die Anzahl der Sitzungen (maximal 4). Je nach Schmerzempfinden des Patienten wird eine terminale Anästhesie verabreicht. Bevor subgingival instrumentiert wird, sollte mit einem Explorer oder einer Parodontalsonde eine Übersicht über den Verlauf der Tasche, die Anatomie der Wurzeloberfläche (Einziehungen, Furkationen) und die Zahnsteinkonfiguration erfolgen.

Unabhängig davon, ob mit Handinstrumenten, mit maschinell angetriebenen Instrumenten oder der Kombination beider gearbeitet wird, ist eine *Bearbeitungssystematik* (Zahn um Zahn oder Fläche um Fläche) einzuhalten (Abb. 8.**12a, b**). Dazu gehören auch überlappende Bahnen: Schall- und Ultraschallinstrumente benötigen mit ihrer im Vergleich zu Handinstrumenten punktförmigen Anlagerung an die Wurzeloberfläche eine wesentliche größere Anzahl von Bahnen. Deshalb spart die Bearbeitung mit maschinengetriebenen Instrumenten nur ca. 20–30% Zeit im Vergleich zu Handinstrumenten.

PRAXISTIPP

Letztlich sind nicht die Instrumente zur Belagentfernung entscheidend, sondern die Sorgfalt der Behandlung. Mit akribischer Systematik und jeweils neu geschärften Küretten ist mit dem konservativen Vorgehen auch in tiefen Taschen mit komplizierter Morphologie ein gutes Behandlungsergebnis zu erzielen.

Handinstrumente

Sie weisen eine Schneide, einen Schaft und einen Griff auf.

- **Scaler** haben im Querschnitt eine dreieckige, spitze Schneide und sollten nur supragingival eingesetzt werden (Abb. 8.**13a**).
- **Küretten** haben eine löffelförmige Schneidefläche, sie sind primär für den subgingivalen Gebrauch geeignet.

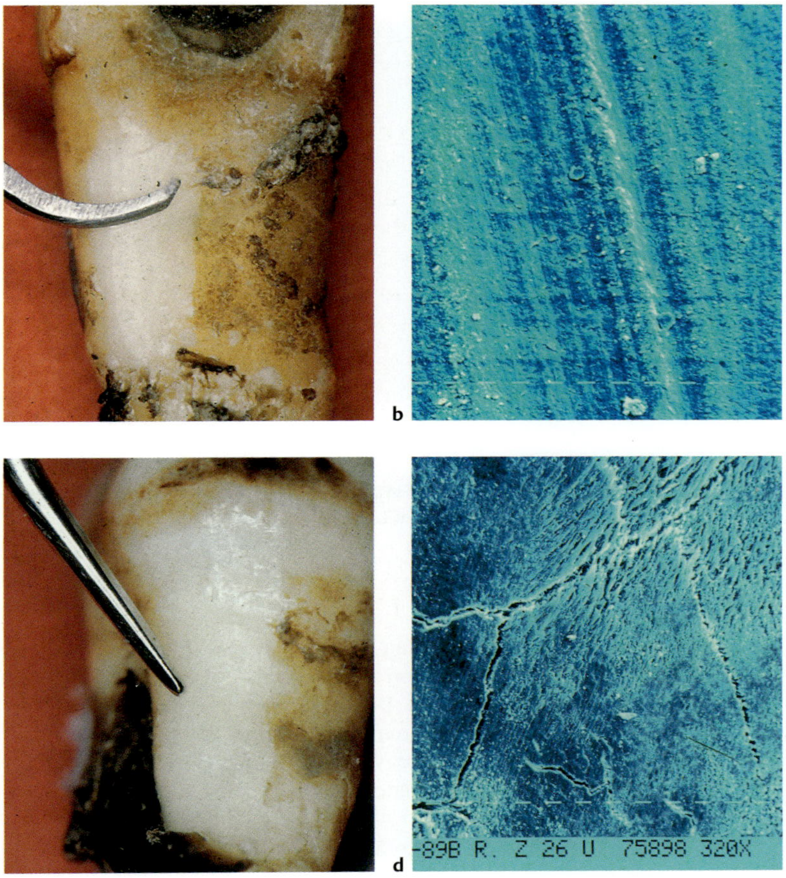

Abb. 8.**11 a–d** Instrumententypische Oberflächen nach Bearbeitung.
a, b Kürette im Einsatz und zugehörige typische Längsriefen im REM-Bild.
c, d Ultraschallgerätespitze und entsprechende unregelmäßige, raue Wurzeloberfläche im REM-Bild.

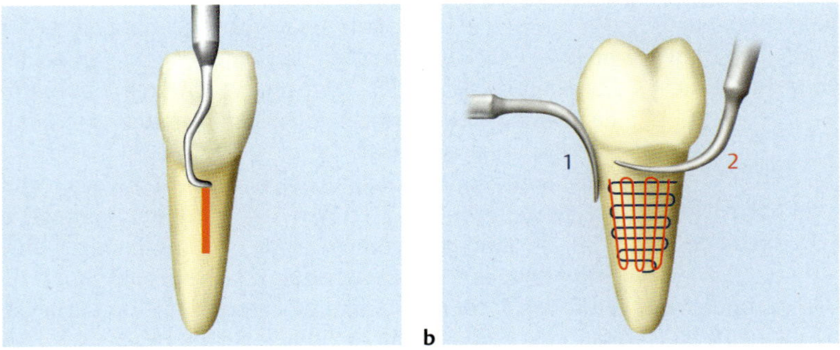

Abb. 8.**12 a, b** Systematik der Wurzeloberflächenbearbeitung.
a Handinstrumente: Hübe nur von apikal nach koronal, größere Adaptionsfläche am Zahn möglich.
b Ultraschallinstrumente: Hübe von vestibulär nach lingual (1) und von koronal nach apikal (2), nur kleine Adaptionsfläche am Zahn möglich.

- **Universalküretten** sind beidseits angeschliffen (Abb. 8.**13 b**) und können an allen Flächen der Zähne eingesetzt werden.
- **Gracey-Instrumente** sind an bestimmte Zahnflächen angepasste Spezialinstrumente. Sie zeichnen sich durch entsprechende Winkelungen des Arbeitsendes und Krümmungen des Schafts aus (Abb. 8.**13 c**). Im Laufe der Jahre ist eine Vielzahl unterschiedlicher Küretten entwickelt worden, z. B. die Gracey-Kürette 17/18 für einen erleichterten Zugang an distale Molarenflächen oder die „after 5" mit verlängertem Schaft für tiefe Taschen.

PRAXISTIPP

Bewährt hat sich ein reduzierter Gracey-Satz mit den Instrumenten 5/6 für den Frontbereich, 7/8 für die Bukkal- oder Lingualflächen der Prämolaren und Molaren, 11/12 für die Mesial- und 13/14 für die Distalflächen der Prämolaren und Molaren.

Alle Handinstrumente müssen scharf sein und eventuell auch während der Behandlung steril nachgeschärft werden. Sind sie stumpf, so erzeugt eine übermäßige Kraftanstrengung „Rattermarken".

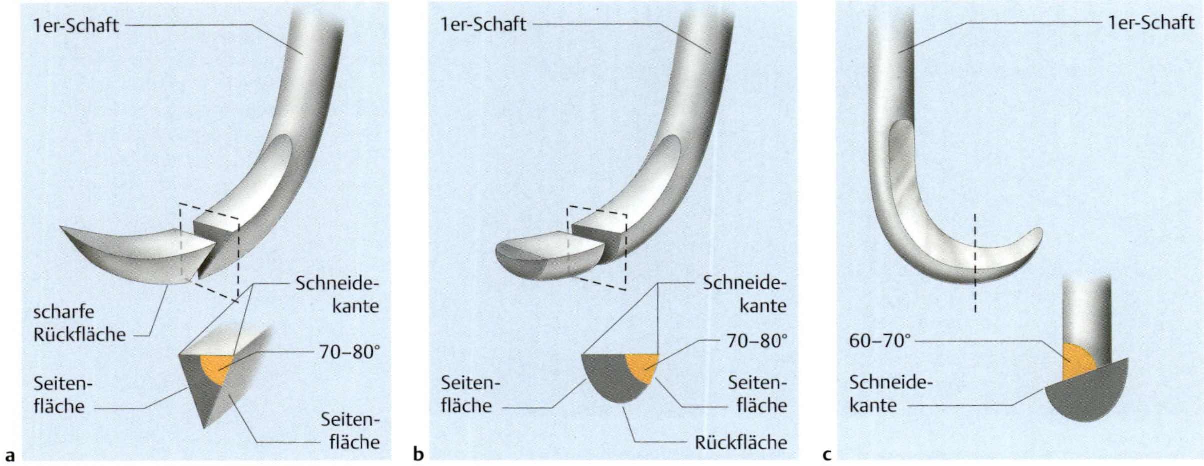

Abb. 8.**13a–c** Aufbau der Handinstrumente.
a Scaler; Einsatz supragingival und interdental.
b Universalkürette; Einsatz supra- und subgingival, für alle Zahnflächen.
c Gracey-Kürette; Einsatz supra- und subgingival, flächenspezifische Instrumentenform.

Grundregeln der Instrumentation sind der modifizierte Füllfedergriff, die zahnnahe oder zahnferne Abstützung und ein systematisches Vorgehen. Damit ein Zahnsteinabtrag erfolgen kann, muss der Winkel zwischen der Fazialfläche der Kürette und der Wurzeloberfläche 70–80° betragen.

Schall- und Ultraschallinstrumente

Mit Ultraschall- und Schallinstrumenten werden harte und weiche Zahnbeläge mechanisch durch den Kontakt des schwingenden Ansatzes mit der Zahnoberfläche entfernt. Durch periodische Schwingbelastung des Zahns („Hämmern") kommt es zur Rissbildung und zum Bruch des Zahnsteins.

HINTERGRUND

Die Schwingungen (20 und 40 kHz) zahnmedizinischer Ultraschallgeräte werden durch 2 verschiedene Prinzipien erzeugt:

- Ferromagnetische Stoffe, wie z. B. Eisen- oder Nickellegierungen, erfahren in einem magnetischen Wechselfeld eine Längenänderung (Magnetostriktionseffekt).
- Der piezoelektrische Effekt beruht auf der Ausdehnung von Kristallen in einem elektrischen Wechselfeld, der Umpolung entsprechend ziehen sie sich zusammen oder dehnen sich aus.

Bei beiden Verfahren wird zur Erzeugung des elektrischen Wechselfelds ein Hochfrequenzgenerator benötigt. Ultraschallgeräte werden auch durch stärkere Anpresskräfte nicht gedämpft, sondern die Amplitude wird durch einen eingebauten Feedbackmechanismus erhalten. Eine Sonderstellung unter den piezoelektrischen Ultraschallscalern nimmt ein neueres Verfahren mit der Zugabe eines Abrasivums (einer wässerigen Suspension von Hydroxylapatitkristallen) in die Spülflüssigkeit ein. Die Arbeitsspitze schwingt entlang ihrer Längsachse mit einer Amplitude von ca. 30 µm bei einer Frequenz von ca. 25 kHz. Es fehlen bisher klinisch-kontrollierte Studien.

Alle Ultraschallgeräte schwingen unter der Voraussetzung, dass die Instrumentenspitze sich in direkter Verlängerung des Handstückes befindet, longitudinal (entlang der Instrumentenachse) mit einer Amplitude von 12–80 µm. Die Spitze ist je nach Anlagerungsrichtung entweder mehr auf die Zahnoberfläche gerichtet oder gleitet an der Zahnoberfläche vorbei. Zahnstein wird durch hämmernde, stoßende oder kratzende Bewegungen von der Zahnoberfläche herausgelöst.
Schallscaler sind druckluftbetrieben. Sie schwingen mit Frequenzen von 6–8 kHz. Wird das Instrument mit einem Zahn in Kontakt gebracht, so tritt kraftabhängig eine Dämpfung der Schwingung ein. Schon bei einer Anpresskraft von 1 oder 2 N kann die Schwingung zum Erliegen kommen, sodass kein Zahnstein mehr abgetragen wird. Im Gegensatz zu Ultraschallgeräten haben Schallgeräte aufgrund ihres andersartigen Antriebs immer auch transversale Bewegungskomponenten mit einer Amplitude von ca. 60–1000 µm auf einer nahezu kreisförmigen Bahn. Unabhängig von der Lokalisation der Arbeitsspitze zum Zahn wird durch kleinflächig hämmernde Bewegungen des sich bewegenden Arbeitsendes Substanz abgetragen.

Tabelle 8.1 Klinische Bedeutung der Instrumentenformen für die Kürettage von Parodontitistaschen

Instrument	Vorteile	Nachteile
Handinstrumente	gute Adaptation am Zahn, kein Aerosol, keine Hitzeentwicklung	Nachschärfen, Kraftaufwand, etwas zeitaufwändiger
Schallinstrumente	Turbinenanschluss, sterilisierbar	laut, schwer, Spitzenwechsel zeitaufwändig
Piezoelektrische Ultraschallinstrumente	leise, leicht, sterilisierbar	Spitzenwechsel zeitaufwändig, oft zusätzliches Gerät
Magnetostriktive Ultraschallinstrumente	leise, leicht, Spitzenwechsel schnell, keine Kraft aus Handgelenk	Handstück wird warm, nicht sterilisierbar, zusätzliches Gerät

Technik des Schall- und Ultraschallscaling

Die Anwendung von Schall- und Ultraschallscalern unterscheidet sich von derjenigen der Handinstrumentierung.

PRAXISTIPP

Der Winkel zwischen Instrumentenspitze und Zahnoberflächen sollte 0–10° betragen. Wird er flacher, besteht die Gefahr, dass der Zahnstein nur geglättet und nicht entfernt wird. Die „Anlagerung" an die Zahnsteinablagerung erfolgt mit einer leichten Anpresskraft (ca. 3 N) und so parallel zur Zahnoberfläche wie möglich. Das Handstück kann horizontal und vertikal zur Zahnlängsachse gehalten werden.

Unter ständiger Instrumentenbewegung in vertikaler und horizontaler Richtung erfolgt die Bearbeitung durch überlappende Arbeitszüge, die ein Gitterraster auf der Oberfläche erzeugen (Abb. 8.**12b**). Da lediglich das vorderste Spitzenende (ca. 1–2 mm) aktiv am Abtrag beteiligt ist, kommt einer gründlichen und systematischen subgingivalen Instrumentierung größte Bedeutung zu.

- Sollen *größere und stark haftende Zahnsteinanteile* abgetragen werden, so sind eine hohe Leistungseinstellung und eckige oder geprägte Ansätze effektiver.
- Sollen hingegen nur *weiche Beläge* entfernt werden, so wird mit geringer Leistungseinstellung und im Querschnitt runden Spitzen gearbeitet.

Eine transversale Schwingungskomponente ist bei allen in 2 Ebenen abgewinkelten Ansätzen vorhanden. Ob diese Ansätze die Effektivität steigern, konnte bisher nicht gezeigt werden. Niemals sollte die Zahnoberfläche mit der Spitze berührt werden, da dies zu einer maximalen Destruktion führt.

PRAXISTIPP

Instrumentenspitzen nutzen sich ab und verlieren damit ihre Leistungsfähigkeit. Im Schnitt bedeutet die Abnutzung um 1 bzw. 2 mm einen Leistungsverlust von 25 bzw. 50 %.

Durch Kontakt der Instrumentenspitze mit dem Zahnstein entsteht Reibungswärme, die abgeführt werden muss. Die Kühlflüssigkeit sollte sich als Spraynebel an der Spitze verteilen. Bei der Anwendung von Schall- und Ultraschallgeräten bildet sich ein Aerosol aus vernebeltem Blut, Speichel und Kühlflüssigkeit, das eine potenzielle Infektionsquelle darstellt.

PRAXISTIPP

Eine Mundspülung mit einem Antiseptikum vor dem Eingriff kann die Keimbelastung des Aerosols mindern, ein Infektionsrisiko bleibt jedoch weiterhin bestehen. Daher sollte neben **Mundschutz** und **Handschuhen** eine **Schutzbrille** getragen werden.
Werden Patienten mit Infektionserkrankungen behandelt, sind Handinstrumente vorzuziehen.

HINTERGRUND

Lange Jahre war die glatte Oberfläche das eigentliche Ziel der Wurzeloberflächenbearbeitung. Bereits 1984 konnten Badersten et al. zeigen, dass die Anwendung von Ultraschallinstrumenten zum gleichen klinischen Erfolg führt wie der Einsatz von Küretten, obwohl die Bearbeitung mit Ultraschall eine wesentlich rauere Oberfläche hinterlässt als die mit Küretten.

Gleichzeitige Behandlung aller Parodontitiszähne

Die sog. „full-mouth disinfection" ist eine mechanische Wurzeloberflächenbearbeitung kombiniert mit zusätzlicher Chlorhexidinspülung. Ziel ist die gleichzeitige Elimination pathogener Keime aus allen parodontalen Taschen. Die Behandlung wird innerhalb von 24 Stunden durchgeführt, um eine Rekolonisation von bereits behandelten Taschen durch unbehandelte zu vermeiden.

Klinische Heilung

Mit der Kürettage der Parodontitistaschen kommt es zur Reduktion der Entzündung, zur Verminderung der Sondierungstiefe und zur Erhaltung bzw. Verbesserung des Attachmentniveaus (Abb. 8.**14a, b**).

MERKE

Die Ergebnisse der konservativen Parodontitistherapie werden 3–6 Monate nach Abschluss reevaluiert. Daraus wird der Recall-Zeitraum, die Erhaltungsthe-

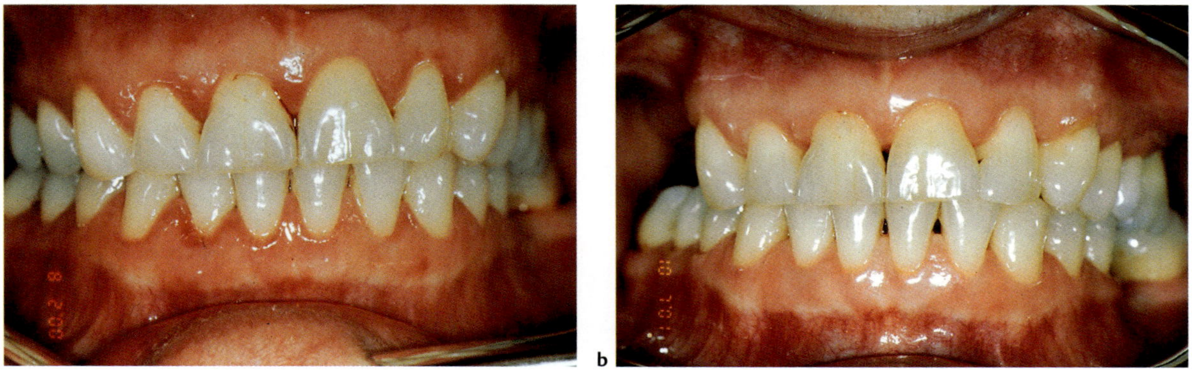

Abb. 8.**14a, b** Klinischer Ausgangsbefund und Heilung bei generalisierter chronischer Parodontitis, 39-jährige Frau, Nichtraucherin, gute Mundhygiene nach Motivation und Instruktion, gute Compliance.

a Basisuntersuchung mit Sondierungstiefen bis zu 8 mm.
b Zustand 6 Wochen nach Kürettage, ausgeprägte Gingivarezessionen, vor allem interdental.

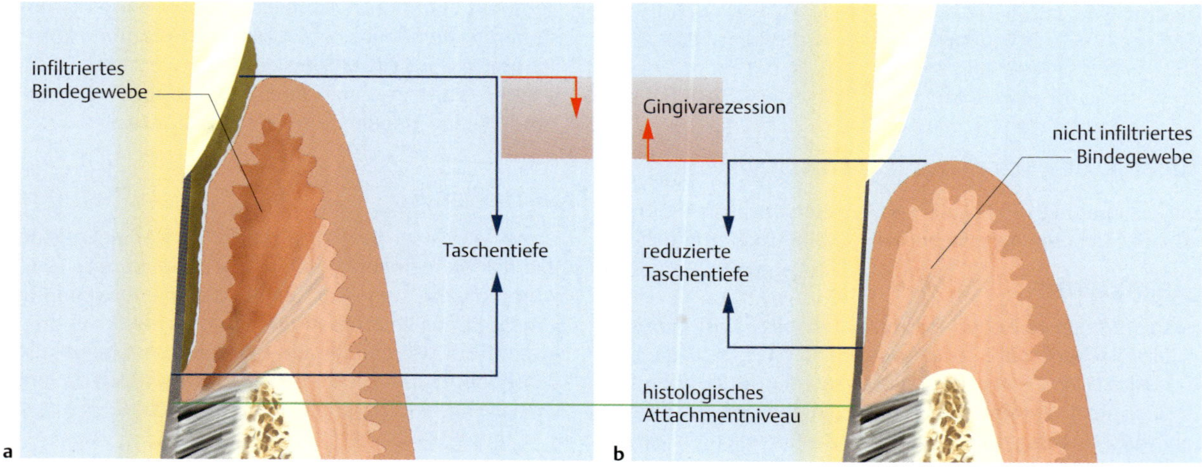

Abb. 8.**15a, b** Sondierungstiefen (blau) vor (**a**) und nach Parodontaltherapie (**b**). Die grüne Linie markiert das histologische Attachmentniveau, die Rezession der Gingiva ist rot dargestellt (nach Lindhe et al. 2003).

rapie oder die eher seltene chirurgische Intervention abgeleitet.

An Flächen mit 6–9 mm Sondierungstiefe und *vertikalen* Knochendefekten beträgt nach der Therapie die Sondierungstiefe in der Regel 4–5 mm und die Rezession 2 mm, an Flächen mit 6–9 mm Sondierungstiefe und *horizontalem* Knochenabbau kann die Resttaschentiefe 3 mm betragen, aber die Rezession ist wesentlich stärker ausgeprägt (Abb. 8.**15a, b**).

Nach Abschluss der konservativen Parodontitistherapie lassen die Patienten sich einer der folgenden 3 Kategorien zuordnen:

- keine oder kaum gingivale Entzündung, keine Taschen >6 mm — direkte Übernahme in die Erhaltungstherapie
- vereinzelte Flächen mit Blutung nach Sondierung und Sondierungstiefen >6 mm — eventuell zusätzliche chirurgische Maßnahmen, um die Wurzeloberfläche unter Sicht zu bearbeiten und die Sondierungstiefe zu vermindern
- viele Flächen mit Blutung nach Sondierung, Resttaschen >6 mm — Übernahme in die Erhaltungstherapie, aber erhöhtes Risiko zur Progression der Parodontitis mit der Konsequenz kürzerer Recall-Abstände oder chirurgischer Interventionen.

MERKE

Die konservative Parodontitistherapie durch Kürettage der Taschen geht immer der chirurgischen Therapie voraus. Die meisten Patienten können mit den Mitteln der konservativen Wurzeloberflächenbearbeitung und ohne chirurgische Intervention behandelt werden. Diese Phase der Parodontitisbehandlung ist die eigentliche Kausaltherapie.

Chirurgische Therapie der Parodontitis

Peter Eickholz, Thomas Eger

MERKE

Das Ziel der systematischen Parodontitistherapie ist die Beseitigung der Infektion durch antiinfektiöse Therapie unter Beeinflussung bekannter individueller lokaler und systemischer Risikofaktoren. Diesen Maßnahmen schließt sich, nicht nur aus kosmetischen Gründen, die Korrektur und Rekonstruktion der Folgen entzündlicher Destruktion durch korrektive bzw. rekonstruktive chirurgische Therapie an.

Nichtchirurgische Parodontitistherapie ist insbesondere an einwurzeligen Zähnen auch bei fortgeschrittenen Läsionen sehr effektiv. Sie reicht häufig als alleinige Therapie aus, wenn eine ausreichende Wurzelglättung durch diese minimal invasiven Maßnahmen möglich war.

An manchen Stellen können jedoch bei der Reevaluation etwa 2–3 Monate nach nichtchirurgischer Therapie auch bei effektiver individueller Mundhygiene der Patienten pathologisch vertiefte Taschen verbleiben. Dies gilt insbesondere, wenn die Instrumentierung bei sehr tiefen Taschen, bei Molaren, bei Zähnen mit Wurzeleinziehungen, infraalveolären Defekten oder Furkationsbeteiligung nicht vollständig gelungen ist und Zahnstein sowie bakterielle Auflagerungen verblieben sind. In diesen Situationen ist es notwendig, die Wurzeloberflächen nach Mobilisation der Gingiva, d. h. unter verbesserten Instrumentierungsbedingungen oder Sicht, zu bearbeiten.

In anderen Fällen können Gewebeüberschüsse bzw. Gingivawucherungen vorliegen, die sich allein durch antiinfektiöse Therapie nicht beseitigen lassen. Dann ist die Anwendung resektiver parodontalchirurgischer Verfahren erforderlich.

Bei über 6 mm tiefen Taschen und Molaren reduziert chirurgisches Vorgehen die Sondierungstiefen stärker und führt zu größeren klinischen Attachmentgewinnen. Die Frage, ob ein nichtchirurgisches oder chirurgisches Vorgehen gewählt werden sollte, ist aber keine Entscheidung zwischen Alternativen: Bevor parodontalchirurgische Maßnahmen – Lappenoperationen, Gingivektomie, regenerative Verfahren – geplant werden, ist die antiinfektiöse Therapie (Mundhygieneinstruktionen, professionelle Zahnreinigungen und subgingivale Instrumentierung) abzuschließen. Lässt sich dann die klinische Situation vermutlich noch weiter verbessern und übersteigt der Nutzen die Risiken einer chirurgischen Behandlung, sind diese Maßnahmen logische und Erfolg versprechende weitere Therapieschritte in der parodontologischen Praxis. Die Tabellen 8.**2** und 8.**3** listen die Indikationen für parodontalchirurgische Verfahren und entsprechende Risikopatienten auf.

Tabelle 8.**2** Indikationen für parodontalchirurgische Techniken

- Persistierende Läsionen nach antiinfektiöser Therapie wegen schlechter Zugänglichkeit für Scaling und Wurzelglättung (z. B. tiefe Taschen, Furkationsbeteiligung)
- schlechte Zugänglichkeit für Plaquekontrolle durch den Patienten
- Reduktion von Zahnfleischtaschen
- Beseitigung von Gingivaaberrationen
- Kronenverlängerungen

Tabelle 8.**3** Risikofaktoren für parodontalchirurgische Techniken

- Schlechte Patientencompliance
- antikoagulative Therapie (Cumarinderivate)
- kardiovaskuläre Erkrankungen (z. B. arterielle Hypertension, Angina pectoris, Myokardinfarkt, rheumatische Endokarditis, Herzklappenersatz)
- Immunsuppression (z. B. nach Organtransplantation; Ciclosporin A)
- hämatologische Erkrankungen (z. B. Leukämie)
- hormonelle Erkrankungen (z. B. Diabetes mellitus)
- neurologische Erkrankungen mit Einschränkung der Patientencompliance (z. B. multiple Sklerose, Parkinson, Epilepsie)
- Rauchen

Die ersten Beschreibungen parodontalchirurgischer Techniken der Gingivektomie in unterschiedlichen Schnittführungen stammen von Robicsek (1883) oder Zentler (1918). Lappenoperationstechniken mit ausgedehnten Knochenrekonturierungen, wie der Widmann-Lappen (1918) oder der Neumann-Lappen (1921), wurden bereits kurz nach dem 1. Weltkrieg bekannt, obwohl dabei große postoperative Wurzelfreilegungen mit Dentinüberempfindlichkeiten sowie kosmetisch unbefriedigende, ausgeprägte interdentale Nischenbildungen unvermeidbar waren.

Moderne Lappenoperationstechniken, bei denen es darum geht, einen direkten Zugang für die Instrumentierung der Wurzeloberfläche zu erhalten, nennt man **Zugangslappen** (access flap).

Verfahren zur Taschenreduktion

Offene Kürettage

Die offene Kürettage ist sehr gewebeschonend und eignet sich für moderate Parodontitiden mit horizontalem Knochenabbau. Die operative Übersicht ist begrenzt, sodass bei Molaren Verfahren mit weiter reichender Mobilisation des Lappens und besserer Übersicht geeigneter sind (Eickholz 2003).

Vorgehen. Nach Lokalanästhesie wird bei dieser Technik, die mit geringer Gewebemobilisation auskommt, der Taschenfundus durch einen **Blutungspunkt** transgingival markiert (z. B. mit einer Crane-Kaplan-Pinzette). Dabei wird die gerade Branche der Pinzette in die Tasche bis zum Fundus geführt, die Branche mit dem Dorn setzt in

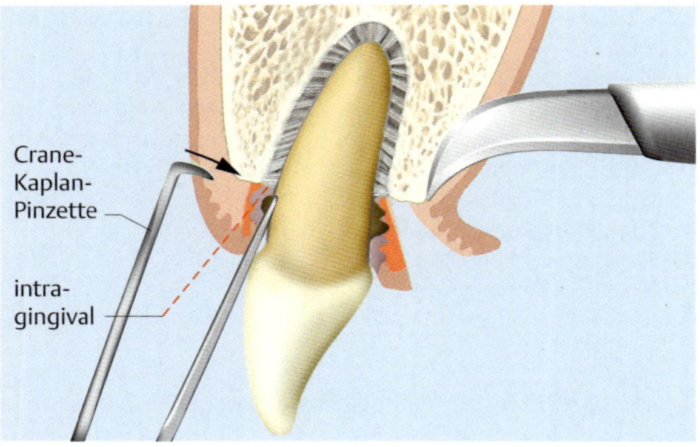

Abb. 8.**16** Schnittführung bei offener Kürettage: transgingivale Markierung des Taschenfundus durch einen Blutungspunkt; anschließend intragingivale Inzision, die vom Gingivarand bis zum Taschenfundus reicht (nach Eickholz 2003).

der Gingiva außen nach Zusammendrücken der Pinzette eine Stichinzision. Die so entstehenden Blutungspunkte markieren den Taschenboden. Anschließend erfolgt eine intragingivale **Inzision vom Gingivarand bis zum Taschenfundus** (Abb. 8.**16**).

In vielen Fällen, bei denen nur approximal persistierende Taschen vorliegen, bleiben die Inzisionen auf den Bereich der Papillen beschränkt, während streng vestibulär und oral nicht inzidiert wird. Danach wird das Granulationsgewebe mit einer scharfen Kürette entfernt und die Wurzeloberflächen werden unter Sicht instrumentiert. Das Operationsgebiet wird vor visueller und taktiler Kontrolle der Wurzeloberflächenglätte mit steriler Kochsalzlösung gespült.

Nach Abschluss der Wurzeloberflächenbearbeitung werden zum Ziel des primären Wundverschlusses die Papillen reponiert und durch Naht fixiert.

Kirkland-Lappen

Eine weitere Zugangslappentechnik ist der Kirkland-Lappen bzw. die **Lappenkürettage**. Er ist für moderate bis schwere Parodontitisformen mit horizontalem Knochenabbau geeignet. Bei sehr zerklüftetem Knochenabbau mit Knochentaschen, für die resektive Furkationstherapie oder regenerative Verfahren reicht die Mobilisation bis zum Limbus alveolaris aber nicht aus (Eickholz 2001).

Vorgehen. Nach lokaler Anästhesie wird eine Knochensondierung durchgeführt, um den tatsächlichen Verlauf des Alveolarknochens im Operationsgebiet beurteilen zu können und um die Anästhesietiefe zu überprüfen. Anschließend erfolgt eine **intrakrevikuläre Inzision** vestibulär und oral bis auf den Fundus der Tasche (Schnitt B in Abb. 8.**17**). Die Schnittführung folgt dabei dem Gingivarand so weit wie möglich in die Approximalräume.

Das unmittelbar approximal gelegene Granulationsgewebe bleibt meist zurück und wird später mit Scalern oder Küretten entfernt. Insbesondere im Seitenzahnbereich sind sichelförmige, beidseitig schneidende Skalpellklingen (12D) oder mikrochirurgische, beidseitig schneidende Klingen (SM69) vorteilhaft, weil mit ihnen ziehend und stoßend inzidiert werden kann. Nun wird der Gingivalappen mit einem schmalen Raspatorium nach vestibulär und oral mobilisiert, sodass der Knochen gerade eben sichtbar wird.

Entlastungsinzisionen für eine bessere Übersicht werden bevorzugt horizontal durchgeführt, d. h. die Schnittführung wird intrakrevikulär auf Nachbarzähne erweitert, die nicht unter Sicht instrumentiert werden sollen. Während der Lappen mit dem Raspatorium abgehalten wird, kann nun die Wurzeloberfläche unter direkter Sicht gereinigt werden. Um die Qualität der Wurzeloberflächenbearbeitung beurteilen zu können, wird das Operationsgebiet mit steriler Kochsalzlösung gespült.

Das sich insbesondere im Bereich der Papillen an der Lappeninnenwand befindende, häufig stark blutende Granulationsgewebe kann nun mit einer Gingivaschere entfernt werden. Dabei wird der Lappen mit dem Raspatorium gegen die Schere gedrückt und so fixiert. Flache Knochentaschen können bei dieser Vorgehensweise kürettiert werden.

Nachdem die Wurzeloberflächen gründlich instrumentiert worden sind, werden die Gingivalappen in ihre Ausgangsposition reponiert und interdental durch Einzelknopfnähte oder vertikale Rückstichnähte fixiert.

Modifizierter Widman-Lappen

Der modifizierte Widman-Lappen ist ebenfalls für moderate bis schwere Formen der Parodontitis mit überwiegend horizontalem Knochenabbau geeignet. Bei sehr zerklüftetem Knochenabbau mit infraalveolären Defekten sowie für resektive Furkationstherapie oder regenerative Verfahren reicht die Mobilisation bis zum Limbus alveolaris nicht aus (Eickholz 2001). Beim modifizierten Widman-Lappen, der 1974 von Ramfjord und Nissle beschrieben wurde, geht es primär um einen direkten Zugang und Sicht auf die Wurzeloberflächen (**Zugangslappen**). Das Vorgehen verzichtet deshalb auf resektive Maßnahmen wie Knochenkonturierung oder Apikalverschiebung des Lappens, wie sie für den ursprünglichen Widman-Lappen oder Neumann-Lappen typisch waren.

Vorgehen. Es erfolgt zuerst ein **paramarginaler Schnitt** parallel zur Zahnachse in etwa 0,5–1 mm Abstand vom Gingivarand bis auf den Limbus alveolaris, der die Gingiva vom Taschenepithel trennt (Schnitt A in Abb. 8.**17**). Die Inzision folgt girlandenförmig, auch im Bereich der Interdentalpapillen, dem Gingivarand. Je nach Gewebekonsistenz wird der paramarginale Schnitt im Oberkiefer zentropalatinal bis zu 2 mm ausgedehnt. Vertikale Entlastungsinzisionen sind nicht erforderlich. Sollte die paramarginale Inzision keine ausreichende Mobilisation des Lappens erlauben, wird der Schnitt nach mesial und/oder distal erweitert (horizontale Entlastungsinzision). Der Lappen wird so mobilisiert, dass der Limbus alveolaris gerade sichtbar wird.

Um das Ablösen der marginalen Gewebemanschette zu erleichtern, erfolgt dann eine intrakrevikuläre Inzision vestibulär und oral bis auf den Fundus der Tasche (Schnitt B in Abb. 8.**17**).

Schließlich wird ein 3. horizontaler Schnitt angelegt, der die marginale Gewebemanschette vom Knochen trennt (Schnitt C in Abb. 8.**17**). Dann kann diese Manschette mit Küretten entfernt und die Wurzeloberfläche bearbeitet werden.

Bei der Instrumentierung wird ein schmaler Bereich direkt koronal des Limbus alveolaris unbearbeitet gelassen, in dem sich noch intakte Parodontalfasern befinden. Flache Knochentaschen werden vorsichtig kürettiert.

Auch für den modifizierten Widman-Lappen ist die sichelförmige beidseitig schneidende Skalpellklinge (12D) oder eine mikrochirurgische, beidseitig schneidende Klinge (SM69) vorteilhaft. Das an der Lappeninnenwand befindliche Granulationsgewebe wird bereits durch die Schnittführung entfernt. Es bedarf keiner zusätzlichen Exzision mit einer Gingivaschere.

Nachdem die Wurzeloberflächen vollständig instrumentiert sind, werden die Gingivalappen in ihrer Ausgangsposition reponiert und interdental durch Einzelknopfnähte fixiert. Aufgrund dieser Technik mit zweifacher Schnittführung und Exzision von Gingiva ist ein primärer Wundverschluss im Papillenbereich häufig nur nach Lappenmobilisation unter Periostschlitzung möglich.

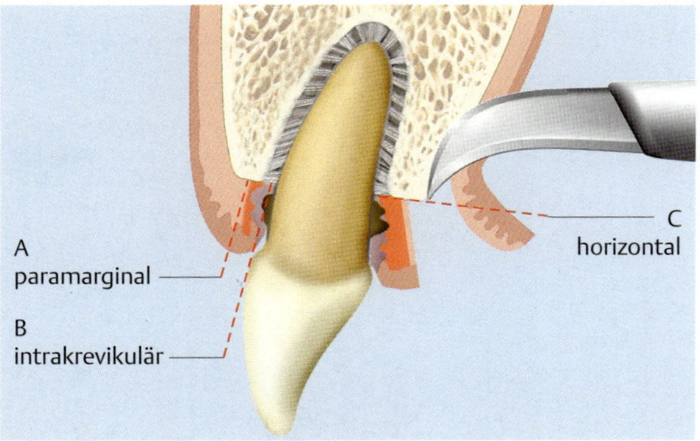

Abb. 8.**17** Schnittführung beim modifizierten Widman-Lappen (nach Eickholz 2003): paramarginale Inzision parallel zur Zahnachse in etwa 1 mm Abstand vom Sulkus bis auf den Limbus alveolaris (**A**), intrakrevikuläre Inzision bis auf den Fundus der Tasche (**B**), horizontale Inzision, welche die marginale Gewebemanschette vom Knochen trennt (**C**).

Verfahren zur Taschenelimination

In diesem Abschnitt werden erläutert:

- distale Keilexzision
- externe und interne Gingivektomie
- apikaler Verschiebelappen.

Distale Keilexzision

Der Übergang vom modifizierten Widman-Lappen zur internen Gingivektomie ist fließend. Je weiter die paramarginale Inzision vom Sulkus entfernt angelegt wird, desto mehr Gewebe über das Taschenepithel hinaus wird entfernt (Dannewitz u. Eickholz 2002).

Häufig finden sich retromolar im Ober- oder Unterkiefer **Pseudotaschen** aufgrund von lokalisierten Gingivaüberschüssen oder subgingivalen Restaurationsrändern. Diese Pseudotaschen an für die individuelle Mundhygiene schwer zugänglichen Stellen werden rasch mikrobiell besiedelt und sind ein lokaler Risikofaktor für die Progression der Parodontitis. Für die Beseitigung solcher Gewebeüberschüsse eignet sich die distale Keilexzision. Häufig wird sie mit dem modifizierten Widman-Lappen kombiniert, wenn z. B. palatinal Gewebeüberschüsse entfernt werden sollen.

Vorgehen. Bei der distalen Keilexzision im **Oberkiefer** (Abb. 8.**18a–c**) werden 2 parallele Inzisionen nach distal ausgeführt, die zum Limbus alveolaris konvergieren und sich auf Knochenniveau treffen sollen. Diese beiden Inzisionen werden distal durch einen rechtwinklig zu ihnen verlaufenden Schnitt verbunden, der jeweils 2–3 mm

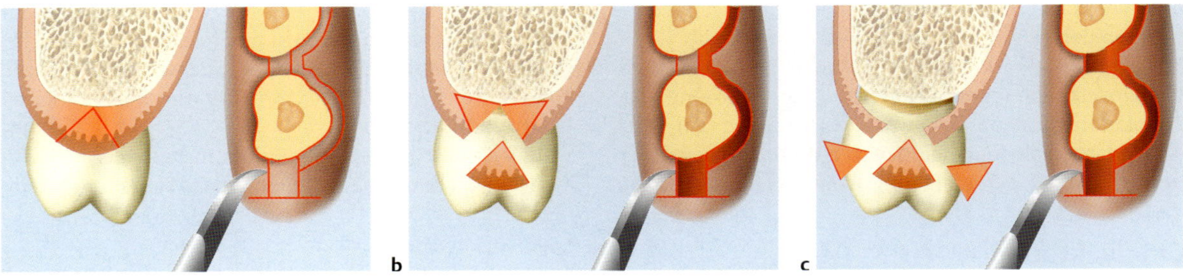

a b c

Abb. 8.**18a–c** Distale Keilexzision im Oberkiefer (nach Eickholz 2003).

a 2 parallele Inzisionen nach distal konvergieren zum Limbus alveolaris und treffen sich auf Knochenniveau. Sie werden distal durch einen rechtwinklig zu ihnen verlaufenden Schnitt verbunden, der jeweils 2–3 mm nach vestibulär und palatinal extendiert wird. Zusätzlich wird palatinal ein modifizierter Widman-Lappen gebildet.

b Der entstandene Gewebekeil und die palatinale Gingivamanschette werden exzidiert.

c Jeweils nach vestibulär und palatinal wird ein Lappen vom Gewebeüberschuss abpräpariert und das darunter befindliche fibröse Gewebe exzidiert, sodass sich 2 weitere Gewebekeile entnehmen lassen.

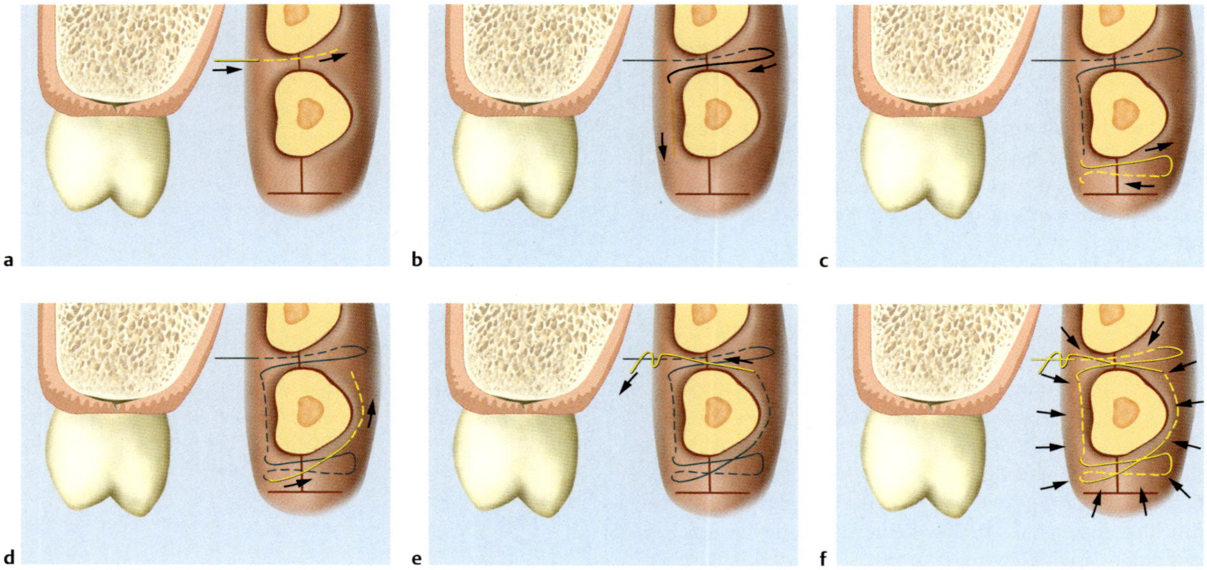

Abb. 8.**19a–f** Umschlingungsnaht (nach Eickholz 2003).

a Mesial des endständigen Zahns wird der Faden wie für eine Einzelknopfnaht durch die vestibuläre und orale Papille geführt.

b Dann wird er über die Wundlefzen unter dem Approximalkontakt nach vestibulär zurückgeführt. Statt die Naht nun zu verknoten, wird der Faden horizontal von mesiobukkal nach distobukkal durch den vestibulären Lappen gelegt.

c Von distobukkal läuft die Naht über das Gewebe diagonal nach distal und oral. Der orale und vestibuläre Wundrand werden von oral nach vestibulär durchstochen.

d Der Faden wird dann von distobukkal diagonal über den Lappen nach mesial und oral geführt. Distooral des Zahns erfolgt nun ein horizontaler Stich nach mesiooral durch den oralen Lappen.

e Von mesiooral wird die Naht anschließend über das Gewebe unter dem Approximalkontakt nach vestibulär geführt und verknotet.

f Die Nahtführung resultiert in einer zirkulären Adaptation des Lappens.

nach vestibulär und palatinal extendiert wird. Der so entstehende Gewebekeil lässt sich exzidieren, nachdem er auch distal des betreffenden Zahns abgetrennt wurde. Nun wird jeweils nach vestibulär und palatinal ein Lappen vom Gewebeüberschuss abpräpariert und das darunter befindliche fibröse Gewebe exzidiert, sodass 2 weitere Gewebekeile entnommen werden.

Bei der Schnittführung im **Unterkiefer** konvergieren die beiden distalen Inzisionen nach apikal zum Knochen und nach distal, sodass das Exzidat die Form eines Tetraeders hat. Vertikale Entlastungsinzisionen zum Mundboden könnten den N. lingualis gefährden.

Nach der distalen Keilexzision können die Wundränder mit Einzelknopfnähten adaptiert werden. Für eine enge Adaptation auch an den betreffenden Zahn z. B. nach Kombination mit dem modifizierten Widman-Lappen eignet sich die sog. Umschlingungsnaht gut (Abb. 8.**19a–f**).

Gingivektomie

Ziel der Gingivektomie ist die Entfernung überschüssigen, pathologisch veränderten Gingivagewebes (z. B. bei medikamentös bedingten Gingivawucherungen), um ggf. auch präprothetisch die physiologische Kontur des Zahnfleischs wieder herzustellen und Pseudotaschen möglichst vollständig zu entfernen (Dannewitz u. Eickholz 2002). Kosmetische, phonetische bzw. funktionelle Beeinträchtigungen der Patienten sollen dadurch vermindert oder ganz beseitigt werden.

Je nach Umfang der Veränderung kann die Gingivektomie lokalisiert oder generalisiert erfolgen. Die Gingivektomie zählt zu den resektiven Verfahren unter den parodontalchirurgischen Maßnahmen. Man unterscheidet eine externe und interne Gingivektomie.

Externe Gingivektomie

Die **Indikation** für die externe Gingivektomie ist begrenzt und besteht in der Behandlung von Patienten mit Pseudotaschen (über 4 mm tiefen supraalveolären Taschen bei gleichzeitig fibrotisch verdickter Gingiva) bei Vorliegen eines ausreichend breiten Saums keratinisierter Gingiva.

Kontraindikationen:

- Stellen mit schwerer Parodontitis, insbesondere bei Vorliegen von Knochentaschen und/oder Furkationsbeteiligung
- wulstiger Kieferknochen
- ein zu schmaler Saum keratinisierter Gingiva – nach externer Gingivektomie muss eine mindestens 2 mm breite keratinisierte Gingiva verbleiben.

Vorgehen. Nach lokaler Anästhesie wird mithilfe von Blutungspunktpinzetten (z. B. Pinzette nach Crane-Kaplan) eine variable Anzahl von Blutungspunkten im Gewebe zur Markierung des Taschenbodens gesetzt. Die

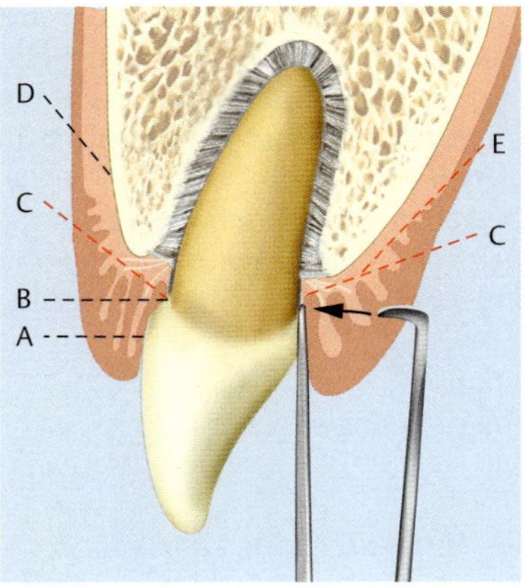

a

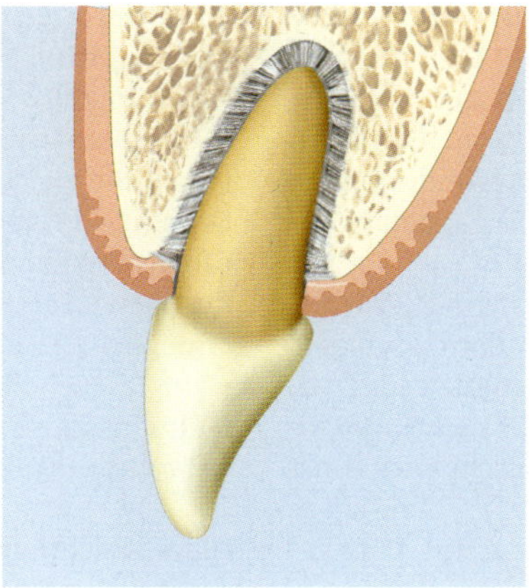
b

Abb. 8.**20a, b** Externe Gingivektomie (nach Dannewitz u. Eickholz 2002).

a Der Taschenfundus wird mithilfe einer Blutungspunktpinzette markiert. Der Schnitt wird apikal der Blutungspunkte in einem Winkel von etwa 45° schräg nach koronal auf den Taschenboden zu und unter Zahnkontakt kontinuierlich über den gesamten zu behandelnden Bereich oder diskontinuierlich von Zahn zu Zahn geführt (**C**). Die dabei entstehende Kante zwischen Gingiva und Schnittfläche kann anschließend durch eine Gingivoplastik gebrochen werden (**E**). Schnittführung **A** belässt eine Resttasche, **B** eliminiert die Tasche, hinterlässt aber ein unphysiologisches Gingivaprofil (gingivaler Balkon), durch Schnittführung **D** wird Knochen freigelegt (Wundheilungsstörungen).

b Therapieergebnis.

Punkte dienen orientierend zur Darstellung des Taschenbodens.

Die Inzision sollte innerhalb der fixierten Gingiva liegen. Der Schnitt wird apikal der Blutungspunkte in einem Winkel von ca. 45° schräg nach koronal auf den Taschenboden zu und unter Zahnkontakt kontinuierlich über den gesamten zu behandelnden Bereich oder diskontinuierlich von Zahn zu Zahn geführt (Abb. 8.**20a, b**).

FEHLER UND GEFAHREN

Die Freilegung des Knochens ist unbedingt zu vermeiden, da es sonst zu Störungen der Wundheilung und stärkeren postoperativen Schmerzen kommen kann.

Bei wiederholtem Ansetzen und schrittweisem Heranarbeiten können die Wundränder ausfransen und eine verzögerte Wundheilung ist möglich.

Die Inzision kann mit unterschiedlichen Skalpellklingen und Klingenhaltern erfolgen. Feststehende Gingivektomiemesser oder -beile (z. B. nach Kirkland oder Goldmann-Fox) eignen sich durch die vorgegebene Anwinkelung des Schafts für die schwer zugänglichen oralen Flächen und zur Entfernung des interdentalen Gewebes. Allerdings müssen sie nach jedem Eingriff geschliffen werden. Dagegen sind Einmalskalpelle immer scharf und durch die Verwendung von Wechselskalpellhaltern und geeigneten Skalpellhalterklingen (Nr. 15, Nr. 11) oder besonders flexibler mikrochirurgischer Skalpellklingen kann damit auch oral die Inzision im Winkel von 45° ausgeführt werden.

Anschließend werden die Wurzeloberflächen der Zähne sorgfältig mit Handinstrumenten und/oder maschinell gesäubert und geglättet. Die Gingiva kann, falls scharfkantige Übergänge verblieben sind, zusätzlich mit einer Schere konturiert werden (**Gingivoplastik**). Die Wundfläche sollte dann mit physiologischer Kochsalzlösung gesäubert und zum Schutz mit einem weich bleibenden **Zahnfleischverband** versorgt werden. Der Verband kann nach 7 Tagen entfernt oder bei Dentinhypersensibilität nach Reinigung der Wunde erneuert werden. Einige Tage nach Gingivektomie beginnt die Epithelisierung von den Wundrändern aus, endet im interdentalen Bereich und kann bis zu 14 Tage dauern.

Vor- und Nachteile. Die externe Gingivektomie ist eine schnelle, sichere und einfach durchzuführende Technik, aber auch sehr radikal und unter Umständen für den Patienten mit belastenden postoperativen Beschwerden verbunden. Häufig liegt nach dem chirurgischen Eingriff ein Teil der Wurzeloberfläche der behandelten Zähne frei, es kann vermehrt zu Dentinhypersensibilität und vor allem im Frontzahnbereich auch zu kosmetischen Problemen kommen. Restaurative oder prothetische Behandlung sind im Anschluss ohne Zeitverzug einzuleiten. Zusätzlich besteht aufgrund der großen Wundfläche, die sekundär granulieren muss, die Gefahr von postoperativen Infektionen oder Nachblutungen. Die Indikation für eine externe Gingivektomie sollte wegen der Nachteile genau beachtet werden.

Interne Gingivektomie

Die interne Gingivektomie folgt der Widman-Lappentechnik, bei der durch einen entsprechend weit paramarginal geführten Schnitt das pathologisch verdickte Gewebe entfernt wird. Eine interne Gingivektomie ist bei Gingivawucherungen indiziert, wenn echte Taschen infolge einer Parodontitis entstanden sind (Dannewitz u. Eickholz 2002).

Vorgehen. Nach lokaler Anästhesie erfolgt die 1. Inzision paramarginal entsprechend dem geschwungenen Verlauf des später gewünschten, idealisierten Gingivasaums. Dabei richtet sich der Abstand zum Zahn nach der Ausprägung der Gingivawucherung. Die Skalpellspitze zielt dabei idealerweise auf den Limbus alveolaris, um eine Verletzung benachbarter anatomischer Strukturen (N. lingualis) zu vermeiden.

Nach Mobilisation des Lappens wird das umschnittene Gewebe durch eine 2. intrakrevikuläre Inzision vom Zahn gelöst und nach einem horizontalen, auf den Zahn zugeführten Schnitt mit einer Kürette entfernt. Damit ein spannungsfreier Wundverschluss über die freiliegenden Wurzeloberflächen möglich ist, muss die Lappeninnenseite meist zusätzlich ausgedünnt werden.
Danach erfolgt eine sorgfältige Bearbeitung der Wurzeloberflächen mit Handinstrumenten und/oder maschinell. Die Wunde wird mit physiologischer Kochsalzlösung gereinigt und der Lappen dicht vernäht, sodass eine primäre Wundheilung möglich ist. Ein Zahnfleischverband ist nicht erforderlich.

Apikaler Verschiebelappen

Wie gerade dargestellt, werden bei der externen Gingivektomie große Teile der keratinisierten Gingiva entfernt und geht auch bei der internen Gingivektomie – obwohl schonender – je nach Ausdehnung der paramarginalen Inzision Gingivagewebe verloren. Ein Verfahren zur Taschenelimination, bei dem die Breite der keratinisierten Gingiva vestibulär und im **Unterkiefer** lingual erhalten werden kann, ist der apikale Verschiebelappen (Friedman 1962).
Vorgehen. Je nach Breite der keratinisierten Gingiva erfolgt eine *intrakrevikuläre oder marginale Inzision* mit ausgedehnten vertikalen Entlastungsschnitten mesial und distal des Mobilisationsgebiets. Anschließend wird ein *Mukoperiostlappen* über die mukogingivale Grenzlinie hinaus nach apikal mobilisiert.
Daran anschließend kann ein *Vollschicht- oder* aber ein *Mukosalappen* (split flap) gebildet werden. Die Mobilisation in den Bereich der Alveolarmukosa ist die Voraussetzung für die Apikalverschiebung der Gingiva. Deshalb ist diese Technik palatinal im Oberkiefer nicht durchführbar. Nun erfolgen die Wurzeloberflächeninstrumentierung und ggf. eine Ostektomie, die eine harmonische Knochenkontur herstellen soll.
In Kombination mit einem apikalen Verschiebelappen im **Oberkiefer** vestibulär wird für die palatinale Seite ein intrakrevikulärer Schnitt vorgeschlagen. Der palatinale Lappen wird mobilisiert, die Wurzeloberflächen werden instrumentiert und Knochen ggf. konturiert. Anschließend wird der Lappen reponiert und sekundär eine paramarginale Inzision bis zum Limbus alveolaris angelegt. Die so entstehende Gingivamanschette wird exzidiert.
Durch das Zusammenziehen der elastischen Fasern in der Alveolarmukosa erfolgt bereits eine Apikalverschiebung. Um die gewünschte apikale Lappenposition durch eine Naht zu fixieren, sind vertikale Matratzennähte erforderlich, die apikal der Mobilisationsfront im Periost inserieren. Da sich bei dieser Technik approximal nicht immer ein primärer Wundverschluss erreichen lässt, sollte der Lappen anschließend durch einen Zahnfleischverband abgedeckt und stabilisiert werden.
Beim apikalen Verschiebelappen sollte im Unterschied zur externen Gingivektomie die Breite der keratinisierten Gingiva weitgehend erhalten bleiben, indem diese nach apikal verlagert wird. Wie Langzeitstudien zum Vergleich beider Techniken jedoch zeigen, nimmt die mukogingivale Grenzlinie unabhängig vom chirurgischen Verfahren (Gingivektomie oder apikaler Verschiebelappen) nach 18 Jahren die gleiche Position ein.
Der apikale Verschiebelappen hat gegenüber der externen Gingivektomie aber den Vorteil, dass er einen Zugang zum Knochen eröffnet und eine weitgehend gedeckte Heilung ermöglicht. Er eignet sich:
- zur Taschenelimination
- für chirurgische Kronenverlängerungen und
- für die Tunnelierung.

Unter Beachtung eines Abstands von 2–3 mm vom koronalen neuen Alveolarrand zum neuen Gingivarand ist die Festlegung des zukünftigen Präparationsrandes schon zum Operationszeitpunkt möglich.

Lappentechniken zur Papillenerhaltung

Papillenerhaltungslappen

In den 1980er-Jahren wurde versucht, interdentale Knochentaschen mit xenogenen Materialien wie Hydroxylapatit oder Tricalciumphosphat zu füllen. Die sehr variablen Therapieergebnisse wurden auch auf Lappendehiszenz, Exposition des implantierten Materials und Plaqueretention in interdentalen Kratern (z. B. beim modifizierten Widman-Lappen) zurückgeführt.
Um das implantierte Material zuverlässig mit dem mobilisierten Mukoperiostlappen decken und postoperative interdentale Kraterbildung und/oder Dehiszenz zu vermeiden, wurde der Papillenerhaltungslappen entwickelt und 1985 erstmals von Takei et al. beschrieben. Er ist auch für Lappenoperationen im Frontzahnbereich geeignet, weil der interdentale Papillensteg erhalten bleibt, eine interdentale Kraterbildung vermieden wird und die Nähte überwiegend oral gelegt werden. Vor Durchführung eines Papillenerhaltungslappens muss die antiinfektiöse Therapie abgeschlossen sein, damit die interdentale Gingiva weitgehend entzündungsfrei ist und eine feste Konsistenz hat.
Vorgehen. Nach lokaler Anästhesie und Sondierung des Limbus alveolaris erfolgen zirkuläre intrakrevikuläre Inzisionen an den zu operierenden Zähnen. Die Papille wird nicht interdental getrennt, sondern es werden die zirkulären intrakrevikulären Inzisionen *oral* durch *semilunare Inzisionen* verbunden, die 3 mm apikal des knöchernen Randes der Knochentaschen liegen sollen. (Sollte der Rand des Knochendefekts oral zu weit apikal liegen, erfolgt die semilunare Inzision vestibulär: modifizierter Papillenerhaltungslappen, s. unten).
Nun wird oral ein Mukoperiostlappen mobilisiert. Der Papillensteg wird von oral mit einer Kürette oder einem Interdentalmesser unterminiert und mit zierlichen Raspatorien und Elevatorien durch den Interdentalraum nach vestibulär mobilisiert. Dieser Papillensteg sollte eine Mindestdicke und -breite von 2 mm haben, um eine ausrei-

chende Blutversorgung zu gewährleisten. Nachdem die Vollschichtlappen nach oral und vestibulär mobilisiert wurden, können die Wurzeloberflächen im Defektbereich instrumentiert werden.

Eine Variante des Papillenerhaltungslappens ist das Verfahren zur **interproximalen Gewebeerhaltung**. Dabei erfolgt palatinal keine semilunare Inzision, sondern es werden 2 gerade Inzisionen an den zum Defekt benachbarten Zähnen konvergierend nach palatinal geführt, sodass ein Dreieck entsteht. Bedingung für die Technik ist ein Papillensteg von mindestens 2 mm Breite auf Höhe des Limbus alveolaris. Das Verfahren ist primär für Oberkieferdefekte geeignet.

Modifizierter Papillenerhaltungslappen

Die Modifikation des Papillenerhaltungslappens besteht darin, dass die Papillenstege nicht vestibulär, sondern oral gestielt sind (Takei et al. 1985). Diese Technik wurde für die gesteuerte Geweberegeneration (GTR) adaptiert.

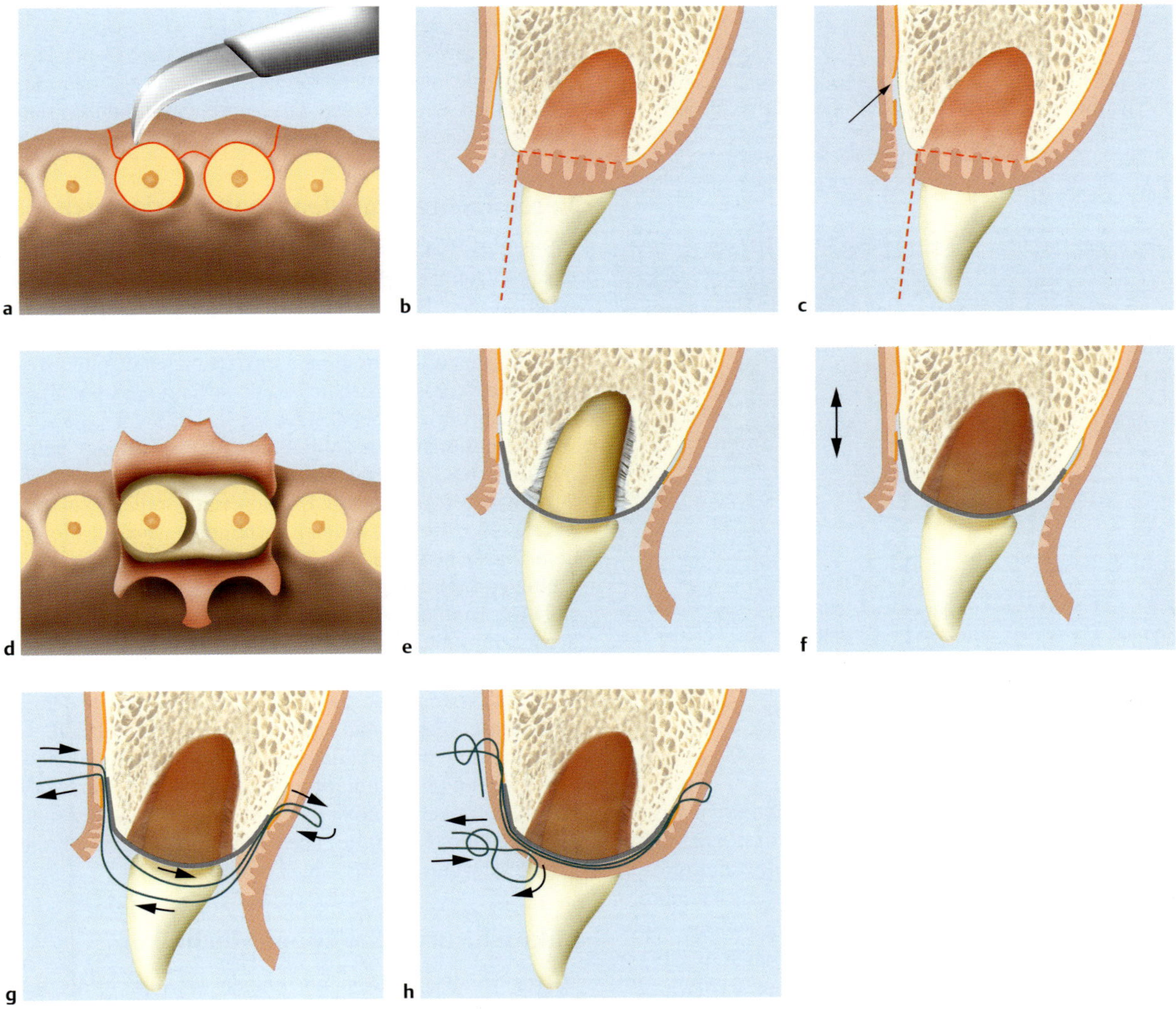

Abb. 8.**21 a–h** Modifizierter Papillenerhaltungslappen (nach Eickholz 2003).

a Intrakrevikuläre Inzisionen vestibulär von dem Defekt benachbarten Zähnen werden vestibulär durch eine semilunare Inzision verbunden, die bis auf den Knochen reicht.

b Mobilisation eines Vollschichtlappens vestibulär, Unterminierung des Papillensteges möglichst weit apikal unmittelbar am Limbus alveolaris und Erweiterung der intrakrevikulären Inzisionen nach approximal.

c Periostschlitzung (Pfeil), z. B. bei Verwendung titanverstärkter ePTFE-Barrieren, wenn der vestibuläre Mukoperiostlappen nach koronal verschoben werden muss.

d Intrakrevikuläre Inzisionen nach oral ausgedehnt und ein oraler Mukoperiostlappen mit dem daran gestielten Papillensteg nach oral mobilisiert.

e Zustand nach Einbringen einer GTR-Membran.

f Koronalverschiebung vestibulär.

g Vertikale Matratzennaht zur Koronalverschiebung des vestibulären Lappens.

h Adaptation der Wundränder z. B. durch Knopfnaht.

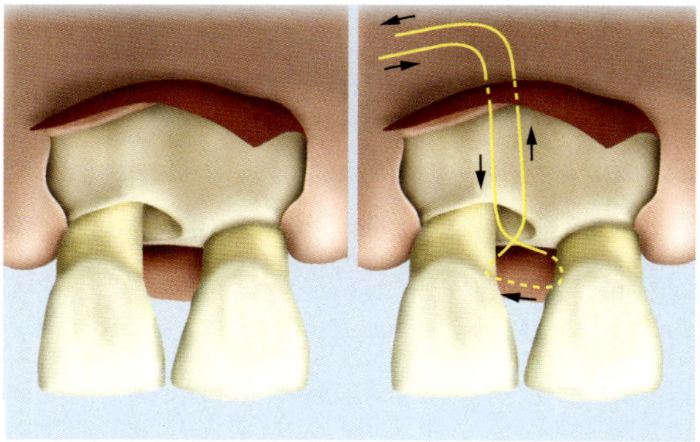

Abb. 8.**22** Kreuznaht (nach Eickholz 2003): Der vestibuläre Lappen wird möglichst apikal, aber noch innerhalb der keratinisierten Gingiva durchstochen. Durch die Kreuznaht wird der vestibuläre Lappen nach koronal verschoben und der Zug aus dem Lappen genommen. Anschließend adaptiert man die Wundränder, die nun spannungsfrei aneinander liegen, durch eine weitere Naht.

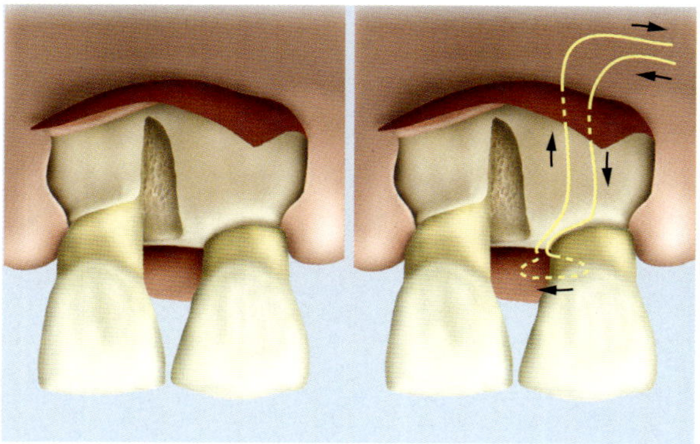

Abb. 8.**23** Absatznaht (nach Eickholz 2003): Der Einstich für die Koronalverschiebung erfolgt nicht auf Höhe des approximalen Defekts, sondern median vestibulär und oral des dem Defekt benachbarten Zahns. Die interne Matratzennaht läuft dann über die laterale Knochenwand des Defekts wie über einen Absatz.

Bei der Behandlung approximaler Knochentaschen ist es schwierig, mit dem Mukoperiostlappen für die Membran eine primäre Deckung zu erreichen. Häufig kommt es in der postoperativen Phase zu Dehiszenzen mit Membranexposition. Dabei führt die bakterielle Besiedlung exponierter Membranen zur Infektion des frischen Regenerationsgewebes mit geringerem Attachmentgewinn. Um eine primäre Deckung der GTR-Membranen zu gewährleisten und deren Exposition zu verhindern, wurde deshalb der modifizierte Papillenerhaltungslappen für die GTR-Therapie approximaler Knochentaschen angewandt (Abb. 8.**21 a–h**; Cortellini et al. 1995).

Wurde der Defekt mit einer titanverstärkten Barriere isoliert oder wird diese ausreichend durch Knochenwände (2- und 3-wandige Knochentasche) unterstützt, so werden die Mukoperiostlappen mit einer internen horizontalen Matratzennaht adaptiert, deren Fadenzüge sich interdental kreuzen (Abb. 8.**22**; **Kreuznaht**).

Die Vertikalinzisionen werden dann vom Lappen zum Wundrand in apikokoronaler Richtung durch Einzelknopfnähte verschlossen, wodurch zusätzlich Zug aus dem Lappen genommen wird. Wird die GTR-Membran nicht ausreichend durch knöcherne Wände unterstützt (z. B. einwandiger Knochendefekt) und besteht das Risiko, dass eine Kreuznaht die Barriere in den Defekt kollabieren lässt und somit das Ausmaß möglicher Regeneration einschränkt, erfolgt eine interne Matratzennaht über die laterale Knochenwand des Defekts wie über einen Absatz (Abb. 8.**23**; **Absatznaht**). Die laterale Knochenwand bildet dann das Widerlager, über das der Mukoperiostlappen nach koronal verschoben wird.

Für die Technik des modifizierten Papillenerhaltungslappens ist ein ausreichend breiter Papillensteg (>2 mm) erforderlich. Bei schmalen Zahnzwischenräumen und im Molarenbereich stößt diese Technik an ihre Grenzen.

Vereinfachter Papillenerhaltungslappen

Die Papillenerhaltungslappen eignen sich besonders für das Frontzahngebiet und für Defekte in weiten Zahnzwischenräumen. Für eine primäre Deckung von GTR-Membranen auch im Seitenzahnbereich und bei Defekten in engen Zahnzwischenräumen mit schmalen Papillenstegen wurde der vereinfachte Papillenerhaltungslappen beschrieben (Cortellini et al. 1999).

Die **Vorgehensweise** (Abb. 8.**24 a, b**) gleicht der beim modifizierten Papillenerhaltungslappen. Der Unterschied besteht in der vestibulären Inzision, mit der die zirkulären intrakrevikulären Inzisionen verbunden werden, die an dem Defekt benachbarten Zähnen angelegt werden. Anschließend wird vestibulär ein Vollschichtlappen mobilisiert. Der Papillensteg wird vorsichtig von vestibulär möglichst unmittelbar koronal des Limbus alveolaris abgehoben. Mit der Schnittführung des vereinfachten Papillenerhaltungslappens kann der Papillensteg graziler gestaltet und leichter approximal nach oral mobilisiert werden.

Nach Instrumentierung der Wurzeloberflächen und Platzierung der GTR-Membran kann für eine Koronalverschiebung des Lappens eine Periostschlitzung notwendig sein. Anschließend finden je nach Defektkonfiguration die Kreuz- oder Absatznaht Anwendung.

Mikrochirurgische Lappentechniken

Mikrochirurgische Lappentechniken werden in letzter Zeit mit dem Argument propagiert, sie würden zu einer günstigeren Wundheilung führen und so die Ergebnisse der Parodontitistherapie im Vergleich zu herkömmlichen Vorgehensweisen verbessern. Bisher existieren aber keine klinisch kontrollierten Studien, die herkömmliche und mikrochirurgische Lappentechniken vergleichen.

Wachtel et al. (2003) demonstrierten 12 Monate nach mikrochirurgischem Zugangslappen und Applikation von Schmelzmatrixprotein statistisch signifikante günstigere Attachmentgewinne (3,6±1,6 mm) als nach Lappenbildung allein (1,7±1,4 mm). Karring et al. (2003) fassten

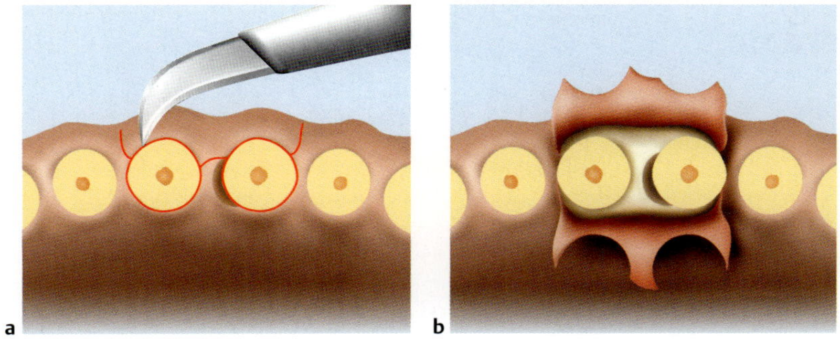

Abb. 8.**24a, b** Vereinfachter Papillenerhaltungslappen (nach Eickholz 2003).
a Intrakrevikuläre Inzisionen und weitere Inzision am Übergang der vestibulären/oralen zur approximalen Zahnfläche.
b Intrakrevikuläre Inzisionen nach oral ausgedehnt und Mobilisation eines oralen Mukoperiostlappens mit dem daran gestielten Papillensteg.

klinische Attachmentgewinne nach konventionellem Zugangslappen zur Therapie von Knochentaschen oder gesteuerte Geweberegeneration, die als Kontrollgruppe zum Vergleich mit regenerativen Verfahren durchgeführt worden waren, zusammen. Sie kamen auf einen Mittelwert von 2,1±1,5 mm.

Angesichts dieser Vergleichswerte zahlreicher kurzfristiger Studien erscheint der Nutzen des mikrochirurgischen Zugangslappens für den entscheidenden Parameter des maximalen Attachmentgewinns gering. Zweifelsfrei ermöglicht die Anwendung graziler mikrochirurgischer Instrumente und optischer Vergrößerungshilfsmittel die Anwendung feineren Nahtmaterials. Umgekehrt ist mit konventionellen Nadelhaltern feines Nahtmaterial kaum beschädigungsfrei nutzbar. Es bedarf langfristiger, klinisch kontrollierter Studien zum Vergleich des mikrochirurgischen Zugangslappens mit konventionellen Techniken (z. B. Kirkland-Lappen oder vereinfachter Papillenerhaltungslappen ohne mikrochirurgisches Vorgehen), um die Bedeutung dieser Technik abschließend bewerten zu können.

Postoperative Nachsorge

Etwa 1 Woche nach Lappenoperation werden die Nähte entfernt. Bis zu diesem Zeitpunkt sollen die Patienten im Operationsgebiet keine mechanische Plaquekontrolle mit Zahnbürsten oder Instrumenten für die Zahnzwischenraumhygiene betreiben. Stattdessen erfolgt chemische Plaquekontrolle durch täglich 2-maliges Spülen mit 0,1- bis 0,2%iger Chlorhexidindigluconat-Lösung für etwa 2 min.

Nach dieser Phase sollte 5 Wochen lang vorsichtige häusliche Mundhygiene mit chlorhexidinhaltigen Gelen oder anderen zahnbelaghemmenden Substanzen unter Anwendung einer weichen, Verletzungen vorbeugenden Zahnbürste erfolgen. Zusätzlich sind die Interdentalräume zu säubern.

6 Wochen nach der Operation sollte eine erste Mundhygienekontrolle mit professioneller Zahnreinigung und nach 2–3 Monaten die erste unterstützende Erhaltungstherapie erfolgen.

Zusammenfassung

Die Anlage eines Zugangslappens (z. B. Kirkland-Lappen oder modifizierter Widman-Lappen) hat die vollständige Instrumentierung eines für ein nichtchirurgisches Vorgehen allein unzugänglichen Bereichs (z. B. tiefe Tasche, Molar) zum Ziel. Im Vordergrund steht die **Taschenreduktion** durch Infektionsbekämpfung.

Nach Beseitigung der Entzündung bilden sich ein erhöhter Gewebedruck und ein epitheliales Attachment aus, sodass eine Parodontalsonde sich bei definierter Sondierungskraft weniger weit nach apikal vorschieben lässt (klinischer Attachmentgewinn). Dieses Vorgehen ist schonend und verursacht weniger ausgeprägte Rezessionen. Allerdings besteht gegenüber resektiven Verfahren zur Taschenelimination ein erhöhtes Risiko für persistierende Taschen und damit für eine Progression der Parodontitis an diesen.

Bei der **Taschenelimination** (z. B. externe und interne Gingivektomie, apikaler Verschiebelappen) geht es darum, Resttaschen komplett und zuverlässig zu beseitigen und damit zukünftigen Attachmentverlusten mit großer Sicherheit vorzubeugen. Dies geht häufig mit Gingivaretraktionen einher. Die Reduktion des Risikos zukünftiger Attachmentverluste wird mit größeren Attachmentverlusten erkauft, als sie bei Zugangslappen als Folge der Lappenoperation zu erwarten wären.

Die Taschenelimination eignet sich eher für kosmetisch wenig relevante Bereiche (Molaren) in Fällen, bei denen zukünftige Attachmentverluste mit großer Sicherheit ausgeschlossen werden sollen (Pfeilerzähne für prothetische Rekonstruktionen). Eine weitere Indikation ist die **chirurgische Kronenverlängerung**, bei der die biologische Breite (Abstand Restaurationsrand–Limbus alveolaris; etwa 2–3 mm) wiederhergestellt werden soll (z. B. nach subgingivaler Kronenfraktur oder Karies).

Resektive Furkationstherapie

Thomas Eger, Peter Eickholz

MERKE

Wenn es zu Attachmentverlust und Knochenabbau in den Wurzelteilungsstellen (Furkationen) mehrwurzeliger Zähne kommt, spricht man von **Furkationsbeteiligung**. Freiliegende Furkationen sind individuellen Hygienemaßnahmen des Patienten kaum zugänglich.

Die professionelle nichtchirurgische oder chirurgische Reinigung von Furkationen ist aufgrund häufig vorliegender Einziehungen, Schmelzleisten, Schmelzperlen oder konkaver Wurzeloberflächen schwierig. Vorhandensein und Schweregrad einer Furkationsbeteiligung verschlechtern die Prognose mehrwurzeliger Zähne erheblich (Dannewitz et al. 2002). Deshalb zielt die resektive Furkationstherapie darauf ab, die Furkation mit resektiven Maßnahmen für individuelle und professionelle mundhygienische Maßnahmen zugänglich zu machen oder mit regenerativen Methoden zu beseitigen.
Nichtchirurgische Parodontitistherapie führt bei furkationsbeteiligten Zähnen zu ungünstigeren Resultaten mit einer höheren Rate an postoperativem Attachmentverlust als bei einwurzeligen Zähnen bzw. mehrwurzeligen Zähnen ohne Furkationsbeteiligung. Somit ist bei Vorliegen von Furkationsdefekten nach Ausschöpfung der konservativen Therapie häufig ein offenes parodontalchirurgisches Vorgehen indiziert.
Bei Zähnen mit Furkationsbeteiligung III. Grades ohne entscheidende Bedeutung (3. Molar, endständiger 2. Molar bei geschlossener Zahnreihe bzw. vorhandenem prognostisch günstigerem 1. Molar) ist die Extraktion oder eine hinauszögernde Therapie (palliative konservative Parodontitistherapie) angezeigt. Diese hinauszögernde Therapie beinhaltet eine subgingivale Instrumentierung des Zahns mit dem Ziel, das Fortschreiten der Parodontitis zu verzögern und den kurz- bis mittelfristigen Zahnverlust zu verhindern. Ein solches Vorgehen ist nur sinnvoll, wenn nach Abschluss der parodontalchirurgischen Therapie keine umfangreiche prothetische Neuversorgung geplant ist.
Bei Zähnen mit prothetischer Bedeutung ist eine konsequente Therapie indiziert. Dazu stehen verschiedene resektive Verfahren zur Verfügung (Tabelle 8.**4**):

- die Hemisektion und Wurzelamputation mit Entfernung der involvierten Wurzeln
- die Prämolarisierung mit Trennung der Wurzeln und
- die Tunnelierung mit Entfernung des interradikulären Gewebes.

Für die Therapie von Grad-II-Furkationsdefekten an Unterkiefermolaren und bukkal von Oberkiefermolaren eignen sich unter günstigen Bedingungen (Nichtraucher, Furkationsfornix apikal des approximalen Knochenniveaus) auch regenerative Verfahren.

Tabelle 8.**4** Definition resektiver parodontalchirurgischer Verfahren

Wurzelamputation	Entfernen von zumeist 1 bzw. selten 2 Wurzeln bei Erhalt des zugehörigen Kronenanteils (meist im OK)
Hemisektion	Entfernen von 1 Wurzel und des zugehörigen Kronenanteils (im UK)
Trisektion	Entfernen von 1 bzw. 2 Wurzeln mitsamt dem zugehörigen Kronenanteil (im OK)
Prämolarisierung	Umwandeln eines mehrwurzeligen Zahns in 2 bzw. 3 einwurzelige Zahneinheiten (meist im UK)

Tabelle 8.**5** Indikationen für resektive parodontalchirurgische Verfahren (Wurzelamputation oder Hemisektion)

Parodontal	• Furkationsbefall III. Grades • Furkationsbefall II. Grades: wenn regenerative Maßnahmen nicht Erfolg versprechend sind: starke Raucher, approximale Furkationen im OK, Furkationsfornix liegt koronal des approximalen Knochenniveaus • tiefe Knochentaschen an einzelnen Wurzeln
Iatrogen	• Instrumentenfraktur • Perforation in die Furkation • Perforation im mittleren Wurzeldrittel
Endodontisch	• nicht aufzubereitender Wurzelkanal • nicht zu entfernender Wurzelstift • Wurzelfraktur
Sonstige	• interradikuläre Karies • tiefe subgingivale Karies

Die **Indikationen** für resektive Maßnahmen umfassen sowohl durch Parodontitis als auch durch Karies ausgelöste Läsionen (Tabelle 8.**5**).

MERKE

Für alle resektiven Techniken, bei denen Zahnwurzeln entfernt oder getrennt werden (Wurzelamputation, Hemi-/Trisektion, Prämolarisierung), ist es erforderlich, zuvor eine Wurzelkanalfüllung durchzuführen, es sei denn, der betreffende Zahn weist in den zu erhaltenden Wurzeln bereits eine einwandfreie Wurzelkanalfüllung auf.

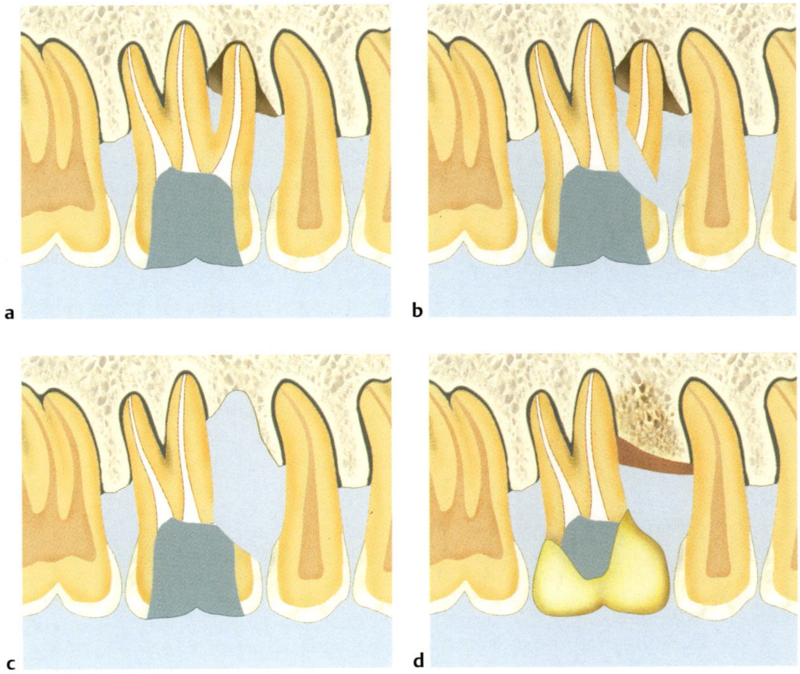

Abb. 8.**25a–d** Wurzelamputation an Zahn 16 bei Furkationsbeteiligung Grad III von vestibulär nach mesiopalatinal (nach Eickholz 2001).
a Präoperative Situation nach Wurzelkanalfüllung.
b, c Zustand nach Abtrennung (**b**) und Entfernung der mesiobukkalen Wurzel (**c**).
d Zustand nach restaurativer Versorgung mit einer Krone.

Wurzelamputation

Die Wurzelamputation wird überwiegend bei *Oberkiefermolaren* unter Entfernung einer von 3 Wurzeln angewandt (Abb. 8.**25a–d**). Unabdingbare Voraussetzung für die Durchführung ist eine natürliche Spreizung der Wurzel vom verbleibenden Wurzelblock. Ebenfalls ist zu beachten, dass die statischen Verhältnisse der nach Amputation einer Wurzel verbleibenden zweiwurzeligen Zahneinheit die Erhaltung der gesamten Krone erlauben und eine Überbelastung ausgeschlossen ist.

Aus solchen statischen Überlegungen kommt eine Wurzelamputation bei *Unterkiefermolaren* nur selten und unter besonderen Bedingungen (z. B. wenn der betreffende Zahn Pfeiler einer verblockten Kronen- und Brückenkonstruktion ist) in Betracht. Durch die Entfernung einer Wurzel, die eine Furkationsbeteiligung begrenzt, wird die betreffende Wurzelteilungsstelle und damit die Furkationsbeteiligung eliminiert.

PRAXISTIPP

Wird nach der Wurzelkanalfüllung der für eine resektive Maßnahme vorgesehene Zahn mittels adhäsiver Technik mit Kompositfüllungsmaterial restauriert, sollte das Wurzelkanalfüllungsmaterial in den zu resezierenden Wurzeln im koronalen Wurzeldrittel entfernt werden und die Kanäle sollten unter Verwendung von Dentinadhäsiven gefüllt werden. Nach Abtrennung der Wurzel entsteht so an der Schnittfläche ein Bereich, der durch Komposit abgedichtet ist und nicht weiter versorgt werden muss.

Hemisektion und Trisektion

Für eine Hemisektion bzw. Trisektion entscheidet man sich, wenn neben der Furkationsbeteiligung ein Defekt vorliegt, der die Prognose von einer oder 2 Wurzeln des zu behandelnden Molaren gegenüber der Prognose der anderen Wurzel(n) deutlich verschlechtert (z. B. tiefe Knochentasche, obliterierter Wurzelkanal, apikale Parodontitisprogression). Dabei wird der betreffende Zahn nicht genau zentral in der Furkation durchtrennt, sondern leicht paramedian auf der Seite der zu entfernenden Wurzel (Abb. 8.**26a–d**). Auf diese Weise soll eine Beschädigung der zu erhaltenden Wurzel vermieden werden. Bei der Hemisektion bzw. Trisektion kann eine Zahnlücke entstehen, die prothetisch versorgt werden sollte.

Prämolarisierung

Sind die Wurzeln, die einen Grad-II- bzw. Grad-III-Furkationsdefekt begrenzen, gleichwertig und erhaltbar, lässt sich der Furkationsdefekt durch eine Prämolarisierung beseitigen.

MERKE

Bei der Prämolarisierung wird ein zwei- bzw. dreiwurzeliger Zahn in 2 bzw. 3 einwurzelige Zahneinheiten getrennt. Die Furkation wird in einen Zahnzwischenraum umgewandelt, der den individuellen Mundhygienemaßnahmen besser zugänglich ist.

Bei der Prämolarisierung werden die Wurzeln zentral über der Furkation getrennt, da alle Wurzeln erhalten werden sollen. Weil der Durchmesser des benutzten

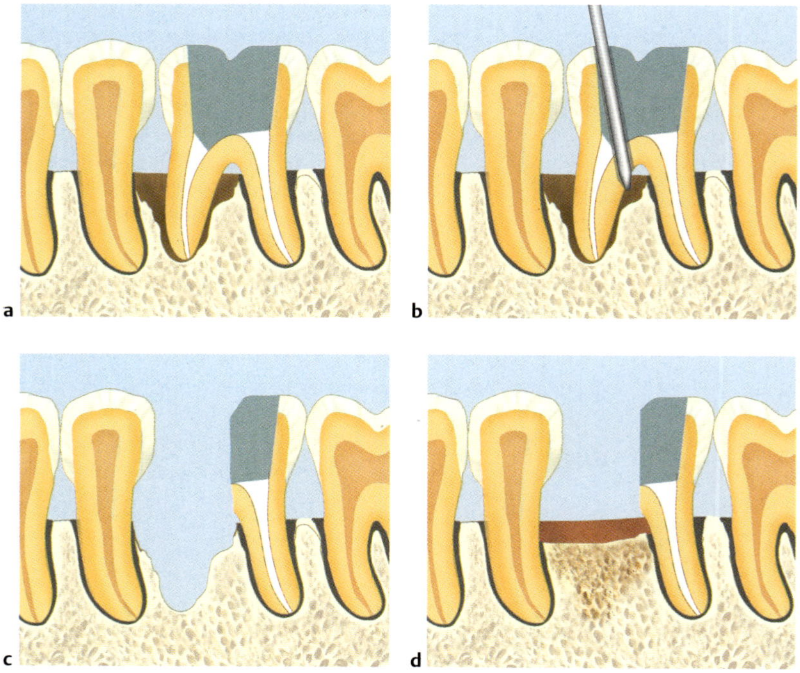

Abb. 8.**26 a–d** Hemisektion an Zahn 36 bei Furkationsbeteiligung Grad III und tiefer Knochentasche an der mesialen Wurzel (nach Eickholz 2001).

a Präoperative Situation nach Wurzelkanalfüllung und Aufbau der Krone mit Komposit in Dentinadhäsivtechnik.
b Durchtrennung des Molaren von bukkal nach lingual paramedian zur Furkationsachse.
c Zustand nach Entfernung der mesialen Wurzel.
d Sind die antagonistischen Zähne abgestützt und ist der Patient kaufunktionell nicht beeinträchtigt, können kleine Lücken, wie sie nach der Hemisektion entstehen, belassen werden.

Schleifkörpers einen Spalt zwischen den voneinander getrennten Wurzeleinheiten hinterlässt, muss später ein adäquater Approximalkontakt restaurativ wiederhergestellt werden.

PRAXISTIPP

Bei der Separation von Wurzeln wird für die Schnittstelle zumeist ein Sicherheitsabstand zum zu erhaltenden Zahnteil gewählt, um diesen nicht zu verletzen. Dieser Abstand wird nach Entfernung der Wurzel reduziert, damit ein glatter Übergang von den Wurzeloberflächen zur Zahnkrone entsteht.

FEHLER UND GEFAHREN

Reste des Furkationsfornix dürfen nicht belassen werden, weil diese die Nischenfunktion der Furkation perpetuieren und damit das Therapieergebnis infrage stellen würden.

Tunnelierung

MERKE

Während die resektiven Techniken eine Wurzelkanalbehandlung voraussetzen, ermöglicht es die Tunnelierung, den betroffenen Zahn vital zu erhalten.

Ziel der Tunnelierung ist, die Furkation für die individuelle Mundhygiene des Patienten zugänglich zu machen. Dieses Verfahren ist besonders für **Unterkiefermolaren** geeignet, da diese zumeist nur einen bukkalen sowie einen lingualen Furkationseingang haben. Dabei sollten die Wurzeln des betreffenden Molaren ausreichend gespreizt sein, um eine Instrumentierung der Furkation und später deren individuelle Reinigung mit Zwischenraumbürsten zuzulassen.

Die Tunnelierung von **Oberkiefermolaren** ist zwar grundsätzlich möglich, stellt aber höchste Anforderungen an die spätere Geschicklichkeit der Patienten mit dem Zahnzwischenraum-Bürstchen: Jedem Furkationseingang liegt auf der anderen Seite des Zahns eine Wurzel gegenüber, die dem Zahnzwischenraum-Bürstchen den geraden Weg versperrt.

Bei Unterkiefermolaren mit ausgeprägter Grad-III-Furkationsbeteiligung ist die Furkation häufig schon nach Abschluss der konservativen Therapie, nachdem es zu einer Gingivaretraktion gekommen ist, für kleine Zahnzwischenraum-Bürsten zugänglich. In vielen Fällen ist der durch den Furkationsdefekt geschaffene Kanal aber zu eng oder lingual durch eine Knochenwand eingeengt. In diesen Fällen wird eine Lappenoperation (apikaler Verschiebelappen) durchgeführt:

Nach Darstellung des Alveolarknochens und des Furkationsdefekts wird dann mit Knochenfeilen (Schluger- und Sugarman-Feilen) der interradikuläre Knochen so weit reduziert, dass postoperativ eine Reinigung der Furkation mit einem Zahnzwischenraum-Bürstchen möglich ist.

FEHLER UND GEFAHREN

Bei der Verwendung rotierender Instrumente für die interradikuläre Ostektomie besteht die Gefahr, die Wurzeloberflächen in der Furkation nicht nur zu reinigen, sondern auch irreversibel zu beschädigen und

Prädilektionsstellen für eine in diesem Bereich kaum zu beherrschende Wurzelkaries zu schaffen.

PRAXISTIPP

Um der Entwicklung einer solchen Wurzelkaries vorzubeugen, sollte der Patient schon im Vorfeld der Operation darüber aufgeklärt werden, den Tunnel anschließend täglich mit einem Fluoridpräparat zu beschicken.

Kombination resektiver Verfahren

Bei Vorliegen eines Grad-III-Furkationsdefekts an einem Oberkiefermolaren, der alle 3 Furkationseingänge betrifft, besteht die Möglichkeit:

- durch eine Trisektion eine Wurzel zu entfernen und die verbleibende zweiwurzelige Zahneinheit zu tunnelieren
- alternativ nach Trisektion einer Wurzel die so entstehende zweiwurzelige Zahneinheit zu prämolarisieren.

Zusammenfassung

Bei der Entscheidung für resektive Verfahren, die eine Wurzelkanalfüllung erforderlich machen, muss in Betracht gezogen werden, dass die Wurzelkanalbehandlung auch das Risiko zusätzlicher **endodontischer Komplikationen** birgt.

Ein großer Teil der Zahnverluste, über die in retrospektiven Studien berichtet wird, sind auf endodontische Misserfolge und Zahnfrakturen zurückzuführen. In der Regel wurde eine prothetische Versorgung des Zahns mit **Stiftverankerung** vorgenommen. Vor Einführung der Dentinadhäsivtechnik bestand keine Möglichkeit, einen durch Präparation und Resektion geschwächten Zahn mit einem plastischen Füllungsmaterial aufzubauen und zu stabilisieren. Das Ausschachten der Wurzelkanäle für die Aufnahme eines Stifts schwächt die Wurzel aber zusätzlich und die häufig konischen Stifte, die mit Zementen befestigt werden, erhöhen das Risiko einer Längsfraktur.

Nach Einführung der Dentinhaftvermittler besteht die Möglichkeit, Stümpfe direkt mit Kompositmaterialien aufzubauen und häufig auf Stiftverankerungen zu verzichten. Die **Dentinadhäsivtechnik** kann die Zahnkrone stabilisieren und die Anfertigung einer Krone zur Stabilisierung des Zahns ist oft auch nicht mehr erforderlich. Auf diese Weise soll die Rate der endodontischen Komplikationen nach resektiver Furkationstherapie reduziert und damit die Langzeitprognose verbessert werden (Carnevale et al. 1998).

Resektive parodontalchirurgische Verfahren können auch eingesetzt werden, um endodontische Komplikationen an mehrwurzeligen Zähnen zu lösen.

MERKE

Um das durch resektive Behandlungsverfahren erreichte Ergebnis zu sichern, bedarf es einer intensiven und regelmäßigen unterstützenden Parodontitistherapie.

Ein Zahn, der bereits wurzelkanalbehandelt ist oder aus endodontischen Gründen wurzelkanalbehandelt werden muss (z. B. endodontisch-parodontische Läsion), ist ein besserer Kandidat für ein resektives Verfahren als Zähne, bei denen diese Voraussetzungen nicht gegeben sind. Die niedrige Misserfolgsrate nach resektiven Techniken liegt nach 10 Jahren bei 7% (Carnevale et al. 1998) und nach 15 Jahren ebenfalls bei 7%. Die mittelfristige Zahnverlustrate nach Tunnelierung schwank zwischen 6 und 11%.

Die Aussage, dass parodontal geschädigte und insbesondere furkationsbeteiligte Zähne möglichst frühzeitig extrahiert und durch Implantate ersetzt werden sollten, um einem fortschreitenden Knochenverlust vorzubeugen, ist aufgrund aktueller Langzeitstudien wissenschaftlich nicht begründbar (Erpenstein u. Eickholz 2004). Bei richtiger Indikationsstellung und Behandlung haben resektiv therapierte Molaren bis zu 15 Jahre postoperativ mit einer Erfolgsrate von 93% eine gleich gute Prognose wie enossale Implantate im Molarenbereich.

Parodontale Wundheilung und Regeneration

Anton Sculean

MERKE

Die regenerative Parodontaltherapie umfasst Methoden, die eine vorhersehbare Neubildung von zahnhaltenden Strukturen (d. h. Wurzelzement, Periodontalligament und Alveolarknochen) ermöglichen sollen.

In der Regel reduziert die konventionelle nichtchirurgische und chirurgische Parodontitistherapie die Sondierungstiefen und führt zu einem Gewinn von klinischem Attachment. Histologisch besteht die Heilung aber meistens in der Ausbildung eines langen Verbindungs- oder Saumepithels ohne vorhersehbare Neubildung von Wurzelzement, Periodontalligament und Alveolarknochen. In den letzten Jahrzehnten wurde in der regenerativen Parodontitistherapie eine Vielzahl von chirurgischen Maßnahmen und Materialien eingesetzt wie:

- Konditionierung der Wurzeloberfläche
- Implantation von Knochenersatzmaterialien
- gesteuerte Geweberegeneration (GTR) mit Barrieremembranen
- Schmelzmatrixproteine sowie
- verschiedene Wachstumsfaktoren.

Dynamik der frühen Wundheilungsphase

Nach Wundschließung füllt ein Blutkoagulum den Raum zwischen Zahn und Mukoperiostlappen aus. Innerhalb von Sekunden kommt es zu einer Präzipitation von Plasmaproteinen auf den Wundoberflächen – die Basis für die Adhäsion von Fibrin. Nach ca. 1 Stunde wird die **frühe**

Entzündungsphase der Heilung durch neutrophile Granulozyten initiiert, die das Koagulum infiltrieren. Nach ca. 6 Stunden lagern sich neutrophile Granulozyten auf die bearbeitete Wurzeloberfläche ab und führen mittels Phagozytose zu einer Dekontamination der verletzten oder nekrotischen Gewebeflächen.

Nach ca. 3 Tagen folgt die **späte Entzündungsphase**, die durch die Verminderung des PML-Infiltrats und die Erhöhung der Anzahl der Makrophagen charakterisiert ist. Die Makrophagen entfernen nekrotische rote Blutkörperchen, neutrophile Granulozyten und Reste von nekrotischem Gewebe. Gleichzeitig setzten sie Wachstumsfaktoren frei und unterstützen die Matrixproduktion, wodurch eine Proliferation von Fibroblasten ermöglicht wird. Des Weiteren wird die Proliferation von glatten Muskelzellen und Endothelzellen sowie die Angiogenese begünstigt. Die Makrophagen spielen die Schlüsselrolle beim Übergang von Entzündungprozessen zur Bildung von Granulationsgewebe.

Nach ca. 7 Tagen geht die Phase der Granulationsgewebebildung schrittweise in die **3. Phase der Wundheilung** über. In dieser Phase reift das neu gebildete zellreiche Gewebe aus und wird den funktionellen Ansprüchen entsprechend remodelliert.

Wie Daten aus experimentellen Studien zeigen, stellt die Adsorption von Plasmaproteinen auf der Wurzeloberfläche den wichtigsten Schritt sowohl für die Bildung eines neuen bindegewebigen Attachments (d. h. neues Wurzelzement mit inserierenden Kollagenfasern) als auch für eine vollständige parodontale Regeneration (d. h. neues Wurzelzement, Periodontalligament und Alveolarknochen) dar.

MERKE

Die ungestörte Adsorption, Adhäsion und Maturation des Fibrinkoagulums im Bereich zwischen Zahn und Mukoperiostlappen ist einer der wichtigsten Faktoren für das Erreichen einer parodontalen Regeneration.

Ein weiterer wichtiger Faktor ist die mechanische Stabilität der Wunde. Die **Stabilität einer parodontalen Wunde** wird, vor allem in der frühen Wundheilungsphase, hauptsächlich durch die Nähte gesichert. Die Wunde ist für eine relativ lange Periode empfindlich gegen mechanische Beanspruchung.

Remodellierung der parodontalen Wunde

Die Remodellierung kann in derselben Wunde in mehreren Formen erfolgen. Das parodontale Bindegewebe kann die bearbeitete Wurzeloberfläche als einen inerten Fremdkörper erkennen. In diesem Fall ist der Prozess vergleichbar mit der bindegewebigen Einkapselung eines Fremdkörpers, wobei die Kollagenfasern parallel zur Wurzeloberfläche orientiert sind. Diese Art der Wundheilung wird als „**Kollagenadhäsion**" bezeichnet: Die neu gebildeten Kollagenfasern können trotz Fehlens von neuem Zement eine physikochemische Verbindung mit dem Zahn eingehen, die eine Resistenz gegen mechanische Belastungen sichert.

Außerdem kann die bearbeitete Wurzeloberfläche die **Differenzierung von Zementoblasten** stimulieren. Die Zementoblasten induzieren den langsamen Prozess der Neubildung von Wurzelzement, das für die Verankerung von Kollagenfasern wesentlich ist. Neu gebildetes Wurzelzement ist nicht vor einer Periode von 3 Wochen histologisch nachweisbar.

Zudem kann eine **Wurzelresorption** initiiert werden. Dieser Prozess ist in der Regel oberflächlicher und transienter Natur und wird meist innerhalb einiger Wochen von einer **Zementneubildung** begleitet. Voraussetzung für eine Wurzelresorption ist die Demineralisation, sie erfolgt durch Osteoklasten oder Zementoklasten. Die entstandenen Resorptionslakunen werden in der Regel mit reparativem Zement aufgefüllt.

Des Weiteren können sich auch ankylotische Prozesse entwickeln, vorrangig in der zervikalen Region der Zahnwurzel. Die **Ausbildung einer Ankylose** scheint in direkter Relation zur Länge des neu gebildeten bindegewebigen Attachments zu stehen. Dieses Phänomen lässt sich dadurch erklären, dass die Regeneration des Periodontalligaments langsamer erfolgt als die des Knochens. Dadurch können, insbesondere in koronalen Bereichen der Wunde, die für die Neubildung des Ligaments verantwortlichen Vorläuferzellen von den Knochen bildenden Zellen „überholt" werden.

Bedeutung der Wundstabilität

Lokale mechanische Faktoren beeinflussen, besonders in der frühen Wundheilungsphase, die parodontale Wundheilung negativ. Wird die Adsorption von Plasmaproteinen und die Adhäsion des Fibrinkoagulums an der Wurzeloberfläche verhindert, erfolgt eine Proliferation des Verbindungsepithels in apikaler Richtung.

Die Heilung der parodontalen Wunde stellt einen langsamen Prozess dar, wobei eine signifikante Regeneration von Wurzelzement, Periodontalligament und Knochen sich frühestens nach ca. 8 Wochen nachweisen lässt. Kollabiert der Mukoperiostallappen jedoch, kann meist nur eine begrenzte parodontale Regeneration festgestellt werden (Wikesjö u. Selvig 1999).

Parodontale Heilungsvorgänge nach Parodontitistherapie

Die Parodontitistherapie umfasst sowohl nichtchirurgische (Scaling und Wurzelglättung) als auch chirurgische Maßnahmen. Nach den histologischen Befunden liegt hauptsächlich eine reparative Heilungsform vor. Diese ist durch die Bildung eines **langen Verbindungsepithels** (Abb. 8.**27 a, b**) charakterisiert.

Abhängig von Tiefe und Konfiguration der Defekte kann unter Umständen auch eine **Knochenneubildung** radio-

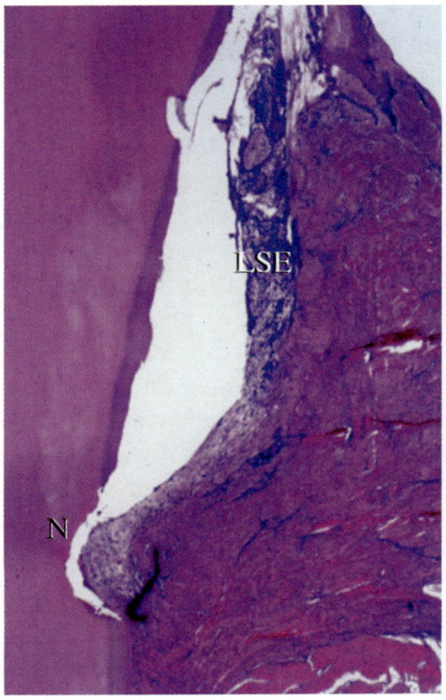

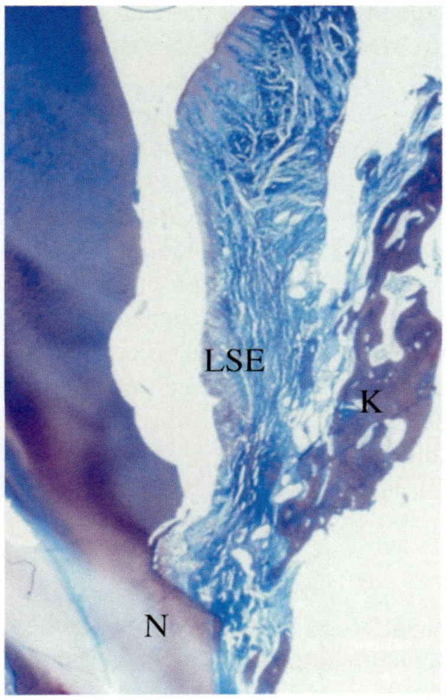

Abb. 8.**27a, b** Reparative Heilung durch ein langes Verbindungs- oder Saumepithel (**LSE**) (**N** tiefster Punkt des ursprünglichen Defekts).

a Keine Neubildung von Wurzelzement, Periodontalligament und Knochen nach Behandlung eines intraossären Defekts mit einer herkömmlichen Lappenoperation.

b Das lange Verbindungsepithel proliferierte nach apikal zwischen der bearbeiteten Wurzeloberfläche und dem Alveolarknochen (**K**). Zwischen Wurzeloberfläche und Knochen besteht auch hier keine Verbindung mittels neuem Wurzelzement und Periodontalligament.

logisch nachgewiesen werden. Allerdings ist der neu gebildete Knochen meistens nicht über ein funktionelles Attachment (Wurzelzement mit inserierenden Kollagenfasern) mit der Wurzeloberfläche verankert, da das lange Verbindungsepithel eine solche Verankerung verhindert.

Regenerative Therapie

Um als „regenerationsfördernd" eingestuft werden zu können, muss ein Behandlungsverfahren folgende Kriterien erfüllen:

- kontrollierte histologische Tierstudien, die eine Neubildung von Wurzelzement, Periodontalligament und Alveolarknochen nachweisen (Abb. 8.**28**)
- kontrollierte klinische Studien, die einen Gewinn von klinischem Attachment und eine radiologische Knochenneubildung belegen
- humane Biopsien, die eine Neubildung von Wurzelzement, Periodontalligament und Alveolarknochen an einer behandelten Wurzeloberfläche nachweisen.

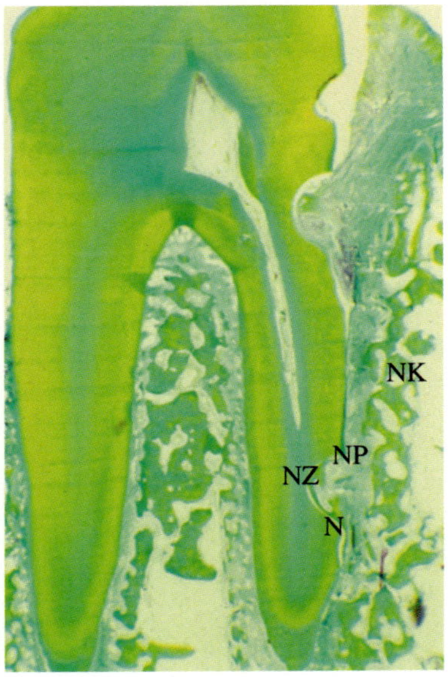

Abb. 8.**28** Regenerative Heilung durch Neubildung von Wurzelzement (**NZ**), Periodontalligament (**NP**) und Knochen (**NK**) nach der GTR-Therapie eines intraossären Defekts (**N** tiefster Punkt des Defekts).

Knochenersatzmaterialien

Der Einsatz von Knochenersatzmaterialien in der regenerativen Therapie beruht auf der Annahme, dass diese Materialien die Neubildung von Alveolarknochen und Wurzelzement durch einen oder mehrere der folgenden Mechanismen fördern:

- Sie enthalten Knochen bildende Zellen (Osteoneogenese)
- Sie dienen als Leitschiene für Knochenneubildung (Osteokonduktion)
- Sie enthalten Knochen induzierende Substanzen (Osteoinduktion).

Die Knochenersatzmaterialien können in folgende Gruppen unterteilt werden:

- **Autogen:** Transplantate, die im selben Individuum von einer Stelle in die andere implantiert werden (frühere Bezeichnung: autolog). Abhängig von der Entnahmestelle können sie entweder aus extraoralen (z. B. Beckenkamm) oder aus intraoralen Stellen (z. B. Tuber- oder Kinnbereich) entnommen werden.

- **Allogen:** Transplantate, die von unterschiedlichen Individuen derselben Spezies entnommen werden.
- **Xenogen:** Transplantate, die von einer anderen Spezies stammen.
- **Alloplastisch:** synthetische oder anorganische Materialien.

Autogene Transplantate

Autogene Transplantate können eine große Zahl lebender Zellen erhalten und die Knochenheilung durch Osteogenese und/oder Osteokonduktion beeinflussen. Sie werden resorbiert und durch neuen, lebenden Knochen ersetzt. Wie Ergebnisse aus histologischen und kontrollierten klinischen Studien nachwiesen, kann der Einsatz von autogenen Knochentransplantaten zu einer *parodontalen Regeneration* führen (Reynolds et al. 2003).

Allogene Transplantate

Allogene Transplantate wurden in die regenerative Parodontaltherapie eingeführt, um eine Knochenneubildung in intraossären Defekten zu erreichen und einen 2. chirurgischen Eingriff für die Transplantatentnahme zu vermeiden. Allogene Transplantate haben ein sehr geringes Risiko der Antigenität und der Übertragung von Infektionskrankheiten. Die häufigsten allogenen Transplantate sind:

- das *mineralisierte*, gefriergetrocknete Knochentransplantat (freeze-dried bone allograft, FDBA) und
- das *demineralisierte*, gefriergetrocknete Knochentransplantat (DFDBA).

Das **FDBA** ist ein mineralisiertes Knochentransplantat, das die Zellvitalität aufgrund des Verarbeitungsprozesses verloren hat. Es entfaltet seine Wirkung hauptsächlich durch *Osteokonduktion*. Wie klinische Studien zeigten, hat die Behandlung intraossärer Defekte mit einer Kombination aus FDBA und autogenen Knochentransplantaten zu besseren Ergebnissen geführt als eine alleinige Behandlung mit FDBA. Humane Biopsien enthüllten jedoch, dass die Behandlung von intraossären Defekten mit FDBA zu *keiner* parodontalen Regeneration führte.

Wie experimentelle Studien aus Tierversuchen belegten, erhöhte die Demineralisation des allogenen Knochentransplantats (**DFDBA**) das osteogene Potenzial, bedingt durch die Freisetzung sog. *„bone morphogenetic proteins"* (BMP, s. unten). In klinischen Studien konnte die Behandlung intraossärer Defekte mit Lappenoperation und DFDBA-Applikation zu einem signifikanten Gewinn an klinischem Attachment und zur knöchernen Defektauffüllung führen. Eine humanhistologische Studie lieferte den Beweis einer *vorhersehbaren parodontalen Regeneration* nach der Behandlung intraossärer Defekte mit DFDBA (Trombelli et al. 2002, Reynolds et al. 2003).

Xenogene Transplantate

Xenogene Transplantate aus bovinem Material (vom Rind) wurden vor einigen Jahren in die regenerative Parodontaltherapie eingeführt. Humanhistologische Studien konnten eine *parodontale Regeneration tiefer intraossärer Defekte* nachweisen. Wie kontrollierte klinische Studien dokumentierten, führt die Behandlung intraossärer Defekte zu vergleichbaren klinischen Ergebnissen wie die Behandlung mit DFDBA.

Vor einigen Jahrzehnten wurden in der regenerativen Parodontaltherapie auch Knochenersatzmaterialien aus Korallenmaterialien eingeführt. Je nach Art der Vorbehandlung wird die natürliche Koralle in ein resorbierbares poröses Hydroxylapatit oder in ein resorbierbares Calciumcarbonat umgewandelt. Kontrollierte klinische Studien ermittelten einerseits höhere Reduktionen an Sondierungstiefen und andererseits Gewinne an klinischem Attachment nach Implantation von Knochenersatzmaterialien auf Korallenbasis im Vergleich zur Lappenoperation allein. Histologische Studien konnten allerdings *keine* parodontale Regeneration nachweisen (Trombelli et al. 2002, Reynolds et al. 2003).

Alloplastische Materialien

Alloplastische Materialien sind synthetische, anorganische, biokompatible und/oder bioaktive Knochenersatzmaterialien, welche die Heilung von Knochendefekten durch Osteokonduktion beeinflussen sollen. In der regenerativen Parodontaltherapie werden folgende alloplastische Materialien am häufigsten angewendet:

- Hydroxylapatit
- Beta-Tricalciumphosphat
- Polymere und
- bioaktive Gläser.

Hydroxylapatit kann in nichtresorbierbarer oder resorbierbarer Form vorliegen. Histologische Studien an Tier und Mensch konnten nach Behandlung intraossärer Defekte nur eine begrenzte und unvorhersehbare Regeneration parodontaler Strukturen nachweisen. In kontrollierten klinischen Studien zeigten die aufgefüllten intraossären Defekte jedoch bessere Resultate als nichtaufgefüllte Defekte (Trombelli et al. 2002, Reynolds et al. 2003).

Beta-Tricalciumphosphat (β-TCP). Die Implantation bei intraossären Defekten belegte einen signifikanten Gewinn an Attachment und knöcherner Defektauffüllung. Wie histologische Studien dokumentierten, wird bei parodontalen Defekten das Material entweder sehr schnell resorbiert oder bindegewebig eingekapselt. Eine vorhersehbare Regeneration parodontaler Strukturen ließ sich *nicht nachweisen (Trombelli et al. 2002, Reynolds et al. 2003).*

Polymere. 2 Arten von Polymerwerkstoffen wurden bisher als Knochenersatzmaterialien zur Behandlung von parodontalen Defekten untersucht:

- nicht resorbierbares Calciumhydroxid, bedecktes Kopolymer aus Polymethylmethacrylat (PMMA) und Polyhydroxylethylmethacrylat (PHEMA), bekannt auch als HTR-Polymer (hard tissue replacement graft)
- resorbierbare Polylactidsäure (PLA).

Histologische Studien konnten *keine* parodontale Regeneration nach Implantation von HTR-Polymeren nachweisen. In kontrollierten klinischen Studien fanden sich *keine* signifikanten Attachmentgewinne und Reduktionen an Sondierungstiefen gegenüber der konventionellen Lappenoperation. Die Implantation von PLA-Partikeln bei intraossären Defekten führte sogar zu einem geringeren Attachmentgewinn sowie einer geringeren Reduktion der Taschentiefe (Trombelli et al. 2002, Reynolds et al. 2003).

Bioaktive Gläser sind resorbierbare Materialien, sie bestehen aus SiO_2, Na_2O und P_2O_5. Bei Kontakt zu Körperflüssigkeiten entwickelt sich auf den jeweiligen Oberflächen eine Doppelschicht aus Siliciumgel und Calciumphosphat. Vermutlich fördert diese Schicht Absorption und Konzentration von Proteinen und extrazellulärer Knochenmatrix und kann somit die Knochenneubildung beeinflussen.

Histologische Untersuchungen aus Tierversuchen zufolge besitzt das bioaktive Glas gute *osteokonduktive* Fähigkeiten, verhindert die Proliferation des Epithels und fördert die Neubildung von Wurzelzement und Periodontalligament. In humanhistologischen Studien führte die Implantation von bioaktivem Glas zu *keiner* vorhersehbaren Neubildung von Wurzelzement und Periodontalligament (Reynolds et al. 2003).

Gesteuerte Geweberegeneration (GTR)

MERKE

„Guided tissue regeneration" (GTR) beruht auf der Abgrenzung der langsam regenerierenden Zellen aus Periodontalligament und Alveolarknochen von den umgebenden, erheblich schneller regenerierenden Epithelzellen.

Durch eine mechanische Barriere wird dem parodontalen Faserapparat und dem Alveolarknochen die Möglichkeit zur Regeneration gegeben (Karring et al. 1993).

Ein Nachteil der **nichtresorbierbaren ePTFE-Membran** (Folie aus expandiertem Polytetrafluorethylen) ergibt sich aus der *Notwendigkeit eines 2. chirurgischen Eingriffs* zur Membranentfernung. Deshalb wurden bioresorbierbare Membranwerkstoffe entwickelt, die vergleichbare Barriereeigenschaften aufweisen. Wie tierexperimentelle und klinische Studien belegen, lassen sich mit resorbierbaren Membranen ähnliche Gewinne an neuem bindegewebigem Attachment und neuem Knochen erzielen wie mit den nichtresorbierbaren ePTFE-Membranen.

Die **resorbierbaren Membranen** werden aus natürlichen oder synthetischen Biomaterialien hergestellt:

- Als **natürliches Biomaterial** wird tierisches (Rind oder Schwein) oder menschliches Kollagen (Dura mater) vom Typ I und III verwendet. Die Resorption des Kollagens erfolgt mittels Kollagenasen, Gelatinasen und Proteinasen. Die Resorptionszeit beträgt ca. 4 Wochen bis 6 Monate.
- Die aus **synthetischen Materialien** hergestellten Membranen bestehen aus 1 oder 2 Polymeren, evtl. kombiniert mit Weichmachern (Citronensäureester). Die Resorption erfolgt durch Hydrolyse der Esterbindungen unter Bildung von Glykol und Milchsäure, die im Citronensäurezyklus zu CO_2 und H_2O abgebaut werden. Die Resorptionszeit der synthetischen Membranen beträgt 3–6 Monate.

Histologischen Studien am Menschen zufolge führt die Behandlung intraossärer Defekte mit resorbierbaren Membranen vorhersehbar zu einer parodontalen Regeneration und einer Verbesserung der klinischen Ergebnisse (Needleman et al. 2002; Abb. 8.**29a–d**, Abb. 8.**30a, b**).

Bei der Behandlung von Furkationsdefekten zeigte die GTR-Therapie kontroverse Ergebnisse (Jepsen et al. 2002). Als Hauptindikation gelten Furkationsdefekte II. Grades im Unterkiefer. Generell scheint eine komplette

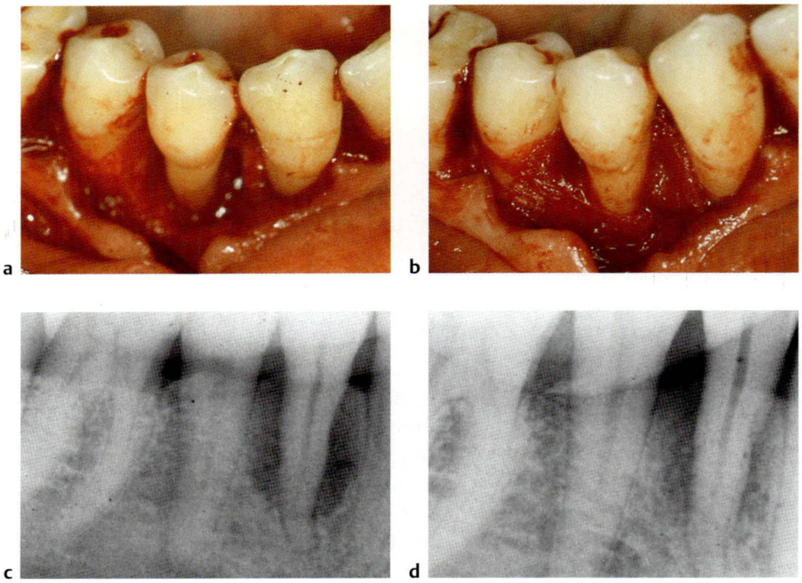

Abb. 8.**29a–d** GTR-Therapie bei tiefem intraossärem Defekt.
a Zustand nach Entfernung des Granulationsgewebes und Scaling und Wurzelglättung, Einleitung der GTR.
b Eine bioresorbierbare GTR-Membran wird über Defekt und umliegenden Knochen adaptiert und mit bioresorbierbaren Nähten fixiert.
c Das präoperative Röntgenbild verdeutlicht das Ausmaß des Knochendefekts.
d 1 Jahr nach Therapie ist eine radiologische Knochenneubildung erkennbar.

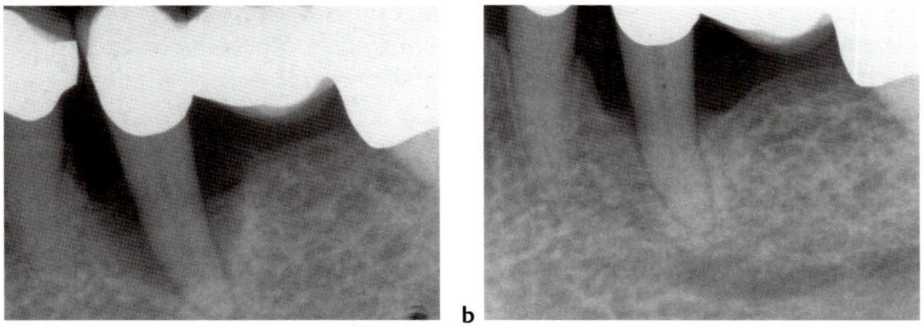

Abb. 8.**30a, b** GTR-Therapie bei tiefem intraossärem Defekt.
a Präoperatives Röntgenbild.
b Radiologisch erkennbare Knochenneubildung 1 Jahr nach GTR-Therapie mit einer bioresorbierbaren Membran.

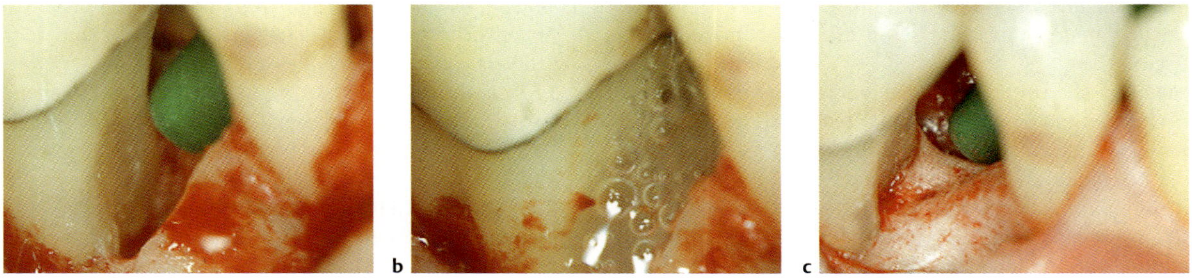

Abb. 8.**31 a–c** Knöcherne Regeneration nach Defektfüllung mit SMP.
a Intraoperative Situation nach Scaling, Wurzelglättung und Entfernung von Granulationsgewebe. Ein tiefer intraossärer Defekt ist erkennbar.
b Der Defekt wurde mit einem Derivat aus Schmelzmatrixprotein aufgefüllt.
c Die chirurgische Wiedereröffnung 1 Jahr nach der Therapie zeigte eine deutliche Defektauffüllung.

Schließung der Grad-II-Furkationen aber nicht vorhersehbar zu sein.

Konditionierung der Wurzeloberfläche

Lange wurde angenommen, dass die Demineralisation der Wurzeloberfläche zu einer Exponierung von Kollagenfasern aus den Dentinkanälchen und zu einer vermehrten Migration und Anhaftung von Ligamentfibroblasten auf der Wurzeloberfläche führen kann. Kontrollierte klinische Studien vermochten allerdings keine Unterschiede in den klinischen Ergebnissen nach chirurgischer oder nichtchirurgischer Parodontitistherapie, mit und ohne Wurzeloberflächen-Konditionierung, nachzuweisen.

Wachstumsfaktoren

MERKE

Wachstumsfaktoren sind Polypeptide, die eine große Vielfalt von zellulären Abläufen wie Proliferation, Chemotaxis, Differenzierung und Produktion von Extrazellulärmatrixproteinen steuern.

Es wird diskutiert, dass durch künstlich zugeführte **Blutplättchenwachstumsfaktoren** (platelet-derived growth factors, PDGF) und „**insulin-like growth factors**" (IGF) über die Proliferation und Migration von Zellen des Periodontalligaments und die Differenzierung der Osteoblasten und Zementoblasten sich die parodontale Regeneration unterstützen lässt. Kontrollierte Studien sind jedoch notwendig, um die Anwendbarkeit dieser Wachstumsfaktoren in der regenerativen Parodontitistherapie klinisch zu begründen.

Die „**bone morphogenetic proteins**" (BMP) sind körpereigene osteoinduktive Faktoren, welche die Differenzierung von mesenchymalen Zellen in Knochen produzierende Zellen stimulieren können. In verschiedenen histologischen Studien am Tiermodell gelang der Nachweis einer parodontalen Regeneration nach Behandlung von Furkationsdefekten mit BMP. Zusätzliche humanhistologische und kontrollierte klinische Studien sind erforderlich, um die Rolle der BMP in der parodontalen Regeneration beurteilen zu können.

Schmelzmatrixproteine

Basierend auf der Annahme, dass die in der Schmelzmatrix enthaltenen Proteine (hauptsächlich die Amelogenine) die Zementogenese entscheidend beeinflussen, wurden die Schmelzmatrixproteine (SMP) als neue Wirkstoffe in die regenerative Parodontitistherapie eingeführt. Vermutlich fördern die SMP nicht nur die Zementogenese, sondern verhindern auch die Proliferation von Epithelzellen und regen die Freisetzung von Wachstumsfaktoren aus Fibroblasten des Periodontalligaments an. Wie histologische Studien belegten, fördert die Behandlung mit SMP vorhersehbar die parodontale Regeneration.

Die Behandlung intraossärer Defekte mit Lappenoperation und Applikation von SMP (Abb. 8.**31 a–c**; Abb. 8.**32 a, b**) führt klinisch zu höheren Gewinnen an klinischem Attachment als die Lappenoperation allein. Vergleichende Studien berichteten über ähnliche Ergebnisse nach Behandlung intraossärer Defekte mit SMP oder GTR,

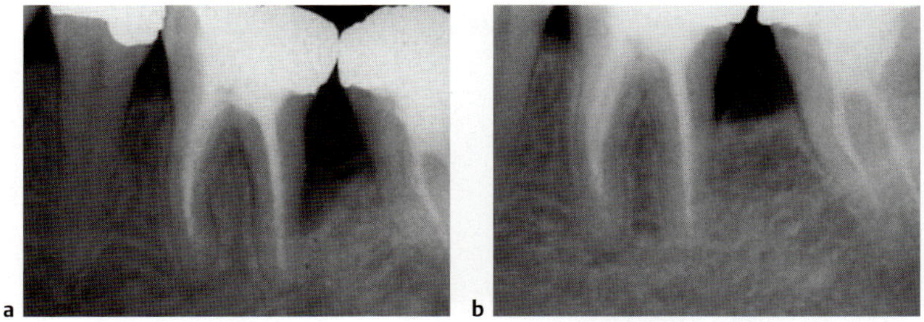

Abb. 8.**32a**, **b** Regenerative Therapie eines tiefen intraossären Knochendefekts mit einem Schmelzmatrixprotein-Derivat.
a Präoperatives Röntgenbild.
b Komplette Auffüllung des Knochendefekts 1 Jahr nach Therapie.

wobei die Art der GTR-Barriere (nichtresorbierbar oder resorbierbar) *keine* Rolle spielte.

Schlussfolgerungen

Humanhistologische Studien belegen, dass die chirurgische Parodontitistherapie unter Verwendung von autogenem Knochen, demineralisiertem, gefriergetrocknetem Knochen, xenogenen Knochenersatzmaterialien, bestimmten Wachstumsfaktoren, gesteuerter Geweberegeneration und Schmelzmatrixproteinen zu einer parodontalen Regeneration führen kann. Ob verschiedene Kombinationen dieser Materialien die histologischen und klinischen Ergebnisse zusätzlich verbessern können, ist bisher nicht geklärt. Humanhistologische Beweise für eine vorhersagbare parodontale Regeneration nach Einsatz von alloplastischen (synthetischen) Knochenersatzmaterialien gibt es zurzeit nicht.

Mukogingivale, plastische Parodontalchirurgie

Søren Jepsen, Bernd Heinz

MERKE

Die mukogingivale Chirurgie umfasst alle plastisch-chirurgischen Eingriffe zur Korrektur von Defekten der Form, Position und/oder Menge der den Zahn umgebenden Weichgewebe (Gingiva und Alveolarmukosa):

- gingivale Augmentation zur Verbreiterung der befestigten Gingiva
- Rezessionsdeckung freiliegender Wurzeloberflächen
- Korrektur einstrahlender Bändchen
- chirurgische Kronenverlängerung
- Augmentation des zahnlosen Kieferkamms.

Augmentation der Gingiva mit freiem Schleimhauttransplantat

Die Breite der Gingiva weist intra- und interindividuell große Unterschiede auf. Bei optimaler Mundhygiene kann auch eine schmale Gingiva entzündungsfrei und stabil erhalten werden.

Ziel ist die Verbreiterung der Zone des keratinisierten Gewebes, um das Risiko ausgedehnter Rezessionen oder Entzündungen zu vermeiden.

Indikationen:

- fehlende oder sehr dünne keratinisierte Gingiva vor Beginn einer kieferorthopädischen Therapie, z. B. bei fazialer Bewegung von Unterkiefer-Frontzähnen
- fehlende keratinisierte Gingiva mit beginnender Rezessionsbildung nach rezidivierendem Putztrauma (Abb. 8.**33a**) oder an überkronten Zähnen (marginaler oder subgingivaler Kronenrand)
- marginal ansetzende Bänder mit umgebender Entzündung
- mukosale Augmentation um freiliegende Implantatabschnitte.

Vorgehen:

1. **Vorbereitung des Empfängerbetts für das Transplantat.** Die mukogingivale Grenze wird durch Zug an Wange oder Lippe dargestellt. Es erfolgt eine supraperiostale Inzision entlang dieser Grenze, die bis ca. 1 Zahnbreite mesial und distal des Gingivadefekts reicht. Anschließend erfolgt die Präparation eines Mukosalappens (*cave:* N. mentalis!), die Entfernung eventueller Muskelansätze und eine apikale Nahtfixierung der Mukosa mit resorbierbaren Nähten (Abb. 8.**33b**).
2. **Transplantatentnahme am Gaumen.** Eine Folie wird als Schablone für das Transplantat zugeschnitten. Die vertikale Ausdehnung der Schablone sollte von der Schmelz-Zement-Grenze bis 2 mm über die Mukogingivalgrenze reichen. Die Entnahme des ca. 1 mm dicken Transplantats erfolgt im Prämolaren-Molaren-Bereich (distal der Rugae), 2 mm vom Gingivarand entfernt. Die Entnahmestelle wird durch eine Verbandfolie und partielle Verbandplatte oder durch einen Zahnfleischverband versorgt. Fettgewebe auf der Transplantatunterseite wird mit einer Schere oder einem Skalpell entfernt.

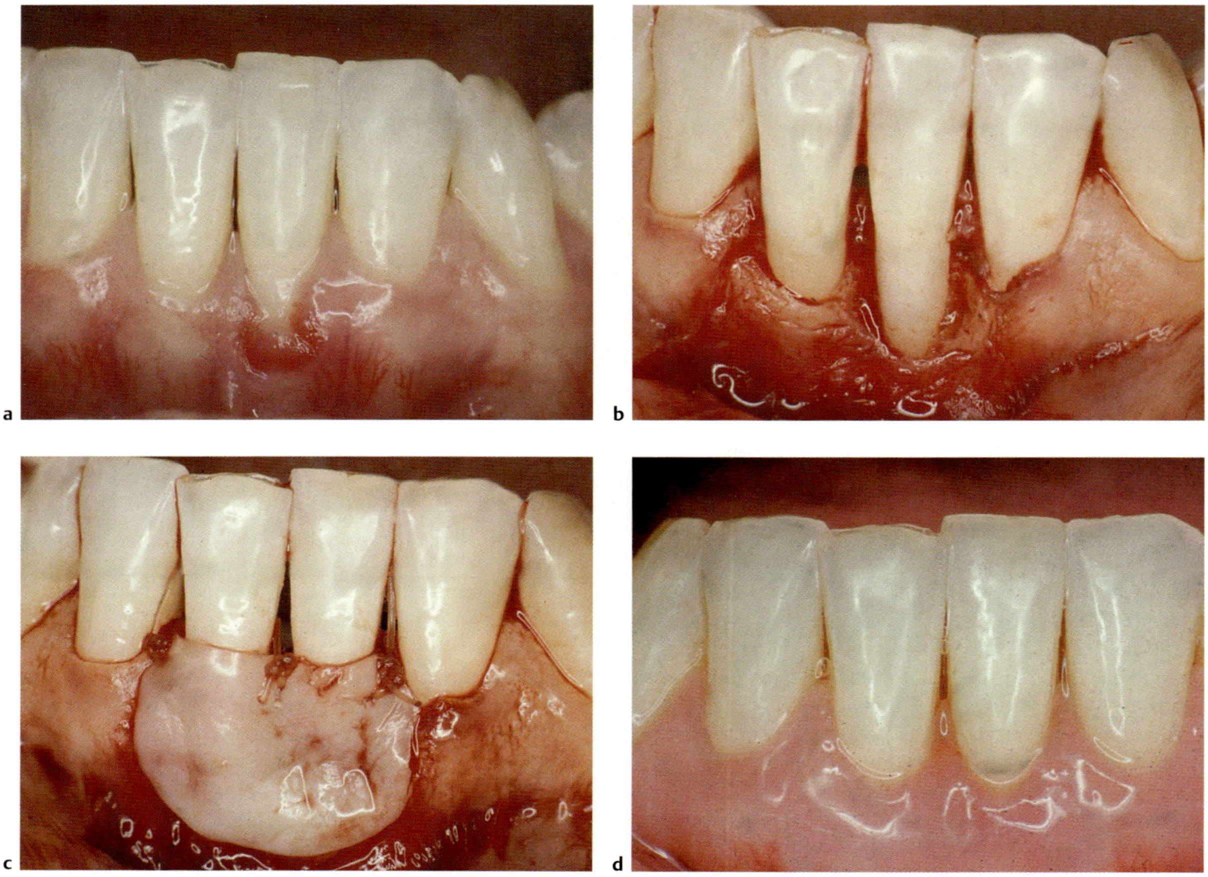

Abb. 8.**33a–d** Gingivaaugmentation an Zahn 31 mit freiem Schleimhauttransplantat.
a Fehlende keratinisierte Gingiva mit beginnender Rezessionsbildung bei rezidivierendem Putztrauma.
b Bildung eines Mukosalappens.
c Nahtfixierung des freien Schleimhauttransplantats.
d Langfristig stabile Verbreiterung der keratinisierten Gingiva.

3. **Anpassen und Fixierung des Transplantats.** Die Naht wird an der koronalen Transplantatseite mit Knopfnähten fixiert. Vertikale Umschlingungsnähte durch das Periost apikal vom Transplantat sichern die feste Adaptation auf dem Empfängerbett (Abb. 8.**33c**).
4. **Wundversorgung und Nachsorge.** Nach 1- bis 2-minütiger Kompression mit einem feuchten Gazetupfer ist ein Parodontalverband in der Regel nicht indiziert. Die postoperative Infektionsprophylaxe erfolgt mit Chlorhexidinspülungen. Im OP-Bereich ist 2–3 Wochen Zähnebürsten nicht erlaubt. Nach 1 Woche können die Nähte und Verbände entfernt werden.

Komplikationen. Es besteht die Möglichkeit einer Nachblutung am Gaumen. In seltenen Fällen kann es zur Nekrose des Transplantats kommen.

Vor- und Nachteile. Die gingivale Augmentation mit freiem Schleimhauttransplantat führt zu einer langfristig stabilen Verbreiterung der keratinisierten Gingiva (Abb. 8.**33d**). Es können mehrere Zähne gleichzeitig behandelt werden, allerdings ist nicht vorhersagbar, ob auch eine gleichzeitige Rezessionsdeckung möglich ist. Nachteilig ist die Tatsache, dass 2 operierte Bereiche (Entnahme- und Empfängerbereich) vorliegen mit einer offenen Wundheilung an der Entnahmestelle. Weiterhin ist das kosmetische Ergebnis der Farbanpassung nicht immer befriedigend.

Langzeitergebnisse. Die Augmentation der keratinisierten Gingiva mit einem freien Schleimhauttransplantat führt zu zuverlässigen Langzeitresultaten.

Rezessionsdeckung freiliegender Wurzeloberflächen

Zur Deckung freiliegender Wurzeloberflächen sind eine Reihe von Verfahren entwickelt worden. Das freie Bindegewebetransplantat ist neben dem koronalen Verschiebelappen die Methode der Wahl. Eine traumatische Zahnputztechnik sollte vor der Therapie abgestellt werden.

Ziele. Die Deckung der Rezession erfolgt (bei Rezessionen der Klasse I und II nach Miller) bis zur Schmelz-Zement-Grenze. Wünschenswert ist eine gute Farbanpassung an die ortsständige Gingiva.

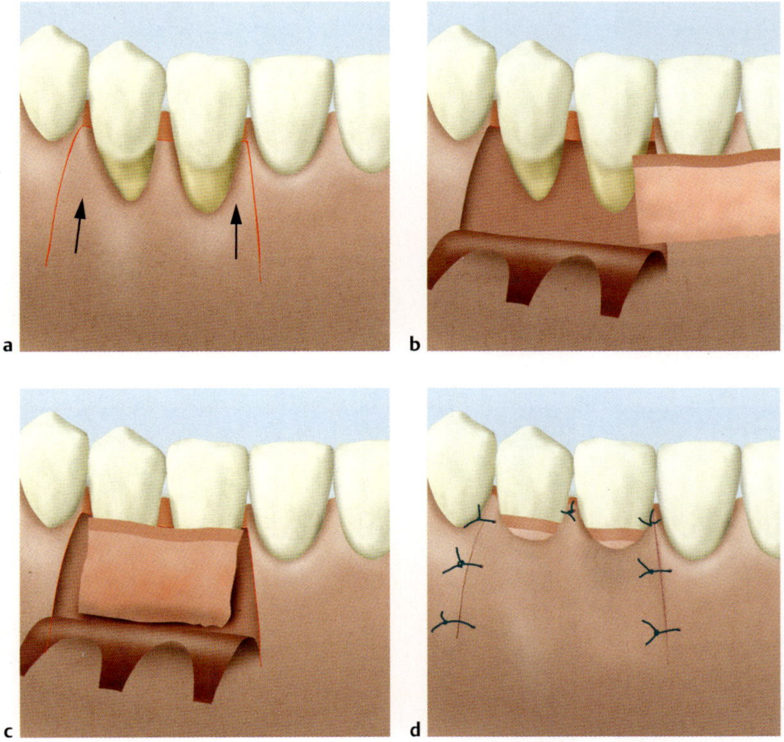

Abb. 8.**34a–d** Rezessionsdeckung mit freiem Bindegewebetransplantat (Technik nach Langer und Langer).
a Präparation eines koronal zu verschiebenden Mukosalappens.
b Anpassung des Bindegewebetransplantats.
c Bindegewebetransplantat in situ mit anschließender Nahtfixierung.
d Nahtfixierung des koronal verschobenen Mukosalappens.

Indikationen:
- erhöhte Zahnhalssensibilität
- funktionelle und kosmetische Beeinträchtigung
- klinisch entzündungsfreie Gingiva mit Sondierungstiefen <2 mm.

Ablauf. Nach der Nivellierung von Keildefekten erfolgt das Scaling und die Glättung der klinisch freiliegenden Wurzeloberfläche.

Rezessionsdeckung mit einem Bindegewebetransplantat

Die Lappenbildung (Spaltlappen) kann in 3 Varianten erfolgen:
- Koronal verschobener Mukosalappen (nach Langer und Langer) (Abb. 8.**34a–d**, 8.**35a–d**).
- Lateral verschobener doppelter Spaltlappen (nach Harris): Diese Technik ermöglicht insbesondere bei langen Rezessionen eine sehr gute Bedeckung des Transplantats.
- Envelope-Technik (nach Raetzke): Dies ist eine einfache, Zeit sparende Technik, mit der sich kleinere Rezessionen komplett bedecken lassen.

Vorgehen:
1. **Transplantatentnahme am Gaumen** (Abb. 8.**36a, b**): Entnahme mit der an der Empfängerstelle ermittelten Dimension mit oder ohne Epithelleiste im Bereich vom 1. Prämolaren bis zum 1. Molaren. Anschließend wird die Entnahmestelle mit Einzelknopf- oder gekreuzten Umschlingungsnähten versorgt. Eine Verbandplatte ist in der Regel nicht erforderlich, die Nahtentfernung kann nach 8–10 Tagen erfolgen.
2. **Anpassung und Fixierung des Transplantats:** Das Transplantat wird so zugeschnitten, dass es allseits um ca. 3–5 mm über die Rezession hinausreicht. Die Transplantatdicke sollte 1–2 mm betragen. Nach der Entfernung von Drüsen- und Fettgewebe erfolgt die Platzierung der koronalen Kante an der Schmelz-Zement-Grenze und die Fixierung durch eine Umschlingungsnaht. Anschließend wird der Spaltlappen per Naht fixiert.
3. **Wundversorgung und Nachsorge.** Ein Wundverband ist in der Regel nicht notwendig. Die postoperative Infektionsprophylaxe erfolgt mit Chlorhexidinspülungen. Im OP-Bereich darf für 2–3 Wochen kein Zähnebürsten erfolgen. Nach 1 Woche können die Nähte entfernt werden.

Vor- und Nachteile. Die Rezessionsdeckung mit einem Bindegewebetransplantat ermöglicht eine langfristig vorhersagbare Deckung der Rezession und führt zu einer Breiten- und Dickenaugmentation der keratinisierten Gingiva. Meist ist auch eine gute farbliche Anpassung möglich. Am Gaumen erfolgt eine weitgehend primäre Wundheilung.
Nachteilig ist das Vorhandensein von 2 Operationsbereichen und ein mitunter limitiertes Angebot an Transplantatgewebe. Gelegentlich zeigt sich ein wulstiges Erschei-

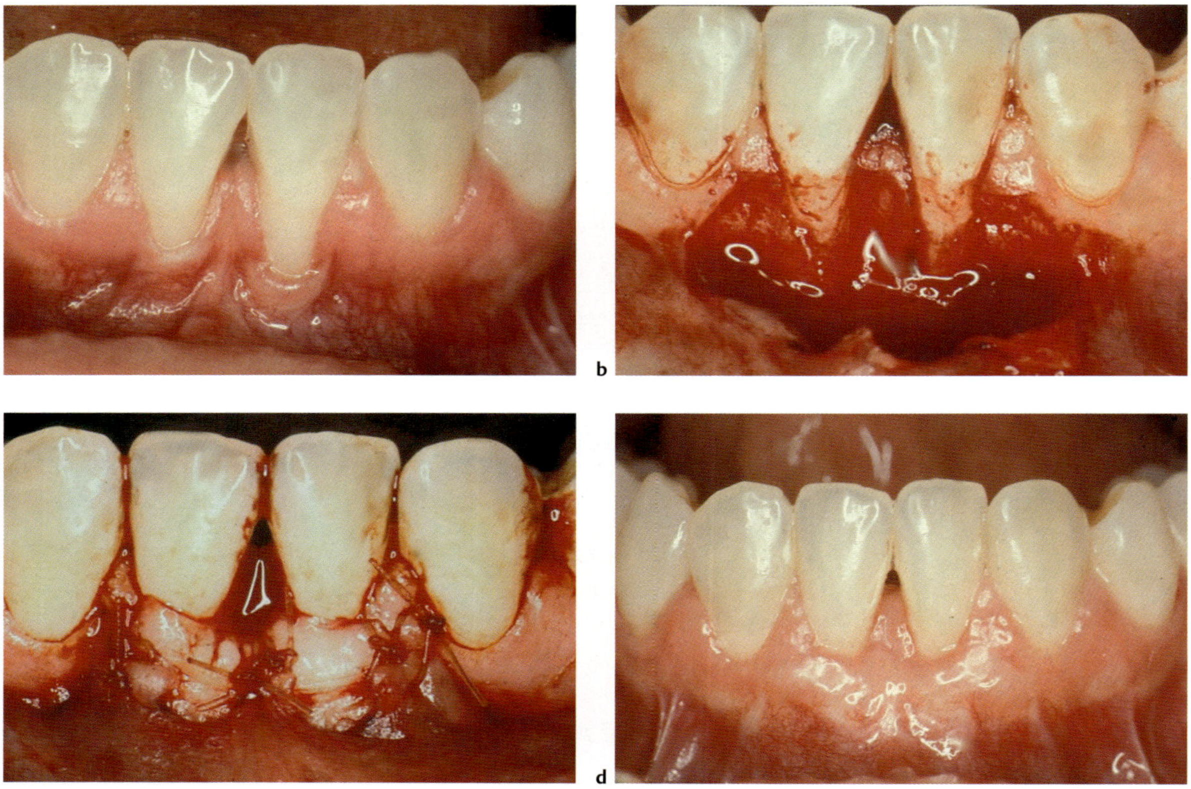

Abb. 8.**35a–d** Rezessionsdeckung an den Zähnen 31 und 41 mit einem Bindegewebetransplantat.
a Ausgangssituation mit Rezessionen der Miller-Klasse I und minimaler keratinisierter Gingiva.
b Bildung eines Mukosalappens.
c Situation nach Nahtfixierung von Transplantat und koronal verschobenem Mukosalappen.
d Langfristig vorhersagbare Deckung der Rezessionen und gleichzeitige Verbreiterung der keratinisierten Gingiva.

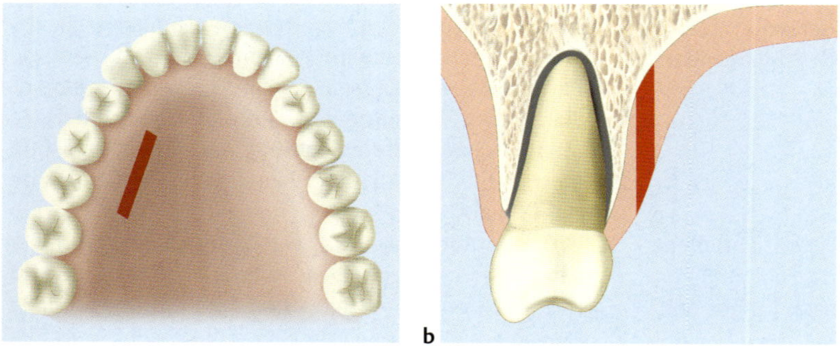

Abb. 8.**36a, b** Entnahmetechnik für ein Bindegewebetransplantat.
a Entnahmeregion palatinal der Oberkiefer-Prämolaren.
b Entnahmevariante mit paralleler Schnittführung.

nungsbild nach Transplantateinheilung. In diesen Fällen ist eine Gingivoplastik erforderlich.
Komplikationen. Eine Nekrose des Transplantats ist möglich.
Langzeitergebnisse. Langfristig ermöglicht die Technik eine Deckung der Rezessionen mit einer Erfolgsrate zwischen 70 und 90%.

Rezessionsdeckung mit einem koronalen Verschiebelappen

Zunächst wird ein Mukoperiostlappen (Abb. 8.**37a, b**) mit 3–5 mm Abstand der Vertikalinzisionen von der Rezession gebildet. Dann erfolgt die Entepithelisierung der angrenzenden Gingiva zur Aufnahme des koronal zu verschiebenden Lappens sowie die Mobilisation zur Erleichterung des späteren Nahtverschlusses. Weitergehende Verfahren befinden sich in der klinischen Prüfung. Dazu gehören:

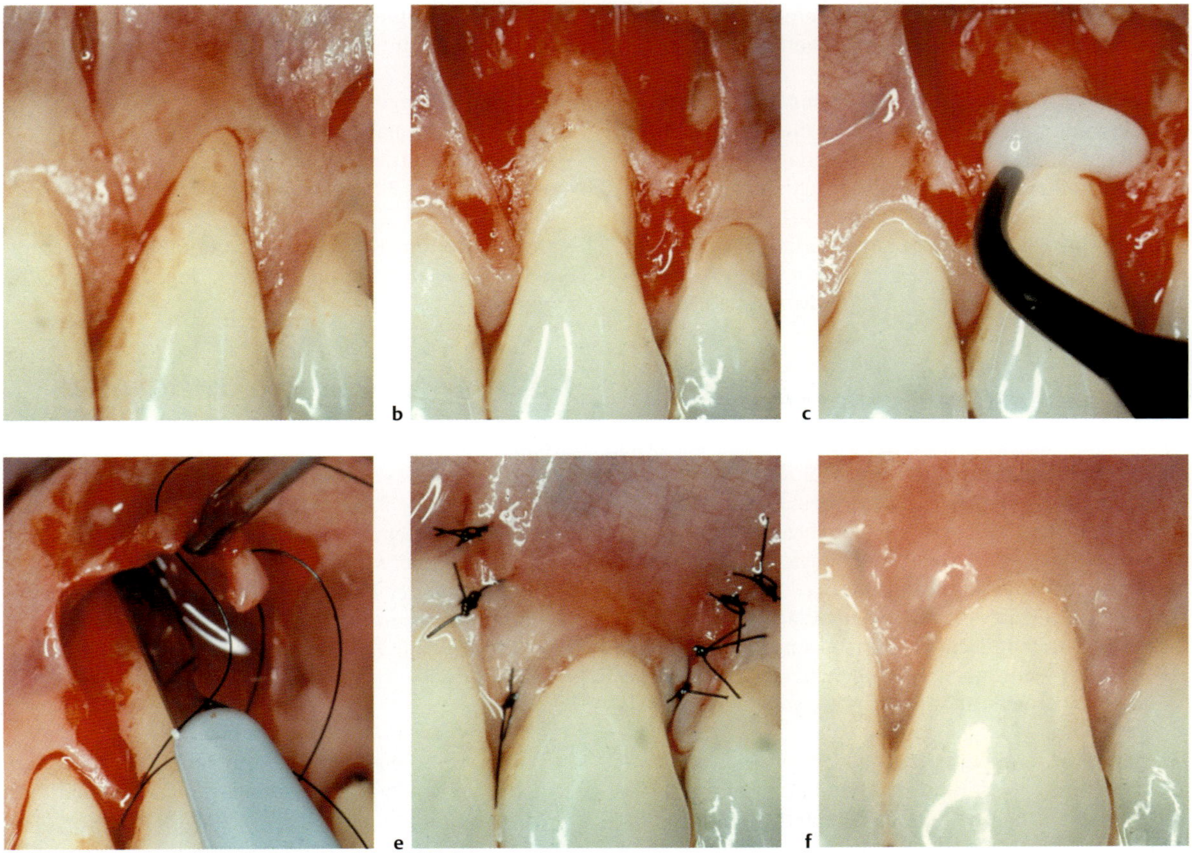

Abb. 8.**37a–f** Rezessionsdeckung mit koronalem Verschiebelappen.
a Vertikalinzisionen.
b Bildung eines Mukoperiostlappens.
c Wurzelkonditionierung mit Schmelzmatrixprotein.
d Periostschlitzung.
e Nahtfixierung des koronal verschobenen Mukoperiostlappens.
f Vollständig gedeckte Rezession.

- **Membrantherapie** (nach Jepsen und Jepsen): Zuschneiden und Adaptation einer nichtresorbierbaren Membran über der Rezession mit einer Auflage von ca. 3 mm auf dem umgebenden Knochen.
- **Konditionierung mit Schmelzmatrixproteinen:**
  - Zunächst erfolgt die Applikation von EDTA-Gel für 2 min zur Entfernung der Schmierschicht auf der Wurzeloberfläche, dann wird mit physiologischer Kochsalzlösung gespült.
  - Danach wird ein Schmelzmatrixprotein-Präparat auf die Wurzeloberfläche appliziert (Abb. 8.**37c**) und eine Periostschlitzung zur koronalen Verschiebung des Mukoperiostlappens vorgenommen (Abb. 8.**37d**).
  - Anschließend erfolgt die Nahtfixierung mit Umschlingungsnaht sowie mit Einzelknopfnähten im Bereich der Vertikalinzisionen (Abb. 8.**37e**).

Nachsorge. Zur postoperativen Infektionsprophylaxe dienen Chlorhexidinspülungen. Im OP-Bereich sollte für 6 (Membran) bzw. 3 Wochen (Konditionierung) kein Zähnebürsten erfolgen. Nach 2 Wochen können die Nähte entfernt werden.

Vor- und Nachteile. Die Technik ermöglicht eine langfristige Deckung der Rezession und eine gute Anpassung an die ortsständige Gingiva in Farbe und Form (Abb. 8.**37f**). Es wird nur in *einem* Operationsbereich gearbeitet. Im Vergleich zum Bindegewebetransplantat ergibt sich eine geringere Augmentation der Gingiva in Breite und Dicke. Bei nichtresorbierbaren Membranen ist eine Zweitoperation erforderlich.

Komplikationen. Bei Membranexposition sind ungünstige Operationsergebnisse möglich.

Langzeitergebnisse. Die Technik ermöglicht eine langfristige Deckung der Rezessionen mit einer Erfolgsrate zwischen 70 und 85%.

Korrektur einstrahlender Bänder

Ziele. Einstrahlende Lippen- und Wangenbänder werden verlagert oder beseitigt zur Rezessionsprophylaxe, um Plaqueretention zu vermeiden und einen spontanen oder kieferorthopädischen Lückenschlusses zu ermöglichen.

Indikationen. Bänder, die Bereiche parodontaler Taschen oder Rezessionen erreichen, erschwerte Mundhygiene und ein Diastema mediale.

Behandlungsformen. Neben der reinen Durchtrennung eines Frenulums (*Frenotomie*) gibt es die Möglichkeit, ein Bändchen durch Loslösung und Verlagerung (V-Y-Verschiebung oder Z-Plastik) zu entfernen (*Frenektomie*). Es ist kein Parodontalverband erforderlich. Die postoperative Infektionsprophylaxe erfolgt mit Chlorhexidinspülungen.

Komplikationen. In der Regel ist diese Technik komplikationsarm, weil ein rascher Wundverschluss erreicht wird.

Chirurgische Kronenverlängerung

Ziel. Die chirurgische Kronenverlängerung hat zum Ziel, eine ausreichende Retentionsfläche für Restaurationen zu gewinnen und subgingivale Karies freizulegen. Weiterhin führt sie zu einer Verbesserung der Hygienefähigkeit.

Indikationen. Die Methode ist zumeist bei parodontal gesunden Patienten indiziert.

- *Funktionell* erforderliche Kronenverlängerungen erfolgen bei umfangreichem Hartsubstanzverlust infolge von Karies, Abrasionen, bei subgingivaler Wurzelkaries und bei zu erneuernden Kronen mit subgingivalen Kronenrändern.
- *Kosmetische* Kronenverlängerungen sind mitunter bei physiognomisch störendem asymmetrischem Gingivaverlauf, bei subgingivaler Schmelz-Zement-Grenze und bei störender Gingivadominanz beim Lächeln (gummy smile) indiziert.

Risiken. Die Funktion des Zahns kann durch Attachmentverlust nach Ostektomie infrage gestellt werden. Es kann zur Freilegung einer Furkation, zur Offenlegung von Interdentalräumen und zu Papillenverlusten kommen.

Behandlungsablauf. Die erforderliche Ostektomie zur Sicherstellung der biologischen Breite ist nur durch eine Lappenoperation (nicht durch eine einfache Gingivektomie) möglich. Folgende Lappentypen kommen infrage:

- reponierte Mukoperiostlappen
- apikal verschobene Mukoperiostlappen
- apikal verschobene Spaltlappen.

Komplikationen. Bei richtiger Indikationsstellung sind keine Komplikationen zu erwarten.

Augmentation des zahnlosen Kieferkamms

Ziel ist ein vertikaler und horizontaler Aufbau des Kieferkamms vor der prothetischen Versorgung.

Indikationen. Korrektur von partiellen oder auch ausgedehnteren Kammdefekten vor geplantem Zahnersatz (Brücke, Implantat).

Mögliche Therapiemethoden:

- Membranverfahren (mit oder ohne Knochenaugmentation)
- gestieltes Bindegewebetransplantat
- gestielter palatinaler Spaltlappen
- freies Knochentransplantat
- subepitheliales Bindegewebetransplantat.

Komplikationen. Es kann zu Entzündungen bei Membranfreilegungen und zur Nekrose von Transplantaten kommen.

Adjuvante Pharmakotherapie

Gregor Petersilka

Primäres Ziel der Parodontitistherapie ist die Reduktion der Anzahl pathogener Mikroorganismen am Parodontium. Bei der überwiegenden Mehrzahl leicht bis mittelschwer erkrankter Patienten kann durch Kürettage der Parodontitistaschen und ggf. zusätzliche parodontalchirurgische Eingriffe Zahnverlust vermieden werden.

MERKE

Bei schweren Parodontitisfällen kann eine adjuvante, d. h. zusätzlich zur mechanischen antiinfektiösen Therapie durchgeführte, medikamentöse Therapie das Ergebnis relevant verbessern.

Die Möglichkeiten der Pharmakotherapie lassen sich unterteilen in:

- adjuvante systemische Antibiotikatherapie
- lokale antimikrobielle Therapie und
- medikamentöse Modulation des patienteneigenen Immunsystems.

Adjuvante systemische Antibiotikatherapie

Antibiotika haben eine selektive, d. h. auf einzelne Bakterienspezies begrenzte bakterizide oder bakteriostatische Wirkung (Abb. 8.**38**). Ziel der Antibiotikatherapie ist die Reduktion der Keimflora über das Maß dessen hinaus, was durch mechanische Therapie erreicht werden kann.

Eine alleinige Anwendung von Antibiotika ohne begleitende Kürettage ist jedoch nur von geringer Wirkung, da Mikroorganismen in der Biofilmphase eine deutlich höhere Antibiotikaresistenz aufweisen (Abb. 8.**39**).

Die Antibiotikatherapie muss zeitnah zur mechanischen Therapie erfolgen, in der Regel unmittelbar nach Abschluss der Kürettage in der Initialtherapie.

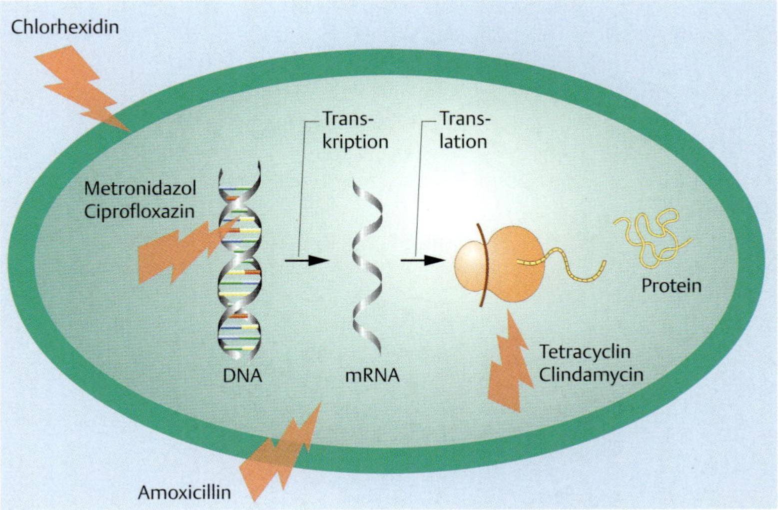

Abb. 8.**38** Wirkmechanismen verschiedener oraler Antiseptika und Antibiotika. Das Antiseptikum Chlorhexidin und das Antibiotikum Amoxicillin wirken bakterizid durch Zerstörung der Zellmembran. Metronidazol und Ciprofloxacin wirken bakterizid durch Interaktion mit der bakteriellen DNA. Tetracyclin, Doxycyclin und Clindamycin wirken bakteriostatisch durch Hemmung der bakteriellen Proteinsynthese.

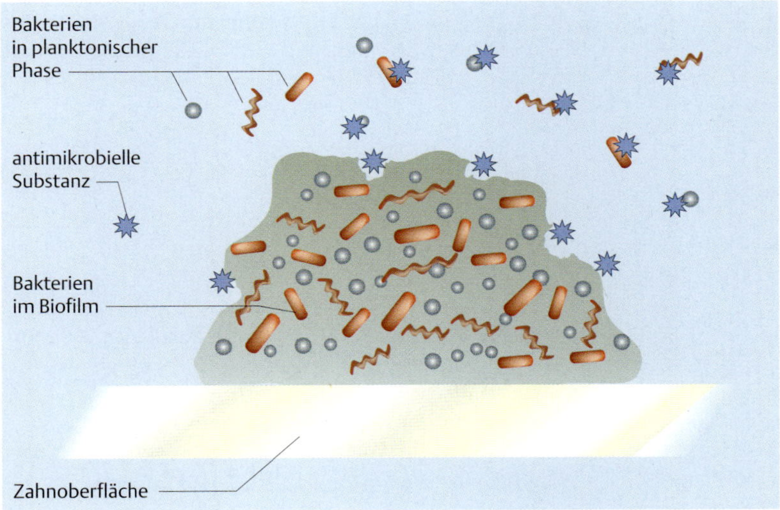

Abb. 8.**39** Zahnoberflächen in der Mundhöhle werden von Bakterien im Biofilmprinzip besiedelt. Das bedeutet, dass die Mikroorganismen in eine schützende Schicht aus Glykoproteinen und Polysacchariden eingebettet sind. Dadurch besteht ein Schutz vor antibakteriellen Substanzen. Wird der Biofilm zerstört oder sind Bakterien in der mobilen planktonischen Phase ohne den Schutz der Proteine und Saccharide, können antibakterielle Substanzen wesentlich besser wirken.

Indikationen

Jede Antibiotikatherapie birgt die Gefahr vielfacher Nebenwirkungen, Wechselwirkungen mit anderen Medikamenten (Tabelle 8.**6**) sowie das Risiko der Entstehung von antibiotikaresistenten Bakterien mit schwer wiegenden Folgen für die Allgemeingesundheit.

Der Einsatz **systemischer Antibiotika** ist streng auf die folgenden Erkrankungsformen begrenzt:

- aggressive Parodontitis
- generalisierte, schwere chronische Parodontitis
- Parodontitiden, die trotz vorausgegangener Therapie weiter stark voranschreiten.

Darüber hinaus gibt es seltene Indikationen wie z. B. Parodontalabszesse mit Logenbeteiligung, nekrotisierende Parodontalerkrankungen mit fiebriger Begleiterkrankung oder schwere Parodontitis bei starker Beeinträchtigung des Immunsystems (z. B. bei AIDS-Erkrankung).

Kontraindikationen

Vgl. Tabelle 8.**6**.

Mikrobiologische Diagnostik

Das Muster der subgingivalen Besiedlung mit verschiedenen pathogenen Keimen variiert von Patient zu Patient erheblich. Um eine optimale Wirkung des Antibiotikums auf die individuelle Keimflora zu erzielen, muss daher vor Therapiebeginn eine **Keimbestimmung in der subgingivalen Plaque** durchgeführt werden, mit dem Ziel, für Parodontitis relevante pathogene Bakterien, sog. **Leitkeime**, zu identifizieren.

Würde ein Antibiotikum ungezielt verabreicht werden, d. h. ist der Wirkstoff oder eine Wirkstoffkombination nicht auf die vorliegende Infektion des Patienten abgestimmt, so tritt in über 50% der Anwendungen keine optimale Wirkung ein. Zum Bakteriennachweis eignen

Tabelle 8.**6** Zusammenstellung häufig in der zahnärztlichen Praxis angewandter Antibiotika

Antibiotikum	Strukturformel	Wirkmechanismus	Erfasstes Bakterienspektrum	Häufigste Gegenanzeigen und Anwendungsbeschränkungen	Häufigste Nebenwirkungen	Häufigste Wechselwirkungen
Amoxicillin	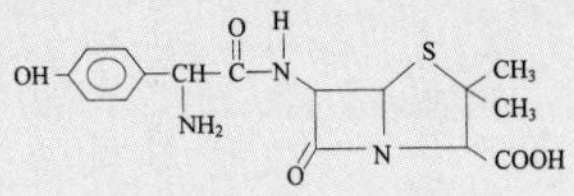	bakterizid	grampositiv	Penicillinallergie, lymphatische Leukämie, Therapie von Begleitinfektionen viraler Erkrankungen	Exantheme, transiente Geschmacksbeinträchtigung, Übelkeit, Erbrechen, Durchfall	• Wirkung oraler Antikoagulanzien verstärkt • Wirkung oraler Kontrazeption vermindert
Metronidazol	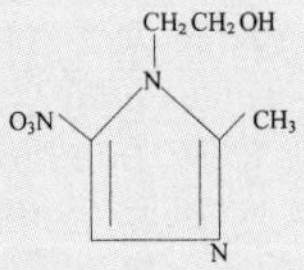	bakterizid	gramnegativ	Erkrankungen des peripheren und zentralen Nervensystems	Juckreiz, zentralnervöse Störungen wie Kopfschmerz, Schwindel, periphere Neuropathien wie Parästhesien, Geschmacksbeeinträchtigung, Übelkeit, Candida-Infektion im Genitalbereich	• Alkoholunverträglichkeit • Wirkung oraler Antikoagulanzien (Vitamin-K-Antagonisten) verstärkt
Ciprofloxacin	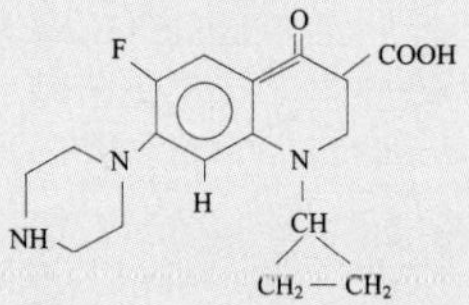	bakterizid	gramnegativ grampositiv	Anfallsleiden Kinder, Jugendliche	Photosensibilisierung, Schwindel, Kopfschmerz, Übelkeit, Erbrechen, allergische Hauterscheinungen, Candida-Infektion im Genitalbereich	• Wirkung oraler Antikoagulanzien verstärkt • Wirkung oraler Kontrazeption möglicherweise vermindert
Tetracyclin, Doxycyclin, Minocyclin	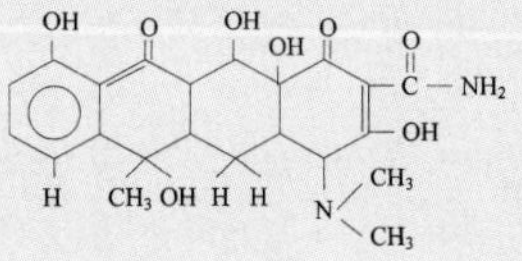	bakteriostatisch	gramnegativ grampositiv	Leber- und Nierenfunktionsstörungen	Photosensibilisierung, Kopfschmerz, Übelkeit, Erbrechen, Sodbrennen	• Wirkung oraler Antikoagulanzien verstärkt • Wirkung oraler Kontrazeption vermindert • Digoxin-Plasmaspiegel erhöht • Wirkung oraler Antidiabetika verstärkt
Clindamycin	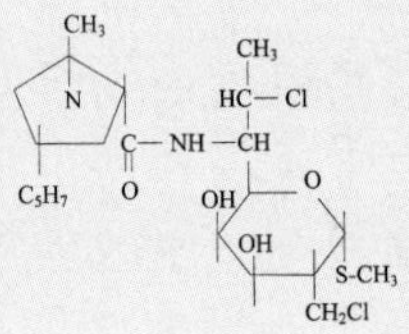	bakteriostatisch	gramnegativ grampositiv	Morbus Crohn, Colitis ulcerosa	allergische Hauterscheinungen, Übelkeit, Erbrechen, Durchfall	• Wirkung oraler Kontrazeption möglicherweise vermindert

Tabelle 8.7 Von der DGZMK empfohlene Antibiotika in Abhängigkeit vom Infektionsmuster. + bedeutet, dass ein Antibiotikum bei systemischer Gabe die minimale Hemmkonzentration MHK im Sulkusfluid überschreitet

Antibiotikum	Actinobacillus actinomycetemcomitans	Tannerella forsythensis	Eikenella corrodens	Porphyromonas gingivalis	Prevotella intermedia	Prevotella nigrescens
Amoxicillin	+	+		++		
Metronidazol		++		+	+	++
Ciprofloxacin	+		+			
Doxycyclin		+	+			
Tetracyclin	+	+		+		
Clindamycin		++				+
Metronidazol & Amoxicillin*	+	++		++	+	++
Metronidazol & Ciprofloxacin*	+	++	+	+	+	++

+ 10fach
++ 100fach
+++ 1000fach
* von Einzelwerten abgeleitet

sich insbesondere molekularbiologische Prüfmethoden wie z. B. Polymerasekettenreaktion (PCR) oder DNA-Sonden, die im Vergleich zu Anzuchtverfahren erheblich zuverlässigere Ergebnisse liefern.

Die subgingivale Plaqueprobe sollte in ausreichendem zeitlichen Abstand vor der konservativen Therapie stattfinden, sodass zum Behandlungsbeginn das Ergebnis des mikrobiologischen Labors vorliegt.

Um eine möglichst relevante Übersicht des Keimspektrums zu erhalten, reicht es, Plaqueproben über alle bezahnten Quadranten verteilt aus den insgesamt 4–6 tiefsten parodontalen Taschen zu entnehmen. An den Entnahmestellen sollte hierfür die supragingivale Plaque entfernt werden und dann z. B. mithilfe einer Watterolle eine relative Trockenlegung erzielt werden. So wird eine Kontamination der Plaqueprobe mit Keimen aus der supragingivalen Flora oder aus dem Speichel weitgehend vermieden.

Die Plaqueprobe selbst wird durch Einführen einer sterilen Papierspitze oder einer sterilen Kürette bis zum Fundus der Tasche entnommen, je nach Testsystem in ein entsprechendes Probengefäß verbracht und an das Labor verschickt. Zur Auswahl eines geeigneten Antibiotikums genügt der Nachweis der bisher bekannten, eng mit Parodontitis assoziierten pathogenen Leitkeime.

Es ist allein die Frage entscheidend, ob die Infektion mit einem identifizierbaren Keim vorliegt. Die Keimzahlbestimmung ist für die Wahl des Antibiotikums nicht relevant. Auch ein spezifisches Antibiogramm zum Nachweis bakterieller Resistenzen ist erst dann sinnvoll, wenn sich nach korrekt durchgeführter mechanischer und antibiotischer Therapie kein positives Behandlungsergebnis einstellt.

Auswahl und Verabreichung der Antibiotika

Bei systemischer Gabe gelangen Antibiotika hauptsächlich über das Sulkusfluid in den subgingivalen Bereich. Zusätzlich werden jedoch auch Mikroorganismen in anderen bakteriellen Nischen, wie z. B. der Schleimhaut oder dem Zungenrücken, erreicht. Zur Auswahl sollten diejenigen Antibiotika kommen, die bei systemischer Gabe Wirkstoffkonzentrationen erzielen lassen, die höher liegen als deren in vitro ermittelten **minimalen Hemmkonzentrationen** (MHK, Tabelle 8.**7**). Nach sorgfältiger Anamnese und gründlicher Aufklärung des Patienten über den Nutzen und mögliche Nebenwirkungen der Therapie sollten die Antibiotika in den allgemein empfohlenen Dosierungen verschrieben werden (Tabelle 8.**8**).

Zusätzlich zum Antibiotikum sollte eine antiseptisch wirkende Mundspüllösung (z. B. 0,2% Chlorhexidindigluconat) verordnet werden, um die bakterielle Rekolonisation zu verlangsamen und der unter Antibiotika erhöhten Gefahr oraler Mykosen vorzubeugen.

Ergebnisse systemischer Antibiotikatherapie

Die adjuvante Anwendung systemischer Antibiotika führt zu einer deutlich ausgeprägteren Reduktion pathogener Mikroorganismen als subgingivale Kürettage allein. Eine Eradikation, d.h komplette „Auslöschung“ pathogener

Tabelle 8.**8** Von der DGZMK empfohlene Antibiotikadosierungen zur adjuvanten Anwendung in der Parodontitistherapie

Wirkstoff	Dosierung (Erwachsener) (mg/Tag)	Dauer der Medikation (Tage)
Tetracyclin 250 mg	4 × 250	21
Doxycyclin 100 mg	1 × 200 1 × 100	1 18
Metronidazol 400 mg	3 × 400	7
Metronidazol 400 mg & Amoxicillin 500 mg	3 × 400 3 × 500	7 7
Metronidazol 500 mg & Ciprofloxacin 250 mg	2 × 500 2 × 250	7 7
Amoxicillin 500 mg	3 × 500	14
Ciprofloxacin 300 mg	2 × 250	10
Clindamycin 300 mg	4 × 300	7

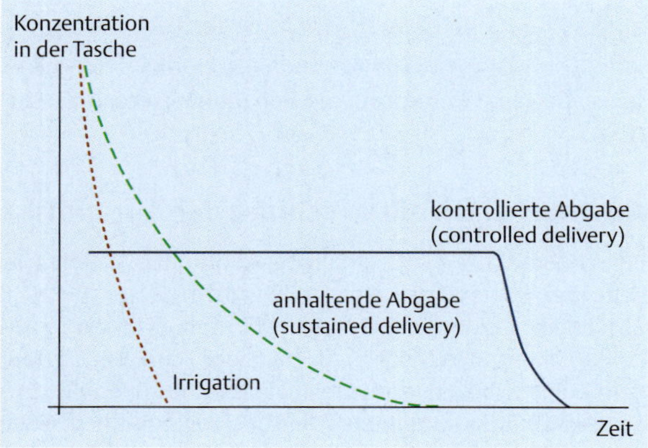

Abb. 8.**40** Wird ein antimikrobieller Wirkstoff ohne Trägersubstanz in die Tasche eingebracht, sinkt dessen Konzentration innerhalb kürzester Zeit rapide ab (Irrigation). Eine anhaltende Abgabe bedeutet, dass der an eine Trägersubstanz gekoppelte Wirkstoff über einen längeren Zeitraum freigegeben wird. Bei kontrollierter Abgabe wird durch die Trägersubstanz konstant eine hohe Wirkstoffkonzentration aufrechterhalten, bis diese rapide abfällt (nach Tonetti 1996).

Keime aus der Mundhöhle, scheint bis auf den Keim *Actinobacillus actinomycetemcomitans* jedoch nicht erreichbar. Wahrscheinlich jedoch wird die Zahl der Erreger für einen langen Zeitraum unter das für einen Nachweis notwendige Maß verringert.

Bei schweren Parodontitisfällen treten nach Antibiotikatherapie gegenüber rein mechanischer Therapie eine deutlich stärkere Reduktion der Taschensondierungstiefen und höhere Attachmentgewinne auf. Diese Effekte erreichen jedoch meist erst ab einer initialen Taschensondierungstiefe von ca. 7 mm und mehr ein klinisch relevantes Ausmaß. Für den Langzeiterfolg der Therapie relevant ist weiterhin, dass nach Antibiotikatherapie die Häufigkeit von Attachmentverlusten in der Phase der unterstützenden Parodontitistherapie deutlich seltener ist. Bisherige Studien konnten dies für einen Zeitraum von 2–5 Jahren nach Beendigung der Initialtherapie nachweisen.

Zusammenfassung

Adjuvante systemische Antibiotikatherapie ist bei aggressiver oder generalisierter, schwerer chronischer Parodontitis indiziert. Zur optimalen Abstimmung der zu wählenden Antibiotika auf das bei jedem Patienten individuell vorliegende Infektionsmuster sollte vor Therapie eine mikrobiologische Analyse durchgeführt werden. Aufgrund der Biofilmstruktur dentaler Plaque sollten Antibiotika möglichst zeitnah zur Kürettage eingenommen werden, um eine optimale Wirkung zu entfalten.

Eine Eradikation pathogener Keime durch Antibiotika ist nicht möglich. Im Vergleich zur alleinigen Kürettage stellt sich nach adjuvanter Antibiotikagabe bei schweren Fällen meist ein besseres Therapieergebnis ein und in der Nachsorgephase ist das Risiko weiterer Attachmentverluste geringer. Aufgrund der Nebenwirkungen und der Resistenzproblematik sollten Antibiotika jedoch nur nach sorgfältiger Abwägung angewandt werden.

Lokale antimikrobielle Therapie

Wie bei der systemischen Antibiotikatherapie ist das Ziel der lokalen antimikrobiellen Therapie eine größere Keimreduktion als durch alleinige mechanische Therapie. Neben Antibiotika können hierfür Antiseptika wie Chlorhexidindigluconat verwendet werden. Um eine gute Wirkung zu erreichen, muss wie bei der systemischen Antibiotikagabe unmittelbar vor Wirkstoffapplikation der Biofilm mechanisch zerstört werden.

In der parodontalen Tasche unterliegen Pharmaka einer **Clearance**: Das geringe Gesamtvolumen von ca. 5 µl einer etwa 5 mm tiefen Tasche wird durch kontinuierliche Erneuerung des Sulkusfluid innerhalb 1 Stunde über 40-mal ausgetauscht. Ein entscheidender Faktor für den Erfolg ist daher auch die **Substantivität**, d. h. die Fähigkeit des Wirkstoffs, in Konzentrationen über der MHK in der Tasche zu verbleiben. Daher müssen antimikrobiell wirksame Substanzen an Trägersysteme, z. B. in der Tasche aushärtende Gele, gebunden werden. So wird der Wirkstoffabbau verlangsamt oder der Wirkstoff wird kontrolliert abgeben (Abb. 8.**40**). Eine alleinige Spülung der Tasche mit Antiseptika ohne Trägersubstanz hat keine relevante Wirkung, denn die Wirkstoffkonzentration sinkt rasch unter die MHK.

Vor- und Nachteile. Gegenüber der systemischen Antibiotikatherapie wird bei lokaler Applikation eine hohe Konzentration des antimikrobiellen Wirkstoffs erreicht, ohne den gesamten Organismus des Patienten durch das Medikament zu belasten. Dadurch sind Nebenwirkungen

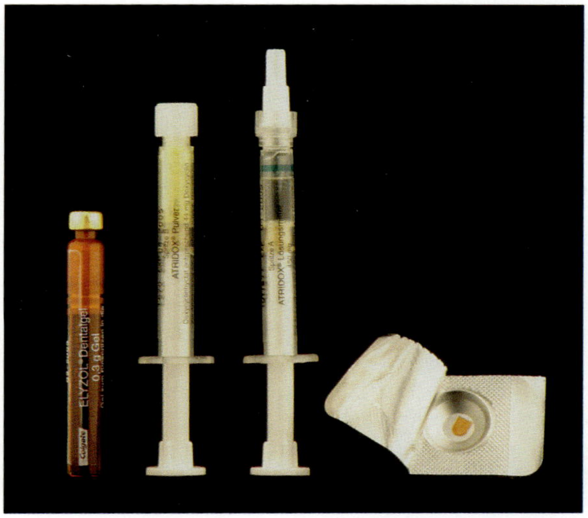

Abb. 8.**41** Beispiele für gängige lokal angewandte antimikrobielle Wirkstoffe. *Links:* Karpule mit Metronidazolgel (Elyzol Gel). *Mitte:* Applikationsspritzensatz für Doxycyclingel (Atridox). *Rechts:* Chlorhexidinchip in geöffneter Umverpackung (PerioChip).

sehr gering, ökologische Nischen für pathogene Keime außerhalb der Taschen, wie z. B. Tonsillen oder Mukosa, werden jedoch nicht erreicht. Auch die Gefahr möglicher Resistenzbildungen ist prinzipiell gegeben. Studien zufolge können 6 Monate nach Therapie in subgingivaler Plaque keine resistenten Keime gefunden werden. Ein Nachteil besteht darin, dass die Applikation der Wirkstoffe je nach Trägersystem zeitintensiv ist.
Die lokalen antimikrobiellen Substanzen lassen sich in Systeme mit anhaltender Abgabe (sustained delivery) und solche mit kontrollierter Abgabe (controlled delivery) unterteilen. Im Einzelnen sind dies folgende Präparatesysteme (Abb. 8.**41**):

Metronidazolgel-Präparat (Handelsname Elyzol)

Es ist ein biokompatibles, das Antibiotikum Metronidazol enthaltendes Gel, das unter Feuchtigkeitszutritt in der parodontalen Tasche aushärtet und so für eine anhaltende Antibiotikaabgabe sorgen soll. Das Gel wird im gebrauchsfertigen Zustand direkt aus einer Applikationsspritze in die Tasche eingebracht. Anschließend kommt es zu einer exponentiellen Abnahme der Metronidazolkonzentration, nach 24 Stunden ist die MHK meist unterschritten.

Doxycyclingel-Präparat (Handelsname Atridox)

Atridox enthält das Antibiotikum Doxycyclin. Um ein gebrauchsfertiges Gel zu erhalten, muss unmittelbar vor Anwendung der Inhalt der Spritzen gemischt werden. Das Gel wird einmalig in die Tasche eingebracht, härtet aus und wird im Laufe von 2 Wochen im Sinne einer kontrollierte Abgabe resorbiert. So wird über den Mindestzeitraum 1 Woche die Doxycyclinkonzentration über der MHK erhalten. Um ein ungewolltes Belassen ausgehärteten, nichtresorbierten Gels zu vermeiden, sollte 2 Wochen nach Applikation eine genaue Kontrolle stattfinden, um eventuell noch vorhandene Gelreste zu entfernen.

Minocyclin-Präparat (Handelsname Arestin)

Das Produkt beruht auf der Einkapselung des Antibiotikums Minocyclin in ein bioadhäsives, resorbierbares Polymer, in sog. Mikrosphären. Durch das Trägersystem wird eine kontrollierte Abgabe des Wirkstoffs (Konzentration über der MHK) für mehr als 14 Tage gewährleistet. Die Applikation erfolgt durch Einbringen des gebrauchsfertigen Gels in die Tasche.

Chlorhexidin-Präparat (Handelsname Periochip)

Es handelt es sich um einen 4 × 5 × 0,35 mm großen Gelatinechip, der als Wirkstoff 2,5 mg Chlorhexidin enthält, das im Vergleich zu Antibiotika ein geringeres Nebenwirkungspotenzial aufweist. Dieser wird, ggf. auch unter Beschneiden, in die Tasche eingebracht. Innerhalb der ersten 24 Stunden in situ werden etwa 40% des enthaltenen Chlorhexidins abgegeben, danach erfolgt eine kontrollierte Wirkstoffabgabe über einen Zeitraum von 1 Woche.

Mikrobiologische und klinische Ergebnisse nach lokaler antimikrobieller Therapie

Wie mikrobiologische Untersuchungen zeigen, kann die Keimreduktion nach adjuvanter lokaler antimikrobieller Therapie gegenüber der rein mechanischen Therapie erhöht sein. Die alleinige Anwendung der Wirkstoffe als Monotherapie ist der Kürettage nicht überlegen. Klinische Studien belegen für die lokale antimikrobielle Therapie signifikant stärker ausgeprägte Reduktionen der Taschensondierungstiefen (Mittelwert: 0,06–0,35 mm Unterschied) und signifikant höhere Attachmentgewinne (Mittelwert: 0,07–0,39 mm Unterschied) als nach alleiniger Kürettage. Bei der Datenbetrachtung muss jedoch immer kritisch bedacht werden, ob es sich trotz Signifikanz auch um klinisch relevante Ergebnisunterschiede handelt.

Anwendungsempfehlungen und Indikationen

Es sollten immer Präparate verwendet werden, die eine hohe Wirksamkeit des Wirkstoffs mit einer kontrollierten Freisetzungskinetik verbinden. Die lokale Applikation ist vornehmlich für die Behandlung einzelner lokalisierter Defekte indiziert, die in der Nachsorgephase der Parodontitistherapie nach Ausschöpfung aller konventionellen nichtchirurgischen und chirurgischen Maßnahmen und guter Mundhygiene des Patienten Anzeichen für eine weitere Progredienz von Attachmentverlusten aufweisen. Ob die lokale antimikrobielle Therapie als Ersatz für eine systemische Antibiotikagabe weiterentwickelt werden kann, wird sich erst in Zukunft erweisen.

Zusammenfassung

Bei lokaler antimikrobieller Therapie werden nach der mechanischen Therapie an ein Trägersystem gekoppelte Antiobiotika oder Antiseptika in die Tasche eingebracht. Gegenüber der systemischen Gabe besteht der Vorteil in einer nebenwirkungsarmen Therapie, jedoch sind die klinischen Ergebnisse oft enttäuschend. Die Indikation besteht nur in wenigen Fällen, bei denen lokalisiert unter Ausschöpfung aller konventionellen Maßnahmen weiter Misserfolge auftreten.

Medikamentöse Modulation des patienteneigenen Immunsystems

Ausprägung und Schweregrad von Parodontalerkrankungen variieren stark in Abhängigkeit von der Immunantwort des Patienten. Bei der durch die fehlgeleitete Immunreaktion des Patienten verursachten Zerstörung des Zahnhalteapparates spielen Kollagen abbauende Proteasen sowie Zytokine als zelluläre Botenstoffe und Prostaglandine als Entzündungsmediatoren eine wichtige Rolle. Die Pharmakotherapie zur Beeinflussung des Entzündungsgeschehens ist in 3 Bereichen in laufender Prüfung:
- Inhibition von Proteasen
- Entzündungshemmung durch Inhibition der Prostaglandinsynthese
- Unterbinden der Osteoklastenaktivierung.

Inhibition von Proteasen

Bei der Hemmung Kollagen abbauender Proteasen haben sich Tetracyclin und insbesondere dessen Abkömmling Doxycyclin als wirksam erwiesen. Eine klinisch relevante Hemmung der Kollagenasen tritt bereits ein, wenn Tetracycline in subinhibitorischen Dosen, also in Konzentrationen extrem unter der MHK, verabreicht werden. Tetracyclin soll nicht antimikrobiell, sondern als spezifischer Hemmer Kollagen abbauender, körpereigener Proteasen wirken. Relevante Nebenwirkungen wie bakterielle Resistenzen sind nach bisherigem Kenntnisstand nicht zu befürchten. Neben der Kollagenasehemmung können Tetracycline die Aktivität Knochen abbauender Osteoklasten inhibieren (Abb. 8.**42**).
Auch wenn bisher keine ausreichende Evidenz vorliegt, zeigen klinische Studien, dass eine adjuvante Gabe von 2-mal täglich 20 mg Doxycyclin über einen Zeitraum von 9–12 Monaten zu weiteren Reduktionen der Taschensondierungstiefe und höheren Attachmentgewinnen führen kann. Deshalb sollte diese Therapie nur für schwere Parodontitisfälle, die trotz optimaler Compliance unter Therapie progrediente Attachmentverluste aufweisen, erwogen werden. Ob eine Eignung zur Routineanwendung in der begleitenden Therapie der chronischen oder aggressiven Parodontitis sinnvoll ist, müssen weitere Studien klären.

Entzündungshemmung durch Inhibition der Prostaglandinsynthese

Prostaglandine, die im Rahmen von Entzündungsprozessen aus Arachidonsäuremetaboliten entstehen, spielen eine wichtige Rolle beim Alveolarknochenabbau. Durch eine Reihe **nichtsteroidaler, entzündungshemmender Medikamente** lässt sich die Prostaglandinsynthese wirksam unterbinden. Beispiele sind unter anderem Acetylsalicylsäure oder Ibuprofen. Eine therapeutische Anwen-

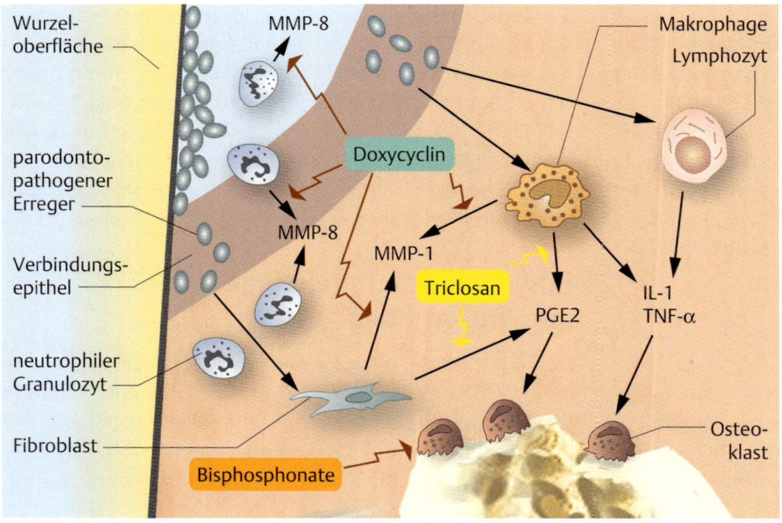

Abb. 8.**42** Möglichkeiten pharmakologischer Immunmodulation: Die von neutrophilen Granulozyten, Makrophagen und Fibroblasten gebildeten Proteasen (Matrix-Metallproteinasen, MMP) können durch subinhibitorische Gaben von Doxycyclin gehemmt werden (blaugrünes Symbol). Die topische Applikation des nichtsteroidal-antiphlogistisch wirkenden Triclosan hemmt die Prostaglandinsynthese (gelbes Symbol). Osteoklastentätigkeit kann durch Gabe von Bisphosphonaten inhibiert werden (orangefarbenes Symbol).

dung ist wegen der geringen klinischen Wirkung bei den bestehenden vielfältigen Nebenwirkungen nicht sinnvoll. Der in Zahnpasten und Mundspüllösungen vorhandene Wirkstoff **Triclosan** weist neben antibakteriellen Eigenschaften auch eine antiinflammatorische Wirkung auf. Klinische Studien belegen für die regelmäßige Anwendung triclosanhaltiger Zahnpasten eine deutliche Reduktion der Progredienz parodontaler Erkrankungen. Eine negative Beeinflussung der oralen Mikroflora durch eine langfristige Triclosananwendung ist nicht gegeben. Eventuell schädigende Wirkungen von Triclosan, das auch vielfältig in Desinfektionsmitteln Verwendung findet, werden diskutiert, lassen sich jedoch nicht belegen. Daher ist die Empfehlung der Verwendung triclosanhaltiger Zahnpasten (vgl. Abb. 9.**12**) eine sinnvolle Ergänzung zur Parodontitistherapie.

Unterbinden der Osteoklastenaktivierung

Die Funktion von Osteoklasten kann durch Medikamente der Klasse der Bisphosphonate gehemmt werden. Diese Pharmaka wurden unter anderem zur Therapie der Osteoporose oder anderer Osteopathien angewandt. Wegen der vielfältigen Nebenwirkungen und Anwendungsbeschränkungen ist der Einsatz von Bisphosphonaten zur adjuvanten Parodontitistherapie zurzeit nicht indiziert.

Erhaltungstherapie

Stefan Burgemeister, Ulrich Schlagenhauf

Die klinische Bedeutung der parodontalen Erhaltungstherapie ist in einer Reihe von Langzeitstudien belegt worden. Betrachtet man die Frage nach Zahnerhalt oder -verlust als grundlegende Zielgröße, so zeigt sich, dass bei Kollektiven, die nach Parodontaltherapie halb- oder vierteljährlich am Recall teilnehmen, dem Einzelnen jährlich durchschnittlich etwa 0,16 Zähne (0,11–0,26) aus parodontalen Gründen verloren gehen. Bei Patienten dagegen, die nach der Initialtherapie ohne Nachsorge bleiben, liegt der entsprechende Wert bei 0,36–0,46 Zähnen pro Jahr.

MERKE

Durch eine geeignete Erhaltungstherapie lässt sich etwa die Hälfte der parodontitisbedingten Zahnverluste vermeiden.

Allerdings finden auch in erfolgreich therapierten und regelmäßig am Recall teilnehmenden Patientenkollektiven Zahnverluste statt. Hierbei ist besonders wichtig, dass diese Verluste keineswegs gleichmäßig verteilt sind, sondern ein verhältnismäßig kleiner Teil der Patienten den größten Anteil an Zahnverlusten erleidet. Das zeigen auch die Ergebnisse der Studie von Hirschfeld u. Wasserman (1978), bei der 600 Patienten über einen Zeitraum von durchschnittlich 22 Jahren im Rahmen der parodontalen Nachsorge untersucht wurden (Tabelle 8.**9**).

Tabelle 8.**9** Langzeituntersuchung von 600 Patienten in parodontaler Erhaltungstherapie (Hirschfeld u. Wasserman 1978)

Verlorene Zähne	*n*	Anteil (%)
0	300	50
1–3	199	33
4–9	76	13
10–23	25	4

Risikogruppen

- Patienten mit therapierefraktärer Parodontitis
- Individuen mit genetischen Risikofaktoren (z. B. IL-1α/1β-Polymorphismus)
- Patienten mit Allgemeinerkrankungen wie Diabetes mellitus
- Raucher.

Der Einfluss der Mundhygiene wird dagegen kontrovers diskutiert. Eine unzureichende Mundhygiene ist als Faktor für eine schlechte Wundheilung nach parodontalchirurgischen Eingriffen identifiziert worden. Langfristig werden jedoch Qualitätsunterschiede der häuslichen Mundhygiene von den positiven Effekten der professionell durchgeführten Nachsorgetherapie nivelliert.

Ziele der Erhaltungstherapie

Durch die Ersttherapie der Parodontitis lässt sich die Wiederbesiedlung der subgingivalen Areale durch pathogene Keime in der Regel nicht dauerhaft verhindern. Nach vollständiger Regeneration des subgingivalen bakteriellen Biofilms kann es daher erneut zu Entzündungsvorgängen mit parodontaler Destruktion kommen.
Ziel der Erhaltungstherapie ist, durch die regelmäßige Entfernung des bakteriellen Biofilms den Zustand weitgehender Entzündungsfreiheit zu erhalten. Daraus ergibt sich die Forderung, im Rahmen der Nachsorgetherapie die verbliebenen tieferen Resttaschen subgingival zu instrumentieren. Die Häufigkeit dieser Maßnahmen richtet sich dabei nach dem individuellen Risiko bzw. der Entzündungsbereitschaft des Patienten.
Neben dem anamnestisch bekannten Risikoprofil des Patienten dient dabei vor allem die **Erhebung der klinischen Entzündungsparameter** der Einschätzung des Therapiebedarfs. Während das wiederholte Ausbleiben der Sondierungsblutung als zuverlässiges Zeichen parodontaler Stabilität der betreffenden Tasche angesehen werden kann, ist eine wiederholt auftretende Sondierungsblutung ein Hinweis auf einen möglichen zukünftigen Attachmentverlust an dieser Stelle (Abb. 8.**43**). Die Spezifität dieses Kriteriums ist zwar eher als gering einzustufen, doch hat es sich als einfach zu ermittelnde Größe bewährt, die im Rahmen der Routinediagnostik angewendet wird.

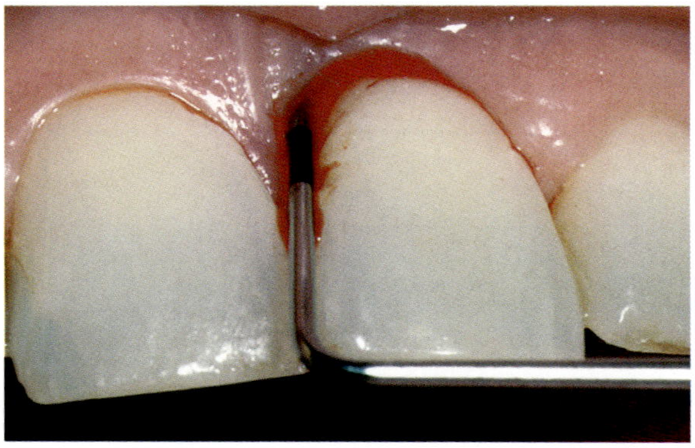

Abb. 8.**43** Die Blutung nach schonender Sondierung der Tasche ist ein wichtiger Hinweis für das Vorliegen einer Entzündung.

Strukturierung des Recalls

Für eine im Rahmen der Erhaltungstherapie durchzuführende Recallsitzung ist bei weitgehend vollständiger Dentition ein zeitlicher Rahmen von ca. 1 Stunde zu veranschlagen. Neben der parodontalen Diagnostik kommt auch der Kariesdiagnostik eine wichtige Rolle zu, da die freiliegenden Wurzeloberflächen eine höhere Kariesanfälligkeit zeigen können.
Ablauf:

- Aktualisierung der Allgemeinanamnese (systemische Risikofaktoren)
- Erhebung der Entzündungsparameter (Sondierungsblutung, Suppuration)
- jährlich Erhebung und Dokumentation des vollständigen Attachmentstatus
- Bestimmung des Kariesrisikos
- Remotivation des Patienten, Festlegung des nächsten Recallintervalls
- supra- und subgingivale Zahnreinigung mit Politur
- ständige Bioverfügbarkeit von Fluoriden
- ggf. Behandlung hypersensibler Zahnhälse.

Die subgingivale Instrumentierung kann sowohl mit Handinstrumenten als auch maschinell (z. B. Schallscaler) erfolgen. Dabei ist eine aggressive Bearbeitung der Wurzeloberfläche mit Substanzabtrag des Wurzeldentins zur Entfernung des bakteriellen Biofilms nicht erforderlich, sie stellt eine unnötige Schädigung dar. Taschen bis zu 3 mm Tiefe werden durch die anschließende Politur mit einem Gummikelch weitgehend erfasst.

Zusammenfassung

Ziel der Erhaltungstherapie ist die langfristige Stabilisierung des nach der primären Parodontaltherapie verbliebenen oder wiedergewonnenen Attachments und damit die Erhaltung der parodontal vorgeschädigten Zähne. Durch die regelmäßige Entfernung supra- und vor allem subgingivaler bakterieller Biofilme wird versucht, die Infektion und die parodontale Entzündung auf einem möglichst niedrigen Niveau zu halten, sodass es im Idealfall zu keinem weiteren Abbau parodontalen Bindegewebes kommt.
Während dieses Ziel bei einem größeren Teil der Patienten erreichbar ist, sind die Erfolgschancen bei einer kleinen Gruppe von Risikopatienten geringer. Beeinflussbaren Faktoren wie Tabakkonsum oder schlechter Mundhygiene stehen dabei genetische Faktoren gegenüber, die durch die Parodontitistherapie nicht kausal behandelt werden können.

MERKE

Auch bei einer Zahnreinigung im Rahmen der parodontalen Erhaltungstherapie kommt es zu einer Bakteriämie, d. h. einem Übertritt oraler Keime in die Blutbahn des Patienten.

FEHLER UND GEFAHREN

Bei endokarditisgefährdeten Patienten ist daher eine antibiotische Prophylaxe erforderlich. Bei infektiösen Patienten (Hepatitis B und C, HIV) ist die Aerosolbildung durch Schall- oder Ultraschallscaler zu vermeiden. Hier sind Handinstrumente zu verwenden.

Notfalltherapie

Anton Sculean

Verletzungen

Verletzungen der Gingiva treten nach unsachgemäßer Anwendung von Mundhygienehilfsmitteln (Abb. 8.**44**) sowie thermischen oder chemischen Einwirkungen auf. Differenzialdiagnostisch sollte das klinische Bild einer nekrotisierenden ulzerierenden Gingivitis/Parodontitis oder einer Herpesvirusinfektion abgeklärt werden.

Therapie

Die mechanische Plaquekontrolle wird im verletzten Bereich bis zum Abklingen der Beschwerden unterlassen. Bei starken Beschwerden können die Verletzungen mit einem Zahnfleischverband abgedeckt werden. Um eine bakterielle Infektion der Wunde zu vermeiden, sollten die Patienten Mundspüllösungen mit 0,1- bis 0,2%iger Chlorhexidindigluconat-Lösung anwenden. Nach ca. 1 Woche ist eine Kontrolle erforderlich.

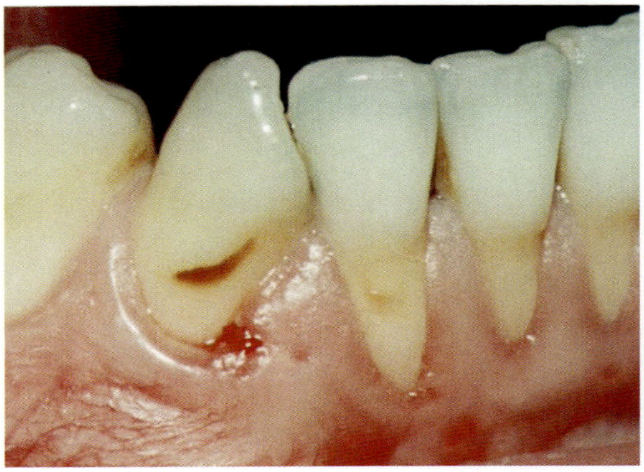

Abb. 8.**44** Akute Verletzung der Gingiva durch aggressives Zähneputzen (vgl. Abb. 8.**7a, b** u. 8.**33a**).

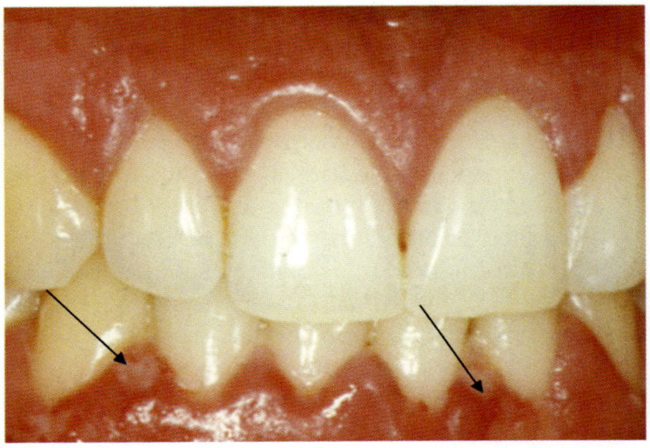

Abb. 8.**45** Akute nekrotisierende ulzerierende Gingivitis. Die Pfeile zeigen auf die nekrotischen Papillenspitzen.

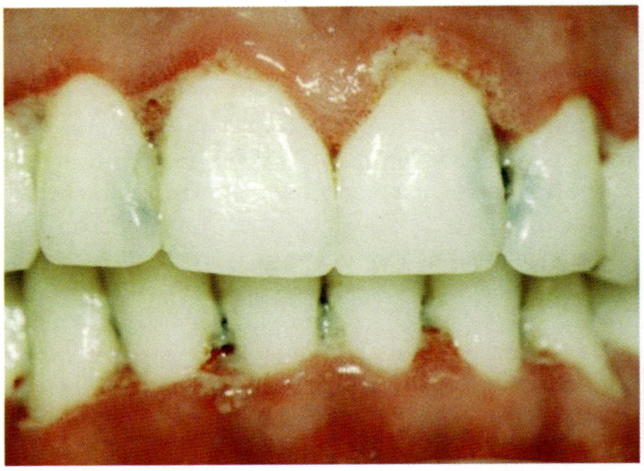

Abb. 8.**46** Nekrotisierende ulzerierende Parodontitis mit fortgeschrittenen Destruktionen der interdentalen und marginalen Gingiva.

Nekrotisierende ulzerierende Parodontalerkrankungen

Eine nekrotisierende ulzerierende Gingivitis kann entweder auf der Basis einer bereits vorhandenen Gingivitis oder Parodontitis, aber auch in einer klinisch entzündungsfreien Mundhöhle vorkommen. Je nach Ausmaß der Erkrankung und Topographie der Läsionen unterscheidet man:

- nekrotisierende ulzerierende Gingivitis (NUG; Abb. 8.**45**)
- nekrotisierende ulzerierende Parodontitis (NUP; Abb. 8.**46**)
- nekrotisierende Stomatitis.

Differenzialdiagnostisch sollte das Krankheitsbild einer Herpesvirusinfektion insbesondere von der Gingivostomatitis herpetica, aber auch von iatrogenen Verletzungen unterschieden werden. Mit einem Differenzialblutbild und HIV-Tests können hämatologische Erkrankungen, insbesondere Agranulozytose und Leukämie, und HIV-Infektionen ausgeschlossen werden.

Therapie

In der 1. Phase der Therapie ist es notwendig, alle bakteriellen Beläge vorsichtig zu entfernen. Dies kann nach Oberflächenanästhesie erfolgen. Die Pseudomembran und die nicht adhärierenden Beläge entfernt man mittels Wattepellets (3% H_2O_2). Nach gründlicher Reinigung des Gebiets mit lauwarmem Wasser wird der Zahnstein entfernt. Bei diesem relativ schmerzarmem Vorgang können Ultraschallinstrumenten eingesetzt werden, der Wasserstrahl besitzt eine zusätzliche Reinigungswirkung.

Für die supragingivale Plaquekontrolle eignen sich Chlorhexidinpräparate (0,1% Mundspüllösung, 1% Gel). Bis zum Abklingen der Beschwerden ist eine tägliche Kontrolle zu empfehlen. Bestehen über einen längeren Zeitraum Beschwerden, sollte man nach Ausschluss möglicher Kontraindikationen Metronidazol (3 × 250 mg/Tag) systemisch für 7 Tage verordnen. Des Weiteren ist darauf zu achten, dass die Patienten weder rauchen noch Alkohol trinken oder scharf gewürzte Speisen zu sich nehmen und keine aggressive Zahnreinigung vornehmen.

Geplante Extraktionen oder parodontalchirurgische Maßnahmen sind erst nach Erreichen der Symptomfreiheit einzuplanen.

Verloren gegangene Interdentalpapillen haben insbesondere bei jüngeren Patienten und guter Plaquekontrolle ein großes Regenerationspotenzial. Weiterführende Behandlungsmaßnahmen wie gingivoplastische Korrekturen sollten nur bei Persistenz interdentaler Krater erfolgen.

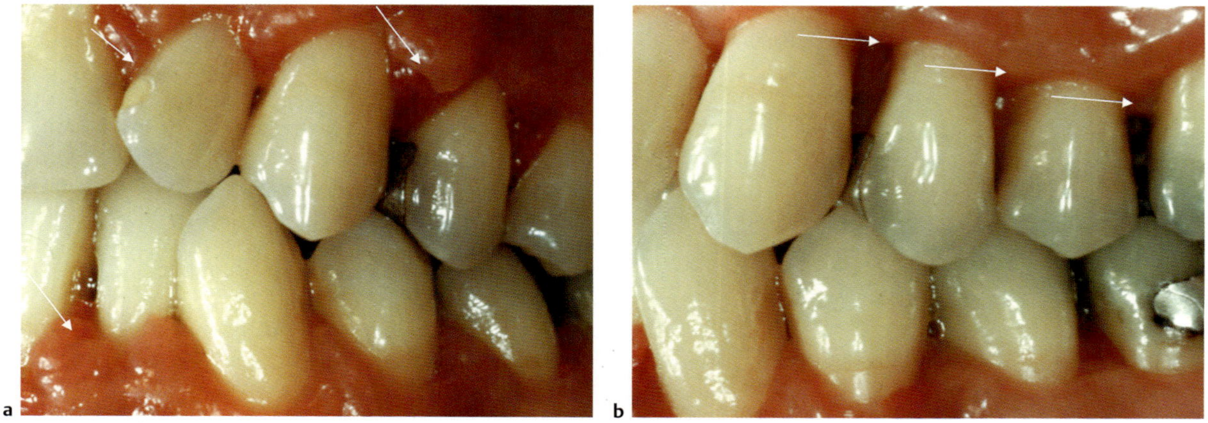

Abb. 8.**47a, b** Nekrotisierende ulzerierende Parodontitis bei einem HIV-positiven Patienten.
a Zustand vor Therapie: Die Pfeile deuten auf eine Nekrose der Papillen.
b Durch die Behandlung waren die interdentalen Papillen nicht zu erhalten (Pfeile).

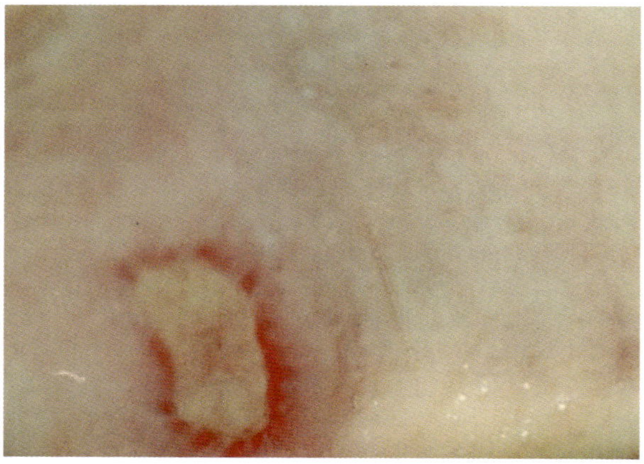

Abb. 8.**48** Große herpetische Läsion im Bereich des harten Gaumens eines erwachsenen Patienten mit Gingivostomatitis herpetica.

Gingivostomatitis herpetica, rezidivierender oraler Herpes

Eine Gingivostomatitis herpetica (Abb. 8.**48**) kommt als Folge einer Erstinfektion mit dem Herpes-simplex-Virus (HSV-1) vor. Die Erkrankung dauert 7–10 Tage und heilt ohne Narbenbildung. Differenzialdiagnostisch ist die Gingivostomatitis herpetica von einer nekrotisierenden ulzerierenden Gingivitis oder Erythema exsudativum multiforme zu unterscheiden. Beim Auftreten einer Gingivostomatitis herpetica sollte auch an einen möglichen Zusammenhang mit der HIV-Infektion gedacht werden.

Therapie

Die Behandlung umfasst palliative Maßnahmen zur Linderung der Beschwerden bis zum Abklingen der Erkrankung. Die weichen Beläge, Plaque und Zahnstein müssen stets vorsichtig entfernt werden, um gingivale Entzündungen, die den Krankheitsverlauf erschweren können, zu vermeiden. Eine systematische Parodontitistherapie kann erst nach dem Ablauf der Erkrankung erfolgen.

Um eine symptomatische Verbesserung zu erreichen, ist insbesondere vor den Mahlzeiten eine Oberflächenanästhesie sinnvoll. Dazu spült der Patient mit einem Teelöffel Lidocainhydrochlorid-Lösung. Halten die Schmerzen über einen längeren Zeitraum an, können Aspirin oder nichtsteroidale antiinflammatorische Medikamente (z. B. Ibuprofen) systemisch verabreicht werden.

Eine systemische Gabe von Antibiotika ist nur in besonderen Fällen zur Vermeidung einer Suprainfektion durch opportunistische Erreger zu empfehlen. Dies kommt fast ausschließlich bei immungeschwächten Patienten (z. B. HIV-Patienten) vor. In diesen Fällen können auch Virostatika (Aciclovir) verordnet werden.

Parodontalabszess

Parodontalabszesse sind Exazerbationen der marginalen Parodontitis. Es handelt sich um sehr schmerzhafte ovoide Schwellungen der marginalen, der befestigten oder beider Teile der Gingiva. Sie haben meistens eine rötliche Farbe und eine ödematöse Konsistenz.

Differenzialdiagnostisch muss abgeklärt werden, ob ein marginaler oder apikaler Abszess vorliegt: Ein **marginaler Parodontalabszess** ist immer mit einer marginalen Parodontitis assoziiert, wobei die Pulpa in der Regel vital ist (Abb. 8.**49**). Die Lokalisation der Tasche erfolgt mittels Sondierung und Röntgenbefund. Es kann auch zu einer Fistelbildung kommen. Der betroffene Zahn kann leicht perkussionsempfindlich sein, jedoch ist die Perkussionsempfindlichkeit nicht so hoch wie im Falle einer akuten apikalen Parodontitis (Differenzialdiagnose).

Differenzialdiagnostisch ist der marginale Parodontalabszess von der akuten apikalen Parodontitis, dem dentoalveolären Abszess oder der Langerhans-Zell-Hystiozytose abzugrenzen.

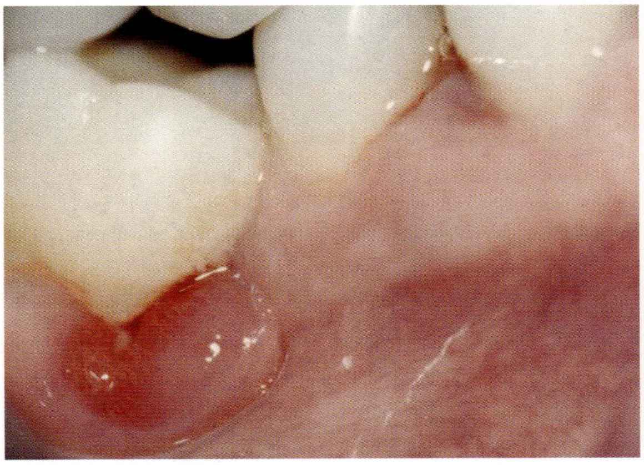

Abb. 8.**49** Parodontalabszess bei Zahn 46. Der Zahn ist vital.

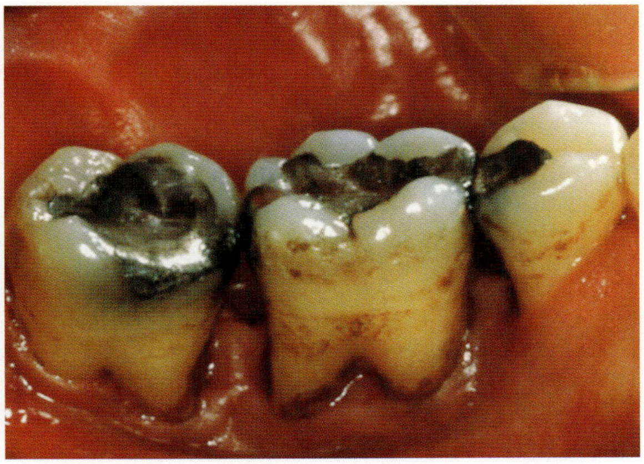

Abb. 8.**50** Zustand nach mehreren Parodontalabszessen im Bereich der unteren Molaren und Prämolaren. Es ist zu einem starken Verlust von Gingiva und Alveolarknochen gekommen. Die Prognose der Molaren ist zweifelhaft.

Therapie

Nach Durchführung der Lokalanästhesie erfolgt eine Drainage durch eine externe Inzision (wenn möglich von marginal) und ein subgingivales Scaling und Kürettage. Die Tasche wird mit Chlorhexidinlösung gespült. Zusätzlich kann 1%iges Chlorhexidingel in die Tasche platziert werden. In schweren Fällen ist eine begleitende systemische Antibiotikatherapie zu erwägen. Bei starken Schmerzen sollten Analgetika verschrieben werden. Tägliche Kontrollen sind bis zum Abklingen der Beschwerden erforderlich. Danach sollte eine systematische Parodontalbehandlung eingeleitet werden.

Gingivaabszess

Im Gegensatz zum Parodontalabzess, der den gesamten Zahnhalteapparat umfasst, stellt der Gingivaabszess eine isolierte Läsion der marginalen oder interdentalen Gingiva dar. Gewöhnlich entsteht der Gingivaabszess als Folge der Impaktierung eines Fremdkörpers.

Therapie

Nach Applikation eines Oberflächenanästhetikums oder lokaler Infiltrationsanästhesie wird das fluktuierende Gebiet vorsichtig mit einem Skalpell inzidiert und der Abszess geöffnet, sodass eine Drainage ermöglicht wird. Es folgt ein subgingivales Scaling und die Applikation von 1%igem Chlorhexidingel. Ist der Residualdefekt zu groß, kann ein chirurgisches Entfernen erwogen werden.

Akute Perikoronitis

Die Behandlung der Perikoronitis hängt vom Schweregrad der Entzündung, den systemischen Komplikationen und der Erhaltungswürdigkeit des Zahns ab.

Therapie

Die Behandlung der akuten Perikoronitis besteht aus folgenden Schritten:

1. vorsichtiges Anheben der Schleimhautzunge und Spülung mit lauwarmem Wasser zur Entfernung der Beläge und des Exsudats
2. Applikation eines Antiseptikums (1%iges Chlorhexidingel)
3. im Falle einer Schwellung Inzision zur Drainage
4. Verordnung von Antibiotika bei Progression der Entzündung.

Nach Abklingen der akuten Beschwerden sollte über die Erhaltungswürdigkeit des Zahns entschieden werden. Kann der Zahn erhalten werden, muss der perikoronale Lappen chirurgisch entfernt werden. Dabei ist zu beachten, dass auch das Gewebe distal des Zahns und nicht nur die sich auf dem Zahn befindende Schleimhautzunge entfernt werden muss, um ein Rezidiv zu vermeiden.
Des Weiteren sollte beachtet werden, dass chronisch ulzerierende Schleimhautzungen bei Perikoronitis Ausgangspunkte für nekrotisierende ulzerative Gingivitiden sein können. Sie können daher als „primäre Inkubationszonen" einer nekrotisierenden ulzerierenden Gingivitis dienen.

WEITERFÜHRENDE UND ZITIERTE LITERATUR

Therapie der Gingivitis

Axelsson P, Lindhe J. The significance of maintenance care in the treatment of periodontal disease. J Clin Periodontol. 1981; 8: 281–94.

Löe H, Theilade E, Jensen SB. Experimental gingivitis in man. J Periodontol. 1965; 36: 177–87.

Konservative Therapie der Parodontitis

Badersten A, Nilveus R, Egelberg J. Effect of nonsurgical therapy. II. Severely advanced periodontitis. J Clin Periodontol. 1984; 11: 63–76.

Lindhe J, Karring T, Lang NP, eds. Clinical periodontology and implant dentistry. Oxford: Blackwell-Munksgaard; 2003.

Petersilka GJ, Ehmke B, Flemmig TF. Antimicrobial effects of mechanical debridement. Periodontology 2000. 2002; 28: 56–71.

Chirurgische Therapie der Parodontitis

Cortellini P, Pini Prato G, Tonetti MS. The modified papilla preservation flap. A new surgical approach for interproximal regenerative procedures. J Periodontol. 1995; 66: 261–6.

Cortellini P, Pini Prato G, Tonetti MS: The simplified papilla preservation flap. A novel surgical approach for the management of soft tissues in regenerative procedures. Int J Periodontol Restor Dent. 1999; 19: 589–99.

Dannewitz B, Eickholz P. Glossar der Grundbegriffe für die Praxis: Gingivawucherungen. 2. Therapie. Parodontologie. 2002; 13: 393–8.

Eickholz P. Glossar der Grundbegriffe für die Praxis: Chirurgische Parodontitistherapie:
1. Offene Kürettage und Kirkland-Lappen. Parodontologie. 2003; 14: 89–93.
2. Modifizierter Widman-Lappen und distale Keilexzision. Parodontologie. 2003; 14: 189–96.
3. Papillenerhaltungslappen: klassisch, modifiziert, vereinfacht. Parodontologie. 2003; 14: 411–8.

Friedman N. Mucogingival surgery. The apically repositioned flap. J Periodontol. 1962; 33: 328–40.

Heitz-Mayfield LJA, Trombelli L, Heitz F, Needleman I, Moles D. A systematic review of the effect of surgical debridement vs. non-surgical debridement for the treatment of chronic periodontitis. J Clin Periodontol. 2002; 29 (Suppl 3): 92–102.

Hung H-C, Douglass CW. Meta-analysis of the effect of scaling and root planing, surgical treatment and antibiotic therapies on periodontal probing depth and attachment loss. J Clin Periodontol. 2002; 29: 975–86.

Karring T, Lindhe J, Cortellini P. Regenerative periodontal therapy. In: Lindhe J, Karring T, Lang NP, eds. Clinical periodontology and implant dentistry. 4th ed. Kopenhagen: Blackwell Munksgaard; 2003: 650–704.

Murphy K. Interproximal tissue maintenance in GTR procedures. A new surgical technique and 1-year reentry results. J Periodont Restor Dent. 1996; 16: 436–77.

Neuman R. Die radikalchirurgische Behandlung der Alveolar-Pyorrhoe. Dtsch VJschr Zahnheilkd. 1921; 2: 113.

Ramfjord SP, Nissle RR. The modified Widman flap. J Periodontol. 1974; 45: 601–7.

Renvert S, Persson GR. A systematic review on the use of residual probing depth, bleeding on probing and furcation status following initial periodontal therapy to predict further attachment and tooth loss. J Clin Periodontol. 2002; 29 (Suppl 3): 82–9.

Robicsek S. Über das Wesen und Entstehen der Alveolarpyorrhöe und deren Behandlung. 33. Jahresbericht des Vereins Österreichischer Zahnärzte, 1883.

Takei HH, Han TJ, Carranza FA Jr, Kenney EB, Lekovic V. Flap technique for periodontal bone implants. Papilla preservation technique. J Periodontol. 1985; 56: 204–10.

Wachtel H, Schenk G, Böhm S, Weng D, Zuhr O, Hürzeler MB. Microsurgical access flap and enamel matrix derivative for the treatment of periodontal intrabony defects: a controlled clinical study. J Clin Periodontol. 2003; 30: 496–504.

Widman L. The operative treatment of pyorrhea alveolaris. A new surgical method. Svensk Tandläkare Tidskrift. 1918.

Yukna RA, Bowers GM, Lawrence JJ, Fedi PF Jr. A clinical study of healing in humans following the excisional new attachment procedure. J Periodontol. 1976; 47: 696–700.

Zentler, A: Suppurative gingivitis with alveolar involvement. A new surgical procedure. J Am Med Assoc. 1918; 71: 1530–4.

Resektive Furkationstherapie

Carnevale G, Pontoriero R, Di Febo G. Long-term effects of root-resective therapy in furcation-involved molars. A 10-year longitudinal study. J Clin Periodontol. 1998; 25: 209–14.

Dannewitz B, Kim T-S, Eickholz P. Parodontitistherapie von Molaren. Eine retrospektive Analyse 5 Jahre nach Therapie. Dtsch Zahnärztl Z. 2002; 57: 312–8.

Erpenstein H, Eickholz P. Resektive Parodontalchirurgie. In Erpenstein H, Diedrich P, Hrsg. Atlas der Parodontalchirurgie. München: Urban & Fischer; 2004.

Parodontale Wundheilung und Regeneration

Giannobile WV, Sommerman MJ. Growth and amelogenin-like factors in periodontal wound healing. A systematic review. J Periodontol 2003; 8: 193–204.

Jepsen S, Eberhard J, Herrera D, Needleman I. A systematic review of guided tissue regeneration for periodontal furcation defects. What is the effect of guided tissue regeneration compared with surgical debridement in the treatment of furcation defects? J Clin Periodontol. 2002; 29 (Suppl 3): 103–16.

Karring T, Nyman S, Gottlow J, Laurell L. Development of the biological concept of guided tissue regeneration – animal and human studies. Periodontology 2000. 1993; 1: 26–35.

Mariotti A. Efficacy of chemical root surface modifiers in the treatment of periodontal disease. A systematic review. J Periodontol. 2003; 8: 205–26.

Needleman I, Tucker R, Giedrys-Leeper E, Worthington H. A systematic review of guided tissue regeneration for periodontal infrabony defects. J Periodont Res. 2002; 37: 380–8.

Reynolds MA, Aichelmann-Reidy ME, Branch-Mays, Gunsolley JC. The efficacy of bone replacement grafts in the treatment of periodontal osseous defects. A systematic review. J Periodontol. 2003; 8: 227–65.

Trombelli L, Heitz-Mayfield LJA, Needleman I, Moles D, Scabbia A. A systematic review of graft materials and biological agents for periodontal intraosseous defects. J Clin Periodontol. 2002; 29 (Suppl 3): 117–35.

Wikesjö UME, Selvig K. Periodontal wound healing and regeneration. Periodontology 2000. 1999; 19: 21–39.

Mukogingivale, plastische Parodontalchirurgie

Erpenstein H, Diedrich P. Atlas der Parodontalchirurgie. München: Elsevier, Urban & Fischer; 2004.

Jepsen K, Jepsen S. Gesteuerte Geweberegeneration parodontaler Rezessionsdefekte mit titanverstärkten e-PTFE-Membranen. Parodontologie. 1995; 2: 121–32.

Miller PD. A classification of marginal tissue recession. Int J Periodont Restor Dent. 1985; 5: 8–13.

Oates TW, Robinson M, Gunsolley JC. Surgical therapies for the treatment of gingival recession. A systematic review. Ann Periodontol. 2003; 8: 303–20.

Raetzke PB. Covering localized areas of root exposure employing the „envelope“ technique. J Periodontol. 1985; 56: 397–402.

Roccuzzo M, Bunino M, Needleman I, Sanz M. Periodontal plastic surgery for treatment of localized gingival recessions: A systematic review. J Clin Periodontol. 2002; 29: 178–94.

Adjuvante Pharmakotherapie

Ehmke B, Moter A, Beikler T, Milian C, Flemming TF. Adjunctive antimicrobial therapy of periodontitis: Long-term effects on disease progression and oral colonization. J Periodontol. 2005; 76: 749–60.

Haffajee AD, Socransky SS, Gunsolley JC. Systemic anti-infective periodontal therapy. A systematic review. Ann Periodontol. 2003; 8: 115–181.

Hanes PJ, Purvis JP. Local anti-infective therapy: pharmacological agents. A systematic review. Ann Periodontol. 2003; 8: 79–98.

Herrera D, Sanz M, Jepsen S, Needleman I, Roldan S. A systematic review on the effect of systemic antimicrobials as an adjunct to scaling and root planing in periodontitis patients. J Clin Periodontol. 2002; 29: 136–59.

Erhaltungstherapie

Hirschfeld L, Wasserman B. A long-term survey of tooth loss in 600 treated periodontal patients. J Periodontol. 1978; 49: 225–37.

Lang NP, Adler R, Joss A, Nyman S. Absence of bleeding on probing. An indicator of periodontal stability. J Clin Periodontol. 1990; 17: 714–21.

Ramfjord SP, Morrison EG, Burgett FG, Nissle RR, Shick RA, Zann GJ, Knowles JW. Oral hygiene and maintenance of periodontal support. J Periodontol. 1982; 53: 26–30.

Tonetti MS, Steffen P, Müller-Campanile V, Suvan J, Lang NP. Initial extractions and tooth loss during supportive care in a periodontal population seeking comprehensive care. J Clin Periodontol. 2000; 27: 824–31.

Notfalltherapie

Müller HP. Parodontologie. (Reihe Checklisten der Zahnmedizin.) Stuttgart: Thieme; 2001.

9.

Prophylaxe

Die Prophylaxe (griech. *prophylassein*, bewachen, sich vor etwas hüten) begleitet seit Alters her über alle historischen Epochen die Medizin. Dazu zählten irrationale Beschwörungen (die aber psychogen wirksam sein können), rationale gesunde Lebensstile, soziale Gruppenbildung – oder das Gegenteil, die Isolation von Erkrankten – sowie schließlich physiotherapeutische und Arzneimittelwirkungen.

HINTERGRUND

In der Zahnmedizin ist die gleichrangige Beachtung der Prophylaxe neben der Therapie eng mit den Namen der Begründer der wissenschaftlichen Zahnheilkunde, A. **Witzel**, W.D. **Miller** und G.V. **Black**, im Ausgang des 19. Jahrhunderts verbunden. Die Prophylaxe von Erkrankungen der Zähne hat eine längere wissenschaftliche Tradition, die sich jedoch in der therapieorientierten klinischen Praxis nicht immer durchsetzen konnte.

In der modernen Medizin ist die Prophylaxe der Überbegriff für:

- **Gesundheitsförderung** durch individuenorientierte und kollektive Strategien für gesunde Lebensstile und Gesundheitskompetenzen (z. B. Bildung, Ernährung, Hygiene)
- **Prävention** (latein. *praevenire*, zuvorkommen) zur Expositionsvermeidung und Risikoverringerung mit kausaler Verhütung einer bestimmten Erkrankung (z. B. Schutzimpfungen, Kariesprävention)
- **Vorsorge** zur Entdeckung von Frühstadien von Erkrankungen und zur frühen Heilung oder Verhinderung des Fortschreitens (z. B. Initialkaries, Gingivitis)
- **Rehabilitation** durch Therapie von Funktionseinbußen und Verhinderung von Folgeerkrankungen (z. B. restaurative Kariestherapie, Parodontitis-marginalis-Behandlung)
- **Nachsorge** zur Aufrechterhaltung von Therapieergebnissen mit dem Ziel der Stagnation chronischer, meist lebenslanger Erkrankungen (wie Karies, marginale Parodontitis und Traumafolgen an bleibenden Zähnen).

Während bei spezifischen akuten Infektionserkrankungen mit sicheren Schutzimpfungen (z. B. Polyomyelitis) oder sicherem Expositionsschutz (z. B. HIV) und bei akuten Traumata der Zähne mit sicheren Schutzmaßnahmen (wie Mundschutz, Schutzhelme) die Prävention eindeutig definierbar ist, umfassen unspezifische, polybakterielle chronische Infektionserkrankungen wie Karies und marginale Parodontitis immer mehrere Bereiche der Prophylaxekette.

MERKE

Mit Ausnahme ganz weniger erwachsener Individuen mit 32 karies- und gingivitisfreien Zähnen und physiologischer Abrasion sowie Attrition bedürfen alle individuellen Prophylaxeprogramme der Einbeziehung gesundheitsfördernder, präventiver, vorsorglicher, rehabilitierender und schließlich nachsorglicher Maßnahmen, um die Erkrankungsprogression zu verhindern.

Weil eine kausale Expositionsvermeidung polybakterieller Infektionsmöglichkeiten aus oralen Biofilmen weder möglich noch wünschenswert ist, beruhen alle Prophylaxemaßnahmen zur Karies- und Parodontitisprävention bisher auf der Beeinflussung nonkausaler Faktoren. Trotzdem sind diese Prophylaxemöglichkeiten in der klinischen Praxis außerordentlich erfolgreich!

Ätiologische Grundlagen

Christof E. Dörfer

Die häufigsten Erkrankungen der Mundhöhle werden durch Mikroorganismen verursacht. Dazu zählen die Karies mit ihren Folgeerkrankungen Pulpitis und apikale Parodontitis sowie die Gingivitis und die marginale Parodontitis.

Diese Erkrankungen sind weit verbreitet:

- Kariesfrei sind in Deutschland in der Altersgruppe von 35–44 Jahren nur 0,8% der Dentitionen.
- In der Altersgruppe von 65–74 Jahren liegt der Anteil karies- und füllungsfreier Personen bei 0,2%.
- Bei ca. 1/3 der 35- bis 44-Jährigen finden sich Zähne mit parodontalen Taschen von mehr als 5 mm Sondierungstiefe.
- In der Altersgruppe der 65- bis 74-Jährigen ist die Frequenz parodontaler Taschen mit mehr als 5 mm Sondierungstiefe nahezu verdoppelt.

Ohne Intervention schreiten Parodontitiden oftmals fort und nehmen in ihrem Verlauf an Komplexität zu. Unter Umständen beeinflussen sie die Fähigkeit zu essen, die Wahl der Speisen, erzeugen Mundgeruch und beeinträchtigen das äußere Erscheinungsbild und die Kommunikationsfähigkeit eines Menschen bis hin zu Einschränkungen seiner Arbeitsleistung.

Als primäre Ursache dieser Erkrankungen gilt die mikrobielle Besiedelung der Mundhöhle. Darüber hinaus sind Ätiologie und Pathogenese jedoch **multifaktoriell** und werden durch ein komplexes Zusammenspiel angeborener, erworbener und verhaltensbedingter Faktoren determiniert. So zeigen viele systemische Erkrankungen orale Symptome und beeinflussen direkt oder durch Nebenwirkungen ihrer Therapien den Verlauf oraler Erkrankungen. Auf der anderen Seite ist die Mundhöhle eine Eintrittspforte für Mikroorganismen in den Körper. Entzündungen im Bereich der Mundhöhle können daher auch Auswirkungen auf die Allgemeingesundheit haben. Es ist jedoch nicht geklärt, ob die Assoziationen oraler und allgemeiner Erkrankungen kausal oder nur koinzident sind. Die derzeitigen Erklärungsmodelle beruhen auf der Vorstellung, dass durch das häufige Eindringen von Keimen aus der mikrobiellen Plaque der Zähne entweder durch eine Bakteriämie, durch Verschlucken oder durch Aspiration in die Atemwege Erkrankungen ausgelöst oder in ihrem Verlauf negativ beeinflusst werden.

Entstehung mikrobieller Plaque

In der Mundhöhle findet sich die ungewöhnliche anatomische Situation, dass mineralisierte Strukturen, die Zähne, das Integument durchbrechen. Ein Teil verbleibt im Bindegewebe, der andere Teil ist dem Mundhöhlenmilieu ausgesetzt und bietet einer Reihe von Mikroorganismen die Möglichkeit zur Kolonisation.

MERKE

Im Gegensatz zur Kolonisation von Weichgeweben wie der Schleimhaut ist die Besiedelung der Zahnhartsubstanzen erleichtert, da sich die Zahnoberfläche nicht abschilfert.

Aufgrund der Oberflächeneigenschaften der Zahnhartsubstanz, vor allem ihrer elektrischen Ladung, bedarf es bestimmter Eigenschaften und Fähigkeiten der Mikroorganismen, die eine initiale Besiedelung der Zahnoberfläche erst ermöglichen.

Phasen der Plaqueentstehung

Die Besiedelung der Zahnoberfläche mit Mikroorganismen verläuft daher in verschiedenen, aufeinander folgenden Phasen:

- Unmittelbar nach einer intraoral vorgenommenen mechanischen Reinigung von Zahnoberflächen erfolgt durch die Benetzung mit Speichel ein Niederschlag hydrophober Makromoleküle. Dieser Niederschlag aus verschiedenen Speichelglykoproteinen und Antikörpern bildet die sog. **Pellikel**. Diese verändert je nach Zusammensetzung des Speichels die Ladung und die freie Energie der Oberflächen.
- Dies fördert die **Adhäsion von Bakterien**, die je nach Spezies über verschiedene Mechanismen erfolgt. Mit zunehmender Bedeckung der Oberflächen entwickelt sich eine interbakterielle Dynamik, die als Bildung eines Biofilms charakterisiert wird. Diese **Erstbesiedelung** wird von einem kleinen Teil der oralen Mikroflora dominiert. Dazu zählen in erster Linie orale **Streptokokken**, insbesondere:
  - Streptococcus sanguis
  - Streptococcus mitis
  - Streptococcus oralis.
- Die Anwesenheit von Zuckern z. B. aus der Nahrung führt zur **Produktion extrazellulärer Polysaccharide** in Form eines dreidimensionalen Netzwerks. An diesem finden gramnegative Kokken und Stäbchen über Oberflächenrezeptoren Anheftungsmöglichkeiten. Dadurch nimmt die Bakterienmasse rasch zu.
- **Differenzierung des Biofilms:** Mit zunehmender Schichtdicke wird die Diffusion innerhalb der Plaque immer schwieriger. Es kommt zu einem Sauerstoffgradienten von der Oberfläche in die Tiefe der Plaque bis hin zu vollständig **anaeroben** Bedingungen. Dies wiederum resultiert in unterschiedlichem Wachstum verschiedener Spezies und führt zu einem zunehmend heterogenen und komplexen Ökosystem verschiedener Mikroorganismen.

Diese schematische Plaqueentwicklung wird durch verschiedene **lokale Rahmenbedingungen** in ihrem Verlauf modelliert:

- So spielen der Schutz vor Abwischen, die lokale Verfügbarkeit von Nährstoffen und die Anwesenheit von Fluorid eine große Rolle.
- Das Vorliegen einer Gingivitis führt zu einer Erhöhung der Plaquebildungsrate und zu einer Verkürzung des Plaquebildungszyklus.
- Schließlich gibt es große interindividuelle Variationen in der Zusammensetzung der oralen Mikroflora, die sich ebenfalls in der Plaquezusammensetzung niederschlagen.

Risikobestimmung für Entstehung und Verlauf marginaler Parodontitiden

Seit der Untersuchung von Löe et al. (1965), in der eine Gingivitis durch Mundhygieneabstinenz ausgelöst werden konnte und nach Beseitigung der Plaque wieder ausheilte, gilt die mikrobielle Genese von Entzündungen der Gewebe des marginalen Parodonts als bewiesen. Die mikrobielle Plaque wirkt in zweierlei Hinsicht destruktiv auf das marginale Parodont ein:

- Einerseits können Stoffwechselprodukte der Mikroorganismen die Zellen des marginalen Parodonts direkt schädigen. Unter den von den Mikroorganismen freigesetzten Substanzen finden sich z. B. **Proteasen**, die strukturelle Bestandteile des marginalen Parodonts wie Kollagen, Elastin, Fibronectin und Fibrin zersetzen.

Obwohl die Bakterien viele Proteasen produzieren, scheinen die destruktiven Prozesse in der parodontalen Tasche jedoch überwiegend von wirtseigenen Proteasen verursacht zu sein. Dies führt uns zu einem 2. pathogenen Aspekt der Plaque:

- Andere bakterielle Komponenten, vor allem **Lipopolysaccharide** der gramnegativen Bakterien, stimulieren zelluläre oder humorale Immunmechanismen, die über eine Entzündungsreaktion sekundär das marginale Parodont schädigen.

Allerdings entsteht nicht zwangsläufig auf dem Boden einer Gingivitis ein destruktiver Prozess, der als Parodontitis bezeichnet wird. Sowohl die Plaque als auch die Wirtsabwehrreaktion auf die Plaque sind verschiedenen Bedingungen unterworfen, deren Vielfalt verschiedene Verlaufsformen einer marginalen Parodontitis zur Folge

hat und innerhalb der Verlaufsformen zu ausgeprägten inter- und intraindividuellen Variationen führt.
Entstehung und Verlauf komplexer multifaktorieller Erkrankungen sind nur schwer vorhersagbar. Prognosen über Krankheitsentstehung und -verläufe können jedoch auf der Basis sog. **Risikomodelle** gestellt werden. Der Begriff des Erkrankungsrisikos beruht dabei auf der statistischen Wahrscheinlichkeit, dass eine Erkrankung aufgrund bestimmter Rahmenbedingungen eintritt oder fortschreitet. Dieses statistische Erkrankungsrisiko basiert auf einer Vielzahl von Parametern, die ihrerseits mit einer bestimmten Wahrscheinlichkeit mit der Erkrankung assoziiert sind.

MERKE

Parameter, die begünstigend an der Pathogenese der Erkrankung beteiligt sind, nennt man **Risikofaktoren**.

Tabelle 9.**1** listet Beispiele für Risikofaktoren der marginalen Parodontitis auf.
Zur statistischen Absicherung wird in der Regel die Berechnung des relativen Risikos oder der „odds ratio" herangezogen:

- Unter dem **relativen Risiko** eines Merkmals versteht man das Verhältnis aus der Inzidenz der Erkrankung bei Trägern dieses Merkmals und der Inzidenz der Erkrankung bei Personen ohne dieses Merkmal. Das relative Risiko wird in *longitudinalen Studien* eingesetzt, da es sich nur dann bestimmen lässt, wenn vor Beginn der Studie die Personen mit dem und ohne das zu untersuchende Merkmal identifiziert wurden und anschließend das Auftreten der Erkrankung in beiden Gruppen über einen bestimmten Zeitraum beobachtet wird.
- Die „**odds ratio**" wird in *Querschnittstudien* eingesetzt und beschreibt das Verhältnis des Auftretens des zu untersuchenden Merkmals in der Gruppe der erkrankten Personen zu einer Kontrollgruppe nicht erkrankter Personen. Diese Differenz des Überwiegens eines Merkmals gegenüber einem anderen (odds ratio) wird errechnet durch:

$$\frac{\text{Merkmalsträger/Merkmalsfreie in einer Fallgruppe}}{\text{Merkmalsträger/Merkmalsfreie in einer Kontrollgruppe}}$$

Unabhängig von den eingesetzten statistischen Verfahren ist ein Merkmal erst dann definitiv als Risikofaktor klassifiziert, wenn die Elimination dieses Faktors nachweislich das Erkrankungsrisikos senkt.

MERKE

Im Gegensatz dazu bezeichnet der Begriff **Risikoindikator** Merkmale, die zwar ein Erkrankungsrisiko beschreiben, selbst jedoch nicht unmittelbar zur Pathogenese beitragen.

Verschiedene Risikofaktoren können eng zusammenhängen, sodass die Frage nach ihrem jeweiligen Einzelbeitrag zur Entstehung chronischer Erkrankungen schwierig zu

Tabelle 9.**1** Beispiele für Risikofaktoren der marginalen Parodontitis

Gruppen	Beispiel
Morphologische und funktionelle Risikofaktoren	Furkationsbeteiligung Wurzeleinziehungen fehlende Approximalkontakte Zahnstein
Infektiologische und inflammatorische Risikofaktoren	Präsenz potenziell pathogener Keime Leukozytenfunktionsstörungen Störungen der humoralen Abwehr
Psychosoziale und habituelle Risikofaktoren	emotionaler Stress schlechte Mundhygiene Rauchen

beantworten ist. Ebenso ist die Pathogenese der marginalen Parodontitis nicht vollständig geklärt. Daher ist die Differenzierung zwischen Risikofaktor und Risikoindikator nicht auf einer wissenschaftlich gesicherten Basis möglich.
Im Folgenden wird der Begriff Risikofaktor als übergeordnete Bezeichnung für alle Parameter gebraucht, die eine Assoziation zum jeweiligen Erkrankungsbild aufweisen, auch wenn ein Kausalzusammenhang nicht immer gesichert ist und es sich streng genommen um Risikoindikatoren handelt.

Funktionelle und morphologische Risikofaktoren

Mehrere anatomische Strukturen haben sich im Laufe der Evolution herausgebildet, die eine **protektive Funktion für das Zahnbett** übernehmen:

- Dazu zählt die Form der klinischen Zahnkrone, die aufgrund ihres Äquators beim Zerkleinern von Nahrung den abgleitenden Speisebolus vom Zahnfleischrand ableitet.
- Eine ähnliche Funktion übernehmen die approximalen Randleisten in Verbindung mit den Approximalkontakten der Zähne innerhalb der Zahnreihe. Sie wirken wie eine Leitschiene, die den Speisebolus nach oral und vestibulär ableitet und das Impaktieren im Zahnzwischenraum verhindert.
- Die befestigte Gingiva, auf die der Speisebolus auftrifft, ist durch ihre Verhornung und Verzapfung für diese mechanische Belastung ausgelegt.
- Das Verbindungsepithel, das den Zahn umschließt, ist dagegen unverhornt und über Hemidesmosomen mit den Zahnhartsubstanzen verbunden.

Diese Strukturen unterliegen ausgeprägten inter- und intraindividuellen Variationen, die zu Einschränkungen ihrer protektiven Funktion führen können.
Genetisch bedingte oder erworbene pathologische **Abweichungen des Oberflächenprofils** der Zähne sowie **der Struktur der Zahnhartsubstanzen** können die Ent-

stehung und Progression einer marginalen Parodontitis begünstigen:

- Dies gilt auch für **Fehlstellungen der Zähne**, sofern die protektiven Wirkungen der Approximalkontakte eingeschränkt und Speiserest-Impaktierungen begünstigt sind. Darüber hinaus ist die mechanische Plaquekontrolle bei Zahnfehlstellungen häufig erschwert. Ähnliches gilt für Einziehungen der Wurzeloberflächen, die je nach Ausprägung nicht oder nur mit großem Aufwand und unter Verwendung spezieller Hilfsmittel gereinigt werden können.
- Beim Vorliegen von Schmelzzungen, die in die Furkation eines mehrwurzligen Zahns ragen (vgl. Abb. 3.**4**), bleibt nach einer inflammatorischen Episode in der Regel eine morphologisch ungünstige Situation bestehen, welche die Bildung subgingivaler Plaque begünstigt. Diese sog. **Schmelztropfen** können eine Ursache für den isoliert an einzelnen Zähnen auftretenden Furkationsbefall sein. Der Furkationsbefall verschlechtert die Prognose eines an Parodontitis erkrankten Zahns entscheidend.

Neben den passiven, morphologischen Mechanismen zum Schutz des Übergangs Gingiva–Zahnhartgewebe gegen das Eindringen von Mikroorganismen gibt es eine Reihe **dynamischer Prozesse**, die der besonderen anatomischen Situation des Parodonts Rechnung tragen:

- die Produktion von Speichel und Sulkusflüssigkeit mit ihren antibakteriellen Komponenten und ihrer Spülwirkung
- lokal das Verbindungsepithel, das über Hemidesmosomen aktiv das epitheliale Attachment aufrechterhält, den höchsten Turnover im gesamten menschlichen Organismus aufweist und aufgrund dieser Eigenschaften das Eindringen von Mikroorganismen wesentlich erschwert
- die ständigen Umbau- und Adaptationsprozesse der weiteren parodontalen Gewebe, die unter physiologischen Bedingungen die Integrität dieser Region gewährleisten helfen.

Infektiologische und inflammatorische Risikofaktoren

Die Akkumulation mikrobieller Beläge auf der Zahnoberfläche führt zu einem ständigem Kontakt der Bakterien mit den parodontalen Weichgeweben. Trotz der mikrobiellen Präsenz im Bereich des Gingivarandes finden nicht zwangsläufig destruktive Entzündungsprozesse statt. Die ökologischen Beziehungen zwischen den Bakterien der mikrobiellen Plaque und dem Wirtsorganismus sind überwiegend gutartig. Durch Verschiebungen in der Plaquezusammensetzung bzw. das Auftreten und Überhandnehmen bestimmter Mikroorganismen können Destruktionsprozesse des Parodonts initiiert werden.

Pathogene Keime

Einige Mikroorganismen sind als potenziell pathogene Keime identifiziert worden. Dazu zählen unter anderem:

- Actinobacillus actinomycetemcomitans Serotyp a und b
- Porphyromonas gingivalis
- Prevotella intermedia
- Prevotella nigrescens
- Tannerella forsythensis
- Campylobacter rectus
- Eubacterium nodatum
- Fusobacterium nucleatum
- Peptostreptococcus micros
- Streptococcus intermedius
- Eikenella corrodens
- Treponema denticola.

Diese Mikroorganismen sind Teil eines komplexen Biofilms, der durch ausgeprägte Wechselbeziehungen zwischen den einzelnen Bestandteilen gekennzeichnet ist. Bei der Analyse der subgingivalen Plaque wurden Cluster-Bildungen zwischen verschiedenen Keimen beschrieben. Aufgrund ihres gemeinsamen Auftretens wurden zusammengefasst:

- **„roter Komplex“** Porphyromonas gingivalis, Tannerella forsythensis und Treponema denticola
- **„orangefarbener Komplex“** Prevotella intermedia, Prevotella nigrescens, Peptostreptococcus micros, Fusobacterium nucleatum und andere
- **„grüner Komplex“** Eikenella corrodens, Capnocytophaga Subspezies und Actinobacillus actinomycetemcomitans Serotyp a.

Campylobacter rectus war mit dem orangefarbenen Komplex assoziiert, während Actinobacillus actinomycetemcomitans Serotyp b sich keinem der Komplexe zuordnen ließ.

Actinobacillus actinomycetemcomitans (Aa) ist ein kleines, unbewegliches, gramnegatives, saccharolytisches Stäbchen mit abgerundeten Enden. Es hat seinen Namen von den kleinen konvexen Kolonien mit sternförmigem Zentrum, die es bei Anzüchtung auf Blutagarplatten bildet. Aa wird als mögliches Pathogen für einige früh einsetzende, lokalisierte, aggressive Parodontitisformen angesehen. Es produziert eine Reihe zytotoxischer Substanzen einschließlich Leukotoxin.

Die Reduktion dieses Keims bis unter die Nachweisgrenze mit kombiniert antibiotisch-mechanischer Therapie führt zu einer Verbesserung der klinischen Situation. Die Wahrscheinlichkeit einer Progression der Parodontitis ist ab einer Keimzahl von 3×10^4 koloniebildenden Einheiten gegenüber Personen ohne Aa 2,2fach erhöht.

Porphyromonas gingivalis (Pg) gehört zur schwarz pigmentierten Bacteroides-Gruppe. Es ist ein gramnegatives, anaerobes, unbewegliches, asaccharolytisches, kurzes kokkoides Stäbchen. Pg produziert u. a. Kollagenase, eine Reihe von Proteasen, Endotoxine und Fettsäuren. Es löst erhöhte systemische und lokale Immunantworten bei Personen aus, die verschiedene Formen von Parodontitis aufwiesen. Die Wahrscheinlichkeit für eine Parodontitisprogression ist ab einer Keimzahl von 6×10^5 gegenüber Personen ohne Pg 2,3fach erhöht.

Tannerella forsythensis (Tf) ist ein gramnegatives, spindelförmiges, anaerobes Stäbchen. Es findet sich in höherer Zahl an Stellen mit Parodontitis im Vergleich zu parodontal gesunden Stellen oder zu Stellen mit Gingivitis. Außerdem wird Tf häufiger in aktiven als in inaktiven Taschen gefunden. Überproportional nachweisbar ist es in Taschen therapierefraktärer Parodontitiden und in Epithelzellen aus parodontal erkrankten Taschen, während es im Verbindungsepithel parodontal gesunder Personen nur in seltenen Fällen nachweisbar war.

Prevotella intermedia (Pi) gehört zur Gruppe der schwarz pigmentierten Bacteroides-Spezies. Es besitzt eine Reihe von Virulenzfaktoren, die auch bei Porphyromonas gingivalis vorkommen. Erhöhte Serumantikörper gegen Pi wurden vor allem bei therapierefraktären Parodontitisformen beobachtet. Die Wahrscheinlichkeit für eine Progression der Parodontitis ist ab einer Keimzahl von 1×10^5 gegenüber Personen ohne Pi 1,6fach erhöht.

Informationen über **andere potenziell pathogene Keime** sind in wesentlich geringerem Umfang verfügbar. Offenbar handelt es sich in den meisten Fällen um Mischinfektionen, die von Cluster-Bildungen zwischen verschiedenen Bakterienarten gekennzeichnet sind, deren Virulenz auch von den Interaktionen der verschiedenen Bakterienarten innerhalb des Clusters, aber auch zwischen den Clustern, beeinflusst wird. So ist z. B. die Wahrscheinlichkeit für eine Parodontitisprogression beim gemeinsamen Auftreten von Actinobacillus actinomycetemcomitans und Porphyromonas gingivalis von 2,2 bzw. 2,3 auf 6,7 erhöht.

Inflammatorische Risikofaktoren

Sowohl eine **Reduktion der Leukozytenzahl** als auch **Störungen der Leukozytenfunktion** können den Verlauf marginaler Parodontitiden beeinflussen. Neben akuten ulzerösen Veränderungen der Gingiva sind regelmäßig tiefe Taschen und ein ausgeprägter generalisierter Knochenabbau bis hin zu Zahnverlust zu beobachten. Diese Veränderungen finden sich bei allen Formen von Neutropenien und Leukämien sowie bei genetisch bedingten Leukozytenfunktionsstörungen. Bei HIV-Infektionen treten gehäuft nekrotisierende Gingivitis- und Parodontitisverläufe auf, die vom aktuellen Immunstatus und dem Alter des Patienten abhängen.

Bei Patienten mit Parodontitis wurden im Gingivagewebe und in der Sulkusflüssigkeit erhöhte Werte von **Interleukin-1** gefunden. Darüber hinaus ist gut dokumentiert, dass die IL-1-Produktion Unterschiede zwischen verschiedenen Parodontitisverläufen aufweist. Ein kombinierter Polymorphismus bei 2 verschiedenen Allelen, der eine überschießende Il-1-Produktion verursacht, ist mit fortgeschrittener Parodontitis assoziiert.

Der Einfluss sowohl von insulinpflichtigem als auch nicht insulinpflichtigem **Diabetes mellitus** auf Entstehung und Verlauf marginaler Parodontitiden wurde in vielen Studien untersucht:

- Während bei Kindern und Heranwachsenden keine Unterschiede zwischen dem Parodontalzustand von Diabetikern und gesunden Kontrollpersonen gefunden wurden, wiesen Diabetiker der Altersgruppe von 40–49 einen ausgeprägteren alveolären Knochenabbau auf als gesunde Kontrollpersonen. In anderen Altersgruppen fanden sich diese Unterschiede nicht.
- In einer Untersuchung an Pima-Indianern mit einer Diabetes-mellitus-Prävalenz von ca. 20% bei Männern und 25% bei Frauen war das Risiko für Parodontitis gegenüber gesunden Kontrollpersonen in einem multivariaten Modell zwischen 2,8 bei klinischer und 3,5 bei röntgenologischer Diagnosestellung erhöht.
- In longitudinalen Studien mit insulinpflichtigen Diabetikern konnte bei einer Laufzeit von 2–3 Jahren gezeigt werden, dass bei guter Stoffwechselkontrolle weniger Attachment- und Knochenverlust auftrat als bei schlechter Stoffwechselkontrolle.

Es gilt als gesichert, dass die **veränderte hormonelle Situation** während der Schwangerschaft die Abwehrreaktion des Körpers auf Plaquemikroorganismen modifiziert. Dies schlägt sich in einem gesteigerten Ausmaß und Schweregrad der Gingivitis nieder. Dass eine verstärkte Gingivitis, die mit der Bildung von Pseudotaschen mit der Folge einer Zunahme anaerober Keime einhergeht, das Risiko für alveolären Knochenabbau erhöht, ist zwar plausibel. Es gibt jedoch bislang keine kontrollierten Untersuchungen, die diesen Zusammenhang bestätigen. Gleiches gilt für den Effekt oraler Antikontrazeptiva, für die hormonellen Veränderungen während des weiblichen Zyklus sowie während Pubertät und Klimakterium.

Unerwünschte Effekte therapeutischer Maßnahmen können auf unterschiedliche Weise das Risiko für Parodontitis beeinflussen. Durch Auswirkungen auf die Speichelsekretion, z. B. nach Bestrahlung und bei Arzneimittelnebenwirkungen (Psychopharmaka, Antihypertensiva u. a.), ist die Schutzfunktion des Speichels eingeschränkt. Medikamenteninduzierte gingivale Wucherungen erzeugen Pseudotaschen und begünstigen die Zunahme von Plaque bzw. Änderungen in ihrer Zusammensetzung. Schließlich können Psychopharmaka aufgrund ihrer persönlichkeitsverändernden Wirkung die Compliance der Patienten in Bezug auf orale Prophylaxemaßnahmen vermindern.

Psychosoziale und habituelle Risikofaktoren

Der Einfluss des **Rauchens** auf den Verlauf einer marginalen Parodontitis gilt als gesichert. Die Wahrscheinlichkeit für alveolären Knochenabbau ist bei Rauchern gegenüber Nichtrauchern bei allen Parodontitisschweregraden um den Faktor 2,8 erhöht, um über 6,0 bei fortgeschrittenen

Parodontitiden und bis hin zu 14,4 bei jüngeren Patienten. Bei Rauchern wurden reduzierte IgG_2-Serumspiegel und erhöhte Spiegel an Zytokinen in der Sulkusflüssigkeit gefunden. Raucher haben doppelt so hohe Attachmentverluste und ausgedehntere Rezessionen im Vergleich zu Nichtrauchern. Nach Korrektur für die Schwere der Parodontitis fanden sich bei Rauchern mehr als 2-mal häufiger Porphyromonas gingivalis und Tannerella forsythensis als bei Nichtrauchern. Rauchen begünstigt das Auftreten nekrotisierender Parodontitisverläufe und verschlechtert die Prognose nach erfolgter Parodontitistherapie.

Die mögliche Rolle von **emotionalem Stress** auf orale Erkrankungen wurde in einer Reihe von Studien untersucht, die jedoch entweder keine Kontrollgruppen in die Untersuchung einschlossen oder aufgrund der kleinen Fallzahlen keine Korrekturen für mögliche Risikofaktoren vornahmen. In einer kontrollierten Querschnittstudie fanden Genco et al. (1999) nach Korrektur für Risikofaktoren ein erhöhtes Parodontitisrisiko bei Personen mit ausgeprägter finanzieller Belastung und ungenügendem Stress-Coping. Personen, die Stress angemessen verarbeiteten, wiesen dagegen kein erhöhtes Parodontitisrisiko auf. Bei Studenten fanden sich in Examenssituationen eine erhöhte Gingivitisprävalenz und erhöhte IL-1β-Spiegel im Vergleich zu Kontrollpersonen, die an keinem Examen teilnahmen.

Eine Reihe von Querschnitt- und Longitudinalstudien untersuchte die Rolle **supragingivaler Plaquekontrolle** auf das Parodontitisrisiko. Bei Personen mit nichtoptimaler Mundhygiene wurde im Vergleich zu Personen mit optimaler Plaquekontrolle vermehrt interdentaler Knochen abgebaut und es fand sich ein stärkerer röntgenologischer Knochenabbau. Nach einer abgeschlossenen Parodontitistherapie ist eine optimale Plaqueentfernung die Voraussetzung für den Erhalt entzündungsfreier Verhältnisse. Gute supragingivale Plaquekontrolle reduziert darüber hinaus potenziell pathogene Keime. Während einige Studien der Plaque nur einen geringen positiven Vorhersagewert für eine Parodontitisprogression bescheinigen, vermuten andere bei Personen mit schlechter Plaquekontrolle häufiger Parodontitisrezidive.

Parodontitisrisikobestimmung

MERKE

Das komplexe Zusammenspiel multipler Risikofaktoren in der Ätiologie der marginalen Parodontitis schlägt sich in unterschiedlichen Krankheitsverläufen nieder. Aggressive Verläufe bedürfen einer intensiveren individualprophylaktischen Betreuung als chronische.

Aufgrund des weitgehend irreversiblen Verlaufs der parodontalen Destruktion besteht daher seit langem der Wunsch, Patienten mit einem hohen Parodontitisrisiko möglichst frühzeitig zu erkennen. Im klinischen Alltag erfolgt dies in der Regel nach Abschluss einer systematischen Parodontitistherapie im Rahmen der unterstützenden Nachsorge. Intensität und Intervall der Nachsorgetermine werden dabei meist durch *retrospektive* Betrachtung des Ausmaßes der Veränderung des klinisch sichtbaren Entzündungszustands des Parodonts festgelegt. Auf der Basis einer intensiven, engmaschigen Betreuung werden die Intervalle bei Auftreten von Entzündungszeichen verkürzt und bei Entzündungsfreiheit verlängert. Diese Form der Risikobestimmung hat jedoch den Nachteil, dass ein zu großes Intervall bereits wieder zu einer irreversiblen Destruktion des Parodonts führen kann. Deshalb wird die Betreuung in der Regel engmaschiger und intensiver erfolgen als es möglicherweise nötig wäre, da man im Sinne des Patienten dieses Risiko nicht eingehen möchte.

Wünschenswert wäre folglich, das individuelle Erkrankungsrisiko *prospektiv* erkennen und Häufigkeit und Intensität der Prophylaxemaßnahmen zuverlässig vorausbestimmen zu können. Der Versuch, diese Vorhersage auf der Basis einzelner klinischer oder laborgestützter Parameter zu treffen, schlug jedoch weitgehend fehl. So hat z. B. das Bluten auf Sondieren zwar einen guten negativen, jedoch einen schlechten positiven Vorhersagewert: Beim Fehlen dieses klinischen Entzündungszeichen lässt sich zwar mit hinreichender Sicherheit vermuten, dass es zu keiner Destruktion des Parodonts kommen wird; das Auftreten von Bluten auf Sondieren geht jedoch nicht notwendigerweise mit einer solchen Destruktion einher.

Verlässt man sich ausschließlich auf das Bluten auf Sondieren, führt dies ebenfalls zu einer intensiveren prophylaktischen Betreuung des Patienten, als es möglicherweise nötig wäre. Seit einiger Zeit existieren Ansätze, die multifaktoriellen Risikomodelle als Grundlage für eine individuelle Risikobestimmung heranzuziehen. Diese Verfahren zum Risikoscreening werden zwar in der klinischen Situation mitunter eingesetzt, eine wissenschaftlich fundierte Validierung solcher Risikomodelle ist jedoch bislang nur in Ansätzen erfolgt.

Bestimmung des Risikos für Entstehung und Verlauf der Zahnkaries

Martin J. Koch

MERKE

Wenn man das **Kariesrisiko** eines Patienten kennt, kann man nicht nur präventive Maßnahmen gezielter einsetzen, sondern auch die Indikationsstellung restaurativer Maßnahmen davon abhängig machen.

Dabei kann man sich auf bestimmte Zähne oder Risikoflächen des Patienten konzentrieren. Bei Patienten mit sehr niedrigem Kariesrisiko wird man längere Recallintervalle wählen und seltener Bissflügel-Röntgenaufnahmen anordnen. Bei Patienten mit hohem Kariesrisiko wird man erst temporäre Versorgungen anfertigen, um vor der definitiven Behandlung das Kariesrisiko zu senken. Allerdings ist es nicht einfach, das Kariesrisiko zu bestimmen, da Karies ein multifaktorielles Geschehen ist und kurze Schüben der Progression und sehr lange Phasen der Stagnation aufeinander folgen können.

Anamnese

Normalerweise ist die Anamnese das wertvollste Instrument des Arztes. Im Hinblick auf das Kariesrisiko gilt dies – bedingt durch die ausgeprägte soziale Wunschvorstellung von zahngesunder Ernährung und Mundhygieneverhalten – nur eingeschränkt. Ausnahme ist die Frage nach dauerhaftem Gebrauch der Saugerflasche bei Kleinkindern, der ein besonders hohes Kariesrisiko bedingt. Räumt der Patient trotz der sozialen Wunschvorstellungen deutliches Fehlverhalten oder Essstörungen ein, ist dies von hoher Relevanz. Mehr oder weniger zuverlässige Angaben kann man auch bei einer gezielten Fluoridanamnese erwarten. Wichtig ist auch, sich über andere Behandlungen, insbesondere kieferorthopädische, zu informieren.
Einige lebensverändernde Situationen wirken sich so umfassend aus, dass sie auch das Kariesrisiko beeinflussen. Beispiele sind psychische Erkrankungen, Krebserkrankungen (Strahlenkaries, Lymphstau nach Brustkrebsoperation), Schluckstörungen im Rahmen neurologischer Erkrankungen, Apoplex mit nachfolgender Beeinträchtigung der Fähigkeit zum Zähneputzen. Ebenso können soziale und ökonomische Einflüsse das Kariesrisiko mitbestimmen.

Klinische Untersuchung

Bei der klinischen Untersuchung muss auf lokale Retentionsnischen (Fissuren, Grübchen, Ränder von Restaurationen etc.) für Plaque geachtet werden, weil sie typische Kariesprädilektionsstellen sind. Bei Kleinkindern zeigen auffällige Plaqueakkumulationen an den Labialflächen der Oberkiefer-Schneidezähne ein erhöhtes Kariesrisiko an.
Die **Karieserfahrung** spiegelt das kumulative vergangene Kariesrisiko. Da Restaurationen aber auch aufgrund anderer Indikationen wie Trauma, Präparation eines Zahns als Brückenpfeiler, kosmetische Korrekturen etc. vorgenommen werden können, resultieren daraus mögliche Fehler der Einschätzung. Die Zahl der extrahierten Zähne ist für die individuelle Abschätzung zu ungenau, ebenso die Beurteilung von Indexzähnen. Die Zahl der fehlenden Zähne sowie der Zähne mit Karies und/oder Füllungen (dmft, DMFT) ist wesentlich genauer, noch differenzierter ist die Betrachtung der insgesamt betroffenen Flächen (dmfs, DMFS). Dabei kann aber je nach Alter des Patienten die Entstehungszeit der Karies schon lange zurückliegen, was die Aussagekraft der erhobenen Werte einschränkt.
Initialläsionen sind von höherer Aussagekraft. Weitere Hinweise auf die erhöhte Kariesaktivität sind:

- Je jünger ein Patient ist, desto kürzer ist der Zeitraum zwischen der Kariesentstehung und dem Untersuchungszeitpunkt.
- In der Wechselgebissphase tritt Karies an bleibenden Zähnen auf, die noch nicht lange durchgebrochen sind.
- Die Zahnwurzelkaries entsteht bei älteren Patienten nach parodontalem Stützgewebeverlust.

Nicht zu gering eingeschätzt werden sollte der 1. klinische Eindruck bei der Untersuchung, wenn Essensreste, Foetor ex ore, Plaque oder Gingivitis deutlich erkennbar sind, auch wenn die Patienten dies oft zu erklären versuchen. („Ich bin direkt von der Schule hierher gekommen und konnte die Zähne nicht mehr putzen.") Es liegt in der Natur der Sache, dass eine solche subjektive Einschätzung nicht validierbar ist.

Karieszuwachs

Wenn Karies innerhalb eines bestimmten Zeitraums neu diagnostiziert wird, kann dies auf ein erhöhtes Kariesrisiko hinweisen. Die klinische Diagnose ist jedoch nicht sehr zuverlässig, eine erstmals diagnostizierte Läsion kann in ihrer Entstehung lange zurückliegen und durch das Absplittern des unterminierten Schmelzes zu einem Zeitpunkt sichtbar werden, in dem das Kariesrisiko nicht aktuell erhöht ist. Bissflügel-Röntgenaufnahmen können bei entsprechender Indikation und reproduzierbarer Aufnahmetechnik genauere Ergebnisse liefern.

Speicheltests

Bestimmte Speicheltests sollen Aussagen über die Besiedelung mit Mutans-Streptokokken und Laktobazillen erlauben. Andere messen die Pufferkapazität mittels Indikatorstreifen und die Speichelfließrate. Ein Test ist verfügbar, der die Stoffwechselaktivität der Mundflora abschätzt.
Alle Speicheltests müssen bisher in ihrer Aussagekraft kritisch beurteilt werden: Karies entsteht nicht im Speichel, sondern am Zahn. Störfaktoren können das Ergebnis quantitativer und semiquantitativer Untersuchungen von Streptokokken oder Laktobazillen beeinflussen, sodass eine Interpretation erschwert wird und grundsätzlich nichts über die aktuellen Besiedelungsverhältnisse in unterschiedlichen Biofilmen auf den Zahnoberflächen aussagen kann. Die Wirkung antimikrobieller Substanzen (z. B. Einnahme von Antibiotika oder Anwendung von Mundspüllösungen vor dem Speicheltest) kann zu (falsch negativen) Ergebnissen führen, die nur für einen begrenzten Zeitraum Gültigkeit besitzen. Neben Schwankungen der Bakterienzahl im Speichel können methodische Probleme wie mangelnde Standardisierung der Testbedingungen (z. B. hinsichtlich des Zeitpunkts der Probenentnahme, Nahrungsaufnahme vor dem Test o.Ä.) Schwierigkeiten in der Zuordnung zu den verschiedenen Kariesrisikogruppen mit sich bringen.

Unter Berücksichtigung dieser Einschränkungen können die Ergebnisse von **Mutans-Streptokokken**-Speicheltests unter standardisierten Bedingungen nur orientierende Hinweise liefern:

- niedrige Zahl: Kariesrisiko vermutlich gering
- hohe Zahl: Kariesrisiko evtl. vorhanden.

Für die Untersuchung der **Laktobazillen**-Zahl gilt:

- niedrige Zahl: wahrscheinlich saccharosearme Ernährung, vermutlich keine aktiven kariösen Dentinläsionen
- hohe Zahl: Ernährung mit wahrscheinlich erhöhtem Kariesrisiko, evtl. unversorgte tiefe Dentinläsionen.

Gradeinteilung des Kariesrisikos

Es gibt zahlreiche Möglichkeiten der Kariesrisikobestimmung, die jedoch nicht sehr genau sind. Dennoch kann es sinnvoll sein, Therapieentscheidungen anhand von Tabellen zu begründen. Dabei sind die DAJ-Kriterien hilfreich (Tabelle 9.**2**). Dies ist ein besonders einfaches Modell, das ausschließlich auf der Karieserfahrung beruht.
Das Dentoprog-Verfahren beruht ebenfalls auf der Karieserfahrung. Bei diesem Modell geht die Zahl der gesunden Milchmolaren und der Läsionen der Initialkaries in die Berechnung ein. Zur Vereinfachung wurde ein rechenschieberähnliches Hilfsmittel entwickelt. Mit einem Computerprogramm wird bei dem Cariogram-Modell das Kariesrisiko ermittelt. Hier kommen neben der Karieserfahrung auch mikrobiologische Tests zur Anwendung.

Tabelle 9.**2** Kriterien zur Definition eines erhöhten Kariesrisikos des Deutschen Arbeitskreises für Jugendzahnheilkunde (DAJ)

Alter in Jahren	dmft/DMFT
Bis 3	> 0
Bis 4	> 2
Bis 5	> 4
6–7	> 5 oder DT > 0
8–9	> 7 oder DT > 2
10–12	Approximalkaries an einem bleibenden Molaren

Weitere Testverfahren zur Kariesrisikobestimmung

Plaque- und Gingivitis-Blutungsindizes sowie die Plaque-Reakkumulationsrate zur Kariesrisikobestimmung haben sich nicht durchsetzen können.

> **MERKE**
> Ein sicheres Verfahren zur Bestimmung des aktuellen Kariesrisikos in den verschiedenen Altersgruppen, das sowohl bakterielle Virulenzfaktoren als auch Abwehrfaktoren der Wirtsreaktion einschließt, steht bisher nicht zur Verfügung.

Mechanische Plaquekontrolle

Christof E. Dörfer

> **MERKE**
> Als Biofilm verfügt die reife Plaque über eine stabilisierende Matrix, deren Ausprägung sich an den tatsächlichen mechanischen Belastungen durch die Umgebung orientiert. Die mechanische Zahnreinigung ist daher nach wie vor von großer Bedeutung für die Erhaltung der Gebissgesundheit.

Eine Vielzahl verschiedenster Hilfsmittel wird kommerziell angeboten. Dies betrifft sowohl Hilfsmittel zur Reinigung gut zugänglicher Zahnoberflächen als auch für die Reinigung schwer zugänglicher Bereiche wie der Interdentalräume. Dennoch wird der ausgeprägten intra- und interindividuellen morphologischen Variation vor allem der Interdentalräume derzeit zu wenig Rechnung getragen und vor allem für diese Bereiche bestehen größere Informations- und Fertigkeitsdefizite.

Zahnbürsten

Für die Reinigung der oralen vestibulären und okklusalen Zahnflächen stehen Handzahnbürsten verschiedener Größen und Formen sowie eine Vielzahl elektrischer Zahnbürsten zur Verfügung.

Handzahnbürsten

Bei den Handzahnbürsten werden Kurzkopfzahnbürsten mit planem Borstenfeld und dichtem Besatz mit parallel angeordneten, mittelharten Nylonfilamenten empfohlen. Diese Bürsten passen sich der Kontur der oralen und vestibulären Zahnflächen an und sind daher universell einsetzbar (Abb. 9.**1 a**). Dies gilt allerdings nur, wenn sie in korrektem Winkel zur Zahnoberfläche und mit seitlichem Andruck am Übergang zwischen Zahn und Gingiva angesetzt werden. Erfolgt diese *Angulation* nicht, so ver-

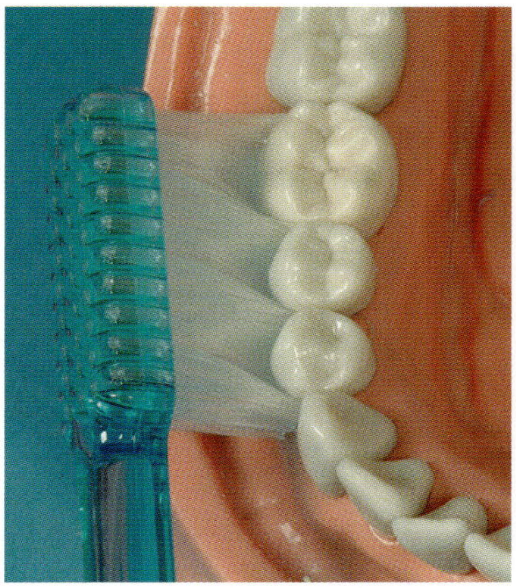
a

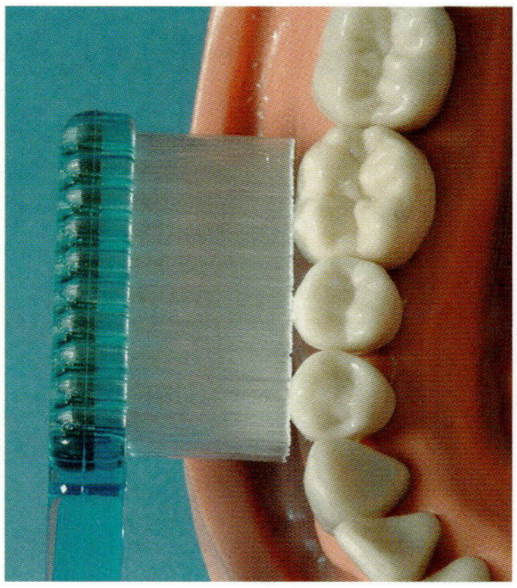
b

Abb. 9.**1 a, b** Richtiger und unzureichender Einsatz einer Standardzahnbürste mit planem Borstenfeld.

a Bei korrekter Angulation passt sich das Borstenfeld der individuellen Kontur der oralen und vestibulären Zahnflächen hervorragend an.

b Ohne Angulation verhält sich das dicht besetzte Borstenfeld wie ein solider Körper und die Borsten passen sich nicht optimal an die Form der Zähne an.

hält sich das dicht besetzte Borstenfeld annähernd wie ein solider Körper und eine Adaptation der Borsten an die Form der Zähne erfolgt nicht optimal (Abb. 9.**1 b**). Dann werden sowohl der Bereich zwischen Zahnäquator und Gingiva als auch die interdentalen Einziehungen im Bereich der Interdentalpapillen nur unzureichend gereinigt (Abb. 9.**2**).

Verbesserter Fertigungstechniken erlauben inzwischen die Herstellung andersartig aufgebauter Borstenfelder mit unterschiedlich langen, unterschiedlich harten und nicht parallelen Filamenten, ohne dass auf eine Endrundung der Borsten oder einen dichten Borstenbesatz verzichtet werden muss. Einige dieser Neuentwicklungen scheinen tatsächlich eine bessere Reinigungsleistung zu bieten als konventionelle Handzahnbürsten und führen nach 3–6 Monaten zu einer geringfügig verbesserten gingivalen Situation als die Standardzahnbürste mit planem Borstenfeld.

Ein **Nachteil** der Standardzahnbürsten liegt darin, dass sich selbst bei optimaler Angulation die gleich langen und zylindrisch ausgeformten Filamente bei der Penetration der approximalen Einziehungen und der Fissuren gegenseitig behindern (Abb. 9.**3**). Dies limitiert die Reinigungswirkung der Zahnbürste selbst bei optimaler Anwendungstechnik.

Bürsten mit unterschiedlichen Filamentlängen innerhalb eines Büschels und solche mit konisch zulaufenden Einzelfilamenten sollen dem abhelfen. Letztere zeichnen sich darüber hinaus durch eine Minimierung des Verletzungsrisikos für die Gingiva aus. Obwohl diese Vorteile teilweise durch kontrollierte klinische Langzeituntersuchungen abgesichert sind, scheint die Akzeptanz der Zahnbürste durch den Anwender nach wie vor die größere Bedeutung für die individuelle Effizienz der Reinigung zu haben.

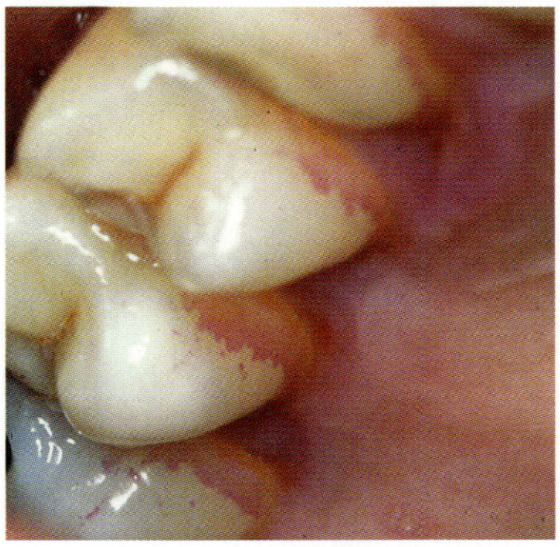

Abb. 9.**2** Das falsche Ansetzen der Bürste führt zu einer unzureichenden Reinigung der interdentalen Einziehungen und der apikal des Äquators liegenden Zahnoberflächen.

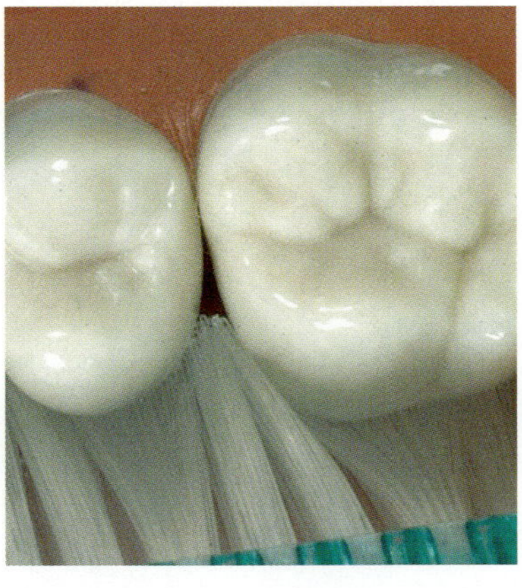

Abb. 9.**3** Gleich lange, zylindrische Filamente behindern sich gegenseitig beim Eindringen in die interdentalen Einziehungen.

Elektrische Zahnbürsten

Ein anderer Ansatz, die Reinigungseffizienz bei der häuslichen Mundpflege zu steigern, ist der Einsatz elektrischer Zahnbürsten. Es wird eine Vielzahl elektrischer Zahnbürsten mit unterschiedlichen Bewegungsmustern und Antriebscharakteristiken angeboten. Die beste Reinigungswirkung wird durch Bürsten mit kleinen oszillierend-rotierenden Bürstenköpfen erzielt. Sie sind Handzahnbürsten in Kurzzeitstudien hinsichtlich der Plaqueentfernung und Gingivitisreduktion, in Langzeitstudien nur hinsichtlich der Gingivitisreduktion überlegen. Für andere elektrische Zahnbürstentypen kann eine Überlegenheit ge-

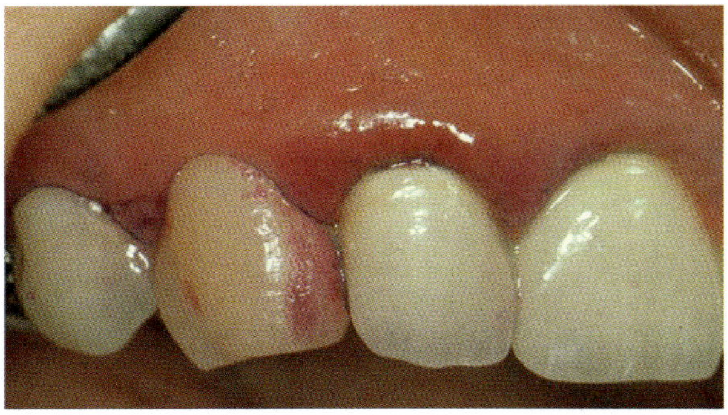

Abb. 9.**4** Durch Fehler beim Bürsten können einzelne Zahnflächen systematisch ausgelassen werden.

genüber Handzahnbürsten anhand der publizierten Daten nicht nachgewiesen werden.
In Laborstudien an in vitro gezüchteten Biofilmen wird bei sog. Schallzahnbürsten eine Reinigungswirkung ohne direkten Kontakt zur Zahnoberfläche beschrieben. Die klinische Relevanz dieses Effekts lässt sich jedoch derzeit nicht mit klinischen Studien belegen.
Die mechanische Zahnreinigung mit Zahnbürsten hat nicht nur einen positiven Einfluss auf die Reduktion klinischer Entzündungszeichen der Gingiva. Durch die Wechselwirkungen der verschiedenen Bakterienspezies im Biofilm Plaque werden auch subgingival die Plaquemenge und die Zahl pathogener Keime reduziert. Allerdings ist eine zuverlässige und systematische Entfernung der supragingivalen Plaque erforderlich.
Auch bei der Verwendung elektrischer Zahnbürsten kommt der individuellen Überprüfung der Reinigungstechnik eine große Bedeutung zu. Andernfalls besteht die Gefahr, dass beim Zähnebürsten systematisch bestimmte Zahnflächen ausgelassen werden (Abb. 9.**4**).

Ein weiterer Grund für eine nicht ausreichende Plaqueentfernung liegt in der Wahl des Zeitpunkts des Zähnebürstens und der Zahnbürstdauer. Die meisten Personen putzen dann, wenn sie müde sind oder keine Zeit haben und ihr subjektives Zeitgefühl ihnen eine längere Putzdauer suggeriert als dies tatsächlich der Fall ist.

Hilfsmittel zur Interdentalraumreinigung

Zwar lässt sich mit elektrischen Zahnbürsten die Reinigungsleistung auch in den trichterförmigen Einziehungen im Übergangsbereich zu den Approximalflächen verbessern. Dennoch sind spezielle Hilfsmittel zur Interdentalraumreinigung unverzichtbar, die einen unmittelbaren mechanischen Kontakt mit den approximalen Zahnoberflächen erlauben. Dies wird im Wesentlichen erreicht durch:

- Interdentalraumbürsten
- Zahnhölzer und
- Zahnseiden.

Die verschiedenen anatomischen Strukturen der approximalen Zahnflächen sowie individuelle Varianten (z. B. konkave Oberflächeneinziehungen oder Rillen), die in dieser Region häufig auftreten, ermöglichen eine starke Plaqueretention.
Der Verlauf der Erkrankung bzw. ein Therapieerfolg hängt in vielen Fällen von der Fähigkeit des Patienten ab, diese kritischen approximalen Zahnoberflächen effektiv von mikrobiellen Belägen zu befreien. Einige Hersteller verwenden für *Einbüschelbürsten* fälschlicherweise die Bezeichnung „Zwischenraumbürsten". Das Borstenfeld von Einbüschelbürsten ist so klein, dass man mit ihnen z. B. durch Labial- oder Lingualstände entstandene Nischen effektiv reinigen kann (Abb. 9.**5a, b**). Die Approximalflä-

a

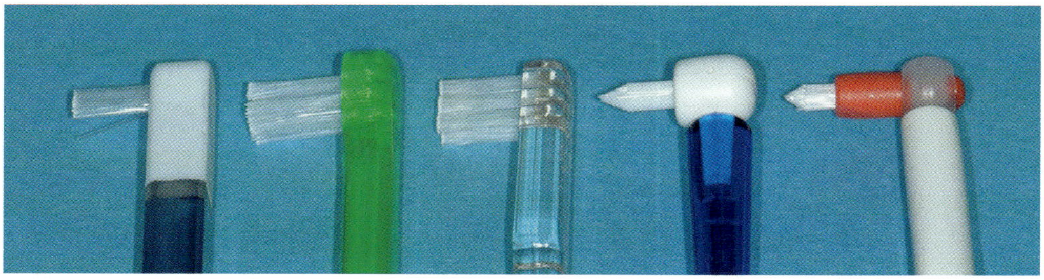

b

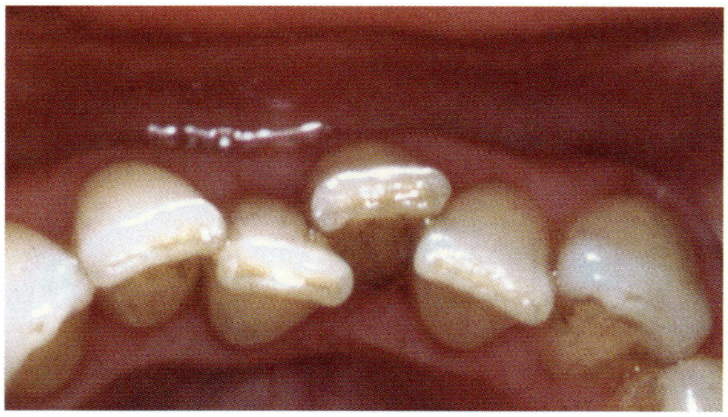

Abb. 9.**5a, b** Spezialzahnbürsten (**a**) mit sehr kleinem Borstenfeld oder nur einem einzigen Borstenbüschel (sog. Einbüschelbürsten) sind zur Reinigung von Nischen geeignet, die z. B. durch Lingual- oder Labialstand einzelner Zähne entstanden sind (**b**). Den eigentlichen Zahnzwischenraum erreichen diese Bürsten nicht.

chen werden dagegen kaum erreicht. Einbüschelbürsten zählen daher *nicht* zu den Hilfsmitteln zur Interdentalraumreinigung. Einbüschelbürstenköpfe werden vor allem in Verbindung mit elektrischen Zahnbürsten angeboten, weil durch ihr Design eine verbesserte Reinigungswirkung im Interdentalraum suggeriert wird. Ein Vorteil dieser Aufsätze gegenüber den konventionell dimensionierten Standardaufsätzen besteht jedoch nicht.

Zahnseiden

Als effektive Hilfsmittel zur Interdentalraumreinigung gelten die Zahnseiden. Während Zahnzwischenraumbürsten und Interdentalhölzer von vestibulär oder oral in den Interdentalraum eingeführt werden, erfolgt der Zugang mit Zahnseiden in der Regel über den Approximalkontakt.

Unter dem Begriff „Zahnseiden" sind faden- oder bandförmige Hilfsmittel zusammengefasst, die sich in ihrem Aufbau und ihren Eigenschaften zum Teil erheblich voneinander unterscheiden. Konventionelle Zahnseiden bestehen aus einem Bündel von Einzelfasern aus Nylon, die miteinander verdrillt oder verwoben sind. Sie können in unterschiedlichem Ausmaß und mit verschiedenen Substanzen beschichtet sein, die entweder die Anwendung erleichtern, den Geschmack verbessern oder durch Medikamente eine zusätzliche Wirkung entfalten sollen.

Inzwischen stehen Nylonzahnseiden zur Verfügung, deren Fasern parallel zueinander angeordnet und durch Polymerumhüllungen miteinander verbunden sind. Es wird postuliert, dass bei diesen Zahnseiden die reduzierte Faserstärke und das flachere Profil das Einführen über den Approximalkontakt ohne Verluste an Reinigungswirkung und Stabilität erleichtert wird. Klinische Kontrollen liegen derzeit jedoch nicht vor.

Neben einfachen Nylonzahnseiden werden auch Nylonspezialzahnseiden mit abschnittsweise wechselnden Oberflächenstrukturen angeboten. Die eine verbesserte Reinigungsleistung suggerierende, putzwollenartige Struktur geht allerdings durch das Spannen der Zahnseide während der Reinigung weitgehend verloren, sodass keine Vorteile gegenüber konventionellen Zahnseiden hinsichtlich der Plaqueentfernung gefunden wurden.

Einen grundsätzlich anderen Aufbau haben Zahnseiden aus gefalteten Polytetrafluorethylen-(PTFE-)Membranen, die sich durch besonders gute **Gleiteigenschaften** auszeichnen. Diese Gleiteigenschaften können für die Akzeptanz der Zahnseide entscheidend sein, da sich je nach Zustand des Approximalraums die Passage für Zahnseiden außerordentlich unterschiedlich darstellt. Schmerzhafte Verletzungen der Interdentalpapillen und der Mundwinkel sowie Einschnürungen in den Fingern durch Schwierigkeiten bei der Dosierung der zur Passage des Approximalkontakts erforderlichen Kräfte führen zu abschreckenden Erfahrungen, die einer weiteren Nutzung der Zahnseide entgegenstehen.

Die Reinigungswirkung hängt von der Durchführung komplexer Bewegungsabläufe ab. Nachdem die Zahnseide über den Approximalkontakt eingeführt wurde, muss sie systematisch zunächst auf der einen Approximalfläche und danach auf der anderen Approximalfläche auf- und abgeführt werden (Abb. 9.**6**). Dieser Bewegungsablauf stellt wie die Kontaktpassage sehr hohe Anforderungen an die manuelle Geschicklichkeit und die Disziplin des Patienten.

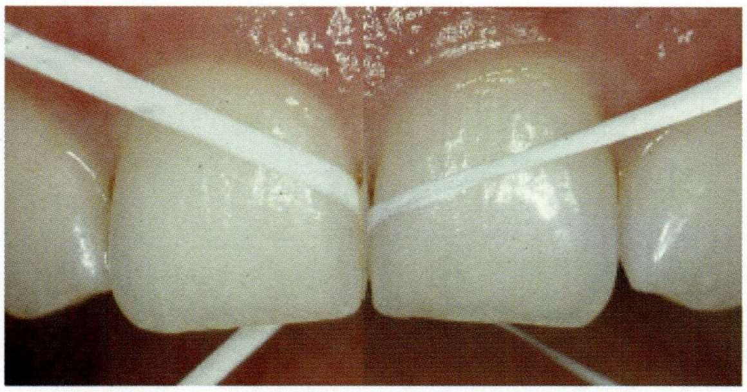

Abb. 9.**6** Nach dem Einführen der Zahnseide in den Zahnzwischenraum muss zunächst die eine Approximalfläche und danach die andere systematisch gereinigt werden.

Schwierigkeiten bei der Passage des Approximalkontakts wirken als Störfaktoren, die eine konsequente Fortsetzung des Reinigungsvorgangs in der Regel verhindern. Probleme bei der Anwendung konventioneller Nylonzahnseiden müssen daher erkannt und durch Ausweichen auf andere Hilfsmittel oder Anwendungstechniken ausgeräumt werden, damit der Patient auf die Interdentalraumreinigung nicht vollständig verzichtet.

Neben Verletzungen der interdentalen Weichgewebe können bei falscher Anwendung auch einzelne Fasern oder ganze Zahnseidenabschnitte beim partiellen oder vollständigen Zerreißen der Zahnseide im Bereich des Approximalkontakts so impaktiert werden, dass sie vom Patienten nicht mehr selbst zu entfernen sind und in seltenen Fällen sogar Parodontalabszesse mit nachfolgenden Gingivanekrosen auslösen.

Von entscheidender Bedeutung bei der Beurteilung einer Zahnseide ist neben dem Gleitverhalten die **Verschleißfestigkeit** und weniger die absolute Höhe der Zerreißkraft.

Zahnseidenhalter

Der Verschleißfestigkeit von Zahnseiden kommt vor allem bei Verwendung von Zahnseidenhaltern eine große Bedeutung zu. Für viele Patienten bieten sie eine Erleichterung bei der Zahnseidenanwendung, da das Fixieren der Zahnseide mit den Fingern entfällt. Es ist sinnvoll, bei der Verwendung von Haltern mit ein und demselben Zahnseidenstück mehrere Zahnzwischenräume zu reinigen, da das Einspannen eines frischen Zahnseidenabschnitts für jeden Zwischenraum zu zeitaufwändig ist.

Daher sind Zahnseidenhalter nur in Verbindung mit besonders gleitfähigen und verschleißfesten Zahnseiden zu empfehlen. Diese Anforderungen werden derzeit in erster Linie von Produkten aus gefalteten PTFE-Membranen er-

füllt. Der Griff sollte ein sicheres Hantieren ermöglichen und dabei auch Drehbewegungen des Halters mit den Fingern erlauben, wie sie beim Einführen der Zahnseide erforderlich sind.
Leider erfüllen die meisten Zahnseidenhalter diese Anforderungen nicht in ausreichendem Maße. Sie sind häufig zu groß und zu elastisch und ihre Fixiervorrichtungen sind in der Regel nicht ausreichend, um die PTFE-Zahnseiden sicher zu greifen. Daher werden die meisten Zahnseidenhalter mit weniger gut geeigneten Zahnseiden bestückt. Dies schränkt ihre Anwendbarkeit stark ein und ist ein Grund für die bislang geringe Akzeptanz.

PRAXISTIPP

Der Patient sollte die Zahnseide benutzen, mit der er am besten zurechtkommt. Entscheidend ist, dass er eine Methode erlernt, die er sicher beherrschen kann und zuverlässig anwendet. Dies erfordert in jedem Fall eine praktische Schulung und fortlaufende Kontrolle des Patienten durch das zahnärztliche Team.

Interdentalraumbürsten

Interdentalraumbürsten bestehen aus wendelförmig angeordneten Kunststoffborsten, die in einem verdrillten Zentraldraht fixiert sind (Abb. 9.**7**). Sie sind in verschiedenen Formen und Durchmessern erhältlich und werden entweder mithilfe eines Halters oder, bei verlängertem Zentraldraht, direkt eingesetzt.
Aufgrund der Elastizität ihrer Borsten werden mit Interdentalraumbürsten auch **Wurzelkonkavitäten** effektiv gereinigt. Diese können an allen Zähnen auftreten, sie spielen eine Rolle als lokaler Risikofaktor bei der Progression marginaler Parodontitiden. Allein aufgrund des girlandenförmigen Verlaufs der Schmelz-Zement-Grenze und des Winkels zwischen approximaler Kronen- und Wurzelfläche kann es auch bei einwurzeligen Zähnen ohne erkennbare Wurzeleinziehungen bereits im Bereich der Schmelz-Zement-Grenze zur Ausprägung leichter Wurzelkonkavitäten in orovestibulärer Richtung kommen, die eine Reinigung mit Zahnseiden oder Zahnhölzern unmöglich machen.

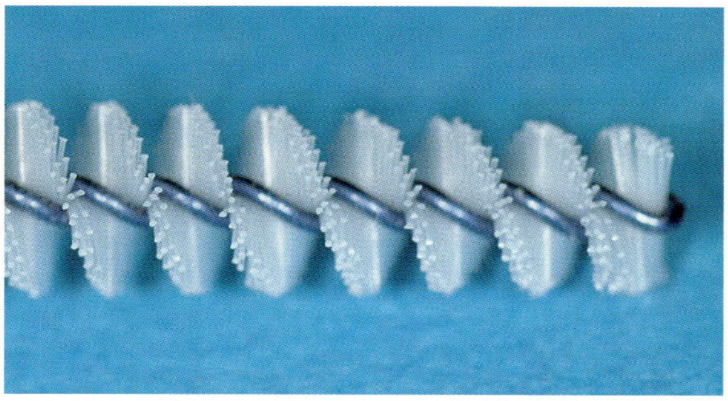

Abb. 9.**7** Interdentalraumbürsten bestehen aus wendelförmig angeordneten Kunststoffborsten, die in einem verdrillten Zentraldraht fixiert sind.

Wurzeleinziehungen sind wesentlich weiter verbreitet, als dies üblicherweise wahrgenommen wird. Sie stellen eine Indikation für den Einsatz moderner Interdentalraumbürsten dar, da nur durch die radial angeordneten Borsten eine Reinigung konkaver Wurzelanteile möglich ist. Die Bürsten sind zum Teil so grazil, dass sie sich ohne Traumatisierung des marginalen Parodonts bereits dann mit Erfolg einsetzen lassen, wenn die Schmelz-Zement-Grenze im Interdentalraum gerade exponiert ist. Deshalb sollte die früher oftmals vertretene Vorstellung, Interdentalraumbürsten seien nur für ältere Patienten mit ausgeprägten parodontalen Problemen angezeigt, korrigiert werden.
Seit neuerem werden Interdentalraumbürsten angeboten, die einen *dreieckigen Querschnitt* aufweisen. Wie In-vitro-Studien zeigen, besteht bei diesen Bürsten ein wesentlich besseres Verhältnis zwischen den zur Anwendung erforderlichen Kräften und ihrer Reinigungswirkung, als dies bei runden Interdentalraumbürsten der Fall ist.
Allerdings ist die individuelle Auswahl geeigneter Größen und -formen von Interdentalraumbürsten sowie eine Aufklärung der Patienten über ihren korrekten Einsatz erforderlich. Eine zu kleine Zwischenraumbürste ist nicht effektiv, eine zu große ist dagegen nicht in den Zahnzwischenraum einführbar oder kann zu Traumatisierungen führen. Sowohl Patienten als auch zahnärztliche Prophylaxeteams tendieren eher dazu, zu kleine Interdentalraumbürsten auszuwählen, mit denen eine optimale Reinigung des Interdentalraums nicht erreicht wird.

MERKE

Die ideale Bürstengröße liegt dann vor, wenn beim Einführen ein leichter Widerstand überwunden werden muss.

Da die Interdentalräume unterschiedlich groß sind, ist die Auswahl geeigneter Interdentalraumbürsten für jeden Zwischenraum erforderlich. Mehr als 2–3 verschieden große Bürsten sind aber selbst für hoch motivierte Patienten wenig praktikabel. Sind die Zwischenräume zu verschieden, stellen *konische Interdentalraumbürsten* einen Kompromiss dar. Die nicht konstante Kraftentwicklung der Borsten auf die Wände des Interdentalraums bei Durchführung der Putzbewegung führt jedoch dazu, dass die Reinigungsleistung geringer ist als bei zylindrischen Interdentalraumbürsten (Abb. 9.**8a, b**). Zylindrischen Interdentalraumbürsten sollte daher wenn immer möglich der Vorzug gegenüber konischen Interdentalraumbürsten gegeben werden.
Bei einigen Interdentalraumbürsten ist der **Drahtkern mit Kunststoff beschichtet**. Dies führt dazu, dass der Drahtkern bei gleicher Stabilität gegenüber den unbeschichteten Interdentalraumbürsten wesentlich dicker wird und eine Anwendung in kleinen Zwischenräumen unter Umständen nicht mehr möglich ist. Beim Vorliegen einer Nickelallergie sollte dennoch auf solche Bürsten zurückgegriffen werden, da die Drahtkerne aller derzeit

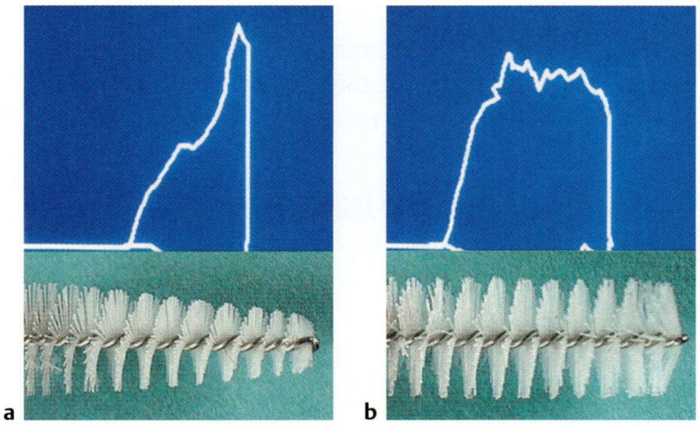

Abb. 9.**8a, b** Kraftprofile beim Einführen von konischen (**a**) und zylindrischen Interdentalraumbürsten (**b**).

erhältlichen Interdentalraumbürsten aus *nickelhaltigem Stahl* bestehen. Auch bei sensiblen Zahnhälsen oder zur Reinigung von Implantaten werden die kunststoffbeschichteten Interdentalraumbürsten empfohlen.

Interdentalraumbürsten sind sehr effektive und im Vergleich zu Zahnseiden relativ einfach anzuwendenden Hilfsmittel zur Interdentalraumreinigung. Ähnlich wie bei Zahnseiden ist offenbar eine subgingivale Plaqueentfernung bis zu einer Tiefe von etwa 2–4 mm möglich.

FEHLER UND GEFAHREN

Um Schäden zu vermeiden, sind die Patienten zu instruieren, dass sie die Zahnzwischenraumbürsten konsequent *ohne* abrasive Zahnpasten einsetzen.

Lediglich die Anwendung nichtabrasiver, bei Bedarf antimikrobiell wirksamer Gelees ist unter bestimmten Bedingungen empfehlenswert.

Auswahlkriterien

Die Wahl der geeigneten Hilfsmittel zur häuslichen Mundpflege beruht nicht ausschließlich auf objektivierbaren Eigenschaften wie der Reinigungsleistung oder den anatomischen Verhältnissen in der Mundhöhle. Letztlich ist für den Erfolg eines Hilfsmittels seine Akzeptanz durch den Anwender entscheidend.

Dabei sind die Vorlieben oder Abneigungen, Fähigkeiten und Fertigkeiten der Patienten mindestens ebenso vielfältig wie die intraoralen Verhältnisse. Da sich viele der Hilfsmittel bezüglich ihrer Effektivität nur geringfügig oder überhaupt nicht unterscheiden, kann im Rahmen eines relativ großen Spielraums auf die Vorlieben und Wünsche der Patienten eingegangen werden. Lediglich beim Vorliegen von Wurzeleinziehungen sind individuell ausgewählte Interdentalraumbürsten unverzichtbar.

Chemische Plaquekontrolle

Christof E. Dörfer

MERKE

Unter dem Begriff der chemischen Plaquekontrolle wird die häusliche Anwendung solcher Substanzen oder Präparate zusammengefasst, welche die bestehende Plaque reduzieren oder ihre Neubildung und Reifung verhindern bzw. hemmen sollen.

Da bis heute eine Vielzahl von Menschen die Erfahrung macht, dass die von ihnen durchgeführten täglichen Mundhygienemaßnahmen nicht ausreichen, um Erkrankungen ihrer Mundhöhle zu verhindern, ist die Idee, mithilfe einer einfachen Spüllösung dieser Defizite Herr zu werden, nach wie vor attraktiv. Viele verschiedene Substanzen, die diese Zielsetzung verfolgen, sind derzeit auf dem Markt verfügbar. Allerdings konnten nur wenige Substanzen ihre Wirksamkeit in klinischen Studien belegen und der Nachweis einer langfristig positiven Wirkung auf die Mundgesundheit steht bislang für alle verfügbaren Produkte aus.

Dafür sind einerseits die spezifischen Verhältnisse in der Mundhöhle verantwortlich. Als zentrale Eintrittspforte in den Körper z. B. für Nährstoffe haben sich im Laufe der Evolution verschiedene Mechanismen ausgebildet, die sowohl die Gewebe der Mundhöhle gegenüber den teilweise aggressiven Eigenschaften der Nahrungsbestandteile schützen als auch das unkontrollierte Eindringen z. B. pathogener Substanzen und Mikroorganismen verhindern sollen.

Außerdem bilden die Bakterien in der Mundhöhle einen Biofilm aus, der über ausgeprgte Schutzmechanismen gegenüber chemischen Noxen von außerhalb des Biofilms verfügt. Im Einzelnen lassen sich daher mehrere Problemkreise identifizieren, welche die Wirksamkeit einer Mundspüllösung einschränken können.

Grenzen der Wirksamkeit

Eine Substanz, die für eine chemische Plaquekontrolle geeignet ist, muss an 4 Problemkreise angepasst sein, die spezifisch für die Mundhöhle sind:

- Die intraoralen Aggregationen von Bakterien, die das Ziel der chemischen Plaquekontrolle sind, stellen keine Anhäufung von Mikroorganismen als planktonisches Bakterienwachstum dar. Vielmehr handelt es sich um ein hoch strukturiertes und differenziertes Ökosystem, das als Biofilm bezeichnet wird. Bei der Ausbildung dieses Biofilms prägen die Bakterien ihren Lebensraum, indem sie Kompartimente formen und innerhalb dieser umschriebenen Bereiche die Lebensbedingungen erzeugen und aufrecht erhalten, die auf ihre Bedürfnisse optimal abgestimmt sind. Dabei finden sich verschiedene Bakterienspezies zu Kokulturen zusammen. Bakterien in

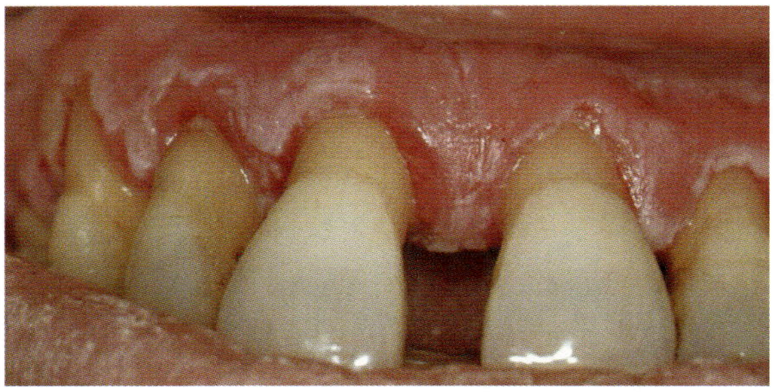

Abb. 9.**9** Ausgeprägte Schleimhauterosionen nach wochenlangem Spülen der Mundhöhle mit 80%igem Alkohol.

solchen Kompartimenten sind in der Lage, das Eindringen extern zugeführter Stoffe weitgehend zu kontrollieren. Daher ist die für eine bakterizide oder bakteriostatische Wirksamkeit eines Chemotherapeutikums oder eines Antiseptikums erforderliche lokale Konzentration innerhalb eines Biofilms um ein Vielfaches gegenüber den üblicherweise gemessenen minimalen Hemmkonzentrationen einer planktonischen Monokultur erhöht.

- Die Physiologie der Mundhöhle ist darauf ausgerichtet, Substanzen, die hineingelangen, möglichst schnell wieder zu entfernen. Die Spülwirkung des Speichels sorgt dafür, dass Mundspüllösungen sehr schnell verdünnt werden, sodass eine potenziell wirksame Konzentration nicht für eine ausreichend lange Zeit zur Verfügung steht.
- Die mikrobielle Besiedelung der Mundhöhle ist Bestandteil einer sensiblen Ökologie, deren Störung ebenfalls pathologische Folgen wie z.B. Pilzbefall haben kann. Antibakterielle Mundspüllösungen sollen zwar insgesamt die Keimzahlen reduzieren, dürfen dabei aber nicht das ökologische Gleichgewicht der Mundhöhle stören.
- Mundspüllösungen wirken gleichermaßen auf alle Oberflächen in der Mundhöhle ein. Sowohl Hart- als auch Weichgewebe können durch aggressive Substanzen traumatisiert werden. Dies gilt besonders, wenn der Überzug aus denaturierten Speichelproteinen, der die gesamte Mundhöhle auskleidet, zerstört wird. Diese Pellikel schützt die Weichgewebe vor thermischer, mechanischer und chemischer Traumatisierung und spielt bei der Remineralisation der Zahnhartsubstanzen eine wichtige Rolle. Besonders bei regelmäßiger Anwendung aggressiver Lösungen kann es zu schmerzhaften Erosionen der Mundschleimhaut führen (Abb. 9.**9**).

Schließlich gibt es Hinweise, dass auch bei Antiseptika eine Resistenzbildung bei Mikroorganismen möglich ist. So induziert z.B. die längerfristige Anwendung von Chlorhexidin Zellwandveränderungen bei den Zielbakterien, die die Aufnahmecharakteristik der Zellen beeinflussen und zu einer Wirksamkeitsminderung führen.
Aufgrund dieser besonderen Bedingungen in der Mundhöhle ist derzeit keine Substanz in der Lage, ohne mechanische Unterstützung bestehende Plaque zu entfernen. Aus der Vielzahl der verfügbaren Produkte sind im Folgenden die Substanzen aufgeführt, die über eine in kontrollierten Studien nachgewiesene Wirksamkeit verfügen.

Substanzen mit nachgewiesener Wirksamkeit

Chlorhexidin

Chlorhexidin (CHX) ist die am besten untersuchte antibakteriell wirksame Substanz. Es ist allen anderen derzeit bekannten Substanzen überlegen, was auf die gute Retention in der Mundhöhle zurückgeführt wird. Diese Retention beruht auf einer initialen **Adsorption auf der Schmelzoberfläche und/oder der Pellikel**. Dadurch wird die Adhäsion der Bakterien auf der Zahnoberfläche verhindert. Chlorhexidin wirkt *bakteriostatisch* gegen die meisten oralen Mikroorganismen. Wie in Biofilmmodellen, welche die supragingivale Flora imitieren, gezeigt werden konnte, unterdrückt Chlorhexidin das Bakterienwachstum und die Ausprägung des Biofilms. In hohen Konzentrationen wirkt es *bakterizid* und zerstört die Zellmembran von Bakterien.
Die längerfristige Anwendung von Chlorhexidin ist mit gut dokumentierten **Nebenwirkungen** vergesellschaftet. Dazu zählen Verfärbungen von Zähnen und Restaurationen, Geschmacksirritationen, Zungen- bzw. Wangenbrennen und die schwarze Haarzunge (Abb. 9.**10a, b**). Patienten, die über mehrere Wochen regelmäßig Chlorhexidin anwenden, sollten über diese Nebenwirkungen aufgeklärt werden. Nach Beendigung der Anwendung bilden sich die Nebenwirkungen in der Regel innerhalb weniger Tage zurück. Lediglich die Verfärbungen an Zähnen und Restaurationen müssen mittels professioneller Zahnreinigung beseitigt werden.

Listerin

Das im Wesentlichen aus Eucalyptusöl, Thymol und Menthol bestehende Listerin (Abb. 9.**11**) ist die am längsten bekannte plaquehemmende Substanz (Miller 1889). Es verfügt über eine plaque- und entzündungshemmende Wirkung, die nur etwas geringer ist als die von Chlorhexidin. Nach oralchirurgischen Eingriffen hat das Spülen mit Listerin ebenso wie mit Chlorhexidin positive Auswirkungen auf die Wundheilung und reduziert bis zu 40 min nach dem Spülen die Anzahl von Mikroorganismen in Aerosolen.
Aufgrund des niedrigen pH-Wertes (<5,5) wurde vermutet, Listerin könne erosiv auf die Zahnhartsubstanzen wirken. Der pH-Wert des Speichels sinkt nach dem Spülen mit Listerin jedoch nicht und die Ca^{2+}-Konzentration in der Plaque steigt nicht an. Einschränkungen in der Akzeptanz ergeben sich aufgrund des relativ hohen Alkoholgehalts von bis zu 27% und des charakteristischen Geschmacks.

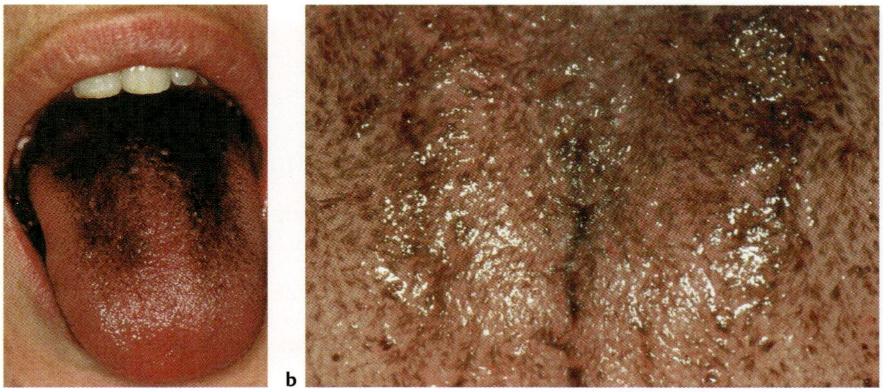

a b

Abb. 9.**10 a, b** Schwarze Haarzunge nach 2-wöchigem Spülen mit einer 0,2%igen Chlorhexidinlösung. Nach Absetzen der Spülung kommt es innerhalb weniger Tage zur Rückbildung.

Triclosan

Triclosan ist seit langem als **Konservierungsstoff** in Kosmetika bekannt. Es besitzt ein breites Wirkungsspektrum gegen Bakterien sowie gegen Pilze und Sporen. Allerdings verfügt Triclosan nicht über einen Retentionsmechanismus, der eine ausreichend lange Verfügbarkeit in der Mundhöhle ermöglicht. Durch den Zusatz von Zinkcitrat als Kopolymer wurde dieses Problem jedoch gelöst.

In dieser Zusammensetzung reduziert Triclosan (Abb. 9.**12**) die Dicke der Plaque und verzögert die Plaquereifung. Verschiebungen des Keimspektrums in der Mundhöhle wurden auch bei langfristiger Anwendung nicht beobachtet. Allerdings sind die klinischen Effekte des Einsatzes von Triclosan bei schlechter Mundhygiene ausgeprägter als bei guter, was darauf zurückgeführt wird, dass Triclosan über eine entzündungshemmende Wirkkomponente verfügt.

Der Einsatz von Triclosan wird aufgrund einer hohen Bioakkumulation kontrovers diskutiert und der Verband der Deutschen Kosmetika-Hersteller empfiehlt, Triclosan bei neuen Produkten nicht mehr als Konservierungsstoff einzusetzen.

Darüber hinaus gibt es Hinweise, dass Triclosan bei Bakterien die Bildung von **Antibiotikaresistenzen** begünstigt, da es – ähnlich wie ein Antibiotikum – gezielt ein lebenswichtiges Enzym aus dem Fettstoffwechsel vieler Bakterien blockiert. Durch eine geringfügige Variation dieses Enzyms erhöhen einige Mikroorganismen ihre Toleranz gegenüber Triclosan bis zu 100fach. Dies wird über eine Beschleunigung der Ausscheidung aufgenommenen Triclosans erreicht. Der Mechanismus wirkt gleichermaßen bei der Aufnahme von Antibiotika und führt auf diesem Wege zur Ausprägung einer Antibiotikaresistenz.

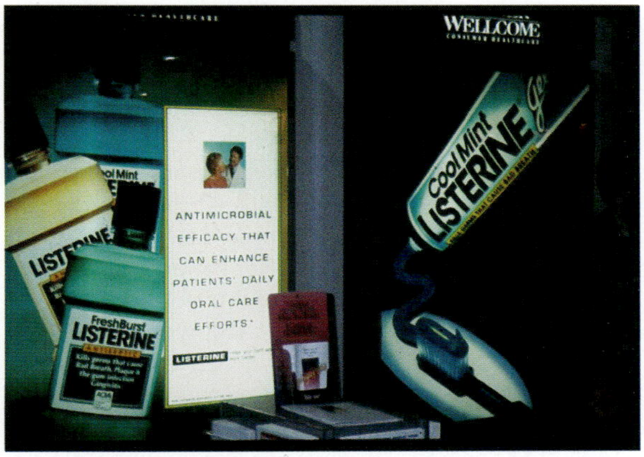

Abb. 9.**11** Werbeplakat von Listerin.

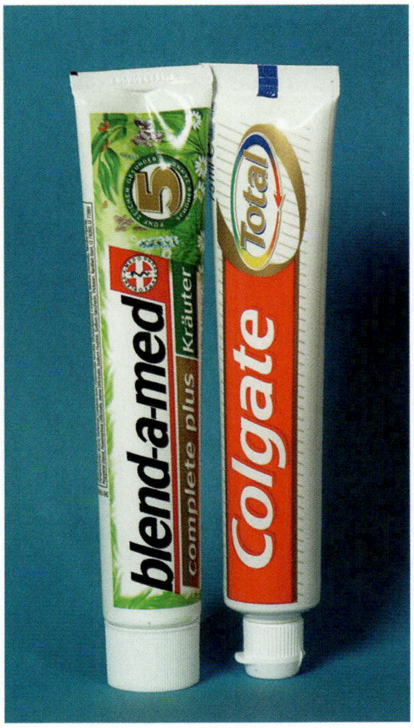

Abb. 9.**12** Triclosan als Wirkstoff in Zahnpasten.

Aminfluorid/Zinnfluorid

Die Effekte von Fluoridionen auf Bakterien sind vielfältig:

- Fluoride können in entsprechender Konzentration die Enzymaktivität und die Säureproduktion von Bakterien beeinflussen und auf diesem Wege die Anreicherung der Plaque mit säuretoleranten Karieserregern verhindern.

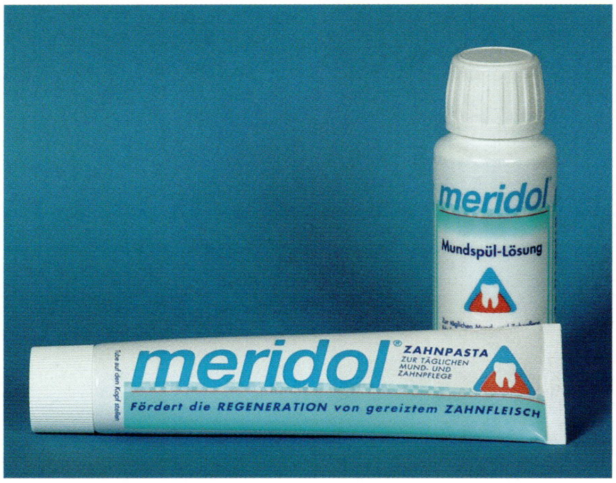

Abb. 9.**13** Zinnfluorid/Aminfluorid als Wirkstoffkombination in Mundspüllösung und Zahnpaste.

- Amin- und Zinnfluorid (SnF_2) weisen eine bakterizide Wirksamkeit gegen Mikroorganismen der supra- und subgingivalen Plaque auf und unterdrücken die Adhäsion von Mikroorganismen auf der Zahnoberfläche.
- Zinnionen binden flüchtige Schwefelverbindungen, welche die Mikroorganismen als Stoffwechselprodukte in der Plaque produzieren und denen ein direkter inflammatorischer Effekt zugeschrieben wird.
- Eine Kombination aus Zinnfluorid und Aminfluorid (Abb. 9.**13**) hemmt das Plaquewachstum und senkt darin den Anteil vitaler Mikroorganismen.

Indikation

Allen genannten Substanzen ist gemein, dass sie nachweislich plaquehemmend und teilweise antiinflammatorisch wirken. Sie sind sicher in der Anwendung, haben allerdings gut dokumentierte Nebenwirkungen. Ihre Wirkung ist auf bereits bestehende Plaque eingeschränkt, während die Plaqueneubildung teilweise vollständig verhindert werden kann. Daraus folgt, dass derzeit der Einsatz lokaler Antiseptika ausschließlich als Ergänzung zu einer mechanischen Plaqueentfernung sinnvoll ist. In der Regel werden deshalb die Wirkstoffe nicht nur als Mundspüllösungen, sondern auch als Zusatz in Zahnpasten angeboten.
Demzufolge ist die Indikation des Einsatzes antibakteriell wirksamer Substanzen im Rahmen der häuslichen Zahnpflege als zusätzliche Maßnahme überwiegend bei Risikogruppen sowie als Ergänzung zur konventionellen mechanischen Therapie im Rahmen der systematischen Parodontitistherapie zu sehen. Eine rein chemische Plaquekontrolle kann die mechanische Zahnreinigung nicht ersetzen.

Fluoride

Martin J. Koch

MERKE
Die wichtigsten Wirkstoffe zur Kariesprävention und Remineralisation sind die Fluoride.

Bioverfügbarkeit von Fluorid

Fluoridaufnahme durch Nahrung und Wasser

Obwohl die Verwendung von Fluorid zur Kariesprävention bereits im 19. Jahrhundert erwähnt wurde, ist dieses Wissen erst später wiederentdeckt worden: Es fiel auf, dass in manchen Gegenden die Kariesprävalenz deutlich höher war als in anderen, wo statt dessen häufig fleckförmige Schmelzstrukturanomalien (motteled enamel, Colorado stain) auftraten. Dies konnte mit der Fluoridkonzentration im **Trinkwasser** korreliert werden:

- Bei einem Fluoridgehalt von über 1 ppm (1 mg/l) war der Kariesbefall allgemein geringer bei gleichzeitig vermehrtem Auftreten von Schmelzflecken.
- Bei Fluoridkonzentrationen unter 1 ppm fehlten Schmelzflecken weitgehend, dafür nahm die Kariesprävalenz zu.

In Deutschland werden über 90% der Bevölkerung mit Leitungswasser versorgt, das *keinen* kariespräventiv wirksamen Fluoridgehalt aufweist (meist deutlich unter 0,3 ppm).
Neben dem Trinkwasser gibt es weitere **Fluoridquellen in der Nahrung**. Dazu gehören neben *Mineralwässern* bestimmte Teesorten und Fischprodukte. Ebenso wie beim Leitungswasser existieren auch beim Mineralwasser Unterschiede in der Fluoridkonzentration (von <0,1 ppm bis >3 ppm). Der Konsum von schwarzem *Tee* stellt eine Möglichkeit der Fluoridaufnahme dar: Frisch gebrühter Tee kann Konzentrationen von mehr als 3 ppm aufweisen. Bei bestimmten *Fischprodukten* mit sehr hohem Fluoridgehalt (Ölsardinen) ist die orale Bioverfügbarkeit abhängig von der Nahrungsfrequenz.

Supplementierte Nahrungsmittel

Kochsalz

In der Schweiz ist die Kochsalzfluoridierung seit Jahrzehnten eine Stütze der Kariesprävention. Die Salzfluoridierung ist eine freiwillige, kostengünstige und sichere Methode. Das Fluorid wird bei den Mahlzeiten angeboten. Insbesondere für Erwachsene mit häuslicher Ernährung wird die Salzfluoridierung als eine günstige Methode angesehen. Kinder decken jedoch einen größeren Teil ihres Nahrungsbedarfs mit Speisen, die nicht zu Hause selbst gesalzen werden. Dabei reicht die zugeführte Menge oft nicht an das kariespräventive Optimum von 4 g Salz pro Tag heran.

In Deutschland ist fluoridsupplementiertes Speisesalz (250 ppm Fluorid) seit 1991 erhältlich. Der tägliche Verzehr von 4 g dieses Salzes führt zu einer Aufnahme von 1 mg Fluorid. Eine Verwendung in Bäckereien und Gemeinschaftsküchen – wie in der Schweiz üblich – ist in Deutschland bisher nicht zugelassen.

Wird Salz zur Kariesprophylaxe empfohlen, muss eine Analyse der Ernährungsgewohnheiten erfolgen, um festzustellen, welche gesalzenen Mahlzeiten im häuslichen Bereich zubereitet werden. Eine Untersuchung aus Dortmund ergab einen Verbrauch von durchschnittlich nur 2 g Kochsalz pro Tag und Person, der für eine effektive Bioverfügbarkeit von Fluorid nicht ausreicht.

Unerwünschte Wirkungen durch den Zusatz von Fluorid oder Iodat zur Vorbeugung einer Hypothyreose im Speisesalz können ausgeschlossen werden, da eine akute Intoxikation früher durch das Natriumchlorid als durch die Zusätze hervorgerufen wird.

Trinkwasserfluoridierung

Weltweit werden viele Millionen Menschen mit Trinkwasser versorgt, das künstlich mit Fluorid angereichert ist. Als optimaler Wert gilt ein Gehalt von 1 mg/l (1 ppm). Dies wird abhängig von der Trinkmenge pro Tag (je nach Klima) nach unten korrigiert (z. B. in Hongkong 0,6 ppm). In Europa spielt die Trinkwasserfluoridierung eine untergeordnete Rolle, obwohl die Wirksamkeit eindeutig dokumentiert ist.

Da viele Nahrungsmittel (Backwaren, Kantinenessen) unter Verwendung von Trinkwasser zubereitet sind, werden auch Risikogruppen, die sonst für präventive Bemühungen kaum erreichbar werden, erfasst.

Als unbegründete Argumente gegen die Trinkwasserfluoridierung werden neben den Ängsten vor gesundheitlicher Risiken ökonomische und ökologische Bedenken angeführt.

Fluoridtabletten

Hauptvorteile der Fluoridtabletten sind die exakte und sichere Dosierung von Fluorid und die einfache (hygienisch unproblematische) Anwendung. Viele Kinder nehmen die Fluoridtabletten gern regelmäßig ein. Die Fluoridtabletten werden gelutscht und wirken so neben dem systemischen Effekt über die Speichelsekretion auch direkt in der Mundhöhle.

Manche Eltern wünschen aber nicht, dass ihre Kinder jeden Tag Tabletten einnehmen. Fluoridtabletten sind eindeutig als Arzneimittel zu erkennen. Dies hat letztlich dazu geführt, dass die Akzeptanz für Fluoridtablettenprogramme in der Gruppenprophylaxe gering ist. Es ist deshalb vorgeschlagen worden, als Alternative zur Kariesprävention mit Fluoridtabletten das frühzeitige Zähneputzen mit fluoridhaltigen Zahnpasten zu empfehlen. Die Pädiatrie hat sich dieser Empfehlung nicht angeschlossen, da Bedenken nicht ausgeräumt werden konnten, die Kinder könnten in den ersten Lebensmonaten durch Bestandteile der Zahnpasta über den Darm allergisiert werden.

Die permanente Bioverfügbarkeit von Fluorid aus Tabletten über die Speichelsekretion ist dagegen bei Risikopatienten aller Altersgruppen ab dem 6. Lebensjahr mit täglich 1 mg Fluorid eine sinnvolle Supplementierung.

Zahnpasta

Zahnpasta ist die wichtigste Quelle für Fluoride. Zulässig ist eine Fluoridkonzentration für Hygieneartikel bis zu 1500 ppm (0,15%). Für Kinder bis zum Schulalter wird die Verwendung von Zahnpasta mit niedrigerer Konzentration empfohlen (500 ppm). Für das Verursachen einer akuten Intoxikation durch Verschlucken von Zahnpasta ist neben der Konzentration auch die Gesamtmenge bedeutsam. Höher konzentrierte Präparate zur häuslichen Anwendung sind als Arzneimittel verschreibungspflichtig. Ob diese Arzneimittelzubereitungen von Zahnpasten effektiver sind, bedarf weiterer klinisch-kontrollierter Untersuchungen.

Gelzubereitungen

Im Gegensatz zur Zahnpasta und zu den meisten Spüllösungen, die eine Fluoridkonzentration von 1500 ppm nicht überschreiten (und damit als Kosmetika gelten), gibt es für die häusliche Anwendung auch höher dosierte Präparate (bis über 10 000 ppm), die als Arzneimittel (zum Teil mit Rezeptpflicht) gelten.

Üblich ist die Darreichungsform als Gel ohne Zusatz von Abrasivstoffen. Das Gel wird einmal in der Woche (nach dem Zähneputzen) auf die Zähne für ca. 3 min aufgetragen. Für die Intensivprophylaxe ist bei Personen, die nicht in der Lage sind, Gele regelmäßig einzubürsten, die Applikation mithilfe einer individuell angefertigten Schiene möglich.

Die permanente lebenslange Bioverfügbarkeit von effektiven niedrigen Konzentrationen (1–10 ppm) von Fluoridionen im Speichel und Plaquefluid wird durch die täglich mehrmalige Zuführung (z. B. aus Zahnpasten) besser gewährleistet.

Lacke

Zahnoberflächen werden beschichtet, indem man einen gelösten Stoff aufträgt und das Lösungsmittel auf der Oberfläche verdampft. Der Wirkstoff wird aus dem Trägerstoff direkt freigesetzt (z. B. Fluorsilan) oder ist als Suspension einem Trägerstoff beigefügt.
Lacke können hohe Fluoridkonzentrationen aufweisen (bis zu 22000 ppm), sie sollen das Fluorid langsam freisetzen und eine Depotwirkung entfalten. Die Anwendung erfolgt regelmäßig (z. B. viertel- bis halbjährlich) beim Zahnarzt.

FEHLER UND GEFAHREN

Fluoridlacke sollen nicht dem Patienten mitgegeben werden, insbesondere nicht Eltern zur Verwendung bei deren Kindern, da sonst eine unkontrollierte Überschreitung der empfohlenen Fluoriddosierung zu befürchten ist.

Als unerwünschte Wirkungen von Lacken können kurzfristige geschmackliche Irritationen (bedingt durch das Lösungsmittel) auftreten.

Pharmakokinetik

Die Wirksamkeit von Fluoriden in der Kariesprävention beruht auf chemischen Reaktionen. Daher sind die Art der Fluoridverbindung, die Fluoridkonzentration, die Einwirkdauer und das umgebende Milieu von großer Bedeutung. Die Zufuhr von Fluoriden erfolgt über die Speichelsekretion oder direkt über die Mundhöhle. Dort verteilt sich der Wirkstoff und kann entweder mit der Zahnoberfläche reagieren oder (bei niedrigem pH-Wert) durch Bildung einer **Calciumfluorid-Deckschicht** gebunden werden. Die Calciumfluorid-Deckschicht setzt später langsam geringe Fluoridmengen direkt an der Zahnoberfläche frei. So kann möglicherweise eine Applikation höherer Konzentrationen in längeren Intervallen eine anhaltende protektive Wirkung entfalten.
Nach systemischer Aufnahme von Fluorid wird dieses in der undissoziierten Form (als Flusssäure, HF) im Gastrointestinaltrakt resorbiert. Die Resorption findet größtenteils im sauren Milieu des Magens statt, da hier das Gleichgewicht zugunsten von HF verschoben ist. Die gleichzeitige Anwesenheit von Calcium- oder Magnesiumionen kann die Resorption behindern. Ein Teil des Fluorids, das in das Blut gelangt, wird in den Knochen eingelagert. In Abhängigkeit vom Plasmaspiegel steigt die Speichel-Fluoridkonzentration an. Auch die Sulkusflüssigkeit enthält Fluorid in Korrelation zur Konzentration im Blut.
Die Ausscheidung von systemisch verfügbarem Fluorid erfolgt über die Niere.

Wirkungsmechanismen der Fluoride

Als **präeruptive Fluoridwirkungen** werden verschiedene Mechanismen angenommen: Durch die Anwesenheit von Fluorid kann während der Schmelzbildungsphase die Mineralzusammensetzung (geringerer Anteil an Octacalciumphosphat) sowie die Größe der Kristallite beeinflusst werden. Auch wenn Fluorid vermutlich präeruptive Wirkungen entfalten kann, ist deren Relevanz umstritten. Wichtiger sind die posteruptiven Wirkungen.

Posteruptive Wirkungen

Förderung der Remineralisation. In Anwesenheit bereits geringer Fluoridkonzentrationen wird das Verhältnis von in Lösung gehenden Ionen aus dem Zahnschmelz und Dentin stark in Richtung Remineralisation verschoben. Initiale kariöse Läsionen werden so an der weiteren Progression gehemmt und lagern Mineral neu ein, wenngleich es sich meist nicht um eine völlige Restitutio ad integrum handelt.

MERKE

Fluoridionen wirken als Katalysatoren der Remineralisation durch Einfluss auf die Ionenwippe in Richtung des Calcium-Phosphat-Wiedereinbaus in Läsionen des Schmelzes und freiliegenden Dentins.

Hemmung des Plaquestoffwechsels. Fluorid kann in höheren Konzentrationen zahlreiche Enzyme hemmen, darunter auch Enzyme von Plaquebakterien für die Aufnahme von Kohlenhydraten oder zur Bildung extrazellulärer Polysaccharide. Eine sichere klinische Beweisführung der Plaquereduktion durch übliche Fluoridkonzentration steht bisher allerdings aus.
Posteruptive Reduktion der Säurelöslichkeit. Diesem Wirkmechanismus wurde früher eine bedeutende Rolle beigemessen. Hydroxylapatit kann bei einer entsprechenden Fluoridkonzentration zu Fluorapatit umgebaut werden. Die Menge des im menschlichen Zahnschmelz entstehenden Fluorhydroxylapatits ist nicht so groß, dass sie die Effektivität der fluoridbedingten Kariesprotektion erklären könnte. Bei stärkerem Säureangriff geht zudem selbst reiner Fluorapatit in Lösung. Daher ist die direkte Beeinflussung der Säurelöslichkeit klinisch zu vernachlässigen.
Direkte Schädigung der Plaquemikroorganismen. Um die Plaquebakterien direkt schädigen zu können, ist eine besonders hohe Fluoridkonzentration erforderlich. Auch die Wiederanheftung von Bakterien an eine Schmelzoberfläche mit einer hohen Fluoridkonzentration kann erschwert sein. Die dazu erforderlichen Konzentrationen werden allerdings durch die üblichen Maßnahmen der systemischen oder lokalen Fluoridanwendung nur so kurzfristig erzielt, dass ihnen keine nachweisliche klinische Bedeutung zukommt.

MERKE
Die posteruptive, dauerhafte Einwirkung niedriger Fluoridkonzentrationen ist besonders effektiv für die Remineralisation der Präkaries und der Initialkaries sowie für die Stagnation kariöser Läsionen.

Akute Toxizität

Die Toxizität von Fluoriden ist weitgehend abhängig von der Menge an dissoziiertem Fluorid. Die **Symptome** einer akuten Vergiftung sind Übelkeit, Erbrechen, Durchfall und Magenschmerzen; in leichteren Fällen erscheinen betroffene Kinder gelegentlich hyperaktiv. Natriumfluorid reagiert mit Magensäure zu Flusssäure, welche die Magenschleimhaut in hohen Konzentrationen direkt erosiv angreift. Bei höheren Dosierungen kann es zu Herz-Kreislauf-Versagen und/oder zur zentralen Atemlähmung kommen.
Die Symptome einer akuten Fluoridintoxikation können ab einer Dosis von 3–5 mg pro kg Körpermasse auftreten. Für Erwachsene gilt eine letale Dosis im Bereich von 30–65 mg/kg Körpermasse. Bei Kindern wurden tödliche Vergiftungen allerdings bereits bei niedrigeren Dosierungen (16 mg/kg) beobachtet.
Die **Therapie** der akuten Fluoridvergiftung besteht im Auslösen von Erbrechen, Magenspülung (evtl. unter Zusatz von Magnesiumsulfat), gegebenenfalls Elektrolyttherapie (Calciumsubstitution).

MERKE
In schweren Fällen ist der Betroffene unbedingt sofort in eine Klinik einzuweisen!

In unklaren Notfällen kann Rat über **Vergiftungszentralen** gesucht werden
- Deutschland: 030/19240
- Österreich: 01/4064343
- Schweiz: 01/2515151
- weitere Informationen und Aktualisierung dieser Nummern unter <www.vergiftungszentrale.de>.

Chronische Toxizität

Besteht während der Schmelzbildungsphase ein Überangebot an Fluorid, kann es zu einer Veränderung der Mikrostruktur des Schmelzes kommen, die sich klinisch als **Dentalfluorose** manifestiert (Abb. 9.**14a, b**). Diese äußert sich in feinen weißlichen Linien, die parallel zu den Perikymatien verlaufen, und/oder in unscharf begrenzten weißlichen Flecken.
Sofern die Perikymatien nicht durch mechanische Einwirkung verloren gegangen sind, können sie zum Teil deutlich sichtbar durch diese weißlichen Flecken hindurchziehen. Dies kann neben der diffusen, nicht auf Kariesprädilektionsstellen beschränkten Lokalisation ein hilfreiches Kriterium zur **differenzialdiagnostischen**

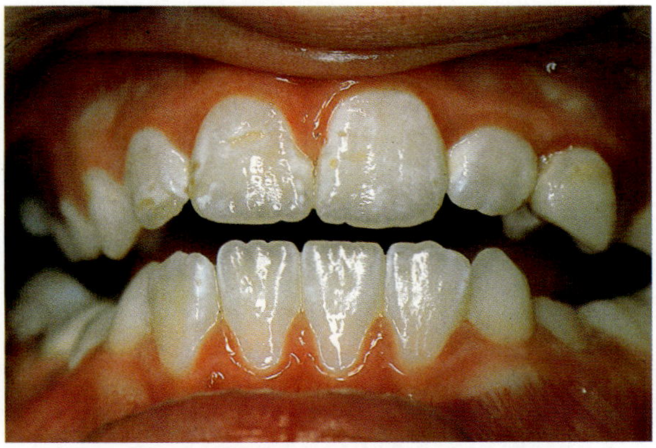
a

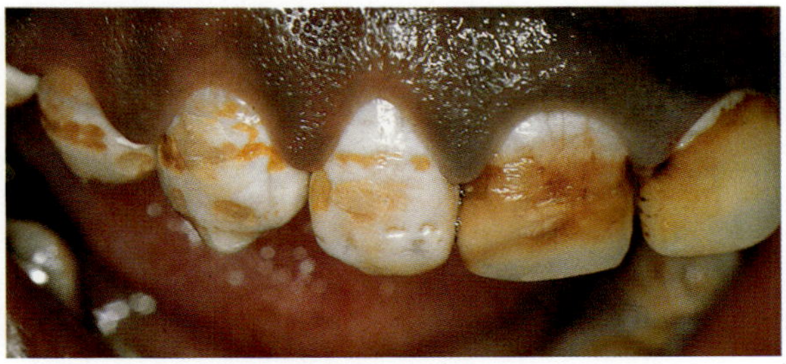
b

Abb. 9.**14a, b** Dentalfluorose (vgl. auch Abb. 3.**13a, b**).
a Mittlere Ausprägung.
b In Somalia aufgewachsener Patient mit stark ausgeprägter Dentalfluorose. Man erkennt unterschiedlich starke Abrasionen des oberflächlich weichen Schmelzes.

Abgrenzung einer initialen kariösen Läsion sein. Bei starken Ausprägungen ist nicht nur die Transluzenz des Schmelzes verändert, sondern auch seine Härte verringert. Durch posteruptive mechanische Einwirkungen kann es dann zu scharfkantigen Defekten kommen.
Systemisch verfügbares Fluorid wird zu einem großen Teil im Knochen eingelagert. Ab einem Trinkwasser-Fluoridgehalt von 8 ppm (oder einer entsprechend anderen Überschreitung der empfohlenen Fluoridzufuhr) kommt es zu morphologischen Veränderungen der Knochen, die man als **Skelettfluorose** bezeichnet: Die Dicke der Kortikalis und die Menge der Hartsubstanz im Knochen nehmen zu. In ausgeprägten Fällen kommt es zu Mineralablagerungen in Bändern (vor allem der Wirbelsäule). Obwohl die Dichte des Knochens zunimmt, ist dieser bei einer schweren Skelettfluorose frakturanfälliger als gesunder Knochen. Osteoporose wurde bislang mit hohen Fluoriddosierungen behandelt (in einer Größenordnung, die 100fach über den in der Kariesprävention üblichen Mengen liegt). Die Möglichkeiten und Grenzen solcher Behandlungen werden kontrovers diskutiert.
Verursacht Fluorid Krebs? Die schrittweise Einführung der Trinkwasserfluoridierung in zahlreichen Ländern hat nicht nur zu einer systematischen Untersuchung der Kariesprävalenz geführt, auch mögliche unerwünschte Wirkungen wurden untersucht. Dabei wurden Zunahmen von Krebserkrankungen registriert, die angeblich über die in

(nichtfluoridierten) Kontrollgegenden hinausgingen. Bei gewissenhafter Überprüfung der epidemiologischen Einflussgrößen stellte sich jedoch heraus, dass dies durch eine Änderung der Altersstruktur bedingt war: In den fluoridreichen Gegenden lebten mehr alte Menschen.

MERKE

Die Unbedenklichkeit und Wirksamkeit einer angemessenen Fluoridanwendung ist heute allgemein anerkannt.

Ursachen für eine Überschreitung der empfohlenen Fluoridaufnahme

Als Hauptquelle der systemischen Fluoridaufnahme gilt die Zufuhr durch Trinkwasser. Die Prävalenz der Dentalfluorose ist in Gegenden mit hohem Fluoridgehalt (ab einer Konzentration von mehr als 1 ppm) erhöht.

MERKE

Die Hauptursache für eine Überschreitung der empfohlenen Fluoridaufnahme ist die gleichzeitige Anwendung mehrerer Methoden der Fluoridsupplementierung.

Erhält ein Säugling Muttermilchersatz in Trockenform, die einen Fluoridgehalt von 0,5 ppm aufweist, und wird dieser mit Trinkwasser einer Konzentration von 1 ppm zubereitet, so beträgt die Gesamtaufnahme von Fluorid bei einer täglichen Trinkmenge von 800 ml bereits 1,25 mg. Die zusätzliche Gabe von Fluoridtabletten würde die Exposition noch weiter erhöhen.

Jegliche Fluoridempfehlung muss deshalb sowohl das Lebensalter als auch den Trinkwasser-Fluoridgehalt berücksichtigen (Fluoridkonzentration bei der zuständigen Wasserversorgung nachfragen!)

Eine wichtige Quelle der systemischen Fluoridexposition kann das unbeabsichtigte Verschlucken von Präparaten zur lokalen Anwendung sein. Bei Kindern, die beim Zähneputzen die Zahnpasta nicht richtig ausspucken, kommt es in Abhängigkeit von der Menge und der Fluoridkonzentration der benutzten Zahnpasta zu einer zusätzlichen Aufnahme von Fluorid. Für Kinder vor dem Schulalter wird daher empfohlen, eine Kinderzahnpasta mit reduziertem Fluoridgehalt (500 ppm) zu verwenden. Diese darf dem Kind nicht zum Naschen überlassen werden.

Bei der Applikation von Fluoridgel in vorgefertigten Schienen können Überschüsse über deren Rand fließen, die anschließend verschluckt werden. Lacke verbleiben auf der Zahnoberfläche. Das meiste Fluorid wird nach und nach verschluckt.

MERKE

Die Empfehlung von Fluoridquellen setzt eine gründliche Fluoridanamnese, die Beachtung des Lebensalters, die Einschätzung des Kariesrisikos und schließlich die individuelle Compliance voraus.

Ernährung

Martin J. Koch

Der Begriff „Zucker“ wird im allgemeinen Sprachgebrauch normalerweise für den üblichen Haushaltszucker (Saccharose) benutzt. Die Deklaration „zuckerfrei“ bedeutet oft nur, dass keine Saccharose in dem betreffenden Produkt enthalten ist. Es gibt aber eine große Zahl weiterer Substanzen, die chemisch ebenfalls zu den Zuckern zählen: Fruchtzucker (**Fructose**), Traubenzucker (**Glucose**) und Milchzucker (**Lactose**) sind einige Beispiele.

Entsprechend der chemischen Definition handelt es sich um Aldehyd- oder Ketonderivate mehrwertiger Alkohole:

• Die einfachsten Zucker sind **Monosaccharide**, sie besitzen eine Carbonylgruppe (Doppelbindung zwischen Sauerstoff und Kohlenstoff).	Beispiele: Glucose und Fructose
• 2 Monosaccharide können sich zu einem **Disaccharid** verbinden.	Beispiele: Saccharose oder Lactose
• Bei bis zu 10 Bausteinen spricht man von **Oligosacchariden**.	
• Größere Moleküle, die aus Zuckern zusammengesetzt sind, bezeichnet man als **Polysaccharide.**	Beispiel: Stärke

Alle diese Saccharide gehören in die Stoffgruppe der **Kohlenhydrate**. Kohlenhydrate sind als wichtige Energieträger und als Hauptbestandteil vieler Lebensmittel aus der Ernährung nicht wegzudenken. Auch die Plaquebakterien benötigen zur Synthese ihrer Plaquematrix und für ihren Energiestoffwechsel Kohlenhydrate. Als Stoffwechselprodukte fallen dabei Säuren an.

MERKE

Ohne die Zufuhr von Kohlenhydraten ist keine Kariesentstehung möglich.

Saccharose ist ein Disaccharid aus Glucose und Fructose, bei dessen Spaltung in die Monosaccharide Glucose und Fructose Energie frei wird. Sie kann von Bakterien der Plaque außer zur Energiegewinnung und damit verbunden der Säurebildung leicht zur Synthese klebriger extrazellulärer Polysaccharide genutzt werden. Dies ist günstig für die Etablierung der Plaque und fördert somit auch die Entstehung von Karies. Auch die Bildung intrazellulärer Polysaccharide, die den Mikroorganismen als Speicher bei Unterbrechung äußerer Substratzufuhr dienen können, ist in diesem Zusammenhang anzuführen.

Lange galt Saccharose als Hauptschuldige bei der Kariesentstehung. Allerdings sind andere Kohlenhydrate ebenfalls kariogen, insbesondere die niedermolekularen, leicht verdaulichen Zucker Glucose, Fructose und Lactose sowie natürliche Süßungsmittel, die diese Substanzen enthalten (z. B. Honig, Apfeldicksaft).

Vor allem aber auch **Stärke** hat ein relevantes kariogenes Potenzial, da sie sehr lange in der Mundhöhle verbleiben kann. Bakterien können sich nach einiger Zeit sogar auf einige Zuckerersatzstoffe einstellen, die normalerweise keine Säurebildung in Belägen hervorrufen.

Kariogenität ist die Eigenschaft eines Nahrungsmittels, die Kariesentstehung zu fördern. Es existieren unterschiedliche experimentelle Methoden zur Bestimmung der Kariogenität. Diese können für gleiche Nahrungsmittel zu unterschiedlichen Ergebnissen führen. Dennoch sind experimentelle Untersuchungen erforderlich, um grundlegende Informationen zu gewinnen.

Eine Methode, die Messergebnisse direkt am Menschen ermöglicht, ist die **Bestimmung des pH-Wertes der Plaque**. Individuelle Faktoren wie die Speichelpufferkapazität gehen in die Messungen mit ein. Damit wurde bewiesen, dass Nahrungsmittel, die gemeinhin als nicht besonders Karies erzeugend eingestuft werden (z. B. Brot oder Kartoffelchips) sogar einen länger anhaltenden pH-Wert-Abfall verursachen können als Süßigkeiten.

Da es sehr viele Faktoren der Kariesentstehung gibt, ist eine exakte Bestimmung der Kariogenität nicht ohne Weiteres möglich. Die Menge an leicht abbaubaren Kohlenhydraten in einem Nahrungsmittel allein reicht jedenfalls nicht aus, um genauere Aussagen über die Kariogenität treffen zu können. Lange Verweildauer in der Mundhöhle aufgrund **klebriger Konsistenz** erhöht die Kariogenität.

Andererseits werden auch **antikariogene Faktoren** angegeben, die sich mindernd auf die Kariogenität auswirken, etwa Proteine oder bestimmte Fettsäuren. Wie diese Nahrungsbestandteile antikariogen wirken, ist nicht genau bekannt, es existieren lediglich hypothetische Erklärungsansätze wie etwa Beeinflussung des Ernährungsverhaltens (z. B. weniger Zwischenmahlzeiten durch die Aufnahme kalorienreichen Fettes), die Beeinflussung des Plaquemilieus (z. B. Pufferung von Säuren durch Eiweißabbauprodukte) oder die Wechselwirkung mit vermuteten Pellikelbindungsstellen für kariespathogene Bakterien.

Durch Kauen von Kaugummi kommt es zum vermehrten Speichelfluss und damit zu einer erhöhten Schutzwirkung für die Zähne. Insbesondere xylithaltigen Kaugummis wird ein kariesprotektiver Effekt zugesprochen.

Ernährungsverhalten

Essen und Trinken sind Elementarbedürfnisse. Das Ernährungsverhalten wird aber nur teilweise davon bestimmt, was der Körper benötigt (z. B. Energie, Vitamine, Elektrolyte, Spurenelemente, bestimmte Aminosäuren). Eine große Rolle spielen Gewohnheiten, die neben individuellen Neigungen durch sozial vorgegebene Verhaltensweisen bedingt sind. Diese werden verstärkt durch den Genuss, der mit Essen und Trinken verbunden ist.

Im Bereich der Säuglings- und Kinderernährung spielen weitere Faktoren eine Rolle: Wenn ein Kind aufhört zu schreien, sobald es eine Saugerflasche mit kohlenhydrat- und/oder säurehaltigen Getränken bekommt, werden die Eltern zu diesem Mittel greifen. Das Kind hat sich rasch an die Saugerflasche gewöhnt: Es schreit dann, um die Eltern zu drängen, ihm die Flasche zu geben. Das dauerhafte Überlassen von Saugerflaschen an Kleinkinder führt zu ausgedehnten Kariesläsionen (early childhood caries) mit Beginn an den Oberkiefer-Schneidezähnen, zunächst zirkulär am Zahnhals, später übergreifend auf andere Zähne (Abb. 9.**15a, b**). Die Unterkiefer-Schneidezähne bleiben meist unversehrt.

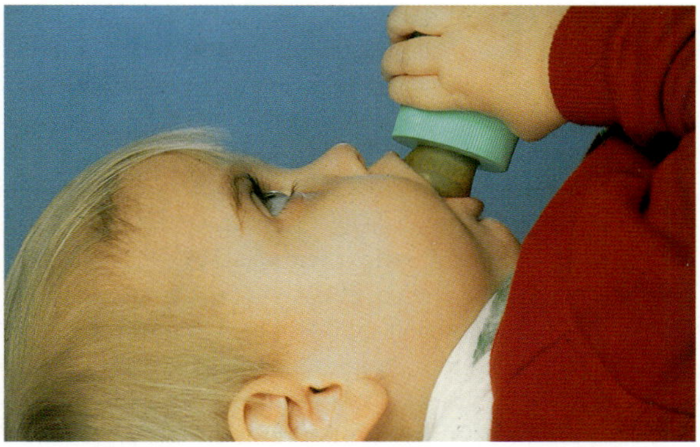
a

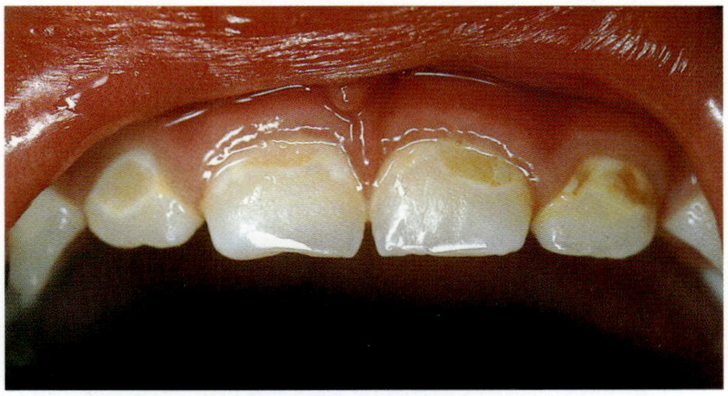
b

Abb. 9.**15a, b** Frühkindliche Saugerflaschenkaries.
a Ein Kind hält selbständig die Saugerflasche. Dies ist gefährlich, da eine Gewöhnung an die Saugerflasche zum Dauernuckeln und somit eine Verstärkung des Zeitfaktors der Kariesentstehung erfolgt.
b Oberkiefer-Milchschneidezähne mit typischer frühkindlicher Karies (early childhood caries) der Oberkiefer-Schneidezähne. Hauptursache ist der fehlerhafte Gebrauch von Saugerflaschen mit gesüßten Getränken.

Versteckte Zucker. Zucker ist oft auch in erheblichen Konzentrationen in Nahrungsmitteln enthalten, die nicht süß schmecken: Dosenfisch, Tomatenketschup, Salatsoßen, Senf, Fertiggerichte, Dosengemüse, Salzgebäck usw. Tomatenketschup kann z. B. bis zu 30% Saccharose enthalten. Auch süße Getränke werden oft nicht als potenziell kariogen erkannt. Ebenso kann die Verwendung von kohlenhydrathaltigen Medikamenten (z. B. Lutschtabletten gegen Halsschmerzen) eine Kariesentstehung fördern. Wenig oder keine kariogenen Zucker und hydrolisierbare Stärke finden sich in der Regel in frischem Gemüse, Salaten, Käse, Fleisch, Wurst, Speisefetten (Butter, Margarine), Eiern, Nüssen (aber: Cashew-Kerne enthalten 30% Kohlenhydrate!), einigen Lightgetränken und Süßwaren, die mit dem „Zahnmännchen-Symbol" gekennzeichnet sind. Mit dieser „Positivliste" ausgestattet sollte man dem Patienten möglichst genaue Anweisungen geben, was er wann anstelle hoch kariogener Speisen essen kann. Dabei sollte man den *Zeitpunkt der Nahrungsaufnahme* und den *Zeitfaktor der Kariesentstehung* im Auge behalten und gegebenenfalls ein **Ernährungsprotokoll** führen lassen. Auf diesem Protokoll werden die Phasen der Demineralisation und der Remineralisation markiert und bilanziert, indem man den Tag wie einen Stundenplan in Abschnitte von je 30 min einteilt. Jede Nahrungsaufnahme, die Kohlenhydrate enthält, wird für 30 min rot markiert. Bei Phasen der Remineralisation wird die betreffende Zeitspanne grün markiert. Dieses Verfahren ist natürlich ungenau, da die unterschiedliche Kariogenität der Nahrungsmittel genauso wenig berücksichtigt wird wie die individuellen Faktoren des Patienten.

Kariogenität von Süßigkeiten. Nicht nur Süßigkeiten oder Süßspeisen mit Schokolade, Honig u. Ä., sondern auch eine Vielzahl anderer Nahrungsmittel wie Brot oder Obst sind potenziell kariogen. Die in konventionellen Süßwaren in hoher Konzentration enthaltene Saccharose gilt unter den Zuckern als besonders gutes Substrat für kariogene Mikroorganismen. Eine Gefährdung ist allerdings auch durch andere z. B. in Obst enthaltene Zucker (Frucht-, Traubenzucker) vorhanden.

Verweildauer. Die Beschaffenheit der Lebensmittel kann die Verweildauer in der Mundhöhle beeinflussen. Die **Klebrigkeit** von Nahrungsmitteln ist hauptsächlich vom Stärkegehalt abhängig. Daneben spielen die Löslichkeit und andere Faktoren eine Rolle (z. B. Speichelstimulierung), die sich auf die Eliminierung kariogener nieder- und hochmolekularer Kohlenhydrate aus der Mundhöhle auswirken (oral carbohydrate clearance).

Ernährungsfrequenz. Viele Süßigkeiten und Stärkeprodukte sind so beschaffen, dass sie sich leicht in *kleine Portionen* einteilen lassen (Bonbons, Pralinen, Kekse, Chips, Schokolade usw.). Auch durch ihren Geschmack verleiten sie zu einer *kontinuierlichen Einnahme* über oft extrem lange Zeiträume („sie schmecken nach mehr"). Dies führt dazu, dass kariogene Kohlenhydrate während vieler Stunden (z. B. während des Fernsehens, Lesens, Einschlafens) Kontakt zu Zahnoberflächen haben.

Bei Obst oder Brot kommt es aufgrund anderen Essverhaltens wesentlich schneller zu einem *natürlichen Sättigungsgefühl*, sodass das Risiko einer stundenlangen Kontaktzeit geringer ist.

Süßungsmittel

Zuckeraustauschstoffe sind Zuckeralkohole, die einen Süßungseffekt besitzen, aber nicht so gut durch Mikroorganismen der Plaque zu Säuren vergärbar sind. Aus diesem Grund kommt es nach Aufnahme von Zuckeraustauschstoffen an der Zahnoberfläche nicht zu einem kritischen pH-Wert-Abfall. Nachteilig ist, dass sie im Gastrointestinaltrakt nicht mehr vollständig resorbiert werden und so unter Umständen zu osmotisch bedingtem Durchfall führen.

Wird Saccharose durch Zuckeraustauschstoffe (z. B. Xylit) ersetzt, entfällt ein Selektionsvorteil für Mutans-Streptokokken.

Zuckerersatzstoffe (künstliche Süßstoffe) sind Substanzen, die einen hohen Süßungseffekt bei geringem Volumen besitzen. Damit spielen sie als kalorisch wirksame Nährstoffe keine Rolle. Süßstoffe finden vor allem dort Anwendung, wo es nicht auf den „Volumeneffekt" von Zucker ankommt, etwa in Kaugummi oder Limonaden. Neue Süßstoffe mit einem z.T. extremen Süßungsgrad finden eine zunehmende Verbreitung.

Nahrungs- und Genussmittel, die lediglich Zuckeraustausch- oder Zuckerersatzstoffe enthalten, aber keine oder nur geringe Mengen konventioneller Zucker, führen nicht zu einem so starken pH-Wert-Abfall, dass Karies entstehen könnte. Als **kritischer pH-Wert**, der in der Plaque nicht unterschritten werden darf, wurde ein Wert von 5,7 festgelegt. Süßwaren, die dieses Kriterium erfüllen, werden als **zahnschonend** bezeichnet. Sie können im Handel mit einem besonderen Etikett (Zahnmännchen mit Schirm) gekennzeichnet werden.

FEHLER UND GEFAHREN

Bei Babynahrung ist ein ausreichender Gehalt an leicht verdaulichen Kohlenhydraten unerlässlich, Süßstoffe sind kontraindiziert!

Zuckeraustauschstoffe, die nicht vollständig resorbierbar sind, können gerade beim Kleinkind Durchfall hervorrufen.

Erosionen. Durch Säureeinwirkung werden die Zahnhartsubstanzen angegriffen. Es kommt zu oberflächlichen Erosionen der Zahnhartsubstanzen. Säuren sind in vielen Nahrungs- oder Genussmitteln enthalten (z. B. Essig, Ketschup, säurehaltige Getränke, säurehaltiges Obst).

Karies bei Ernährungsrestriktionen. Wenn aufgrund von Hungersnot die Häufigkeit von Nahrungsaufnahmen reduziert ist, sinkt die Kariesinzidenz ebenso wie bei bestimmten konsequenten diätetischen Einschränkungen z. B. im Rahmen einer hereditären Fructoseintoleranz. Bei dieser Erkrankung müssen selbst kleine Saccharosemengen vermieden werden.

Ziele der Ernährungslenkung

Kaum ein Nahrungsmittel ist in jeder Hinsicht als gesundheitsfördernd zu bezeichnen. Gerade bei einseitiger Ernährung kann es zu einer Minderversorgung an essenziellen Stoffen oder einer verstärkten Exposition gegenüber schädlichen Nahrungsbestandteilen kommen. So enthält z. B. Fleisch einerseits zwar Proteine mit essenziellen Aminosäuren, daneben aber auch Cholesterin. Gemüse aus unkontrolliertem Anbau kann schadstoffbelastet sein und Milchprodukte führen gelegentlich zu Allergien. Daher gelten für die Ernährungslenkung folgende **Regeln**:

- Die Ernährungslenkung muss sich immer in einen umfassenden Rahmen präventiver Überlegungen eingliedern lassen. Es dürfen keine Nahrungsmittel oder Verhaltensweisen empfohlen werden, die anderweitig schädlich sind.
- Zucker zu verteufeln, ist nicht Erfolg versprechend. Inwieweit Zucker für die Entstehung anderer Erkrankungen außer Karies bedeutsam ist, ist umstritten. Einen völligen Verzicht auf Zucker zu fordern, wäre unrealistisch.
- Als alleinige Maßnahme zur Kariesprävention wird eine Ernährungslenkung unwirksam bleiben, sie hat jedoch höchste Priorität in der Prävention und Therapie bei besonderen, extrem ungünstigen Ernährungsgewohnheiten (z. B. Saugerflaschenkaries).

MERKE

Die Ernährungslenkung sollte bewirken, dass der Patient bewusst und kontrolliert mit Zuckern, versteckten Zuckern, hydrolisierbarer Stärke, dem Zeitfaktor der Kariesentstehung und alternativen Süßungsmitteln umgehen kann.

Fissurenversiegelungen

Martin J. Koch

MERKE

Durch Versiegelungen sollen Kariesprädilektionsstellen (Fissuren, Grübchen) abgedeckt werden, in denen sich langkettige Kohlenhydrate festsetzen können und das Risiko einer Kariesentstehung erhöhen.

Unmittelbar nach der Eruption ist die Anfälligkeit von Molaren gegenüber Fissurenkaries am höchsten. Da bei Durchbruch der bleibenden 1. Molaren das Kariesrisiko nicht zuverlässig vorhersagbar ist, können diese Zähne im Fall tief zerklüfteter Fissuren versiegelt werden. Je zerklüfteter die Fissurensysteme und je schwieriger die Plaquekontrolle, desto eher ist eine Versiegelung angezeigt. Die Indikation kann alle Zähne mit tiefen Fissuren und Grübchen betreffen.

Die Einbeziehung von Patienten nach Versiegelungen in ein Recallsystem ist notwendig, da bei herausgefallenem Material eine Nachversiegelung erforderlich ist, um die präventive Wirkung wiederherzustellen. Der beste Zeitpunkt zur Versiegelung der bleibenden 1. Molaren nach ihrem vollständigen Durchbruch ist die Altersspanne zwischen dem 6. und 8. Lebensjahr.

Eine grazile Versiegelung erstreckt sich nur auf Fissurenanteile, die auch nach langer Gebrauchsperiode nicht in die Okklusion einbezogen sind (Abb. 9.**16a, b**). Selbst bei sorgfältigem Vorgehen im Fall sehr enger und tiefer bzw. ampullenförmiger Fissuren füllt das Versieglermaterial den Fissurenboden in aller Regel nicht vollständig aus.

PRAXISTIPP

Mit der Fissurenversiegelung kann man ängstliche Patienten an die zahnärztliche Behandlung heranführen.

Manchmal sind die 2. Molaren schwieriger unter Kofferdam zu isolieren, da die Gingiva distal nahe an die Okklusalebene reicht und den schwächer ausgeprägten Äquator überdeckt. Im Einzelfall kann es deshalb angezeigt sein, eine Versiegelung ohne Kofferdam zu legen.

Die Fissurenversiegelung ist nie die einzige präventive Maßnahme, sondern Bestandteil eines systematischen präventiven Konzepts. Dabei darf die Versiegelung nicht die Illusion wecken, dass das Zähneputzen dann nicht mehr erforderlich sei.

Als **Versiegelungsmaterial** haben sich Glasionomerzemente nicht bewährt. Es kommen vorwiegend lichthärtende Acrylate zum Einsatz, ob der Zusatz von Füllstoffen (teilweise mit Fluoridfreisetzung) einen klinisch messbaren Effekt aufweist, lässt sich bisher nicht beurteilen.

Seit den ersten Nachuntersuchungen von Fissurenversiegelungen wird ihre klinische Sicherheit kontrovers diskutiert. Zu den **Risiken** zählen:

- Teilverluste des Versiegelungsharzes
- Beeinträchtigung der posteruptiven Schmelzreifung und Remineralisation von Läsionen

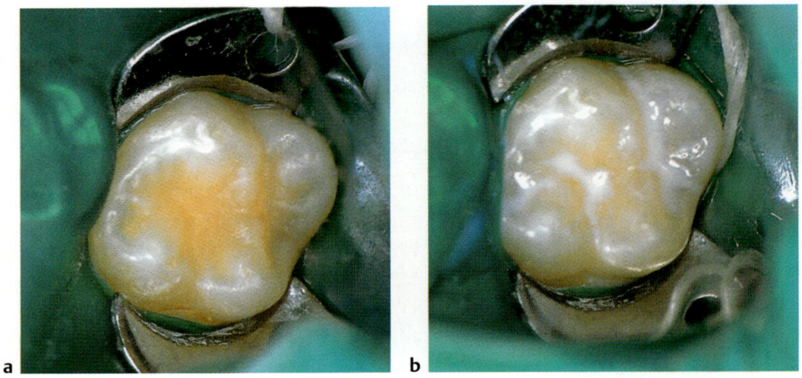

Abb. 9.**16a, b** Fissurenversiegelung.
a Fissurensystem eines mit Kofferdam dargestellten Oberkiefer-Molaren vor Versiegelung.
b Fissurensystem des gleichen Molaren wie in **a** nach Versiegelung.

- Mikroleakage aller Versiegelungsmaterialien und bakterielle Besiedelung
- klinisch verborgene Progression der Dentinläsion
- Überversorgung bei fehlendem Kariesrisiko.

Neben der daraus ableitbaren Ablehnung der Fissurenversiegelung setzt sich zumindest eine **eingeschränkte Indikation** durch:

- Aktive Schmelzkaries im Fissurenrelief ist klinisch sicher.
- Hohes Kariesrisiko ist begründet (Neukaries in den letzten 12 Monaten, Glattflächenkaries, ungenügende Fluoridbioverfügbarkeit).
- Tiefe Fissuren und manuelle oder mentale Unfähigkeit des Patienten zu effektiver Plaqueentfernung.

Gesundheitsökonomie

Martin J. Koch

Die Weiterentwicklung der Medizin hat es mit sich gebracht, dass heute mehr medizinische Leistungen zur Verfügung stehen. Diese werden von der Gesellschaft (zum Teil aufgrund demographischer Entwicklungen, aber auch aufgrund gestiegener Bedürfnisse) in Anspruch genommen. So nahm der Anteil des Gesundheitswesen am Bruttoinlandsprodukt in vielen Industrienationen im langjährigen Mittel zu. Die Ressourcen zur Finanzierung dieser Leistungen sind aber nicht in gleichem Maße gewachsen.

Krankenkassen

Das Solidarprinzip ist keine Erfindung der Neuzeit. Es ist anzunehmen, dass auch schon in vorhistorischer Zeit erkrankte oder ältere Menschen Pflege erfahren haben und dies für die jeweiligen Populationen sinnvoll war, da z. B. Ältere über Kenntnisse und Erfahrungen verfügten, die für das Überleben der Gruppe wichtig sein konnten.
Die individuelle Hilfsbereitschaft ist jedoch vielfach durch gesamtgesellschaftliche Institutionen substituiert worden. In Deutschland gibt es ein System aus Krankenkassen, dessen Entstehung in das 19. Jahrhundert zurückreicht. Finanziert werden die Versicherungen durch Beiträge, die grundsätzlich anteilig vom Arbeitgeber und Arbeitnehmer zu entrichten sind. Diese Versicherungsleistungen werden nicht aus Rücklagen finanziert, sondern aus den zeitgleich erhobenen Beiträgen.
Dies macht das System anfällig gegen demographische und wirtschaftliche Einflüsse. In einer alternden Gesellschaft wird es immer mehr Leistungsempfänger und immer weniger Beitragszahler geben.

Opportunitätsprinzip

Jedes Individuum unterwirft sich nach der Theorie der Opportunität in seinem Verhalten einer individuellen Abwägung, in der die für das betreffende Individuum jeweils günstigste Wahl getroffen wird. Die dabei erfolgende **Kosten-Nutzen-Rechnung** beinhaltet nicht nur Kosten im Sinne von Geldausgaben, sondern auch sonstige Faktoren wie Vermeidung von unangenehmen Reizen (z. B. Zahnschmerzen, Angst). Auch der Nutzen wird unter vielen verschiedenen Aspekten errechnet (Funktionalität, Prestige usw.).
Auf den ersten Blick besteht ein Widerspruch zum Solidarprinzip, aber da der Nutzen auch ideell sein kann (Vermeidung von schlechtem Gewissen, Erwartung von Gegenleistungen), kann ein Beitrag zur Solidargemeinschaft als opportun empfunden werden. Bei Veränderungen im System wird dann jedoch ein labiles Gleichgewicht gestört („Wenn ich schon mehr zahlen muss, dann will ich aber auch mehr für mich herausholen.").

Preiselastizität

Mit Preiselastizität ist der Zusammenhang zwischen Angebot, Nachfrage und Preis gemeint. So kann ein Unternehmen manchmal den Gewinn steigern, indem der Preis für ein bestimmtes Produkt gesenkt wird. Dazu muss der *Deckungskostenbetrag* (also der Betrag für Herstellung, Lagerung, ggf. Finanzierungskosten und Vertrieb) nach der Preissenkung immer noch so weit überschritten werden, dass die Umsatzzunahme überwiegt. Dies ist nur bei Produkten mit hoher Preiselastizität möglich. Im Bereich der Gesundheit ist die Wahlfreiheit eingeschränkt: Man kann sich nicht aussuchen, woran man erkrankt. Dies führt dazu, dass die Preiselastizität der medizinischen Leistungen sehr unterschiedlich sein kann.
Eine vollständige Liberalisierung des Gesundheitswesens würde eine Reihe von Gefahren bergen: Bestimmte Angebote, die eigentlich sinnvoll sind, aber von Patienten nur in Anspruch genommen werden, so lange sie ohne Bezahlung zur Verfügung stehen (z. B. Krebsfrüherkennung) müssten dann im Preis sinken oder könnten überhaupt nicht mehr angeboten werden. Akute Notfälle oder lebensbedrohliche Krankheiten geraten andererseits zu existenzvernichtenden Angelegenheiten. Aus diesem Grund bestehen in vielen Ländern Gebührenordnungen oder sonstige gesetzliche Bestimmungen, die regulierend in den Gesundheitsmarkt eingreifen.
Daraus kann ein Problem resultieren, wenn die Deckungskosten für medizinische Leistungen höher sind als die erzielbare Honorierung (z. B. Behandlung von Problempatienten) mit nachfolgender Unterversorgung auf diesem Gebiet.

Versorgungssteuerung

Effektivität ist ein Maß für die Wirksamkeit einer Maßnahme, unabhängig von dem damit verbundenen Aufwand. **Effizienz** beschreibt eine Relation zwischen dem Aufwand einer Maßnahme und dem daraus resultierenden Nutzen. Dabei ist es nicht immer einfach, Aufwand und Nutzen gegenüberzustellen:

- Der **Aufwand** kann neben den Behandlungskosten ganz andere Parameter beinhalten, etwa das Eingehen von Behandlungsrisiken, Dauer der Arbeitsunfähigkeit, Schmerzen durch die Behandlung, Strahlenexposition durch die erforderlichen Nachkontrollen etc.
- Gleiches gilt für den **Nutzen**: Dieser kann in einem Gewinn an Lebensdauer oder an Lebensqualität bestehen. Es ist schwer, für alle medizinische Leistungen eine allgemein gültige Festlegung zu erstellen, wie viel Nutzen sie mit sich bringen. Damit bleibt eine Messung von Effizienz oder Effektivität immer schwierig.

Die angemessene Versorgung von Patienten ist ein zentrales Thema der Gesundheitsökonomie. Eine Therapie sollte möglichst effizient sein. Wenn identische Präparate zur Verfügung stehen, lässt sich durch die Verordnung der billigeren Präparate (Generika) ein Einspareffekt erzielen. Wesentlich schwieriger ist es, verschiedene Medikamente mit gleichartiger Wirkung zu vergleichen: Teurere Medikamente können dann effizienter sein, wenn sie z. B. weniger unerwünschte Wirkungen haben und wenn die Arbeitsfähigkeit früher hergestellt wird.
Kommen diagnostische oder therapeutische Verfahren zum Einsatz, die nicht effizient sind, spricht man von **Überversorgung**. Weitere Beispiele sind Doppeluntersuchungen oder unnötige Ausweitung von Laborparametern.
Unterversorgung liegt dann vor, wenn eine indizierte Diagnostik oder Therapie unterbleibt. Ein typisches Beispiel dafür ist das Unterlassen nötiger restaurativer Therapie im Milchgebiss.
Der Begriff der **Fehlversorgung** ist nicht notwendigerweise mit Effizienz und Effektivität verbunden. Eine Fehlversorgung liegt vor, wenn dem Patienten durch Diagnostik oder Therapie mehr Schaden als Nutzen zugefügt wird. Unwirksame oder unnötige Maßnahmen sind ebenfalls Fehlversorgungen, sobald Risiken damit verbunden sind.
Die Steuerung der Versorgung durch *Bonusprogramme* ist für die Vermeidung von Unterversorgung sinnvoll. *Zuzahlung* je Leistung (Rezeptgebühr, Praxisgebühr) soll ein Anreiz für Patienten sein, selbst auf mögliche Überversorgung zu achten und dieser entgegenzuwirken. Präventive Leistungen bei Kindern und Jugendlichen sind davon teilweise ausgeklammert.
Selbstbehalttarife (bei denen nur Kosten übernommen werden, die einen bestimmten Betrag pro Jahr überschreiten) sind insbesondere für junge und gesunde Individuen attraktiv. Sie haben einen geringen kostendämpfenden Effekt durch Anreiz zur Vermeidung der Überversorgung.
Eine *Versorgungssteuerung über die Leistungserbringer* (Ärzte, Zahnärzte, sonstige Heilberufe, Apotheker, Kliniken) kann z. B. über Zulassungsbegrenzungen erfolgen.
Die *Budgetierung* ist ein weiteres Instrument, das an den Leistungserbringern, aber auch an den Verwaltungskosten der Krankenkassen ansetzen kann. Die *Mengenbegrenzung* bestimmter Leistungen ist ethisch immer bedenklich, wenn sie nicht auf evidenzgestützten epidemiologischen Daten zu präventiven und kurativen Anforderungen beruht.
Die Versorgungssteuerung durch Leistungsbegrenzung schließt bestimmte Maßnahmen als Kassenleistung aus. Dabei wird postuliert, dass die Betroffenen durch die daraus entstehenden Kosten nicht übermäßig belastet werden. Das betrifft insbesondere die Zahnheilkunde mit negativen Folgen für das Inanspruchnahmeverhalten von präventiven und minimal invasiven Versorgungsleistungen.
Die *evidenzgestützte Zahnheilkunde* ist für die Gesundheitsökonomie bedeutsam, weil für die Haupterkrankungen Karies und marginale Parodontitis wissenschaftliche Erkenntnisse auf einem hohen Niveau vorliegen. Damit kann eine Steuerung der Versorgung unter ökonomischen Gesichtspunkten erfolgen. In der Versicherungspraxis gibt es jedoch bisher keine erkennbaren Ansätze zur ausreichenden Berücksichtigung wissenschaftlicher Evidenz der Vorsorge, Krankenversorgung und Nachsorge.

Strukturierte Versorgung

Bei der strukturierten Versorgung werden exakte Protokolle von Diagnose- und Behandlungsabläufen erstellt, die als Grundlage der Versorgung von Patienten dienen und eine einheitliche Behandlung gewährleisten. Damit soll der Über- und Unterversorgung entgegengewirkt werden. Die Protokolle werden von Krankenkassen und Leistungsanbietern vertraglich vereinbart. Die Einbindung der Patienten soll durch Anreize gefördert werden.
Die vorliegenden strukturierten Versorgungsprogramme in der Medizin sind bürokratisch und wenig flexibel. Individuelle Faktoren wie Compliance, Begleiterkrankungen, Medikamentenunverträglichkeiten werden ungenügend berücksichtigt. Die strukturierte Versorgung wird die „ärztliche Kunst" nie völlig ersetzen können.

Integrierte Versorgung

Der Begriff integrierte Versorgung bezeichnet die verstärkte Verzahnung zwischen ambulanter und stationärer Patientenversorgung. Grundidee ist die Nutzung von teuren Investitionsgütern durch Praxen und Kliniken gemeinsam. Für die Zahnheilkunde betrifft es bildgebende Diagnostikverfahren, chirurgische Eingriffe und die Versorgung hospitalisierter Patienten.

Qualitätsmanagement

Qualitätsmanagement soll allen an der Erreichung zahnmedizinischer Ziele Beteiligten eine Hilfe sein. Sie sollen angemessen motiviert, versorgt, fortgebildet sein, es muss für Arbeitsschutz und nötige Ruhezeiten gesorgt werden und die erforderlichen Materialien und Geräte müssen vorhanden sein. Diese Aspekte lassen sich unter dem Begriff *Strukturqualität* zusammenfassen.
Eine weitere Komponente des Qualitätsmanagements ist die *Prozessqualität:* Eindeutige Handlungsanweisungen

müssen dokumentiert und von den Beschäftigten auch angenommen werden. Zuständigkeiten sind klar zu regeln und es muss geeignete Schnittstellen zwischen den unterschiedlichen Bereichen geben. Für auftretende Probleme sind Lösungen vorzubereiten. Wichtige Kernprozesse müssen fortlaufend überwacht und dokumentiert werden (z. B. Sterilisation, Desinfektion, Strahlenschutz). So kann Qualitätsmanagement Abläufe optimieren und Reserven aufzeigen, die ökonomisch nutzbar sind.

MERKE

Die Erkenntnisse der Gesundheitsökonomie und ihrer epidemiologischen, prophylaktischen und kurativen Grundlagen sind ein wichtiger Baustein für die Gestaltung eines nachhaltigen Gesundheitswesens zur Verhütung und Versorgung der Zahnkaries und der Parodontalerkrankungen.

WEITERFÜHRENDE UND ZITIERTE LITERATUR

Ätiologische Grundlagen sowie Risikobestimmung für Entstehung und Verlauf marginaler Parodontitiden

Dzink JL, Socransky SS, Haffajee AD. The predominant cultivable microbiota of active and inactive lesions of destructive periodontal diseases. J Clin Periodontol. 1988; 15: 316–23.

Genco RJ, Ho AW, Grossi SG, Dunford RG, Tedesco LA. Relationship of stress, distress, and inadequate coping behaviors to periodontal disease. J Periodontol. 1999; 70: 711–23.

Haffajee AD, Socransky SS. Microbial etiological agents of destructive periodontal diseases. Periodontology 2000. 1994; 5: 78–111.

Lindhe J, Karring T, Lang NP, Hrsg. Klinische Parodontologie und Implantologie. Berlin: Quintessenz; 1999.

Listgarten MA. Normal development, structure, physiology and repair of gingival epithelium. Oral Sci Rev. 1972; 1: 3–69.

Löe H, Theilade E, Jensen SB. Experimental gingivitis in man. J Periodontol. 1965; 36: 177–87.

Nyvad B, Kilian M. Microbiology of the early colonization of human enamel and root surfaces in vivo. Scand J Dent Res. 1987; 95: 369–80.

Nyvad B, Kilian M. Comparison of the initial streptococcal microflora on dental enamel in caries-active and in caries-inactive individuals. Caries Res. 1990; 24: 267–72.

Scheie AA. Mechanisms of dental plaque formation. Adv Dent Res. 1994; 8: 246–53.

Schroeder HE. Orale Strukturbiologie. 4. Aufl. Stuttgart: Thieme; 1992: 187–292.

Socransky SS, Haffajee AD, Cugini MA, Smith C, Kent RL Jr. Microbial complexes in subgingival plaque. J Clin Periodontol. 1998; 25: 134–44.

Risikobestimmung für Entstehung und Verlauf der Zahnkaries

Imfeld TN, Steiner M, Menghini GD, Marthaler TM: Prediction of future caries increments for children in a school dental service and in private practice. J Dent Educ. 1995; 59: 941–4.

Petersson GH. Assessing caries risk using the Cariogram model. Swed Dent J. 2003; 158 (Suppl) 1–65.

Mechanische Plaquekontrolle

Axelsson P. Needs-related plaque control measures based on risk prediction. Proceedings of the European workshop on mechanical plaque control. Castle of Münchenwiler, Berne, Switzerland: Quintessence International; 1998.

Deery C, Heanue M, Deacon S, Robinson PG, Walmsley AD, Worthington H, Shaw W, Glenny AM. The effectiveness of manual versus powered toothbrushes for dental health: a systematic review. J Dent. 2004; 32: 197–211.

Dörfer CE, Staehle HJ. Aktuelle Aspekte der Interdentalraumreinigung. Oralprophylaxe. 1998; 20: 1–26.

Dörfer CE, Stückgen D, Cheung F, Staehle HJ. Häufigkeit und Morphologie von Wurzeleinziehungen. Dtsch Zahnärztl Z. 2000; 55: 257–63.

Kugel B, von Bethlenfalvy ER, Pioch T, Dörfer CE. Reinigungswirkung zweier Handzahnbürsten mit unterschiedlichen Filamenten. Parodontologie. 2002; 13: 301–2.

Lobene RR, Soparkar PM, Newman MB. Use of dental floss. Effect on plaque and gingivitis. Clin Prev Dent. 1982; 4: 5–8.

Chemische Plaquekontrolle

Baehni PC, Takeuchi Y. Anti-plaque agents in the prevention of biofilm-associated oral diseases. Oral Dis. 2003; 9 (Suppl 1): 23–9.

Bonesvoll P, Gjermo P. A comparision between chlorhexidine and some quaternary ammonium compounds with regard to retention, salivary concentration and plaque-inhibiting effect in the human mouth after mouth rinses. Arch Oral Biol. 1978; 23: 289–94.

Claffey N. Essential oil mouthwashes: a key component in oral health management. J Clin Periodontol. 2003; 30 (Suppl 5): 22–4.

Marsh PD. Plaque as a biofilm: pharmacological principles of drug delivery and action in the sub- and supragingival environment. Oral Dis. 2003; 9 (Suppl 1): 16–22.

Netuschil L, Weiger R, Preisler R, Brecx M. Plaque bacteria counts and vitality during chlorhexidine, meridol and listerine mouthrinses. Eur J Oral Sci. 1995; 103: 355–61.

Rolla G, Loe H, Schiott CR. Affinity of chlorhexidine gluconate to hydroxylapatite and to salivary mucins. Caries Res. 1971; 5: 23.

Weiger R, Netuschil L, Wester-Ebbinghaus T, Brecx M. An approach to differentiate between antibacterial and antiadhesive effects of mouthrinses in vivo. Arch Oral Biol. 1998; 43: 559–65.

Fluoride

Jeweils aktualisierte Stellungnahmen in <www.dgzmk.de>.

Marinho VCC, Higgins JPT, Sheiham A, Logan S. Fluoride toothpastes for preventing dental caries in children and adolescents. (Cochrane Review.) Cochrane Library 1, 2003.

Marinho VCC, Higgins JPT, Logan S, Sheiham A. Fluoride gels for preventing dental caries in children and adolescents. (Cochrane Review.) Cochrane Library 1, 2003.

Marinho VCC, Higgins JPT, Logan S, Sheiham A. Fluoride varnishes for preventing dental caries in children and adolescents. (Cochrane Review.) Cochrane Library 1, 2003.

Ernährung

Deutsche Gesellschaft für Ernährung: Aktuelle Empfehlungen für die Ernährung. <www.dge.de>.

Roulet JF, Zimmer S, Hrsg. Prophylaxe und Präventivzahnmedizin. (Farbatlanten der Zahnmedizin. Band 16.) Stuttgart: Thieme; 2003.

Fissurenversiegelungen

van Amerongen JP, Davidson CL, Opdam NJM, Roeters FJM, Kidd EAM. Restoring the tooth: „the seal is the deal". In Fejerskov O, Kidd E, eds. Dental caries. The disease and its clinical management. Oxford: Blackwell Munksgaard; 2003.

Handelman S, Washburn F, Wopperer P. Two-year report of sealent effect on bacteria in dental caries. J Am Dent Assoc. 1976; 93: 967–70.

Staehle HJ. Fissurenversiegelung und präventive Adhäsivfüllung. In Staehle HJ, Koch M, Hrsg. Kinder- und Jugendzahnheilkunde. Köln: Deutscher Ärzte-Verlag; 1996

Gesundheitsökonomie

Frank M. Praktisches Qualitätsmanagement in der Arztpraxis. Stuttgart: Thieme; 2003.

Sachverständigenrat zur Begutachtung der gesamtwirtschaftlichen Entwicklung. Staatsfinanzen konsolidieren – Steuersystem reformieren. Jahresgutachten 2003/04. Kapitel IV.1. Wiesbaden; 2003: 194–215.

Staehle HJ. Zahnmedizinische Unter-, Fehl- und Überversorgung. Stellungnahme für den Sachverständigenrat für die Konzertierte Aktion im Gesundheitswesen. Heidelberg: Mediz. Fakultät, kommentiertes Arbeitspapier; 2000.

10

Die Zukunft der Endodontologie und der Parodontologie

Peter Gängler, Thomas Hoffmann, Brita Willershausen

„Teeth truly tell tales
of the living and the dead."
G. H. Sperber (2004)

Die Odontogenese als früheste Form der Biomineralisation der Vertebrata begleitet die weitere Phylogenese bis zum Menschen und für ein klinisches Lehrbuch schließt sich hier der Kreis der biologischen Betrachtungen von Erkrankungen der Zähne. Neue und zukünftige Formen der Diagnostik und Therapie lassen sich ausschließlich auf dem Boden der Pathobiologie ableiten, weil Erkrankungen keine andere makroorganismische Qualität, sondern allein quantitative Störungen der aus der Phylogenese bekannten Reaktionen darstellen.

Dieses Phylogenesegedächtnis lässt sich nicht überlisten, es beruht beim Menschen auf den knapp 25000 Genen, von denen etwa 200 oder mehr für die Zahnentwicklung verantwortlich sind. Die meisten dieser Gene codieren Signalmoleküle ebenso wie deren Rezeptoren, und zwar sowohl im Zytoplasma als auch als Transkriptionsfaktoren zur Regulation der Genexpression im Zellkern.

Was liegt dann näher, als die Struktur der pathobiologischen Theorie aus der Sicht der evolutionsbiologischen Theorie zu betrachten. Dabei wird die Evolution im Sinne Darwins seit mehr als einem Vierteljahrhundert als Entwicklung in seltenen Episoden von kurzer geologischer Dauer, gemessen an erdzeitlich langen Perioden der Stase dazwischen, interpretiert. Dieses Konzept wurde erstmalig von Eldredge und Gould 1972 als **punktuiertes Äquilibrium** formuliert: Die Punktuierung (der Punktuationalismus nach Gould) bezeichnet die kurze Episode in einem längeren Gleichgewicht. Hierbei handelt es sich offenbar um ein kardinales biologisches Prinzip, was nicht nur für die Pathobiologie anwendbar ist, sondern (ohne in platten Biologismus zu verfallen) auch außerhalb der Naturwissenschaften entdeckt wird. Betroffen sind auch historische Epochen und ökonomische Systeme, wissenschaftliche Revolutionen und neue methodische Zugänge wie die fraktale Geometrie, die nichtlineare Dynamik, die Chaostheorie oder die Katastrophentheorie.

Für die infektiösen **Haupterkrankungen** Zahnkaries und Parodontitis bedeutet dies eine Unterstützung des Konzepts von Progression und Stagnation, wenn rasche punktuierte Schübe der Erkrankung ausgedehnte (mitunter jahrzehntelange) Phasen der ruhenden Erkrankung unterbrechen. Der langfristig im Gleichgewicht mit seinen Mikroorganismen lebende Makroorganismus reagiert an einem bestimmten Punkt – der punktuierten Episode – mit einem akuten Schub der Demineralisation und/oder Entzündung. Das ist ein **Lawinenmodell**, in dem einzelne unterschiedliche punktuierte Episoden (Sonne, Schnee, Wind, risikoreiche Snowboarder) eine Lawine in einem sonst hoch komplexen System auslösen können. Dies bedeutet:

- Karies und Parodontalerkrankungen sind, einmal manifest, lebenslange Erkrankungen
- traditionelle Diagnostik erfasst meist das Resultat der Erkrankung in der Stagnationsphase und nicht den akuten Erkrankungsschub
- traditionelle Therapie behandelt meist Stagnationsphasen, die einer invasiven Therapie kaum bedürfen
- neue Behandlungsansätze sollten sich auf die Früherkennung punktuierter Episoden und auf die Minimierung der Progressionsfolgen konzentrieren.

Rasche oder ganz langsame Progression der Erkrankungen, Stillstand, eventuell sogar Selbstheilung in frühen Phasen und erneute einzelne oder multiple Progressionsschübe waren und bleiben Diskussionsgegenstand neuerer Verlaufsmodelle (Socransky et al. 1984, Gängler 1985, Johnson et al. 1988). Wohin auch immer diese Diskussion und ihre wissenschaftliche Beweisführung münden mögen – vorliegende Ergebnisse haben bisherige Vorstellungen schon, zum Teil radikal, verändert. Das betrifft mechanistische Interpretationen der Prophylaxe, der Erkrankungs- und Therapieklassifikationen, des Wirkungsmechanismus von Medikamenten und Materialien und der Therapieeffektivität. Neue, einfachere und sicherere Therapiemethoden haben die Indikation zur Zahnerhaltung wesentlich erweitert.

Wie werden zukünftige Trends der Zahnerhaltungskunde aussehen?

Diese Fragestellung befriedigt nicht nur die notwendige akademische Neugier und das professionelle Verantwortungsbewusstsein. Sie ist auch die Voraussetzung für die kritische Prüfung neuer Hypothesen, Diagnostikmethoden und Therapieverfahren. Die molekularbiologischen Grundlagen der Zahnheilkunde werden sich aus den bisherigen Anfängen in den nächsten Jahrzehnten rasch weiterentwickeln. Dabei stehen die genetischen Determinanten oraler Erkrankungen im Brennpunkt des Interesses.

Die **molekulare Entwicklungsbiologie** wird helfen, strukturelle und regulatorische Gene für bestimmte Erkrankungsdispositionen oder für die Reifung artifizieller Zähne zu identifizieren (Thesleff 2003). Stammzellen mit ihrer Differenzierung zu phänotypischen Zellen mit Regenerationsleistungen in der Pulpa (Pulpoblasten, sekundäre Odontoblasten) oder im Parodont (Zementoblasten, Osteoblasten) stellen hinsichtlich ihrer Stimulation durch Signalmoleküle z. B. aus Wachstumsfaktoren ein weiteres Forschungsinteresse dar. Neben der Regenerationsförderung kann aber auch die Abwehrleistung aktiviert und über Immunmodulatoren die Funktion von Lymphozyten, Mastzellen und polymorphnukleären Leukozyten beeinflusst werden.

Auch von der Entwicklung der **oralen Ökologie** werden neue Erkenntnisse erwartet. Die Auslösung der polybakteriellen Infektionen – Zahnkaries und Parodontitis – wird vordergründig durch ökologische Zusammenhänge wie Symbiose, kompetitive Hemmung, Gentransfer und Quorum-Sensing, erklärbar. Bei diesen Infektionen spielen die mikroökologischen Beziehungen der unterschiedlichen Biofilme in den entsprechenden Retentionsräumen eine pathogenetische Rolle. Gentechnische Veränderungen der antibakteriellen Speichelcharakteristika und der Mukosaabwehr, z. B. über Defensine, sind vorstellbar. Methodisch müsste sich die ökologische Forschung in interdisziplinärer Zusammenarbeit auf die gesamte sanogene und potenziell pathogene Flora des Verdauungstrakts orientieren und im Rahmen einer *Orogastroenterologie* erfolgen.

Die **Gesundheitsförderung** ist ein allgemeines Anliegen der medizinischen Prophylaxe geworden, wobei die Mundhygiene nur einen Teil der akzeptierten Empfehlungen zu gesunder Lebensführung darstellt. Umwelteinflüsse in der Familie, im Kindergarten, in der Schule und im Arbeitsfeld werden mehr Wirkung haben als die punktuelle Gesundheitserziehung durch Zahnärzte und Prophylaxeassistenten. Diese sind jedoch für die wissenschaftliche Anleitung und Beratung verantwortlich.

Die Zielformulierung der Prophylaxe, besonders bei Erwachsenen und im höheren Lebensalter, wird sich ändern, weil ein langsamer Attachmentverlust zwischen 0,05 und 0,10 mm pro Jahr sowie eine verkürzte Zahnreihe die funktionstüchtige Dentition auch physiognomisch und kosmetisch nicht infrage stellen. Ätiologische Grundlagenforschung und epidemiologische Longitudinalstudien sind jedoch vordringlich, um den seit einem Jahrhundert unverändert hohen Kariesbefall in den Industrienationen bei Erwachsenen – trotz guter Prophylaxeprogramme in zahlreichen Ländern – einzudämmen. Deshalb wird die klinische und paraklinische Erfassung von Risikopatienten mit hoher Karies- und/oder Parodontitisprogression die wichtigste Aufgabe sein.

Die ständige Bioverfügbarkeit von Fluoriden im Speichel über Trinkwasserangebot, Speisesalz, Milch, Tabletten und vor allem optimal formulierte Zahnpasten ist die wichtigste Grundlage zur Kariesprävention in jedem Lebensalter. Die Zahnreinigung mit Zahnbürste (Handbürste bzw. elektrischer Bürste) oder – wie in weiten Teilen der Welt – mit natürlichen Zahnfegen aus aufgefaserten Zweigen des Arak-Strauchs (Salvadora persica) wird durch alternative medikamentöse oder physikalische Plaquehemmung und -entfernung in naher Zukunft nicht zu ersetzen sein. Wahrscheinlich werden auch bekannte und neue Antiseptika eine unterstützende Bedeutung zur mechanischen Zahnreinigung, besonders in ihrem Einsatz zur häuslichen Selbstbehandlung der Parodontitis, erlangen.

Wichtige Fortschritte wurden bei der Weiterentwicklung der **Füllungsmaterialien** erreicht. Steigende Abrasionsfestigkeit, stabileres Dimensionsverhalten und Polierbarkeit von Komposits haben sie zu Konkurrenten der Non-Gamma-2-Amalgame gemacht. Die Mikroretention am Schmelz und die Haftung neuer Verbindungsmaterialien am vitalen Dentin bei akzeptabler Biokompatibilität veränderten die Präparationsregeln.

Für die Dentinversiegelung sind neue Biomaterialien denkbar, die sowohl den Pulpaschutz, die schrittweise Karieskontrolle als auch die Caries-profunda-Therapie unter besseren Voraussetzungen realisieren lassen. Die pathologische Fibrodentinbildung in der Pulpa ist ein in der Phylogenese ständig vorkommender natürlicher Alterungs- und Kompensationsprozess, der dann therapeutisch genutzt werden könnte (als „dentinähnliche" Wurzelfüllung), wenn die Kavitätenversiegelung eine Infektion mit Sicherheit ausschlösse.

Schichtweises späteres Nachtragen von Kompositmaterialien an Okklusalflächen, Randspalten, Randkaries, Abrasionsmulden wird auch die Reparaturfähigkeit und damit die längere Lebensdauer von Füllungen beeinflussen. Die Applikation beliebiger Schichten und Farbnuancen mit lichthärtenden Komposits besitzt aber nicht nur einen physiognomischen Reiz, sondern birgt gleichzeitig die Gefahr des Missbrauchs im Rahmen „kosmetischer Zahnbehandlungen". Aus der berechtigten Ablehnung nichtzahnfarbener Metalllegierungen könnte eine kritiklose Zahnverblendung entstehen, welche die Gefahren der Randkaries und Gingivitisauslösung vernachlässigt.

Edelmetallinlays behalten sicherlich ihre schon heute begrenzte Indikation. Non-Gamma-2-Amalgame werden für einen längeren Zeitraum trotz umwelttoxikologischer Bedenken besonders für Aufbaufüllungen in Gebrauch bleiben. Amalgam ist zwar nicht das Maß aller Dinge, aber unzweifelhaft auch für die absehbare Zukunft das „Maß der Füllungstherapie" (Barbakow et al. 1994). Die Entwicklung aller Materialien wird sich darauf konzentrieren, Abrasions- und Attritionseigenschaften zu erreichen, die der individuellen Abrasion und Attrition entsprechen. Abriebresistente Restaurationsmaterialien stören die Dynamik der sich mit zunehmendem Alter ändernden Okklusionsbeziehungen.

Diagnostik und Therapie der **Pulpitis** unterliegen in Zukunft wohl kaum entscheidenden Neuerungen. Die biologischen Hypothesen zur Frühdiagnostik, Funktionsdiagnostik und medikamentösen Therapie sind durch die Pathogeneseforschung überholt worden. Es ist nicht abzusehen, dass das Primat der Infektionsausräumung durch antiphlogistische Therapiemaßnahmen ersetzt werden könnte. Gerade deshalb sind aber die Risikofaktoren zu bestimmen, die zu Progressionsschüben der destruktiven Pulpitis und apikalen Parodontitis führen.

Würde tatsächlich die Differenzialindikation zwischen Pulpaerhaltung und Pulpektomie durch neue Verfahren der schrittweisen Karieskontrolle mit antibakteriellen Eigenschaften und geringer Gewebeschädigung verändert, so nähme die Zahl der Wurzelkanalbehandlungen ab. Durch die absehbare längere Zahnerhaltung werden aber in Wirklichkeit die Indikationen zur Wurzelkanalbehandlung zahlenmäßig zunehmen. Die Wurzelkanalbehandlung wird gerade durch Präventionserfolge in Zukunft häufiger sein.

Eine entscheidende Änderung der heute bewährten Technik der Pulpektomie, Kanalaufbereitung und Wurzelkanalfüllung ist nicht vorauszusagen. Qualität und Standardisierung des Instrumentariums werden sich weiter verbessern. Das gilt auch für die maschinelle Aufbereitung mit Nickel-Titan-Instrumenten, die in Zukunft die Verwendung von Handinstrumenten weiter einschränken werden, ohne sie vollständig zu ersetzen. Zur Wurzelkanalfüllung sind Entwicklungen neuer Materialien mit guter Biokompatibilität, die der von Guttapercha nicht nachsteht oder sie sogar übertrifft, denkbar. Die Indikationen zur Wurzelspitzenresektion sind schon heute auf ein Minimum reduziert und werden sich weiter verringern. Die hohe Erfolgssicherheit der konventionellen Wurzelkanalbehandlung spricht dabei für sich.

Entscheidend reduziert wird auch der Anteil chirurgischer Eingriffe bei **Parodontitis**. Sie werden sich vor allem auf die regenerative Parodontitistherapie, nach sicherer Einschätzung der Prognose und möglicherweise auf der Grundlage molekularbiologischer Regenerationsförderung, beschränken. Frühzeitige und strukturerhaltende antiinfektöse (mechanische) Therapiemaßnahmen bleiben die 1. Option bei Parodontitis. Die individuelle risikoorientierte Nachsorge, wahrscheinlich in Kombination mit immunmodulatorischen Maßnahmen zur Steuerung der Wirtsreaktionen, wird den langfristigen Zahnerhalt sichern können.

Ein wichtiges Anliegen für die Zukunft bleiben **bildgebende Systeme** für die Diagnostik der Karies- und Parodontitisprogression sowie für die Therapiekontrolle während operativer Eingriffe wie Wurzelkanalbehandlung und Knochendefektdeckung. Bildgebende Verfahren ohne Strahlenexposition haben sich mit der Ultraschalldiagnostik und der Kernspintomographie stürmisch entwickelt. Ungeachtet des apparativen Aufwands sind sie aber zur Darstellung von Hartgewebeveränderungen an Zähnen und Kieferknochen nicht einsetzbar, sodass die Röntgentechnik mit hochempfindlichen Filmen, Sensoren und Folien auch in Zukunft das Mittel der Wahl bleiben wird. Dabei ist – zumindest für die Endodontologie und Parodontologie – die Zahnaufnahme bisher durch keines der Panoramaverfahren oder durch die Computertomographie ersetzt worden. Ein entscheidender Fortschritt besteht in der digitalen Bildverarbeitung.

MERKE

Neben zunehmenden Metaanalysen zur evidenzgestützten Prävention, Restauration kariöser Läsionen und Traumata sowie Therapie der Parodontitis bleiben zu Beginn des 21. Jahrhunderts 3 bisher unbeantwortete Fragen:

- Wird sich die Prävalenz der Karies und Parodontalerkrankungen bei Erwachsenen, in den Industrieländern seit mehr als 100 Jahren unverändert hoch, verringern?
- Werden die potenzielle Pathogenität verschiedener Biofilme und die Wirtsabwehr durch Aufdecken der molekularbiologischen mehrdimensionalen Zell-zu-Zell-Kommunikation therapeutisch beeinflussbar?
- Wird durch Behandlung mit Stammzellen und Signalmolekülen in der zahnärztlichen Therapie ein neuer Zahn wachsen können?

Die Antwort darauf wird das Bild der Zahnheilkunde entscheidend prägen.

WEITERFÜHRENDE LITERATUR

Barbakow F, Ackermann M, Krejci I, Lutz F. Amalgam als Mass in der Füllungstherapie. Schweiz Monatsschr Zahnmed. 1994: 104: 1341–50.

Gängler P. Die Pathogenese der Zahnkaries und Periodontalerkrankungen – das Konzept von Progression und Stagnation. Zahn Mund Kieferheilkd. 1985; 73: 477–83.

Gould SJ. The structure of evolutionary theory. Cambridge and London: Belknap Press of Harvard University Press; 2002.

Johnson NW, Griffith GS, Wilton JMA, Maiden MFJ, Curtis MA, Gillett IR, Wison DT, Sterne JAC. Detection of high-risk groups and individuals for periodontal diseases. Evidence for the existence of high-risk groups and individuals and approaches to their detection. J Clin Periodontol. 1988; 15: 276–82.

Socransky SS, Haffajee AD, Goodson JM, Lindhe J. New concepts of destructive periodontal disease. J Clin Periodontol. 1984; 11: 21–32.

Sperber GH. The genetics of odontogenesis: Implications in dental anthropology and palaeoodontology. Dent Anthropol. 2004; 17: 1–7.

Thesleff I. Developmental biology and building a tooth. Quintessence Int. 2003; 34: 613–20.

Sachverzeichnis

A

B

C

E

G

H

L

M

N

O

Q

R

S

T

U

V

W